中国方药医学

蔡定芳　著

上海科学技术出版社

内 容 提 要

《中国方药医学》用辨证方药与辨病方药对中药学、方剂学进行重新分类。上篇辨证方药以寒、热、燥、湿、气、血、阴、阳八字为纲，以表寒、里寒、表热、里热、凉燥、温燥、寒湿、热湿、气虚、气滞、血虚、血瘀、阴虚、水盛、阳虚、火旺32字为目，阐释药物方剂的主治症状或证候，其特点是以药物方剂的主治症状或主治证候或主治疾病论证该药物方剂的主要作用，是本书的精华所在，旨在立足临床，便于掌握。下篇辨病方药依据《千金翼方》分为治疗意识障碍方药、治疗睡眠障碍方药、治疗咳嗽气喘方药、治疗风寒湿痹方药、治疗出血疾病方药、治疗眩晕头痛方药、治疗癫痫瘫痪方药、治疗腹泻痢疾方药、治疗眼目疾病方药、治疗尿频遗精方药、治疗瘰疬痰核方药、治疗诸虫疾病方药、治疗疮疡痈疽方药13章，突出药物方剂主治的病名或症状性病名，淡化药物的性味，拓展临床制方遣药视野。

本书可供中医、中西医结合临床医师及中医院校学生参考阅读。

图书在版编目（CIP）数据

中国方药医学 / 蔡定芳著. —上海：上海科学技术出版社，2019.10
ISBN 978 - 7 - 5478 - 4596 - 7

Ⅰ. ①中… Ⅱ. ①蔡… Ⅲ. ①方剂学 Ⅳ. ①R289

中国版本图书馆 CIP 数据核字（2019）第 201923 号

中国方药医学

蔡定芳　著

上海世纪出版（集团）有限公司
上 海 科 学 技 术 出 版 社　出版、发行
（上海钦州南路71号　邮政编码200235　www.sstp.cn）
浙江新华印刷技术有限公司印刷
开本 889×1194　1/16　印张 29
字数 660 千字
2019 年 10 月第 1 版　2019 年 10 月第 1 次印刷
ISBN 978 - 7 - 5478 - 4596 - 7/R · 1930
定价：148.00 元

作者介绍

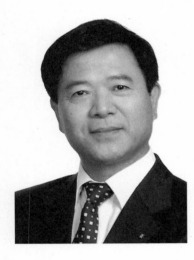

蔡定芳，教授，博士研究生导师。1956 年生于上海，1970 年毕业于温州实验小学，1974 年毕业于温州卫生学校，1982 年毕业于浙江中医学院，获硕士学位，1988 年毕业于南京中医学院获博士学位。留学日本德岛大学、日本富山医科药科大学。曾就职温州市第二人民医院、浙江省中医药研究所、上海医科大学附属华山医院。1974 年至今工作在中医中西医结合临床教学科研工作第一线。现任复旦大学附属中山医院中医-中西医结合科主任、中西医结合神经内科主任、复旦中山厦门医院中医-中西医结合科主任。复旦大学上海医学院中西医结合系副主任，复旦大学中西医结合研究院内科研究所所长。兼任上海中医药大学附属曙光医院神经内科主任、神经病学研究所所长，上海市青浦区中心医院中医科主任，上海市闵行区中心医院中医学科带头人。国家中医药领军人才-岐黄学者，上海市领军人才，上海市名中医。主要学术兼职有：中国中西医结合学会常务理事，中国医师协会中西医结合分会副会长，上海市医师协会中西医结合医师分会会长，上海市中西医结合学会副会长，上海市中医药学会常务理事；曾任中国医师协会中西医结合医师分会神经病学专家委员会主任委员，上海市中医药学会神经内科分会主任委员，上海市中西医结合学会神经内科专业委员会主任委员。长期从事中医内科及神经内科临床与科学研究，在脑血管病、帕金森病、睡眠障碍、抑郁障碍等研究领域作出成绩。承担中日合作攻关，国家自然科学基金，国家重大疾病科技支撑计划，国家卫健委、教育部等多项研究课题。指导毕业硕士研究生、博士研究生 50 多名。在国内外医学期刊(含 SCI)发表学术论文 300 多篇，获国家与省部级科学成果奖 6 项。主编出版《肾虚与科学》《中医与科学》《恽铁樵全集》《陆渊雷全集》《姜春华全集》《沈自尹全集》《南山书屋文集》《中国医药学教程》《病证结合传染病学》等。

撰著说明

　　《神农本草经》以上中下三品分类药物，历代大多本草著作皆从其法。1964 年成都中医学院主编全国中医学院统编教材《常用中药学》将药物分为解表药类、涌吐药类、泻下药类等 23 类，50 多年来各版教材皆师其旨，大同而小异。《中国方药医学》将药物方剂分为辨证方药与辨病方药两类，思路清晰，贴近实际。

　　上篇辨证方药以寒、热、燥、湿、气、血、阴、阳八字为纲，以表寒、里寒、表热、里热、凉燥、温燥、寒湿、热湿、气虚、气滞、血虚、血瘀、阴虚、水盛、阳虚、火旺 32 字为目，阐释药物方剂的主治症状或证候。寒热分表里，故药物方剂有发散表寒、温散里寒、疏散表热、清泄里热；燥湿别寒热，故药物方剂有温润凉燥、凉润温燥、温燥寒湿、寒燥热湿；气血辨虚实，故药物方剂有补气、理气、养血、活血；阴阳明盛衰，故药物方剂有壮水、逐水、益火、泻火。

　　下篇辨病方药依据《千金翼方》。《中国方药医学》将辨病方药分为治疗意识障碍方药、治疗睡眠障碍方药、治疗咳嗽气喘方药、治疗风寒湿痹方药、治疗出血疾病方药、治疗眩晕头痛方药、治疗癫痫瘫痪方药、治疗腹泻痢疾方药、治疗眼目疾病方药、治疗尿频遗精方药、治疗瘰疬痰核方药、治疗诸虫疾病方药、治疗疮疡痈疽方药 13 章。辨病方药针对疾病病名或症状性病名处方用药。辨病方药是中国医药学重要内容，其学术核心是突出药物方剂的特异性病名主治及症状性病名主治。深入研究辨病方药可以拓展临床制方遣药思路。

　　历代《本草》著作大多以药物的功效解释药物的主治。汪切庵《本草备要》如此，徐灵台《神农本草经百种录》亦如此。《中国方药医学》以药物方剂的主治症状或主治症候或主治疾病论证该药物方剂的主要作用，不仅言简意赅便于掌握，而且立足临床利于遣用。这是本书的特点，也是本书的精华所在。

　　有药必有方，有方必有药，方药一家也。以医学历史言，先有药后有方；以临床思维言，先择方后选药。《素问·至真要大论》以处方药味的多或少进行方剂分类：君一臣二，制之小也；君一臣三佐五，制之中也；君一臣三佐九，制之大也。主病之谓君，佐君之谓臣，应臣之谓使。君一臣二，奇之制也；君二臣四，偶之制也；君二臣三，奇之制也；君二臣六，偶之制也。中国医药学总舵历代名著有方而无论，如《伤寒论》《金匮要略》《千金要方》《外台秘要》《太平圣惠方》《圣济总录》等。《中国方药医学》将中药学、方剂学合论,以药带方,以方证药。此无他,便于学习耳。

方剂释理始于成无己。此后《医方考》《古今名医方论》《删补名医方论》《医方集解》等涉猎深浅各有所得。简要合理的方解无疑有助于组方原则的理解,过分强调的方解不仅使人思路局限,而且使人脱离临床实际。

《神农本草经》以药物四气五味主治创建中国医药学药物理论体系。《中国方药医学》所及药物性味悉以《神农本草经》为准。《神农本草经》未载药物性味以最早记载此药的书籍为准。

名称相同组成不同的方剂比比皆是,如《备急千金要方》麻黄汤的组成与《伤寒论》麻黄汤的组成不同。同一本书名称相同组成不同的方剂亦为数不少,如《太平圣惠方》卷 20 羚羊角散与《太平圣惠方》卷 22、卷 23、卷 33、卷 78 的羚羊角散组成不同。故《中国方药医学》"附方索引"标出药物部分的方剂组成及出处,以免张冠李戴。

一种药物可以有多种功能主治。天冬既可归入凉润温燥方药又可归入壮水滋阴方药,紫苏既可归入温润凉燥方药又可归入发散表寒方药,独活既可归入发散表寒方药又可归入治疗风寒湿痹方药,半夏既可归入温渗寒湿方药又可归入治疗瘰疬痰核方药,等等。《中国方药医学》根据方药的首要主治一次归类,不重复分类。

方药剂量千变万化,极其复杂。所治病证不同,方药剂量有很大差异;个人临床经验不同,所用方药剂量有天壤之别。比如当归,《常用中药学》常规用量为 3～12 g,但是作者用于治疗慢性咳嗽时剂量为 60～90 g。又如商陆,《常用中药学》常规用量为 3～9 g,但是作者用于治疗原发性血小板减少症时剂量为 30～60 g。因此,《中国方药医学》药物剂量只为初学者作常规推荐,学有造诣者无需按图索骥。

2019 年己亥夏月蔡定芳撰于复旦大学附属中山医院

蔡定芳序

中国医药学现存最早药物医学专著《神农本草经》是托名神农之作。《淮南子·修务训》曰：古者民茹草饮水，采树木之实，食蠃蚘之肉，时多疾病毒伤之害。于是神农乃始教民播种五谷，相土地宜，燥湿肥墝高下，尝百草之滋味，水泉之甘苦，令民知所辟就。当此之时，一日而遇七十毒。神农是三皇之一，新石器时代中国上古时期姜姓部落首领。《尚书大传》曰：燧人以火纪阳也，阳尊，故托燧皇于天。伏羲以人纪事，故托羲皇于人。盖天非人不因，人非天不成也。神农悉地力植谷，故托农皇于地。天地人之道备而三五之运兴矣。《神农本草经》三卷分上、中、下三品，载药 365 种。《隋书·经籍志》最早著录《神农本草》四卷，雷公集注。《神农本草经》原书早佚。三国时期华佗弟子李当之有《本草经》一卷，公元 3 世纪初期华佗弟子吴普撰《吴普本草》六卷载药 441 种，两书均佚。公元 502—557 年南朝梁国陶弘景著《本草经集注》七卷，保留《神农本草经》大部内容。《本草经集注》序曰：此书应与《素问》同类，但后人多更修饰之耳。秦皇所焚，医方、卜术不预，故犹得全录。而遭汉献迁徙，晋怀奔迸，文籍焚靡，千不遗一。今之所存，有此四卷，是其本经。所出郡县，乃后汉时制，疑仲景、元化等所记。又有《桐君采药录》，说其华叶形色。《药对》四卷，论其佐使相须。魏、晋以来，吴普、李当之等，更复损益。或五百九十五，或四百卅一，或三百一十九。或三品混糅。冷热舛错，草石不分，虫兽无辨，且所主治，互有多少。医家不能备见，则识智有浅深。今辄苞综诸经，研括烦省。以《神农本经》三品，合三百六十五为主，又进名医副品，亦三百六十五，合七百卅种。精粗皆取，无复遗落，分别科条，区甄物类，兼注名世用，土地所出及仙经道术所须，并此序录，合为三卷。虽未足追踵前良，盖亦一家撰制。吾去世之后，可贻诸知音尔。惜《本草经集注》久佚，有敦煌出土残卷。公元 1616 年明朝万历丙辰卢复辑佚《神农本经》，为现存最早《神农本草经》辑本。此后，1799 年清代嘉庆己未孙星衍有《神农本草经》辑佚本，1844 年清代道光甲辰顾观光有《神农本草经》辑佚本，1854 年日本国嘉永甲寅森立之有《神农本草经》辑佚本，各有千秋，流传亦广。739 年唐代开元己卯陈藏器著《本草拾遗》10 卷，首创十剂药物分类：宣可去壅，生姜、橘皮之属；通可去滞，通草、防己之属；补可去弱，人参、羊肉之属；泄可去闭，葶苈、大黄之属；轻可去实，麻黄、葛根之属；重可去怯，磁石、铁粉之属；滑可去着，冬葵子、榆皮之属；涩可去脱，牡蛎、龙骨之属；燥可去湿，桑白皮、赤小豆之属；湿可去枯，白石英、紫石英之属。元朝王海藏《汤液本草》在陈藏器十剂基础上补充寒热二剂：寒可以去热，大黄、朴硝之属是也；热可以去寒，附子、官桂之属是也。李时珍阐释并发挥十剂深义，《本草纲目·序例》曰：宣可去壅。壅者塞也，宣者布也，散也。郁塞之病，不升不降，传化失常，或郁久生病,或病久生郁。必药以宣布敷散之,如承流宣化之意,不独涌越为宣也。滞者留滞也。湿热之邪留于气分,而为痛痹癃闭者,宜淡味之药上助肺气下降,通其小便而泄气中之滞,木通、猪苓之类是也。湿热之邪留于血分,而为痹痛肿注、二便不通者,宜苦寒之药下引,通其前后,而泄血中之滞,防己之类是也。《经》曰味薄者通,故淡味之药谓之通剂。补可去弱,经云不足者补之,又云虚则补其母,生姜之辛补肝,炒盐之咸补心,甘草之甘补脾,五味子之酸补肺,黄柏之苦补肾。又如茯神之补心气,生地黄之补心血;人参之补脾气,白芍药之补脾血;黄之补肺气,阿胶之补肺血;杜仲之补肾气,熟地黄之补肾血;川芎之补肝气,当归之补肝血之类,皆补剂。不特人参、羊肉为补也。泄可去闭当作去实。经云实则泻之,实则泻其子是矣。五脏五味皆有泻,不独葶苈、大黄也。肝实泻以芍药之酸,心实泻以甘草之甘,脾实泻以黄连之苦,肺实泻以石膏之辛,肾实泻以泽泻之咸是矣。轻可去实当作轻可去闭。有表闭、里闭,上闭、下闭。表闭者,风寒伤营,腠理闭密,阳气怫郁,不能外出,而为发热、恶寒、头痛、脊强诸病,宜轻扬之剂发其汗,而表自解也。里闭者,火热郁抑,津液不行,皮肤干闭,而为肌热、烦热、头痛、目肿、昏瞀、疮疡诸病,宜轻扬之剂以解其肌,而火自散。上闭有二:一则外寒内热,上焦气闭,发为咽喉闭痛之证,宜辛凉之剂以扬散之,则闭自开。一则饮食寒冷抑遏阳气在下,发为胸膈痞满闭塞之证,宜扬其清而抑其浊,则痞自泰也。下闭亦有二:有阳气陷下,发为里急后重,数至圊而不行之证,但升其阳而大便自顺,所谓下者举之也。有燥热伤肺,金气郁,窍闭于上,而膀胱闭于下,为小便不利之证,以升麻之类探而吐之,上窍通而小便自利矣,所谓病在下取之上也。重可去怯。重剂凡四,有惊则气乱而魂气飞扬如丧神守者,有怒则气逆而肝火激烈病狂善怒者,并铁粉、雄黄之类以平其肝。有神不守舍而多惊健忘、迷惑不宁者,宜朱砂、紫石英之类以镇其心。有恐则气下精志失守而畏如人将捕者,宜磁石、沉香之类以安其肾。大抵重剂压浮火而坠痰涎,不独治怯也。故诸风掉眩及惊痫痰喘之病,吐逆不止及反胃之病,皆浮火痰涎为害,俱宜重剂以坠之。滑可去着,着者有形之邪留着于经络脏腑之间也,便尿、浊带、痰涎、胞胎、痈肿之类是矣。皆宜滑药以引去其留着之物。此与木通、猪苓通以去滞相类而不同。木通、猪苓,淡泄之物,去湿热无形之邪;葵子、榆皮,甘滑之类,去湿热有形之邪。故彼曰滞,此曰着也。大便涩者,菠菱、牵牛之属;小便涩者,车前、榆皮之属;精窍涩者,黄柏、葵花之属;胞胎涩者,黄葵子、王不留行之属;引痰涎自小便去者,则半夏、茯苓之属;引疮毒自小便去者,则五叶藤、萱草根之属,皆滑剂也。半夏、南星皆辛而涩滑,能泄湿气、通大便,盖辛能润、能走气、能化液也。或以为燥物,谬矣。湿去则土燥,非二物性燥也。涩可去脱,脱者气脱也,血脱也,精脱也,神脱也。脱则散而不收,故用酸涩温平之药,以敛其耗散。汗出亡阳,精滑不禁,泄痢不止,大便不固,小便自遗,久嗽亡津,皆气脱也。下血不已,崩中暴下,诸大亡血,皆血脱也。牡蛎、龙骨、海螵蛸、五倍子、五味子、乌梅、榴皮、诃黎勒、罂粟壳、莲房、棕灰、赤石脂、麻黄根之类,皆涩药也。气脱兼以气药,血脱兼以血药及兼气药,气者血之帅也。脱阳者见鬼,脱阴者目盲,此神脱也,非涩药所能收也。燥可去湿。湿有外感,有内伤。外感之湿,雨露岚雾,地气水湿,袭于皮肉筋骨经络之间;内伤之湿,生于水饮酒食,及脾弱肾强,固不可一例言也。故风药可以胜湿,燥药可以除湿,淡药可以渗湿,泄小便可以引湿,利大便可以逐湿,吐痰涎可以祛湿。湿而有热,苦寒之剂燥之;湿而有寒,辛热之剂燥之;不独桑皮、小豆为燥剂也。湿去则燥,故谓之燥。湿可去枯。湿剂当作润剂。枯者燥也,阳明燥金之化,秋令也,风热怫甚,则血液枯涸而为燥病。上燥则渴,下燥则结,筋燥则强,皮燥则揭,肉燥则裂,骨燥则枯,肺燥则痿,肾燥则消。凡麻仁、阿胶膏润之属,皆润剂也。养血,则当归、地黄之属;生津,则麦门冬、栝蒌根之属;益精,则苁蓉、枸杞之属。若但以石英为润药则偏矣,古人以服石为滋补故尔。此后,历代相关本草著作大多据十剂而分类。中华人民共和国成立后,1964年成都中医学院主编第一版全国中医学院统一教材《常用中药学》将中药分为解表类、涌吐类、泻下类、清热类、芳香化湿类、利水渗湿类、祛风湿类、温里类、芳香开窍类、安神类、平肝息风类、理气类、理血类、补益类、消导类、化痰止咳类、收涩类、驱虫类、外用类19类,一直沿用至今。其间虽有细微变化,然大同而小异。

《素问·至真要大论》曰:有毒无毒,所治为主,适大小为制也。君一臣二,制之小也;君一臣三佐五,制之中也,君一臣三佐九,制之大也。主病之谓君,佐君之谓臣,应臣之谓使。又曰:气有高下,病有远近,证有中外,治有轻重,适其至所为故也。大要也,君一臣二,奇之制也;君二臣四,偶之制也;君二臣三,奇之制也;君二臣六,偶之制也。故曰:近者奇之,远者偶之;汗者不以奇,下者不以偶;补上治上制以缓,补下治下制以急;急则气味厚,缓则气味薄,适其至所,此之谓也。病所远而中道气味之者,贪而过之,无越其制度也。是故平气之道,近而奇偶,制小其服也;远而奇偶,制大其服也;大则数少,小则数多,多则九之,少则二之。奇之不去则偶之,是谓重方;偶之不去则反佐以取之,所谓寒热温凉反从其病也。这是中国方药医学有关方剂的最早论述。君臣佐使既言方剂的药物数量,又言方剂的药物主次。大、中、小、急、缓、奇、偶,七方既言组方法度,又言主治原则。《本草新编·十剂论》进一步演绎十剂理论,曰:深知十剂之义,则经权常变,折衷至当,又何有难治之病哉。此十剂之必宜论也。一论宣剂。夫气郁则不能上通于咽喉头目口舌之间,血郁则不能上通于胸腹脾胃经络之内,故上而或哕、或咳、或嗽、或呕之症生,中而或痞、或满、或塞、或痛、或饱、或胀之症起,下而或肿、或泻、或利、或结、或畜、或黄之症出。设非宣剂以扬其气,则气壅塞而不舒。设非宣剂以散其血,则血凝滞而不走。必宣之而木郁可条达矣,必宣之而火郁可启发矣,必宣之而金郁可疏泄矣,必宣之而水郁可曲折矣,必宣之而土郁可杀夺矣。郁于内者,七情之伤也;郁于外者,六淫之伤也;郁于不内不外者,跌扑坠堕之伤也。治七情之伤者,开其结;治六淫之伤者,散其邪;治跌扑坠堕之伤者,活其瘀,皆所以佐宣之之义也。邪在上者,可宣而出之;邪在中者,可宣而和之;邪在下者,可宣而泄之;邪在内者,可宣而散之;邪在外者,可宣而表之也。可宣而宣之,不必问其邪;宜宣而宣之,不必问其郁。总不可先执宣邪之意,以试吾宣之之汤,并不可先执宣郁之心,以试吾宣之之药也。二论通剂。是通剂者,因不通而通之也。或通皮肤,或通经络,或通表里,或通上下,或通前后,或通脏腑,或通气血。既知通之异,而后可以用通之法。通营卫之气,即所以通皮肤也;通筋骨之气,即所以通经络也;通内外之气,即所以通表里也;通肺肾之气,即所以通上下也;通膀胱之气,即所以通前后也;通脾胃之气,即所以通脏腑也;通阴阳之气,即所以通气血也。虽因不通而通之,亦因其可通而通之耳。通营卫则用麻黄、桂枝,通筋骨则用木瓜、淫羊藿,通内外则用柴胡、薄荷,通肺肾则用苏叶、防己,通膀胱则用肉桂、茯苓,通脾胃则用通草、大黄,通阴阳则用附子、葱、姜。虽所通之药不止于此,然亦可因此而悟之矣。用通于补之中,用通于塞之内,而后不通者可通,将通者即通,已通者悉通也。然则用通之剂全在善用通也。善用通而吾所举之药已用之而有余,又何不可概通之剂哉。嗟呼!通之法可以言,而通之窍不可言也。不可言而言之,亦惟有辨虚实耳。虚之中用通剂,不妨少而轻;实之中用通剂,不妨多而重。虽不能建奇功,亦庶几可无过矣。三论补剂。补其气以生阳焉,补其血以生阴焉,补其味以生精焉,补其食以生形焉。阳虚补气,则气旺而阳亦旺;阴虚补血,则血盛而阴亦盛;精虚补味,则味足而精亦足;形虚补食,则食肥而形亦肥。虽人身之虚,不尽于四者,而四者要足以尽之也。补法尽于四者,而四者之中实有变化也。补气也,有朝夕之异,有脏腑之异,有前后之异;补血也,有老少之异,有胎产之异,有衰旺之异,有寒热之异;补味也,有软滑之异,有消导之异,有温冷之异,有新久之异,有甘苦之异,有燔熬烹炙之异。补食也,有南北之异,有禽兽之异,有果木之异,有米谷菜豆之异,有鱼鳖虾蟹之异。补各不同,而变化以为法,又何能一言尽哉,总在人临症而善用之也。虚不用补,何以起弱哉。愈补愈虚者乃虚不受补,非虚不可补也。故补之法亦宜变。补中而少增消导之品,补内而用制伏之法,不必全补而补之,不必纯补而补之更佳也。补不同,乌可举一方以概众方乎。知用补之法,则无方不可补也。况原是补剂,又何必问何方之孰胜哉。四论泻剂。有淡以泻之,有苦以泻之,有滑以泻之,有攻以泻之,有寒以泻之,有热以泻之。利小便者,淡以泻之也;利肺气者,苦以泻之也;利大肠者,滑以泻之也;逐痛祛滞者,攻以泻之也;陷胸降火者,寒以泻之也;消肿化血者,热以泻之也。虽各病之宜泻者甚多,或于泻之中而寓补,或于补之中而寓泻,总不外泻之义也。执葶苈、大黄以通治闭症,此误之甚者也。吾言泻之法有六,而泻之药实不止葶苈、大黄二味。所谓淡以泻之者,用茯苓、猪苓;苦以泻之者,用黄芩、葶苈;滑以泻之者,用当归、滑石;攻以泻之者,用芒硝、大黄;寒以泻之者,用瓜蒌、厚朴;热以泻之者,用甘遂、巴豆也。夫泻之药不止此,广而用之,全恃乎人之神明。或疑泻剂,所以治闭乎?抑治开乎?开闭俱可用也。不宜闭而闭之,必用泻以启其门,不宜开而开之,必用泻以截其路。然而治开即所以治闭,而治闭即所以治开,正不可分之为二治也。治病不可轻用泻剂,而论剂又乌可不言泻法乎。知泻剂而后可以治病,知泻法而后可以用剂也。五论轻剂。夫实者,邪气实而非正气实也。似乎邪气之实,宜用重剂以祛实矣。谁知邪实者,用祛邪之药,药愈重而邪反易变,药愈轻而邪反难留。人见邪实而多用桂枝,反有无汗之忧。人见邪实而多用麻黄,又有亡阳之失。不若少用二味,正气无亏而邪又尽解,此轻剂之妙也。治邪之法,止问药之当与否也。用之当则邪自出,原不在药之轻重也。安在药重者始能荡邪哉。盖邪初入之身,其势必泛而浮,乘人之虚而后深入之,故治邪宜轻不宜重也。倘治邪骤用重剂,往往变轻为重,变浅为深,不可遽愈。何若先用轻剂,以浮泛之药少少发散,乘其不敢深入之时,易于祛除之为得乎。药味之轻者,药剂亦不必重。盖味愈轻而邪尤易散,剂愈重而邪转难解也。六论重剂。夫怯者,正气怯而非邪气怯也。正气强则邪气自弱,正气损则邪气自旺。似乎扶弱者必须锄强,补损者必须抑旺矣,然而正气既怯,不敢与邪相斗,攻邪而邪愈盛矣,故必先使正气之安固,无畏乎邪之相凌相夺,而后神无震惊之恐,志有宁静之休,此重剂所以妙也。气怯者心惊,血怯者心动。心惊必用止惊之品,心动必用安动之味。不用重药,又何以镇静之乎。惟是重药不可单用,或佐之以补气,则镇之而易于止惊。怯之意虽出于胆,而怯之势实成于心,以重剂镇心,正所以助胆也。不知怯不同,五脏七腑皆能成怯。治怯舍重剂,何以治之哉。七论滑剂。有润其气以滑之者,有润其血以滑之者,有润其气血而滑之者。物碍于上焦,欲上而不得上,吾润其气而咽喉自滑矣;食存于下焦,欲下而不得下,吾润其血而肛门自滑矣;滞秽积于中焦,欲上而不得,欲下而不得,欲留中而又不得,吾润其气血而胸腹自滑矣。滑剂之用,又胡可少乎。夫滑之法虽尽于三,而滑之变不止于三也。有补其水以滑之,有补其火以滑之。补水者,补肾中真水也;补火者,补肾中真火也。真水足而大肠自润,真火足而膀胱自通,又何涩之不滑哉。此滑之变法也。不知膀胱得火而不通者,乃膀胱之邪火也。膀胱有火则水涩,膀胱无火,水亦涩也。盖膀胱之水,必得命门之火相通,而膀胱始有流通之乐,然则补火正所以滑水,谓非滑之之剂乎。或疑滑剂治涩,然亦有病非涩而亦滑之者,何也?盖滑剂原非止治涩也。滑非可尽治夫涩,又何可见涩而即用滑剂乎。不宜滑而滑之,此滑剂之无功也。宜滑而滑之,虽非涩之病,偏收滑之功。八论涩剂。遗精而不能止,下血而不能断,泻水而不能留,不急用药以涩之,命不遽亡乎。有开其窍以涩之者,有遏其流以涩之者,有因其势以涩之者。精遗者,尿窍闭也,吾通尿窍以闭精,则精可涩;水泻者,脾土崩也,吾培土气以疏水,则水泻可涩。血下者,大肠热也,吾滋金液以杀血,则血下可涩矣。涩剂之用,又胡可少乎。徒涩何能涩也。涩之甚,斯滑之甚矣。求涩于涩之内,则涩止见功于一旦,而不能收功于久长;用滑于涩之中,则涩难收效于一时,而实可奏效于永远,谁云涩之必舍滑以涩之耶。滑以济涩之穷,涩以济滑之变,能用滑以治涩,则滑即涩剂也。况涩又不全涩乎,欲谓之不涩不可也。涩剂实不止三法也,举一可以知乎。九论燥剂。夫燥与湿相反,用燥所以治湿也。然湿有在上在中在下之分,湿有在经、在皮、在里之异,未可一概用也。在上之湿,苦以燥之;在中之湿,淡以燥之;在下之湿,热以燥之;在经之湿,风以燥之;在皮之湿,熏以燥之;在里之湿,攻以燥之。燥不同,审虚实而燥之,则无不宜也。夫辨症何难,亦辨其水湿之真伪而已。真湿之症,其症实;伪湿之症,其症虚。知水湿之真伪,何难用燥剂哉。湿症原不可全用燥,然舍燥又何以治湿哉。燥不为燥,则湿不为湿矣。湿症有不可无燥剂之时,而燥剂有不可治湿症之日,此燥剂必宜讲明,实有关轻重,而非可有可无之剂也。十论湿剂。夫湿与燥相宜,用湿以润燥也。然燥有在气、在血、在脏、在腑之殊,有在内、在外、在久、在近之别,未可一概用也。气燥,辛以湿之;血燥,甘以湿之;脏燥,咸以湿之;腑燥,凉以湿之。内燥,寒以湿之;外燥,苦以湿之;久燥,温以湿之;近燥,酸以湿之。燥不同,审虚实而湿之,则无不宜也。论燥之症,虽百方而不足以治其常;论湿之方,若八法而已足以尽其变。正不可见吾燥门之方多,即疑吾湿剂之法少也。变通在心,岂言辞之可尽哉。吾阐发湿剂之义,大约八法尽之,而变通何能尽乎,亦在人临症而善悟之耳。或疑湿剂之少也,人能变通,则少可化多,然而能悟者绝少,子何不多举湿剂以示世乎。以上十剂明悉乎胸中,自然直捷于指下,然后细阅新注之《本草》,通经达权,以获其神,守常知变,以造于圣,亦何死者不可重生,危者不可重安哉。

秦汉至两宋 1400 年间,中国方药医学只有方剂分类,没有组方释理。这种有方无论状况一直持续至南宋。公元 1205 年南宋开禧乙丑刊发成无己《伤寒明理方论》,此书第一次对桂枝汤、麻黄汤、大青龙汤、小青龙汤、大承气汤、大柴胡汤、小柴胡汤、栀子豉汤、瓜蒂散、大陷胸汤、半夏泻心汤、茵陈蒿汤、白虎汤、五苓散、理中丸、四逆汤、真武汤、建中汤、脾约丸、抵当汤 20 张名方进行方解。其释小青龙汤曰:青龙象肝木之两歧而主两伤之疾。中风见寒脉,伤寒见风脉,则为荣卫之两伤,故以青龙汤主之。伤寒表不解则麻黄汤可以发,中风表不解则桂枝汤可以散。惟其表且不解而又加之心下有水气则非麻黄汤所能发桂枝汤所能散,乃须小青龙汤始可祛除表里之邪气尔。麻黄味甘辛温为发散之主,表不解应发散之,则以麻黄为君。桂味辛热、甘草味甘平,甘辛为阳,佐麻黄表散之,用二者所以为臣。芍药味酸微寒,五味子味酸温,二者所以为佐者,寒饮伤肺,咳逆而喘则肺气逆,《内经》曰肺欲收,急食酸以收之。故用芍药、五味子为佐,以收逆气。干姜味辛热,细辛味辛热,半夏味辛微温,三者所以为使者,心下有水津液不行则肾气燥,《内经》曰肾苦燥急食辛以润之。是以干姜、细辛、半夏为使,以散寒水逆气,收寒水散津液,通行汗出而解矣。心下有水气散行,则所传不一,故又有增损之证。若渴者去半夏加栝蒌根:水蓄则津液不行,气燥而渴,半夏味辛温燥津液者也,去之则津液易复。栝蒌根味苦微寒,润枯燥者也,加之则津液通行,是为渴所宜也。若微利去麻黄加芫花:水气下行溃入肠间则为利,下利者不可攻其表,汗出必胀满,麻黄专为表散非下利所宜,故去之。芫花味苦寒,酸苦为涌泄之剂,水去利则止,芫花下水故加之。若噎者去麻黄加附子,《经》曰:水得寒气,冷必相搏,其人即溏,又曰病患有寒复发汗,胃中冷,必吐蛔。噎为胃气虚竭,麻黄发汗非胃虚冷所宜故去之。附子辛热,热则温其气,辛则散其寒,而噎者为当两相佐之,是以祛散冷寒之气。若小便不利、少腹满去麻黄加茯苓:水蓄在下焦不行为小便不利,少腹满,凡邪客于体者,在外者可汗之,在内者下之,在上者可涌之,在下者可泄之。水蓄下焦渗泄可也,发汗则非所当故去麻黄。而茯苓味甘淡专行津液,《内经》曰:热淫于内以淡渗之,渗溺行水,甘淡为所宜,故加茯苓。若喘者去麻黄加杏仁:喘为气逆,麻黄发阳,去之则气易顺。杏仁味甘苦温加之以泄逆气。《金匮要略》曰:其形肿者故不内麻黄乃内杏子,以麻黄发其阳,故喘逆形肿标本之疾,加减所同,盖其类矣。方解深入,阐理细微,组方君臣佐使头头是道,药物功效主治左右逢源。明代医家吴昆编著的《医方考》是继成无己《伤寒明理论》后中国医药学第一部方剂学专著,清代罗美《古今名医方论》是清代方剂学的代表专著,清代汪昂《医方集解》是一部颇具影响的方剂专著,清代吴谦《删补名医方论》选方更简选注更精。清代吴仪洛《成方切用》十四卷,费伯雄《医方论》四卷,张秉成《成方便读》四卷,移步换形,皆成文章。1964 年南京中医学院主编第一版全国中医学院统一教材《方剂学》将方剂分为解表剂、涌吐剂、泻下剂、和解剂、表里双解剂、清热泻火剂、祛暑剂、开窍通关剂、温里回阳剂、消导化积剂、补益剂、重镇安神剂、固涩剂、理气剂、理血剂、治风剂、祛湿剂、润燥剂、祛痰剂、驱虫剂、痈疡剂 21 章,载方首,附方首。一直沿用至今。其间虽有细微变化,仍大同而小异。

《中国方药医学》将药物与方剂分为辨证方药与辨病方药两篇。寒证分表寒里寒证,方药分发散温散;热证分表热里热,方药分疏散清泄;燥证分凉燥温燥,方药分温润凉润;湿证分寒湿湿热,方药分温渗寒渗;气机证分气虚气实,方药分补气行气;血液证分血虚血瘀,方药分养血活血;阴液证分阴虚水盛,方药分壮水逐水;阳炁证分阳虚火盛,方药分益火泻火。《景岳全书》有表、里、寒、热、虚、实、阴、阳证候八纲,《中国方药医学》上篇有寒、热、燥、湿、气、血、阴、阳方药八纲。孙思邈是辨病用药分类第一人。《千金翼方·用药处方》将辨病药物分为腰脊湿痹等 65 类。虽然其中不少病名如身瘙痒等是症状性病名,但是孙思邈辨病用药思想昭然若揭。孙思邈曰:凡人在身感病无穷,而方药医疗有限,由此观之,设药方之篇,是以忮其大意,岂能得之万一。聊举所全,以发后学,此篇凡有六十五章,总摄众病,善用心者,所以触类长之,其救苦亦以博矣,临事处方,可得依之取决也。《中国方药医学》下篇根据方药主治的病种或症状性病名,分为治疗意识障碍方药、治疗睡眠障碍方药、治疗咳嗽气喘方药、治疗风寒湿痹方药、治疗出血疾病方药、治疗眩晕头痛方药、治疗癫痫瘫痪方药、治疗腹泻痢疾方药、治疗眼目疾病方药、治疗尿频遗精方药、治疗瘰疬痰核方药、治疗诸虫疾病方药、治疗疮疡痈疽方药 13 章。辨病方药针对疾病病名或症状性病名处方用药。辨病方药可以拓展临床制方遣药思路,相信随着辨病方药研究的深入,这部分的内容将逐渐扩大。

2019 年己亥夏月蔡定芳序于南山书屋

目 录

上篇 辨 证 方 药

第一章 散寒方药 ··· 13

    第一节 发散表寒药物 ··· 14

        麻黄 桂枝 细辛 生姜 荆芥 防风 羌活 独活 香薷 葱白 辛夷 苍耳
子 芫荽 淡豆豉 葛根

    第二节 发散表寒方剂 ··· 30

        麻黄汤 桂枝汤 大青龙汤 九味羌活汤 活人败毒散 香薷散 圣散子
消风百解散 麻黄附子细辛汤

    第三节 温散里寒药物 ··· 39

        附子 乌头 天雄 肉桂 吴茱萸 干姜 制草乌 高良姜 蜀椒 椒目 胡椒
荜茇

    第四节 温散里寒方剂 ··· 49

        理中汤 小建中汤 大建中汤 吴茱萸汤 二气丹 北亭丸 红丸子

第二章 清热方药 ··· 53

    第一节 疏散表热药物 ··· 54

        桑叶 菊花 薄荷 牛蒡子 柴胡 升麻 蝉蜕 浮萍

    第二节 疏散表热方剂 ··· 60

        桑菊饮 银翘散 麻杏石甘汤 柴胡升麻汤 升麻葛根汤 柴葛解肌汤
辛凉清解饮 防风通圣散

    第三节 清泄里热药物 ··· 65

        金银花 连翘 石膏 知母 黄芩 黄连 黄柏 栀子 龙胆草 白薇 青蒿
大青叶 板蓝根 白花蛇舌草 牡丹皮 玄参 白英 紫草 赤芍药 地骨皮

寒水石　淡竹叶　射干

第四节　清泄里热方剂 ……………………………………………………… 83

龙胆泻肝汤　黄连解毒汤　清暑益气汤　白虎汤　凉膈散　清营汤　普济消毒饮
清瘟败毒饮　升降散

第三章　润燥方药 ……………………………………………………… 89
　第一节　温润凉燥药物 ……………………………………………………… 90
　　紫苏　杏仁　火麻仁　胡麻仁　郁李仁　松子仁　蜂蜜
　第二节　温润凉燥方剂 ……………………………………………………… 96
　　杏苏散　甘麦大枣汤　麻仁丸　五仁丸　济川煎　琼玉膏　清燥汤　润肠丸
　第三节　凉润温燥药物 ……………………………………………………… 101
　　沙参　麦冬　天冬　枇杷叶　石斛　百合　玉竹
　第四节　凉润温燥方剂 ……………………………………………………… 107
　　清燥救肺汤　沙参麦冬汤　桑杏汤　滋燥养荣汤　通幽汤　麦门冬汤

第四章　渗湿方药 ……………………………………………………… 111
　第一节　温渗寒湿药物 ……………………………………………………… 112
　　藿香　佩兰　白豆蔻　苍术　半夏　茯苓　砂仁　厚朴　豆卷　草豆蔻　草果
　第二节　温渗寒湿方剂 ……………………………………………………… 120
　　藿香正气散　平胃散　二陈汤　感应丸
　第三节　寒渗湿热方药 ……………………………………………………… 122
　　茵陈　车前子　金钱草　苦参　泽泻　薏苡仁　滑石
　第四节　寒渗湿热方剂 ……………………………………………………… 128
　　三仁汤　茵陈蒿汤　八正散　天水散　甘露消毒丹　龙胆泻肝汤

第五章　调气方药 ……………………………………………………… 132
　第一节　补气药物 ……………………………………………………… 133
　　人参　党参　黄芪　白术　山药　五味子　大枣　甘草　饴糖
　第二节　补气方剂 ……………………………………………………… 148
　　独参汤　四君子汤　补中益气汤　归脾汤　生脉饮　保元汤
　第三节　行气药物 ……………………………………………………… 151
　　陈皮　枳实　香附　木香　乌药　薤白　大腹皮　川楝子　旋覆花
　第四节　行气方剂 ……………………………………………………… 159
　　柴胡疏肝散　逍遥散　越鞠丸　畅卫舒中汤　四磨饮　嘉禾散　二十四味流气饮

第六章 理血方药 ·· 165

  第一节 养血药物 ·· 166

    熟地 当归 白芍 阿胶 何首乌 桑椹 龙眼

  第二节 养血方剂 ·· 173

    四物汤 当归补血汤 人参养荣汤 干熟地黄丸 黑地黄丸 天真丸

  第三节 活血药物 ·· 178

    丹参 川芎 桃仁 红花 三棱 莪术 牛膝 乳香 没药 益母草 水蛭 虻虫
    地鳖虫 卷柏

  第四节 活血方剂 ·· 189

    桃核承气汤 血府逐瘀汤 抵当汤 失笑散 丹参饮 鳖甲煎丸 独圣散
    大黄䗪虫丸

第七章 燮阴方药 ·· 194

  第一节 滋阴药物 ·· 195

    生地 枸杞 龟甲 鳖甲 山茱萸 黄精 女贞子 墨旱莲

  第二节 滋阴方剂 ·· 202

    六味地黄丸 左归丸 大补阴丸 坎离丸 河车大造丸

  第三节 逐水药物 ·· 206

    甘遂 大戟 芫花 商陆 牵牛子 巴豆 续随子

  第四节 逐水方剂 ·· 212

    十枣汤 禹功散 真武汤 五苓散 实脾饮 温脾汤 消水圣愈汤

第八章 和阳方药 ·· 218

  第一节 温阳药物 ·· 219

    鹿茸(附：鹿角、鹿角胶、鹿角霜) 紫河车 肉苁蓉 淫羊藿 杜仲 巴戟天
    补骨脂 菟丝子 续断 阳起石

  第二节 温阳方剂 ·· 228

    鹿茸大补汤 鹿茸地黄煎 右归丸 龟鹿二仙胶 鹿茸内补丸 四逆汤 补肾丸
    补天丸

  第三节 泻火药物 ·· 233

    大黄 芒硝 硝石 番泻叶 芦荟

  第四节 泻火方剂 ·· 238

    大承气汤 大黄甘遂汤 大柴胡汤 增液承气汤

下篇 辨 病 方 药

第一章 治疗意识障碍方药 ···································· 249

  第一节 治疗意识障碍药物 ···································· 250

    麝香 冰片 苏合香 石菖蒲 犀角 牛黄

  第二节 治疗意识障碍方剂 ···································· 255

    安宫牛黄丸 牛黄清心丸 紫雪散 至宝丹 行军散 苏合香丸 紫金锭

    解毒雄黄丸

第二章 治疗睡眠障碍方药 ···································· 262

  第一节 治疗睡眠障碍药物 ···································· 262

    朱砂 磁石 龙骨 琥珀 酸枣仁 柏子仁 远志

  第二节 治疗睡眠障碍方剂 ···································· 268

    朱砂安神丸 磁朱丸 天王补心丹 酸枣仁汤 黄连阿胶汤 枕中方

第三章 治疗咳嗽气喘方药 ···································· 274

  第一节 治疗咳嗽气喘药物 ···································· 275

    紫菀 款冬花 百部 前胡 桔梗 白前 贝母 瓜蒌 石钟乳 白石英 紫石英

  第二节 治疗咳嗽气喘方剂 ···································· 284

    止嗽散 小青龙汤 定喘汤 华佗五嗽丸 人参定喘汤 人参泻肺汤

第四章 治疗风寒湿痹方药 ···································· 289

  第一节 治疗风寒湿痹药物 ···································· 289

    秦艽 桑寄生 威灵仙 防己 络石藤 雷公藤 五加皮

  第二节 治疗风寒湿痹方剂 ···································· 294

    桂枝芍药知母汤 独活寄生汤 换腿丸 比天膏 大通圣白花蛇散

第五章 治疗出血疾病方药 ···································· 298

  第一节 治疗出血疾病药物 ···································· 298

    三七 仙鹤草 大蓟 小蓟 白茅根 地榆 蒲黄 牛角䚡 槐花 侧柏叶 茜草

    白及

  第二节 治疗出血疾病方剂 ···································· 306

    十灰散 四生丸 咳血方 小蓟饮子 槐花散 黄土汤 龙脑鸡苏丸

第六章　治疗眩晕头痛方药 ·· 311

　　第一节　治疗眩晕头痛药物 ·· 312

　　　　羚羊角　天麻　石决明　白蒺藜　白芷　藁本　槐实　云母

　　第二节　治疗眩晕头痛方剂 ·· 318

　　　　镇肝熄风汤　羚角钩藤汤　都梁丸　左金丸　半夏白术天麻汤　神术汤

第七章　治疗癫痫瘫痪方药 ·· 324

　　第一节　治疗癫痫瘫痪药物 ·· 325

　　　　龙齿角　白僵蚕　蛇蜕　蛴螂　防葵　铅丹　蛇床子　蚱蝉　莨菪子　钩藤　全蝎

　　　　蜈蚣　地龙

　　第二节　治疗癫痫瘫痪方剂 ·· 333

　　　　返魂丹　至圣丹　五痫神应丸　双丸子　小续命汤　补阳还五汤　大圣花蛇牛黄丸

　　　　僵蚕丸　海桐皮丸

第八章　治疗腹泻痢疾方药 ·· 340

　　第一节　治疗腹泻痢疾药物 ·· 341

　　　　白头翁　秦皮　禹余粮　太乙余粮　赤石脂　白石脂　藜芦　石榴皮　猬皮　乌梅

　　第二节　治疗腹泻痢疾方剂 ·· 349

　　　　白头翁汤　痢圣散子　四神丸　乌梅丸

第九章　治疗眼目疾病方药 ·· 353

　　第一节　治疗眼目疾病药物 ·· 353

　　　　决明子　青葙子　谷精草　密蒙花　夜明砂　白青　扁青　空青　曾青　铜青

　　　　蓍实　茺蔚子　析蓂子

　　第二节　治疗眼目疾病方剂 ·· 361

　　　　洗刀散　锦鸠丸　密蒙花散　羚羊角散　拨云散　蝉花无比散　空青丸

第十章　治疗尿频遗精方药 ·· 365

　　第一节　治疗尿频遗精药物 ·· 366

　　　　芡实　桑螵蛸　覆盆子　金樱子　乌贼骨

　　第二节　治疗尿频遗精方剂 ·· 369

　　　　桑螵蛸散　金锁丹　水陆二仙丹

第十一章 治疗瘰疬痰核方药 ··· 372

　　第一节 治疗瘰疬痰核药物 ··· 373

　　　　夏枯草　昆布　海藻　青黛　牡蛎　天南星　漏芦　山慈菇　白附子　番木鳖
　　　　皂荚

　　第二节 治疗瘰疬痰核方剂 ··· 381

　　　　救苦化坚汤　散肿溃坚汤　曾青散　漏芦汤　五瘿丸　消瘿五海饮　五海饮陷肿散

第十二章 治疗诸虫疾病方药 ··· 386

　　第一节 治疗诸虫疾病药物 ··· 387

　　　　藜芦　蓝实　芜荑　雷丸　苦楝根皮　贯众　矾石

　　第二节 治疗诸虫疾病方剂 ··· 391

　　　　藜芦丸　密陀僧丸　化虫丸　追虫丸　贯众丸

第十三章 治疗疮疡痈疽方药 ··· 395

　　第一节 治疗疮疡痈疽药物 ··· 396

　　　　蒲公英　紫花地丁　败酱草　鱼腥草　白蔹　营实　王不留行

　　第二节 治疗疮疡痈疽方剂 ··· 400

　　　　五味消毒饮　王不留行散　云母膏　神仙太一膏　真人活命饮　阳和汤
　　　　飞龙夺命丹　雄黄解毒丸　生肌散　蟾蜍膏　耆婆万病丸

跋 ··· 409

附方索引 ··· 411

上 篇

辨证方药

中国医药学药物分类最早见于《神农本草经》。《神农本草经》载药 365 种,将药物分为上品、中品、下品三类,各品又分为玉石、草、木、人、兽、禽、鱼、果、米谷、菜 10 部。此后,历代治本草者皆宗其法。魏代吴普《吴普本草》、南北朝陶弘景《本草经集注》、唐代苏敬等《新修本草》、唐代李珣《海事本草》、唐代孙思邈《千金翼方》等皆如此,他如宋代苏颂《本草图经》、宋代刘翰等《开宝本草》,宋代掌禹锡《嘉祐本草》,宋代唐慎微《证类本草》,明代刘文泰《本草品汇精要》,清代张璐《本经逢原》,清代张志聪《本草崇原》,清代汪昂《本草备要》,清代吴仪洛《本草从新》,清代严西亭《得配本草》,清代赵学敏《本草纲目拾遗》,等亦无不如此。明代李时珍《本草纲目》在《神农本草经》药物分类基础上增加水、火、土、金、介、鳞、服器共 7 部,药物从《神农本草经》365 种增加到 1 892 种。

唐代陈藏器《本草拾遗》10 卷有《十剂》之说,可能是有别于《神农本草经》药物分类的另外一种分类的最早记载。《本草拾遗》撰于公元 739 年。《序例》1 卷、《拾遗》6 卷、《解纷》3 卷,总曰《本草拾遗》。原书已佚,其文多见于《医心方》《开宝本草》《嘉祐本草》《证类本草》引录。李时珍称其“博极群书,精核物类,订绳谬误,搜罗幽隐”。自《本草》以来,一人而已。元代王海藏《汤液本草》在陈藏器十剂基础上补充寒热二剂。《汤液本草·十剂》曰:宣可以去壅,生姜、橘皮之属是也;通可以去滞,木通、防己之属是也;补可以去弱,人参、羊肉之属是也;泻可以去闭,葶苈、大黄之属是也;轻可以去实,麻黄、葛根之属是也;重可以去怯,磁石、铁浆之属是也;滑可以去着,冬葵子、榆白皮之属是也;涩可以去脱,牡蛎、龙骨之属是也;燥可以去湿,桑白皮、赤小豆之属是也;湿可以去枯,白石英、紫石英之属是也。药有宣、通、补、泻、轻、重、滑、涩、燥、湿。此十剂,今详之,惟寒、热二种,何独见遗,今补二种,以尽厥旨。寒可以去热,大黄、朴硝之属是也;热可以去寒,附子、官桂之属是也。只如此体,皆有所属。凡用药者,审而详之,则靡所失矣。李时珍《本草纲目·序例》曰:壅者塞也,宣者布也散也。郁塞之病,不升不降,传化失常,或郁久生病,或病久生郁。必药以宣布敷散之,如承流宣化之意,不独涌越为宣也。是以气郁有余,则香附、抚芎之属以开之;不足则补中益气以运之。火郁微则山栀、青黛以散之;甚则升阳解肌以发之。湿郁微则苍术、白芷之属以燥之,甚则风药以胜之;痰郁微则南星、橘皮之属以化之,甚则瓜蒂、藜芦之属以涌之;血郁微则桃仁、红花以行之,甚则或吐或利以逐之;食郁微则山楂、神曲以消之,甚则上涌下利以去之,皆宣剂也。滞者留滞也。湿热之邪留于气分而为痛痹癃闭者,宜淡味之药,上助肺气下降,通其小便。而泄气中之滞,木通、猪苓之类是也。湿热之邪留于血分而为痹痛肿注、二便不通者,宜苦寒之药下引,通其前后。而泄血中之滞防己之类是也。《经》曰味薄者通,故淡味之药谓之通剂。《经》云不足者补之,又云虚则补其母。生姜之辛补肝,炒盐之咸补心,甘草之甘补脾,五味子之酸补肺,黄柏之苦补肾。又如茯神之补心气,生地黄之补心血;人参之补脾气,白芍药之补脾血;黄芪之补肺气,阿胶之补肺血;杜仲之补肾气,熟地黄之补肾血;川芎之补肝气,当归之补肝血之类,皆补剂。不特人参、羊肉为补也。泻可去闭当作泻可去闭去实。《经》云实者泻之,实则泻其子是矣。五脏五味皆有泻,不独葶苈、大黄也。肝实泻以芍药之酸,心实泻以甘草之甘,脾实泻以黄连之苦,肺实泻以石膏之辛,肾实泻以泽泻之咸是矣。轻可以去实当作轻可去闭。有表闭、里闭、上闭、下闭。表闭者,风寒伤营,腠理闭密,阳气怫郁,不能外出,而为发热、恶寒、头痛、脊强诸病,宜轻扬之剂发其汗,而表自解也。里闭者,火热郁抑,津液不行,皮肤干闭,而为肌热、烦热、头痛、目肿、昏瞀、疮疡诸病,宜轻扬之剂以解其肌,而火自散也。上闭有二:一则外寒内热,上焦气闭,发为咽喉闭痛之证,宜辛凉之剂以扬散之,则闭自开。一则饮食寒冷抑遏阳气在下,发为胸膈痞满闭塞之证,宜扬其清而抑其浊,则痞自泰也。下闭亦有二:有阳气陷下,发为里急后重,数至圊而不行之证,但升其阳而大便自顺,所谓下者举之也。有燥热伤肺,金气郁,窍闭于上,而膀胱闭于下,为小便不利之证,以升麻之类探而吐之,上窍通而小便自利矣,所谓病在下取之上也。重剂凡四:有惊则气乱而魂气飞扬、如丧神守者,有怒则气逆而肝火激烈、病狂善怒者,并铁粉、雄黄之类以平其肝。有神不守舍而多惊健忘、迷惑不宁者,宜朱砂、紫石英之类以镇其心。有恐则气下精志失守而畏如人将捕者,宜磁石、沉香之类以安其肾。大抵重剂压浮火而坠痰涎,不独治怯也。故诸风掉眩及惊痫痰喘之病,吐逆不止及反胃之病,皆浮火痰涎为害,俱宜重剂以坠之。著者有形之邪,留于经络脏腑之间也,便尿、浊带、痰涎、胞胎、痈肿之类是矣。皆宜滑药以引去其留着之物。此与木通、猪苓通以去滞相类而不同。木通、猪苓,淡泄之物,去湿热无形之邪;葵子、榆皮,甘滑之类,去湿热有形之邪。故彼曰滞,此曰着也。大便涩者,菠菱、牵牛之属;小便涩者,车前、榆皮之属;精窍涩者,黄柏、葵花之属;胞胎涩者,黄葵子、王不留行之属;引痰涎自小便去者,则半夏、茯苓之属;引疮毒自小便去者,则五叶藤、萱草根之属,皆滑剂也。半夏、南星皆辛而涎滑,能泄湿气、通大便,盖辛能润、能走气、能化液也。或以为燥物,谬矣。湿去则土燥,非二物性燥也。滑则气脱,如开肠洞泄、便溺遗失之类,必涩剂以收敛之。脱者气脱也,血脱也,精脱也,神脱也。脱则散而不收,故用酸涩温平之药,以敛其耗散。汗出亡阳,精滑不禁,泄痢不止,大便不固,小便自遗,久嗽亡津,皆气脱也。下血不已,崩中暴下,诸大亡血,皆血脱也。牡蛎、龙骨、海螵蛸、五倍子、五味子、乌梅、榴皮、诃黎勒、罂粟壳、莲房、棕灰、赤石脂、麻黄根之类,皆涩药也。气脱兼以气药,血脱兼以血药及兼气药,气者血之帅也。脱阳者见鬼,脱阴者目盲,此神脱也,非涩药所能收也。湿有外感,有内伤。外感之湿,雨露岚雾,地气水湿,袭于皮肉筋骨经络之间;内伤之湿,生于水饮酒食,及脾弱肾强,固不可一例言也。故风药可以胜湿,燥药可以除湿,淡药可以渗湿,泄小便可以引湿,利大便可以逐湿,吐痰涎可以祛湿。湿而有热,苦寒之剂燥之;湿而有寒,辛热之剂燥之;不独桑皮、小豆为燥剂也。湿去则燥,故谓之燥。湿剂当作润剂。枯者燥也,阳明燥金之化,秋令也,风热怫甚,则血液枯涸而为燥病。上燥则渴,下燥则结,筋燥则强,皮燥则揭,肉燥则裂,骨燥则枯,肺燥则痿,肾燥则消。凡麻仁、阿胶膏润之属,皆润剂也。养血,则当归、地黄之属;生津,则麦冬、瓜蒌根之属;益精,则苁蓉、枸杞之属。若但以石英为润药则偏矣,古人以服石为滋补故尔。虽然,历代相关本草著作均无根据十剂或十二剂进行分类论述。

　　清代蒋介繁《本草择要纲目》初刊于1679年康熙十八年,收药356种。凡例:本草分玉石草木上中下诸品,其药性即注于各味之下。此遵前贤所定寒热温平四种,以类求之即得。本草药味颇多,此择必用要药凡356种,其怪异难购者不复赘及。寒性药品:黄连、黄芩、黄柏、知母、大黄、天冬、麦冬、牡丹皮、栀子、石膏等凡99味药物;热性药品:附子、干姜、草豆蔻、白豆蔻、肉豆蔻、吴茱萸、肉桂、麻黄、续断、鹿茸等凡64味药物;温性药品:谷精草、白芥子、木香、半夏、苍术、威灵仙、细辛、白芷、羌活、秦艽等凡95味药物;平性药品:天麻、朱砂、覆盆子、牛膝、人参、酸枣仁、远志、没药、茯苓、大枣等凡106味药物。清代黄宫绣《本草求真》初刊于 1769 年乾隆三十四年。《本草求真》首次采用药物功效分类法,按药物之品性分为补、涩、散、泻、血、杂、食物七类,各类又分为若干子目。黄宫绣,号锦芳,江西宜黄人。生于清雍正庚戌 1730 年,卒于清嘉庆丁丑 1817 年,享年 87 岁。其父名鹗,系当时名医,着有《理解体要》等书。宫绣幼承庭训,博览群书,中年于医研究有素,能阐真摘要,订伪辨讹。着有《医学求真录》《脉理求真》《本草求真》《锦芳医案》诸书,而以《本草求真》影响最大。《本草求真》卷一补剂。温中:人参、黄芪、当归、白术、龙眼、大枣、荔枝、饴糖、鸡肉、牛肉、鲫鱼、蜜;平补:葳蕤、黄精、甘草、桑寄生、柏子仁、冬青、合欢、陈仓米、山药、扁豆、鸭肉、鸽肉、阿胶、羊肉、燕窝、蜡;补火:附子、仙茅、胡芦巴、淫羊藿、蛇床子、远志、肉桂、沉香、石硫黄、阳起石、石钟乳、鹿茸、蛤蚧、雄蚕蛾;滋水:干地黄、冬葵子、牛膝、枸杞、楮实、榆白皮、胡麻、火麻仁、黑铅、猪肉、龟甲、龟胶、桑螵蛸、人乳;温肾:熟地、何首乌、肉苁蓉、锁阳、菟丝子、巴戟天、续断、杜仲、覆盆子、狗脊、胡桃、灵砂、鹿胶、海狗肾、獭、犬肉、紫河车。卷二收涩。温涩:肉豆蔻、补骨脂、没石子、莲子、莲须、葡萄、阿芙蓉、禹余粮;寒涩:五倍子、百药煎、御米壳、龙骨、牡蛎、蛤蜊粉;收敛:白芍、五味子、酸枣仁、金樱子、诃子、山茱萸、赤石脂、木瓜、乌梅;镇虚:金、铁粉、磁石、代赭石、云母、密陀僧。卷三散剂。散寒:麻黄、细辛、紫苏、桔梗、上党、生姜、葱叶;驱风:羌活、独活、防风、荆芥、川芎、白芷、薄荷、藁本、白附子、天麻、天南星、威灵仙、白蒺藜、决明子、草乌头、茵芋、桂枝、辛夷、冰片、海桐皮、皂角、肥皂荚、虎骨、穿山甲、麝香、白花蛇、蛇蜕、全蝎、蜈蚣、蝉蜕;散湿:苍术、厚朴、秦艽、蔓荆子;散热:升麻、葛根、柴胡、香薷、淡豆豉;吐散:常山、藜芦、木鳖、胡桐泪、甜瓜蒂、莱菔子、胆矾;温散:草豆蔻、草果、使君子、白豆蔻、缩砂、木香、香附、荜茇、艾叶、大茴香、小茴香、益智、山柰、甘松、高良姜、干姜、藿香、熏香、石菖蒲、半夏、烟草、延胡索、丁香、白檀香、苏合香、安息香、乌药、吴茱萸、樟脑、川椒、胡椒、松脂、麦芽、大蒜、薤、胡荽、白芥子、雄黄、锻石、伏龙肝;平散:木贼、苍耳子、夏枯草、青木香、野菊花、浮萍、甘菊、款冬花、马兜铃、白及、槟榔、腹皮、蕤核、芜荑、五加皮、石南叶、橘皮、青皮、荷叶、神曲、炉甘石、白石英、紫石英、僵蚕、蚕沙。卷四泻剂。渗湿:通草、土茯苓、茯苓、茯神、鲤鱼;泻湿:泽泻、木通、车前子、灯草、萹蓄、草薢、海金沙、防己、茵陈、地肤子、白鲜皮、苦参、琥珀、猪苓、赤小豆、滑石、刺猬皮;泄水:大戟、芫花、芫花叶苗茎、甘遂、商陆、海藻、葶苈、白前、续随子、瞿麦、石韦、紫贝、田螺、蝼蛄;降痰:瓜蒌仁、天花粉、贝母、竹沥、白果、礞石、白矾、蓬砂、牛黄;泻热:牵牛子、大黄、连翘、前胡、白薇、白蔹、紫菀、芦根、贯众、青葙子、竹茹、竹叶、天竺黄、秦皮、川楝子、密蒙花、柿蒂、梨、西瓜、铜青、海石、空青、石膏、青盐、盐、朴硝、玄明粉、寒水石、雪水、孩儿茶、熊胆、鲤鱼胆、石决明、珍珠、金汁、秋石;泻火:黄芩、黄连、胡黄连、知母、青黛、龙胆草、玄参、射干、天冬、牡丹皮、黄柏、桑白皮、栀子、地骨皮、枇杷叶、茶茗、犀角、羚羊角、人中白、童便;下气:三棱、旋覆花、枳壳、枳实、荞麦;平泻:沙参、薏苡仁、麦冬、百部、百合、石斛、白茅根、青蒿、萱草、山楂、粳米、米醋、阴阳水、鳖甲。卷五血剂。温血:鸡苏、泽兰、大小蓟、砂糖、谷精草、王不留行、天仙藤、骨碎补、桂心、乳香、酒、韭菜、墨、百草霜、兔屎、海螵蛸;凉血:生地、红花、紫草、墨旱莲、赤芍、地榆、卷柏、银柴胡、蒲公英、凌霄花、槐角、侧柏叶、辰砂、兔肉、鱼胆、夜明沙、血余;下血:三七、茜草、紫参、郁金、莪术、姜黄、蒲黄、丹参、益母草、刘寄奴、苏木、没药、郁李、干漆、血竭、桃仁、莲藕、自然铜、花蕊石、皂矾、五灵脂、瓦楞子、斑蝥、水蛭、虻虫、䗪虫、螃蟹。卷六杂剂。杀虫:鹤虱、雷丸、芦荟、阿魏、大枫子、楝实、水银、银朱、谷虫;发毒:蓖麻子、芙蓉花、枫香、象牙、蟾酥、人牙;解毒:牛蒡子、金银花、山豆根、茅、白头翁、漏芦、山慈菇、绿豆、蚯蚓、蜗牛、人中黄;毒物:凤仙子、巴豆、砒石、砂。卷七食物。面、稻米、稷、粟米、黑大豆、黄大豆、蚕豆、白豆、豌豆、豇豆、豆腐、豆酱、芹菜、胡萝卜、芥菜、茼蒿、蕹菜、油菜、白菘菜、苋菜、菠、苦菜、白苣、莴苣、菜、匏瓠、南瓜、茄子、胡瓜、苦瓜、越瓜、甜瓜、丝瓜、冬瓜、酱瓜、芋子、诸笋、李、青桃、青梅、杨梅、栗、橄榄、枇杷、花生、乌芋、橘穰、菱角、香蕈、木耳、蘑菇、雉、雁、鹅、凫、鹧鸪、竹鸡、斑鸠、猫、鲫鱼、鲢鱼、鲩鱼、鲦鱼、鳜鱼、白鱼、青鱼、鲨鱼、纸鱼、石斑鱼、鳅鱼、鲛鱼、乌贼鱼、鳝鱼、鲍鱼、鳗鲡鱼、海、蛏、蛙、鳖肉。清代凌晓五《本草害利》初刊于1862年。自序曰:弃诸子业从我郡吴古年夫子游,将历代名医着述书籍,探本穷源,随时就正,读破万卷,讲论偏见错谬之处,或自昏黄达旦。先生年届古稀,日逐临症,得有余暇,犹不辞倦,且谆谆训曰:医关性命,不可苟且,一病有一经所发,若察脉辨证,尤宜加谨,恐失之毫厘,谬以千里也。先生袖出一帙曰:本草分队。取其用药如用兵之意。盖脏腑,即地理也,处方如布阵也,用药如用兵将也。病本在于何经,即以君药主将标于何经。为臣使之药,即所以添兵弁。识得地理,布成阵势,一鼓而战,即能殄灭贼氛,即所谓病退也。然后调摄得宜,起居如常,即兵家善后事宜,民得安居乐业也。苟调度不精,一或失机,一败涂地,即用药不审,草菅人命也。奈近时医者,一到病家,不先看脉审证,遂听病家自述病情,随即写药数味,曰:某汤主治。粗知大略,用某药能除某病,如此治病,则仁人必深虑而痛恨之。虽业医临症,有望闻问切四诊之说,然望是观其气色,如《经》云:青欲如苍碧之泽,不欲如蓝也。闻是听其声音清浊高低,即宫商角徵羽五者,属五脏也。问是问其老少男女,平素劳逸喜恶,起患何时,始得何病,曾服何药,问病源也。切是最要之事,诊得浮沉迟数滑涩大小长短诸脉,见于左右寸关尺部,辨明虚实表里寒热。何证发于何经,应用寒热温凉之药,定方进药,君臣佐使,配合得宜,如汤沃雪,诸恙若失,方能起死回生,岂有害哉!凡药有利必有害,但知其利,不知其害,如冲锋于前,罔顾其后也。余业是道,二十余年,遇证则慎思明辨,然后下笔,补偏救弊,贻误者少。审识药品出产形状,亲尝气味,使药肆中不敢伪充而误人耳。先生之分队一书,尚未刊行于世。遂集各家本草,补入药之害于病者,逐一加注,更曰《本草害利》,欲求时下同道,知药利必有害,断不可粗知大略,辨证不明,信手下笔,枉折人命。用是不揣固陋,集古今名医之说,删繁就简,撰述成书,以付剞劂,公诸同好,并就正于海内明眼,亦慎疾之一端云尔。心部药队:补心猛将北五味、酸枣仁、柏子仁、远志肉、丹参、龙眼肉、麦冬、当归;补心次将白芍药、茯苓神、猪心血、琥珀、淮小麦、合欢皮、龙角;泻心猛将牛黄、石菖蒲、黄连、木通、辰砂、犀角;泻心次将栀子、连翘、通草、车前子、竹叶卷心、灯心草、莲子心、石莲子、安息香、乳香、金银箔、山豆根、天竺黄、黄丹、象牙、真珠、赤小豆、郁金、白茅根、人中黄。肝部药队:补肝猛将枸杞子、乌梅、白梅;补肝次将山茱萸肉、菟丝子、何首乌、沙苑蒺藜、鳖甲、龙骨、龙齿、金毛狗脊、川续断、冬瓜子、鸡、牛筋、羊肝、吐铁、血余胶、五加皮、海螵蛸、桑寄生、紫石英;泻肝猛将左顾牡蛎、海蛤蜊壳、木瓜、青橘皮、蓬莪术、沉香;泻肝次将香附、木香、延胡索、柴胡、川芎、川楝子、赤芍药、瓜蒌、白蒺藜、佛手柑、钩藤、合欢皮、血竭、玫瑰花、木蝴蝶、铁落、铜绿、绿矾、泽兰、明天麻、花蕊石、青礞石、蜈蚣、全蝎、水蛭、虻虫、猪肝、穿山甲、王不留行;凉肝猛将龙胆草、胡黄连;凉肝次将羚羊角、夏枯草、石决明、青蒿、菊花、青黛、芦荟;温肝猛将肉桂、桂枝、吴茱萸、细辛、胡椒、骨碎补;温肝次将菟丝子、艾叶、山茱萸、茴香。脾部药队:补脾猛将白术、黄精;补脾次将山药、白扁豆、薏苡仁、大枣、甘草、枳实、莱菔子;泻脾次将神曲、麦芽、山楂、枳壳、大腹皮、厚朴、使君子、白芷、鸡内金、橘皮、槟榔；凉脾猛将大黄、黄芩、瓜蒌；凉脾次将黄柏、栀子、知母、金银花、武夷茶；温脾猛将制附子、干姜、巴豆霜、肉豆蔻、草果、草豆蔻、苍术、胡椒；温脾次将木香、煨姜、乌药、藿香、益智仁、砂仁、白豆蔻、米谷、焦谷芽、蜀椒。肺部药队：补肺猛将黄芪、人参；补肺次将党参、西洋参、百合、燕窝、阿胶、山药、诃子、麦冬、冰糖；泻肺猛将葶苈、麻黄、白芥子、桔梗、胆南星；泻肺次将紫苏、牛蒡子、杏仁、前胡、紫菀、桑白皮、僵蚕、竹茹、川贝母；凉肺猛将石膏、黄芩、竹沥、马兜铃、山慈菇；凉肺次将西洋参、玄参、栀子、天花粉、天冬、地骨皮、知母、麦冬、薄荷、海浮石；温肺猛将麻黄、天南星、五味子；温肺次将苏梗、款冬花、制半夏、生姜、烟。肾部药队：补肾猛将大熟地、枸杞子、淫羊藿、北五味；补肾次将干地黄、巴戟天、何首乌、杜仲、龟甲、女贞子、黑大豆、胖海参；泻肾猛将猪苓；泻肾次将泽泻、知母、赤茯苓、生薏苡仁；凉肾猛将朴硝、芒硝、苦参；凉肾次将鲜生地、牡丹皮、知母、滑石；温肾猛将破故纸、鹿茸、鹿角、麋茸、麋角；温肾次将山茱萸、菟丝子、大茴香、艾叶；胃部药队：补胃猛将白术、绵、大枣；补胃次将白扁豆、山药、炙甘草、龙眼肉、大枣；泻胃猛将石菖蒲、枳实、雷丸、白芥子、莱菔子、神曲；次将苏梗、枳壳、蔓荆子、麦芽；凉胃猛将石膏、犀角；凉胃次将天花粉、葛根、香薷、石斛、萆薢、知母、芦根、竹叶；温胃猛将高良姜、干姜、益智仁、肉豆蔻、草果、丁香、木香、胡椒、辛夷；温胃次将藿香、砂仁、白豆蔻、制半夏、乌药、川椒、煨姜、厚朴；膀胱部药队：泻膀胱猛将羌活、独活、麻黄、汉防己、木通、葶苈子、猪苓；泻膀胱次将独活、防风、蒲黄、川楝子、前胡、藁本、泽泻、葱白、甘遂；凉膀胱猛将龙胆草；凉膀胱次将车前子、绵茵陈、海金沙、黄柏；温膀胱猛将吴茱萸；温膀胱次将乌药、茴香；胆部药队：补胆猛将乌梅、酸枣仁；泻胆猛将桔梗、青皮、香附；泻胆次将秦艽、川芎、火麻仁、升麻、紫草茸。大肠部药队：泻大肠次将秦艽、旋覆花、郁李仁、杏仁、大腹皮、白芷；凉大肠猛将黄芩、黄柏、梨子、地榆炭、槐角、知母、连翘；温大肠猛将胡椒、补骨脂、枸杞子、当归。小肠部药队：补小肠猛将生地；泻小肠猛将木通、瞿麦、海金沙、川楝子、薏苡仁、赤芍、茯苓、灯心草。三焦部药队：补三焦猛将淫羊藿、嫩黄；泻三焦猛将青皮、木香；泻三焦次将柴胡、香附；凉三焦次将栀子、麦冬、黄柏、地骨皮、青蒿、连翘；温三焦次将乌药、白豆蔻、紫衣胡桃。中华人民共和国成立后，1964 年成都中医学院主编第一版全国中医学院统一教材《常用中药学》将中药分为解表类、涌吐类、泻下类、清热类、芳香化湿类、利水渗湿类、祛风湿类、温里类、芳香开窍类、安神类、平肝熄风类、理气类、理血类、补益类、消导类、化痰止咳类、收涩类、驱虫类、外用类 19 类，一直沿用至今。其间虽有细微变化，然大同而小异。

　　方剂是医者针对患者病证开具的药方。方剂学是研究方剂的药物组成理论的中国医药学基础学科。方剂由药物组成。《素问·至真要大论》曰：有毒无毒，所治为主，适大小为制也。君一臣二，制之小也；君一臣三佐五，制之中也，君一臣三佐九，制之大也。主病之谓君，佐君之谓臣，应臣之谓使。《本草新编》曰：有方则必有剂，剂因方而制也。剂各有义，知其义可以用药。可见，《中国医药学》是以处方药物的药味多或少进行的方剂分类。《素问·至真要大论》又：气有高下，病有远近，证有中外，治有轻重，适其至所为故也。大要也，君一臣二，奇之制也；君二臣四，偶之制也；君二臣三，奇之制也；君二臣六，偶之制也。故曰：近者奇之，远者偶之；汗者不以奇，下者不以偶；补上治上制以缓，补下治下制以急；急则气味厚，缓则气味薄，适其至所，此之谓也。病所远而中道气味之者，贪而过之，无越其制度也。是故平气之道，近而奇偶，制小其服也；远而奇偶，制大其服也；大则数少，小则数多，多则九之，少则二之。奇之不去则偶之，是谓重方；偶之不去则反佐以取之，所谓寒热温凉反从其病也。这是《中国医药学》著名的七方理论。七方即大方、中方、小方、急方、缓方、奇方、偶方。《类经·治有缓急方有奇偶》阐明七方理论具体内涵：五运六气，各有太过不及，故曰气有多少。人之疾病，必随气而为盛衰，故治之缓急，方之大小，亦必随其轻重而有要约也。岁有司天在泉，则气有高下；经有脏腑上下，则病有远近。在里曰中，在表曰外。缓者治宜轻，急者治宜重也。适其至所为故，言必及于病至之所，而务得其以然之故也。君三之三当作二，误也。主病之谓君，君当倍用。佐君之谓臣，臣以助之。奇者阳数，即古所谓单方也。偶者阴数，即古所谓复方也。故君一臣二其数三，君二臣三其数五，皆奇之制也。君二臣四其数六，君二臣六其数八，皆偶之制也。奇方属阳而轻，偶方属阴而重。近者为上为阳，故用奇方，用其轻而缓也。远者为下为阴，故用偶方，用其重而急也。汗者不以偶，阴沉不能达表也。下者不以奇，阳升不能降下也。旧本云汗者不以奇，下者不以偶，而王太仆注云汗药不以偶方，泄下药不以奇制，是注与本文相反矣；然王注得理，而本文似误，今改从之。张景岳按：本节特举奇偶阴阳以分汗下之概，则气味之阴阳，又岂后于奇偶哉？故下文复言之，此其微意，正不止于品数之奇偶，而实以发明方制之义耳，学人当因之以深悟。奇音箕。补上治上制以缓，欲其留布上部也。补下治下制以急，欲其直达下焦也。故欲急者须气味之浓，欲缓者须气味之薄。若制缓方而气味浓，则峻而去速；用急方而气味薄，则柔而不前。惟缓急浓薄得其宜，则适其病至之所，而治得其要矣。言病所有深远，而药必由于胃，设用之无法，则药未及病而中道先受其气味矣。故当以食为节，而使其远近皆达，是过之也。如欲其远者，药在食前，则食催药而致远矣。欲其近者，药在食后，则食隔药而留止矣。由此类推，则服食之疾徐，根稍之升降，以及汤膏丸散各有所宜，故云无越其制度也。平气之道，平其不平之谓也。如在上为近，在下为远，远者近者，各有阴阳表里之分，故远方近方，亦各有奇偶相兼之法。如方奇而分两隅，方隅而分两奇，皆互用之妙。故近而奇偶，制小其服，小则数多，而尽于九。盖数多则分两轻，分两轻则性力薄而仅及近处也。远而奇偶，制大其服，大则数少而止于二，盖少则分两重，分两重则性力专而直达深远也。是皆奇偶兼用之法。若病近而大其制，则药胜于病，是谓诛伐无过。病远而小其制，则药不及病，亦犹风马牛不相及耳。上文云近者奇之，远者偶之，言法之常也。此云近而奇偶，远而奇偶，言用之变也。知变知常，则应变可以无方矣。此示人以圆融通变也。如始也用奇，奇之而病不去，此其必有未合，乃当变而为偶，奇偶迭用，是曰重方，即后世所谓复方也。若偶之而又不去，则当求其微甚真假而反佐以取之。反佐者，谓药同于病而顺其性也。如以热治寒而寒拒热，则反佐以寒而入之；以寒治热而热格寒，则反佐以热而入之。又如寒药热用，借热以行寒，热药寒用，借寒以行热，是皆反佐变通之妙用，盖欲因其势而利导之耳。王太仆曰：夫热与寒背，寒与热违。微小之热，为寒所折，微小之冷，为热所消。甚大寒热，则必能与违性者争雄，能与异气者相格，声不同不相应，气不同不相合，如是则且惮而不敢攻之，攻之则病气与药气抗衡，而自为寒热以开闭固守矣。是以圣人反其佐以同其气，令声气应合，复令寒热参合，使其始同终异，凌润而败，坚刚必折，柔脆同消尔。

金代成无己《伤寒明理论》改《素问》七方为大、小、缓、急、奇、偶、复七方。《伤寒明理论·药方论序》制方之体，宣、通、补、泻、轻、重、涩、滑、燥、湿十剂是也。制方之用，大、小、缓、急、奇、偶、复七方是也。是以制方之体，欲成七方之用者，必本于气味生成而制方成焉。其寒、热、温、凉、四气者生乎天，酸、苦、辛、咸、甘、淡六味者成乎地。生成而阴阳造化之机存焉。是以一物之内气味兼有，一药之中理性具矣。主对治疗由是而出，斟酌其宜参合为用，君臣佐使各以相宜，宣摄变化不可胜量，一千四百五十三病之方悉自此而始矣。成无己进一步发挥《素问》有关方剂君臣佐使的理论：其所谓君臣佐使者，非特谓上药一百二十种为君，中药一百二十种为臣，下药一百二十五种为佐使三品之君臣也。制方之妙的与病相对，有毒无毒，所治为病主。主病之谓君，佐君之谓臣，应臣之谓使，择其相须相使，制其相畏相恶，去其相反相杀，君臣有序而方道备矣。方宜一君二臣三佐五使，又可一君三臣九佐使也。多君少臣，多臣少佐，则气力不全。君一臣二制之小也，君一臣三佐五制之中也，君一臣三佐九制之大也，君一臣二奇之制也，君二臣四偶之制也，君二臣三奇之制也，君二臣六偶之制也，近者奇之，远者偶之，所谓远近者身之远近也。在外者身半以上同天之阳，其气为近；在内者身半以下，同地之阴，其气为远。心肺位膈上其脏为近，肾肝位膈下其脏为远。近而奇偶制小其服，远而奇偶制大其服，肾肝位远数多则其气缓，不能速达于下，必剂大而数少，取其气迅急，可以走下也。心肺位近，数少则其气急，不能发散于上，必剂少而数多取其气易散，可以补上也。所谓数者，肾一、肝三、脾五、心七、肺九，为五脏之常制，不得越者。补上治上制以缓，补下治下制以急，又急则气味浓，缓则气味薄，随其攸利而施之，远近得其宜矣。奇方之制大而数少，以取迅走于下，所谓下药不以偶。偶方之制少而数多，以取发散于上，所谓汗药不以奇。《经》曰：汗者不以奇，下者不以偶。处方之制无逾是也。

《本草新编·七方论》曰：注《本草》而不论方法犹不注也。《本草》中，草木昆虫介属之气味寒热，必备悉于胸中，然后可以随材任用。使胸次无出奇制胜方略，则如无制之师，虽野战亦取胜于一时，未必不致败于末路。与其焦头烂额，斩杀无遗，何如使敌人望风而靡之为快哉。此七方之必宜论也。七方者，大小缓急奇偶复也。君一臣三佐九，制之大也。凡病有重大，不可以小方治之者，必用大方以治之。大方之中，如用君药至一两者，臣则半之，佐又半之。不可君药少于臣药，臣药少于佐使。设以表里分大小，是里宜大而表宜小也，然而治表之方，未尝不可大。设以奇偶分大小，是奇宜大而偶宜小也，然而用偶之方，未尝不可大。设以远近分大小，是远宜大而近宜小也，然而治近之方，又未尝不可大。故用大方者乃宜大而大，非不可大而故大也。是一方之中计止十三味，似乎名为大而非大也。不知大方者，非论多寡，论强大耳。方中味重者为大，味浓者为大，味补者为大，味攻者为大，岂用药之多为大乎。虽大方之中，亦有用多者，而终不可谓多者即是大方也。大方之义在用意之大，不尽在用药之多也。譬如补也，大意在用参之多以为君，而不在用白术、茯苓之多以为臣使也；如用攻也，大意在用大黄之多以为君，而不在用厚朴、枳实之多以为臣使也。推之寒热表散之药，何独不然，安在众多之为大哉。或疑大方在用意之大，岂君药亦可小用之乎。夫君药原不可少用也，但亦有不可多用之时，不妨少用之。然终不可因少用而谓非君药，并疑少用而谓非大方也。君一臣三佐五，制之中也。君一臣二，制之小也。凡病有轻小不可以大方投者，必用小方以治之。小方之中，如用君药至二钱者，臣则半之，佐又半之，亦不可以君药少于臣，臣药少于佐也。夫小方所以治轻病也，轻病多在上，上病而用大方，则过于沉重，必降于下而不升于上矣。小方所以治小病也，小病多在阳，阳病而用大方，则过于发散，必消其正而衰其邪矣。故用小方者，亦宜小而小，非不可小而故小也。小方者，非论轻重，论升降耳，论浮沉耳。方中浮者为小，升者为小也。岂用药之少者为小乎。虽小方多用，而要不可谓少用药之方即是小方也。小方之义，全不在用药之少也。病小宜散,何尝不可多用柴胡;病小宜清,何尝不可多用麦冬;病小宜提,何尝不可多用桔梗。病小宜降,何尝不可多用厚朴。要在变通于小之内,而不可执滞于方之中也。小方而大用,仍是大方而非小方也。曰小方大用,非大方之可比,药虽多用,方仍小也。缓方若何? 补上治上,制以缓。缓者,迟之之谓。上虚补上,非制之以缓,则药趋于下而不可补矣。上病治上,非制之以缓,则药流于下而不可治矣。然而缓之法不同。有甘以缓之之法,凡味之甘,其行必迟也;有升以缓之之法,提其气而不下陷也;有丸以缓之之法,作丸而不作汤,使留于上焦也;有作膏以缓之之法,使胶黏于胸膈间也;有用无毒药以缓之之法,药性平和,功用亦不骤也。有缓治之方,庶几补上不补下,治上不治下矣。宜缓而缓,未可概用缓也。若概用缓,必有不宜缓而亦缓者矣。急症缓治,古今通议,然而缓方非治急也,大约治缓症者为多。如痿症也,必宜缓;如脱症也,不宜急。安在缓方之皆治急哉。缓之法在人而不在法。执缓之法以治宜缓之病,则法实有穷;变缓之方以疗至缓之病,则法何有尽。亦贵人之善变耳,何必更寻缓方之治哉。急方若何? 补下治下,制以急。夫病之急也,岂可以缓治哉。大约治本之病宜于缓,治标之病宜于急。然而标本各不同也。有本宜缓而急者,急治其本。有标不宜急而急者,急治其标。而急之方实有法焉。有危笃急攻之法,此邪气壅阻于胸腹肠胃也。有危笃急救之法,此正气消亡于阴阳心肾也。有急用浓煎大饮汤剂之法,使之救火济水,援绝于旦夕也。有急用大寒大热毒药之法,使之上涌下泄,取决于一时也。有急治之方,庶几救本而不遗于救标,救标而正所以救本矣。缓方不可以治急,而急方实所以治缓。遇急之时,不用急方以救其垂危将绝,迨病势少衰而后救之,始用缓治之法不已晚乎。然则急方治急,非即所以治缓乎。不知缓急同治者,用药始神耳。以急救急,因病之急而急之也;以急救缓,亦因病虽缓而实急,故急之也。然则缓急相济,仍治急而非治缓。急方不救急,又将何救乎? 急病缓治者,非方用缓也。于急方之中,少用缓药,以缓其太急之势,非于急方之中,纯用缓药,以缓其太急之机也。奇方若何? 奇方者,单方也。用一味以出奇,而不必多味以取胜。药味多,未免牵制,反不能单刀直入。凡脏腑之中,止有一经专病者,独取一味而多其分两,用之直达于所病之处,自能攻坚而奏功如神也。夫奇方以一味取胜,《本草》中正未可悉数也。吾举其至要者言之。用白术一味以利腰脐之湿也,用当归一味以治血虚头晕也,用川芎一味以治头风也,用人参一味以救脱救绝也,用茯苓一味以止泻也,用菟丝子一味以止梦遗也,用杜仲一味以除腰疼也,用栀子一味以定胁痛也,用甘草一味以解毒也,用大黄一味以攻坚也,用黄连一味以止呕也,用山茱萸一味以益精止肾泄也,用生地一味以止血也,用甘菊花一味以降胃火也,用薏苡仁一味以治香港脚也,用山药一味以益精也,用肉苁蓉一味以通大便也,用补骨脂一味以温命门也,用车前子一味以止水泻也;用蒺藜子一味以明目也,用忍冬藤一味以治痈也,用巴戟天一味以强阳也,用荆芥一味以止血晕也,用蛇床子一味以壮阳也,用玄参一味以降浮游之火也,用青蒿一味以消暑也,用附子一味以治阴虚之喉痛也,用艾叶一味以温脾也,用地榆一味以止便血也,用蒲公英一味以治乳疮也,用墨旱莲一味以乌须也,用皂荚一味以开关也,用使君子一味以杀虫也,用赤小豆一味以治湿也,用花蕊石一味以化血也。以上皆以一味取胜,扩而充之,又在人意见耳。顾药性未有不偏者也,人阴阳气血亦因偏胜而始病,用偏胜之药以制偏胜之病,则阴阳气血两得其平,而病乃愈。然则奇方妙在药之偏胜,不偏胜不能去病矣。偏胜之病,非偏胜之药断不能成功。功成之易,正因其力浓也,谁谓一味之方力薄哉。偶方若何? 是偶方者重味也,乃二味相合而名之也。如邪盛,用单味以攻邪而邪不能去,不可仍用一味攻邪，必更取一味以同攻其邪也；如正衰，用单味补正而正不能复，不可仍用一味补正，必另取一味以同补其正也。非两方相合之为偶，亦非汗药三味为奇，下药四味为偶也。夫二味合而成方者甚多，吾不能悉数，示以成方，不若商以新方也。人参与当归并用，可以治气血之虚。黄芪与白术同施，可以治脾胃之弱，人参与肉桂同投，可以治心肾之寒。人参与黄连合剂，可以治心胃。人参与川芎并下，则头痛顿除。人参与菟丝并煎，则遗精顿止。黄芪与川芎齐服，则气旺而血骤生。黄芪与茯苓相兼，则利水而不走气。黄芪与防风相制，则去风而不助胀。是皆新创之方，实可作偶之证。至于旧方，若参附之偶也，姜附之偶也，桂附之偶，术苓之偶，归之偶，归芎之偶，甘芍之偶，何莫非二味之合乎。临症裁用，存乎其人。夫方无君臣佐使者，止奇方也。有偶则君臣自分，而佐使自异矣。天无二日，药中无二君也。偶方之中，自有君臣之义、佐使之道，乌可不分轻重多寡而概用之耶。复方若何？偶之是谓重方。重方者复方之谓也。或用攻于补之中，复用补于攻之内，或攻多而补少，或攻少而补多，调停于补攻之间，斟酌于多寡之际，可合数方以成功，可加他药以取效，或分两轻重之无差，或品味均齐之不一，神而明之，复之中而不见其复，斯可谓善用复方者乎。用药不可杂也，岂用方而可杂乎。用方而杂，是杂方而非复方矣。古人用二方合之，不见有二方之异，而反觉有二方之同，此复方之所以神也。否则，何方不可加减，而必取于二方之相合乎。复方可删，则前人先我而删矣，实有不可删者在也。虽然，知药性之深者，始可合用复方，否则不可妄用，恐相反相恶，反致相害。此吾子慎疾之意也。然而复方实有不可废者，人苟精研于《本草》之微，深造于《内经》之奥，何病不可治亦何法不可复乎，而犹谨于复方之不可轻用也未免徒读书之讥矣。

成无己是研究方剂学的第一人。成无己，宋 1063—1156 年间聊摄即今山东茌平人，医学家。1126 年靖康丙午后聊摄归金，遂为金人。《伤寒明理论》曰：评古诸方，历岁浸远，难可考评，惟张仲景方一部，最为众方之祖。是以仲景本伊芳尹之法，伊芳尹本神农之经，医帙之中，特为枢要，参今法古，不越毫末，实乃大圣之所作也。112 方之内，择其医门常用者方 20 首，因以方制之法明之，庶岁少发古人之用心焉。《伤寒明理论·桂枝汤方》曰：盖桂枝汤本专主太阳中风，其于腠理致密，荣卫邪实，津液荣固。寒邪所胜者则桂枝汤不能发散，必也皮肤疏腠又自汗，风邪干于卫气者乃可投之也。仲景以解肌为轻，以发汗为重，是以发汗吐下后身疼不休者，必与桂枝汤而不与麻黄汤者，以麻黄汤专于发汗，其发汗吐下后，津液内耗，虽有表邪而止可解肌，故须桂枝汤小和之也。桂味辛热用以为君，必谓桂犹圭也，宣道诸药，为之先聘，是犹辛甘发散为阳之意。盖发散风邪必以辛为主，故桂枝所以为君也。芍药味苦酸微寒，甘草味甘平，二物用以为臣佐者，《内经》所谓风淫所胜平以辛，佐以苦，以甘缓之，以酸收之。是以芍药为臣而甘草为佐也。生姜味辛温，大枣味甘温，二物为使者，《内经》所谓风淫于内以甘缓之，以辛散之，是以姜枣为使者也。姜枣味辛甘固能发散，而此又不特专于发散之用，以脾主为胃行其津液，姜枣之用专行脾之津液而和荣卫者也。麻黄汤所以不用姜枣者，谓专于发汗则不待行化而津液得通矣。用诸方者，请熟究之。这是中国医药学历史上第一次用《素问》君臣佐使理论阐释方剂组成机制的第一方。前次长沙马王堆出土的西汉《五十二病方》、东晋葛洪的《肘后备急方》、晋代刘涓子《刘涓子鬼遗方》、唐代孙思邈《备急千金要方》《千金翼方》、唐代王焘《外台秘要》、宋时日丹波康赖《医心方》、宋代苏轼及沈括合编的《苏沈良方》以及宋代王怀隐及王佑等奉敕编写的《太平圣惠方》、宋代王衮《博济方》、宋代徽宗赵佶敕撰的《圣济总录》、宋代太医局的《太平惠民和剂局方》、宋代许叔微的《普济本事方》等均是临床著作而非方剂学著作。此后的元代沙图穆秀克《瑞竹堂经验方》、元代危亦林《世医得效方》、明代方贤《奇效良方》、明代张洁《仁术便览》等亦均是临床著作而非方剂学著作。这些著作的特点正如《四库全书总目提要》所说：于一证之下备列诸方，使学者依类推求，于异同出入之间得以窥见古人之用意，因而折中参伍，不至为成法所拘。由此可见，除成无己外，宋、元似乎没有方剂学专著。明代医家吴昆编著的《医方考》是继成无己《伤寒明理论》后中国医药学又一部方剂学专著。吴昆字山甫，号鹤皋，又号鹤皋山人，徽州府歙县澄塘村人，生于1552年明嘉靖壬子，卒年不详。吴昆师从余午亭，师医道贤于己者，医学大进。《医方考》6卷，集历代名方700余首，按病症分为中风、伤寒、感冒、暑湿、瘟疫等44类，每类下集同类方若干首，揆之于经，酌以己见，订之于证，发其微义，选方精确，论理清晰，是方剂学重要著作。如释清空膏曰：风热头痛者，此方主之（羌活、防风、黄连、黄芩、川芎、柴胡、炙甘草）。风者，天之阳气也。人身六阳之气，皆聚于头，复感于风，是重阳而实矣，故令热痛。辛甘发散为阳，故用羌活、陈风、川芎、柴胡、甘草。黄芩、黄连者苦寒之品也，以羌活之属君之，则能去热于高巅之上矣。清代罗美《古今名医方论》是清代方剂学的代表作。罗美字澹生，号东逸，别号东美，清代康熙1662—1722年间名儒，新安今安徽徽州地区人，侨居虞山今江苏常熟。贯通经史，尤明《易》理，晚年以医药济人。1675年清康熙乙卯年初刊《古今名医方论》，集历代名方130余首，方解精辟，理论造诣深邃。如释防风通圣散曰：风热壅盛，表里三焦皆实者，此方主之。防风、麻黄，解表药也，风热之在皮肤者得之由汗而泄；荆芥、薄荷，清上药由后石归、芍和肝血；而甘草、白术，所以和胃气而健脾。刘守真氏长于治火，此方之旨，详且悉哉。亦治失下发斑，三焦火实。全方除硝、黄，名曰双解散。解表有防风、麻黄、薄荷、荆芥、川芎；解里用石膏、滑石、黄芩、栀子、连翘；复有当归、芍药以和血，桔梗、白术、甘草以调气。营卫皆和，表里俱畅，故曰双解。本方名曰通圣，极言其用之妙耳。清代汪昂《医方集解》集名方800余首而解方剂理义。分列补养、发表、涌吐、攻里、表里、和解、理气、理血、祛风、祛寒、清暑、利湿、润燥、泻火、除痰、消导、收涩、明目、痈疡、经产、救急等21门。基础理论坚实，释解左右逢源，是一部颇具影响的方剂专著。如释侯氏黑散（菊花、白术、防风、桔梗、黄芩、细辛、干姜、人参、茯苓、当归、川芎、牡蛎、矾石、桂枝）曰：此手太阴少阴足厥阴药也。菊花秋生，得金水之精，能制火而平木，木平则风息，火降则热除，故以为君。防风细辛以祛风，当归川芎以养血，人参白术以补气，黄芩以清肺热，桔梗以和膈气，茯苓通心气而行脾湿，姜桂助阳分而达四肢，牡蛎白矾酸敛涩收，又能化顽痰，加酒服者，以行药势也。喻嘉言曰：治风而祛风补虚，谁不能之，至驱补之中而行堵截之法则非思议可到。方用矾石以固涩诸药，使积而不散，以渐填其空窍则旧风尽去，新风不受矣，盖矾性得冷则止，得热则行，故又嘱以宜冷食也。中风入脏，最防风邪乘虚进入心中，故以菊花为君。仲景制方，匠心独创，乃中风证首引此散，岂非深服其长乎。清代吴谦《删补名医方论》对罗美《古今名医方论》作了删补，选方更简，选注更精。如释独参汤曰：一人而系一世之安危者，必重其权而专任之；一物而系一人之死生者，当大其服而独用之。故先哲于气几息、血将脱之证，独用人参二两，浓煎顿服，能挽回性命于瞬息之间，非他物所可代也。世之用者，恐或补住邪气，姑少少以试之，或加消耗之味以监制，其权不重、力不专，人何赖以得生乎？如古方霹雳散、大补丸，皆用一物之长而取效最捷，于独参汤何疑耶！若病兼别因，则又当随机应变，于独参汤中或加熟附补阳而回厥逆；或加生地凉阴而止吐衄;或加黄芪固表之汗;或加当归救血之脱;或加姜汁以除呕吐;或加童便以止阴烦;或加茯苓令水化津生,治消渴泄泻;或加黄连折火逆冲上,治噤口毒痢。是乃相得相须以有成,亦何害其为独哉? 如薛己治中风,加人参两许于三生饮中,以驾驭其邪,此真善用独参者矣。吴仪洛以《医方考》和《医方集解》为蓝本,清乾隆辛巳 1761 年初刊《成方切用》十四卷,费伯雄精选《医方集解》355 方分析评论,清同治乙丑1865 年初刊《医方论》四卷,张秉成承《医方集解》体例阐古今成方 290 余首,清光绪甲辰 1904 年初刊《成方便读》四卷。中华人民共和国成立后,1964 年南京中医学院主编第一版全国中医学院统一教材《方剂学》将方剂分为解表剂、涌吐剂、泻下剂、和解剂、表里双解剂、清热泻火剂、祛暑剂、开窍通关剂、温里回阳剂、消导化积剂、补益剂、重镇安神剂、固涩剂、理气剂、理血剂、治风剂、祛湿剂、润燥剂、祛痰剂、驱虫剂、痈疡剂 21 章,一直沿用至今。其间虽有细微变化,仍大同而小异。

根据《神农本草经》365 味药物的功能与主治,《中国方药医学》将药物与方剂分为辨证方药与辨病方药两篇。辨证方药分散寒方药、清热方药、润燥方药、渗湿方药、调气方药、理血方药、燮阴方药、和阳方药八类。寒证有表寒证与里寒证之分,散寒方药有发散表寒与温散里寒之别。发散表寒方药治疗表寒证,麻黄、桂枝、麻黄汤、桂枝汤之属;温散里寒方药治疗里寒证,附子、吴茱萸、理中汤、吴茱萸汤之属;热证有表热证与里热证之分,方药有疏散表热与清泄里热之别。疏散表热方药治疗表热证,桑叶、菊花、桑菊饮、银翘散之属;清泄里热方药治疗里热证,龙胆草、黄连、龙胆泻肝汤、黄连解毒汤之属;燥证有凉燥与温燥之分,润燥方药有温润与凉润之别。温润方药治疗凉燥证,紫苏、小麦、杏苏散、甘麦大枣汤之属;凉润方药治疗温燥证,沙参、麦冬、清燥救肺汤、沙参麦冬汤之属;湿证有寒湿与湿热之分,渗湿方药有温渗与寒渗之别。温渗方药治疗寒湿证,藿香、苍术藿香正气散、平胃散之属;寒渗方药治疗湿热证,茵陈、车前子、茵陈蒿汤、八正散之属;气机证有气虚证与气实证之分,调气方药有补气与行气之别。补气方药治疗各脏气虚证,人参、黄芪、四君子汤、补中益气汤之属;行气方药治疗气实证,枳实、香附、柴胡疏肝散、越鞠丸之属;血液证有血虚证与血瘀证之分,理血方药有养血与活血之别。养血方药治疗血虚证,熟地、当归、干熟地黄丸、当归补血汤之属;活血方药治疗瘀血证,桃仁、丹参、桃核承气汤、丹参饮之属;阴液证有阴虚证与水盛证之分,燮阴方药有壮水与逐水之别。壮水方药治疗阴虚证,生地、龟甲、六味地黄丸、大补阴丸之属;逐水方药治疗阴盛水积证,甘遂、牵牛子、十枣汤、禹功散之属;阳炁证有阳虚证与火盛证之分,和阳方药有益火与泻火之别。益火方药治疗阳虚证,鹿茸、肉苁蓉、鹿茸大补汤、补天丸之属;泻火方药治疗阳盛火炽证,大黄、芒硝、大承气汤、大柴胡汤之属。《景岳全书》有表、里、寒、热、虚、实、阴、阳证候八纲,余谓此寒、热、燥、湿、气、血、阴、阳乃中国方药医学辨证方药之八纲也。

第一章 散寒方药

寒证有表寒证与里寒证之分,散寒方药有发散表寒与温散里寒之别。发散表寒方药治疗表寒证。表寒证辨证要点:① 恶寒;② 发热;③ 头痛;④ 身痛;⑤ 无汗;⑥ 咳嗽;⑦ 苔白;⑧ 脉浮紧。多见于西医学各种传染病初期。治疗表寒证的临床决策是发散表寒。《素问·至真要大论》曰:寒者热之。《素问·阴阳应象大论》曰:其有邪者,渍形以为汗。其在皮者,汗而发之。体若燔炭,汗出而散。《素问·热论》曰:未满三日,可汗而已。凡此四者,言寒邪在表不可使之深入,要当以汗法去之。发散表寒常用药物有麻黄、桂枝、细辛、生姜、荆芥、防风、羌活、独活、香薷、葱白、辛夷、苍耳、芫荽、豆豉、葛根。发散表寒常用方剂有麻黄汤、桂枝汤、大青龙汤、九味羌活汤、活人败毒散、香薷散。《圣济总录·汗》曰:汗有起于过用而为常者,有忽于畏护而为患者。有汗之太过遂漏不止者,阳气虚而表弱也。有汗之不及者,则邪气复与正气交争。昔人论汗出不彻因转属阳明是也。如此则阴阳不得平均,营卫不得调和矣。虽然,病有表里,汗有宜否。若不须汗而强与汗之者,将耗其津液。须汗而不与汗之者,使邪气深而经络传变,势如风雨,何可当也。载诸方籍其类多矣,大概可汗之证,则身热脉浮,太阳与阳明证是也。其不可汗之证,在经则少阳与厥阴,在病则厥与逆,以至血衄疮淋之属,皆为不可汗。或邪气在表而脉沉迟者,虽汗之亦不能解矣,非特此也。太阳固可汗也,有因发汗而为痉者,脉浮体痛,固当以汗解也。假令尺中脉迟,则亦不可汗,是又不可不知也。《医方集解》曰:发者升之散之汗之也。表者,对里而言也。三阳为表,三阴为里,而太阳为表之表,阳明为表之里,少阳为半表半里也。邪之伤人,先中于表,以渐而入于里,始自太阳,以及阳明,少阳,乃入阴经,由太阴少阴以及厥阴,六经乃尽也。治病者当及其在表而汗之散之,使不至于传经入里,则病易已矣,若表邪未尽而遽下之,则表邪乘虚入里,或误补之,则内邪壅闭不出,变成坏证者多矣。《经》曰:善治者治皮毛,其次治肌肤,其次治筋脉,其次治六腑,其次治五脏,治五脏者,半死半生也。

温散里寒方药治疗里寒证。里寒证辨证要点:① 畏寒;② 喜温;③ 口淡不渴;④ 腹痛;⑤ 腹泻;⑥ 尿清;⑦ 舌质淡;⑧ 舌苔白;⑨ 脉迟。多见于西医学消化系统传染病及消化系统慢性疾病。治疗里寒的临床决策是温散里寒。《素问·至真要大论》曰:寒淫于内,治以甘热,佐以苦辛。朱肱《类证活人书》曰:阴毒(寒证,笔者注)之为病,初得病手足冷,背强咽痛,糜粥不下,毒瓦斯攻心,心腹痛,短气,四肢厥逆,呕吐下利,体如被杖,宜服阴毒甘草汤、白术散、附子散、正阳散、肉桂散、回阳丹、返阴丹、天雄散、正元散、退阴散之类,可选用之。若阴毒渐深,其候沉重,四肢逆冷,腹痛转甚。或咽喉不利,心下胀满结硬,躁渴,虚汗不止。或时郑声,指甲面色青黑,六脉沉细而疾,一息七至已来。有此证者速于气海或关元二穴灸三二百壮,以手足和暖为效。仍兼服正阳散、返阴丹、天雄散,内外通逐,令阳气复而大汗解矣。若阴毒已深,疾势困重,六脉附骨,取之方有,按之即无,一息八至以上,或不可数至。此则药耳难为攻矣,但于脐中用葱熨法或灼艾三五百以来,手足不温者不可治也。如得手足温,更服前热药以助之。若阴气散,阳气来,即渐减热药而调治之。朱肱认为仲景方药缺者甚多,不能适应许多寒证,于是本寒者热之经旨,娴熟应用霹雳散、火焰散、丹砂丸、反阴丹、硫黄丸、附子饮子、附子散、正阳散、回阳丹、返阴丹、天雄散等方剂,既阐述了经义,也丰富了临床应用。王好古《阴证略例》是中医第一部寒证专著。此书辑集《内经》、仲景、朱肱、许叔微、韩祗和、张元素等治寒精华,参以己见,有证有方,有论有辨,审证用药,井然不乱,已故名医赵锡武教授甚为推崇。温散里寒常用药物有附子、乌头、天雄、肉桂、吴茱萸、干姜、草乌、高良姜、蜀椒、椒目、胡椒、荜茇。温散里散常用方剂有理中汤、小建中汤、大建中汤、吴茱萸汤、二气丹、北亭丸、红丸子。《医方集解·祛寒之剂》曰:寒中于表宜汗,寒中于里宜温。盖人之一身以阳气为主,《经》曰:阳气者若天与日,失其所则折寿而不彰。寒者阴惨肃杀之气也,阴盛则阳衰,迨至阳竭阴绝则死矣。仲景著书先从伤寒以立论,诚欲以寒病为纲而明其例也。其在三阳者则用桂麻柴葛之辛温以散之。其在三阴者非假姜附桂萸之辛热,参术甘草之甘温则无以祛其阴冷之邪沴,而复其若天与日之元阳也。诸伤寒湿者皆视此为治矣。

第一节　发散表寒药物

麻　黄
《神农本草经》

〖药性〗温。　　　　〖药味〗苦。　　　　〖用量〗6～10 g。

〖主治〗

1. 发热头痛:《伤寒论》麻黄汤用麻黄散寒解表治疗外感表寒的发热头痛。

2. 咳嗽哮喘:《伤寒论》小青龙汤用麻黄宣肺平喘治疗肺气不宣的咳嗽哮喘。

3. 水肿尿短:《时方妙用》消水圣愈汤用麻黄通调水道治疗水道不通的水肿尿短。

4. 丹肿风毒:《备急千金要方》麻黄汤用麻黄疏风消肿治疗小儿火热的丹肿风毒。

5. 四肢不仁:《备急千金要方》麻黄汤用麻黄祛风通络治疗恶风毒气的四肢不仁。

〖思路拓展〗

1.《神农本草经》:麻黄性味苦温。主中风、伤寒头痛,温疟。发表出汗,去邪热气,止咳逆上气,除寒热,破癥坚积聚。一名龙沙。

2.《神农本草经百种录》:味甘温,主中风伤寒头痛,温疟,发表出汗,去邪热气:凡风寒之在表者,无所不治,以能驱其邪,使皆从汗出也。止咳逆上气:轻扬能散肺邪。除寒热,散荣卫之外邪,破癥坚积聚,散脏腑之内结:麻黄轻扬上达,无气无味,乃气味之最清者,故能透出皮肤毛孔之外,又能深入积痰凝血之中。凡药力所不到之处，此能无微不至，较之气雄力浓者，其力更大。盖出入于空虚之地，则有形之气血，不得而御之也。

3.《本经疏证》：麻黄之实，中黑外赤，其茎宛似脉络、骨节，中央赤外黄白。实者先天，茎者后天，先天者物之性，其义为由肾及心；后天者，物之用，其义为由心及脾肺。由肾及心，所谓肾主五液，入心为汗也；由心及脾肺，所以分布心阳，外至骨节肌肉皮毛，使其间留滞无不倾囊出也，故栽此物之地，冬不积雪，为其能伸阳气于至阴中，不为盛寒所凝耳。夫与天之寒，声相应，气相求者，于地为水，于人身为精血津液，故天寒则地中之水皆凝为冰而不流，人身亦然。精被寒凝，则阳气沸腾，鼓荡于外，为伤寒、温疟，邪热在表而无汗；津液被寒，则其质凝聚为水，而其中之气奔进上迫，为咳逆上气；血被寒，则脉络不通为症坚积聚。麻黄气味轻清，能彻上彻下，彻内彻外，故在里则使精血津液流通，在表则使骨节肌肉毛窍不闭，在上则咳逆头痛皆除，在下则藏坚积聚悉破也。麻黄非特治表也，凡里病可使从表分消者皆用之，如小续命汤、葛根汤之治风，麻黄附子细辛汤、麻黄附子甘草汤之治寒，麻黄加术汤、麻黄杏仁薏苡甘草汤之治湿，麻黄连轺赤小豆汤、麻黄醇酒汤之治黄，桂枝麻黄各半汤、桂枝二麻黄一汤、桂枝二越婢一汤、牡蛎汤之治寒热，则犹有表证，有表证者用麻黄，《本经》所谓发汗，去邪热，除寒热也。若乌头汤之治风，射干麻黄汤、厚朴麻黄汤之治咳，甘草麻黄汤、文蛤汤之治水，则无表证矣，无表证而用麻黄，则《本经》所谓止咳逆上气，破藏坚积聚者。然所谓从表分消者谓何？曰咳而上气，喉中水鸡声；曰咳而脉浮。是病聚于肺，肺者皮毛之合，从皮毛而泄之，所以分消肺病也。

桂 枝

《神农本草经》

〖**药性**〗温。　　　　〖**药味**〗辛。　　　　〖**用量**〗6～10 g。

〖**主治**〗

1. 发热汗出：《伤寒论》桂枝汤用桂枝散寒解表治疗外感表寒的发热汗出。

2. 厥冷疼痛：《伤寒论》当归四逆汤用桂枝温阳通经治疗阳气失熙的厥冷疼痛。

3. 四肢缓弱：《备急千金要方》桂枝汤用桂枝祛风通络治疗宿风所损的四肢缓弱。

4. 自利泄泻：《活人方》桂枝汤用桂枝温中升阳治疗三阴伤寒的自利泄泻。

5. 筋骨疼痛：《伤科补要》桂枝汤用桂枝通络止痛治疗手臂外伤的筋骨疼痛。

〖**思路拓展**〗

1.《神农本草经》：菌桂性味辛温。主百病，养精神，和颜色，为诸药先聘通使。久服轻身不老，面生光华，媚好常如童子。生山谷。牡桂味辛温，主上气咳逆，结气喉痹，吐吸，利关节，补中益气。久服通神，轻身不老。生山谷。

2.《神农本草经百种录》：菌桂味辛温，主百病：言百病用之得宜皆有益也。养精神：通达脏腑，益在内也。和颜色：调畅血脉，益在外也。为诸药先聘通使：辛香四达，引药以通经络。久服，轻身不老：血脉通利之效。面生光华，媚好常如童子：血和则润泽也。寒气之郁结不舒者，惟辛温可以散之。桂性温补阳，而香气最烈则不专于补,而又能驱逐阴人身有气中之阳,有血中之阳。气中之阳,走而不守;血中之阳,守而不走。凡药之气胜者,往往补气中之阳;质胜者,往往补血中之阳。如附子暖血,肉桂暖气,一定之理也。然气之阳胜则能动血,血之阳胜则能益气,又相因之理也。桂气分药也而其验则见于血,其义不晓然乎。

3.《本经疏证》:桂枝色赤条理纵横,宛如经脉系络,色赤属心,纵横通脉络,故能利关节、温经通脉,此其体也。《素问·阴阳应象大论》曰:味厚则泄,气厚则发热。辛以散结,甘可补虚。故能调和腠理,下气散逆,止痛除烦,此其用也。盖其用之之道有六,曰和营,曰通阳,曰利水,曰下气,曰行瘀,曰补中,其功之最大,施之最广,无如桂枝汤,则和营其首功也。夫风伤于外,壅遏卫气,卫中之阳与奔迸相逐,不得不就近曳营气为助,是以营气弱卫气强,当此之时,又安能不调和营气,使散阳气之郁遏,通邪气之相迸耶!如桂枝汤、桂枝麻黄各半汤、桂枝二麻黄一汤、桂枝二越婢一汤、桂枝加葛根汤、桂枝加厚朴杏仁汤、桂枝加附子汤、桂枝去芍药汤、桂枝去芍药加附子汤、葛根汤、葛根加半夏汤、麻黄汤、大青龙汤、小青龙汤、桂枝新加汤、柴胡桂枝汤、柴胡桂枝干姜汤、桂枝人参汤、桂枝附子汤、甘草附子汤、桂枝加芍药汤、当归四逆汤、当归四逆加吴茱萸生姜汤、半夏散及汤、瓜蒌桂枝汤、麻黄加术汤、侯氏黑散、风引汤、《古今录验》续命汤、白虎加桂汤、黄芪桂枝五物汤、桂枝加龙骨牡蛎汤、薯蓣丸、小青龙加石膏汤、《千金》桂枝去芍药加皂荚汤、厚朴七物汤、黄芪芍药桂酒汤、桂枝加黄芪汤、《外台》黄芩汤、竹叶汤、小柴胡去人参加桂汤。心为众阳之主,体阴用阳,其阳之依阴,如鱼之附水,寒则深藏隐伏,暖则踔跃飞腾,古人谓有介类伍之,乃不飞越,故凡有风寒,汗之、下之、火之,或不得法,则为悸,为烦,为叉手冒心,为起卧不安,于是以桂枝引其归路,而率龙骨、牡蛎介属潜之也。如桂枝甘草汤、柴胡加龙骨牡蛎汤、桂枝去芍药加蜀漆龙骨牡蛎救逆汤、桂枝甘草龙骨牡蛎汤、炙甘草汤、防己地黄汤、桂枝芍药知母汤、四逆散。水者,火之对。水不行,由于火不化,是故饮入于胃,由脾肺升而降于三焦、膀胱。不升者,心之火用不宣也;不降者,三焦、膀胱之火用不宣也。桂枝能于阴中宣阳,故水道不利,为变非一,或当渗利,或当泄利,或当燥湿,或当决塞,惟决塞者不用桂枝,余则多藉其宣化,有汗出则病愈者,有小便利则病愈者,皆桂枝导引之功也。如茯苓桂枝甘草大枣汤、茯苓桂枝白术甘草汤、五苓散、茯苓甘草汤、木防己汤、木防己去石膏加茯苓芒硝汤、防己茯苓汤、茵陈五苓散、茯苓泽泻汤、桂枝汤去桂加茯苓白术汤、桂枝加桂汤、理中丸。若夫赤能入血,辛能散结,气分之结散,则当降者自降(桃核承气汤、乌梅丸、泽漆汤、桂枝生姜枳实汤、乌头桂枝汤、桂苓五味甘草汤、蜘蛛散、竹皮大丸、枳实薤白桂枝汤、四逆散、防己黄芪汤、桂苓五味甘草去桂加干姜细辛汤)。血分之结散,则当行者自行,皆自然而然,非可勉强者。如鳖甲煎丸、桂枝茯苓丸、温经汤、土瓜根散。至补中一节,尤属义精妙而功广博,盖凡中气之虚,有自馁而成者,有为他藏克制而成者。自馁者,参术芪草所主,非桂枝可施,惟土为木困,因气弱而血滞,因血滞而气愈弱者,必通血而气始调,气既调而渐能旺。如小建中汤、黄连汤、黄芪建中汤、桂甘姜枣麻辛附子汤、《千金》内补当归建中汤。此其所由,又非直一补气可概也。

4.《千金方衍义》:肝虚卒犯疠风,面青肢缓乃肝之本病;至于暗哑、便失,又为肾脏气衰不能统摄上下之兆。方用桂枝附子汤、白术附子汤、甘草附子汤三方萃聚于一,方谓峻矣;犹恐肾中真阳式微,不能焕发脾气,乃以干姜易生姜,佐术,附以温水、土二脏,且合成甘、姜、苓、术以祛肾着之邪;犹恐附子之力不逮,更需天雄统摄茵芋、踯躅、萹蓄、猪椒勠力并攻;犹恐茵芋等药过烈,因以大枣和之;其独活、防风、川芎、山药、杜仲、牛膝虽药中卑伍,然无老成无以约制强悍,克济刚柔之用;用酒渍者,酒能活络行经,彻内外而搜逐风毒之气也。

细　辛
《神农本草经》

〖药性〗温。　　　　　　〖药味〗辛。　　　　　　〖用量〗3～6 g。

〖主治〗

1. 外感表寒:《金匮要略》麻黄附子细辛汤用细辛辛温发散治疗少阴表寒。

2. 咳嗽喘息:《是斋百一选方》细辛五味子汤以细辛散寒宣肺治疗肺气不宣咳嗽喘息。

3. 胸痹达背:《备急千金要方》细辛散用细辛散寒止痛治疗胸痹达背。

4. 牙疼龈宣:《太平惠民和剂局方》细辛散用细辛祛风止痛治疗风毒牙疼龈宣。

5. 鼻塞清涕:《三因极一病证方论》细辛膏用细辛宣窍通鼻治疗鼻气不通的鼻塞清涕。

〖思路拓展〗

1.《神农本草经》:细辛性味辛温,主咳逆,头痛,脑动,百节拘挛,风湿,痹痛,死肌。久服明目,利九窍,轻身长年。一名小辛,生山谷。

2.《神农本草经百种录》:细辛性味辛温,主咳逆:散肺经之风。头痛脑动:散头风。百节拘挛,风湿痹痛,死肌:散筋骨肌肉之风。久服,明目,利九窍:散诸窍之风。轻身长年:风气除则身健而寿矣。此以气为治也,凡药香者,皆能疏散风邪。细辛气盛而味烈,其疏散之力更大。且风必挟寒以来,而又本热而标寒。细辛性温,又能驱逐寒气,其疏散上下之风邪能无微不入,无处不到也。

3.《本经疏证》:细辛,凡风气寒气依于精血津液便溺涕唾,以为患者并能拽而出之,使相离而不相附,则精血津液便溺涕唾各复其常,风气寒气自无所容。如《本经》所载主治咳逆者,风寒依于胸中之饮;头痛脑动者,风寒依于脑中之髓;百节拘挛者,风寒依于骨节屈伸泄泽之液;风湿痹痛死肌者,风寒依于肌肉中之津。推而广之,随地皆有津液,有津液处风寒皆能依附焉。故在胸为痰为滞结,在喉为痹,在乳为结,在心为癫,在小肠为水,在气分为汗不出,在血分为血不行。此《别录》之与《本经》一贯不异者也。辛则横走,温则发散,故主咳逆,头痛脑动,百节拘挛,风湿痹痛,死肌。盖痹及死肌,皆是感地之湿气,或兼风寒所成,风能除湿,温能散寒,辛能开窍,故疗如上诸风寒湿疾也。

生　姜
《神农本草经》

〖药性〗温。　　　　　〖药味〗辛。　　　　　〖用量〗6～10 g。

〖功效主治〗

1. 发热恶寒:《普济本事方》橘姜饮用生姜散寒解表治疗外感表寒的发热恶寒。

2. 恶心呕吐：《金匮要略》小半夏汤用生姜温胃止呕治疗胃寒气逆的恶心呕吐。

3. 心下痞满：《伤寒论》生姜泻心汤用生姜消痞除满治疗寒热错杂的心下痞满。

4. 胸满头痛：《三因极一病证方论》生姜生附汤用生姜癖秽散寒治疗瘀冷癖气的胸满头痛。

〖思路拓展〗

1.《神农本草经》：生姜性味辛微温。主伤寒，头痛，鼻塞，咳逆，上气，止呕吐。久服去臭气，通神明。生犍为川谷及荆州、扬州。九月采。

2.《本经疏证》：物之燥者不恶湿，为恃其气足以御之也；物之湿者不畏热，为假其气足以助之也。姜则偏生沙燥之地，厌恶沮洳，且复畏日，至为盖苇棚以避酷暑，又曰秋热则无姜，是何故哉？盖四时递嬗，六气流迁，百物生长收藏其间，拈一物而谛审之，似若气依物为转旋，究其实理，则何物非因气触动也耶！姜以中夏发生，是感火气以动矣，故其性温，乃旋交湿令，而姜枝叶长茂，根株横溢，是感土气以昌盛矣，故其色黄，于是金经一气以培以充，迨交燥令，而气乃全，用乃具，故其味辛，统而计之，则火者其禀，土者其体，金者其用，贯而属之，则具火性于土中，宣土用于金内，姜之能事尽矣。盖土者，脾也，胃也，以厚德载物，而敷布一身。金者，肺也，大肠也，以节宣诸气而泌清泄浊，假使中宫清气阻遏而不至肺，则气壅于上，胸满咳逆上气之病生。浊气扞格而不至大肠，则气滞于下，肠澼下利之患作，原其所以阻遏扞格者非他，则以中土无火，故使土用乖，而金不效其节宣之职，火之所以生土，土之所以生金，考厥机缄，端在是也。虽然肺为娇脏，既恶痰涎之裹，尤畏炎燎之铄，与姜之性诚有酷肖者矣，独肺喜清肃，姜非致清肃者也。以谓土之生金，其机在是，不更有说乎？仲景之用生姜，即承《本经》出汗之旨固矣，特《伤寒论》用生姜方凡三十有五，而协枣者至二十有九，《金匮要略》用生姜方，除经见《伤寒论》者，犹三十有二，其协枣者亦一十有八，统而计之，其不同枣用者仅十之三，生姜大枣之相比，浅而言之，则枣甘姜辛，所谓辛甘发散是已，殊不知枣之主心腹邪气，通九窍，助十二经，补少气，则其注意不在甘缓羁辛之驶也。《宣明五气篇》曰：辛走气，气病毋多食辛。凡邪中于表，必表气之虚也，但知去邪不知崇正，邪去正伤，致生他患者不少矣，奚如随剿即抚之愈耶！且即枣之功用而论，亦已可知守中有走，姜之生者虽散，迨干则能守矣，是不可谓走中之守乎！故凡汗后表邪里邪未解者，多不忌姜，如厚朴生姜甘草半夏人参汤证、桂枝去桂加茯苓白术汤证、茯苓甘草汤证，皆曾有汗，甚至新加汤且加重焉，又可见姜之不纯乎散，协枣尤能治汗后虚邪势将入里者矣。玩生者尤良句以见无生姜处，出汗亦可任干姜，即干姜亦可出汗，意其于通行经络中，寓走中有守，守中有走之义，又何疑哉！

3.《本草思辨录》：生姜是老姜所生之子姜，干姜则老姜造成者。故干姜得秋气多，功兼收敛。生姜得夏气多，功主横散。干姜温太阴之阴，生姜宣阳明之阳。一脏一腑，亦治分母子。生姜气薄发泄，能由胃通肺以散邪。凡外感鼻塞与噫气呕吐胸痹喉间凝痰结气皆主之。惟不能治咳。小柴胡汤咳去生姜，痰饮门凡言咳者，亦皆无生姜。以生姜纯乎辛散，适以伤肺，不能止咳。太阳病表不解而有咳，如小青龙汤尚不用生姜，何论他经。乃肺痿门之咳有用之者，肺家邪实，非太阳之表病也，正不妨与麻黄同泄肺邪。厚朴麻黄汤有麻黄而不用生姜者，以脉浮则外达自易，已有麻黄散表，石膏清热，便当以干姜温而敛之。泽漆汤无麻黄而即用生姜者，脉沉则有伏饮在里，泽漆紫参辈之苦寒，所以驱之于下，生姜桂枝等之辛甘。小青龙汤外寒与内饮相搏，麻黄桂枝所以散外寒，细辛半夏所以蠲内饮，以芍药辅辛夏，则水气必由小便而去,此内外分解之法,不宜重扰其肺,使内外连横,故温肺之干姜,敛肺之五味则进之,而劫肺之生姜则退之也。射干麻黄汤喉中水鸡声,乃火吸其痰,痰不得下而作声,其始必有风寒外邪,袭入于肺,故咳而上气,与小青龙相似而实有不同。彼用麻黄为发太阳之表邪,必得加桂;此用麻黄但搜肺家之伏邪,不必有桂。彼以辛夏蠲饮,法当温肺,温肺故用干姜;此以辛夏蠲饮,法当清肺,清肺故用射干。彼导心下之水走小便,故加芍药;此散上逆之痰在喉中,故加生姜。盖干姜不独增肺热,而亦非肺家散剂也。真武汤因发汗太过,引动肾水上泛,为悸、为眩、为身瞤,非真阳本虚,不至于是。方名真武,是表热不足虑,而寒水必当亟镇。附子补阳,白术崇土,所以镇寒水者至矣。驱已泛之水以归于壑,则苓芍不可无。散逆气、逐阴邪,以旋转其病机,则生姜尤不可缺。若寒水射肺而有咳,亦即治以肺咳之药加细辛干姜五味,咳非主病,与小青龙有间,故小青龙细辛干姜各三两,而此止各一两。生姜乃证中要药,不以有干姜而去之也。生姜泻心汤,有生姜又用干姜,以生姜治干噫食臭,干姜治腹鸣下利也。通脉四逆汤,有干姜又加生姜,以干姜止利通脉,生姜散寒治呕也。生姜去臭气通神明,其用全在于肺胃,而胃与脾以膜相连,故脾家气分有治之者,如厚朴生姜甘草半夏人参汤治腹胀是也。血分亦有治者,如当归生姜羊肉汤治腹痛是也。驱使之妙,不在一物而在全方,是故制方尤难于识药。姜枣调营卫与姜多于枣之义,详见大枣。其有生姜无大枣者,仲圣每与桂枝半夏橘红等物并用,重在邕阳,故不取大枣之甘壅。

荆 芥
《神农本草经》

〖药性〗温。　　　　〖药味〗辛。　　　　〖用量〗6~10 g。

〖主治〗

1. 发热恶寒:《摄生众妙方》荆防败毒散以荆芥散寒解表治疗外感表寒的发热恶寒。

2. 麻疹不透:《痘疹仁端录》宣毒发表汤用荆芥宣毒透疹治疗麻疹不透。

3. 头痛如破:《太平惠民和剂局方》荆芥散用荆芥疏风止痛治疗寒凝经脉的头痛如破。

4. 月经失调:《妇人大全良方》荆芥散用荆芥和血调经治疗气血不和的月经失调。

5. 久痢下血:《普济本事方》荆芥穗散用荆芥穗治疗肠风痔漏的久痢下血。

〖思路拓展〗

1.《神农本草经》:假苏味辛温。主寒热,鼠瘘,瘰疬生创,破结聚气,下瘀血,除湿痹,一名鼠蓂,生川泽。

2.《本经续疏》:《诸病源候论》曰:瘰、疬病之生,或因寒暑不调,故气血壅结,或由饮食乖节,故毒流经脉,皆能使血脉结聚,寒热相交,久则成脓而溃漏。又曰:瘰、疬、瘘者由风邪毒气客于肌肉,随虚处停结,如梅李枣核等大小,两两相连在皮间,时发寒热,此言其因也。《灵枢·寒热》曰:瘰疬、鼠瘘在于颈腋者,皆寒热之毒气留于脉而不去。此言其处也。又曰:鼠瘘之本,皆在于脏,其末出于颈腋之间,浮于脉中,末着于肌肉,而外为脓血。此言其本也。夫在前曰喉咙,在后曰项背,今曰颈腋则在侧矣,喉咙属阳明,项背属太阳,颈腋则属少阳。少阳者,阴未尽化,阳气尚稚,已出乎阳,未离乎阴也。未离乎阴,故风入则搏血;已出乎阳,故血结则留湿;阳气尚稚,故气易结聚;阴未尽化,故血易壅瘀。荆芥为物,妙在味辛而转凉,气温而不甚,芳香疏达,可使从阳化阴,而气中结聚得破。从血驱风,而血中壅瘀得行,湿痹得去。气不结聚,血不壅瘀,湿不停着,则寒热除,而鼠瘘、瘰疬之在颈腋者,虽至已溃成疮,既无来源,则亦乌能不已。善夫刘潜江之言,曰:荆芥以春令布子生苗,历夏及秋方开花结子,故全乎辛之味者,以成其温升之气也。然尝之先辛后苦,俱带凉味,是又升中复兼降矣。本乎气之温,成乎味之辛者,合春和之升举,是为能达阴气,俾阳得乘阴以出也。而血藏之,风遂不病,出乎余味之苦,更成于转味之凉者,合秋爽之肃降,是为能和阳气,俾阴得先阳以畅也。而风藏之血亦不病,盖以气味全似挹天气以接引地气,能升而达在地之郁阴,即能降而化在天之亢阳,故虽不专主于温升,然佐升散得宜,不特外因风寒而阳郁,即内之七情致血分有滞以涸阳者,皆得仗此纾阴以达之。虽亦不专主于凉降,然佐清降得宜,不特内因肝热而阳僭,即外之六淫致血分有热以迫阳者,皆得仗此裕阴以和之。盖风藏不离乎血,原相因以为病,惟此则能相因以为功,所以不可与他风剂例视,而欲达阳必思所以纾阴,欲和阳必思所以裕阴,则庶几善用此而获成效矣。

防 风

《神农本草经》

〖药性〗温。　　　　　　〖药味〗苦。　　　　　　〖用量〗6～10 g。

〖功效主治〗

1. 发热恶寒:《症因脉治》防风汤用防风辛温发散治疗外感表寒的发热恶寒。

2. 皮疹瘙痒:《外科正宗》消风散用防风辛温疏表治疗风行血中的皮疹瘙痒。

3. 骨节疼痛:《宣明论方》防风汤用防风活络宣痹治疗风寒湿痹的骨节疼痛。

4. 肢体瘫痪:《杨氏家藏方》防风雄黄丸用防风祛风通络治疗中风肢体瘫痪。

5. 头痛眦痒:《医学入门》防风一字散用防风疏风止痒治疗肝胆风热的头痛眦痒。

〖思路拓展〗

1.《神农本草经》:防风性味苦温,无毒。主大风、头眩痛,恶风风邪,目盲无所见,风行周身,骨节疼痹,烦满。久服,轻身。一名铜芸。生川泽。

2.《神农本草经百种录》:防风味甘温。主大风,头眩痛,恶风,风邪:风病无不治也。目盲无所见:风在上窍也。风行周身:风在偏体也。骨节疼痛:风在筋骨也。烦满:风在上焦也。久服轻身:风气除则有此效。凡药之质轻而气盛者,皆属风药,以风即天地之气也。但风之中人,各有经络,而药之受气于天地,亦各有专能,故所治各不同。于形质气味细察而详分之,必有一定之理也。防风治周身之风,乃风药之统领也。

3.《本经疏证》:《易》曰本乎天者亲上,本乎地者亲下。《素问》曰:辛甘发散为阳,酸苦涌泄为阴。先哲曰:非辛无以至天,非苦无以至地。防风、独活气味俱薄,性浮以升,而防风先辛后甘,辛胜于甘,故其为义,本于辛以上升,乃合甘而还中土,以畅其散发之用。独活先苦次辛,苦多辛少,辛后有甘,故其为义,本于苦以入阴,变为辛以上行,得甘之助而气乃畅。故防风自上达于周身,独活则自下达于周身矣。夫大风,头眩痛,恶风,风邪,目盲无所见是在上之病,在上之病其治应降,升则一往不返矣。贲豚,痫,痓,女子疝瘕是在下之病,在下之病其治应升,降则顺流而下矣。惟防风具升之体,得降之用;独活具降之体,得升之用。所谓升中有降,降中有升,是以独活能达气于水中,而散阴之结;防风能畅气于火中,而散阳之结。上行极而下,下行极而上,斯阴阳得交,愈后无余患也。虽然风行周身,骨节疼痛及百节痛风,非特风病,亦必兼湿,兹二味者,固亦能兼治湿欤! 盖风非湿不生,湿非风不化,譬之长夏郁蒸,旋起大风。郁蒸者,本由风而成;大风者,亦由郁蒸而起。故独活能治风,然其所治之风,是湿化风,本于阴者也。防风亦能治湿,然其所治之湿,是风化湿,本于阳者也。独活散湿以化风,然时与防风合奏散风之功;防风祛风以行湿,然时与独活协为除湿之助。若仅以谓风能胜湿,风能燥湿者,亦浅之乎二味之治矣。

金疮痛者,经脉以血去而涩;四肢挛者,经脉以湿酿而拘。《经》曰:经脉者,所以行血气,营阴阳,濡筋骨,利关节者也。夫营行脉中,每患于湿,以为血病,血病则邪气恶血住留,住留则伤经络,经络伤则不能行血气营阴阳,故患为诸痹。甚者且不得濡筋骨,利关节,致骨节酸痛,机关不得屈伸且拘挛矣。其脊痛项强,不可回顾,腰似折,项似拔,又皆由湿以化风。盖真阳不畅,水郁即湿生,湿郁又能化风,独活畅水中之阳,以杜湿之根;防风通阳中之阴,即除湿以绝风之源,此所以无间久新之百节痛风,及骨节痛烦满,由于风行周身者,均可分析治之矣。独活畅阴以达阳,防风散阳以畜阴。畅阴以达阳者,俾阳出阴中以上际,其升之机藉于肝。散阳以畜阴者,俾阳依阴中以下蟠,其降之机举在肺,故曰:金木者,生成之终始。是独活之用在肝,防风之用在肺,不可胥于是见耶!

在上之气,上主之;在下之气,下主之。独卫气出于下焦,而偏为肺所主,此其间则有故,而独活、防风功能因可得其慨矣。盖卫气者非他,乃水谷入胃,既已致其精微,淫于五脏矣。其粗者,更顺流下抵小肠,济泌别汁,分入大肠膀胱,复有气出于外而上行,其气最悍又最疾,顷刻周遍一身。《营卫生会篇》既以酒之后谷而入,先谷而液出,喻其质矣。其俄顷头面手足遍身尽赤,独不可喻其慓悍滑疾耶! 是气有所留住,则随地皆着为疾。《卫气失常篇》:黄帝曰卫气之留于腹中,蓄积不行,莞蕴不得常所,使人支胁胃中满,喘呼,逆息。伯高曰:其气积于胸者,上取之;积于腹者,下取之。今之贲豚,痫,痓,女子疝瘕,非积于下者耶!“大风,头眩痛,恶风,风邪,目盲无所见”非积于上者耶!“风寒所击、金疮”,泄其一处,诸处护卫皆疏也,浚其源,使来者自盛,则护卫仍密矣,故其功系之独活。“风行周身,骨节疼痛,烦满”,诸处皆有阻,非一处之病也,若更浚其源,使来者益甚,不更虑其阻亦益甚耶! 故必导其流,使之畅行无阂,其功不得不属防风矣。更核之《金匮要略》侯氏黑散、桂枝芍药知母汤、薯蓣丸、竹叶汤之用防风,《千金》三黄汤之用独活,其义不益可明哉! 曰:大风,四肢烦重,心中恶寒不足。曰:支节疼痛,身体尫羸,脚肿如脱,头眩短气,温温欲吐。曰:虚劳诸不足,风气百疾。曰:产后中风,发热,面正赤,喘而头痛。其病皆弛,其本皆虚,虚者宜益,弛者宜张,宜益宜张,则有合乎防风辛甘之阳。曰:中风,手足拘急,百节疼痛,烦热,心乱,恶寒,经日不欲饮食。其病颇急,其本不虚,不虚而急者,宜追逐击散之,则有合乎独活之苦辛自阴及阳矣。大率独活气峻,防风气缓,缓者比于补益,峻者比于攻伐,补剂多自下及上,防风者偏自上而至下,是以得为补剂之佐,独活者偏自下而及上,是以专为攻剂之佐,体相似而用不同,职此故耳。

羌 活
《汤液本草》

〖药性〗温。　　　　　〖药味〗辛。　　　　　〖用量〗6～10 g。

〖主治〗

1. 恶寒身痛：《此事难知》九味羌活汤用羌活散寒解表治疗外感表寒的发热身痛。

2. 关节疼痛：《医学心悟》蠲痹汤用羌活辛温胜湿止痛治疗风寒湿痹的关节疼痛。

3. 头痛发热：《此事难知》大羌活汤用羌活升阳散热治疗两感伤寒的头痛恶寒。

4. 眼赤翳障：《明目至宝》羌活散用羌活明目消翳治疗肝胆火热的眼赤翳障。

5. 头晕耳鸣：《备急千金要方》羌活补髓丸用羌活引药入督治疗髓海空虚的头晕耳鸣。

〖思路拓展〗

1.《本经疏证》：羌活气微温，味苦、甘、平；苦、辛，气味俱轻，阳也。无毒。足太阳经、厥阴经药，太阳经本经药也。《象》云：治肢节痛，利诸节，手足太阳经风药也。加川芎，治足太阳、少阴头痛，透关节。去黑皮并腐烂者用。《心》云：去温，湿风。《珍》云：骨节痛，非此不能除。《液》云：君药也，非无为之主，乃却乱反正之主。太阳经头痛，肢节痛，一身尽痛，非此不治。又云：羌治，足太阳、厥阴、少阴药也。与独活不分二种，后人用羌活，多用鞭节者；用独活，多用鬼眼者。羌活则气雄，独活则气细，故雄者入足太阳，细者入足少阴也。又钱氏泻青丸用此，壬乙同归一治也。或问治头痛者何？答曰：巨阳从头走足，惟厥阴与督脉会于巅逆而上行，诸阳不得下，故令头痛也。

2.《本草正义》：羌、独二活古皆不分，《本经》且谓独活一名羌活，所以《本经》《别录》只有独活而无羌活。李氏《纲目》尚沿其旧。然二者形色既异，气味亦有浓淡之殊，虽皆以气胜，以疏导血气为用。通利机关，宣行脉络，其功若一。而羌活之气尤胜，则能直上顶巅，横行支臂，以尽其搜风通痹之职，而独活止能通行胸腹腰膝耳。颐之师门，恒以羌活专主上部之风寒湿邪，显与独活之专主身半以下者截然分用，其功尤捷，而外疡之一切风湿寒邪，着于肌肉筋骨者亦分别身半以上，身半以下，而以羌、独各为主治。若在腰脊背膂之部，或肢节牵挛，手足上下交痛，则竟合而用之，宣通络脉，更能神应，固不仅内科着痹，应手辄效，而外科之风寒湿邪，亦莫不投剂立验。

独 活
《神农本草经》

〖药性〗温。　　　　　〖药味〗辛。　　　　　〖用量〗6～10 g。

〖主治〗

1. 表寒身痛：《兰室秘藏》独活汤用独活辛温发散治疗表寒身痛证。

2. 风寒湿痹：《千金要方》独活寄生汤用独活胜湿止痛治疗风寒湿痹证。

〖思路拓展〗

1.《神农本草经》：独活性味苦平。主风寒所击，金疮，止痛，奔豚，痫痉，女子疝瘕。久服轻身耐老。一名羌活，一名羌青，一名护羌使者。生川谷。

2.《本草经疏》：独活其主风寒所击金疮止痛者，金疮为风寒之所袭击，则血气壅而不行，故其痛愈甚，独活之苦甘辛温，能辟风寒，邪散则肌表安和，气血流通，故其痛自止也。奔豚者，肾之积，肾经为风寒乘虚客之，则成奔豚，此药本入足少阴，故治奔豚。痫与痉皆风邪之所成也，风去则痫痉自愈矣。女子疝瘕者，寒湿乘虚中肾家所致也，苦能燥湿，温能辟寒，辛能发散，寒湿去而肾脏安，故主女子疝瘕，及疗诸贼风、百节痛风无久新也。

3.《本草求真》：独活，辛苦微温，比之羌活，其性稍缓，凡因风干足少阴肾经，伏而不出，发为头痛，则能善搜而治矣，以故两足湿痹，不能动履，非此莫痊，风毒齿痛，头眩目晕，非此莫攻……因其所胜而为制也。且有风自必有湿，故羌则疗水湿游风，而独则疗水湿伏风也。羌之气清，行气而发散营卫之邪，独之气浊，行血而温养营卫之气。羌有发表之功，独有助表之力。羌行上焦而上理，则游风头痛，风湿骨节疼痛可治，独行下焦而下理，则伏风头痛，两足湿痹可治。二活虽属治风，而用各有别，不可不细审耳。

香 薷

《名医别录》

〖药性〗温。　　　　〖药味〗辛。　　　　〖用量〗6～10 g。

〖主治〗

1. 表寒阴暑：《和剂局方》香薷散用香薷辛温发散治疗表寒阴暑。

2. 风水肿胀：《外台秘要》深师薷术丸用香薷辛散温通治疗风水肿胀。

〖思路拓展〗

1.《名医别录》：主霍乱，腹痛吐下，散水肿。

2.《本草纲目》：世医治暑病，以香蒲饮为首药，然暑有乘凉饮冷，致阳气为阴邪所遏，遂病头痛发热恶寒，烦躁口渴，或吐或泻，或霍乱者，宜用此药，以发越阳气，散水和脾。若饮食不节，劳役作丧之人伤暑，大热大渴，汗泄如雨，烦躁喘促，或泻或吐者，乃劳倦内伤之证，必用东垣清暑益气汤、人参白虎汤之类，以泻火益元可也。若用香薷之药，是重虚其表而又济之以热矣。盖香薷乃夏月解表之药，如冬月之用麻黄，气虚者尤不可多服，而今人不知暑伤元气，不拘有病无病，概用代茶，谓能辟暑，真痴人说梦也。且其性温，不可热饮，反致吐逆，饮者惟宜冷服，则无拒格之患。其治水之功，果有奇效。

葱 白

《神农本草经》

〖药性〗温。　　　〖药味〗辛。　　　〖用量〗6～10 g。

〖**主治**〗

1. 外感表寒：《肘后备急方》葱豉汤用葱白通阳发汗治疗外感表寒。

2. 四肢逆冷：《伤寒论》白通汤用葱白通阳达气治疗四肢逆冷。

〖**思路拓展**〗

1.《神农本草经》：葱实性味辛温。主明目补中不足，其茎可作汤，主伤寒寒热，出汗，中风面目肿。

2.《本草思辨录》：葱之为物，茎则层层紧裹而色白气凉，叶则空中锐末而色青气温。凡仲圣方用葱无不是白，其层层紧裹之中，即含有欲出未出之青叶，是为阳涵于阴，犹少阴寓有真阳，其生气上出，含有青叶，则又似厥阴，色白又似肺，信乎其为肝肾为肺药矣。通脉四逆汤证，面色赤者，阴格阳也，阴既格之，必当使阴仍向之。姜附能扶阳驱阴而不能联阴阳之睽隔，惟葱白升阴以为之招，阳乃飘然而返，阳返而面不赤。然则白通汤证无面赤，何为亦升其阴？夫阳在上宜降，阴在下宜升，少阴下利一往不返，失地道上行之德。姜附能扶阳而不能升阴以通阳，阳不通，则阴下溜而利不止，故以葱白冠首而名之曰白通，通非通脉之谓也。旋覆花汤治肝着，欲人蹈其胸上，有上下不交之象，以旋覆散结而降阳，葱白升阴而上济，新绛佐旋覆，并能通阴阳之路，俾上下交而成泰。至妇人半产漏下，肝肾之阴已下沉矣，非通其血中结滞之气，与挽之使上不可，旋覆新绛所以通之，葱白所以挽之。玩此三方，葱白之用于肝肾者悉见矣。特是本经主出汗，后世亦多用于表剂，义又安在。盖心与肾，手足少阴相通者也。汗为心液，葱白升肾阴，即入心营，色白味辛，则又能开肺卫之郁，此汗之所以出也。

辛　夷

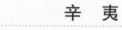

《神农本草经》

〖**药性**〗温。　　　　　〖**药味**〗辛。　　　　　〖**用量**〗6～10 g。

〖**主治**〗

1. 鼻渊头痛：《济生方》辛夷散以辛夷辛温发散治疗表寒头痛鼻渊。

2. 鼻痔息肉：《外科正宗》辛夷清肺饮用辛夷宣肺通窍治疗鼻痔息肉。

〖**思路拓展**〗

1.《神农本草经》辛夷性味辛温。主五脏，身体寒风，头脑痛，面皯。久服，下气轻身，明目，增年耐老。一名辛矧，一名侯桃，一名房木。生川谷。

2.《医方集解》辛夷散：治鼻生瘜肉，气息不通，不闻香臭。鼻为肺窍，气清则鼻通，气热则鼻塞，湿热盛甚，蒸于肺门则生瘜肉，犹澳地得热而生芝茵也。辛夷、白芷、升麻、藁本、防风、川芎、细辛、木通、甘草，等分为末，每服三钱，茶调下。外用烧矾为末，加渐砂少许，吹鼻中，能消化之。此手太阴足阳明药也，经曰，天气通于肺，若肠胃无痰火积热，则平常上升，皆清气也，由燥火内焚，风寒外束，血气壅滞故鼻生瘜肉而窍窒不通也，辛夷升麻白芷，辛温轻浮，能引胃中清气上行头脑，防风藁本，辛温雄壮，亦能上入巅顶，胜湿祛风，细辛散热破结，通精气而利九窍，川芎补肝润燥，散诸郁而助清阳，此皆利窍升清散热除湿之药，木通通中，茶清寒苦，以下行泻火，甘草和中，又以缓其辛散也。李时珍曰，肺开窍于鼻，阳明胃脉,侠鼻上行,脑为元神之府,鼻为命门之窍,人之中:气不足,清阳不升,则头为之倾,九窍为之不利。

苍 耳

《神农本草经》

〖**药性**〗温。　　　　〖**药味**〗甘。　　　　〖**用量**〗6~10 g。

〖**主治**〗

1. 鼻渊浊涕:《济生方》苍耳散用苍耳宣肺通窍治疗鼻渊浊涕。

2. 风湿痹痛:《证类本草》苍耳饮用苍耳祛风除痹治疗风湿痹痛。

3. 麻风疥癞:《洞天奥旨》用苍耳子配苍术祛风解毒治疗麻风疥癞。

〖**思路拓展**〗

1.《神农本草经》:枲耳实性味甘温。主风头寒痛,风湿周痹,四肢拘挛,痛,恶肉死肌。久服益气,耳目聪明,强志轻身。一名胡枲,一名地葵。生川谷。

2.《医方集解》:苍耳散治鼻渊。鼻流独涕不止曰鼻渊,乃风热烁脑而液下渗也,《经》曰脑渗为涕,又曰胆移热于脑则辛頞鼻渊,頞即山根,辛頞酸痛也。《原病式》曰,如以火烁金,热极则反化为水,肝热甚则出泣,心热甚则出汗,脾热甚则出涎,肺热甚则出涕,肾热甚则出唾,皆火热盛极销烁以致之也。白芷、薄荷、辛夷、苍耳子为末,食前葱茶汤调下二钱。此手太阴足阳明药也,凡头面之疾,皆由清阳不升,浊阴逆上所致,白芷主手足阳明,上行头面,通窍表汗,除湿散风,辛夷通九窍,散风热,能助胃中清阳上行头脑,苍耳疏风散湿,上通脑顶,外达皮肤,薄荷泄肺疏肝,清利头目,葱白升阳通气,茶清苦寒下行,使清升浊降,风热散而脑液自固矣。

3.《陆渊雷全集·渊雷医话》:苍耳草膏乃治麻风有效之国药。民国二十一年春间,前盐城县知事庞性存君赴淮安接办春赈,见该县政府派令供使之警吏张永茂容色异常,询知曾患麻风,已至不可救药程度,遇一老人,授以治方,照服不半月即愈,年来且养育儿女,重享家庭之幸福矣。其法用所在多有之苍耳草,于小暑节之日起,刈取此草,弃根与须,切碎煮烂,取汁熬膏。绝不加他味,每饭后约取二小匙冲服,半月即愈。重者一两月亦愈,愈后一如常人,不致复发云。兹将庞性存君与各人通信发表如后,俾明真相,熬膏之法详后章鉴虞覆李圆净书。庞性存致印光法师书:现来淮查赈,而得一治大麻风之验方,方用一到处皆有不值一文之草,以草煮水,以水熬膏,每饭后冲服,不出一月即见效。即眉发尽落,面如火烧,指甲全脱,损及骨节,亦不过两个月即能见效,愈后一如常人。县政府所派听差之张永茂,即患大麻风最厉害之一人,当病重时,其现象一如上述,且满脸风热,不可耐则以冷豆腐冰之,热则更换,自分必死。遇一老人传以此方,服之半月而愈。由是治愈者,已不可胜数。闻我国患麻风者,惟广东最多,不惟中医束手,即西医亦难治疗,虑其传染也。则设麻风院以隔离之,因思同为天地所生之人,而独婴此痼疾,致不齿于人类,心实悲痛。而惜无法以拯之,今幸得此方,急愿公之于世。章鉴虞先生,愿任熬膏之责,以六月初四即小暑节,时不可失,即多收此草煮汁熬膏,以待病者之求取。章先生所开之义生药号,在淮安城内大街,现正熬膏广为施送,试之有效,来御小暑后当尽量筹备以应云。廿一年三月十五日章鉴虞与庞性存书。麻风膏一节,自我公荣行后,立即赶办。收买苍耳鲜棵三千余斤,先行晒干,以免熬成生霉。责成小号专门众友人数人,轮流监制,当用粥厂甑锅,昼夜熬制,约历半月之久,始获竣工。现已收净膏约壹百五十余斤,本欲再加多熬,可惜时期已过,如以现成之膏,每人每日叁钱计算,即服半月,亦可疗治四百余人矣。刻有王长春者,系小本买卖洋皂为业,云及服膏约十日后,头轰身热已止,饮食加多,足力回复。又有潘立中,年三十八岁,灌云县人,现在淮安运河西渡口小庙内,服膏六日后,面先无汗者今有汗,十指不能伸屈者今能伸屈,饭量从一碗增至三碗,饮食有味,现能行六七里之谱矣。杨元者,年十四岁,据云脸上二年无汗,服五六日后即有汗。王鸿钧者,病已六年,服后眉毛长出,面肿尽消。按上各节,足见功效尚速,但愿患斯病者,服此皆化险为夷也。章鉴虞覆李圆净书:垂询苍耳草熬法,再三考验,已有把握。兹将经过情形录后,以供采择。今年小暑时,即淮安公益堂收买苍耳棵子三十余担,用刀断开约二寸长,晒干后,用粥厂大甑锅煮汁约六小时,将汁滤尽,用大锅再炼汁,勤添慢熬,历期半月,将膏熬成(除煮汁六小时外,约计再熬六小时上下,便可成膏)。计用煤二千斤,锅甑约用水一万五千斤,不加糖质,成膏二百余斤,分贮三坛,外加柳筐,特先运呈一坛,此草须在小暑后,立秋前采取,交秋无效。细为研究,秋前有虫在苍耳子内,立秋后便钻出,故无用(苍耳草有子,满身皆刺,名苍耳子。中医常取以为药,熬膏时不必弃去)。该草除根与根上之须不用外,余俱有用也(膏因不加糖故液体颇稀)。至于麻风膏之服法,如患上部者,三餐后,每服两匙,如患下部者,三餐前每服两小匙,大致服六个月即除根,而就此间之经验,每有服至半月即见效验,或两月即见奇效者耳。熬膏方法:用苍耳草五斤,断成二寸长,放在药铺所用铜锅内,将淡水加满,由早七点钟熬起约至午后一点钟,将汁用榨取净,再将汁熬至晚七点钟成膏,约重九两为止,用有盖瓷瓶收好,但熬时须将沫用小箩筛沥尽,否则天热生霉,以托药铺代熬为最好。按:麻风为极顽恶之慢性传染病,全世界卫生家、医学家敝精罢神以研究,苦无疗治预防之法,近倾国内亦有专研究麻风之团体,闻其研究所得,以大枫子为特效药,此则《本草纲目》所载,亦非新发明也。且此物气味极恶,服之每引起呕吐,减损食欲。苍耳基叶治大风(即麻风),苏恭《唐本草》言之甚详,而气味淡泊服之可口,胜大风子多矣。此篇系陈君为我刊送,亟录登贵报以广其传。陈君且有现成膏,方便病者,如有病者索服,可向上海慕尔鸣路安吉里世界新闻社询问。

芫 荽

《嘉祐本草》

〖药性〗温。　　　　　〖药味〗辛。　　　　　〖用量〗6~10 g。

〖主治〗

1. 麻痘不透:《冯氏锦囊秘录》芫荽酒用芫荽治疗痘出不快。

2. 麻疹水痘:《岭南草药志》芫荽汤用芫荽透发痘疹治疗麻疹水痘。

〖思路拓展〗

《本草便读》:辛温善散,可宣肺胃之寒凝。香窜难闻,能起痘疹之滞遏。芫荽一名胡荽,辛温入肺胃,散寒快气,食之爽口,腹辟秽恶。毕竟芫荽辛臭之品,故道家列为五荤之一,人之血气,闻香则顺,闻臭则逆。若痘疹不起，欲用此宣发，吾恐欲顺反逆，不如求之他药为稳耳。

淡豆豉

《神农本草经》

〖**药性**〗温。　　　　　〖**药味**〗辛。　　　　　〖**用量**〗6～10 g。

〖**主治**〗

1. 表寒头痛：《太平圣惠方》卷九葱豉汤用淡豆豉辛温解表治疗表寒头痛证。

2. 虚烦懊侬：《伤寒论》栀子豉汤用豆豉清心除烦治疗虚烦懊侬证。

3. 小儿头疮：《卫生总微》淡豉散用淡豆豉透表解毒治疗小儿头疮。

〖**思路拓展**〗

1.《名医别录》：主伤寒头痛寒热，瘴气恶毒，烦躁满闷，虚劳喘吸，两脚疼冷。

2.《本草思辨录》：淡豉《别录》苦寒。李氏谓：黑豆性平，作豉则温，既经蒸盦，故能升能散。窃谓仲圣用作吐剂，亦取与栀子一温一寒，一升一降，当以性温而升为是。别录主烦躁，而仲圣止以治烦不以治躁。若烦而兼躁，有阳经有阴经：阳经则用大青龙汤、大承气汤，阴经则用四逆汤、甘草干姜汤、吴茱萸汤，皆无用淡豉者。盖阳经之烦躁，宜表宜下；阴经之烦躁，宜亟回其阳。淡豉何能胜任。别录以主烦躁许之，殊有可商。烦有虚有实：虚者正虚邪入而未集，故心中懊侬；实者邪窒胸间，故心中结痛。虽云实，却与结胸证之水食互结不同，故可以吐而去之。证系有热无寒，亦于肾无与。所以用豉者，豉苦温而上涌，栀泄热而下降，乃得吐去其邪，非以平阴逆也。张氏谓淡豉主启阴精上资，而邹氏遂以此为治伤寒头痛及瘴疠恶毒之据，不知其有毫厘千里之失。盖伤寒初起，与瘴疠恶毒，虽身发热，实挟有阴邪在内，故宜于葱豉辛温以表汗，或协人中黄等以解毒。何资于阴脏之精。且淡豉亦何能启阴脏之精者。试煎淡豉尝之，便欲作恶，可恍然悟矣。淡豉温而非寒，亦不治躁，确然可信。邹氏过泥别录，遂致诠解各方，忽出忽入，自相径庭。黑大豆本肾谷，蒸盦为豉，则欲其自肾直上。因其肾谷可以治肾，故《千金》崔氏诸方，用以理肾家虚劳。因其为豉不能遽下，故与地黄捣散与地黄蒸饭。邹氏谓于极下拔出阴翳诚是。乃其解葱豉汤，既谓宜于病起猝难识别，又谓是热邪非寒邪。不知葛稚川立方之意，以初起一二日，头痛恐寒犯太阳，脉洪又恐热发阳明，投以葱豉，则邪解而阴阳两无所妨，正因难辨而出此妙方，宜后世多奉以为法。煎成入童便者，以葱豉辛温，少加童便，则阴不伤而与藏气相得。如淡豉本寒，更加以童便之寒，葱白虽辛而亦寒，外达之力，必致大减，恐无此制剂之理也。邹氏又以素问气寒气凉，治以寒凉，行水渍之，注家谓热汤浸渍，则寒凉之物能治寒凉，于是引伤寒论用豉诸方，皆不以生水煮，为合以寒治寒之旨。《金匮》栀子大黄汤，不以治寒，则四味同煮，不分先后。噫！邹氏误矣。所云注家，殆近世不求甚解者耳。按气寒谓北方，气凉谓西方，跟上节西北之气句来，治以寒凉行水渍之，跟上节散而寒之句来，上言其理，此明其治。王太仆注云：西北方人皮肤腠理密，人皆食热，故宜散宜寒。散谓温浴，使中外条达，行水渍之，是汤漫渍。张隐庵云：西北之气寒凉，人之阳热遏郁于内，故当治以寒凉。行水渍之者，用汤液浸渍以取汗。合二说观之，经所谓渍，定是浴以取汗，今西北方人惯用此法，并非以热汤渍寒药。若谓以热汤渍寒药,即可以治寒病,则药物不胜用矣。然则栀子豉汤,先煮他药后煮淡豉何故?盖此与泻心用麻沸汤渍之绞汁无异耳。豉本肾谷,欲其上达,故不多煮,大凡用豉以取吐取汗,法皆如是。取汗如枳实栀子豉汤,煮豉止一二沸,以有枳实抑之,故用豉至一升,而煮则一二沸无妨也。栀子大黄汤四味同煮,则以不取吐不取汗,自宜多煮,豉用一升,亦以所偶为大黄枳实,而豉尚欲其治上也。他若金匮瓜蒂散,则以生水煮取吐矣。但豉用七合,不云下水若干,以生水任煮而不为之限,可见必欲竭豉之力。味浓则下趋易,或疑此与吐法不悖乎。不知吐宿食与吐寒饮不同,吐宿食自当少抑其上浮之性。虽抑之,而以苦温之淡豉,偶苦寒之瓜蒂,甘酸之赤豆,终必激而上行。且苦寒甘酸者杵为散,苦温者煮取汁,皆有一升一降,故拂其性以激发之义,安在不为吐法。邹氏于经旨方意,咸未彻悟,强为扭合,不免自误以误人矣。

葛 根

《神农本草经》

〖药性〗平。　　　　　　〖药味〗甘。　　　　　　〖用量〗6～10 g。

〖主治〗

1. 发热恶寒:《伤寒论》葛根汤用葛根解肌退热治疗发热恶寒。

2. 腹痛泄泻:《伤寒论》葛根黄芩黄连汤用葛根清热止泻治疗腹痛泄泻。

3. 惊痫筋急:《圣济总录》卷127葛根汤用葛根解痉止癫治疗惊痫筋急。

〖思路拓展〗

1.《神农本草经》:葛根性味甘平。主消渴,身大热,呕吐,诸痹,起阴气,解诸毒,葛谷,主下利,十岁已上。一名鸡齐根,生川谷。

2.《本经疏证》:葛根之用妙在非徒如瓜蒌但浥阴津,亦非徒如升麻但升阳气,而能兼擅二者之长,故"太阳阳明合病,自下利者"(葛根汤证),"太阳被下,利遂不止,脉促,喘者"(葛根芩连汤证),咸用之,盖两者之利为阳盛于外,不与阴交,阴遂不固而下溜,起其阴气,使与阳浃,得曳以上行,则非但使利止,并能使阳之遏于外者,随胃阳鼓荡而散矣。又"太阳病,项背强几几,无汗,恶风者"(葛根汤证),"太阳病,项背强几几,反汗出恶风者"(桂枝加葛根汤证)亦咸用之,斯二者又良以挠万物莫疾乎风,燥万物莫熯乎火,风不兼火,能疼痛,不能牵强;火不兼风,能恶热不能恶风,惟其风挟火威,火乘风势,经络之间阴液被耗,所谓骨节屈伸泄泽者,遂不能如其常矣。然病之大体究系太阳中风,本应项强几几,然即项强之尤者,只此一端,萌芽是火,又何能舍其大体,但顾此微末哉!能鼓正阳驱逐邪风,又妙能曳带阴精,泽滋燥火者,舍葛根其谁与归!其有汗无汗,则委麻黄之去取可耳。虽然葛根汤亦治痉,痉之项背强几几者,反不用葛根,何故?夫瓜蒌桂枝汤所治之项背强几几是柔痉也,以痉之燥过于徒有风寒者,故用药遂较退一层,当用葛根汤者降而用瓜蒌桂枝汤,若进葛根汤一层,即系大承气汤,夫"刚痉者,胸满,口噤,卧不着席,脚挛急,龂齿"是也,今葛根汤所治之痉,无汗且小便少,既不得外达,又不得下泄,其势不能不至气上冲胸,口噤不得语,气既冲胸,其去胸满有几,既已口噤,其去龂齿又有几,所争者,卧不着席,脚挛急一间耳。何况气既上冲,其脚已将挛急,口既噤不得语,其势亦将卧不着席耶! 故曰欲作刚痉,欲作云者,犹言将成未成也,是葛根之解阳邪,即所以免枳朴之破泄;其起阴气,即所以免消黄之涤荡,名曰开发,实所以存阴,可见机势不同,治法遂表里殊异,争此一线机势,使里解化为表解,岂非暗保元气哉! 或谓痉病古人皆作挟湿,兹则以为挟燥得无戾欤? 考谓痉挟湿始于孙真人,然验之《金匮要略》,则不容有湿,其论痉病之源三条,一曰"太阳病,发汗太多,因致痉。"一曰"风病,下之则痉,复发汗必拘急。"一曰"疮家,虽身疼痛不可发汗,汗出则痉。"三者何处可搀入湿耶? 要之挟湿自有挟湿之痉,解仲景书,则不必阑入湿耳。或曰贲豚汤治气上冲,竹叶汤治喘,方中皆有葛根,适与治痉病之气上冲胸者合,且葛根气平主降,向谓鼓胃阳,泄脾阴,得毋犹有疵乎? 曰:论方甚难,但举方中一味而论尤难,何则? 一方所主之病不止一端,所用之药不止一味,欲以一味牵合一端,虽亦往往而符,然有求之他处卒不可通者,如子之所问,谓贲豚汤证、竹叶汤证正有合于葛根汤所治之痉,则极有至理,若以其有上气有喘,遂目葛根为降气之剂,则断断然不可矣。贲豚汤之证曰:贲豚,气上冲胸,腹痛,往来寒热,竹叶汤之证曰:产后中风,发热,面正赤,喘而头痛,若项强,则附子用大者,是一则气上冲胸,一则面赤项强(痉病,头热,面赤,目赤),皆深有合于痉矣,而处方之旨则不然。夫往来寒热,柴胡证也。气上冲胸,则可见肠胃中无结,不必用柴胡。腹痛,则知其血分必有结,而当比用川芎、当归、芍药,又腹痛去胁痛无几,则大枣宜去,虽不言心烦与否,然用李根皮之止烦逆,则又可知其必烦,人参亦当去矣。夫如是,则遂可谓葛根代柴胡为一方主哉! 殊不知贲豚本气上冲之候,用柴胡更疏土气,则上冲之气道愈空,适足以增其热;用葛根则胃阳振,而能遏其冲,脾阴顺而不助其热,辛甘能散,寒热自除,肺气通调,冲逆自定,此其不可同日语者也。中风、发热、喘而头痛,桂枝证也。若面戴阳则为下虚,遂不可用芍药,而宜加附子,又阳不蟠屈于下而蟠于上,则不能不以竹叶清之,桔梗开之,如火之既烟焰,不能复返于薪也。然既有先声,必有踵至,阳之离根而上者,未必遽因附子遂猝然止也,故用防风,使之随卫气外达而行一身,藉其发散,即藉其捍护。用人参,使安辑中气,内顾根本,藉为腹心,即藉为御侮。夫如是,葛根又协桂枝为一方偏主矣,乃孰知桂枝之止逆解肌,仅仅行血脉以和津液,其起脾阴滋肺气,俾治节不失其常而降令流通,灌溉无缺者,又岂得以葛根与桂枝并列而言哉! 是葛根乌得为降,特脾既散精上归于肺,肺又何能不和调四脏洒陈六腑耶! 然则虽谓之降,亦无不可。

　　3.《本草思辨录》:葛根与瓜蒌根,本经皆主消渴。而葛根起阴气,瓜蒌根不言起阴气。张隐庵以瓜蒌蔓延,结实之时,根粉尽消,结实既成,根复成粉。又凡草木根,性必上行,遂谓瓜蒌根能起阴气上滋。邹氏亦韪之。愚窃以为不然,用葛根者皆知为升阳明之药,瓜蒌根无用之为升者。虽凡根皆寓有升意,而用根之药不尽属能升,且以粉消为升,则有粉方掘,正在升力已退之时。盖其所以主消渴者,为其性濡润而味苦寒,皮黄肉白,能劫肺胃之热,润肺胃之燥耳。别名天花瑞雪,亦正取寒润下降之意。葛根则异乎是矣,味甘平,为阳明之正药。内色洁白,则能由胃入肺。外色紫黑,则又由肺达太阳。味甘兼辛,则擅发散之长,层递而升,复横溢而散。升则升胃津以滋肺,散则散表邪以解肌。故瓜蒌根治身热,是以寒胜热;葛根治身热,是以辛散热。瓜蒌根止渴,是增益其所无;葛根止渴,是挹彼以注兹。用葛根而过,有竭胃汁之虞,胃阴下溜,亦能起阴气以止利也。葛根汤以桂枝汤加麻黄,讵不足发太阳之邪,而犹必重用葛根者,盖麻桂二方之证,均无项背强几几,太阳病而至项背不柔,则风寒已化热烁液,将入阳明,麻桂皆燥药,未足专任,能入阳明起阴气,滑泽其骨节,而又能化肌表之热者,舍葛根奚属。此葛根所以为一方之冠凡寒阻于经,欲化未化而有表热之证,葛根能外达而解之。若已化热入里,或其热不应外解。

4.《药盦医学丛书》：葛根,斑疹为必用之药,亦并非己见点不可用,痧麻均以透达为主,所惧者是陷,岂有见点不可用之理? 惟无论痧麻,舌绛且干者,为热入营分,非犀角、地黄不办,误用葛根,即变证百出,是不可不知也。又凡伤寒阳明症已见,太阳未罢,得葛根良。太阳已罢,纯粹阳明经症,得葛根亦良。惟温病之属湿温及伏暑、秋邪者不适用,此当于辨症加之注意。若一例横施,伏暑、秋邪得此,反见白痦,则用之不当之为害也。

第二节　发散表寒方剂

麻黄汤

《伤寒论》

〖方剂组成〗麻黄、桂枝、杏仁、甘草。

〖作用机制〗散寒平喘。

〖选用要点〗① 外感表寒证；② 无汗而喘；③ 头痛身痛；④ 脉浮紧。

〖思路拓展〗

1.《伤寒论》：太阳病,头痛发热,身疼腰痛,骨节疼痛,恶风,无汗而喘者,麻黄汤主之。太阳病,脉浮紧,无汗,发热,身疼痛,八九日不解,表证仍在,此当发其汗。麻黄汤主之。

2.《伤寒明理论》：《本草》有曰：轻可去实,即麻黄葛根之属是也。实为寒邪在表,皮腠坚实,荣卫胜,津液内固之表实,非腹满便难之内实也。《圣济》经曰：汗不出而腠密,邪气胜而中蕴,轻剂所以扬之,即麻黄葛根之轻剂耳。麻黄味甘苦,用以为君者,以麻黄为轻剂而专主发散,是以为君也。桂枝为臣者,以风邪在表又缓而肤理疏者,则必以桂枝解其肌,是用桂枝为臣。寒邪在经,表实而腠密者,则非桂枝所能独散,必专麻黄以发汗,是当麻黄为主,故麻黄为君,而桂枝所以为臣也。《内经》曰：寒淫于内治以甘热,佐以辛苦者,是兹类欤。甘草味甘平,杏仁味甘苦温,用以为佐使者,《内经》曰：肝苦急,急食甘以缓之。肝者荣之主也,伤寒荣胜卫固,血脉不利,是专味甘之物以缓之,故以甘草杏仁为之佐使。且桂枝汤主中风,风则伤卫,风邪并于卫,则卫实而荣弱,仲景所谓汗出恶风者,此为荣弱卫强者是矣。故桂枝汤佐以芍药,用和荣也。麻黄汤主伤寒,寒则伤荣,寒邪并于荣,则荣实而卫虚,《内经》所谓气之所并为血虚,血之所并为气虚者是矣。故麻黄佐以杏仁,用利气也,若是之论,实处方之妙理,制剂之渊微,该通君子,熟明察之乃见功焉。

3.《删补名医方论》：凡风寒在表,脉浮紧数无汗者,皆表实也,宜麻黄汤主之。名曰麻黄汤者,君以麻黄也。麻黄性温,味辛而苦,其用在迅升,桂枝性温,味辛而甘,其能在固表。证属有余,故主以麻黄必胜之算也。监以桂枝制节之妙也。杏仁之苦温佐麻黄逐邪而降逆；甘草之甘平,佐桂枝和内而拒外。饮入于胃,行气于元府,输精于皮毛,斯毛脉合精,涔涔汗出,在表之邪必尽去而不留,痛止喘平,寒热顿解。不须啜粥而藉汗于谷也。其不用姜、枣者,以生姜之性横散于肌,碍麻黄之迅升,大枣之性泥滞于膈,碍杏仁之速降,此欲急于直达,稍缓则不迅,横散则不升矣。然则为纯阳之剂,过于发散,如单刀直入之将,用之若当,一战成功,不当则不戢而召祸。故可一而不可再,如汗后不解,便当以桂枝代之。此方为仲景开表逐邪发汗第一峻药也。庸工不知其制在温覆取汗,若不温覆取汗,则不峻也。世谓麻黄专能发表,不治他病。不知此汤合桂枝汤,名麻桂各半汤,用以和太阳留连未尽之寒热。去杏仁加石膏合桂枝汤,名桂枝二越婢一汤,用以解太阳热多寒少之寒热。若阳盛于内而无汗者,又有麻黄杏仁甘草石膏汤,以散太阴肺之邪。若阴盛于内而无汗者,又有麻黄附子细辛甘草汤,以温散少阴肾家之寒。《金匮要略》以此方去桂枝,《千金方》以此方桂枝易桂,皆名还魂汤,用以治邪在太阴,卒中暴厥,口噤气绝,下咽奏效,而皆不温覆取汗。是知麻黄汤之峻与不峻,而温覆与不温覆。此仲景用方之心法,岂常人所能得而窥耶!

桂枝汤

《伤寒论》

〖方剂组成〗桂枝、芍药、甘草、生姜、大枣。

〖作用机制〗调和营卫。

〖选用要点〗① 外感表寒证;② 汗出恶风;③ 鼻鸣干呕;④ 脉浮缓。

〖思路拓展〗

1.《伤寒论》:太阳中风,阳浮而阴弱。阳浮者,热自发;阴弱者,汗自出。啬啬恶寒,淅淅恶风,翕翕发热,鼻鸣干呕者,桂枝汤主之。太阳病,头痛发热,汗出恶风者,桂枝汤主之。

2.《伤寒明理论》:《经》曰:桂枝本为解肌,若其人脉浮紧,发热汗不出者,不可与也,常须识此,勿令误也。盖桂枝汤本专主太阳中风,其于腠理致密,荣卫邪实,津液荣固,寒邪所胜者,则桂枝汤不能发散,必也皮肤疏凑又自汗,风邪干于卫气者,乃可投之也。仲景以解肌为轻,以发汗为重,是以发汗吐下后,身疼不休者,必与桂枝汤而不与麻黄汤者,以麻黄汤专于发汗,其发汗吐下后,津液内耗,虽有表邪而止可解肌,故须桂枝汤小和之也。桂味辛热用以为君,必谓桂犹圭也,宣道诸药,为之先聘,是犹辛甘发散为阳之意。盖发散风邪必以辛为主,故桂枝所以为君也,芍药味苦酸微寒,甘草味甘平,二物用以为臣佐者,《内经》所谓风淫所胜,平以辛,佐以苦,以甘缓之,以酸收之,是以芍药为臣而甘草为佐也。生姜味辛温,大枣味甘温,二物为使者,《内经》所谓风淫于内,以甘缓之,以辛散之,是以姜枣为使者也。姜枣味辛甘,固能发散,而此又不特专于发散之用,以脾主为胃行其津液,姜枣之用,专行脾之津液而和荣卫者也。麻黄汤所以不用姜枣者,谓专于发汗则不待行化,而津液得通矣。用诸方者请熟究之。

3.《删补名医方论》:凡风寒在表,脉浮弱自汗出者,皆属表虚,宜桂枝汤主之。名曰桂枝汤者,君以桂枝也。桂枝辛温,辛能散邪,温从阳而扶卫。芍药酸寒,酸能敛汗,寒走阴而益营。桂枝君芍药,是于发散中寓敛汗之意;芍药臣桂枝,是于固表中有微汗之道焉。生姜之辛,佐桂枝以解肌表;大枣之甘,佐芍药以和营里。甘草甘平,有安内攘外之能,用以调和中气,即以调和表里,且以调和诸药矣。以桂、芍之相须,姜、枣之相得,借甘草之调和阳表阴里,气卫血营,并行而不悖,是刚柔相济以为和也,而精义在服后须臾啜热稀粥以助药力,盖谷气内充,不但易为酿汗,更使已人之邪不能少留,将来之邪不得复入也。又妙在温服令一时许,微似有汗,是授人以微汗之法。不可令如水流漓,病必不除,禁人以不可过汗之意也。此方为仲景群方之冠,乃解肌、发汗、调和营卫之第一方也。凡中风、伤寒,脉浮弱汗自出而表不解者,皆得而主之。其他但见一二证即是,不必悉具。故麻、葛、青龙发汗诸剂,咸用之也。若汗不出麻黄证也,脉浮紧者麻黄脉也,固不可与桂枝汤,然初起无汗,当用麻黄发汗,如汗解后复烦,脉浮数者,与下后脉仍浮、气上冲者,及下后下利止而身痛不休者,皆用此以解外。何也?盖此时表虽不解,腠理已疏,邪不在皮毛而在肌肉,且经汗下,津液已伤,故脉证虽同麻黄,而主治当属桂枝矣。粗工妄谓桂枝汤专治中风,不治伤寒,使人疑而不用;又谓专发肌表不治他病。不知此汤倍芍药、生姜加人参,名桂枝新加汤,用以治营表虚寒,肢体疼痛;倍芍药加饴糖,名小建中汤,用以治里虚心悸,腹中急痛;再加黄芪,名黄芪建中汤,用以治虚损虚热,自汗盗汗。因知仲景之方,可通治百病也。

大青龙汤

《伤寒论》

〖**方剂组成**〗麻黄、桂枝、甘草、杏仁、生姜、大枣、石膏。

〖**作用机制**〗发汗散寒除烦。

〖**选用要点**〗① 表寒高热;② 溢饮;③ 无汗烦躁;④ 脉浮紧。

〖**思路拓展**〗

1.《伤寒论》:太阳中风脉浮紧,发热感寒身疼痛,不汗出,而烦躁者,大青龙汤主之。若脉浮微弱,汗出恶风者,不可服之,服之则厥逆,筋惕肉瞤,以为逆也。脉浮缓,身不痛,但重,乍有轻时,无少阴证者,大青龙汤主之。

2.《伤寒明理论》:青龙东方甲乙木神也,应春而主肝,专发主之令为敷荣之主,万物出甲开甲,则有两歧,肝有两叶,以应木叶,所以谓之青龙者,以发散荣卫两伤之邪,是应肝木之体耳。桂枝汤主中风,麻黄汤主伤寒,二者发散之纯者也。及乎大青龙汤则不然,虽为发汗之剂而所主又不一。必也中风脉浮紧,为中风见寒脉是风寒两伤也。伤寒脉浮缓为伤寒见风脉,是风寒两伤也。风兼寒,寒兼风,乃大青龙汤专主之也。见兹脉证,虽欲与桂枝汤解肌以祛风而不能已其寒则病不去,或欲以麻黄汤发汗以散寒而不能去其风则病仍在,兹仲景所以特处大青龙汤,以两解之。麻黄味甘温,桂枝味辛热,寒则伤荣必以甘缓之,风则伤卫必以辛散之。此风寒两伤荣卫俱病,故以甘辛相合而为发散之剂。表虚肤缓者则以桂枝为主,此以表实腠理密则以麻黄为主。是先麻黄后桂枝,兹麻黄为君,桂枝为臣也,甘草味甘平,杏仁味甘苦,苦甘为助佐麻黄以发表,大枣味甘温,生姜味辛温,辛甘相合,佐桂枝以解肌,石膏味甘辛微寒。风阳邪也,寒阴邪也,风则伤阳,寒则伤阴,荣卫阴阳,为风寒两伤,则非轻剂所能独散也。必须轻重之剂以同散之,乃得阴阳之邪俱已,荣卫之气俱和,是以石膏为使,石膏为重剂而又专达肌表者也。大青龙汤发汗之重剂也,非桂枝汤之所同用之稍过则又有亡阳之失。《经》曰:若脉微弱,汗出恶风者,不可服。服之则厥逆,筋惕肉瞤,此为逆也。又曰:一服汗者停后服,若复服,汗多亡阳,遂虚恶风,烦躁不得眠也。即此观之,剂之轻重可见矣。其用汤者宜详审之。

3.《删补名医方论》:何以知风寒两伤、营卫同病?以伤寒之脉而见中风之证,中风之脉而见伤寒之证也。名大青龙汤者,取龙兴云雨之义也。治风不外乎桂枝,治寒不外乎麻黄,合桂枝麻黄二汤以成剂,故为兼风寒中伤者主之也。二证俱无汗,故减芍药、不欲其收也。二证俱烦躁,故加石膏以解其热也。设无烦躁,则又当从事于麻黄桂枝各半汤也。仲景于表剂中加大寒辛甘之品,则知麻黄证之发热,热全在表;大青龙证之烦躁,兼肌里矣。初病太阳即用石膏者,以其辛能解肌热,寒能清胃火,甘能生津液,是预保阳存津液之先着也。粗工疑而畏之,当用不用,必致热结阳明,斑黄狂冒,纷然变出矣。观此则可知石膏乃中风伤寒之要药,得麻、桂而有青龙之名,得知草而有白虎之号也。服后取微汗,汗出多者,温粉扑之。一服得汗,停其后服,盖戒人即当汗之证,亦不可过汗也。所以仲景桂枝汤中不用麻黄者,是欲其不大发汗也;麻黄汤中用桂枝者,恐其过汗无制也。若不慎守其法,汗多亡阳变生诸逆,表遂空虚而不任风,阴盛格阳而更烦躁不得眠也。

九味羌活汤

《此事难知》

【方剂组成】羌活、防风、苍术、细辛、川芎、白芷、生地、黄芩、甘草。

【作用机制】发散四时外感表邪。

【选用要点】① 外感表寒证;② 外感表湿证;③ 头痛体痛;④ 痘出不快。

【思路拓展】

1.《此事难知》:解利伤寒。主外感风寒湿邪,恶寒发热,无汗头痛。肢体骨节酸痛,口中苦而微渴,苔薄白,脉象浮或浮紧者;春可治温,夏可治热,秋可治湿,四时时疫,脉浮紧,发热恶寒,头痛,骨节烦疼之表证;水病,腰以上肿者;痘出不快。

2.《医方考》:触冒四时不正之气而成时气病,憎寒壮热,头疼身痛,口渴,人人相似者,此方主方。羌、防、苍、细、芎、芷皆辛物也,分经而治:邪在太阳者,治以羌活;邪在阳明者,治以白芷;邪在少阳者,治以黄芩;邪在大阴者,治以苍术;邪在少阴者,治以细辛;邪在厥阴者,治以川芎;而防风者,又诸药之卒徒也。用生地所以去血中之热,而甘草者,又所以和诸药而除气中之热也。

3.《删补名医方论》:痹病者营卫气血不养于内外,故身体不用,机关不利,精神不治。然是证有虚、有实。虚者自饮食房劳七情感之,如《内经》所谓内夺而厥,则为喑痹之类是也。实者自风寒暑湿感之。虚者不可以实治,治之则愈散其气血。今此方明言中风痹,是属营卫之实邪也,故用续命。续命乃麻黄汤之变者,加干姜以开血受寒邪,石膏以解肌受风邪,当归和血,人参益气,川芎行血散风也。其并治咳逆上气,面浮者,亦以为风寒所致也。

活人败毒散

《删补名医方论》

【方剂组成】羌活、独活、前胡、柴胡、枳壳、桔梗、人参、茯苓、川芎、甘草。

【作用机制】解表散寒。

【选用要点】① 伤寒温疫表寒证；② 腹泻下痢。

【思路拓展】

1.《删补名医方论》：东南地土卑湿，凡患感冒，辄以伤寒二字混称。不知伤者正气伤于中，寒者寒气客于外，未有外感而内不伤者也。仲景医门之圣，立法高出千古，其言冬时严寒，万类深藏，君子固密，不伤于寒。触冒之者，乃名伤寒，以失于固密而然。可见人之伤寒，悉由元气不固，肤腠之不密也。昔人常言伤寒为汗病，则汗法其首重矣。然汗之发也，其出自阳，其源自阴，故阳气虚，则营卫不和而汗不能作；阴气弱，则津液枯涸而汗不能滋。但攻其外，罔顾其内可乎？表汗无如败毒散、羌活汤。其药如二活、二胡、芎、苍、辛、芷群队辛温，非不发散，若无人参、生地之大力者居乎其中，则形气素虚者，必至亡阳；血虚挟热者，必至亡阴，而成痼疾矣。是败毒散之人参，与冲和汤之生地，人谓其补益之法，我知其托里之法。盖补中兼发，邪气不至于流连；发中带补，真元不至于耗散，施之于东南地卑气暖之乡，最为相宜，此古人制方之义。然形气俱实，或内热炽盛，则更当以河间法为是也。非其时而有其气，惟气血两虚之人受之。寒客营而风客卫，不可用峻剂，故稍从其轻者，此羌活汤、败毒散所由立也。（羌活）九味汤主寒邪伤营，故于发表中加芎、地，引而入血，即借以调荣。用葱姜为引，使通体汗出，庶三阳血分之邪，直达而无所滞矣。败毒散主风邪伤卫，故于发表中加参、苓、枳、桔，引而达卫，固托以宣通。用生姜为使，使留连肺部，则上焦气分之邪不能干矣。是方亦可用黄芩者以诸药气味辛温，恐其僭亢，一以润之，一以清之也。

2.《温病条辨》：此证乃内伤水谷之酿湿，外受时令之风湿，中气本自不足之人，又气为湿伤，内外俱急，立方之法，以人参为君，坐镇中州；为督战之帅，以二活、二胡合芎劳，从半表半里之际领邪外出，喻氏所谓逆流挽舟者此也，以枳壳宣中焦之气，茯苓渗中焦之湿，以桔梗开肺与大肠之痹，甘草和合诸药，乃陷者举之之法，不治痢而治致痢之源。痢之初起憎寒壮热者，非此不可也。

3.《医方集解》：此足太阳、少阳、手太阴药也。羌活入太阳而理游风，独活入少阴而理伏风，兼能去湿除痛，柴胡散热升清，协川芎和血平肝，以治头痛目昏，前胡、枳壳降气行痰，协桔梗、茯苓以泄肺热而除湿消肿，甘草和里而发表，人参辅正以匡邪，疏导经络，表散邪滞，故曰败毒。

4.《冯氏锦囊秘录·人参败毒散》：喻嘉言曰暑湿热三气门中，推此方为第一。三气合邪，岂易当哉！其气互传则为疫矣。方中所用皆辛平，更有人参大力者，荷正以祛邪，病者日服二三剂，使疫邪不复留，讵不快哉。奈何俗医减人参，曾与他方有别耶。又曰伤寒宜用人参，其辨不可不明。盖人受外感之邪，必先汗以驱之，惟元气旺者，外邪始乘药势以出。若素弱之人，药虽外行，气从中馁，轻者半出不出，重者，反随元气缩入，发热无休矣。所以虚弱之体，必用人参三五七分，入表药中，少助元气，以为祛邪之主,使邪气得药一涌而出,全非补养衰弱之意也。即和解药中有人参之大力者居间,外邪遇正,自不争而退舍,否则,邪气之纵悍安肯听命和解耶?不知者,谓伤寒无补法,邪得补而弥炽,即痘疹疟痢以及中风、中痰、中寒、中暑、痈疽产后初时概不敢用,而虚人之遇重病有可生之机,悉置不理矣。古方表汗用五积散、参苏饮、败毒散,和解用小柴胡、白虎汤、竹叶石膏汤等方,皆用人参,领内邪外出,乃得速愈,奈何不察耶,外感体虚之人,汗之热不退,下之和之热亦不退,大热呻吟,津液灼尽,身如枯柴,医者技穷,正为元气已漓,故药不应耳,倘元气未漓,先用人参三五七分,领药深入驱邪,何至汗和不应耶。东垣治内伤外感,用补中益气加表药一二味,热服而散外邪,真有功千古。伤寒专科从仲景至今明贤方书无不用参,何近日医家单除不用,全失相传宗旨,使体虚之人百无一活,会不悟其害之也。嘉靖己未,江淮大疫,甚至口疮赤眼,大小腮肿喉闭,当从中治,而用少阳阳明二经药,并用败毒散倍人参,去前胡独活,服者尽效,万历己卯大疫,用本方复效。崇祯辛巳壬午,大饥大疫,道馑相望,汗和药中惟加人参者多活,更有发斑一症最毒,惟加参于消斑药中,全活甚众。

蔡定芳按:此方《太平惠民和剂局方》《奇效良方》《仁术便览》《医方论》《时方歌括》《汤头歌诀》等书均名人参败毒散。《小儿药证直诀》《三因极一病证方论》《医方考》名败毒散,方剂组成及主治同活人败毒散。《万氏秘传片玉心书》败毒散方剂组成:荆芥、防风、连翘、枳壳、升麻、薄荷叶、羌活、独活、桔梗、葛根、木通、金银花、黄芩、川芎、甘草、栀子。主治同活人败毒散。《澹寮集验秘方》仓廪汤即活人败毒散加陈仓米,主治噤口痢疾。《摄生众妙方》加荆芥、防风名荆防败毒散,主治同活人败毒散。

香薷散

《太平惠民和剂局方》

【方剂组成】香薷、白扁豆、厚朴。

【作用机制】祛暑散寒。

【选用要点】① 外感表暑证;② 头身沉重;③ 腹痛腹泻;④ 胸闷恶心。

【思路拓展】

1.《类证活人书·香薷散》:治阴阳不顺,清浊相干,气射中焦,名为霍乱。此皆由饱食腥脍,复啖奶酪,海陆百品,无所不餐。多饮寒浆,眠卧冷席,风冷之气伤于脾胃。诸食结而不消,阴阳二气壅而不反,阳气欲降,阴气欲升,阴阳交错,变成吐利不已。百脉混乱,营卫俱虚,冷搏于筋则转筋,宜服此方:厚朴去皮二两、香薷穗一两半、黄连二两,二味入生姜四两,同杵炒令紫色用。一方有白扁豆尤良。上捣为粗末,每服三钱,水一盏,酒半盏,同煎至七分去滓,用新汲水频频浸换,令极冷顿服之,药冷则效速也。仍煎服时不得犯铁器,慢火煎之。兼治非时吐利霍乱,腹中撮痛,大渴烦躁,四肢逆冷,冷汗自出,两脚转筋,疼痛不可忍者,须井中沉令极冷顿服之乃有神效。

2.《太平惠民和剂局方》:治脏腑冷热不调,饮食不节,或食腥、生冷过度,或起居不节,或路卧湿地,或当风取凉,而风冷之气,归于三焦,传于脾胃,脾胃得冷,不能消化水谷,致令真邪相干,肠胃虚弱,因饮食变乱于肠胃之间,便致吐利,心腹疼痛,霍乱气逆。有心痛而先吐者,有腹痛而先利者,有吐利俱发者,有发热头痛,体疼而复吐利虚烦者,或但吐利心腹刺痛者,或转筋拘急疼痛,或但呕而无物出,或四肢逆冷而脉欲绝,或烦闷昏塞而欲死者,此药悉能主之。

3.《成方便读》:治夏月伤暑感冒,呕吐泄泻等证。此因伤暑而兼感外寒之证也。夫暑必夹湿,而湿必归土,乘脾则泻,是以夏月因暑感寒,每多呕、泄之证,以湿盛于内,脾胃皆困也。此方以香薷之辛温香散,能入脾肺气分,发越阳气,以解外感之邪;厚朴苦温,宽中散满,以祛脾胃之湿;扁豆和脾利水,寓匡正御邪之意耳。

蔡定芳按:《类证活人书》香薷散有黄连,主治暑湿霍乱。《儒门事亲》名香薷散为香薷汤,《太平惠民和剂局方》《医方考》有香薷汤即香薷饮加茯神、甘草,主治瘅疟。又《是斋百一选方》《医方考》《仁术便览》《冯氏锦囊秘录》《奇方类编》等书有十味香薷饮:香薷、人参、陈皮、炙黄芪、白术、厚朴、白扁豆、甘草、茯苓、木瓜。主治伏暑吐利、身体倦怠。

圣散子
《苏沈良方》

【方剂组成】草豆蔻、木猪苓、石菖蒲、高良姜、独活、附子、麻黄、厚朴、藁本、芍药、枳壳、柴胡、泽泻、白术、细辛、防风、藿香、半夏、炙甘草、茯苓。

【作用机制】散寒辟疫。

【选用要点】① 时行疫疠;② 发热恶寒;③ 腹痛泄泻;④ 手足逆冷。

【思路拓展】

1.《太平惠民和剂局方》:治伤寒、时行疫疠、风温、湿温,一切不问阴阳两感,表里未辨,或外热内寒外寒,头项腰脊拘急疼痛,发热恶寒,肢节疼重,呕逆喘咳,鼻塞声重;及食饮生冷,伤在胃脘,胸膈满闷,腹胁胀痛,心下结痞,手足逆冷,肠鸣泄泻,水谷不消,时自汗出,小便不利,并宜服之。上为粗散。每服四钱,水一盏半,煎取一盏,去滓,热服,不计时候,取遍身微汗即愈,时气不和,空腹饮之,以辟邪疫。

2.《苏沈良方》:圣散子主疾,功效非一。去年春,杭州民病,得此药,全活不可胜数。所用皆中下品药。略计每千钱即得千服,所济已及千人。由此积之,其利甚薄。凡人欲施惠,而力能自办者。犹有所止,若合众力,则人有善利,其行可久。今募信士,就楞严院修制。自立春后起,施至来年春夏之交。有人名者,径以施送本院。昔薄拘罗尊者,以诃黎勒施一病比邱,故获报身。常无众疾,施无多寡。随力助缘,疾病必相扶持。功德岂有限量,仁者恻隐,当崇善因(吴郡陆广秀才施此方并药,得之于智藏主禅月大师宝择乃乡僧也,其陆广见在京施方并蕊,在麦巷住出此方)。

3.《三因极一病证方论》:东坡叙云昔尝观《千金方》三建散于病无所不治,而孙思邈著论,以谓此方用药,节度不近人情,至于救急,其验特异。乃知神物效灵,不拘常制,至理关感,智不能知。今予所得圣散子,殆此类也。自古论病,唯伤寒至为危急,表里虚实,日数证候,应汗应下之法,差之毫厘,辄至不救。而用圣散子者,一切不问,阴阳二感,男女相易,状至危笃者,连饮数剂,则汗出气通,饮食渐进,神宇完复,更不用诸药,连服取瘥。其余轻者,额微汗,正尔无恙。药性小热,而阳毒发狂之类,入口即觉清凉,此殆不可以常理诘也。时疫流行，平旦辄煮一釜，不问老少良贱，各饮一大盏，则时气不入其门。平居无病，能空腹一服，则饮食快美，百疾不生，真济世卫生之宝也。其方不知所从来，故巢君数世宝之，以治此疾，百不失一。余既得之，谪居黄州，连岁大疫，所全活者，至不可数。巢君初甚惜此方，指江水为盟，约不传人。余切隘之，乃以传蕲水庞君安常。庞以医闻于世，又善着书，故授之。且使巢君之名，与此方同不朽也。用药于后。锉散每服五钱，水盏半，煎七分，去滓热服，空腹。此药以治寒疫，因东坡作序，天下通行。辛未年，永嘉瘟疫，被害者不可胜数，往往顷时，寒疫流行，其药偶中，抑未知方土有所偏宜，未可考也。东坡便谓与三建散同类，一切不问，似太不近人情。夫寒疫，亦能自发狂。盖阴能发躁，阳能发厥，物极则反，理之常然，不可不知。今录以备疗寒疫，用者宜审之，不可不究其寒温二疫也。辛巳年，余尝作《指治》，至癸巳复作此书，见《石林避暑录》亦云：宣和间此药盛行于京师，太学生信之尤笃杀人无数，医顿废之。然不妨留以备寒疫，无使偏废也。

4.《太平惠民和剂局方·圣散子》：厚朴、白术、防风、吴茱萸、泽泻、附子、细辛、芍药、独活、半夏、茯苓、柴胡、枳壳、炙甘草、草豆蔻、石菖蒲。《三因极一病证方论·圣散子》：草豆蔻、木猪苓、石菖蒲、高良姜、独活、柴胡、吴茱萸、附子、麻黄、厚朴、藁本、芍药、枳壳、白术、苍术、半夏、泽泻、藿香、防风、细辛、炙甘草。

消风百解散
《太平惠民和剂局方》

〖方剂组成〗荆芥、白芷、陈皮、苍术、麻黄、炙甘草、葱白。

〖作用机制〗散寒解表。

〖选用要点〗① 四时外感；② 壮热恶寒；③ 身体烦疼；④ 气急满闷。

〖思路拓展〗

1.《医方考》：伤风宜解肌，咳嗽宜利气，荆芥、白芷、麻黄，可以解肌；陈皮、苍术、甘草，可以利气。《经》曰：辛甘发散为阳。夫六物皆辛甘，则皆解散矣。

2.《本经疏证》：葱之为物，其下层层紧裹而色白，其上空中锐末，而色青，其实又含孕两者而白黑，若求象形，于人身舍目又谁似哉！则能补目中不足无惑矣。茎，葱之去叶者也。汁，捣全葱而绞出者也。茎性平，汁性温，则陶隐居白冷青热之说不虚矣。然其一主发表，一主止血者，何居？夫其层层紧裹之中，莫不茎叶悉具，特既出为叶则温，未出内含则平，此其间自有精义，可容思索。盖内苞者为阳涵于阴，既已透达则纯平阳矣。伤寒、寒热、骨肉痛是阳气外出，与所中之风寒争而不胜也；中风、面目肿、喉痹不通是阳气为风寒所缚，欲透达而不能也。葱茎中饱，具从阴达阳之叶，直至根柢，其数难稽，跃跃欲透而仍未透，乃复中含稠涎，外包紧束，是其发表也，能使阳仍不离于阴，则与他物之发散异矣。血亦气之汁，从气而化，随气而行，内阴外阳，上顶下踵，周流灌溉，无有已时，此其常性也。乃或上而不下，则为吐为衄；下而不上，则为溺为利。设使邪火内停，正当中焦受气变赤之处，则迫气化血，迫津化血，就近则涌阳明为衄，就便则溜太阳为溺。葱汁正上下流通，出阴贯阳之液，其辛温之性味，又足以驱散内停之邪火，使化者循常，行者复故，是以不特《别录》着其止溺血，后世且复阐其止衄血矣。肝者，阴中之阳。胎者，静中之动。不使阳羁于阴，而肝家留邪，其用在葱之气；不使动阂其静，而胎气不宁，其用在葱之液。能如是，则谓其安中利五脏也，夫何恶焉。葱至难死，任凭藏弃，但置阴处，未曾浥烂，临风日不至枯极，寸根着土即便森然。夫生气皆阳气也，死气皆阴气也，于死阴中得一线生阳，即可栽培扶植，使之回于黍谷，则仲景通脉四逆汤、白通汤用葱之义矣。盖病至"下利圊谷，里寒外热，手足厥逆，脉微欲绝，身反不恶寒，面赤色"一段，阴寒景象，仅仅"外热、面赤、身不恶寒"数事，可以知阳之未尽，然亦已离根而浮于外矣。"下利，厥逆，无脉，干呕而烦"，阳之尚不渐灭，亦只一线之烦，而阴寒下盛逼阳上越，已经昭著，乃均赖难死之葱茎，培种微阳，即以剐去阳中依附，揣情合理于仲景微意，不既确切而熨帖耶！特通脉四逆汤证，腹痛者去葱加芍药，此则犹有说焉。夫阴经下利，无用芍药者，何则？"太阴病，脉弱，其人续自便利，设当行大黄、芍药者，宜减之，以胃气弱易动故。"故真武汤证，若下利者去芍药加干姜，其他则仅有桃花汤证，腹痛而又下利，于此可见纯阴下利之候，本无腹痛也。盖阴之逼阳，有散有结，论其证则涣散者盛，结聚者微，故其治法，散者直随阳之所在而使生根，不然则阴阳遂离散矣。结则尚可破散其阴，冀阳得转，而布于其间，较之随地培阳者为犹易也，此芍药与葱之异致，芍药与葱之性即可于此识之。《本经》《别录》所载葱之目，有实有茎，有根有汁，是其用各有偏胜而不得相溷，仲景用葱凡五处，在白通汤、白通加猪胆汁汤、旋覆花汤皆但曰葱，至言其数则曰几茎，亦可知即《本经》之葱茎矣。而《本经》其茎已下，《别录》即紧注之曰葱白，则五方所用均葱白也，更夷考《本经》《别录》四目，则葱白者，下不连根，上须去管，何则？以别着根而其名为白，则必不兼用其青也，乃今之用旋覆花汤者，动曰葱管，积习相沿，盖不知何人作俑矣。旋覆花汤之证，在《五脏风寒积聚篇》曰：肝着，其人常欲蹈其胸上，先未苦时，但欲饮热。在《妇人杂病篇》曰：寸口脉革，妇人半产漏下。夫革者，外兼有余，内纯不足也。常欲蹈，可见肝之着而气不得条达。不曰渴而曰欲饮，且所欲饮者不喜寒而喜热，更中插"先未苦时"句，则令欲蹈时，已不欲热饮，则肝之着非他，乃外寒内热，阴蓄阳，阳不得达耳。再证之以脉弦而大之革，亦为外阴逼迫，内阳虚悆，此犹不以旋覆花去其在内坚韧之阴，葱白通其在内敝疲之阳，以绯帛之新者，和其血络而谁恃哉！故葱之为用，仍是《别录》除肝中邪气一语，无他甚奥微义，则不用白而用青者，其意究何居耶！

麻黄附子细辛汤

《伤寒论》

〖方剂组成〗麻黄、细辛、附子。

〖作用机制〗散寒解表。

〖选用要点〗① 少阴伤寒；② 发热脉沉；③ 身体烦疼；④ 倦怠欲寐。

〖思路拓展〗

1.《删补名医方论》：少阴主里，应无表证；病发于阴，应有表寒。今少阴始受寒邪而反发热，是有少阴之里，而兼有太阳之表也。太阳之表脉应不沉，今脉沉者，是有太阳之证，而见少阴之脉也。故身虽热而脉则沉也。所以太阳病而脉反沉，便用四逆以急救其里；此少阴病而表反热，便于表剂中加附子以预固其里。夫发热无汗,太阳之表不得不开,沉为在里,少阴之枢又不得不固。设用麻黄开腠理,细辛散浮热,而无附子以固元阳,则少阴之津液越出,太阳之微阳外亡,去生便远。惟附子与麻黄并用,则寒邪虽散,而阳不亡;此里病及表,脉沉而当发汗者,与病在表脉浮而发汗者径庭也。若表微热,则受寒亦轻,故以甘草易细辛而微发其汗,甘以缓之,与辛以散之者,又少间矣。

2.《医方集解》:治伤寒少阴证,始得之反发热,脉沉者。少阴证,脉微细,但欲寐是也。太阳膀胱与少阴肾相为表里,肾虚故太阳之邪直入而脉沉,余邪未尽入里而表热,此证谓之表里相传,非两感也。先煮麻黄去沫,内诸药煎。此足少阴药也,太阳证发热,脉当浮,今反沉,少阴证脉沉,当无热,今发热,故曰反也。热为邪在表,当汗,脉沉属阴,又当温,故以附少温少阴之经,以麻黄散太阳之寒而发汗,以细辛肾经表药,联属其间,是汗剂之重者。赵嗣真曰:仲景《太阳篇》云,病发热头痛,脉反沉,身体疼痛,当救其里,宜四逆汤。《少阴篇》云,少阴病,始得之反发热,脉沉者,麻黄附子细辛汤。均是发热脉沉,以其头痛,故属太阳阳证,脉当浮而反不能浮者,以里久虚寒,正气衰微,又身体疼痛,故宜救里,使正气内强,逼邪外出,而干姜附子,亦能出汗而散,假令里不虚寒,而脉浮,则正属太阳麻黄证矣,均脉沉发热,以无头痛,故名少阴病,阴病当无热,今热,寒邪在表,未全传里,但皮肤郁闭为热,故用麻黄细辛以发表,熟附子以温少阴之经,假使寒邪入里,外必无热,当见吐利厥逆等证,而正属少阴四逆汤证矣,由此观之,表邪浮浅,发热之反犹轻,正气衰微,脉沉之反为重,此四逆汤不为不重于麻黄附子细辛汤矣,又可见熟附配麻黄,发中有补,生附配干姜,补中有发,仲景之旨微矣,按伤寒传入三阴,尚有在经表证,如太阴有桂枝加芍药汤,少阴有麻黄附子细辛汤,厥阴有当归四逆汤之类,皆阴经表药也,又按少阴虽有反热而无头痛,厥阴虽有头痛而无身热,且痛不如阳经之甚,若身热头痛全者,则属阳证。《医贯》曰,有头痛连脑者,此系少阴伤寒,宜麻黄附子细辛汤,不可不知,喻嘉言曰,仲景太阳经但有桂枝加附子法,并无麻黄加附子法,太阳无脉微恶寒之证,不当用附子,若见脉微恶寒吐利烦躁等证,则亡阳已在顷刻,又不当用麻黄矣,又曰,三阴表证,与三阳迥异,三阴必以温经之药为表,而少阴尤为紧关,俾外邪出而真阳不出,方合正法,《经》又曰,少阴病吐利手足不逆冷反发热者不死,脉不至者,灸少阴七壮,此又以阳气为主,少阴吐利,法当厥逆,以无阳也,发热为阳气犹存,故不死。

第三节　温散里寒药物

附　子

《神农本草经》

〖药性〗温。　　　　〖药味〗辛。　　　　〖用量〗6～10 g。

〖主治〗

1. 厥逆亡阳:《伤寒论》四逆汤用附子回阳救逆治疗厥逆亡阳。

2. 阳气虚弱:《景岳全书》右归丸用附子辛甘温阳治阳气虚弱或命门火衰。

3. 风寒湿痹：《伤寒论》甘草附子汤用附子温经散寒治疗风寒湿痹。

【思路拓展】

1.《神农本草经》：附子性味辛温。主风寒咳逆，邪气，温中，金创，破癥坚积聚，血瘕，寒温，踒躄拘挛，脚痛，不能行步。生山谷。乌头性味辛温。主中风，恶风，洗洗出汗。除寒湿痹，咳逆上气，破积聚，寒热。其汁煎之。名射罔，杀禽兽。一名奚毒，一名即子，一名乌喙。生山谷。天雄性味辛温。主大风，寒湿痹，沥节痛，拘挛，缓急，破积聚，邪气，金创，强筋骨，轻身健行。一名白幕。生山谷。

2.《神农本草经百种录》：附子性味辛温，主风寒咳逆邪气，寒邪逆在上焦。温中：除中焦之寒。金疮：血肉得暖而合。破癥坚积聚，血瘕：寒气凝结，血滞于中，得热乃行也。寒湿，拘挛，膝痛不能行步：此寒邪之在下焦筋骨间者。凡有毒之药，性寒者少，性热者多。寒性和缓，热性峻速，入于血气之中，暴烈性发，体益不支，脏腑娇柔之物，岂能无害，故须审慎用之。但热之有毒者，速而易见；而寒之有毒者，缓而难察，尤所当慎也。

3.《伤寒蕴要》：附子乃阴证要药。凡伤寒传变三阴及中寒夹阴，虽身大热而脉沉者必用之，或厥冷腹痛，脉沉细，甚则唇青囊缩者，急须用之，有退阴回阳之力，起死回生之功。近世阴证伤寒，往往疑似不敢用附子，直待阴极阳竭而用之已迟矣。且夹阴伤寒，内外皆阴，阳气顿衰，必须急用人参健脉以益其原，佐以附子，温经散寒，舍此不用，将何以救之。

4.《本草经读》：附子味辛气温，火性迅发，无所不到，故为回阳救逆第一品药。《本经》云，风寒咳逆邪气，是寒邪之逆于上焦也。寒湿踒躄，拘挛膝痛，不能行步，是寒邪着于下焦筋骨也。癥坚积聚血瘕，是寒气凝结，血滞于中也。考《大观本草》，咳逆邪气句下有温中金疮四字，以中寒得暖而温，血肉得暖而合也。大意上而心肺，下而肝肾，中而脾胃，以及血肉筋骨营卫，因寒湿而病者，无有不宜。即阳气不足，寒自内生，大汗、大泻、大喘、中风卒倒等症，亦必仗此大气大力之品，方可挽回，此《本经》言外意也。误药大汗不止为亡阳，仲景用四逆汤、真武汤等法以迎之。吐利厥冷为亡阳，仲景用通脉四逆汤、姜附汤以救之。且太阳之标阳，外呈而发热，附子能使之交于少阴而热已；少阴之神机病，附子能使自下而上而脉生，周行通达而厥愈。合苦甘之芍，草而补虚，合苦淡之苓、芍而温固。仲景用附子之温有二法：杂于苓、芍、甘草中，杂于地黄、泽泻中，如冬日可爱，补虚法也；佐以姜、桂之热，佐以麻、辛之雄，如夏日可畏，救阳法也。用附子之辛，亦有三法：桂枝附子汤、桂枝附子去桂加白术汤、甘草附子汤，辛燥以祛除风湿也；附子汤、芍药甘草附子汤，辛润以温补水脏也；若白通汤、通脉四逆汤加入尿猪胆汁则取西方秋收之气，保复元阳则有大封大固之妙矣。

乌 头

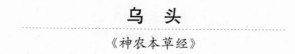

《神农本草经》

【药性】温。　　　　【药味】辛。　　　　【用量】6～10 g。

【主治】

1. 风寒湿痹：《备急千金要方》乌头汤用乌头祛风除痹治疗风冷脚痹。

2. 心痛彻背：《金匮要略》乌头赤石脂丸用乌头温经散寒治疗急性心痛彻背。

3. 疝气腹痛：《金匮要略》乌头煎用乌头散寒止痛治疗寒疝腹痛。

〖思路拓展〗

1.《神农本草经》：乌头性味辛温。主中风，恶风，洗洗，出汗，除寒湿痹，咳逆上气，破积聚，寒热。其汁煎之，名射罔，杀禽兽。一名奚毒，一名即子，一名乌喙。生山谷。

2.《本经疏证》：《金匮要略》乌头赤石脂丸联用附子、乌头治心痛彻背，背痛彻心，其义最为微妙。沈明宗曰：邪感心包，气应外俞则心痛彻背；邪袭背俞，气从内走则背痛彻心。俞藏相连，内外之气相引，则心痛彻背，背痛彻心，即经所谓寒气客于背俞之脉，其俞注于心，故相引而痛是也。夫藏为俞气之所根，俞为藏气之所驻，谓其连属，则诸俞总在足太阳一经，经脉与藏并不相通也。故治俞者未必能及藏，治藏者未必能及俞，附子、乌头以气相属，系不相连而同施并投焉。则可知两物为用，温藏之寒，即能外及俞之痛；治俞之痛，即能内及藏之寒，故方中蜀椒、干姜、赤石脂皆用一两，并附子、乌头二物，亦仅及其数，可见虽用二物，原若只用一味而其感通呼吸之理，已寓于其间矣。引而伸之，触类而长之，则瓜蒌根实并用，藜芦、川芎并用，蜀漆、恒山并用，古人皆必有意义于其间，所当深长思者也。大乌头煎治寒疝，只用乌头一味，令其气味尽入蜜中，重用专用，变辛为甘，变急为缓，实乌头之主方矣。且篇中论脉甚详，尤在泾释之尤妙，曰：弦紧脉皆阴也，而弦之阴从内生，紧之阴从外得。弦则卫气不行，恶寒者，阴出而痹其外之阳也。紧则不欲食者，阴入而痹其胃之阳也。卫阳与胃阳并衰，外寒与内寒交盛，由是阴反无畏而上冲，阳反不治而下伏，所谓邪正相搏，即为寒疝，此用乌头之脉也。曰：寒疝，绕脐痛，自汗出，手足厥冷。曰：拘急不得转侧，发作有时，阴缩。此用乌头之证也。此外用乌头之法，犹有二证，一则曰：病历节，不可屈伸，疼痛者，乌头汤。一则曰：寒疝，腹中痛，逆冷，手足不仁，若身疼痛，灸刺诸药不治者，抵当乌头桂枝汤。乌头汤比于麻黄，抵当乌头桂枝汤比于桂枝，尤可知乌头为治阳痹阴逆之要剂矣。夫不可屈伸而疼痛者，阴之实强者也；逆冷手足不仁者，阳之大痹者也。阴实强而仍知疼痛，则阳犹强而能与之对待；阳大痹而至手足逆冷不仁，则全乎阴用事，阳遂不能与之争矣。是故乌头汤用麻黄以兼泄其阳，抵当乌头桂枝汤则用桂枝以伸其阳。用麻黄者，仍辅以黄芪补气行三焦，欲令其阳气不伤；用桂枝者，仍辅以姜枣和外，欲令其阴气不泄。麻黄为峻剂，峻则如大乌头煎法，使甘缓之蜜，变其锋锐之厉；桂枝为缓剂，缓则无事更缓，故令与桂枝另煎合服，以收相合而不相争夺之功，此用猛将之权舆，实使乌头之妙谛也。至赤丸治寒气厥逆，乌头之任，在茯苓、半夏之下，细辛之上，可知其病由饮作，饮停则阳痹，阳痹则阴逆，阴逆则寒生而厥矣，其用乌头亦不外如右诸方之旨矣。

3.《金匮要略今释》引《建殊录》：一男子年七十余。自壮年患疝瘕，十日、五日必一发；壬午秋大发，腰脚挛急，阴卵偏大，欲入腹，绞痛不可忍，先生诊之，作大乌头煎饮之，每帖重八钱，斯须，瞑眩气绝，又顷之，心腹鸣动，吐出水数升。即复故，尔后不复发。

天 雄

《神农本草经》

〖药性〗温。　　　　　〖药味〗辛。　　　　　〖用量〗3～10 g。

〖**主治**〗

1. 脚膝疼痹:《奇效良方》天雄散用天雄治疗肾风脚膝疼痹。

2. 失精腰痛:《金匮要略》天雄散用天雄补肾益精治疗男子失精腰膝。

3. 虚衰阳痿:《备急千金要方》天雄散天雄补肾壮阳治疗虚衰阳痿。

4. 眩晕屋转:《备急千金要方》天雄散用天雄散寒定眩治疗眩晕屋转。

〖**思路拓展**〗

1.《神农本草经》:天雄性味辛温。主大风,寒湿痹,沥节痛,拘挛,缓急,破积聚,邪气,金创,强筋骨,轻身健行。一名白幕。生山谷。

2.《本经疏证》:仲景书惟天雄散中用之,而天雄散又不言所主何病,但附于桂枝龙骨牡蛎汤后,实使人无以测知其故,虽然细意绅绎上文,亦可得其概矣。夫云男子平人,脉大为劳,极虚亦为劳。以下凡六节仅出一桂枝龙骨牡蛎汤,汤后即附天雄散方,岂不以六节之中,其证何者合用桂枝龙骨牡蛎,何者合用天雄散,令人自择之耶!夫曰男子,则不可以妇人混之矣。曰平人则不可以病人混之矣。盖《六节》中有云:阴寒精自出,酸削不能行者。有云:精气清冷,无子者。有云:阴头寒者。是即天雄之所主歟!天雄乃附子之类,其性为阳气充实于中而不他化者,精之为物,遇阴则凝,遇阳则行,今阴既寒而精自行,又焉得不以阳气充实不泄者治之耶!以此推《本经》附子、天雄主治略同之处,凡欲其走者以附子为佳,欲其守者以天雄为善,大致亦可识矣。乌头之用大率亦与附子略同,其有异者亦无不可条疏而件比之也。夫附子曰主风寒,咳逆,邪气。乌头曰中风,恶风,洗洗出汗,咳逆,邪气。明明一偏于寒,一偏于风,一则沉着而回浮越之阳,一则轻疏而散已溃之阳,于此见附子沉,乌头浮矣。附子曰除寒湿,踒躄,拘挛,膝痛不能行步。乌头曰除寒湿痹。一主治踒,一主治痹。踒躄拘挛是筋因寒而收引,阳气柔则能养筋,又何患其不伸。寒湿痹是气因邪而阻闭,阳气强则能逐邪,又何患其不开,于此见附子柔乌头刚矣。夫惟其沉方能柔,惟其散则为刚,沉而柔者无处不可到,无间不可入。散而刚者,无秘不可开,无结不可解,故附子曰破癥坚积聚血瘕,乌头曰破积聚寒热。于此可见其一兼入血,一则止及气分矣。

肉 桂

《神农本草经》

〖**药性**〗大热。　　　　〖**药味**〗辛。　　　　〖**用量**〗1～5 g。

〖**主治**〗

1. 阳痿宫冷:《金匮要略》肾气丸用肉桂温补真阳治疗肾阳不足阳痿宫冷证。

2. 脘腹冷痛:《和剂局方》大已寒丸用肉桂辛热散寒止痛治疗脘腹冷痛证。

3. 痛经闭经:《医林改错》少腹逐瘀汤用肉桂温经通脉治疗痛经闭经证。

〖**思路拓展**〗

1.《神农本草经》:牡桂性味辛温。主上气咳逆,结气喉痹,吐吸,利关节,补中益气。久服通神,轻身不老。生山谷。

2.《汤液本草》：诸桂数等，皆大小老壮之不同。《本草》所言有小毒，亦从类化：与黄芩、黄连为使小毒何施，与乌、附为使止是全得热性，若与有毒者同用则小毒既去大毒转甚，与人参、麦冬、甘草同用能调中益气则可久服。可知此药能护荣气而实卫气则在足太阳经也，桂心入心则在手少阴也。若指荣字立说，止是血药，故《经》言通血脉也。若与巴豆、硇砂、干漆、穿山甲、水蛭、虻虫如此有毒之类同用则小毒化为大毒。其类化可知矣。

3.《本草纲目》：肉桂下行，益火之原，此东垣所谓肾苦燥，急食辛以润之，开腠理，致津液，通其气者也。《圣惠方》言，桂心入心，引血化汗、化脓。盖手少阴君火，厥阴相火，与命门同气者也。《别录》云，桂通血脉是矣。曾世荣言，小儿惊风及泄泻，并宜用五苓散以泻丙火，渗土湿，内有桂能抑肝风而扶脾土。又《医余录》云，有人患赤眼肿痛，脾虚不能饮食，肝脉盛，脾脉弱，用凉药治肝则脾愈虚，用暖药治脾则肝愈盛，但于温平药中倍加肉桂，杀肝而益脾，故一治两得之。《传》云，木得桂而枯，是也。此皆与《别录》桂利肝肺气，牡桂治胁痛胁风之义相符，人所不知者，今为拈出。又桂性辛散，能通子宫而破血，故《别录》言其堕胎，庞安时乃云炒过则不损胎也。又丁香、官桂治痘疮灰塌，能温托化脓。

4.《本草经疏》：桂枝、桂心、肉桂，夫五味辛甘发散为阳，四气热亦阳；味纯阳，故能散风寒；自内充外，故能实表；辛以散之，热以行之，甘以和之，故能入血行血，润肾燥。其主利肝肺气、头痛、出汗、止烦、止唾、咳嗽、鼻衄、理疏不足、表虚自汗、风痹骨节挛痛者，桂枝之所治也。以其病皆得之表虚不任风寒，寒邪客之所致，故悉中之，以其能实表祛邪也。其主心腹寒热冷疾、霍乱转筋、腰痛、堕胎、温中、坚筋骨、通血脉、宣导百药无所畏、又补下焦不足、治沉寒痼冷、渗泄、止渴、止荣卫中风寒、秋冬下部腹痛因于寒、补命门、益火消阴者，肉桂之所治也。气薄轻扬，上浮达表，故桂枝治邪客表分之为病。味厚甘辛大热，而下行走里，故肉桂、桂心治命门真火不足，阳虚寒动于中，及一切里虚阴寒，寒邪客里之为病。盖以肉桂、桂心甘辛而大热，所以益阳；甘入血分，辛能横走，热则通行，合斯三者，故善行血。

吴茱萸

《神农本草经》

〖药性〗热。　　　　〖药味〗辛。　　　　〖用量〗3～6 g。

〖主治〗

1. 厥阴头疼：《伤寒论》吴茱萸汤用吴茱萸散寒止痛治疗厥阴头疼。

2. 霍乱腹痛：《圣济总录》吴茱萸汤用吴茱萸降逆止呕治疗霍乱腹痛。

3. 寒湿泄泻：《内科摘要》四神丸用吴茱萸助阳止泻治疗五更泄泻。

〖思路拓展〗

1.《神农本草经》：吴茱萸味辛温。主温中，下气，止痛，咳逆，寒热，除湿血痹，逐风邪，开腠理，根杀三虫。一名藙。生山谷。

2.《神农本草经百种录》：吴茱萸性味辛温。主温中下气：风寒上逆。止痛：散寒湿之痛。咳逆寒热：寒邪入肺。除湿血痹：辛能燥湿，温能行血也。逐风邪，开腠理：辛香散风通窍。吴茱萸味极辛，辛属金,金平木,故为驱逐肝风之要药。但肝风有二,一为挟寒之风,一为挟火之风。吴茱萸性温,于挟寒之风为宜,此又不可不审也。

3.《本草纲目》：茱萸,辛热能散能温,苦热能燥能坚,故所治之证,皆取其散寒温中,燥湿解郁之功而已。咽喉口舌生疮者,以茱萸末醋调,贴两足心,移夜便愈。其性虽热,而能引热下行,盖亦从治之义,而谓茱萸之性上行不下行者,似不然也。有人治小儿痘疮口噤者,啮茱萸一二粒抹之即开,亦取其辛散耳。

4.《本草经疏》：凡脾胃之气,喜温而恶寒,寒则中气不能运化,或为冷实不消,或为腹内绞痛,或寒痰停积,以致气逆发咳,五脏不利。吴茱萸,辛温暖脾胃而散寒邪,则中自温、气自下,而诸证悉除。其主除湿血痹、逐风邪者,盖以风寒湿之邪,多从脾胃而入,脾胃主肌肉,为邪所侵,则腠理闭密,而寒热诸痹所从来矣,辛温走散开发,故能使风寒湿之邪,从腠理而出。中恶腹痛,亦邪恶之气干犯脾胃所致,入脾散邪,则腹痛自止矣。

干 姜

《神农本草经》

〖**药性**〗热。　　　　　〖**药味**〗辛。　　　　　〖**用量**〗3～10 g。

〖**功效主治**〗

1. 中寒腹痛：《伤寒论》理中丸用干姜温中散寒治疗脘腹冷痛。

2. 胃寒呕吐：《和剂局方》二姜丸以干姜温中散寒止呕治疗胃寒呕吐。

3. 亡阳厥逆：《伤寒论》四逆汤用干姜回阳通脉治疗亡阳厥逆。

4. 寒饮喘咳：《伤寒论》小青龙汤用干姜温肺化饮治疗寒饮喘咳。

〖**思路拓展**〗

1.《神农本草经》：干姜性味辛温。主胸满咳逆上气,温中止血,出汗,逐风,湿痹,肠澼,下利。生者尤良,久服去臭气,通神明。生川谷。

2.《神农本草经百种录》：吴茱萸性味辛温,主温中下气：风寒上逆。止痛：散寒湿之痛。咳逆寒热：寒邪入肺。除湿血痹：辛能燥湿,温能行血也。逐风邪,开腠理：辛香散风通窍。吴茱萸味极辛,辛属金,金平木,故为驱逐肝风之要药。但肝风有二,一为挟寒之风,一为挟火之风。吴茱萸性温,于挟寒之风为宜,此又不可不审也。

3.《本草崇原》：《神农本经》止有生姜、干姜而无炮姜,后人以干姜炮黑,谓之炮姜。《金匮要略》治肺痿用甘草干姜汤,其干姜亦炮：是炮姜之用仲祖其先之矣。姜味本辛,炮过是辛味稍减,主治产后血虚身热及里寒吐血、衄血、便血之证。若炮制太过,本质不存,谓之姜炭,其味微苦不辛,其质轻浮不实,又不及炮姜之功能矣。即用炮姜,亦必须三衢开化之母姜,始为有力。

制草乌

《神农本草经》

〖**药性**〗热。　　　　　〖**药味**〗辛。　　　　　〖**用量**〗3~6 g。

〖**主治**〗

1. 脚板肿疼：《普济方》卷 156 草乌膏用草乌温经散寒治疗脚板肿疼。

2. 跌损腰痛：《跌损妙方》草乌散用草乌通络止痛治疗跌损腰痛。

3. 四肢瘫痪：《苏沈良方》左经丸用草乌头通经活络治疗四肢瘫痪。

4. 骨节剧痛：《世医得效方》卷 18 草乌散用草乌麻醉止痛治疗骨节不归窠。

〖**思路拓展**〗

1. 《本草纲目》：此即乌头之野生于他处者，俗谓之草乌头，亦曰竹节乌头，出江北者曰淮乌头，《日华子》所谓土附子者是也。乌喙，即偶生两歧者，今俗呼为两头尖，因形而名，其实乃一物也。附子、天雄之偶生两歧者，亦谓之乌喙，功亦同于天雄，非此乌头也。苏恭不知此义，故反疑之。草乌头取汁，晒为毒药，射禽兽，故有射罔之称。《后魏书》言：辽东塞外秋收乌头为毒药射禽兽，陈藏器所引《续汉五行志》，言西国生独白草，煎为药，敷箭射人即死者，皆此乌头，非川乌头也。

2. 《本草崇原》：乌喙气味辛温，有大毒。主治中风，恶风洗洗出汗，除寒湿痹，咳逆上气，破积聚寒热。其汁煎之，名射罔，杀禽兽。《本经》名乌头，《别录》名乌喙，今时名草乌，乃乌头之野生者，处处有之。其根外黑内白，皱而枯燥。其性大毒，较之川乌更烈，与前条洁古所言者，不可一例用也。草乌头今杭人多植于庭院，九月开花淡紫娇艳，与菊同时，谓之鹦鸽菊，又谓之双鸾菊，花之形状名之。根有大毒，与川中所出之乌头大别。古时或名乌头，或名乌喙，随时所称，未有分别。后人以形正者，有似乌鸟之头；其两歧相合而生者，有似乌鸟之喙，以此别之。然形状虽殊，主治则一，亦可不必分别。隐庵以乌头判属川乌，以乌喙判属草乌，盖恐后人以混称误用，或致伤人故耳。虽属强分，其用心大有益于天下后世。乌喙虽亦名乌头，实乃土附子也。性劣有毒，但能搜风胜湿，开顽痰，破坚积，治顽疮，以毒攻毒，不能如附子益太阳之标阳，助少阳之火热，而使神机之环转，用者辨之。

高良姜

《名医别录》

〖**药性**〗热。　　　　　〖**药味**〗辛。　　　　　〖**用量**〗6~10 g。

〖**主治**〗

1. 胃脘寒痛：《良方集腋》良附丸用高良姜散寒止痛治疗胃脘寒痛。

2. 腹胀肠鸣：《圣济总录》卷 57 高良姜汤用高良姜理气散寒治疗腹胀肠鸣。

3. 腹痛泄泻：《杨氏家藏方》卷 6 高良姜丸用高良姜散寒止泻治疗腹痛泄泻。

〖思路拓展〗

1.《名医别录》：高良姜大温，主治暴冷，胃中冷逆，霍乱腹痛。

2.《本草正义》：良姜大辛大温，洁古谓辛热纯阳，故专主中宫真寒重症；《别录》独以治胃冷气逆，霍乱腹痛者，正以霍乱皆中气大寒，忽然暴仆，俄顷之间，胸腹绞痛，上吐下泻，即四肢冰冷，面唇舌色淡白如纸，脉伏不见，冷汗如油，大肉陡削。良由盛暑之时，乘凉饮冷，汩没真阳，致中气暴绝，见症如是之剧，甚者一二时即已告毙，此非大剂温热，万不能挽回垂绝之元阳。姜、附、吴萸、良姜、荜茇之属，均为此症必须要药。惟近贤王孟英、陆九芝两家，所论霍乱，皆主湿热而言，且谓肢冷脉伏，即是热深厥深之候，万万不可用四逆法者，此则当时见症之不同，盖亦天时人事之变迁，固自有不可一概论者。此当以舌苔之魄白与黄腻辨之，而所泻所吐之物，一则清澈如水，一则秽气恶浊，亦必确乎有凭，固不患临症时之无所适从者也。减器言止痢者，当以虚寒滑利言之，必非湿热积滞之肠澼可知。甄权谓治腹内久冷气痛，大明谓治转筋、泻痢，则即真寒之霍乱转筋也。又谓治反胃，则胃中无火，食入反出之朝食暮吐，完谷清澈者也。苏颂谓含块咽津，治忽然恶心呕清水，亦胃寒之症。濒湖谓健脾胃、宽噎膈、破冷癖、除瘴疟，皆以阴霾填塞者言。而胃燥津枯之噎膈，湿热秽蚀之瘴疟，非可一概论矣。

蜀 椒

《神农本草经》

〖药性〗温。　　　　　〖药味〗辛。　　　　　〖用量〗3～6 g。

〖主治〗

1. 胃脘疼痛：《外台秘要》蜀椒汤用蜀椒温胃散寒治疗胃脘疼痛。

2. 胸痹达背：《备急千金要方》蜀椒散用蜀椒散寒止痛治疗胸痹达背。

3. 上气咳嗽：《备急千金要方》蜀椒丸用蜀椒降气止咳治疗上气咳嗽。

〖思路拓展〗

1.《神农本草经》：蜀菽性味辛温。主邪气咳逆，温中，逐骨节，皮肤死肌，寒湿，痹痛，下气，久服之，头不白，轻身增年，生川谷。

2.《本草思辨录》：蜀椒为足太阴及右肾气分之药。祛脾肾之寒湿而不治风寒风湿。若但寒无湿，亦有不宜。治寒湿无分脾肾，而补火则独在肾。何以言之？性温燥而下行，足以祛寒湿而不足以祛风。皮红膜白，间以黄肉，极里之子则黑，为由肺历脾入肾之象。故能使水中泛出之火，仍归水中。热则肺病宜不相涉矣，而何以亦兼隶之。肺有寒饮无寒湿，寒饮之病，从不以椒治。但寒之病，亦未尝以椒治。惟脾肾之寒湿上冲而为肺病挟火者，以椒引而下之，始为恰当。脾肾病在本脏，肺病则由脾肾连及，所治虽同而本末攸异。此愚所以不以手太阴药并提之也。椒既由肺抵肾，势不中停，自当以温肾为首功。故他物温脾寒除脾湿，效惟在脾而已；椒则归宿在肾，不第供职于脾。虽然脾居中宫，不能飞渡。有肾病脾不病而可以椒治者乎，则试取仲圣方核之：乌头赤石脂丸，邪在上焦，而用乌附干姜石脂中下焦之药，非脾肾有寒湿不尔；更佐以蜀椒，非引火下归不尔。白术散，尤氏谓治寒湿之剂，术芎与椒牡并施，意自在于温下。他如大建中汤、乌梅丸，一为呕痛腹满，一为蛔厥呕烦。皆病在脾肾而阴中有阳，而其用蜀椒也，又岂有二道哉。

3.《本经疏证》：金凝重而不动，火炎上而不降，其常性也。试炽炭于炉，投金于火，久则金镕就下，若水流矣，火亦随之而流，金火之相锻有如是哉！椒不花而结红实于四月，是其直禀阳刚火德，而饱吸湿土燥金之气，至内膜白，子光黑，乃为成就，是其以阳熯湿，以火炼金，昭然可见，且其子光黑浑圆，旋转如珠，则又象水。斯所以为从在上之肺，挟火直抵于肾，无惑也。然则凡火不归下，皆可以椒引之使归欤！是又非矣。夫红皮之内，白膜之表，不有黄肉在其间乎！请观分金之炉，必有土为之范，量其高下之差，分为数道，以就金银铜铁之所贮。重者归于极下，轻者以次而上，设无此范，则五金就洼，仍杂一处，金不能极其所至，火又何能自往耶！以是知椒之引火下归，必藉土为之范也。土，脾胃之气也。胃主降，胃病则吐逆；脾主升，脾病则泄利。泄利者火不在下，吐逆者火反上逆。能使火不上逆而下归，是金之挟火下流，以就土之范也，是椒之能事也。

椒　目
《新修本草》

〖药性〗寒。　　　　〖药味〗辛。　　　　〖用量〗3～6 g。

〖主治〗

1. 肠间水气：《金匮要略》己椒苈黄丸用椒目利水消肿治疗肠间水气。

2. 咳嗽喘息：《赤水玄珠》椒目散用椒目降气平喘治疗咳嗽喘息。

〖思路拓展〗

《本经疏证》：己椒苈黄丸既用防己、葶苈、大黄，虽无椒目，肠中之水亦不能不去，何俟有此？夫既云有水气，则不得口舌干燥，有水气又口舌干燥，且腹满，明明气与热阻于中，津随水溜于下也。热者阳邪，水者阴类，阴承于阳，则阳必上出，是口舌干燥者，其初见之微征，过此以往，在上之热，方将炽而未肯衰，昭昭可见。逐其留中之热，大黄固立能裁决，除自中以上之热，自中以下之水，葶苈、防己亦谊所不辞，特前此上引之热，不知尽热邪耶？抑亦有身中阳气杂于其间也。肠间有水而口舌干燥，则为有津液杂于其间，设但逞一下之快，不计正气之累及，则在中之热，在下之水虽去，身中之阳与阴亦且不克自支。椒者自火而归于水，其目之漆黑光泽而浑圆，则水象之确著者也，故能使从水中泛出之火，原归水中，于以熏蒸水中所杂之津，仍朝口舌。蜜丸仅与一丸，先食而服焉，用药已急中有缓，服法尤缓中之缓，正虑克削人元气耳。即方后口中有津液，渴者加芒硝是，在土之津不下溜，而攻下可益峻矣。于此犹不可悟椒目之用耶！或曰：昔之人皆谓椒为肝家物，而子独以色红味辛谓为得金火之用，似绝无与于肝者。《伤寒论》只乌梅丸中用椒实为治厥阴之方，其说犹可通耶？予曰：是说也，得五行之一端而未及乎全体也。今夫弥大地之用皆在土，而土之禀受敷施，由于日之发敛，然不得金以耕，则土自土，日自日，犹不能生物，是成土之用在金与火，土既耕矣，物既生矣，而不得日，则虽有水而物不受其滋。土之所生者无他，惟木耳，是见土之用，惟木与水，故夫金火者，所以致土之禀受；木水者，所以致土之敷施。试观《本经》所主诸证,土气不守中,则邪气袭而咳逆生;土气不运外,则寒湿停而胃痛作。是厥阴病之气上撞心,心中疼热,烦躁,吐蛕,下利,何一事非土乏金火之助,遂不能布水气于木,木乃燥裂强硬耶!由是而推,可以知《别录》之所主,凡六腑寒冷,心腹留饮,宿食,肠澼,下利,水肿,黄疸,莫非土气之不守中;凡伤寒,温疟,大风,汗不出,风邪瘕结,莫非土气之不外运。但使火随金金就土,土得尽当然之用,则又何患之不除。

胡 椒
《新修本草》《唐本草》

〖药性〗热。　　　　〖药味〗辛。　　　　〖用量〗3～6 g。

〖主治〗

1. 心腹疼痛:《太平惠民和剂局方》胡椒汤用胡椒散寒止痛治疗心腹疼痛。

2. 霍乱吐利:《三因极一病证方论》胡椒汤用胡椒散寒止泄治疗霍乱吐利。

〖思路拓展〗

1.《本草经疏》:胡椒,其味辛,气大温,性虽无毒,然辛温太甚,过服未免有害,气味俱厚,阳中之阳也。其主下气、温中、去痰,除脏腑中风冷者,总因肠胃为寒冷所乘,以致脏腑不调。痰气逆上,辛温暖肠胃而散风冷,则痰气降,脏腑和,诸证悉瘳矣。凡胃冷呕逆,宿食不清,或霍乱气逆,心腹冷痛,或大肠虚寒,完谷不化,或寒痰积冷,四肢如冰,兼杀一切鱼肉鳖蕈等毒,诚为要品;然而血有热,与夫阴虚发热,咳嗽吐血,咽干口渴,热气暴冲,目昏口臭,齿浮鼻衄,肠风脏毒,痔漏泄澼等证,切勿轻饵,误服之,能令诸病即时作剧,慎之慎之。

2.《本草求真》:胡椒比之蜀椒,其热更甚。凡因火衰寒入,痰食内滞,肠滑冷痢,及阴毒腹痛。胃寒吐水,牙齿浮热作痛者,治皆有效,以其寒气既除,而病自可愈也。但此上有除寒散邪之力。非同桂、附终有补火益元之妙。况走气动火,阴热气薄,最其所忌。

荜 茇
《开宝本草》

〖药性〗热。　　　　〖药味〗辛。　　　　〖用量〗3～6 g。

〖主治〗

1. 腹痛泄泻:《太平圣惠方》卷五荜茇丸散寒止泻治疗腹痛泄泻。

2. 牙齿疼痛:《圣济总录》荜茇丸用荜茇散寒止痛治疗牙齿疼痛。

〖思路拓展〗

1.《本草图经》:荜茇出波斯国,今岭南有之。多生竹林内。正月发苗,作丛,高三四尺;其茎如箸;叶青圆,阔二三寸如桑,面光而浓。三月开花,白色在表;七月结子如小指大,长二寸以来,青黑色,类椹子。九月收采,灰杀,曝干。南人爱其辛香,或取叶生茹之。黄牛乳煎其子,治气痢,神良。谨按《唐太宗实录》云:贞观中,上以气痢久未痊,服它名医药不应,因诏访求其方,有卫士进乳煎荜茇法,御用有效。刘禹锡亦记其事云,后累试年长而虚冷者,必效。

2.《增广和剂局方药性总论》:荜茇性味辛大温,无毒。主温中下气,补腰脚,杀腥气,消食,除胃冷,阴疝,痃癖。其根名荜茇没,主五劳七伤,阴汗,核肿。日华子云:治霍乱,冷气,心痛,血气。陈藏器云:荜茇没味辛,温,无毒。主冷气呕逆,心腹胀满,食不消,寒疝,核肿,妇人内冷无子,治腰肾冷,除血气。

第四节　温散里寒方剂

理中汤
《伤寒论》

〖方剂组成〗人参、干姜、白术、炙甘草。

〖作用机制〗温散里寒。

〖主治要点〗① 脾胃虚寒证;② 脘腹疼痛;③ 腹泻下痢;④ 畏寒肢冷。

〖思路拓展〗

1.《伤寒论》:霍乱,头痛发热,身疼痛,热多欲饮水者,五苓散主之;寒多不用水者理中丸主之。大病差后,喜唾,久不了了,胸上有寒,当以丸药温之,宜理中丸。

2.《成方便读》:此脾阳虚而寒邪伤内也。夫脾阳不足,则失其健运之常,因之寒凝湿聚。然必其为太阴寒湿,方可用此方法,否则自利呕痛等症,亦有火邪为患者。故医者当望闻问切四者合参,庶无差之毫厘,谬以千里之失。若表里寒热虚实既分,又当明其病之标本。如以上诸病,虽系寒凝湿聚,皆因脾阳不足而来,则阳衰为本,寒湿为标。是以方中但用参、术、甘草,大补脾元,加炮姜之温中守而不走者,以复其阳和,自然阳长阴消,正旺邪除耳。

3.《古方选注》:理中者,理中焦之气,以交阴阳也。上焦属阳,下焦属阴,而中焦则为阴阳相偶之处。仲景立论,中焦热则主五苓以治太阳;中焦寒,则主理中以治太阴,治阳用散,治阴用丸,皆不及于汤,恐汤性易输易化,无留恋之能,少致和之功耳。人参、甘草甘以和明也,白术、干姜辛以和阳也,辛甘相辅以处中,则阴阳自然和顺矣。

小建中汤
《伤寒论》

〖方剂组成〗桂枝、甘草、大枣、芍药、生姜、胶饴。

〖作用机制〗温中补气。

〖主治要点〗① 中焦虚寒证；② 脘腹疼痛；③ 神疲少气；④ 面色无华。

〖思路拓展〗

1.《金匮要略》：虚劳里急，悸，衄，腹中痛，梦失精，四肢酸疼，手足烦热，咽干口燥，小建中汤主之。

2.《伤寒明理论》：脾者土也，处四脏之中，为中州治中焦，生育荣卫，通行津液。一有不调则荣卫失所育，津液失所行，必以此汤温建中脏，是以建中名之焉。胶饴味甘温，甘草味甘平，脾欲缓，急食甘以缓之，健脾者，必以甘为主，故以胶饴为君，甘草为臣；桂辛热，辛，散也，润也，荣卫不足，润而散之；芍药味酸微寒，酸，收也，泄也，津液不逮，收而行之，是以桂、芍药为佐；生姜味辛温，大枣味甘温，胃者卫之源，脾者荣之本，甘辛相合，脾胃健而荣卫通，是以姜、枣为使。

3.《金匮要略心典》：此和阴阳，调营卫之法也。夫人生之道，曰阴曰阳，阴阳和平，百疾不生。若阳病不能与阴和，则阴以其寒独行，为里急，为腹中痛，而实非阴之盛也；阴病不能与阳和，则阳以其热独行，为手足烦热，为咽干口燥，而实非阳之炽也。昧者以寒攻热，以热攻寒，寒热内贼，其病益甚，惟以甘酸辛热和合成剂，调之使和，则阳就于阴，而寒以温；阴就于阳，而热以和。医之所以贵识其大要也，岂徒云寒可治热，热可治寒而已哉。或问和阴阳，调营卫是矣，而必以建中者何也？曰：中者脾胃也，营卫生成于水谷，而水谷转输于脾胃，故中气立，则营卫流行而不失其和。又中者，四运之轴而阴阳之机也，故中气立，则阴阳相循，如环无端，而不极于偏。是方甘与辛合而生阳，酸得甘助而生阴，阴阳相生，中气自立。是故求阴阳之和者必于中气，求中气之立者必以建中也。

大建中汤

《金匮要略》

〖方剂组成〗蜀椒、干姜、人参。

〖作用机制〗温中止痛。

〖主治要点〗① 中焦虚寒证；② 心胸寒痛；③ 手足厥冷；④ 呕不能食。

〖思路拓展〗

1.《医方集解》：此足太阴阳明药也，蜀椒辛热，入肺散寒，入脾暖胃，入肾命补火；干姜辛热通心，助阳逐冷散逆；人参甘温，大补脾肺之气；饴糖甘能补土，缓可和中。盖人之一身，以中气为主，用辛辣甘热之药，温健其中脏，以大祛下焦之阴，而复其上焦之阳也。

2.《金匮要略释义》：《本草经》谓蜀椒主邪气，温中，逐痹痛，下气。夫大寒乃邪气也。心胸中大寒痛，呕而不能食，法当温中。寒气上冲皮起，出见有头足，又宜下气，故舍蜀椒莫与，从而可知中不受温，痛痹之不必下气者，则非蜀椒所宜矣。干姜亦温中之品，此证沉寒痼冷之在中者，性动而猖，其势向上，因用蜀椒复佐以干姜，镇以静而抑之使平。有谓附子驱寒止痛，何以舍而不用？夫向上者，阴中有阳实中有虚，何则？呕为实而有火之证，呕而不能饮食，中气大伤自不得以附子攻也。爱用人参、饴糖补其虚乏。方名大建中汤者，宜矣。

吴茱萸汤

《伤寒论》

〖方剂组成〗吴茱萸、人参、生姜、大枣。

〖作用机制〗温中降逆。

〖主治要点〗① 肝胃虚寒；② 腹痛腹泻；③ 头痛欲呕；④ 畏寒肢冷。

〖思路拓展〗

1.《伤寒论》：食谷欲呕属阳明也，吴茱萸汤主之。干呕吐涎沫，头痛者，吴茱萸汤主之。

2.《金镜内台方议》：干呕，吐涎沫，头痛，厥阴之寒气上攻也。吐利，手足逆冷者，寒气内甚也；烦躁欲死者，阳气内争也；食谷欲呕者，胃寒不受食也；以此三者之证，共享此方者，以吴茱萸能下三阴之逆气为君，生姜能散气为臣，人参、大枣之甘缓，能和调诸气者也，故用之为佐使以安其中也。

3.《医方集解》：此足厥阴少阴阳明药也。治阳明食谷欲呕者，吴茱萸、生姜之辛以温胃散寒下气；人参、大枣之甘以缓脾益气和中；若少阴证吐利厥逆，甚至于烦躁欲死、胃中阴气上逆，将成危候，故用吴茱萸散寒下逆，人参、姜、枣助阳补土，使阴寒不得上干，温经而兼温中也，吴茱萸为厥阴本药，故又治肝气上逆，呕涎头痛。

二气丹

《太平惠民和剂局方》

〖方剂组成〗硫黄、肉桂、干姜、朱砂。

〖作用机制〗温中散寒。

〖主治要点〗① 中焦虚寒证；② 脐腹疼痛；③ 霍乱转筋；④ 畏寒肢冷。

〖思路拓展〗

《医略六书》：阴阳交错，痞膈于中，二气不相接续统运，故吐泻不止，手足厥逆焉。消石飞升，能升阳气以消溶逆气；硫黄发育，能壮真火以统运真阳。煅过，丸服，使阳气运而阴翳消，则二气调顺，而阴阳无交错之虞，何患厥逆吐泻不瘳哉！此拯阳奠阴之剂，为阴阳二气不相统接之专方。

北亭丸

《养老奉亲》

〖方剂组成〗北亭、阿魏、当归、厚朴、陈皮、肉桂、干姜、炙甘草、川芎、胡椒、缩砂、附子、茯苓、青盐、白术、五味子。

〖作用机制〗温中散寒。

【主治要点】① 中焦虚寒证;② 脐腹疼痛;③ 泄利不止;④ 月经不调。

【思路拓展】

1.《太平惠民和剂局方》北亭丸:缩砂仁、胡椒、肉桂、厚朴、附子、川芎、北亭、阿魏。上为末,用银、石锅,内入好酒、醋五升,白沙蜜一十两,先下北亭、阿魏、青盐三味,并好头面一升,同煎稠黏,便下药末半斤以来,更煎如稀面糊,渐渐入药末煎得所,离火取出,更以干药末和搜成剂,更捣一千杵,丸如梧桐子大。每服十五丸,微嚼破,用生姜盐汤下,温酒亦得,空心服之。治脾元气弱,久积阴冷,心腹胁肋,胀满刺痛,面色青黄,肌体瘦弱,怠惰嗜卧,食少多伤,噫气吞酸,哕逆恶心,腹中虚鸣,大便泄利,胸膈痞塞,食饮不下,呕哕霍乱体冷,转筋,及五膈五噎,痃癖瘕聚,反胃吐食,久痛久痢,并皆治之。

2.《卫生总微》卷13北亭丸:北亭一钱、朱砂一钱、腻粉一钱、牙消一钱、巴豆二十一个。上为细末,用蒸饼剂裹药煨熟,去焦硬者,取中心软处,近药润者,用药和剂,如硬,滴入水得所,为丸如绿豆大。每一岁儿一丸,乳食前荆芥汤送下。主治一切积癖,黄瘦吐食。

红丸子

《太平惠民和剂局方》

【方剂组成】三棱、莪术、青皮、陈皮、干姜、胡椒。

【作用机制】温中散寒。

【主治要点】① 里寒积气证;② 脘腹疼痛;③ 面色萎黄;④ 月经不调。

【思路拓展】

1.《太平惠民和剂局方》:治丈夫脾积气滞,胸膈满闷,面黄腹胀,四肢无力,酒积不食,干呕不止,背胛连心胸及两乳痛;妇人脾血积气,诸般血症气块,及小儿食积,骨瘦面黄,肚胀气急,渐成脾劳,不拘老少,并宜服之。

2.《医方考》:三棱、莪术,攻坚药也,故可以去积;干姜、胡椒,辛热物也,故可以去寒;青皮、陈皮,快气药也,故可以去痛。而必以醋糊为丸者,《经》曰:酸胜甘,故用之以疗肥甘之滞;必以矾红为衣者,取其咸能软坚,枯能着癖也。

第二章　清　热　方　药

　　热证有表热里热之分,方药有疏散表热清泄里热之别。疏散表热方药治疗表热证。表热证辨证要点:① 发热;② 恶寒;③ 头痛;④ 咽痛;⑤ 有汗;⑥ 咳嗽;⑦ 舌红;⑧ 脉浮数。多见于西医学感冒或各种传染病初期。治疗表热证的临床决策是疏散表热。《素问·至真要大论》曰:热者寒之。《素问·阴阳应象大论》曰:其有邪者,渍形以为汗。其在皮者,汗而发之。体若燔炭,汗出而散。《素问·热论》曰:未满三日,可汗而已。凡此四者,亦言热邪在表不可使之深入,要当以汗法去之。疏散表热常用药物有桑叶、菊花、薄荷、牛蒡子、柴胡、升麻、蝉蜕、浮萍等。疏散表热常用方剂有桑菊饮、银翘散、麻黄杏仁甘草石膏汤、柴胡升麻汤、升麻葛根汤、柴葛解肌汤、辛凉清解饮、防风通圣散等。《医经溯洄集·伤寒温病热病说》明言温病热病怫热郁其腠理,无寒在表,故非辛凉或苦寒或酸苦之剂不足以解之。此仲景桂枝麻黄等汤所以不可用而后人水解散、大黄汤、千金汤、防风通圣散之类所以可用也。叶天士《外感温热篇》指出温邪上受首先犯肺,始初解表用辛凉,须避寒凝之品,恐遏其邪。不尔,风挟温热而燥生,清窍必干,两阳相劫也。吴鞠通《温病条辨》曰凡病温者始于上焦,在手太阴,而为咳嗽自汗口渴头痛身热尺热等证。创制桑菊饮、银翘散疏散表热,影响颇大。

　　清泄里热方药治疗里热证。里热证辨证要点:① 恶热;② 喜冷;③ 面赤;④ 口渴;⑤ 口苦;⑥ 出血;⑦ 昏迷;⑧ 尿黄;⑨ 苔黄;⑩ 舌质红;⑪ 脉数。多见于西医学各种感染性疾病或各种传染病极期。治疗里热证临床决策是清泄里热。《素问·至真要大论》曰:热淫于内,治以咸寒,佐以甘苦。钱乙《小儿药证直诀》创制泻青丸(龙胆、大黄、防风、羌活、栀子、川芎、当归、青黛)、泻白散(地骨皮、桑白皮、粳米、炙甘草)、导赤散(生地、竹叶、木通、甘草)、泻黄散(藿香、栀子、石膏、防风、甘草)、地黄丸(熟地、山茱萸、山药、泽泻、牡丹皮、茯苓,清肾脏虚热,笔者注),清泄里热。刘河间《宣明论方》倡六气皆可以火化之论,创制当归龙荟丸(当归、龙胆草、栀子、黄连、黄柏、黄芩、大黄、芦荟、青黛、木香、麝香)、双解散(益元散合防风通圣散)、连翘饮子(大黄、芒硝、甘草、栀子、薄荷、黄芩、连翘,后世加竹叶名凉膈散,笔者注)等,皆为清泄里热的传世名方。《伤寒直格》还指出防风通圣散、双解散、天水散、凉膈散等,都是通过"散风壅,开郁结,使气液宣通"达到治疗效果。正如王好古所说刘氏用药务在推陈致新,不使少有怫郁,正造化新新不停之义。常用药物有金银花、连翘、石膏、知母、黄连、黄芩、黄柏、栀子、龙胆草、白薇、青蒿、大青叶、板蓝根、白花蛇舌草、牡丹皮、玄参、白英、紫草、赤芍药、地骨皮、寒水石、淡竹叶、射干等。清泄里热常用方剂有龙胆泻肝汤、黄连解毒汤、清暑益气汤、白虎汤、凉膈散、清营汤、普济消毒饮、清瘟败毒饮、升降散。《景岳全书·寒略》曰:寒方之制为清火也,为除热也。夫火有阴阳,热分上下。据古方书，咸谓黄连清心，黄芩清肺，石斛、芍药清脾，龙胆清肝，黄柏清肾。今之用者，多守此法，是亦胶柱法也。大凡寒凉之物皆能泻火，岂有凉此而不凉彼者，但当分其轻清重浊，性力微甚，用得其宜则善矣。夫轻清者宜以清上，如黄芩、石斛、连翘、天花之属是也。重浊者宜于清下，如栀子、黄柏、龙胆、滑石之属也。性力之浓者能清大热，如石膏、黄连、芦荟、苦参、山豆根之属也。性力之缓者能清微热，如地骨皮、玄参、贝母、石斛、童便之属也。本书分热证为表里，景岳分热证为上下。他山之石可以攻玉。

第一节　疏散表热药物

桑　叶
《神农本草经》

【药性】寒。　　　　　【药味】甘、苦。　　　【用量】6～10 g。

【主治】

1. 发热恶寒：《温病条辨》桑菊饮用桑叶辛凉解表治疗外感表热的发热恶寒。

2. 眼目昏花：《医级》桑麻丸用桑叶清肝明目治疗肝肾不足眼目昏花。

3. 吐血咳血：《圣济总录》独圣散用桑叶凉血止血治疗火热迫血的吐血咳血。

4. 咳嗽口渴：《温病条辨》桑杏汤用桑叶润肺止咳治疗外感温燥的咳嗽口渴。

【思路拓展】

1.《神农本草经》：桑根白皮性味甘寒。主伤中，五劳六极，羸瘦，崩中，脉绝，补虚益气。叶主除寒热出汗。桑耳黑者，主女子漏下，赤白汁，血病，癥瘕积聚，阴补阴阳，寒热，无子。五木耳名糯，益气不饥，轻身强志。生山谷。

2.《本草经疏》：桑叶，甘所以益血，寒所以凉血，甘寒相合，故下气而益阴，是以能主阴虚寒热及因内热出汗。其性兼燥，故又能除脚气水肿，利大小肠，除风。经霜则兼清肃，故又能明目而止渴。发者血之余也，益血故又能长发，凉血故又止吐血。合痈口，罨穿掌，疗汤火，皆清凉补血之功也。

3.《重庆堂随笔》：桑叶，虽治盗汗，而风温暑热服之，肺气渭肃，即能汗解。息内风而除头痛，止风行肠胃之泄泻，已肝热妄行之崩漏，胎前诸病，由于肝热看尤为要药。

4.《本草撮要》：桑叶，得麦冬治劳热；得生地、阿胶、石膏、枇杷叶，治肺燥咳血；得黑芝麻炼蜜为丸，除湿弦风明目。以之代茶，取经霜者，常服治盗汗，洗眼去风泪。

5.《普济本事方》：昔武胜军宋仲孚患青盲二十年，用此法，二年目明如故。新采青桑叶阴干，月按日就地上烧存性。每以一合，于瓷器内煎减二分，倾出澄清，温热洗目，至百度，屡试有验。

菊　花

《神农本草经》

〖**药性**〗微寒。　　　　〖**药味**〗甘、苦。　　　　〖**用量**〗6～10 g。

〖**主治**〗

1. 鼻塞流涕：《幼幼新书》菊花散用菊花疏散解表治疗外感表热的鼻塞流涕。

2. 头痛头晕：《重订严氏济生方》菊花散用菊花清热平肝治疗肝胆火热的头痛头晕。

3. 疮痈肿毒：《揣摩有得集》甘菊汤用菊花清热解毒治疗火热蕴盛的疮痈肿毒。

4. 偏视偏盲：《太平圣惠方》甘菊花散用甘菊花祛风平肝治疗眼目风邪的偏视偏盲。

5. 目赤眼痛：《普济本事方》菊花散用甘菊花平肝明目治疗风毒热气的目赤眼痛。

6. 面浮瘙痒：《备急千金要方》菊花散用菊花疏风祛脂治疗头面游风的面浮瘙痒。

〖**思路拓展**〗

1. 《神农本草经》：鞠华味苦平。主风，头眩肿痛，目欲脱，泪出，皮肤死肌，恶风湿痹。久服利血气，轻身，耐老延年。一名节华，生川泽及田野。

2. 《本草经疏》：菊花专制风木，故为去风之要药。苦可泄热，甘能益血，甘可解毒，平则兼辛，故亦散结，苦入心、小肠，甘入脾、胃，平辛走肝、胆，兼入肺与大肠。其主风头眩、肿痛、目欲脱、泪出、皮肤死肌、恶风、湿痹者，诸风掉眩，皆属肝木，风药先入肝，肝开窍于目，风为阳邪，势必走上，血虚则热，热则生风，风火相搏故也。腰痛去来陶陶者，乃血虚气滞之候，苦以泄滞结，甘以益血脉，辛平以散虚热也。其除胸中烦热者，心主血，虚则病烦，阴虚则热收于内，故热在胸中，血益则阴生，阴生则烦止，苦辛能泄热，故烦热并解。安肠胃，利五脉，调四肢，利血气者，即除热，祛风，益血，入心，入脾，入肝之验也。生捣最治疗疮，血线疔尤为要药，疔者风火之毒也。

3. 《神农本草经百种录》：菊花性味苦平。主风，头眩，肿痛，目欲脱，泪出：芳香上达，又得秋金之气，故能平肝风而益金水。皮肤死肌：清肺疏风。恶风湿痹：驱风散湿。久服利血气，轻身、耐老延年：菊花晚开晚落，花中之最寿者也，故其益人如此。凡芳香之物，皆能治头目肌表之疾。但香则无不辛燥者，惟菊得天地秋金清肃之气，而不甚燥烈，故于头目风火之疾尤宜焉。

4. 《本事方释义》：甘菊花气味辛凉，入手太阴；牛蒡子气味苦辛平微寒，入手太阴、手、足阳明；防风气味辛甘微温，入足太阳；白蒺藜气味辛甘微温，入足厥阴；甘草气味甘平，入足太阴，通行十二经络，能缓诸药之性，此肝肾风毒热气上冲头目疼痛欲损目者，以辛凉甘温者各二味，散其毒热，再以甘平之味和之缓之，使上冲之气渐得和平，则药之能事毕矣。

薄 荷

《新修本草》

【药性】凉。　　　　　【药味】辛。　　　　　【用量】3～9 g。

【主治】

1. 表热感冒：《温病条辨》银翘散用薄荷辛凉解表治疗表热感冒或温病初起。

2. 表热咽痛：《喉科指掌》六味汤用薄荷疏散表热治疗咽喉肿痛。

3. 麻疹不透：《先醒斋医学广笔记》竹叶柳蒡汤用薄荷宣毒透疹治疗麻疹不透。

4. 肝郁气滞：《和剂局方》逍遥散用薄荷疏肝理气治疗肝郁气滞胸闷胁痛。

【思路拓展】

1.《本草经疏》：薄荷，辛多于苦而无毒。辛合肺，肺合皮毛，苦合心而从火化，主血脉，主热，皆阳脏也。贼风伤寒，其邪在表，故发汗则解。风药性升，又兼辛温，故能散邪辟恶。辛香通窍，故治腹胀满、霍乱。《食疗》引为能去心家热，故为小儿惊风、风热家引经要药。辛香走散，以通关节，故逐贼风、发汗者，风从汗解也。本非脾胃家药，安能主宿食不消？上升之性，亦难主下气；劳乏属虚，非散可解，三疗俱非，明者当子别之。又：病人新瘥勿服，以其发汗虚表气也。咳嗽若因肺虚寒客之而无热症者勿服，以其当补而愈。阴虚人发热勿服，以出汗则愈竭其津液也。脚气类伤寒勿服，以其病主下而属脾故也。血虚头痛，非同诸补血药不可用。小儿身热由于伤食者不可用，小儿身热因于疳积者不可用。小儿痘疮诊得气虚者，虽身热初起，亦不可用。

2.《本草求真》：薄荷，气味辛凉，功专入肝与肺。故书载辛能发散，而于头痛、头风、发热恶寒则宜，辛能通气，而于心腹恶气、痰结则治；凉能清热，而于咽喉、口齿、眼、耳、瘾疹、疮疥、惊热、骨蒸、衄血则妙。是以古方逍遥，用此以为开郁散气之具；小儿惊痫，用此以为宣风向导之能，肠风血痢，用此以为疏气清利之法，然亦不敢多用，所用不过二三分为止，恐其有泄真元耳。

3.《本草正义》：孙星衍辑刻《本草经》，径谓薄荷苏类，确乎可信。《唐本草》谓为辛温，亦以苏类例之。然冷冽之气能散风热，决非温药，故洁古直谓之辛凉。其主治则《唐本》谓贼风伤寒、恶气、心腹胀满、霍乱、宿食不消、下气，又皆与紫苏大略相近，惟辛而凉降，微与温散者不同耳。按外治风热生疮：煮汁和入消肿末药敷之，凉入肌肤，立能止痛。

牛蒡子

《名医别录》

【药性】寒。　　　　　【药味】辛。　　　　　【用量】6～10 g。

【主治】

1. 风热历节：《普济本事方》牛蒡子散用牛蒡子疏散风热治疗风热历节。

2. 咽喉肿痛：《仁术便览》牛蒡子汤用牛蒡子清咽利喉治疗咽喉肿痛。

3. 结核瘰疬：《太平圣惠方》牛蒡子丸用牛蒡子解毒散结治疗结核瘰疬。

〖思路拓展〗

1.《名医别录》：明目补中，除风伤。

2.《本草经疏》：恶实，为散风除热解毒之要药。辛能散结，苦能泄热，热结散则脏气清明，故明目而补中。风之所伤，卫气必壅，壅则发热，辛凉解散则表气和，风无所留矣。藏器主风毒肿诸瘘；元素主润肺、散结气、利咽膈、去皮肤风、通十二经络者，悉此意耳。故用以治瘾疹、痘疮，尤获奇验。

3.《本草正义》：牛蒡之用，能疏散风热，起发痘疹，而善通大便，苟非热盛，或脾气不坚实者，投之辄有泄泻，则辛泄苦降，下行之力为多。洁古作温，景岳又谓其降中有升，皆非真谛。《别录》称其明目，则风热泄而目自明。补中者，亦邪热去而正自安。除风伤者，以风热言之也。其根茎，则濒湖《纲目》谓之苦寒，《别录》主治，皆除热通利之意。盖其功力，本与子相近，而寒凉疏泄之性过之，皆以清热泄导为治，凡非实火，未可妄投。凡肺邪之宜于透达，而不宜于抑降者，如麻疹初起，犹未发泄，早投清降，则恒有遏抑气机，反致内陷之虞。惟牛蒡则清泄之中，自能透发，且温热之病，大便自通，亦可少杀其势，故牛蒡最为麻疹之专药。

柴　胡

《神农本草经》

〖**药性**〗平。　　　　　〖**药味**〗苦。　　　　　〖**用量**〗10～15 g。

〖**主治**〗

1. 少阳伤寒：《伤寒论》小柴胡汤用柴胡和解少阳治疗伤寒少阳。

2. 肝郁气滞：《景岳全书》柴胡疏肝散用柴胡疏肝解郁治疗肝郁气滞。

3. 发热黄瘦：《博济方》柴胡散用柴胡升阳退热治疗发热黄瘦。

〖**思路拓展**〗

1.《神农本草经》：柴胡性味苦平。主心腹，去肠胃中结气，饮食积聚，寒热邪气，推陈致新。久服轻身明目益精。一名地熏。

2.《神农本草经百种录》：柴胡性味苦平。主心腹，去肠胃中结气：轻扬之体，能疏肠胃之滞气。饮气积聚：疏肠胃之滞物。寒热邪气：驱经络之外邪，推陈致新。总上三者言之，邪去则正复也。久服轻身，明目益精：诸邪不能容则正气流通，故有此效。柴胡肠胃之药也。观经中所言治效，皆主肠胃，以其气味轻清，能于顽土中疏理滞气，故其功如此。天下惟木能疏土，前人皆指为少阳之药，是知其末，而未知其本也。张仲景小柴胡汤专治少阳，以此为主药何也？按伤寒传经次第，先太阳，次阳明，次少阳。然则少阳虽在太阳、阳明之间，而传经乃居阳明之后，过阳明而后入少阳，则少阳反在阳明之内也。盖以所居之位言，则少阳在太阳、阳明之间，以从入之道言，则少阳在太阳、阳明之内，故治少阳与太阳，绝不相干，而与阳明为近，如小柴胡汤之半夏、甘草，皆阳明之药也。惟其然，故气味须轻清疏达，而后邪能透土以出,知此则仲景用柴胡之义明,而柴胡为肠胃之药亦明矣。

3.《本经疏证》:胆虽为腑,实不与胃、大小肠、三焦、膀胱同为天气之所生,传化物而不藏矣。居阳之位,禀阴之体,是以为阳之少,倡率五腑,根阴达阳。然五腑达阳,其用在泻;胆达阳,其用在不泻。恰象春生之气,首畅万化,奋决而出,出乎阳,未离乎阴,是以为半表半里也。柴胡于仲冬根生白蒻,于仲春生苗,于仲夏极茂,于仲秋成实,随阳气始生而萌,至阴气既平而萎,其香彻霄,其质柔,全有合乎少阳之义,此所以为半表半里和解之剂,能助胆行上升生发之气,为十一脏所取决矣。然则柴胡既以升阳为用,将无与于比阴之病欤? 曰:阴阳分于动静,静中有动,动中有静。柴胡于仲冬根生白蒻,是静中有动也,识此义则所云能达阴中之阳者,何止举阳之透阴而出哉! 即举阴之包阳而藏者,悉皆托出矣。必阳上彻而阴未能须臾与离,用此升举乃为无弊。盖柴胡非徒畅阳,实能举阴,非徒能畅郁阳以化滞阴,并能俾阳唱阴随,是以心腹肠胃之间,无结不解,无陈不新,譬之春气一转,万化改观,自有不期然而然者矣。夫然,则六气因郁而升降之机阻者,将可并用柴胡以转其枢乎! 夫肝胆阳升阴即随之者,以脾肾之阴原至于肺也。肺为阳中少阴,三阴之气至于阳中之阴自降,阳亦随之降矣。盖下之阴裕,必藉阳之先导,以为上际;上之阳裕,亦必资阴之先导,以为下蟠,故三阴之经脉上行,三阳之经脉下行,固有为之先导者而得通也。其或升降不前,如有窒之者,宜细参其阴阳之虚实以为主治矣。当导阳而下者,必阳实阴虚者也;当导阴而上者,必阴实阳虚者也。如下之阴不足以纳阳,上之阳不足以化阴,则升降之原已戾,可期其升降相因推移气化乎! 即是思之,则柴胡为用必阴气不纾,致阳气不达者,乃为恰对,若阴气已虚者,阳方无依而欲越,更用升阳,是速其毙耳可乎!

升 麻
《神农本草经》

〖**药性**〗微寒。　　　　〖**药味**〗辛。　　　　〖**用量**〗10～20 g。

〖**主治**〗

1. 麻疹不透:《痘疹仁端录》宣毒发表汤用升麻辛散发表治疗麻疹不透。

2. 感冒发热:《千金翼方》十神汤用升麻发表退热治疗感冒发热或温病初起。

3. 雷头风证:《素问病机气宜保命集》清震汤用升麻升阳散火治疗雷头风。

4. 阳毒赤斑:《金匮要略》升麻鳖甲汤用升麻解毒凉血治疗阳毒赤斑。

〖**思路拓展**〗

1.《神农本草经》:升麻性味甘辛。主解百毒,杀百老物殃鬼,辟温疾,障邪毒蛊。久服不夭。一名周升麻。生山谷。

2.《本经逢原》:升麻、葛根能发痘,惟初发热时可用,见点后忌服,为其气升,发动热毒于上,为害莫测,而麻疹尤为切禁,误投喘满立至。按升麻属阳、性升,力能扶助阳气扞御阴邪,故于淋带、泻痢、脱肛方用之,取其升举清阳于上也。古方治噤口痢,用醋炒升麻,引人参、莲肉,扶胃进食,大有神效。

3.《本经疏证》:中恶、腹痛,毒之在下者也。时气、毒疠、头痛、寒热、风肿、诸毒,毒之在中者也。喉痛、口疮,毒之在上者也。升麻所以能解如许多毒者,盖以其根内白外黑,茎叶皆青,复花白实黑,是为金贯水中,水从木升,仍发越金气以归功于畅水也。水者何? 严厉之寒气也。金者何? 收肃之热气也。以严厉之寒包收肃之热,阳欲达而被阴束,是所以为毒也,使随木升而畅发焉,即所谓解毒矣。观所胪诸证,虽得之不同其源,为病不一其状,归结其旨,均热收于中,寒束于外。在外者固是病,在内者亦未始非病,譬如伤寒、中风,虽亦系外寒内热,然惟外寒是病,内热乃身中阳气,故时气及头痛、寒热,皆与伤寒、中风相近,而治此不治彼,则可以知之矣。

蝉　蜕
《神农本草经》

〖**药性**〗寒。　　　　〖**药味**〗咸。　　　　〖**用量**〗6～10 g。

〖**主治**〗

1. 惊风癫痫:《世医得效方》卷 11 蝉蜕散用蝉蜕祛风止痫治疗惊风癫痫。

2. 温疫寒热:《伤寒温疫条辨》升降散用蝉蜕解毒清热治疗温疫寒热。

3. 瘢疮入眼:《小儿痘疹方论》蝉菊散用蝉蜕疏风清热治疗瘢疮入眼。

〖**思路拓展**〗

1.《神农本草经》:蚱蝉性味咸寒。主小儿惊痫,夜啼,癫病,寒热,生杨柳上。

2.《神农本草经百种录》:古人用蝉,今人用蜕,气性亦相近。味咸寒,主小儿惊痫夜啼,癫病寒热:皆小儿风热之疾。蚱蝉感凉风清露之气以生,身轻而声嘹亮,得金气之发扬者也。又脱落皮壳,亦属人身肺经之位,故其性能清火驱风,而散肺经之郁气。若其质轻虚,尤与小儿柔弱之体为宜也。蚱蝉日出有声,日入无声,止夜啼,取其意也。

浮　萍
《神农本草经》

〖**药性**〗寒。　　　　〖**药味**〗辛。　　　　〖**用量**〗10～20 g。

〖**主治**〗

1. 发热喘咳:《四圣悬枢》浮萍石膏汤用浮萍发表透热治疗发热喘咳。

2. 癫风身痒:《儒门事亲》浮萍散用浮萍祛风解毒治疗癫风。

3. 眼目疱疹:《小儿卫生总微论》浮萍散用浮萍草清痘透疹治疗眼目疱疹。

4. 丹毒疮疡:《杂病源流犀烛》浮萍散用浮萍解毒消肿治疗丹毒疮疡。

〖**思路拓展**〗

1.《神农本草经》:水萍性味辛寒。主暴热身痒,下水气胜酒,长须发,消渴。久服轻身。一名水华,生池泽。

2.《神农本草经百种录》：水萍性味辛寒。主暴热：得水之气，故能除热。身痒：湿热在皮肤。下水气：萍入水不濡，故能涤水。胜酒：水气盛则酒气散矣。长须发：益皮毛之血气。主消渴：得水气之助。久服轻身：亦如萍之轻也。水萍生于水中，而能出水生，且其叶入水不濡，是其性能敌水者也。故凡水湿之病，皆能治之。其根不着土而上浮水面，故又能益皮毛之疾。

第二节　疏散表热方剂

桑菊饮

《温病条辨》

【方剂组成】桑叶、菊花、桔梗、连翘、杏仁、薄荷、芦根、甘草。

【作用机制】疏散表热。

【主治要点】① 外感表热证；② 发热咳嗽；③ 口干微渴；④ 脉浮。

【思路拓展】

1.《温病条辨》：此辛甘化风、辛凉微苦之方也。盖肺为清虚之脏，微苦则降，辛凉则平，立此方所以避辛温也。今世金用杏苏散通治四时咳嗽，不知杏苏散辛温，只宜风寒，不宜风温，且有不分表里之弊。此方独取桑叶、菊花者，桑得箕星之精，箕好风，风气通于肝，故桑叶善平肝风；春乃肝令而主风，木旺金衰之候，故抑其有余，桑叶芳香有细毛，横纹最多，故亦走肺络而宣肺气。菊花晚成，芳香味甘，能补金水二脏，故用之以补其不足。风温咳嗽，虽系小病，常见误用辛温重剂销铄肺液，致久咳成痨者不一而足。圣人不忽于细，必谨于微，医者于此等处，尤当加意也。

2.《蒲辅周医疗经验》：加味桑菊饮：桑叶一钱，菊花一钱，杏仁一钱，薄荷（后下）七分，桔梗七分，芦根三钱，甘草八分，连翘一钱，僵蚕一钱半，蝉蜕七个，葛根一钱，黄芩七分，葱白二寸（后下）。上作一剂两煎，共取 120 毫升，分多次温服。主治风热闭肺（腺病毒肺炎）高热，咳喘，皮疹，惊惕，口腔溃烂，唇干裂，腹微胀满，大便稀，脉浮数有力，舌红少津无苔。方出《蒲辅周医疗经验》，名见《千家妙方》下册。

银翘散

《温病条辨》

【方剂组成】金银花、连翘、桔梗、薄荷、淡竹叶、甘草、荆芥穗、牛蒡子、淡豆豉、芦根。

【作用机制】疏散表热。

【主治要点】① 外感表热证；② 发热恶寒；③ 咽喉肿痛；④ 舌苔薄黄。

【思路拓展】

《温病条辨》：温病忌汗，汗之不惟不解，反生他患。盖病在手经，徒伤足太阳无益；病自口鼻吸受而生，徒发其表亦无益也。且汗为心液，心阳受伤，必有神明内乱、谵语癫狂、内闭外脱之变。再，误汗虽曰伤阳，汗乃五液之一，未始不伤阴也。《伤寒论》曰：尺脉微者为里虚，禁汗，其义可见。其曰伤阳者，特举其伤之重者而言之耳。温病最善伤阴，用药又复伤阴，岂非为贼立帜乎？此古来用伤寒法治温病之大错也。至若吴又可开首立一达原饮，其意以为直透膜原，使邪速溃，其方施于藜藿壮实人之温疫病，容有愈者，芳香辟秽之功也；若施于膏粱纨绔，及不甚壮实人，未有不败者。盖其方中首用槟榔、草果、厚朴为君。夫槟榔，子之坚者也，诸子皆降，槟榔苦辛而温，体重而坚，由中走下，直达肛门，中下焦药也；草果亦子也，其气臭烈大热，其味苦，太阴脾经之劫药也；厚朴苦温，亦中焦药也。岂有上焦温病，首用中下焦苦温雄烈劫夺之品，先劫少阴津液之理！知母、黄芩，亦皆中焦苦燥里药，岂可用乎？况又有温邪游溢三阳之说，而有三阳经之羌活、葛根、柴胡加法，是仍以伤寒之法杂之，全不知温病治法，后人止谓其不分三焦，犹浅说也。其三消饮加入大黄、芒硝，惟邪入阳明，气体稍壮者，幸得以下而解，或战汗而解，然往往成弱证，虚甚者则死矣。况邪有在卫者、在胸中者、在营者、入血者，妄用下法，其害可胜言耶？岂视人与铁石一般，并非气血生成者哉？究其始意，原以矫世医以伤寒法治病温之弊，颇能正陶氏之失，奈学未精纯，未足为法。至喻氏、张氏多以伤寒三阴经法治温病，其说亦非，以世医从之者少，而宗又可者多，故不深辨耳。本方谨遵《内经》风淫于内，治以辛凉，佐以苦甘；热淫于内，治以咸寒，佐以甘苦之训。王安道《溯洄集》，亦有温暑当用辛凉不当用辛温之论，谓仲景之书，为即病之伤寒而设，并未尝为不即病之温暑而设。张凤逵集治暑方，亦有暑病首用辛凉，继用甘寒，再用酸泄酸敛，不必用下之论。皆先得我心者。又宗喻嘉言芳香逐秽之说，用东垣清心凉膈散，辛凉苦甘。病初起，且去入里之黄芩，勿犯中焦；加银花辛凉，芥穗芳香，散热解毒；牛蒡子辛平润肺，解热散结，除风利咽；皆手太阴药也。合而论之，《经》谓冬不藏精春必温病，又谓藏于精者春不病温，又谓病温虚甚死，可见病温者精气先虚。此方之妙，预护其虚，纯然清肃上焦，不犯中下，无开门揖盗之弊，有轻以去实之能，用之得法，自然奏效，此叶氏立法，所以迥出诸家也。

麻杏石甘汤

《伤寒论》

〖方剂组成〗麻黄、杏仁、炙甘草、石膏。

〖作用机制〗辛凉平喘。

〖主治要点〗① 表热咳喘证；② 咳嗽气急；③ 鼻翼煽动。

〖思路拓展〗

1.《伤寒寻源》：此即麻黄汤去桂枝而加石膏也，即用以治发汗及下后，汗出而喘之证，然必审无大热，方可用之，有大热者，恐兼里证，无大热者，明是表邪未彻，留恋在肺，肺主卫，故仍宜麻杏直泄肺邪，去桂枝者辛热之性，不宜再扰动营血也，加石膏者，降肺金清肃之气，用以生津而保液也，中风之误下而喘者，用厚朴杏仁加入桂枝汤中，伤寒汗及下后而喘者，用石膏加入麻黄汤中。喻嘉言曰：仲景正恐人以伤寒已得汗之证，认为伤风有汗，而误用桂枝，故特出汗后下后两条，示以同归麻黄一治之要，益见营卫攸分,而成法不容混施矣。

2.《删补名医方论》：石膏为清火之重剂,青龙、白虎皆赖以建功,然用之不当,适足以召祸。故青龙以无汗烦躁,得姜、桂以宣卫外之阳也；白虎以有汗烦渴,须粳米以存胃中之液也。此但热无寒,故不用姜、桂,喘不在胃而在肺,故不须粳米。其意重在存阴,不必虑其亡阳也,故于麻黄汤去桂枝之监制,取麻黄之专开,杏仁之降,甘草之和,倍石膏之大寒,除内外之实热,斯漐漐汗出,而内外之烦热与喘悉除矣。

柴胡升麻汤
《太平惠民和剂局方》

〖方剂组成〗柴胡、升麻、前胡、赤芍、葛根、黄芩、石膏、桑白皮、荆芥穗。

〖作用机制〗疏散表热。

〖主治要点〗① 瘟疫表热证；② 壮热恶风；③ 身体烦痛；④ 头痛咽干；⑤ 心胸满闷。

〖思路拓展〗

《医方集解》：治太阳阳明合病,头目眼眶痛,鼻干不眠,恶寒无汗,脉微洪。柴胡、葛根、羌活、白芷、黄芩、芍药、桔梗、甘草、加姜枣石膏一钱煎服,无汗恶寒甚者,去黄芩,冬月加麻黄,春月少加,夏月加苏叶。此足太阳阳明药也,寒邪在经,羌活散太阳之邪,芷葛散阳明之邪,柴胡散少阳之邪,寒将为热,故以黄芩石膏桔梗清之。以芍药甘草和之也。柴胡升麻汤治少阳阳明合病,伤风壮热恶风,头痛体痛,鼻塞咽干,痰盛咳嗽,唾涕稠黏,及阳气郁遏,元气下陷,时行瘟疫。刘宗厚曰,伤风一证,仲景与伤寒同论,虽有麻黄桂枝之分,至于传变之后,亦未尝悉分之也,诸家皆与感冒四气并中风条混治,惟陈无择别立伤风一方,在四淫之首,且依伤寒以太阳为始,分注六经,可谓详密,但风本外邪,诸方例用解表发表,然受病之源,亦有不同,若表虚受风,专用发表之药,必至汗多亡阳之证,若内挟痰热而受风,亦宜内外交治,不可专于解表也,或曰,此云表虚,与伤寒中风表虚同欤,予曰不同也,彼以太阳中风,而于有汗无汗分虚实,实者加麻黄,虚者加葛根,俱解表也,此云表虚者,当固守卫气而散风者也。此足少阳阳明药也,阳明而兼少阳,则表里俱不可攻,只宜和解。柴胡平少阳之热,升、葛散阳明之邪,前胡消痰下气而解风寒,桑皮泻肺利湿而止痰嗽,荆芥疏风热而清头目,赤芍调营血而散肝邪,黄芩清火于上中二焦,石膏泻热于肺胃之部；加姜、豉者,取其辛散而升发也。

升麻葛根汤
《太平惠民和剂局方》

〖方剂组成〗升麻、葛根、芍药、炙甘草。

〖作用机制〗疏散表热。

〖主治要点〗① 时气温疫；② 发热头痛；③ 身体烦痛；④ 痘疮皮疹。

【思路拓展】

《医方集解》：治阳明伤寒，中风头痛，身痛发热恶寒，无汗口渴，目痛鼻干，不得卧，及阳明发斑，欲出不出，寒暄不时，人多疾疫。三阳皆有头痛，故头痛属表，六经皆有身痛，在阳经则烦痛拘急，风寒在表，故发热恶寒，寒外束，故无汗，热入里，故口渴，阳明脉络鼻侠目，故目痛鼻干，阳明属胃，胃不和，故卧不安，阳邪入胃，里实表虚，故发斑，轻如蚊点为疹，重若锦纹为斑。如头痛加川芎白芷，川芎为通阴阳血气之使，白芷专治阳明头痛。身痛背强加羌活防风，此兼太阳，故加二药。热不退，春加柴胡、黄芩、防风。少阳司令，柴芩少阳经药；夏加黄芩、石膏，清降火热。头面肿加防风、荆芥、连翘、白芷、川芎、牛蒡、石膏，升散解毒。咽喉加桔梗，清肺利膈咽。斑出不透加紫草茸，紫草凉血润肠，用茸者取其初得阳气，触类升发。脉弱加人参，胃虚食少加白术，腹痛倍芍药和之。此足阳明药也，阳明多气多血，寒邪伤人，则血气为之壅滞，辛能达表，轻可去实，故以升葛辛轻之品，发散阳明表邪，阳邪盛则阴气虚，故用芍药敛阴和血，又用甘草调其卫气也。云岐子曰，葛根为君，升麻为佐，甘草芍药以安其中。升麻甘草升阳解毒，故又治时疫。时疫感之，必先入胃，故用阳明胃药。斑疹已出者勿服，恐重虚其表也。麻痘已见红点，则不可服，阳明为表之里，升麻阳明正药，凡斑疹欲出未出之际，宜服此汤以透其毒，不可妄服寒剂以攻其热，又不可发汗攻下，虚其表里之气，如内热甚，如黄连、犀角、青黛、大青、知母、石膏、黄芩、黄柏、玄参之类，若斑热稍退，潮热谵语，不大便，可用大柴胡加芒硝，调胃承气下之。伤寒未入阳明者勿服，恐反引表邪入阳明也。

柴葛解肌汤
《陶氏伤寒六书》

【方剂组成】柴胡、葛根、羌活、白芷、黄芩、芍药、桔梗、石膏、甘草、生姜、大枣。

【作用机制】疏散表热。

【主治要点】① 瘟疫表热证；② 壮热恶风；③ 身体烦痛；④ 头痛咽干；⑤ 心胸满闷。

【思路拓展】

《医方集解》：治太阳阳明合病，头目眼眶痛，鼻干不眠，恶寒无汗，脉微洪。太阳脉起目内眦，上额交巅，阳明脉上至额颅，络于目，风寒上干，故头痛目痛眶痛也。恶寒无汗属太阳，鼻干不眠属阳明，脉洪将为热也，节庵曰，此阳明在经之邪，若正腑病，另有治法。无汗恶寒甚者，去黄芩，冬月加麻黄，春月少加，夏月加苏叶。此足太阳阳明药也，寒邪在经，羌活散太阳之邪，用此以代麻黄。芷葛散阳明之邪柴胡散少阳之邪，此邪未少阳而节庵加用之。寒将为热，故以黄芩石膏桔梗清之。三药并泄肺热，以芍药甘草和之也。

辛凉清解饮
《秋瘟证治要略》

【方剂组成】连翘壳、苏薄荷、淡豆豉、牛蒡子、蝉蜕、苦杏仁、金银花、苦桔梗、淡竹叶。

〖作用机制〗疏散表热。

〖主治要点〗① 太阴秋瘟;② 洒洒恶寒;③ 蒸蒸发热;④ 咽痛或不痛;⑤ 苔白腻;⑥ 舌边尖红。

〖思路拓展〗

1.《秋瘟证治要略》:胸闷加瓜蒌皮、郁金各一钱五分,喉痛加玄参三钱、马勃一钱,鼻衄加鲜茅根十支、焦栀子三钱。

2.《时病论》:春伤于风。谓当春厥阴行令,风木司权之候,伤乎风也。夫风邪之为病,有轻重之分焉,轻则曰冒,重则曰伤,又重则曰中。如寒热有汗,是风伤卫分,名曰伤风病也;鼻塞咳嗽,是风冒于表,名曰冒风病也;突然昏倒,不省人事,是风中于里,名曰中风病也,当分轻重浅深而治之。且风为六气之领袖,能统诸气,如当春尚有余寒,则风中遂夹寒气,有感之者是为风寒;其或天气暴热,则风中遂夹热气,有感之者是为风热;其或春雨连绵,地中潮湿上泛,则风中遂夹湿气,有感之者是为风湿;倘春应温而反寒,非其时而有其气,有患寒热如伤寒者,是为寒疫。此七者皆春令所伤之新邪,感之即病,与不即病之伏气,相去天渊,当细辨之。

防风通圣散

《宣明论》

〖方剂组成〗防风、川芎、当归、芍药、大黄、薄荷、麻黄、连翘、芒硝、石膏、黄芩、桔梗、滑石、甘草、荆芥、白术、栀子。

〖作用机制〗疏表通里。

〖主治要点〗① 壮热恶寒;② 大便秘结;③ 胸膈痞满;④ 皮疹瘙痒;⑤ 疮疡肿毒。

〖思路拓展〗

1.《医学启源》:防风、川芎、石膏、滑石、当归、赤芍、甘草、大黄、荆芥、薄荷、麻黄、白术、栀子、连翘、黄芩、桔梗、牛蒡、人参、半夏。

2.《医方考》:防风、麻黄解表药也,风热之在皮肤者,得之由汗而泄;荆芥、薄荷清上药也,风热之在巅顶者,得之由鼻而泄;大黄、芒硝通利药也,风热之在肠胃者,得之由后而泄;滑石、栀子水道药也,风热之在决渎者,得之由溺而泄。风淫于膈,肺胃受邪,石膏、桔梗清肺胃也,而连翘、黄芩又所以祛诸经之游火;风之为患,肝木主之,川芎、归、芍和肝血也,而甘草、白术又所以和胃气而健脾。诸痛疡疮痒,皆属心火,故表有疥疮,必里有实热。是方也,用防风、麻黄泄热于皮毛;用石膏、黄芩、连翘、桔梗泄热于肺胃;用荆芥、薄荷、川芎泄热于七窍;用大黄、芒硝、滑石、栀子泄热于二阴;所以各道分消其势也。乃当归、白芍者,用之于和血;而白术、甘草者,用之以调中尔。

3.《医方集解》:自利去硝黄,自汗去麻黄,加桂枝,涎嗽加姜制半夏。此足太阳阳明表里血气药也,防风荆芥薄荷麻黄,轻浮升散,解表散寒,使风热从汗出而散之于上,大黄芒硝破结通幽,栀子滑石降火利水,使风热从便出而泄之于下,风淫于内,肺胃受邪,桔梗石膏清肺泻胃,风之为患,肝木受之,用芎归芍,和血补肝,黄芩清中上之火,连翘散气聚血凝,甘草缓峻而和中。重用甘草滑石,亦犹六一利水泻火之意。白术健脾而燥湿,上下分消,表里交治,而能散泻之中,犹寓温养之意,所以汗不伤表,下不伤里也。本方再加人参补气,熟地益血,黄柏黄连除热,羌活独活天麻细辛全蝎祛风,蜜丸弹子大,每服一丸,茶酒任下,名祛风至宝丹。喻嘉言曰,此中风门中不易之专方也。本方除大黄芒硝,名双解散。麻黄防风荆芥薄荷川芎以解表,黄芩栀子连翘石膏滑石以解里,复有当归芍药以和血,桔梗甘草白术以调气,故曰双解。

第三节　清泄里热药物

金银花

《新修本草》

〖药性〗寒。　　　　〖药味〗甘。　　　　〖用量〗6～15 g。

〖主治〗

1. 痈肿疔疮:《洞天奥旨》金银解毒汤用金银花清热解毒治疗痈肿疔疮。

2. 下痢疮疡:《普济方》金银花散用金银花清热解毒治疗下痢疮疡。

3. 热毒血痢:《症因脉治》当归银花汤用金银花凉血解毒治疗热毒血痢。

〖思路拓展〗

1.《重庆堂随笔》:清络中风火湿热,解温疫秽恶浊邪,息肝胆浮越风阳,治痉厥癫痫诸症。

2.《本草通玄》:金银花,主胀满下痢,消痈散毒,补虚疗风,世人但知其消毒之功,昧其胀利风虚之用,余于诸症中用之,屡屡见效。

3.《本草正》:金银花,善于化毒,故治痈疽、肿毒、疮癣、杨梅、风湿诸毒,诚为要药。毒未成者能散,毒已成者能溃,但其性缓,用须倍加,或用酒煮服,或捣汁掺酒顿饮,或研烂拌酒厚敷。若治瘰疬上部气分诸毒,用一两许时常煎服极效。

4.《本经逢原》:金银花,解毒去脓,泻中有补,痈疽溃后之圣药。但气虚脓清,食少便泻者勿用。痘疮倒陷不起,用此根长流水煎浴,以痘光壮为效,此即水杨汤变法。

连　翘

《神农本草经》

〖药性〗寒。　　　　〖药味〗苦。　　　　〖用量〗6～10 g。

〖主治〗

1. 疮疹壮热:《仁斋直指小儿方论》大连翘汤用连翘清热透疹治疗疮疹壮热。

2. 痈肿疮毒：《外科真铨》加减消毒饮用连翘消散痈肿结聚治疗痈肿疮毒。

3. 马刀疮疡：《兰室秘藏》连翘散坚汤用连翘解毒散结治疗马刀疮疡。

4. 粉刺脓疱：《古今医鉴》连翘散用连翘清热凉血治疗粉刺脓疱。

5. 瘰疬结核：《圣济总录》连翘汤用连翘清热散结治疗瘰疬结核。

〔思路拓展〕

1.《神农本草经》：连翘性味苦平。主寒热，鼠瘘，瘰疬，痈肿，恶创，瘿瘤，结热，蛊毒。一名异翘，一名兰华，一名轵，一名三廉。生山谷。

2.《本经疏证》：《伤寒论》伤寒瘀热在里，身必发黄，麻黄连轺赤小豆汤主之。因"瘀热在里"句，适与连翘功用不异。郭景纯《尔雅注》：一名连苕，苕轺声同字异耳。而今本《伤寒论》注曰：连轺即连翘根。遂以《本经》有名未用翘根当之。陶隐居云：方药不用，人无识者。故《唐本草》去之，岂仲景书有此，六朝人皆不及见，至王好古忽见之耶！噫亦必无之事矣。

3.《神农本草经百种录》：连翘性味苦平。主寒热：火气所郁之寒热。鼠瘘，瘰疬，痈肿恶疮，瘿瘤结热：皆肝经热结之证。蛊毒：湿热之虫。凡药之散寒、温凉，有归气分者，有归血分者。大抵气胜者治气，味胜者治血。连翘之气芳家留滞之邪毒也。

4.《医学衷中参西录》：连翘味淡微苦，性凉。具升浮宣散之力，流通气血，治十二经血凝气聚，为疮家要药。能透表解肌，清热逐风，又为治风热要药。且性能托毒外出，又为发表疹瘾要药。为其性凉而升浮，故又善治头目之疾，凡头疼、目疼、齿疼、鼻渊或流浊涕成脑漏证，皆能主之。为其味淡能利小便，故又善治淋证，溺管生炎。仲景方中所用之连轺乃连翘之根，即《神农本草经》之连根也。其性与连翘相近，其发表之力不及连翘，而其利水之力则胜于连翘，故仲景麻黄连轺赤小豆汤用之，以治瘀热在里，身将发黄，取其能导引湿热下行也。连翘诸家皆未言其发汗，而以治外感风热，用至一两必能出汗，且其发汗之力甚柔和，又甚绵长。曾治一少年风温初得，俾单用连翘一两煎汤服，彻夜微汗，翌晨病若失。连翘善理肝气，既能舒肝气之郁，又能平肝气之盛。曾治一媪，年过七旬，其手连臂肿疼数年不愈，其脉弦而有力，遂于清热消肿药中，每剂加连翘四钱，旬日肿消疼愈，其家人谓媪从前最易愤怒，自服此药后不但病愈，而愤怒全无，何药若是之灵妙也！由是观之，连翘可为理肝气要药矣。

石　膏

《神农本草经》

〔药性〕大寒。　　　　〔药味〕辛。　　　　〔用量〕15～60 g。

〔主治〕

1. 高热烦渴：《伤寒论》白虎汤用石膏清热生津治疗高热烦渴。

2. 肺热喘咳：《伤寒论》麻杏石甘汤用石膏清肺泄治疗肺热喘咳。

3. 胃火牙痛：《外科正宗》清胃散用石膏清胃泻火治疗胃火牙龈肿痛。

4. 风毒痹痛：《备急千金要方》石膏汤用石膏清热除痹治疗风毒痹痛。

〖思路拓展〗

1.《神农本草经》：主中风寒热，心下逆气，惊喘，口干舌焦，不能息，腹中坚痛，产乳，金疮。

2.《医学衷中参西录》：石膏，凉而能散，有透表解肌之力。外感有实热者，放胆用之，直胜金丹。《神农本草经》谓其微寒，则性非大寒可知。且谓其宜于产乳，其性尤纯良可知。医者多误认为大寒而煅用之，则宣散之性变为收敛（点豆腐者必煅用，取其能收敛也），以治外感有实热者，竟将其痰火敛住，凝结不散，用至一两即足伤人，是变金丹为鸩毒也。迨至误用煅石膏偾事，流俗之见，不知其咎在煅不在石膏，转谓石膏煅用之其猛烈犹足伤人，而不煅者更可知矣。于是一倡百和，遂视用石膏为畏途，即有放胆用者，亦不过七八钱而止。夫石膏之质最重，七八钱不过一大撮耳。以微寒之药，欲用一大撮扑灭寒温燎原之热，又何能有大效。是以愚用生石膏以治外感实热，轻症亦必至两许；若实热炽盛，又恒重用至四五两或七八两，或单用或与他药同用，必煎汤三四茶杯，分四五次徐徐温饮下，热退不必尽剂。如此多煎徐服者，欲以免病家之疑惧，且欲其药力常在上焦中焦，而寒凉不至下侵致滑泻也。《本经》谓石膏治金疮，是外用以止其血也。愚尝用煅石膏细末，敷金疮出血者甚效。盖多年壁上石灰善止金疮出血，石膏经煅与石灰相近，益见煅石膏之不可内服也。

知　母

《神农本草经》

〖药性〗寒。　　　　　〖药味〗苦。　　　　　〖用量〗3～15 g。

〖主治〗

1. 高热烦渴：《伤寒括要》知母葛根汤用知母清热生津治疗高热烦渴。

2. 鼠漏瘰疬：《普济方》狸骨知母散用知母清热消肿治疗鼠漏瘰疬。

3. 内热消渴：《医学衷中参西录》玉液汤用知母滋阴泻火治疗内热消渴。

〖思路拓展〗

1.《神农本草经》：知母性味苦寒。主消渴，热中，除邪气，肢体浮肿，下水，补不足，益气。一名蚔母，一名连母，一名野蓼，一名地参，一名水参，一名水浚，一名货母，一名蝭母。生川谷。

2.《本经疏证》：知母能益阴清热止渴，人所共知，其能下水，则以古人用者甚罕，后学多不明其故。《千金》《外台》两书用知母治水气各一方。《千金》曰，有人患水肿腹大，其坚如石，四肢细，少劳苦足胫即肿，少饮食便气急，此终身之疾，服利下药不瘥者，宜服此药，微除风湿，利小便，消水谷，岁久服之，乃可得力，瘥后可常服。其所用药，则加知母于五苓散中，更增鬼箭羽、丹参、独活、秦艽、海藻也。《外台》曰，《古今录验》泽漆汤，疗寒热当风，饮多暴肿，身如吹，脉浮数者。其所用药，则泽泻、知母、海藻、茯苓、丹参、秦艽、防己、猪苓、大黄、通草、木香也。其曰，除风湿，利小便，曰疗寒热当风，饮多暴肿。可见《本经》所著下水之效，见于除肢体浮肿，而知母所治之肢体浮肿，乃邪气肢体浮肿，非泛常肢体浮肿比矣。正以寒热外盛，邪火内着，渴而引饮，火气不能化水，水遂泛滥四射，治以知母，是泄其火，使不作渴引饮，水遂无继，蓄者旋消，由此言之，仍是治渴，非治水也。于此，见凡肿在一处，他处反消瘦者，多是邪气勾留,水火相阻之候,不特《千金方》水肿腹大四肢细,即《金匮要略》中桂枝芍药知母汤,治身体尪羸,脚肿如脱,亦其一也。《金匮方》邪气水火交阻于下,《千金方》邪气水火交阻于中,阻于下者,非发散不为功,阻于中者,非渗利何由泄,此《千金方》所以用五苓散,《金匮方》所以用麻黄、附子、防风,然其本质均为水火交阻,故共享桂、术、知母则同也,桂、术治水之阻,知母治火之阻,于此遂可见矣。

黄 芩

《神农本草经》

〖**药性**〗寒。 〖**药味**〗苦。 〖**用量**〗6～10 g。

〖**主治**〗

1. 壮热头痛:《太平圣惠方》黄芩散用黄芩清热祛邪治疗壮热头痛。

2. 肺热咳嗽:《丹溪心法》清金丸用黄芩清肺止咳治疗肺热咳嗽。

3. 胎动不安:《金匮要略》当归散用黄芩清热安胎治疗胎动不安。

4. 血热吐衄:《圣济总录》大黄汤用黄芩清热泻火治疗火热迫血吐血衄血。

〖**思路拓展**〗

1.《神农本经》:黄芩性味苦平。主诸热黄疸,肠澼,泄利,逐水,下血闭,恶创恒蚀,火疡。一名腐肠。生川谷。

2.《本经疏证》:仲景用黄芩有三耦焉,气分热结者,与柴胡为耦(小柴胡汤、大柴胡汤、柴胡桂枝干姜汤、柴胡桂枝汤);血分热结者,与芍药为耦(桂枝柴胡汤、黄芩汤、大柴胡汤、黄连阿胶汤、鳖甲煎丸、大黄䗪虫丸、奔豚汤、王不留行散、当归散);湿热阻中者,与黄连为耦(半夏泻心汤、甘草泻心汤、生姜泻心汤、葛根黄芩黄连汤、干姜黄芩黄连人参汤)。以柴胡能开气分之结,不能泄气分之热,芍药能开血分之结,不能清迫血之热,黄连能治湿生之热,不能治热生之湿。譬之解斗,但去其斗者,未平其致斗之怒,斗终未已也。故黄芩协柴胡,能清气分之热,协芍药,能泄迫血之热,协黄连,能解热生之湿也。

3.《神农本草经百种录》:黄芩性味苦平。主诸热黄胆:大肠经中之郁热。肠澼泄利:大肠府中之郁结。逐水:水在肠中者。下血闭:血之在阳明者使从大便出。恶疮疽蚀,火疡:阳明主肌肉,凡肌肉热毒等病,此皆除之。此以形色为治,黄芩中空而色黄,为大肠之药,故能除肠胃诸热病。黄色属土属脾,大肠属阳明燥金,而黄芩之黄属大肠,何也?盖胃与大肠为出纳水谷之道,皆统于脾。又金多借土之色以为色。义详决明条下,相参益显也。

黄 连

《神农本草经》

〖**药性**〗寒。 〖**药味**〗苦。 〖**用量**〗6～10 g。

〖主治〗

1. 湿热泻痢：《政和本草》香连丸用黄连清热燥湿治疗湿热泻痢。
2. 胸中烦热：《伤寒论》黄连汤用黄连清热除烦治疗胸中烦热。
3. 浮翳赤痛：《圣济总录》黄连汤用黄连清热平肝治疗浮翳赤痛。
4. 痈肿疔疮：《外台秘要》黄连解毒汤用黄连治疗痈肿疔毒。

〖思路拓展〗

1.《神农本草经》：黄连性味苦寒。主热气目痛、伤泣出，明目，肠澼腹痛下利，妇人阴中肿痛。久服令人不忘。一名王连。生川谷。

2.《韩氏医道》：火分之病黄连为主。五脏皆有火，平则治，病则乱，方书有君火、相火、邪火、龙火之论，其实一气而已。故丹溪云，气有余便是火，分为数类。凡治本病，略炒以从：邪实火，以朴硝汤；假火，酒；虚火，醋；痰火，姜汁；俱浸透炒。气滞火，以茱萸；食积泄，黄土，血症瘀痛，干漆；俱水拌同炒，去萸、土、漆。下焦伏火，以盐水浸透拌焙；目疾以人乳浸蒸，或点或服。生用为君，佐官桂少许，煎百沸，入蜜空心服之，能使心肾交于顷刻。入五苓滑石，大治梦遗。以上，姜、酒、蜜四者为君，使君子为臣，白芍药酒煮为佐，广木香为使，治小儿五疳。以茱萸炒者，加木香等分，生大黄倍之，水丸，治五痢。以姜汁酒煮者为末，和霞天膏，治癫痫诸风眩晕疮疡，皆效，非彼但云泻心火，而与芩、柏诸苦药例称者比也。

3.《本经疏证》：伤寒胸中有热，胃中有邪气，腹中疼，欲呕吐者，黄连汤主之。少阴病二三日以上，心中烦、不得卧，黄连阿胶汤主之。二方皆以黄连为君，二证皆发于心，可见黄连为泻心火之剂。

4.《本草思辨录》：黄连之用，见于仲圣方者，黄连阿胶汤，治心也；五泻心汤、黄连汤、干姜黄连黄芩人参汤，治胃也，黄连粉，治脾也；乌梅丸，治肝也；白头翁汤、葛根黄芩黄连汤，治肠也。其制剂之道，或配以大黄、芍药之泄，或配以半夏、瓜蒌实之宣，或配以干姜、附子之温，或配以阿胶、鸡子黄之濡，或配以人参、甘草之补，因证制宜，所以能收苦燥之益而无苦燥之弊也。

黄　柏

《神农本草经》

〖药性〗寒。　　　　〖药味〗苦。　　　　〖用量〗6～10 g。

〖主治〗

1. 带下热淋：《傅青主女科》易黄汤用黄柏清热燥热治疗湿热带下热淋。
2. 湿热黄疸：《伤寒论》栀子柏皮汤用黄柏清热退黄治疗湿热黄疸。
3. 痔疮肿痛：《圣济总录》黄柏散用黄柏清热消肿治疗痔疮肿痛。
4. 口疮疳积：《圣济总录》黄柏散用黄柏根皮清热消疳治疗口疮疳积。

〖思路拓展〗

1.《神农本草经》：檗木性味苦寒。主五藏，肠胃中结热，黄疸，肠痔，止泄利，女子漏下赤白，阴阳蚀创。一名檀桓。生山谷。

2.《本草经疏》：黄柏，主五脏肠胃中结热。盖阴不足，则热始结于肠胃；黄疸虽由湿热，然必发于真阴不足之人；肠澼痔漏，亦皆湿热伤血所致；泄痢者，滞下也，亦湿热干犯肠胃之病；女子漏下赤白，阴伤蚀疮，皆湿热乘阴虚流客下部而成；肤热赤起，目热赤痛口疮，皆阴虚血热所生病也。以至阴之气，补至阴之不足，虚则补之，以类相从，故阴回热解，湿燥而诸证自除矣。乃足少阴肾经之要药，专治阴虚生内热诸证，功烈甚伟，非常药可比也。

3.《神农本草经百种录》：柏木性味苦寒。主五脏肠胃中结热，黄胆，肠痔，止泄痢，女子漏下赤白，阴阳蚀疮。皆阳明表里上下所生湿热之疾。黄柏极黄，得金之色，故能清热。其味极苦，若属火，则又能燥湿。凡燥者未有不热，而寒者未有不湿，惟黄柏于清热之中而兼燥湿之效。盖黄色属金，阳明为燥金，故其治皆除阳明湿热之疾，气类相感也。

4.《本草思辨录》：黄柏为五脏肠胃清湿热之药，表里上下俱到。表有热可治，表不热而里热亦可治。色黄入肠胃，皮入肺，微辛亦入肺，气味俱浓，性寒而沉入肝肾，入胃则亦入脾，入肾则亦入心。本经所以主五脏肠胃中结热也。性寒已热，燥则除湿，故《本经》所列黄胆、肠痔、泄痢、女子漏下赤白、阴伤蚀疮，皆属湿热之疴。《别录》又补出惊气在皮间、肌肤热赤起、目热赤痛、口疮，则所谓五脏肠胃者悉备矣。大抵湿下溜而火上出，别录所主虽不属湿，而其因未始非湿。观仲圣栀子柏皮汤、大黄硝石汤治黄胆，为阳明病。白头翁汤治热痢，乌梅丸治呕吐久痢，为阳明兼厥阴病。外台大黄汤，更治天行壮热，黄柏一味，实赅五脏肠胃，故其用颇广。若以治少阴与莫地知母为伍，则肾中不必有湿，否则如其分以施之，必得如二妙散为当。盖苦燥之物，无不劫阴，以黄柏为滋阴之剂者非也。

栀 子

《神农本草经》

〖药性〗寒。　　　　〖药味〗苦。　　　　〖用量〗3～10 g。

〖主治〗

1. 心热烦躁：《太平圣惠方》泻热栀子散用栀子清心除烦治疗心热烦躁。

2. 湿热黄疸：《外台秘要》栀子汤用栀子清利湿热治疗湿热黄疸。

3. 热淋尿痛：《鸡峰普济方》五淋散用栀子清利湿热治疗热淋尿痛。

4. 痈疽疮疖：《圣济总录》栀子汤用栀子清热解毒治疗痈疽疮疖。

5. 小儿热痫：《太平圣惠方》栀子散用栀子清心安神治疗小儿热痫。

〖思路拓展〗

1.《神农本草经》：栀子性味苦寒。主五内邪气，胃中热气，面赤，酒炮，皶鼻，白赖，赤癞，创疡。一名木丹。生川谷。

2.《神农本草经百种录》：栀子性味苦寒。主五内邪气：热邪之气。胃中热气：黄色入阳明，性寒能清热。面赤，酒鼻，白癞、赤癞，疮疡：此皆肉肌之病，乃阳明之表证也。栀子正黄，亦得金色，故为阳明之药。但其气体清虚，走上而不走下，故不入大肠而入胃，胃在上焦故也。胃家之蕴热，惟此为能除之。又胃主肌肉,肌肉有近筋骨者,有近皮毛者,栀子形开似肺,肺主皮毛,故专治肌肉热毒之见于皮毛者也。

3.《本草思辨录》:栀子花白蕊黄仁赤,其树最喜灌溉,意在条达其性体,为心肺肝胃三脏一腑之药。惟花时不采,而采者为黄赤之实,体轻入气,而性阴又入血,其治在心肝胃者多,在肺者少。苦寒涤热,而所涤为瘀郁之热,非浮散之热,亦非坚结之热。能解郁不能攻坚,亦不能平逆,故阳明之腹满有燥屎,肺病之表热咳逆,皆非其所司。独取其秉肃降之气以敷条达之用,善治心烦与黄胆耳。心烦或懊憹或结痛,黄胆或寒热不食或腹满便赤,皆郁也。心烦心下濡者为虚,胸中窒者为实。实与虚皆汗吐下后余邪留踞,皆宜吐去其邪。栀子解郁而性终下行,何以能吐?协以香豉,则一升一降,邪不任受则吐。黄胆之瘀热在表,其本在胃,栀子入胃涤热下行,更以走表利便之茵陈辅之,则瘀消热解而疸以愈。然则栀子于肺无与乎?仲圣云:凡用栀子汤病患旧微溏者不可与服之。肺与大肠相表里,服栀子则益其大肠之寒,此可为秉金气之一证。至治肝则古方不可胜举,总不离乎解郁火。凡肝郁则火生,胆火外扬,肝火内伏,栀子解郁火,故不治胆而治肝,古方如泻青丸、凉肝汤、越鞠丸、加味逍遥散之用栀子皆是。凉膈散有栀子,以治心也。泻黄散有栀子,以治胃也。而泻白散不遴入,则以肺中气热而不涉血者,栀子不与也。《本经》主胃中热气,朱丹溪谓最清胃脘之血,究栀子之治,气血皆有而血分为多。然不能逐瘀血与丹皮桃仁分功;其解血中之郁热,只在上中焦而不在下焦;亦不入足太阳与手足少阳;不入足太阳,故不利小便。茵陈蒿汤所以必先煮茵陈,许学士之治酒皶鼻,朱丹溪之治热厥心痛,《集简方》之敷折伤肿痛,皆属血中郁热。其余之治,悉可类推。

龙胆草

《神农本草经》

〖**药性**〗寒。　　　　〖**药味**〗苦。　　　　〖**用量**〗6～10 g。

〖**主治**〗

1. 湿热黄疸:《杂病源流犀烛》龙胆苦参丸用龙胆草清热燥湿治疗湿热黄疸。

2. 热淋湿疹:《兰室秘藏》龙胆泻肝汤用龙胆草清热燥湿治疗热淋湿疹带下。

3. 肝火头痛:《种痘新书》龙胆草散用龙胆草清热平肝治疗肝火头痛。

4. 眼目暴赤:《冯氏锦囊秘录》龙胆草散用龙胆草清肝明目治疗眼目暴赤。

〖**思路拓展**〗

1.《神农本草经》:龙胆性味苦涩。主骨间寒热,惊痫邪气,续绝伤,定五脏,杀蛊毒。久服,益智、不忘,轻身、耐老。一名陵游,生山谷。

2.《本草思辨录》:黄芩主少阳之经热,竹茹主少阳之腑热,龙胆则主由少阳入厥阴之热。其味苦中有涩,苦主发,涩主收,即发即收,其用在少阳者少,在厥阴者多,故用龙胆者皆取其泻肝。凡肝之热,有本脏挟胆而热者,有为胆所侵侮而热者。龙胆治胆侮肝之热,能内极于骨间,谓之治肝。

3.《医学衷中参西录》:龙胆草,味苦微酸,为胃家正药。其苦也,能降胃气,坚胃质;其酸也,能补益胃中酸汁,消化饮食。凡胃热气逆,胃汁短少,不能食者,服之可以开胃进食。微酸属木,故又能入肝胆,滋肝血,益胆汁,降肝胆之热使不上炎,举凡目疾、吐血、衄血、二便下血、惊痫、眩晕,因肝胆有热而致病者,皆能愈之。其泻肝胆实热之力,数倍于芍药,而以敛辑肝胆虚热,固不如芍药也。

白 薇

《神农本草经》

〔药性〕寒。　　　　　　〔药味〕苦。　　　　　　〔用量〕3～10 g。

〔主治〕

1. 血分发热:《医级》白薇汤用白薇清热凉血治疗血分发热。

2. 郁冒血厥:《普济方》白薇汤用白薇清热醒神治疗郁冒血厥忽然如死。

3. 喉癣咳嗽:《辨证录》白薇汤用白薇清热利喉治疗喉癣咳嗽。

4. 不孕不育:《千金翼方》白薇丸用白薇理血调经治疗不孕不育。

5. 诸虫鬼疰:《普济本事方》白薇汤用白薇清热安神治疗诸虫鬼疰。

〔思路拓展〕

1.《神农本草经》:白薇性味苦平。主暴中风,身热肢满,忽忽不知人,狂惑,邪气,寒热酸疼,温疟、洗洗发作有时。生川谷。

2.《本事方释义》:白薇汤白薇气味苦咸微寒,入足阳明,当归气味辛甘微温,入手少阴、足厥阴,人参气味甘温,入足阳明;甘草气味甘平,入足太阳,通行十二经络,以咸苦微寒及辛甘微温之药和其阴阳,以甘温甘平之药扶其正气,则病自然愈也。

3.《本草经疏》:白薇,《本经》所主诸证,皆由热淫于内之所发。《经》曰,热淫于内,治以咸寒。此药味苦咸而气大寒,宜其悉主也。《别录》疗伤中淋露者,女子荣气不足则血热,血热则伤中,淋露之候显矣,除热益阴,则血自凉,荣气调和而前证自瘳也。水气亦必因于湿热,能除热则水道通利而下矣。终之以益精者,究其益阴除热功用之全耳。妇人调经种子方中往往用之,不孕缘于血少血热,其源必起于真阴不足,真阴不足则阳胜而内热,内热则荣血日枯,是以不孕也。益阴除热,则血自生旺,故令有孕也。其方以白薇为君,佐以地黄、白芍药、当归、苁蓉、白胶、黄柏、杜仲、山茱萸、天麦门冬、丹参,蜜丸久服,可使易孕。凡温疟、瘅疟久而不解者,必属阴虚,除疟邪药中多加白薇主之,则易瘳。凡治似中风证,除热药中亦宜加而用之良。天行热病得愈,或愈后阴虚内热,及余热未除者,随证随经应投药中宜加之。

4.《本草述》:白薇《别录》乃谓大寒,与《本经》气平悬殊,似有未当。盖治伤中淋露,非纯任苦寒之味所能奏功也。试观治女子宫冷不孕,有白薇丸二方,更胜金丸、秦桂丸中俱用之,且既谓之治宫冷矣,犹然投大寒之味乎,在治法必不尔也。即胎前遗尿方有白薇散,止白薇、白芍二味等分,岂用白芍以收阴,乃同于大寒之味以泻乎? 苦寒本能亡阴,是亦知其不然也。更以产后胃弱不食,脉微多汗,亡血发厥郁冒等证,投白薇汤,是盖因血虚而并伤气也,用白薇、当归各六钱,人参半之,又甘草较参半之,然则是证之用白薇,同于当归诸味以疗虚证者,犹得谓取其大寒乎? 只此一证言之则所云大寒,在《别录》亦为不察矣。

青　蒿

《神农本草经》

〖**药性**〗寒。　　　　〖**药味**〗苦。　　　　〖**用量**〗10～30 g。

〖**主治**〗

1. 疟疾寒热:屠呦呦发现青蒿素是世界唯一有效疟疾治疗药物。

2. 温病伏热:《温病条辨》青蒿鳖甲汤用青蒿清透伏热治疗温病邪伏阴分。

3. 外感暑热:《时病论》清凉涤暑汤用青蒿清暑解热治疗外感暑热。

4. 阴虚发热:《证治准绳》清骨散用青蒿清热凉血治疗阴虚发热。

〖**思路拓展**〗

1.《神农本草经》:主疥瘙痂痒,恶疮,杀虱,留热在骨节间,明目。

2.《本草备要》:青蒿泻热,补劳,苦寒。得春木少阳之令最早,故入少阳、厥阴血分。治骨蒸劳热,蓐劳虚热。凡苦寒之药,多伤胃气。惟青蒿芳香入脾,独宜于血虚有热之人,以其不犯胃气也,风毒热黄,久疟久痢,瘙疥恶疮,鬼气尸疰伏内庚日,采蒿悬门庭,可辟邪。冬至元旦各服一钱亦良,则青蒿之治鬼疰,盖亦有所伏也,补中明目。童便浸叶用,熬膏亦良。使子勿使叶,使根勿使茎。

3.《本草新编》:青蒿,专解骨蒸劳热,尤能泄暑热之火,泄火热而不耗气血,用之以佐气血之药,大建奇功,可君可臣,而又可佐可使,无不宜也。但必须多用,因其体既轻,而性兼补阴,少用转不得力。又青蒿之退阴火,退骨中之火也,然不独退骨中之火,即肌肤之火,未尝不共泻之也,故阴虚而又感邪者,最宜用耳。又青蒿最宜沙参、地骨皮共享,则泻阴火更捷,青蒿能引骨中之火,行于肌表,而沙参、地骨皮只能凉骨中之火,而不能外泄也。

4.《本草思辨录》:青蒿有二种,一黄色,一青色,生苗于二月,其深青者,更异于常蒿,至深秋犹碧其气芳。青蒿芳香疏达则能升,开花结子于七八月得金气多则能降,升与降互为牵制,故升降皆不得逞而力微,但其主留热在骨节间,则更有至理焉。青蒿至立秋后便节节生虫,既生虫,仍开花结子,其虫不啮梗不溃出,循梗而下,入土化他物,若青蒿之力有以抑之者然,是则以治劳。

大青叶

《名医别录》

〖**药性**〗寒。　　　　〖**药味**〗苦。　　　　〖**用量**〗10～30 g。

〖**主治**〗

1. 咽喉肿痛:《圣济总录》卷 118 大青饮用大青叶清热解毒治疗咽喉肿痛。

2. 温毒斑疹：《医学心悟》犀角大青汤用大青叶清热化斑治疗温毒斑疹。

〖思路拓展〗

1.《名医别录》：味苦，大寒，无毒。主治时气头痛，大热，口疮。

2.《本草纲目》：大青，能解心胃热毒，不特治伤寒也。朱肱《活人书》治伤寒发赤斑烦痛，有犀角大青汤、大青四物汤，故李象先《指掌赋》云：阳毒则狂斑烦乱，以大青、升麻，可回困笃。诸蓝形虽不同，而性味不远，故能解毒除热，惟木蓝叶力似少劣，蓝子则专用蓼蓝者也。至于用淀与青布，则是刈蓝浸水，入石灰澄成者，性味不能不少异，不可与蓝汁一概论也。有人病呕吐服玉壶诸丸不效，用蓝汁入口即定，盖亦取其杀虫降火尔。如此之类，不可不知……主热毒痢，黄疸，喉痹，丹毒。蓝叶汁，解斑蝥、芫青、樗鸡、朱砂、砒石毒。《本草经疏》：甄权云大青味甘，能去大热，治温疫寒热。盖大寒兼苦，其能解散邪热明矣。《经》曰：大热之气，寒以取之，此之谓也。时行热毒，头痛大热口疮，为胃家实热之证，此药乃对病之良药也。

3.《本草正义》：蓝草，味苦气寒，为清热解毒之上品，专主温邪热病，实热蕴结，及痈疡肿毒诸证，可以服食，可以外敷，其用甚广。又能杀虫，疗诸虫毒螫者，盖百虫之毒，皆由湿热凝结而成，故凡清热之品，即为解毒杀虫之品。又凡苦寒之物，其性多燥，苟有热盛津枯之病，苦寒在所顾忌，而蓝之鲜者，大寒胜热而不燥，尤为清火队中驯良品也。

板蓝根

《新修本草》

〖**药性**〗寒。 〖**药味**〗苦。 〖**用量**〗10～30 g。

〖**主治**〗

1. 咽喉肿痛：上海人民出版社《方剂学》羌蓝汤用板蓝根清热解毒治疗咽喉肿痛。

2. 病毒感染：《孔伯华医集》板蓝根汤用板蓝根清热解毒治疗腮腺炎等病毒感染性疾病。

〖**思路拓展**〗

1.《神农本草经》：主解诸毒，杀蛊蚑，注鬼，螫毒。久服头不白轻身。生平泽。

2.《本草衍义》：蓝实即大蓝实也。谓之蓼蓝实者，非是。《尔雅》所说是解诸药等毒，不可阙也。实与叶两用。注不解实，只解蓝叶，为未尽。《经》所说尽矣。蓝一本而有数色，刮竹青、绿云、碧青、蓝黄，岂非青出于蓝而青于蓝者也。生叶汁解药毒，此即大叶蓝，又非蓼蓝也。

3.《本草纲目》：菘蓝，叶如白菘；马蓝，叶如苦，即郭璞所谓大叶冬蓝，俗中所谓板蓝者。二蓝花子并如蓼蓝。苏恭以马蓝为木蓝，苏颂以菘蓝为马蓝，宗奭以蓝实为大叶蓝之实，皆非矣。

4.《本草便读》：板蓝根即靛青根，其功用性味与靛青叶同，能入肝胃血分，不过清热、解毒、辟疫、杀虫四者而已。但叶主散，根主降，此又同中之异耳。

白花蛇舌草

《广西中药志》

〖**药性**〗寒。　　　　〖**药味**〗苦。　　　　〖**用量**〗15～30 g。

〖**主治**〗

1. 痈肿疮毒：《广西中药志》单用白花蛇舌草清热解毒治疗痈肿疮毒。

2. 热淋涩痛：《广西中草药》单用白花蛇舌草清热利湿通淋治疗热淋涩痛。

〖**思路拓展**〗

1.《广西中药志》：治小儿疳积，毒蛇咬伤，癌肿。外治白泡疮，蛇癞疮。

2.《广西中草药》：清热解毒，活血利尿。治扁桃体炎，咽喉炎，阑尾炎，肝炎，痢疾，尿路感染，小儿疳积。

3.《潮州志·物产志》：茎叶榨汁次服，治盲肠炎，又可治一切肠病。

4.《泉州本草》：清热散瘀，消痈解毒。治痈疽疮疡，瘰疬。又能清肺火，泻肺热。治肺热喘促、嗽逆胸闷。

牡丹皮

《神农本草经》

〖**药性**〗寒。　　　　〖**药味**〗苦。　　　　〖**用量**〗6～10 g。

〖**主治**〗

1. 肠痈腹痛：《金匮要略》大黄牡丹汤用牡丹皮清热解毒治疗肠痈腹痛。

2. 瘟疫斑疹：《寿世保元》解毒化斑汤用牡丹皮凉血化斑治疗瘟疫斑疹。

3. 经闭痛经：《备急千金要方》牡丹皮汤用牡丹皮调经活血治疗经闭痛经。

〖**思路拓展**〗

1.《神农本草经》：牡丹性味苦辛寒。主寒热，中风，瘛疭，痉，惊痫，邪气，除癥坚，瘀血留舍肠胃，安五脏，疗痈创。一名鹿韭，一名鼠姑。生山谷。主寒热，中风瘛疭、痉、惊痫邪气，除癥坚瘀血留舍肠胃，安五脏，疗痈疮。

2.《本草经疏》：牡丹皮，其味苦而微辛，其气寒而无毒，辛以散结聚，苦寒除血热，入血分，凉血热之要药也。寒热者，阴虚血热之候也。中风瘛疭、痉、惊痫，皆阴虚内热，营血不足之故也。热去则血凉，凉则新血生、阴气复，阴气复则火不炎而无因热生风之证矣，故悉主之。痈疮者，热壅血瘀而成也。凉血行血，故疗痈疮。辛能散血，苦能泻热，故能除血分邪气，及癥坚瘀血留舍肠胃。脏属阴而藏精，喜清而恶热，热除则五脏自安矣。《别录》并主时气头痛客热，五劳劳气，头腰痛者，泄热凉血之功也。甄权又主经脉不通，血沥腰痛，此皆血因热而枯之候也。血中伏火非此不除，故治骨蒸无汗及小儿天行痘疮血热。

东垣谓心虚肠胃积热,心火炽甚,心气不足者,以牡丹皮为君,亦此意也。

3.《本草汇言》:沈拜可先生曰:按《深师方》用牡丹皮,同当归、熟地则补血;同莪术、桃仁则破血;同生地、芩、连则凉血;同肉桂、炮姜则暖血;同川芎、白芍药则调血;同牛膝、红花则活血;同枸杞、阿胶则生血;同香附、牛膝、归、芎,又能调气而和血。若夫阴中之火,非配知母、白芍药不能去;产后诸疾,非配归、芎、益母不能行。又欲顺气疏肝,和以青皮、柴胡;达痰开郁,和以贝母、半夏。若用于疡科排脓、托毒、凉血之际,必协乳香、没药、白芷、羌活、连翘、金银花辈,乃有济也。牡丹皮,清心,养肾,和肝,利包络,并治四经血分伏火。血中气药也。善治女人经脉不通,及产后恶血不止。又治衄血吐血,崩漏淋血,跌扑瘀血,凡一切血气为病,统能治之。盖其气香,香可以调气而行血;其味苦,苦可以下气而止血;其性凉,凉可以和血而生血;其味又辛,辛可以推陈血,而致新血也。故甄权方治女人血因热而将枯,腰脊疼痛,夜热烦渴,用四物重加牡丹皮最验。又古方用此以治相火攻冲,阴虚发热。又按《本经》主寒热,中风瘛疭、痉、惊痫邪气诸症,总属血分为眚。然寒热,中风,此指伤寒热入血室之中风,非指老人气虚痰厥之中风也。其文先之以寒热二字,继之以瘛疭惊痫可知已,况瘛疭惊痫,正血得热而变现,寒热又属少阳所主者也。

4.《本经疏证》:牡丹皮入心,通血脉中壅滞与桂枝颇同,特桂枝气温,故所通者血脉中寒滞,牡丹皮气寒,故所通者血脉中热结。

5.《重庆堂随笔》:丹皮虽非热药,而气香味辛,为血中气药,专于行血破瘀,故能堕胎,消癖。所谓能止血者,瘀去则新血自安,非丹皮真能止血也。血虚而感风寒者,可用以发汗,若无瘀而血热妄行,及血虚而无外感者,皆不可用,惟入于养阴剂中,则阴药借以宣行而不滞,并可收其凉血之功,故阴虚热入血分而患赤痢者,最为妙品。然气香而浊,极易作呕,胃弱者服之即吐。诸家《本草》皆未言及,用者审之。

6.《古今图书集成医部全录精华本》:小腹疼痛,小便不利,脓壅滞也,牡丹皮散主之。若大便或脐间出脓者,不治。《经》云:肠痈为病,不可惊,惊则肠断而死,故患是者,其坐卧转侧,理宜徐缓,时少饮薄粥,及服八珍汤固其元气,静养调理,庶可保其生。肠痈治法,《要略》以薏苡仁附子败酱散,《千金》以牡丹汤,《三因》以薏苡汤治之,《千金》又有灸法,曲两肘正肘头锐骨灸百壮,下脓血而安。腹痛谓疮生于肚腹,或生于皮里膜外,属膏粱厚味七情郁火。若漫肿坚硬,肉色不变,或脉迟紧,未成脓也,四君加芎、归、白芷、枳壳,或托里散。

玄 参

《神农本草经》

〖药性〗寒。　　　　〖药味〗苦。　　　　〖用量〗10~20 g。

〖主治〗

1. 骨蒸虚劳:《圣济总录》阿胶汤用玄参滋阴润燥治疗骨蒸虚劳。

2. 温病斑疹:《温病条辨》化斑汤用玄参清热凉血治疗温病斑疹。

3. 瘰疬瘿瘤：《医学心悟》消瘰丸用玄参解毒软坚治疗瘰疬瘿瘤。

4. 咽喉肿痛：《类证活人书》玄参升麻汤用玄参解毒消肿治疗咽喉肿痛。

〖思路拓展〗

1.《神农本草经》：玄参性味苦微寒。主腹中寒热积聚，女子产乳余疾，补肾气，令人目明。一名重台。生川谷。

2.《本草正义》：玄参，禀至阴之性，专主热病，味苦则泄降下行，故能治脏腑热结等证。味又辛而微咸，故直走血分而通血瘀。亦能外行于经隧，而消散热结之痈肿。寒而不峻，润而不腻，性情与知、柏、生地近似，而较为和缓，流弊差轻。玄参赋禀阴寒，能退邪热，而究非滋益之品。《别录》所称补虚益精等辞，已觉言之过甚，乃《日华》竟称其补劳损，而景岳直谓其甘能滋阴，濒湖且谓与地黄同功，俗医遂用之于阴虚劳怯，则无根之火岂宜迎头直折，速其熄灭？且当时并不显见其害，甚且浮游之火受其遏抑，而咳呛等证，亦或少少见瘥，昧者方且归功于滋阴降火，而不知一线生阳，已渐消灭，从此不可救疗矣。此阴柔之害，与肆用知、柏者相等，则滋阴二字误之也。疗胸膈心肺热邪，清膀胱肝肾热结。疗风热之咽痛，泄肝阳之目赤，止自汗盗汗，治吐血衄血。

3.《医学衷中参西录》：玄参，味甘微苦，性凉多液，原为清补肾经之药。又能入肺以清肺家烁热，解毒消火，最宜于肺病结核，肺热咳嗽。《本经》谓其治产乳余疾，因其性凉而不寒，又善滋阴，且兼有补性，故产后血虚生热及产后寒温诸症，热入阳明者，用之最宜。愚生平治产后外感实热，其重者用白虎加人参汤，以玄参代方中知母，其轻者用拙拟滋阴清胃汤（玄参两半，当归三钱，生杭芍四钱，茅根三钱，甘草钱半）亦可治愈。诚以产后忌用凉药，而既有外感实热，又不得不以凉药清之，惟石膏与玄参，《本经》皆明载治产乳，故敢放胆用之。然石膏又必加人参以铺之，又不敢与知母并用。至滋阴清胃汤中重用玄参，亦必以四物汤中归、芍辅之，此所谓小心放胆并行不悖也。《本经》又谓玄参能明目，诚以肝窍于目，玄参能益水以滋肝木，故能明目。且目之所以能视者，在瞳子中神水充足，神水固肾之精华外现者也，以玄参与柏实、枸杞并用，以治肝肾虚而生热，视物不了了者，恒有捷效也。又外感大热已退，其人真阴亏损，舌干无津，胃液消耗，口苦懒食者，愚恒用玄参两许，加潞党参二三钱，连服数剂自愈。《本经》：主腹中寒热积聚，女子产乳余疾，补肾气，令人明目。

白　英

《神农本草经》

〖药性〗寒。　　　　〖药味〗甘。　　　　〖用量〗10～20 g。

〖主治〗

1. 身热黄疸：《圣济总录》卷 54 白英丸用白英清热解毒治疗身热黄疸。

2. 痈疔毒肿：《名家方选》白英散用白英清热解毒治疗痈疔毒肿。

〖思路拓展〗

1.《神农本草经》：白英性味甘寒。主寒热、八疸、消渴，补中益气。久服轻身延年。一名谷菜，生山谷。

2.《证类本草》：陶隐居云诸方药不用。此乃有（音斛）菜，生水中，人蒸食之。此乃生山谷，当非是。又有白草，叶作羹饮，甚疗劳，而不用根、华。益州乃有苦菜，土人专食之，皆充健无病，疑或者此。唐本注云：此鬼目草也。蔓生，叶似王瓜，小长而五桠。实圆，若龙葵子，生青，熟紫黑，煮汁饮，解劳。东人谓之白草。陶云白草，似识之而不的辨。今按陈藏器本草云：白英，主烦热，风疹，丹毒，疟瘴寒热，小儿结热。煮汁饮之。一名鬼目。《尔雅》云：苻，鬼目。注：似葛，叶有毛，子赤如耳珰珠，若云子熟黑，误矣。又按别本注云：今江东人夏月取其茎、叶煮粥，极解热毒。

紫　草

《神农本草经》

〖药性〗寒。　　　　〖药味〗苦。　　　　〖用量〗10～20 g。

〖主治〗

1. 身热斑疹：《小儿药证直诀》紫草散用紫草凉血解毒治疗身热斑疹。

2. 疮疡痈疽：《中国药典》紫草膏用紫草凉血解毒治疗疮疡痈疽。

3. 皮疹紫癜：《圣济总录》卷 61 紫草汤用紫草凉血解毒治疗皮疹紫癜。

4. 痘紫黑陷：《冯氏锦囊秘录》紫草膏用紫草凉血解毒治疗痘紫黑陷。

〖思路拓展〗

1.《神农本草经》：紫草性味苦寒。主心腹邪气五疸，补中益气，利九窍，通水道。一名紫丹，一名紫芙。生山谷。

2.《侣山堂类辩》：李时珍曰紫草气味苦寒，如痘疹欲出未出，血热毒盛，大便闭涩者宜之，已出而紫黑便闭者，亦可用；若已出而红活，及白陷大便利者，切宜忌之。《直指方》云紫草治痘，能导大便，使发出亦轻。《活幼新书》云紫草性寒，小儿脾气实者犹可用；脾气虚者，反能作泻。故古方惟用紫草茸，取其初得阳气，以类触类，所以用发痘疮。今人不达此理，一概用之，非矣。夫所谓茸者即初生之蒙茸，非紫草之外另有茸也。又有如麒麟竭者谓之紫草茸，非也，乃紫铆耳！《酉阳杂俎》云：紫铆树，出真腊、波斯二国，树高盈丈，枝叶郁茂，经冬不凋，天有雾露及雨沾濡，则枝条出铆，状如糖霜，累累紫赤，破则鲜红，能出痘毒。此物产于异域，殊不易得。近有市利之徒，以伪物假充，索价甚浓，非徒无益，而反害之，不若用草之为当也。

3.《本草乘雅半偈》：主心腹浊邪热气，郁作五黄，损气闭窍者，力能扞格而澄湛之。《别录》广心腹邪气及肿胀满痛，利九窍及通水道。若儿疮即热浊于血，面渣即热浊于气于色耳。蕲阳广儿疮及斑疹豆毒，活血凉血，以利大肠。《经验方》云：痘疮三日，隐隐将出，色赤便闭者相宜。曾世荣云：脾实协热者可用，脾虚协寒者不可用。慎之，慎之。

赤芍药

《神农本草经》

〖药性〗寒。 〖药味〗苦。 〖用量〗10～20 g。

〖主治〗

1. 闭经腹痛：《太平圣惠方》赤芍药散用赤芍药清热凉血治疗闭经腹痛。

2. 赤痢腹痛：《圣济总录》芍药汤用赤芍药清痢凉血治疗赤痢腹痛。

3. 骨节疼痛：《博济方》赤芍药散用赤芍药调理气血治疗骨节疼痛。

〖思路拓展〗

1.《神农本草经》：芍药性味苦平。主邪气腹痛，除血痹，破坚积寒热，疝瘕，止痛，利小便，益气。生川谷及丘陵。

2.《药性切用》：赤芍药苦辛微寒，泻肝火，散恶血。酒炒活血，醋炒亦能止血，必须炒黑；乃治血瘀经络能归经之血。如血虚者切忌。白芍补而敛阴，赤芍散而泻血。白益肝能于土中泻木泻痢虚弱宜之；赤散邪能行血中之滞，故伤寒营实宜之。

3.《冯氏锦囊秘录》：赤芍药利小便，消痈肿，下结气，疗肠风，破积坚。治血脾；治火盛眼痛，去血瘀血热，故泻肝行血除热，此其长也。倘病非实热有余者勿服。有泻无补，利九窍小便，攻血痹止痛。专解血热痘毒热毒，化斑消肿并用，泻血中之热，行血中之滞。

地骨皮

《神农本草经》

〖药性〗寒。 〖药味〗苦。 〖用量〗10～20 g。

〖主治〗

1. 骨蒸肌热：《普济本事方》地仙散用地骨皮清热退蒸治疗骨蒸肌热。

2. 气急喘嗽：《小儿药证直诀》泻白散用地骨皮清肺止咳治疗气急喘嗽。

3. 消渴饮水：《圣济总录》地骨皮饮用地骨皮清热止渴治疗消渴饮水。

〖思路拓展〗

1.《神农本草经》：枸杞性味苦寒。主五内邪气，热中，消渴，周痹。久服，坚筋骨，轻身不老。一名杞根，一名地骨，一名枸忌，一名地辅。生平泽。

2.《本经疏证》：暑度愈西，收肃愈甚，枸杞为物，叶岁三发，木气最畅，乃当收肃之候，且花且实，此之谓以金成木。色赤属火，火衰畏水，火盛耗水，枸杞之实，内外纯丹，乃饱含津液，严寒不坠，此之谓从火制水。以金成木，是于秘密中行生发，故主五内邪气；从火制水，是于焦涸中化滋柔，故主热中、消渴。此一根之功，一实之效，已明晰晓示无复遗义。然所谓周痹、风湿者，却宜何所取裁？夫周痹在血脉之中,随脉以上,随脉以下,由风寒湿客于外分肉之间,迫切而为沫,沫得寒则聚,聚则排分肉而分裂,分裂则痛。因邪而成沫,以沫而致痛,谓不似其实之嵌红色于津液中,包津液于红裹内不可。夫惟津液与红酿成一体,是以能使风与湿相携而化,不相逐以争,曰周痹、风湿者,以味苦气寒之资,不能已寒,特可治周痹之属风湿者。虽然《别录》所著"下胸胁气、客热、头痛",是升而有降之功;"补内伤、大劳、嘘吸、坚筋骨、强阴、利大小肠",是降而得升之益。仍可一系之根,一系之实者,又缘何而有此效?夫实主退藏,根主生发,原草木之恒性。则实,际水土而转生发;根,极畅茂而转退藏。独非草木常理乎!特枸杞者,其水木之气,究竟须得金火乃能致功,就下胸胁气、治客热、头痛,固呈效于至高,而补内伤、大劳、嘘吸者,又岂不在心肺。盖水木之用成于金火,然火之所以丽,金之所以位,却终赖水火之精华奉养,乃克就昌明治节之勋,往还相承,周旋相济,而实有益于形体者,则曰坚筋骨、强阴是已。后人所谓枸杞根能退有汗之热,枸杞实能益心中之液,不甚有意乎!

3.《医学衷中参西录》:枸杞子味甘多液,性微凉。为滋补肝肾最良之药,故其性善明目,退虚热,壮筋骨,除腰疼,久服有益,此皆滋补肝肾之功也。乃因古有隔家千里,勿食枸杞之谚,遂疑其能助阳道,性或偏于温热。而愚则谓其性决不热,且确有退热之功效,此从细心体验而得,原非凭空拟议也。愚自五旬后,脏腑间阳分偏盛,每夜眠时,无论冬夏床头置凉水一壶,每醒一次,觉心中发热,即饮凉水数口,至明则壶中水已所余无几。惟临睡时,嚼服枸杞子一两,凉水即可少饮一半,且晨起后觉心中格外镇静,精神格外充足。即此以论枸杞,则枸杞为滋补良药,性未必凉而确有退热之功效,不可断言乎?或问:枸杞为善滋阴故能退虚热,今先生因睡醒而觉热,则此热果虚热乎?抑实热乎?答曰:余生平胖壮,阴分不亏,此非虚热明矣。然白昼不觉热,即夜间彻夜不睡,亦不觉热,惟睡初醒时觉心中发热,是热生于睡中也,其不同于泛泛之实热又明矣。此乃因睡时心肾自然交感而生热,乃先天元阳壮旺之现象,惟枸杞能补益元阴,与先天元阳相济,是以有此功效。若谓其仅能退虚热,犹浅之乎视枸杞矣。附方,金髓煎:枸杞子,逐日择红熟者,以无灰酒浸之,蜡纸封固,勿令泄气,两月足,取入砂盆中,研烂滤取汁,同原浸之酒入银锅内,慢火熬之,不住箸搅,恐粘住不匀,候成饧,净瓶密贮。每早温酒服二大匙,夜卧再服,百日身轻气壮。地骨皮即枸杞根上之皮也。其根下行直达黄泉,禀地之阴气最浓,是以性凉长于退热。为其力优于下行有收敛之力,是以治有汗骨蒸,能止吐血、衄血,更能下清肾热,通利二便,并治二便因热下血。且其收敛下行之力,能使上焦浮游之热因之清肃,而肺为热伤作嗽者,服之可愈。是以诸家本草,多谓其能治嗽也。惟肺有风邪作嗽者忌用,以其性能敛也。

寒水石

《神农本草经》

〖药性〗寒。　　　　　〖药味〗辛。　　　　　〖用量〗10~20 g。

〖主治〗

1. 时疫壮热:《千金要方》十二物寒水石散用寒水石清热生津治疗时疫壮热。

2. 伤寒发狂:《本事方》鹊石散用寒水石清热利窍治疗伤寒发狂。

3. 丹毒痈肿：《姚僧坦集验方》龙脑甘露丸用寒水石解毒消肿治疗诸毒肿痛。

〔思路拓展〕

1.《神农本草经》：凝水石性味辛寒。主身热，腹中积聚，邪气，皮中如火烧，烦满，水饮之。久服不饥。一名白水石，生山谷。

2.《本草经疏》：《经》曰小热之气凉以和之，大热之气寒以取之。又曰：热淫于内治以咸寒。大寒微咸之性，故主身热邪气，皮中如火烧，烦满，及时气热盛。五脏伏热，胃中热也，易饥作渴，亦胃中伏火也，甘寒除阳明之邪热，故能止渴不饥。水肿者湿热也，小便多不利，以致水气上溢于腹，而成腹痹，辛咸走散之性，故能除热利窍消肿也。疗腹中积聚者，亦取其辛散咸软之功耳。凝水石，按本文云盐之精，则与石膏、方解石大相悬绝矣。因石膏有寒水石之名，而王隐君复云寒水石又名方解石，以致混淆难辨，其功能各不同，用者自宜分别。生卤地，味辛咸，碎之如朴硝者，是凝水石。其气大寒，能除有余邪热。《经》曰诸腹胀大，皆属于热者宜之，请湿肿满属脾土者忌之，大宜详审，慎勿有误。

淡竹叶

《神农本草经》

〔**药性**〕平。 〔**药味**〕苦。 〔用量〕10～20 g。

〔**主治**〕

1. 发热口渴：《伤寒论》竹叶石膏汤用淡竹叶清热生津治疗发热口渴。

2. 口疮淋痛：《小儿药证直诀》导赤散用淡竹叶清心通淋治疗口疮淋痛。

3. 咳嗽气喘：《备急千金要方》竹叶汤用竹叶清气止咳治疗咳嗽气喘。

4. 目赤疼痛：《圣济总录》卷 102 竹叶汤用淡竹叶清肝明目治疗眼赤疼痛证。

〔**思路拓展**〕

1.《神农本草经》：竹叶性味苦平。主咳逆上气溢筋急，恶疡，杀小虫。根，作汤，益气止渴，补虚下气。汁，主风痓。实，通神明，轻身益气。

2.《本经疏证》：忆闻诸蒋汉房先生曰：震仦为苍筤竹，其取象，为阳在下，奋迅振动，阴在上，飘零解散。又上坎下兑，曰节侔，其取象则根为阳，茎为阴，节为阳，管为阴，叶则阴之阴，根则阳之阳。故其出土时最有力，此义于竹之用，甚确切有味，何者？惟其阳出而阴散，阴既散而阳遂畅，阳既畅而天气清明，此非春夏雷雨之象乎！盖其先数日必有暴暖郁蒸，木津础润，随继以翛然之风，雷雨乃作，是故咳逆上气，不似阴为阳击，飘扬于上乎！溢筋急、恶疡不似木石之津润，或遂溃烂乎！益气止渴，补虚下气者，阳振而能蒸津液以上滋也。主风痓者，使经脉不为湿热所攘而拘急也。夫阳不能畅，乃为郁蒸；阳之不畅，以阴为之累也。阴累阳者，或发其覆，或披其郄，然皆以清阳之无力，阴翳之胶固，斯不得已而出此。若夫阳既有力，阴复轻微，徒割鸡而用牛刀，所累者虽散，岂不畏其所伸者遂倔强莫制耶！是故竹叶所主之咳逆上气，非风寒闭塞之咳逆上气，亦非气不归根之咳逆上气，乃微阴累阳之咳逆上气，譬如暑月行人在烈日之中反不喘，骤入林下稍得凉爽喘反作者是也。其所主溢筋急，非寒则收引之筋急，亦非水渍胖胀之筋急,乃阳不伸而津阻之筋急,譬如郁蒸之令,筋胶诸物虽置高燥处,亦能横胀短缩者是也。竹叶为物飘萧,轻举洒然,微阴正欲解散之余,取其阳遂透,阴遂消,是故《金匮》竹叶汤治"产后,中风,发热,面正赤,喘而头痛",乃阳无根而上泛,复为阴翳所累,遂以桂枝、附子、人参、甘草、大枣、生姜回其阳,用竹叶率葛根、防风、桔梗以解散其阴,盖风寒所著之阴与为阳累之阴,固自不同,不得全仗葛根、防风、桔梗而能解也。《伤寒论》竹叶石膏汤治大病解后,虚羸少气,气逆欲吐,乃强阳既未全衰于中,微阴不能无扰于上,徒以石膏、人参、半夏、麦冬、粳米、甘草安其中,又恐其阴随寒药入内,不如以柔润者、和阳轻清者散阴之为愈,盖正旺之阳与方衰之阳,原自有别,非若白虎汤证可径情直行也。至若皮茹,原系运输津液上朝之道路,其中虽有属阳之节为阻,其外实一在线行,并无留滞,内之阻正以外之通而得生,故治中气之有阻而逆者。如相激为呕哕,相争为寒热,相迫为吐血,相逐为崩中,何莫非以阳格阴,阴不流通,奔突外出之候,若在外得通,在内自可转旋,即不能自致通畅,更为或和其阴,或和其阳,亦自有力而少隔阂,如橘皮竹茹汤之治哕逆,乃于中宫用阳和阴;竹皮大丸之治妇人乳中虚烦乱呕逆,乃于中宫用阴和阳,皆一举可平,故目其功能曰安中益气。以是知竹皮之功,全从在外转旋在内之气,比之竹叶从在上解阴翳而畅在中之阳者,又不侔矣。

射 干

《神农本草经》

〖药性〗寒。　　　　　〖药味〗苦。　　　　　〖用量〗10～20 g。

〖主治〗

1. 咽喉肿痛:《奇效良方》卷 61 射干丸用射干清咽利喉治疗咽喉肿痛。

2. 咳逆上气:《金匮要略》射干麻黄汤用射干止逆下气治疗咳逆上气。

〖思路拓展〗

1.《神农本草经》:射干性味苦平。主咳逆上气,喉痹咽痛不得消息,散急气,腹中邪逆,食饮大热。一名乌扇,一名乌蒲,生川谷。

2.《本经疏证》:射干紫花六出,上界白文,恰似水火相结于金之界域,所用又其还原反本之根,而味苦主降,气平复下降,降之甚者,非特下行且能横散,故其所主,首为咳逆上气,喉痹,咽痛不得消息。盖既有喉痹复兼咽痛,且无止息之时,则非水火相结于肺之部位而何?肺属金,火者金之所畏,水者金之子,能泄金之气,《易通卦验》云:冬至射干生。可知因水气盛而动之物,则必能动水气,其开花以四月,又可知因火气盛而舒展之物,亦必能舒展火气,乃至七月即茎叶尽槁,其气复返于根,则可知其动水气舒火气,均能使从金之界域各归其所自来,此所以治咳逆,上气,喉痹,咽痛,不得消息也,此所谓散逆气也。腹中者,大肠所居,大肠亦属金,腹中邪逆,明逆气自大肠而上也。食饮大热者,水谷之气不下行,又不旁出,壅于胸中为患,即《别录》所谓因胸中热气而咳唾,言语气臭,得此亦能下行且解散也。夫胸中水谷之气,本系精微,原供上奉以敷布五脏,洒陈六腑,若上有肺部之结,则不能引其清者于上,下有大肠之逆,则不能传糟粕于下,于是胸中之气,清不得为清,浊不得为浊,居清虚之位,偏化为重浊之味,暂则但涉气,久则将涉血,凡似此者,非咎肺不降,大肠不宣而谁咎哉!上窍不通则下窍亦不通,上窍通则下窍自通,即用射干之微旨也。

3.《别录》:疗老血在心脾间一语,最是耐人思索,将主统之不善而有所留耶!则主血统血云者,调剂运量之谓,非若肝之实有所藏也。恶乎得有所留,将经之不留转而有所留耶!则手少阴从脏走手,足太阴从脏走足,不在脏间则在手足间,皆非留血之地,纵手足间有老血,又绝非射干之所能治也。将络间有所留耶!则横行曰络,即有所瘀,亦绝非射干直行者所能治,盖读仲景《金匮要略》而后知心脾间即《内经》所谓募原者也。夫心气自左而降,脾气由中而升,升降交错之间,正受气变赤之地,设升降之源不清,则所受之气自浊,或不能变,聚为痰涎,或既变赤,不能敷布洒陈,于是凝结脏腑空隙之所,脂膜之间,其处在中之左,左之中,则非左胁而谁,故《素问·疟论》曰:疟间日发者,由邪气内薄于五脏,横连于募原也。其道远,其气深,其行迟,不能与卫气偕行,不得皆出,故间日乃作也。《金匮要略》曰:疟当瘥不瘥者,此结为癥瘕,名曰疟母,用鳖甲煎丸。其中正有乌扇,二者与《别录》射干疗老血在心脾间正相吻合,于此见心脾间老血,由于结气,气之结由于腹中邪逆,腹中邪逆由于饮食大热,饮食大热之见于外者为咳吐,言语气臭;其见于内者,为胸中热气。是致病之由,诊病之法,悉举无遗,《本经》《素问》《金匮要略》均一以贯之矣。

第四节　清泄里热方剂

龙胆泻肝汤

《医方集解》

〖**方剂组成**〗龙胆草、黄芩、栀子、泽泻、木通、车前子、当归、柴胡、生地、甘草。

〖**作用机制**〗清热燥湿。

〖**主治要点**〗① 肝胆实热;② 肝胆湿热;③ 头痛目赤;④ 口苦舌红;⑤ 尿痛带黄。

〖**思路拓展**〗

1.《医方集解》:龙胆泻厥阴之热,柴胡平少阳之热,黄芩、栀子清肺与三焦之热以佐之,泽泻泻肾经之湿,木通、车前泻小肠、膀胱之湿以佐之,然皆苦寒下泻之药,故用归、地以养血而补肝,用甘草以缓中而不伤肠胃,为臣使也。

2.《医宗金鉴》:胁痛口苦,耳聋耳肿,乃胆经之为病也;筋痿阴湿,热痒阴肿,白浊溲血,乃肝经之为病也。故用龙胆草泻肝胆之火,以柴胡为肝使,以甘草缓肝急,佐以芩、栀、通、泽、车前辈大利前阴,使诸湿热有所从出也。然皆泻肝之品,若使病尽去,恐肝亦伤矣,故又加当归、生地补血以养肝。盖肝为藏血之脏,补血即所以补肝也。而妙在泻肝之剂,反作补肝之药,寓有战胜抚绥之义矣。

3.《成方便读》:夫相火寄于肝胆,其性易动,动则猖狂莫制,挟身中素有之湿浊,扰攘下焦,则为种种诸证。或其人肝阴不足,相火素强,正值六淫湿火司令之时,内外相引,其气并居,则肝胆所过之经界,所主之筋脉,亦皆为患矣。故以龙胆草大苦大寒,大泻肝胆之湿火;肝胆属木,木喜条达,邪火抑郁,则木不舒,故以柴胡疏肝胆之气,更以黄芩清上,栀子导下,佐之以木通、车前、泽泻,引邪热从小肠、膀胱而出;古人治病,泻邪必兼顾正,否则邪去正伤,恐犯药过病所之弊,故以归地养肝血,甘草缓中气,且协和各药,使苦寒之性不伤胃气耳。

黄连解毒汤

《外台秘要》

〖方剂组成〗黄连、黄芩、黄柏、栀子。

〖作用机制〗泻火解毒。

〖主治要点〗① 三焦火毒证;② 高热斑疹;③ 吐血衄血;④ 痈疡疔毒;⑤ 黄疸下利。

〖思路拓展〗

1.《医方论》黄连解毒汤:治实邪实火、表里俱盛之剂。故用黄芩泻肺火,黄连泻心火,黄柏泻肾火,又用栀子,令上焦之热邪委婉而下。三焦通治,药力颇峻。若表里俱热、胸痞、便秘、谵语者,便当去去而热亦退。

2.《医方集解》:此手足阳明、手少阳药也。三焦积热,邪火妄行,故用黄芩泻肺火于上焦,黄连泻脾火于中焦,黄柏泻肾火于下焦,栀子泻三焦之火从膀胱出。盖阳盛则阴衰,火盛则水衰,故用大苦大寒之药,抑阳而扶阴,泻其亢甚之火,而救其欲绝之水也,然非实热不可轻投。

3.《目经大成》黄连解毒汤:毒者火邪亢极之谓。如上下积热,头目痛肿,口燥舌烂,二便秘结,发斑错语,及恶疮,消渴,痔蚀等症者是。脉来大数,按而击指,非大苦大寒专精解毒,不足抑其悍烈。是方也,黄芩苦而枯,枯则轻浮,能泻火于上。黄连苦而燥,燥则疏决,能泻火于中。黄柏、栀子苦而利,利则就湿,能泻火于下。再加大黄,蜜丸,上下通治,救阴之策备矣。虽然,药寒到此可谓绝境,倘诊视不的,切勿轻投。古人以芩、连、柏为丸,曰三补丸。黄柏一味,曰大补丸。名已不正,注方者添出许多蛇足,则言不顺矣。乃耳食之徒,认作补虚之补而司医事,吾知病患无所措其手足。

清暑益气汤

《温热经纬》

〖方剂组成〗西洋参、石斛、麦冬、黄连、竹叶、荷梗、知母、甘草、粳米、西瓜翠衣。

〖作用机制〗清暑益气。

〖主治要点〗① 暑热气津两伤证;② 身热;③ 多汗;④ 口渴;⑤ 心烦;⑥ 小便短赤;⑦ 体倦少气;⑧ 脉虚数。

〖思路拓展〗

《温热经纬》:此脉此证,自宜清暑益气汤以为治。但东垣之方,虽有清暑之名,而无清暑之实,观江南仲治孙子华之案、程杏轩治汪木工之案可知。故临证时须斟酌去取也。余每治此等证，辄用西洋参、石斛、麦冬、黄连、竹叶、荷杆、知母、甘草、粳米、西瓜翠衣等，以清暑热而益元气，无不应手取效也。

白虎汤

《伤寒论》

〖方剂组成〗石膏、知母、甘草、粳米。

〖作用机制〗清热生津。

〖主治要点〗① 气分热盛；② 高热汗出；③ 口干口渴；④ 脉数洪大。

〖思路拓展〗

1.《伤寒论》：伤寒，脉浮滑，以表有热，里有寒，白虎汤主之。

2.《伤寒明理论》：白虎，西方金神也，应秋而归肺；夏热秋凉，暑暍之气，得秋而止。秋之令曰处暑，是汤以白虎名之，谓能止热也。知母味苦寒，《内经》曰：热淫所胜，佐以苦甘。又曰：热淫于内，以苦发之。欲彻表寒，必以苦为主，故以知母为君。石膏味甘微寒，热则伤气，寒以胜之，甘以缓之，欲除其热，必以甘寒为助，是以石膏甘寒为臣，甘草味甘平，粳米味甘平，脾欲缓，急食甘以缓之，热气内蕴，消灼津液，则脾气躁，必以甘平之物缓其中，故以甘草、粳米为之使，是太阳中暍，得此汤则顿除之，即热见白虎而尽矣。

3.《伤寒来苏集》：石膏大寒，寒能胜热，味甘归脾，质刚而主降，备中土生金之体；色白通肺，质重而含脂，具金能生水之用，故以为君，知母气寒主降，苦以泄肺火，辛以润肺燥，内肥白而外皮毛，肺金之象，生水之源也，故以为臣。甘草皮赤中黄，能土中泻火，为中宫舟楫，寒药得之缓其寒，用此为佐，沉降之性，亦得留连于脾胃之间矣。粳米稼穑作甘，气味温和，禀容平之德，为后天养命之资，得此为佐，阴寒之物，则无伤损脾胃之虑也。煮汤入胃，输脾归肺，水精四布，大烦大渴可除矣。

凉膈散

《太平惠民和剂局方》

〖方剂组成〗大黄、芒硝、甘草、栀子、薄荷、黄芩、连翘。

〖作用机制〗清热凉膈。

〖主治要点〗① 腑脏积热证；② 烦躁口渴；③ 头痛咽痛；④ 便秘溲赤。

〖思路拓展〗

1.《医方集解》：此上中二焦泻火药也。热淫于内，治以咸寒，佐以苦甘，故以连翘、黄芩、竹叶、薄荷升散于上，而以大黄、芒硝之猛利推荡其中，使上升下行，而膈自清矣；用甘草、生蜜者，病在膈，甘以缓之也。

2.《古方选注》：薄荷、黄芩，从肺散而凉之；甘草从肾清而凉之；连翘、栀子，从心之少阳苦而凉之；

栀子、芒硝,从三焦与心包络泻而凉之;甘草、大黄,从脾缓而凉之;薄荷、黄芩,从胆升降而凉之;大黄、芒硝,从胃与大肠下而凉之。上则散之,中则苦之,下则行之,丝丝入扣,周遍诸经,庶几燎原之场,顷刻为清虚之腑。

3.《成方便读》:以大黄、芒硝之荡涤下行者,去其结而逐其热,然恐结邪虽去,尚有浮游之火,散漫上中,故以黄芩、薄荷、竹叶清彻上中之火,连翘解散经络中之余火,栀子自上而下,引火邪屈曲下行,如是则有形无形、上下表里诸邪,悉从解散。

清营汤
《温病条辨》

〖方剂组成〗犀角、生地、金银花、连翘、玄参、黄连、竹叶心、丹参、麦冬。

〖作用机制〗清营透气。

〖主治要点〗① 热入营分证;② 身热夜甚;③ 神烦少寐;④ 谵语;⑤ 斑疹隐隐。

〖思路拓展〗

1.《温病条辨》:脉虚夜寐不安,烦渴舌赤,时有谵语,目常开不闭,或喜闭不开,暑入手厥阴也。手厥阴暑温,清营汤主之。

2.《成方便读》:方中犀角、黄连,皆人心而清火。犀角有清灵之性,能解夫疫毒;黄连具苦降之质,可燥乎湿邪,二味为治温之正药。热犯心包,营阴受灼,故以生地、玄参滋肾水,麦冬养肺金,而以丹参领之入心,皆得遂其增液救焚之助。连翘、金银花、竹叶心三味,皆能内彻于心,外通于表,辛凉清解,自可神安热退,邪自不留耳。

普济消毒饮
《东垣试效方》

〖方剂组成〗黄芩、黄连、陈皮、甘草、玄参、连翘、板蓝根、马勃、牛蒡子、薄荷、僵蚕、升麻、柴胡、桔梗。

〖作用机制〗清热解毒。

〖主治要点〗① 大头瘟;② 壮热恶寒;③ 腮腺肿痛;④ 咽喉疼痛;⑤ 舌红;⑥ 苔黄;⑦ 脉数。

〖思路拓展〗

1.《东垣试效方》:用黄芩、黄连味苦寒,泻心肺间热以为君;橘红苦辛,玄参苦寒,生甘草甘寒,泻火补气为臣;连翘、鼠黏子、薄荷叶苦辛平,板蓝根味苦寒,马勃、白僵蚕味苦平,散肿消毒定喘以为佐;新升麻、柴胡苦平,行少阳、阳明二经不得伸;桔梗辛温为舟楫,不令下行。

2.《成方便读》:大头瘟,其邪客于上焦。故以酒炒芩、连之苦寒,降其上部之热邪;又恐芩、连性降,病有所遗;再以升、柴举之,不使其速下;僵蚕、马勃解毒而消肿;鼠、元、甘、桔利膈以清咽;板蓝根解疫毒以清热；橘红宣肺滞而行痰；连翘、薄荷皆能轻解上焦，消风散热。合之为方、岂不名称其实哉！

3.《医方考》普济消毒饮：泰和二年四月，民多疫疠，初觉憎寒壮热，体重，次传头面肿盛，目不能开，上喘，咽喉不利，舌干口燥，俗云大头伤寒，诸药杂治，终莫能愈，渐至危笃。东垣曰：身半以上，天之气也，邪热客于心肺之间，上攻头面而为肿尔。乃主是方，为细末，半用汤调，时时呷之，半用蜜丸嚼化，活者甚众。时人皆曰天方，遂刻诸石，以传永久。昆谓芩、连苦寒，用之以泻心肺之火；而连翘、玄参、板蓝根、鼠黏子、马勃、僵蚕，皆清喉利膈之物也，缓以甘草之国老，载以桔梗之舟楫，则诸药浮而不沉；升麻升气于右，柴胡升气于左，清阳升于高巅，则浊邪不得复居其位。《经》曰邪之所凑，其气必虚，故用人参以补虚。而陈皮者，所以利其壅滞之气也。又曰：大便秘者加大黄，从其实而泻之，则灶底抽薪之法尔。

清瘟败毒饮
《疫疹一得》

〖方剂组成〗石膏、生地、犀角、黄连、栀子、桔梗、黄芩、知母、赤芍、玄参、连翘、甘草、牡丹皮、竹叶。

〖作用机制〗清热凉血解毒。

〖主治要点〗① 温疫热毒证；② 气血两燔证；③ 高热渴饮；④ 谵语神昏；⑤ 出血斑疹。

〖思路拓展〗

1.《疫疹一得》：此十二经泄火之药也。斑疹虽出于胃，亦诸经之火有以助之。重用石膏直入胃经，使其敷布于十二经，退其淫热；佐以黄连、犀角、黄芩泄心肺火于上焦，牡丹皮、栀子、赤芍泄肝经之火，连翘、玄参解散浮游之火，生地、知母抑阳扶阴，泄其亢甚之火而救欲绝之水，桔梗、竹叶载药上行，使以甘草和胃也。此皆大寒解毒之剂，故重用石膏，先平甚者，而诸经之火自无不安矣。

2.《历代名医良方注释》：本方为大寒解毒之剂。方中综合白虎、犀角地黄、黄连解毒三方加减，合为一方。白虎汤清阳明经大热，犀角地黄汤清营凉血，黄连解毒汤泻火解毒，加竹叶清心除烦，桔梗、连翘载药上行。共奏清热解毒、凉血救阴之功。

升降散
《伤寒温疫条辨》

〖方剂组成〗僵蚕、蝉蜕、大黄、姜黄。

〖作用机制〗清热解毒。

〖主治要点〗① 温疫发热；② 头面肿大；③ 呕吐腹痛；④ 出血斑疹；⑤ 谵语狂乱。

〖思路拓展〗

1.《伤寒瘟疫条辨》：是方以僵蚕为君，蝉蜕为臣，姜黄为佐，大黄为使，米酒为引，蜂蜜为导，六法俱备，而方乃成。僵蚕味辛苦气薄，喜燥恶湿，得天地清化之气，轻浮而升阳中之阳，故能胜风除湿，清热解郁，从治膀胱相火，引清气上朝于口，散逆浊结滞之痰也；蝉蜕气寒无毒，味咸且甘，为清虚之品，能祛风而胜湿,涤热而解毒;姜黄气味辛苦,性温,无毒,祛邪伐恶,行气散郁,能入心脾二经,建功辟疫;大黄味苦,大寒无毒,上下通行,亢盛之阳,非此莫抑;米酒性大热,味辛苦而甘,令饮冷酒,欲其行迟,传化以渐,上行头面,下达足膝,外周毛孔,内通脏腑经络,驱逐邪气,无处不到;蜂蜜甘平无毒,其性大凉,主治丹毒斑疹,腹内留热,呕吐便秘,欲其清热润燥,而自散温毒也。盖取僵蚕、蝉蜕,升阳中之清阳;姜黄、大黄,降阴中之浊阴,一升一降,内外通和,而杂气之流毒顿消矣。

2.《二分晰义》:升降散原名赔赈散,用大黄为君,而以僵蚕、蝉蜕、姜黄佐之。共为末,蜜酒调服,用治三十六般热疫。夫一方而治多病者,唯万应膏为然,除此则广东蜡丸亦有此说。然彼必有一单某症用某引和服,是丸虽一方,而引因病异,则引之所关最大,视无引而一方兼治者不侔矣。且瘟疫更与杂症不同,有表里分传之异,经腑脏胃之殊,老少强弱之分,天人风土之别焉,能以一方而治三十六症乎?余始得此书,值瘟疫盛行之年,曾修和一料备用。后偶出门,一女孙患瘟疫,家中人因取与服,服之返泄泻昏睡增剧,筠谷兄修合此药云:乳蛾等疾服之甚效。余细维其故,孙女服之增剧者,以邪尚在表,方内有大黄宜乎不受。至于云治咽喉或于热毒相宜,岂三十六症中讵无一应者乎?中又有大小复苏饮子、大小清凉涤疫散、靖疫饮、驱疫饮等方,总以黄连为君,更杂录诸寒苦药以佐之,有至二十味之多者,更断断不敢用也。随霖《羊毛瘟症论》又名温证解毒散,名太极丸。僵蚕、蝉蜕祛风解痉、散风热、宣肺气,宣阳中之清阳;大黄、姜黄荡积行瘀、清邪热、解温毒,降阴中之浊阴;又加黄酒为引,蜂蜜为导。两两相伍,一升一降,可使阳升阴降,内外通和,而温病表里三焦之热全清。杨栗山云名曰升降,亦表里双解之别名也。《寒温条辨》因之命名升降散。

第三章　润　燥　方　药

　　燥证又有凉燥与温燥之分,润燥方药有温润凉燥与凉润温燥之别。温润凉燥方药治疗凉燥证。凉燥证辨证要点:① 恶寒;② 发热;③ 咳嗽;④ 口干;⑤ 咽干;⑥ 唇干;⑦ 痰少;⑧ 苔糙;⑨ 脉浮;⑩ 习惯性便秘。多见于西医学感冒等呼吸系统疾病及习惯性便秘等消化系统疾病。治疗凉燥证的临床决策是温润凉燥。《素问·至真要大论》曰:燥者濡之。燥淫于内,治以苦温,佐以甘辛。温润凉燥常用药物有紫苏、杏仁、火麻仁、胡麻仁、郁李仁、松子仁、蜂蜜等。温润凉燥常用方剂有杏苏散、甘麦大枣汤、麻仁丸、五仁丸、济川煎、琼玉膏、清燥汤、润肠丸等。石芾南《医原·燥气论》曰:人但知燥热为燥之常,而不知寒燥为燥之变。无怪乎其辛燥升散,动辄得咎也。秋分以后渐至大凉,露寒霜肃,清气搏激,燥乃行令。燥从天降,首伤肺金,气为燥郁,清肃不行,机关不利,势必干咳连声、胸胁牵痛、不能转侧、胸膈气逆喘急干呕。气为燥郁,不能布津,则必寒热无汗、口鼻唇舌起燥、嗌喉干疼。病有燥湿药有燥润,病有风燥、寒燥、暑燥、燥火、燥郁夹湿之分,药有辛润、温润、清润、咸润、燥润兼施之别。必用轻药乃可开通,汗出而解。对病发药使之开通,邪一开通,津液流行,而汗自解,何必泥定风药发汗耶?且上焦邪气开通,天气下降,地气自随之以营运,又何必缓下为能乎?此治外燥之大法也。

　　凉润温燥方药治疗温燥证。温燥证辨证要点:① 发热;② 恶寒;③ 咳嗽;④ 口干;⑤ 咽干;⑥ 唇干;⑦ 痰少;⑧ 舌红;⑨ 脉数。多见于各种呼吸系统传染病初期或习惯性便秘等。温燥证临床治疗决策是凉润温燥。《素问·至真要大论》曰:燥者濡之。凉润温燥常用药物有沙参、天冬、麦冬、枇杷叶、百合、玉竹、石斛。凉润热燥常用方剂有清燥救肺汤、沙参麦冬汤、桑杏汤、滋燥养荣汤、通幽汤、麦冬汤。石芾南《医原·燥气论》曰:干金主燥于时为秋。凡此燥病,多生于阴亏之辈,劳苦之人,夏月炎蒸,液为汗耗,水竭金枯,里气已燥,以燥感燥,同气相求,最为易易。孙思邈制生脉散,使人夏月服之以保肺金,治未病也。人生天地间总不外天地燥湿之气。乃世于燥气未能详究。但见寒热、无汗、头身疼痛、咳嗽、呕吐、胸膈气逆等证,辄用辛燥升散,见有胸膈,便曰感寒停滞,并用苦燥破滞,轻则用苏、薄、荆、防,重则用羌、独、芎、芷。试思以上诸药,其为辛润乎?抑为辛燥乎?以燥治燥变证必然蜂起,燥邪窜入肌肉则发斑,窜入皮肤则发疹,窜入营分则舌赤无苔神乱谵烦。轻者重,重者死。盖不知凡几,其为可慨,不亦甚乎!汪昂《医方集解·润燥之剂》曰:诸涩枯涸干劲皱揭皆属于燥,乃肺与大肠阳明燥金之气也。金为生水之源,生化之源绝不能灌溉周身,荣养百骸,故枯槁而无润泽也。燥在外则皮肤皱揭,在内则津少烦渴,在上则咽焦鼻干,在下则肠枯便秘,在手足则痿弱无力,在脉则细涩而微,皆阴血为火热所伤也。治宜甘寒滋润之剂,甘能生血,寒能胜热,润能去燥,使金旺而水生,则火平而燥退矣。盖物之化从于生,物之成从于杀,造化之道,生杀之气,犹权衡之不可轻重也。生之重杀之轻则气殚散而不收,杀之重生之轻则气敛涩而不通。敛涩则伤其分布之政,不惟生气不得升而杀气亦不得降,《经》曰逆秋气则太阴不收,肺气焦满。

第一节　温润凉燥药物

紫　苏
《名医别录》

〖药性〗温。　　　　〖药味〗辛。　　　　〖用量〗6~10 g。

〖主治〗

1. 外感表燥:《温病条辨》杏苏散用紫苏辛温润燥治疗外感表燥。

2. 子悬腹胀:《普济本事方》紫苏饮用紫苏降逆安胎治疗妊娠子悬腹胀。

3. 梅核气:《三因极一病证方论》四七汤用紫苏理气行滞治疗梅核气。

〖思路拓展〗

1.《名医别录》:主下气,除寒中。

2.《本经疏证》:卢子繇曰:详紫苏之色香气味,体性生成,致新推陈之宣剂、轻剂也。故气下者可使之宣发,气上者可使之宣摄。叶则偏于宣散,茎则偏于宣通,子则兼而有之。

3.《本草汇言》:紫苏,散寒气,清肺气,宽中气,安胎气,下结气,花痰气,乃治气之神药也。一物有三用焉:如伤风伤寒,头疼骨痛,恶寒发热,肢节不利,或脚气疝气,邪郁在表者,苏叶可以散邪而解表;气郁结而中满痞塞,胸膈不利,或胎气上逼,腹胁胀痛者,苏梗可以顺气而宽中;设或上气喘逆,苏子可以定喘而下气。痰火奔迫,苏子可以降火而清痰,三者所用不同,法当详之。

4.《书种室歌诀二种》:程门雪曰子悬一证,胸膈胀满,甚则喘促,由胎元上逼所致。惟其何以上逼,前人多云火气有余,惟山雷独谓是腹内逼窄之故。此说甚佳。观其证多发在孕六七月间,服紫苏饮子汤,效可见矣。

杏　仁
《神农本草经》

〖药性〗温。　　　　〖药味〗甘。　　　　〖用量〗3~10 g。

〖主治〗

1. 肺燥咳嗽:《备急千金要方》杏仁丸用杏仁辛温润燥治疗肺燥咳嗽。

2. 咳嗽气喘:《温病条辨》杏仁汤用杏仁宣肺平喘治疗咳嗽气喘。

3. 肠燥便秘：《世医得效方》五仁丸用杏仁辛温润肠治疗肠燥便秘。

〖思路拓展〗

1.《神农本草经》：杏核仁性味甘温。主咳逆上气，雷鸣，喉痹下气，产乳，金创，寒心，贲豚。生川谷。

2.《长沙药解》：肺主藏气，降于胸膈而行于经络，气逆则胸膈闭阻而生喘咳，藏病而不能降，因以痞塞，经病而不能行，于是肿痛。杏仁疏利开通，破壅降逆，善于开痹而止喘，消肿而润燥，调理气分之郁，无以易此。其诸主治，治咳逆，调失音，止咯血，断血崩，杀虫，除刺，开耳聋，去目翳，平胬肉，消停食，润大肠，通小便，种种功效，皆其降浊消郁之能事也。

3.《本经疏证》：麻黄汤、大青龙汤、麻黄杏仁甘草石膏汤、麻黄加术汤、麻黄杏仁薏苡甘草汤、厚朴麻黄汤、文蛤汤，皆麻黄、杏仁并用，盖麻黄主开散，其力悉在毛窍，非借杏仁伸其血络中气，则其行反濡缓而有所伤，则可谓麻黄之于杏仁，犹桂枝之于芍药，水母之于虾矣。

4.《本草思辨录》：麻黄汤者，伤寒之汗剂也。既用麻黄何以又加杏仁，则以杏仁兼能下气止喘也。表实而邪不得解固喘，邪解而气不得下亦喘，杏仁既走表而复入里，则外散之气，亦相与由中道而下，是故麻杏甘石汤有麻黄又有杏仁，则为治喘，葛根汤有麻黄无杏仁，则证本无喘。然而麻黄非不治喘，小青龙汤云，喘去麻黄加杏仁，又何以有宜不宜之别耶？盖麻黄者，上发心液亦下通肾气，小青龙心下之水，已与肾脏之水相吸引，若再以麻黄动其肾气，喘将愈不能止。杏仁肺药非肾药，故去彼加此，所谓用杏仁于横扩兼取其直降者此也。大陷胸丸者，伤寒之下剂也。结胸而云项亦强如柔痉状，是项强外与大陷胸汤无异，而证则较重。故彼可速攻而愈，此必变丸而缓攻。杏仁一味，专为项强而设。项强由阳邪烁液所致，杏仁研之如脂而性兼横扩。再佐以芒硝之津润，白蜜之和甘，何难化强为柔。然结胸之项强，非下不和，亦非下不陷。杏仁固大黄之功臣，葶苈甘遂之益友也，所谓用杏仁于直降兼取其横扩者此也。

伤寒发汗，以麻黄为主，杏仁为辅；治喘以杏仁为主，麻黄为辅；故二物并用，其效始捷。夫喘在伤寒，为表实肺郁。在杂证，则有热喘、有虚喘、有饮气喘，不止一端。小青龙喘去麻黄加杏仁，即非治伤寒之喘，故其方亦多用于杂证。然而仲圣用药之道，但于配合异同分数多寡之中，一为转移，便大不相侔。大青龙，伤寒最要之方也。麻杏并用，岂为治喘。其故则在麻黄加麻黄汤一倍，杏仁减七十个为四十，又得生姜之升，石膏之寒，杏仁自随麻黄而横扩，不致驰思于直降。推此以求，麻杏并用而非为治喘者，又得四方焉：一曰麻黄加术汤，湿家身烦疼，为寒湿之气郁于肌表，麻黄汤正与相宜。病由于湿，故加白术以收湿。而中气既固，则杏仁亦只为利肺气之用而已。一曰麻黄杏仁薏苡甘草汤，伤于风湿而至发热日晡所剧，非麻杏所能独治矣。薏苡清热去湿，治久风湿痹，故加之。但其分数，则麻黄只用麻黄汤六中之一，杏仁七中之一，薏苡亦与麻黄相埒，此小制治上之法，杏仁所以无直降之权也。一曰文蛤汤，此即大青龙去桂枝盖文蛤，贪饮由于热甚，故用文蛤石膏特多，麻黄减大青龙一半者，以表邪微而不欲其过汗也。若无蛤膏之咸寒，则麻黄恐尚不用至三两。然则用麻黄而复佐以生姜杏仁，自无不汗之理。杏仁虽兼有直降之长，制之以蛤膏，其与麻姜比而与蛤膏远者，势固然也。一曰厚朴麻黄汤，此即小青龙加减而治亦大异，曰咳而脉浮而不详其证，则试以本方药味测之：干姜五味细辛，治寒咳之药也，而咳因于寒可知；麻杏与厚朴并用，厚朴亦温散之药也，而表有寒邪宜发可知；有细辛又加半夏，则必以之蠲饮；有五味又加小麦,则既治咳自当安肺;此必因肺痿已见一斑,故加石膏以存津而化燥,与小青龙加石膏之意颇同。然彼为肺胀已成,故驱寒饮使下行,此为肺痿始萌,故乘脉浮之际,亟解其表邪。桂枝芍药,所以用于彼而不用于此。厚朴用至五两,又无芍药,则杏仁又何能效其直降之职。是为去杏仁之直降而取其横扩。

火麻仁

《神农本草经》

〖药性〗平。　　　　　〖药味〗甘。　　　　　〖用量〗6～10 g。

〖主治〗

1. 肠燥便秘:《伤寒论》麻子仁丸用火麻仁润燥通便治疗肠燥便秘。

2. 尿频尿痛:《食医心镜》用单味火麻仁润燥利尿治疗尿频尿痛。

3. 郁冒多汗:《本事方》麻子苏子粥用大麻仁润燥宣肺治疗郁冒多汗。

〖思路拓展〗

1.《神农本草经》:麻子性味甘平,无毒。主补中益气,中风汗出,逐水,利小便,破积血,复血脉,乳妇产后余疾,长发,可为沐药。久服肥健、不老、神仙。九月采,入土者损人,生泰山川谷。

2.《本经疏证》:麻子一类二种。斑黑者实饶,而皮缕粗恶,名曰苴。白色者无实,而皮缕韧密,名曰枲,其花谓之勃。苴黄枲白,苴以采实供笾豆实及作油,枲以剥皮析缕作布,皆欲得良田,不用故墟。夏至前布种出大科,长三四尺,茎方有棱,叶狭而长,如益母草,一茎七叶或九叶,宜以流水浇之,无流水而用井水,则宜曝之以杀其寒。六月放勃,随即结实,若欲采实,即宜拔去白花者,否则子不成实。实有壳极难去,当以帛包置沸汤中,浸至冷出之,垂井中一夜,勿令着水,次日日中暴干,就新瓦上捼去壳,簸扬取仁,则粒粒皆完。麻仁与地黄皆最能拔地力,故亦最能生阴津,其相比入炙甘草汤,则以地黄善宣阴津于阴分,麻仁善宣阴津于阳分也。其在麻仁丸与芍药同用,则以芍药善破阴结,布阳气,麻仁善行阳滞,布阴气也。入阴入阳者,物之生理,所谓性也。破结行滞,宣布阴阳者,物之能事,所谓情也。性之与情,犹舆马相辅而行,是何也?麻仁丸中有小承气汤,即不用麻仁、芍药、杏仁,不患其大便不通。炙甘草汤有人参、麦冬、地黄,即不用麻仁,不患其脉不复。然复脉通便是二方作用之一端,不能会二病之全局,故麻仁在炙甘草汤为人参、麦冬、地黄之先声,以其气钟于至阳,易入上焦,引亢阳为生阳,人参继之为鼓元气之,麦冬继之以生胃脉之绝,地黄继之以行脉中之血也。其在麻仁丸,又为小承气汤之后劲,以枳实、厚朴锐而行气,大黄、芍药破而通血,皆举辔疾驰,绝无停轨,治胃实之不大便有余,治脾约之大便难不足,非得杏仁之润降,麻仁之滑泽,脾必暂展而复约也,此是物之情,若其性则极柔之物,禀生气于至阳,原系物之常理。第麻仁不仅属阴,以其有雌有雄,雄之用在皮,雌之用在实,若概以根实升降之义,则其能伸阳于中,充阴于外无疑矣。若夫种苴须杂以枲,及当开花又将枲拔尽,是其初则能令阴阳相守,继则能令阴津长裕无疑矣。其叶之数不以四不以六,唯七之少阳,九之老阳,是其用之所在。譬之于人,体气偏阴者,嗜温;体气偏阳者,嗜凉。禀阳刚者,其作为爽直;禀阴柔者,其作为廉静,以是知麻仁为物,其秉赋虽阴,功效悉在阳矣。至其壳之坚韧难去,须先迫之以热,乃再激之以寒,后复暴而干之,援而去之易易耳,不又可知其所谓柔者,必伏刚中;其所谓刚者,必寒热交和而后代耶! 善体物者宜识之。补中益气,久服肥健。胡麻性味甘平。主伤中虚羸,补五内,益气力,长肌肉,填髓脑。久服轻身不老。一名巨胜,叶名青蘘,生川泽。

3.《本草思辨录》:仲景麻仁丸证,是脾受胃强之累而约而不舒。于是脾不散精于肺,肺之降令亦失,肺与脾胃俱困而便何能下。麻仁甘平滑利,柔中有刚,能入脾滋其阴津,化其燥气。但脾至于约,其中之坚结可知,麻仁能扩之不能破之,芍药乃脾家破血中之气药,合施之而脾其庶几不约矣乎。夫脾约由于胃强,治脾焉得不兼治胃,胃不独降,有资于肺,肺亦焉得不顾,故又佐以大黄、枳、朴攻胃,杏仁抑肺,病由胃生,而以脾约标名者,以此为太阳阳明非正阳阳明也。兼太阳故小便数,小便数故大便难,治法以起脾阴化燥气为主。燥气除而太阳不治自愈,故麻仁为要药。治阳明府病非承气不可,故取小承气之大黄枳朴而复减少其数也。复脉汤用之,则佐姜桂以通阳,佐胶地麦冬以益阴,与后世取汁煮粥以治风治淋,总取乎润燥抉壅,柔中有刚也。

胡麻仁

《神农本草经》

〖**药性**〗平。　　　〖**药味**〗甘。　　　〖**用量**〗6～10 g。

〖**主治**〗

1. 皮肤瘙痒:《太平惠民和剂局方》胡麻散用胡麻润燥止痒治疗皮肤瘙痒。

2. 麻风五癞:《普济方》胡麻散用胡麻润燥消风治疗麻风五癞。

〖**思路拓展**〗

1.《神农本草经》:胡麻性味甘平。主伤中虚羸,补五内,益气力,长肌肉,填髓脑。久服,轻身不老。一名巨胜,叶名青蘘。生川泽。

2.《本经疏证》:刘潜江谓:《尔雅翼》言麦黄种枲,枲黄种麦。是麻生于木火正旺之时,成于金水方饶之日,故麻子仁之为用,能于木火焦杀中,生金水柔滋之化,即能于金水滂沛中,成木火通明之功。唯其金水克谐,水火迭化,是以中土升清降浊之机栝不愆,一身皆受其荫,《本经》谓其补中益气,久服肥健,良由乎此。是诚能揭麻子仁功用之要,神农经奥突之秘矣,特《别录》所载破积血,复血脉,乳产余疾,沐发长润,功能多半在血,谓皆由于气充血乃调,容或有未尽然者。夫中焦受气为血,《决气篇》不诬矣,不可为心主血之验乎! 心为丁火,下交壬水而化为木,不可为益乙肝之气之证乎! 乙肝受益,下交大肠而化为金,以行其柔滋之气,而通降者不滞,是即血能行气之源,仲景制麻仁丸治脾约取裁之所在矣。《决气篇》又曰:上焦开发为气。气不主于肺乎! 肺为辛金,下交丙火而化为水,不可为益癸肾之血之证乎! 癸肾受益,上交戊土而化君火,以行其明爽发越之气,而升者不滞,是即气能调血之源,仲景制炙甘草汤以复脉取法之所在矣。惟丁壬能化木则肝木泽,其所藏之血自行而不积,产乳自无余疾。唯辛丙能化水,则肾水强,其所藏之水自不至因气乖而肿,因气阻而溺塞矣。治风先治血,缘血不行招风取中者,尤宜仗泽血液之物。发乃血之余,缘血不荣心而枯短者,允当用复血脉之剂,此《别录》宣阐药物之详,确能补《本经》之未备者也。

麻仁与地黄皆最能拔地力(《齐民要术》所谓"种苴欲得良田,不用故墟"是也),故亦最能生阴津,其相比入炙甘草汤,则以地黄善宣阴津于阴分,麻仁善宣阴津于阳分也。其在麻仁丸与芍药同用,则以芍药善破阴结,布阳气,麻仁善行阳滞,布阴气也。入阴入阳者,物之生理,所谓性也。破结行滞,宣布阴阳者,物之能事,所谓情也。性之与情,犹舆马相辅而行,是何也?麻仁丸中有小承气汤,即不用麻仁、芍药、杏仁,不患其大便不通。炙甘草汤有人参、麦冬、地黄,即不用麻仁,不患其脉不复。然复脉通便是二方作用之一端,不能会二病之全局,故麻仁在炙甘草汤为人参、麦冬、地黄之先声,以其气钟于至阳,易入上焦,引元阳为生阳,人参继之为鼓元气之辅,麦冬继之以生胃脉之绝,地黄继之以行脉中之血。其在麻仁丸,又为小承气汤之后劲,以枳实、厚朴锐而行气,大黄、芍药破而通血,皆举瞽疾驰,绝无停轨,治胃实之不大便有余,治脾约之大便难不足,非得杏仁之润降,麻仁之滑泽,脾必暂展而复约也,此是物之情,若其性则极柔之物,禀生气于至阳,原系物之常理。第麻仁不仅属阴,以其有雌有雄,雄之用在皮,雌之用在实,若概以根实升降之义,则其能伸阳于中,充阴于外无疑矣。若夫种苴须杂以枲,及当开花又将枲拔尽,是其初则能令阴阳相守,继则能令阴津长裕无疑矣。其叶之数不以四不以六,唯七之少阳,九之老阳,是其用之所在。譬之于人,体气偏阴者,嗜温;体气偏阳者,嗜凉。禀阳刚者,其作为爽直;禀阴柔者,其作为廉静,以是知麻仁为物,其禀赋虽阴,功效悉在阳矣。至其壳之坚韧难去,须先迫之以热,乃再激之以寒,后复暴而干之,援而去之易易耳,不又可知其所谓柔者,必伏刚中;其所谓刚者,必寒热交和而后代耶!善体物者宜识之。

3.《本草思辨录》:胡麻味甘臭香,合乎土德,且结角上耸,饱含脂液而不俯,又与脾职之上升无异。故主伤中、虚羸,填髓脑,补中而亦补上。功在增液,则润肌肤、泽骨节、乌须发、益乳汁,皆效有必至。陈士良云:初食利大小肠,久食即否。可知其力能下及而性复上注矣。

郁李仁

《神农本草经》

〖药性〗平。　　　　〖药味〗酸。　　　　〖用量〗6~10 g。

〖主治〗

1. 肠燥便秘:《圣济总录》郁李仁饮用郁李仁辛温润燥治疗肠燥便秘。

2. 水肿胸满:《圣济总录》郁李仁汤用郁李仁利水消肿治疗水肿胸满。

〖思路拓展〗

1.《神农本草经》:郁李仁性味酸平。主大腹水肿,面目四肢浮肿、利小便水道。根,主齿龈肿,龋齿。一名爵李。生坚齿川谷。

2.《本草经疏》:郁李仁,主大腹水肿,面目四肢浮肿者,《经》曰:诸湿肿满,皆属脾土,又曰,诸腹胀大,皆属于热。脾虚而湿热客之,则小肠不利,水气泛溢于面目四肢,辛苦能润热结,降下善导癃闭,小便利则水气悉从之而出矣。郁李仁,性专降下,善导大肠燥结,利周身水气,然而下后多令人津液亏损,燥结愈甚,乃治标救急之药。

3.《本经疏证》:郁李性洁,最喜和风暖日,溉宜清水而不欲肥。其木色正白,皆金化也,而开花粉红,结实正赤,是为金从火化,人身金从火化者,非由肺行三焦之水道耶! 大腹水肿,面目四肢浮肿,由于水道不行,小便不利,则水壅于火而还病于金矣。犹能不更浚其源,使金复由火而化水,遂自三焦而通哉! 曰利小便水道,正以使其水不从汗泄,不向下混行也。然则其气味之酸平,又作何解? 夫酸者,木之发育也。平者,气之顺降也。核中之仁本以生发夫木,而木之生发本以条畼诸气,惟酸则有曲直之义。曲直者,不徒一于升举,又不肯一于卑俯,应伸则伸,应屈则屈,正其生理之从容而不强梗,且兼得气之平,是其盘旋润泽于上,条达通输于下。精者自不混浊以泄,粗者自不附清而留,澄其源乃欲顺其流耳。至根则洁白,爽肃之气安于土中,自能使在中湿热,不混经气,上病于龂齿,以立坚固之本者也。

松子仁

《开宝本草》

【药性】温。　　　　　【药味】甘。　　　　　【用量】5～10 g。

【主治】

肠燥便秘:《本草纲目》松仁粥用松子仁润肠通便治疗肠燥便秘。

【思路拓展】

1.《开宝本草》:主骨节风,头眩,去死肌,润五脏,不饥。

2.《本草纲目》:润肺,治燥结咳嗽。

3.《玉楸药解》:松子仁与柏子仁相同,收涩不及而滋润过之,润肺止咳,滑肠通秘,开关逐痹,泽肤荣毛,亦佳善之品。

蜂蜜

《神农本草经》

【药性】温。　　　　　【药味】甘。　　　　　【用量】5～10 g。

【主治】

1. 蛔虫心痛:《金匮要略》甘草粉蜜汤用蜂蜜缓急止痛治疗蛔虫心痛。

2. 痘疮瘙痒:《普济方》百花膏用蜂蜜解毒祛风治疗痘疮瘙痒。

【思路拓展】

1.《神农本草经》:蜂子性味甘平。主风头,除蛊毒,补虚羸伤中。久服,令人光泽,好颜色,不老,大黄蜂子,主心腹,复满痛,轻身益气,土蜂子,主痈肿。一名蜚零。生山谷。

2.《本草纲目》:蜂蜜其入药之功有五:清热也,补中也,解毒也,润燥也,止痛也。生则性凉,故能清热；熟则性温，故能补中；甘而和平，故能解毒；柔而濡泽，故能润燥；缓可以去急，故能止心腹肌肉疮疡之痛；和可以致中，故能调和百药而与甘草同功。张仲景治阳明结燥大便不通，蜜煎导法，诚千古神方也。

第二节　温润凉燥方剂

杏苏散

《温病条辨》

〔方剂组成〕紫苏、杏仁、半夏、茯苓、橘皮、前胡、桔梗、枳壳、甘草、生姜、大枣。

〔作用机制〕温润凉燥。

〔主治要点〕① 凉燥表证；② 恶寒发热；③ 咳嗽痰黏；④ 口干咽燥。

〔思路拓展〕

1.《温病条辨》：燥伤本脏，头微痛，恶寒，咳嗽稀痰，鼻塞，嗌塞，脉弦，无汗，杏苏散主之。燥伤皮毛，故头微痛恶寒也，微痛者，不似伤寒之痛甚也。阳明之脉，上行头角，故头亦痛也。咳嗽稀痰者，肺恶寒，古人谓燥为小寒也；肺为燥气所搏，不能通调水道，故寒饮停而咳也。鼻塞者，鼻为肺窍；嗌塞者，嗌为肺系也。脉弦者，寒兼饮也。无汗者，凉搏皮毛也。按杏苏散，减小青龙汤一等。若伤凉燥之咳，治以苦温，佐以甘辛，正为合拍。若受重寒夹饮之咳，则有青龙；若伤春风，与燥已化火无痰之证，则仍从桑菊饮、桑杏汤例。此苦温甘辛法也。外感燥凉，故以苏叶、前胡辛温之轻者达表；无汗脉紧，故加羌活辛温之重者，微发其汗。甘、桔从上开，枳、杏、前、苓从下降，则嗌塞鼻塞宣通而咳可止。橘半茯苓逐饮而补肺胃之阳。以白芷易原方之白术者，白术中焦脾药也，白芷肺胃本经之药也，且能温肌肉而达皮毛。姜枣为调和营卫之用。若表凉退而里邪未除，咳不止者，则去走表之苏叶，加降里之苏梗。泄泻腹满，金气太实之里证也，故去黄芩之苦寒，加术、朴之苦辛温也。

2.《温病条辨》：古方书无秋燥之病。近代以来，惟喻氏始补燥气论，其方用甘润微寒；叶氏亦有燥气化火之论，其方用辛凉甘润；乃《素问》所谓燥化于天，热反胜之，治以辛凉，佐以苦甘法也。瑭袭前人之旧，故但叙燥证复气如前。书已告成，窃思与《素问》燥淫所胜不合，故《杂说篇》中特着燥论一条，详言正化、对化、胜气、复气以补之。其于燥病胜气之现于三焦者，究未出方论，乃不全之书，心终不安。嗣得沈目南先生《医征》温热病论，内有《秋燥》一篇，议论通达正大，兹采而录之于后，间有偏胜不圆之处，又详辨之，并特补燥证胜气治法如下。再按胜复之理，与正化对化，从本从标之道，近代以来，多不深求，注释之家，亦不甚考。如仲景《伤寒论》中之麻桂、姜附，治之胜气也，治寒之正化也，治寒之本病也。白虎、承气，治寒之复气也，治寒之对化也，治寒之标病也。余气俱可从此类推。（太阳本寒标热，对化为火，盖水胜必克火。故经载太阳司天，心病为多。末总结之曰：病本于心，心火受病必克金。白虎所以救金也。金受病，则坚刚牢固，滞塞不通，复气为土，土性壅塞，反来克本身之真水。承气，所以泄金与土而救水也。再经谓：寒淫所胜，以咸泻之。从来注释家，不过随文释义，其所以用方之故，究未达出。本论不能遍注伤寒，偶举一端，以例其余。明者得此门经，熟玩《内经》，自可迎刃而解；能解伤寒，其于本论，自无难解者矣。由是推之，六气皆然耳)沈目南《燥病论》曰：《天元纪大论》云：天以六为节，地以五为制。盖六乃风寒暑湿燥火为节，五即木火土金水为制。然天气主外，而一气司六十日有奇；地运主内，而一运主七十二日有奇。故五运六气合行而终一岁，乃天然不易之道也。《内经》失去长夏伤于湿，秋伤于燥，所以燥证湮没，至今不明。先哲虽有言之，皆是内伤津血干枯之证，非谓外感清凉时气之燥。然燥气起于秋分以后，小雪以前，阳明燥金凉气司令。《经》云：阳明之胜，清发于中，左胠胁痛，溏泄，内为嗌塞，外发疝。大凉肃杀，华英改容，毛虫乃殃。胸中不便，嗌塞而咳。据此经文，燥令必有凉气感人，肝木受邪而为燥也。惟近代喻嘉言昂然表出，可为后世苍生之幸；奈以诸气膹郁，诸痿喘呕，咳不止而出白血死，谓之燥病，此乃伤于内者而言，诚与外感燥证不相及也。更自制清燥救肺汤，皆以滋阴清凉之品，施于火热刑金，肺气受热者宜之。若治燥病，则以凉投凉，必反增病剧。殊不知燥病属凉，谓之次寒，病与感寒同类。经以寒淫所胜，治以甘热，此但燥淫所胜，平以苦温，乃外用苦温辛温解表，与冬月寒冷而用麻桂姜附，其法不同，其和中攻里则一，故不立方。盖《内经》六气，但分阴阳主治，以风热火三气属阳同治，但药有辛凉苦寒咸寒之异；湿燥寒三气属阴同治，但药有苦热苦温甘热之不同。仲景所以立伤寒温病二论为大纲也。盖《性理大全》谓燥属次寒，奈后贤悉谓属热，大相径庭。如盛夏暑热熏蒸，则人身汗出，肌肉潮润而不燥也；冬月寒凝肃杀，而人身干槁燥冽。故深秋燥令气行，人体肺金应之，肌肤亦燥，乃火令无权，故燥属凉，前人谓热非矣。

甘麦大枣汤

《金匮要略》

〖方剂组成〗甘草、小麦、大枣。

〖作用机制〗温润脏燥。

〖主治要点〗① 脏躁证；② 精神恍惚；③ 悲伤欲哭；④ 失眠多梦。

〖思路拓展〗

1.《金匮要略论注》：小麦能和肝阴之客热，而养心液，且有消烦利溲止汗之功，故以为君。甘草泻心火而和胃，故以为臣。大枣调胃，而利其上壅之燥，故以为佐。盖病本于血，心为血主，肝之子也，心火泻而土气和，则胃气下达。肺脏润，肝气调，躁止而病自除也。补脾气者，火为土之母，心得所养，则火能生土也。

2.《金匮要略浅注》：此为妇人脏躁而出其方治也。麦者，肝之谷也，其色赤，得火色而入心；其气寒，秉水气而入肾；其味甘，具土味而归脾胃。

3.《经方例释》：此为诸清心方之祖，不独脏躁宜之，凡盗汗、自汗皆可用。《素问》麦为心谷，《千金》曰麦养心气。

4.《陈素庵妇科补解》大枣汤：麦冬、石菖蒲、浮小麦、枣仁、茯神、天冬、柏子仁、大枣、甘草、白芍、玄参、黄芩、竹茹、当归。主治妇人脏躁,妊娠无故悲泣。

麻仁丸
《伤寒论》

〖**方剂组成**〗麻子仁、芍药、枳实、大黄、厚朴、杏仁。

〖**作用机制**〗润肠通便。

〖**主治要点**〗① 肠燥证;② 大便秘结;③ 小便频数。

〖**思路拓展**〗

《伤寒明理论》:约者结约之约,又约束之约也。《内经》曰:饮入于胃,游溢精气,上输于脾,脾气散精,上归于肺,通调水道,下输膀胱,水精四布,五经并行。是脾主为胃行其津液者也。今胃强脾弱,约束津液,不得四布,但输膀胱,致小便数而大便硬,故曰其脾为约。麻仁味甘平,杏仁味甘温。《内经》曰:脾欲缓,急食甘以缓之。麻仁、杏仁,润物也。《本草》曰:润可去枯,脾胃干燥,必以甘润之物为之主,是以麻仁为君,杏仁为臣。枳实味苦寒,厚朴味苦温。润燥者必以甘;甘以润之;破结者必以苦,若以泄之。枳实、厚朴为佐,以散脾之结约。芍药味酸微寒,大黄味苦寒,酸苦痛泄为阴,芍药、大黄为使,以下脾之结燥。肠润结化,津液还入胃中,则大便利,小便少而愈矣。

五仁丸
《世医得效方》

〖**方剂组成**〗桃仁、杏仁、柏子仁、松子仁、郁李仁、陈皮。

〖**作用机制**〗润肠通便。

〖**主治要点**〗① 津枯肠燥证;② 大便艰难;③ 大肠秘涩。

〖**思路拓展**〗

《医方集解》:《经》曰诸涩枯涸干劲皲揭皆属于燥,乃肺与大肠阳明燥金之气也。金为生水之源,寒水生化之源绝,不能灌溉周身,荣养百骸,故枯槁而无润泽也。或因汗下亡津,或因房劳虚竭,或因浓酒厚味,皆能助狂火面损真阴也。燥在外则皮肤皲揭,在内则津少烦渴,在上则咽焦鼻干,在下则肠枯便秘,在手足则痿弱无力,在脉则细涩而微,皆阴血为火热所伤也。治宜甘寒滋润之剂,甘能生血,寒能胜热,润能去燥,使金旺而水生,则火平而燥退矣。寒水膀胱也,《素问》曰:燥乃阳明秋金之化,《经》曰金水者,生成之终始。又曰水位之下金气承之。盖物之化从于生,物之成从于杀,造化之道,生杀之气,犹权衡之不可轻重也。生之重,杀之轻,则气殚散而不收。杀之重,生之轻,则气敛涩而不通。敛涩则伤其分布之政,不惟生气不得升,而杀气亦不得降。《经》曰逆秋气则太阴不收,肺气焦满。

济川煎

《景岳全书》

〖方剂组成〗当归、牛膝、肉苁蓉、泽泻、升麻、枳壳。

〖作用机制〗温肾润肠。

〖主治要点〗① 肾虚肠燥证；② 大便秘结；③ 小便清长；④ 腰膝酸软。

〖思路拓展〗

1.《重订通俗伤寒论》：夫济川煎，注重肝肾，以肾主二便，故君以苁蓉、牛膝滋肾阴以通便也。肝主疏泄，故臣以当归、枳壳，一则辛润肝阴，一则苦泄肝气。妙在升麻升清气以输脾，泽泻降浊气以输膀胱，佐蓉、膝以成润利之功。

2.《景岳全书》：便秘有不得不通者，凡伤寒杂证等病，但属阳明实热可攻之类，皆宜以热结治法通而去之，若察其元气已虚，既不可泻而下焦胀闭，又通不宜缓者，但用济川煎主之则无有不达。

琼玉膏

《医方集解》

〖方剂组成〗地黄、茯苓、人参、白蜜。

〖作用机制〗清燥润肺。

〖主治要点〗① 温燥伤肺证；② 干咳少痰；③ 口干唇燥。

〖思路拓展〗

1.《医方集解》：治干咳嗽。有声无痰谓之干咳，脾中有湿则生痰，病不由于脾，故无痰，肺中有火则咳，病本于肺，火盛津枯，故干咳。臞仙加琥珀沉香各五钱，自云奇妙。琥珀以降肺宁心，沉香以升降诸气。此手太阴药也，地黄滋阴生水，水能制火，白蜜甘凉性润，润能去燥，金为水母，土为金母，故用参苓补土生金，盖人参益肺气而泻火，茯苓清肺热而生津也。茯苓色白入肺，能渗湿热，湿热去则津生。

2.《时方歌括》：人参甘寒柔润补助肺气。然肺本恶寒，凡咳嗽多属形寒饮冷，得寒润滋补之药必增其咳。昔医误认为温寒之性，故有肺热还伤肺之说。不知肺合皮毛，凡咳嗽从风寒外伤而起，宜用干姜、五味、细辛之类加减，忌用人参之寒。然肺为脏腑之华盖，脏腑之火不得水制，上刑肺金致肺燥干咳有声无痰，与寒饮作嗽者不同，正宜用人参之润而滋燥。人参之寒以制热，琼玉膏所以神效无比也。昔医凡清燥之方必用人参，可知其长于养津液也。

清燥汤

《脾胃论》

〖方剂组成〗黄芪、苍术、白术、陈皮、泽泻、人参、茯苓、升麻、当归、生地黄、麦冬、炙甘草、神曲、黄柏、猪苓、柴胡、黄连、五味子。

〖作用机制〗清燥润肌。

〖主治要点〗① 肢体痿躄；② 喘促胸满；③ 身体沉重；④ 口渴尿短。

〖思路拓展〗

1.《医方集解》：治肺金受湿热之邪，痿躄促，胸满少食，色白毛败，头眩体重，身痛肢倦，口渴便秘。《经》曰：肺也者傅相之官也，治节出焉。火盛克金则肺热叶焦；气无所主而失其治节，故肢体或纵或缩而成痿躄也；火上逆肺故喘促；肺主皮毛故色白毛败；湿热填于膈中故胸满，壅于阳明则食少；上升于头则眩；注于身则体重，流于关节则身痛；肺受火伤，天气不能下降，膀胱绝其化源，故口渴便赤。此手足太阴阳明药也，肺属辛金而主气，大肠属庚金而主津，燥金受湿热之邪，则寒水膀胱生化之源绝，源绝则肾水亏，金不能生水而痿躄诸证作矣，金者水之母也，气者水之源也，黄芪益元气而实皮毛，故以为君，二术参苓甘橘神曲健脾燥湿，理气化滞，所以运动其土，土者金之母也，麦冬五味保肺以生津，当归生地滋阴而养血，黄柏黄连燥湿而清热。黄柏合苍术，名二妙散，治痿证药，加牛膝名三妙散。升麻、柴胡，所以升清，猪苓、泽泻，所以降浊，使湿热从小便出，则燥金肃清，肺为高清之脏。水出高原，而诸证平矣。喻嘉言曰，燥与湿相反者也，方名清燥，而以去湿为首务，非东垣具过人之识，不及此矣，朱丹溪曰，今世风病，大率与诸痿证混同论治，古圣论风痿，条目不同，治法亦异，夫风病外感，善行数变，其病多实，发表行滞，有何不可，诸痿起于肺热，传入五脏，散为诸证，其昏惑瘛疭督闷，暴病郁冒，蒙昧暴暗，皆属于火，其四肢不举，足萎舌强，痰涎有声，皆属于土，悉是湿热之病，当作诸痿论治，大抵只用补养，若以外感风邪治之，宁免实实虚虚之乎祸乎，或曰，《内经》治痿，独取阳明，何也，曰，只诸痿生于肺热一语，已见大意，金体燥而居上，主气畏火者也，土性湿而居中，主四肢畏木者也，嗜欲不节，则水失所养，火寡于畏而侮所胜，肺得火邪而热矣，肺受热邪则金失所养，木寡于畏而侮所不胜，脾得木邪而伤矣，肺热则不能管摄一身，脾虚则四肢不为人用，而诸痿之病作矣，泻南方则肺金清而东方不实，何脾伤之有，补北方则心火阻而肺金不虚，何脾热之有，故阳明实则宗筋润，能束骨而利机关矣，治痿大法，无过于此。

2.《删补名医方论》：清暑益气汤与此方均治湿暑之剂。清暑益气汤治暑盛于湿，暑伤气，所以四肢困倦，精神减少，烦渴身热，自汗脉虚，故以补气为主，清暑为兼，少佐去湿之品，从令气也。此方治湿盛于暑，湿伤形，所以李杲曰六七月之间，湿令大行，子能令母实，湿助热旺而刑燥金，绝其寒水生化之源，源绝则肾亏，痿厥之病作矣。故以清暑变为清燥，佐泻热利湿之药，从邪气也。是方即清暑益气汤去葛根者，以无暑外侵之肌热也。加二苓者，专去湿也。加黄连、生地，专泻热也。二苓佐二术，利水燥湿之力倍。连、地佐黄柏，救金生水之功多。中气益，则阴火熄而肺清矣。湿热除，则燥金肃而水生矣。肺清水生，则湿热痿厥之病，未有不愈者也。但此方药味性偏渗泻，若施之于冬春，水竭髓枯骨痿，或非湿热为病者,反劫津液,其病愈甚,则为谬治矣。

润肠丸

《脾胃论》

〖**方剂组成**〗大黄、当归、羌活、桃仁、麻子仁。

〖**作用机制**〗清燥润肠。

〖**主治要点**〗① 风秘血结；② 大便秘涩；③ 喘促；④ 色白毛败；⑤ 胸满；⑥ 眩晕；⑦ 身体沉重；⑧ 口渴；⑨ 尿短；⑩ 苔燥；⑪ 脉细。

〖**思路拓展**〗

《医方集解》：治肠胃有伏火,大便秘涩,全不思食,风结血结。风结即风秘,由风搏肺脏,传于大肠,或素有风病等亦多秘。气秘由气不升降,血秘由亡血血虚,津液不足,热秘由大肠热结,冷秘由冷气横于肠胃,凝阴固结,津液不通,非燥粪也。仲景曰脉浮而数,能食不大便者,此为实,名曰阳结。脉沉而迟,不能食,身体重,大便反鞕,名曰阴结。李东垣曰实秘热秘即阳结也宜散之,虚秘冷秘即阴结也宜温之。一方有防风,风湿加秦艽皂角子,烧存性用。此手足阳明药也,归尾桃仁,润燥活血,羌活搜风散邪,大黄破结通幽,麻仁滑肠利窍,血和风疏,肠胃得润,则自然通利矣。朱丹溪曰,古方通大便皆用降气品剂,盖肺气不降,则难传送,用枳壳沉香诃子杏仁等是也,又老人虚人风人津液少而秘者宜滑之,用胡麻麻仁阿胶等是也,如妄以峻药逐之,则津液走,气血耗,虽暂通而即秘矣,必变生他证。本方加防风皂角仁蜜丸,名活血润燥丸,治同。皂角得湿则滑,湿滑则燥结自除。本方去羌活,加升麻红花生熟二地,名润燥汤,治同,加升麻者能升始能降也。又方大黄煨熟,当归酒浸,枳实炒等分,蜜丸,亦名润肠丸,治痔病肛门燥涩。

第三节　凉润温燥药物

沙　参

南沙参《神农本草经》；北沙参《本草汇言》

〖**药性**〗凉。　　〖**药味**〗甘。　　〖**用量**〗10～15 g。

〖**主治**〗

1. 肺燥津少：《温病条辨》沙参麦冬汤用沙参润肺生津治肺燥津少咽干咳嗽。

2. 胃燥液耗：《温病条辨》益胃汤用沙参益胃滋液治疗胃燥液耗食欲不振。

〖**思路拓展**〗

1.《神农本草经》：沙参性味苦微寒。主血积惊气,除寒热,补中,益肺气。久服利人。一名知母。

生川谷。

2.《本草求真》：沙参有南、北二种，均有清养肺胃之功。北沙参质坚性寒，富有脂液；南沙参空松而肥，气味轻清。体虚力微。一则偏于养胃，一则偏于清肺。对于肺无余热现而发生之咳嗽，由宜北沙参，对于胃虚有余热而发生之咳嗽则宜南沙参。

3.《本草思辨录》：《本经》沙参主血积、惊气、除寒热。血积二字，惟徐氏最为得解，云沙参为肺家气分中理血之药，色白体轻，疏通而不燥，润泽而不滞，血阻于肺者，非此不能清之。曰理血，曰血阻，曰清之，恰合沙参治血之分际。与桃仁为肺药而主瘀血之闭者，大有不同。热伤其气，斯气阻而血亦阻，心以扰乱而有惊气，营卫愆其度而有寒热，非甚重之证，故得以沙参主之。别沙参生于沙碛而气微寒，色白而折之有白汁。茎抽于秋，花开于秋，得金气多。味微甘则补肺中之土，微苦则导肺气而下之，金主攻利，寒能清热，复津润而益阴。故肺热而气虚者得之斯补，血阻者得之斯通，惊气寒热，咸得之而止。肺恶寒，咳嗽由肺寒者多，故徐氏戒用沙参；然《卫生方》用沙参一味治肺热咳嗽。

麦 冬

《神农本草经》

〖**药性**〗寒。　　　　〖**药味**〗甘。　　　　〖**用量**〗6～10 g。

〖**主治**〗

1. 肺燥咳嗽：《医门法律》清燥救肺汤用麦冬清燥润肺治疗肺燥咳嗽。

2. 胃燥火逆：《金匮要略》麦门冬汤用麦冬润胃降逆治疗胃燥火逆。

3. 肺燥消渴：《圣济总录》卷58麦门冬汤用麦冬润燥止渴治疗肺燥消渴。

〖**思路拓展**〗

1.《神农本草经》：麦门冬性味甘平。主心腹结气，伤中、伤饱，胃络脉绝，羸瘦短气。久服轻身不老不饥。生川谷及堤阪。

2.《本经疏证》：麦门冬，其味甘中带苦，又合从胃至心之妙，是以胃得之而能输精上行，肺得之而能敷布四脏，洒陈五腑，结气自尔消熔，脉络自尔联续，饮食得为肌肤，谷神旺而气随之充也。香岩叶氏曰，知饥不能食，胃阴伤也。太阴湿土，得阳始运，阳明燥土，得阴乃安，所制益胃阴方，遂与仲景甘药调之之义合。《伤寒论》《金匮要略》用麦门冬者五方，惟薯蓣丸药味多，无以见其功外，于炙甘草汤，可以见其阳中阴虚，脉道泣涩；于竹叶石膏汤，可以见其胃火尚盛，谷神未旺；于麦门冬汤，可以见其气因火逆；于温经汤，可以见其因下焦之实，成上焦之虚。虽然，下焦实证，非见手掌烦热，唇口干燥，不可用也；上气因于风，因于痰，不因于火，咽喉利者，不可用也；虚羸气少，不气逆欲吐，反下利者，不可用也；脉非结代，微而欲绝者，不可用也。盖麦门冬之功在提曳胃家阴精，润泽心肺以通脉道，以下逆气，以除烦热，若非上焦之证则与之断不相宜。

3.《神农本草经百种录》：麦门冬性味甘平。主心腹结气：解枯燥之结气。伤中伤饱：胃络脉绝，补续胃中之阴气。羸瘦短气：补胃则生肌，清火则益气。久服轻身耐老不饥：后天足则体健而能耐饥

也。麦冬甘平滋润，为纯补胃阴之药。后人以为肺药者，盖土能生金，肺气全恃胃阴以生。胃气

4.《本草思辨录》：麦冬形象，合之本经主治，自是胃家正药。徐氏云，麦冬甘平滋润，为纯补胃阴之药。后人以为肺药者，盖土能生金，肺气全恃胃阴以生，胃气润，肺自资其益也。邹氏云，麦冬之功，在提曳胃家阴精，润泽心肺，以通脉道，以下逆气，以除烦热，若非上焦之证，则与之断不相宜。观此可以正李东垣但谓入手太阴而不及足阳明之非。前人谓麦冬复脉通心者不一，大都其胸中先有本经胃络脉绝之见，而更征之以复脉汤生脉散。窃谓胃之大络，内通于脉，脉绝乃胃络之不贯，非真脉绝。麦冬补胃阴以通络，而脉得所资则有之，亦非能径复其脉。能径复其脉者，厥惟人参，熟玩《伤寒》《金匮》两书自知。且心腹结气伤中伤饱，若非胃络脉绝，亦岂麦冬所能治。下文之羸瘦短气，即胃络脉绝之征。《本经》无一字虚设，而又上下相照应如此，愿与治本经者一质之。

天　冬

《神农本草经》

【药性】寒。　　　　【药味】甘。　　　　【用量】6～10 g。

【主治】

1. 虚劳咳嗽：《儒门事亲》三才丸用天冬润燥滋阴治疗治虚劳咳嗽。

2. 肺痿羸瘦：《太平圣惠方》天门冬丸用天冬润肺滋阴治疗肺痿羸瘦。

3. 肺燥咳血：《本事方》天门冬丸用天冬润肺降火治疗肺燥咳血。

【思路拓展】

1.《神农本草经》：天门冬性味苦平。主诸暴风湿偏痹，强骨髓，杀三虫，去伏尸。久服轻身，益气延年。一名颠勒。生山谷。

2.《长沙药解》：天冬清金化水，止渴生津，消咽喉肿痛，除咳吐脓血。《伤寒》麻黄升麻汤用之，治厥阴伤寒，大下之后，咽喉不利，吐脓血、泄泻不止者，以其清火逆而利咽喉，疗肺痈而排脓血也。天冬润泽寒凉，清金化水之力，十倍麦冬，土燥水枯者甚为相宜。阳明伤寒之家，燥土贼水，肠胃焦涸；瘟疫斑疹之家，营热内郁，脏腑燔蒸；凡此闭涩不开，必用承气，方其燥结未甚，以之清金泄热，滋水滑肠，本元莫损，胜服大黄。又或疮疡热盛，大便秘塞，重剂酒煎，热饮亦良。其性寒滑湿濡，最败脾胃而泄大肠，阳亏阴旺，土湿便滑者宜切忌之。其有水亏宜饵者亦必制以渗利之味，防其助湿。

3.《本草正义》：天门冬肥厚多脂，《本经》虽曰苦平，其实甚甘，气薄味厚，纯以柔润养液为功，《本经》主暴风，盖指液枯内动之风而言，滋润益阴，则风阳自息，此即治风先治血之义。痹亦血不养筋之病，正与风燥相因而至，故治风者亦能治痹，非以祛外来之风痹。惟湿为阴寒之邪，痹病固亦有因于湿者，然必无甘寒阴药，可治湿痹之理，盖传写者误衍之，天冬柔润，岂可以疗阴霾之湿邪痹着？《本经》又曰强骨髓，则固益液滋阴之正旨，三虫伏尸，即血枯液燥之劳瘵，甘寒清润，原以滋燥泽枯，是以治之。《别录》谓保定肺气，则以肺热叶焦、燥金受灼而言，甘寒润燥，本是补肺正将。去寒热，亦阴液耗之乍寒乍热，非外感邪甚之寒热可知。养肌肤，益气力，皆阴液充足之义。利小便者，肺金肃降，而水道之上源自清，亦津

液霑需,而膀胱之气化自旺,固非为湿热互阻之水道不利言也。而结之以冷而能补一句,则可知天冬偏于寒冷,惟燥火炽盛,灼烁阴液者宜之,而阳气式微者,即有不胜其任之意。此《别录》所以有大寒二字,而六朝以来诸家《本草》,固无一非以治燥火之症也。甄权谓治肺气咳逆,喘息促急,则以肺金枯燥,气促不舒而言,故宜此甘寒柔润以滋养之,则气逆可平,喘息可定,即《名医别录》保定肺气之意。张洁古亦谓治血热侵肺,上气喘促,皆为虚症一边着想,而浊痰窒塞之喘促咳逆,必非其治。甄权又谓治肺痿、生痈、吐脓,除热,则痿即肺热叶焦,甘寒润之宜也,而痈则痰火俱盛,咯吐脓血,只可苦寒清泄,断不宜此柔润多脂之药,一虚一实,大有径庭,连类及之,不无误会,而洁古因此遂有苦以泄滞血一语,实与此药性情不符,不可不辨。唯在肺痈欲愈,脓痰已减之时,浊垢既去,正气已伤,余焰尚盛,则天冬大寒,能泄余热,味清而不甚腻厚,庶几近之。此病情有始传末传之分,邪势有轻重缓急之辨,必不可浑而言之,漫无区别。王海藏谓治痿厥嗜卧,足下热而痛,是即肺热成痿,阴虚多火之侯,孙真人亦谓阳事不起,宜常服之,正以阴精消烁,废而不用,故宜益阴以滋其燥。

枇杷叶

《名医别录》

〖**药性**〗凉。　　　　〖**药味**〗苦。　　　　〖**用量**〗6～10 g。

〖**主治**〗

1. 肺热咳嗽:《医宗金鉴》枇杷清肺饮用枇杷叶清降肺气治疗肺热咳嗽。

2. 胃热呕吐:《普济本事方》枇杷叶散用枇杷叶和胃降逆治疗胃热呕吐。

〖**思路拓展**〗

1.《名医别录》:主卒哕不止,下气。

2.《本草经疏》:《经》曰:诸逆冲上,皆属于火。火气上炎,则为卒哕不止。哕者,哕也,其声浊恶而长。《经》曰:树枯者叶落,病深者声哕,病者见此,是为危证。枇杷叶性凉,善下气,气下则火不上升,而胃自安,故卒哕止也。其治呕吐不止,妇人产后口干,男子消渴,肺热咳嗽,喘息气急,脚气上冲,皆取其下气之功。又治妇人发热咳嗽,经事先期,佐补阴清热之药可使经期正而受孕。

3.《本草纲目》:枇杷叶,治肺胃之病,大都取其下气之功耳。气下则火降痰顺,而逆者不逆,呕者不呕,渴者不渴,咳者不咳矣。

4.《重庆堂随笔》:枇杷叶,凡风温、温热、暑、燥诸邪在肺者,皆可用以保柔金而肃治节;香而不燥,凡湿温、疫疠、秽毒之邪在胃者,皆可用以澄浊气而廓中州。《本草》但云其下气治嗽宛,则伟绩未彰,故发明之。

石　斛

《神农本草经》

〖**药性**〗寒。　　　　〖**药味**〗甘。　　　　〖**用量**〗6～10 g。

〖主治〗

1. 暑热伤气：《温热经纬》清暑益气汤用石斛清热益气治疗暑热伤气。

2. 清肝明目：《中华人民共和国药典》石斛夜光丸用石斛清肝明目治内障目暗。

〖思路拓展〗

1.《神农本草经》：石斛性味甘平。主伤中，除痹，下气，补五脏虚劳、羸瘦，强阴。久服，浓肠胃、轻身、延年。一名林兰，生山谷。

2.《本草备要》：石斛平补肝肾，甘淡入脾，而除虚热，咸平入肾，而涩元气。益精，强阴，暖水脏，平胃气，补虚劳，壮筋骨。疗风痹脚弱，发热自汗，梦遗滑精，囊涩余沥。昂按：石斛石生之草，体瘦无汁，味淡难出。置之煎剂，猝难见功，必须熬膏，用之为良。光泽如金钗，股短而中实，生石上者良，名金钗石斛。长而虚者名水斛，不堪用。去头、根，酒浸用。恶巴豆。畏僵蚕。细锉水浸，熬膏更良。

3.《本草思辨录》：石斛为肾药、为肺药、为肠胃药。《本经》强阴二字，足赅全量。所谓阴者，非寒亦非温，用于温而温者寒，用于寒而寒者温。《别录》逐皮肤邪热痱气，是温者寒也；疗脚膝疼冷痹弱，是寒者温也，要不出《本经》除痹、补虚二端。大凡证之恰合乎斛者，必两收除痹、补虚之益，若专以之除痹，专以之补虚，则当弃短取长，而制剂之有道可矣。

百　合

《神农本草经》

〖药性〗寒。　　　　〖药味〗甘。　　　　〖用量〗6～10 g。

〖主治〗

1. 肺痿咳嗽：《慎斋遗书》百合固金汤用百合润燥滋肺治肺痿咳嗽。

2. 百合病：《金匮要略》百合知母地黄汤清心安神治疗百合病。

3. 胃脘气痛：《时方歌括》百合汤用百合治疗胃脘气痛。

〖思路拓展〗

1.《神农本草经》：百合性味甘平。主邪气腹胀心痛，利大小便，补中益气。生川谷。

2.《本草经疏》：百合主邪气腹胀。所谓邪气者，即邪热也。邪热在腹故腹胀，清其邪热则胀消矣。解利心家之邪热，则心痛自廖。肾主二便，肾与大肠二经有热邪则不通利，清二经之邪热，则大小便自利。甘能补中，热清则气生，故补中益气。清热利小便，故除浮肿、胪胀。痞满寒热，通身疼痛，乳难，足阳明热也；喉痹者，手少阳三焦、手少阴心家热也；涕、泪，肺肝热也；清阳明三焦心部之热，则上来诸病自除。

3.《本草正义》：百合乃甘寒滑利之品，《本经》虽曰甘平，然古今主治，皆以清热泄降为义，其性可见。《本经》主邪气，《别录》主寒热，皆以蕴结之热邪言之。主腹胀心痛，利大小便，除浮肿胪胀，痞满疼痛、乳难、喉痹，皆滑润开结，通利泄导之功用。《本经》又以为补中益气，《日华》又有安心益志等说，皆谓邪热去而正气自旺，非径以甘寒之品为补益也。仲景《金匮》以主伤寒后之百合病，《外台秘要》中更多此法,则百合病者,本为伤寒病后余热未清之证,所以神志恍惚,莫名所苦,故谓之百脉一宗,悉致其病,百合能清泄肺胃之热,而通调水道,导泄郁热,是以治之。然则凡膜胀浮肿等证,必系热阻气郁,百合方为正治,而寒湿交滞,脾肾阳衰者,皆当忌之。甄权谓其除心下急满,治脚气,亦必以有热者为宜。甄权又主热咳,洁古谓为止嗽,又必以肺热炽甚,气火烁金之证,乃为合法;而风寒外束,肺气不宣之咳,尤为禁品。古方以百合、款冬花同熬成膏,名曰百花膏,治久咳痰血之病,亦以阴虚火旺,上烁燥金,故以百合之清润降火,合之款冬之微温开泄者,宣散气火,滋益肺虚,是为正治。而世俗或以百合通治外感之嗽者,又未免寒降遏抑,反令肺气窒塞,外邪无从宣泄矣。

4.《时方歌括》:百合汤治心口痛,服诸热药不效者。亦属气痛。久痛原来郁气凝,若投辛热痛频增,重需百合轻清品,乌药同煎亦准绳。百合一两,乌药三钱,水两杯煎七分服。陈修园曰:此方余从海坛得来,用之多验。

玉 竹

《神农本草经》

〖药性〗寒。 〖药味〗甘。 〖用量〗6～10 g。

〖主治〗

1. 肺胃阴虚:《温病条辨》玉竹麦门冬汤用玉竹滋阴润燥治疗温病肺胃阴虚。

2. 外感阴虚:《千金要方》葳蕤汤用玉竹滋阴解表治疗阴虚外感表。

〖思路拓展〗

1.《神农本草经》:女萎性味甘平。主中风暴热,不能动摇,跌筋结肉,诸不足。久服去面黑䵟,好颜色,润泽,轻身不老。生山谷。萎核性味甘温。主心腹邪气,明目,目赤痛伤泪出。久服轻身益气,不饥。生川谷。

2.《本草经疏》:萎蕤,详味诸家所主,则知其性本醇良,气味和缓,故可长资其利,用而不穷。正如斯药之能补益五脏,滋养气血,根本既治,余疾自除。夫血为阴而主驻颜,气为阳而主轻身。阴精不足,则发虚热;肾气不固,则见骨痿及腰脚痛;虚而火炎,则头痛不安,目痛眦烂泪出;虚而热壅,则烦闷消渴;上盛下虚,则茎中寒,甚则五劳七伤,精髓日枯,而成虚损之证矣。以一药而所主多途,为效良伙,非由滋益阴精,增长阳气,其能若是乎?迹其所长,殆亦黄精之类欤。其主中风暴热,不能动摇,跌筋结肉湿毒等证,皆是女萎之用,以《本经》二物混同一条故耳。

3.《本草正义》:玉竹,味甘多脂,柔润之品,《本草》虽不言其寒,然所治皆燥热之病,其寒何如(可知)。古人以治风热,盖柔润能息风耳,阴寒之质,非能治外来之风邪。凡热邪燔灼,火盛生风之病最宜。今惟以治肺胃燥热,津液枯涸,口渴嗌干等证,而胃火炽盛,燥渴消谷,多食易饥者,尤有捷效。《千金》及朱肱以为治风温主药,正以风之病,内热蒸腾,由热生风,本非外感,而热势最盛,津液易伤,故以玉竹为之主药。甄权谓头不安者,加用此物,亦指肝火猖狂,风阳上扰之头痛,甘寒柔润,正为息风清火之妙用,岂谓其能通治一切头痛耶?《本经》诸不足三字,是总结上文暴热诸句,隐庵之言甚是。乃昔人误以为泛指诸虚不足而言。故甄权则曰内补不足；萧炳则曰补中益气；《日华》则曰补五劳七伤虚损；《濒湖》则曰主脾胃虚乏，男子小便频数失精，一切虚损，且谓治虚劳寒热，及一切不足之证，用代参、芪，不寒不燥，大有奇功，几以此为劳瘵起死回生之神剂。不知柔润之性，纯阴用事，已足以戕生生之机，况虚劳之病，阴阳并亏，纵使虚火鸱张，亦无寒凉直析之法，又岂有阴寒腻滞之质，而能补中益气之理，诸家之说，皆误读《本草经》诸不足三字之咎。

第四节　凉润温燥方剂

清燥救肺汤

《医门法律》

〖**方剂组成**〗桑叶、石膏、甘草、人参、胡麻仁、阿胶、麦冬、杏仁、枇杷叶。

〖**作用机制**〗清燥润肺。

〖**主治要点**〗① 温燥身热；② 干咳无痰；③ 气逆而喘；④ 咽干鼻燥。

〖**思路拓展**〗

1.《古今名医方论》：古方用香燥之品以治气郁，不获奏效者，以火就燥也。惟缪仲淳知之，故用甘凉滋润之品，以清金保肺立法。喻氏宗其旨，集诸润剂而制清燥救肺汤，用意深，取药当，无遗蕴矣。石膏、麦冬秉西方之色，多液而甘寒，培肺金主气之源，而气不可郁。土为金母，子病则母虚，用甘草调补中宫生气之源，而金有所持。金燥则水无以食气而相生，母令子虚矣，取阿胶、胡麻黑色通肾者，滋其阴以上通生水之源，而金始不孤。西方虚，则东方实矣，木实金平之，二叶秉东方之色，入通于肝，枇杷叶外应毫毛，固肝家之肺药，而经霜之桑叶，非肺家之肝药乎？损其肺者，益其气，人参之甘以补气。气有余便是火，故佐杏仁之苦以降气，气降火亦降，而治节有权，气行则不郁，诸痿喘呕自除矣。要知诸气膹郁，则肺气必大虚，若泥于肺热伤肺之说，而不用人参，必郁不开而火愈炽，皮聚毛落，喘而不休，此名之救肺，凉而能补之谓也。若谓实火可泻，而久服芩、连，反从火化，亡可立待耳。愚所以服膺此方而深赞之。

2.《医宗金鉴》：《经》云，损其肺者益其气。肺主诸气故也。然火与元气不两立，故用人参、甘草甘温而补气，气壮火自消，是用少火生气之法也。火燥膹郁于肺，非佐甘寒多液之品不足以滋肺燥，而肺气反为壮火所食益助其燥矣。故佐以石膏、麦冬、桑叶、阿胶、胡麻仁辈使清肃令行，而壮火亦认气化也。《经》曰：肺苦气上逆，急食苦以降之。故又佐以杏仁、枇杷叶之苦以降气，气降火亦降，而制节有权，气行则不郁，诸痿喘呕自除矣。要知诸气膹郁则肺气必大虚，若泥于肺热伤肺之说而不用人参，郁必不开而火愈炽，皮聚毛落，喘咳不休而死矣。此名救肺，凉而能补之谓也。若谓实火可泻而久服芩连，苦从火化，亡可立待耳。

3.《删补名医方论》喻昌曰：按诸气膹郁之属于肺者，属于肺之燥也，而古今治气郁之方，用辛香行气，绝无一方治肺之燥者。诸痿喘呕之属于上者，亦属于肺之燥也。而古今治法，以痿、呕属阳明，以喘属肺,是则呕与痿属之中、下,而惟喘属上矣,所以亦无一方及于肺之燥也。即喘之属于肺者,非表即下,非行气即泄气,间有一二用润剂者,又不得其肯綮。今拟此方名清燥救肺,大约以胃为主,胃土为肺金之母也。其天冬、知母能清金滋水,以苦寒而不用,至如苦寒降火之药,尤在所忌。盖肺金自至于燥,所存阴气不过一线耳。倘更以苦寒下其气,伤其胃,其人尚有生理乎?诚仿此增减以救肺燥变生诸证,庶克有济。柯琴曰:古方用香燥之品以治气郁,不获奏效者,以火就燥也。惟缪仲醇知之,故用甘凉滋润之品,以清金保肺立法。喻昌宗其旨,集诸润剂,而制清燥救肺汤,用意深,取药当,无遗蕴矣。

4.《成方便读》:外来之火,非徒用清降可愈,《经》有火郁发之之说,故以桑叶之轻宣肌表者,以解外来之邪,且此物得金气而柔润不凋,取之为君;石膏甘寒色白,直清肺部之火,禀西方清肃之气,以治其主病;肺与大肠为表里,火逼津枯,肺燥则大肠亦燥,故以杏仁、麻仁降肺而润肠;阿胶、麦冬,以保肺之津液;人参、甘草以补肺之母气;枇杷叶苦平降气,除热消痰,使金令得以下行,则膹郁喘呕之证皆可痊矣。

沙参麦冬汤
《温病条辨》

〖方剂组成〗沙参、玉竹、甘草、桑叶、麦冬、扁豆、天花粉。

〖作用机制〗清养肺胃。

〖主治要点〗① 燥伤肺胃;② 咽干口渴;③ 干咳黏痰;④ 发热;⑤ 舌红少苔;⑥ 脉细数。

〖思路拓展〗

《温病条辨》:燥伤肺胃阴分,或热或咳者,沙参麦冬汤主之。

桑杏汤
《温病条辨》

〖方剂组成〗桑枝、杏仁、沙参、象贝母、香豉、栀皮、梨皮。

〖作用机制〗清燥润肺。

〖主治要点〗① 温燥证;② 身热不甚;③ 干咳无痰;④ 舌红苔白而燥;⑤ 右脉数大。

〖思路拓展〗

1.《温病条辨》:秋感燥气,右脉数大,伤手太阴气分者,桑杏汤主之。

2.《成方便读》:此因燥邪伤上,肺之津液素亏,故见右脉数大之象,而辛苦温散之法,似又不可用矣。止宜轻扬解外,凉润清金耳。桑乃箕星之精,箕好风,故善搜风,其叶轻扬,其纹象络,其味辛苦而平,故能轻解上焦脉络之邪。杏仁苦辛温润,外解风寒,内降肺气。但微寒骤束,胸中必为不舒,或痰或滞,壅于上焦,久而化热,故以香豉散肌表之客邪,宣胸中之陈腐。象贝母化痰;栀皮清热。沙参、梨皮养阴降火,两者兼之,使邪去而津液不伤,乃为合法耳。

滋燥养荣汤

《医方集解》

〖**方剂组成**〗当归、生地黄、熟地黄、芍药、黄芩、秦艽、防风、甘草。

〖**作用机制**〗滋燥养血。

〖**主治要点**〗① 皮肤皲揭；② 筋急爪枯；③ 大便秘结；④ 肌肤燥痒。

〖**思路拓展**〗

《医方集解》：治火烁肺金，血虚外燥，皮肤皲揭，筋急爪枯，或大便风秘。肺主皮毛，肝主筋爪，肝血不足，风热胜而金燥，故外见皮毛枯槁，肌肤燥痒，内有筋急便秘之证。此手太阴足厥阴药也，前证为血虚而水涸，当归润燥养血为君，二地滋肾水而补肝，芍药泻肝火而益血为臣，黄芩清肺热，能养阴退阳，艽防散肝风，为风药润剂，风能生燥，艽防味辛能润。又秦艽能养血荣筋，防风乃血药之使。吐血治崩，皆用为使。甘草甘平泻火，入润剂则补阴血为佐使也。

通幽汤

《脾胃论》

〖**方剂组成**〗当归、升麻、桃仁、红花、甘草炙、生地、熟地。

〖**作用机制**〗润燥通便。

〖**主治要点**〗① 噎膈；② 吞食疼痛；③ 便秘；④ 消瘦；⑤ 肌肤燥痒。

〖**思路拓展**〗

1.《医方集解》：通幽汤治幽门不通，上攻吸门，噎塞不开，气不得下，大便艰难，名曰下脘不通，治在幽门。下脘即幽门胃之下口也，人身上下有七门，皆下冲上也，幽门上冲吸门，吸门即会厌气喉上掩饮食者也，冲其吸入之气，不得下归肝肾，为阴火相拒，故膈噎不通，浊阴不得下降，而大便干燥不行，胃之湿与阴火俱在其中，则腹胀作矣，治在幽门通利，泄其阴火，润其燥血，生其新血，则幽门通，吸门亦不受邪，膈噎得开，胀满俱去矣，是浊阴得下归地也。本方加大黄麻仁，名当归润肠汤，治同。此手足阳明药也，当归二地滋阴以养血，桃仁红花润燥而行血，槟榔下坠而破气滞，加升麻者，天地之道，能升而后能降，清阳不升，则浊阴不降，《经》所谓地气上为云，天气下为雨也。李东垣曰，肾开窍于二阴，《经》曰，大便难者，取足少阴，夫肾主五液，津液足则大便如常，若饥饱劳役，损伤胃气，反食辛热味厚之物，而助火邪，火伏血中，耗损真阴，津液亏少，故大便燥结，少阴不得大便以辛润之，太阴不得大便以苦泄之，阳结者散之，阴结者温之，伤食者以苦泄之，血燥者以桃仁酒制大黄通之，风燥者以麻仁加大黄利之，气涩者郁李仁枳实皂角仁润之，不可概用牵牛巴豆之类下之，损其津液，燥结愈甚，遂成不救。

2.《医方考·润燥汤》：熟地黄、当归、大黄、桃仁、生甘草、麻仁、红花、生地黄、升麻。大肠燥结，便出坚黑者，此方主之。大肠得血则润，亡血则燥，故用熟地、当归以养血；初燥动血，久燥血瘀，故用桃仁、红花以去瘀。麻仁所以润肠，大黄所以通燥，血热则凉以生地黄，气热则凉以生甘草，微入升麻，消风热也。

3.《医方考·通幽汤》：生地黄、熟地黄、当归、大黄、桃仁、红花、升麻。结燥腹痛者，此方主之。此即前方润燥汤去生甘草、麻仁也。胃之下口，名曰幽门。此方服之，可以通其留滞，故曰通幽。大便燥结，升降不通，故令腹痛。燥者濡之，生地、熟地，皆濡物也；逸者行之，大黄、归梢，皆行物也；留者攻之，桃仁、红花，皆攻物也；抑者散之，升麻之用，散抑郁也。

麦门冬汤

《金匮要略》

〖**方剂组成**〗麦冬、半夏、人参、甘草、粳米、大枣。

〖**作用机制**〗润燥降气。

〖**主治要点**〗① 火逆上气；② 咽喉不利；③ 咳嗽少痰；④ 舌红苔燥。

〖**思路拓展**〗

《删补名医方论》喻昌曰：此方治胃中津液干枯，虚火上炎，治本之良法也。夫用降火之药而火反升，用寒凉之药而热转炽者，徒知与火热相争，弗知补正气以生津液，不惟无益而反害之矣。凡肺病有胃气则生，无胃气则死。胃气者，肺之母气也。《本草》有知母之名，谓肺藉其清凉，知清凉为肺之母也。又有贝母之名，谓肺藉其豁痰，豁痰为肺之母也。然屡施于火逆上气，咽喉不利之证，而屡不应者，名不称矣。孰知仲景妙法，于麦冬、人参、甘草、大枣、粳米大补中气以生津液队中，又增入半夏辛温之味，以开胃行津而润肺，岂特用其利咽下气哉！顾其利咽下气，非半夏之功，实善用半夏之功也。

第四章　渗　湿　方　药

　　湿证有寒湿与湿热之分,渗湿方药有温渗寒湿与寒渗湿热之别。温渗寒湿药物治疗寒湿证。寒湿证辨证要点:① 脘腹痞闷;② 食欲不振;③ 便溏;④ 恶心欲吐;⑤ 口淡不渴;⑥ 头身困重;⑦ 黄疸;⑧ 小便短少;⑨ 舌胖苔白腻;⑩ 脉濡缓。多见于西医学消化系统疾病。治疗寒湿证临床决策是温渗寒湿。《素问·至真要大论》曰:湿淫所胜平以苦热,佐以酸辛,以苦燥之,以淡泄之。温渗寒湿常用药物有藿香、佩兰、豆蔻、苍术、半夏、茯苓、厚朴、砂仁、豆卷、草豆蔻、草果等。温渗寒湿常用方剂有藿香正气散、平胃散、二陈汤、感应丸等。《景岳全书·湿证》曰:湿之为病,有出于天气者,雨雾之属是也。多伤人脏气。有出于地气者,泥水之属是也。多伤人皮肉筋脉。有由于饮食者,酒酪之属是也。多伤人六腑。有由于汗液者,以大汗沾衣,不皇解换之属是也。多伤人肤腠;有湿从内生者,以水不化气,阴不从阳而然也。悉由乎脾肾之亏败。其为证也,在肌表则为发热,为恶寒,为自汗。在经络则为痹,为重,为筋骨疼痛,为腰痛不能转侧,为四肢痿弱酸痛。在肌肉则为麻木,为跗肿,为黄胆,为按肉如泥不起。在脏腑则为呕恶,为胀满,为小水秘涩,为黄赤,为大便泄泻,为腹痛,为后重、脱肛、癩疝等证。凡肌表经络之病,湿由外而入者也。饮食血气之病,湿由内而生者也。此其在外者为轻,在内者为甚,是固然矣。然及其甚也,则未有表湿而不连脏者,里湿不连经者,此其湿病之变,不为不多。故凡治此者,必当辨表里,察虚实,而必求其本也。石芾南《医原·湿气论》曰:坤土主湿,湿土寄旺四季而春夏为甚,季夏为尤甚。湿伤人隐而缓。隐则莫见,而受之也深;缓则不觉而发之也迟。湿为浊邪,以浊归浊,故传里者居多。治法总以轻开肺气为主,气化则湿自化,即有兼邪,亦与之俱化。湿气弥漫本无形质,宜用体轻而味辛淡者治之,辛如杏仁、蔻仁、半夏、厚朴、藿梗,淡如薏苡仁、通草、茯苓、猪苓、泽泻之类。启上闸,开支河,导湿下行以为出路,湿去气通,布津于外,自然汗解。贾真孙曰治湿不利小便,非其治也。在里之寒湿宜利而不宜下,法宜辛温淡渗,如平胃散、胃苓汤、除湿汤之类。此治内伤寒湿之大较也。学人博览群书,自知所论不诬矣。

　　寒渗湿热方药治疗湿热证。湿热证辨证要点:① 脘腹痞闷;② 食欲不振;③ 便溏;④ 恶心欲吐;⑤ 腹痛;⑥ 头身困重;⑦ 黄疸;⑧ 小便短赤;⑨ 舌红苔黄腻;⑩ 脉濡数。多见于病毒性肝炎等消化系统传染病及大肠癌等消化系统恶性肿瘤或泌尿系统感染等疾病。治疗湿热证临床决策是寒渗湿热。寒渗湿热常用药物有茵陈、车前子、金钱草、苦参、白头翁、泽泻、薏苡仁。寒渗湿热常用方剂有三仁汤、茵陈蒿汤、八正散、白头翁汤。五淋散、黄芩滑石汤、甘露消毒丹、连朴饮、二妙散、四妙丸、猪苓汤等。石芾南《医原·湿气论》曰:湿之化气为阴中之阳,阴中之阳为湿热。肺气为湿热郁蒸,不能敷布水精外达下行。湿热清肺如溽暑炎蒸,金风骤起,顷刻湿收热退,如登清凉界中。黄芩滑石汤、杏仁滑石汤、黄连温胆汤均可选用。治法总不外辛通苦降,如五泻心汤、二妙散、清热渗湿汤、资生丸、六君加黄连、鳖甲、泽泻、姜汁、竹沥之类。《景岳全书》曰:湿证虽多,而辨治之法其要惟二:则一曰湿热,一曰寒湿而尽之矣。盖湿从土化,而分旺四季,故土近东南,则火土合气,而湿以化热。土在西北,则水土合德,而湿以化寒,此土性之可以热,可以寒。故病热者谓之湿热,病寒者谓之寒湿。湿热之病,宜清宜利,热去湿亦去也;寒湿之病,宜燥宜温,非温不能燥也。知斯二者,而湿无余义矣。何今之医家,动辄便言火多成热,而未闻知有寒多生湿者,其果何也?岂寒热之偏胜,原当如是耶。

第一节　温渗寒湿药物

藿　香

《名医别录》

【药性】温。　　　　　【药味】辛。　　　　　【剂量】6～10 g

【主治】

1. 时病寒热:《和剂局方》藿香正气散用藿香芳香辟秽治疗时病寒热。

2. 湿浊呕恶:《古今医统大全》不换金正气散用藿香和胃化湿治疗湿浊呕恶。

3. 水土不服:《奇方类编》金不换正气丸用藿香治疗水土不服证。

【思路拓展】

1.《名医别录》:疗风水毒肿,去恶气,疗霍乱、心痛。

2.《证类本草》:微温。疗风水毒肿,去恶气,疗霍乱心痛。

3.《药品化义》:藿香,其气芳香,善行胃气,以此调中,治呕吐霍乱,以此快气,除秽恶痞闷。且香能和合五脏,若脾胃不和,用之助胃而进饮食,有醒脾开胃之功。辛能通利九窍,若岚瘴时疫用之,不使外邪内侵,有主持正气之力。凡诸气药,独此体轻性温,大能卫气,专养肺胃。但叶属阳,为发生之物,其性锐而香散,不宜多服。

4.《本草经解》:气微温,味辛甘,无毒。主风水毒肿,去恶气,止霍乱,心腹痛。藿香气微温,禀天初春之木气,入足少阳胆经、足厥阴肝经。味辛甘无毒,得地金土之二味,入手太阴肺经、足太阴脾经。气味俱升,阳也。风水毒肿者,感风邪湿毒而肿也,其主之者。风气通肝,温可散风,湿毒归脾,甘可解毒也。恶气,邪恶之气也,肺主气,辛可散邪,所以主之。霍乱,脾气不治挥霍扰乱也,芳香而甘,能理脾气,故主之也。心腹亦脾肺之分,气乱于中则痛,辛甘而温,则通调脾肺,所以主之也。

5.《本草正义》:藿香,清分微温,善理中州湿浊痰涎,为醒脾快胃,振动消阳妙品。《别录》治风水毒肿者,祛除湿浊,自能清理水道也。去恶气者,湿漫中宫之浊气业、霍乱心腹痛者,湿浊阻滞,伤及脾土清阳之气,则猝然缭乱,而吐泻绞痛,芳香能助中州清气,胜湿辟秽,故为暑湿时令要药。然性极和平,力量亦缓,止可以治霍乱轻症,而猝然大痛,吐泻并作,肢冷脉绝者,非大剂四逆中为功,断非此淡泊和平,所能独当大任。藿香芳香而不嫌其猛烈,温煦而不偏于燥热,能去除阴霾湿邪,而助脾胃正气,为湿困脾阳,怠倦无力,饮食不甘,舌苔浊垢者最捷之药。亦辟秽恶,解时行疫气。盖病疫以气染人,无非湿浊秽腐之烫熬,感之者囟口鼻吸入,胃先受之,芳香得清气之正,而藿香气味和平,不嫌宰燥,故助脾胃而无流弊。但必以广产为佳,虽以气胜,而冲和可爱,今江浙间遍地产之,则味苦涩而气亦恶劣。石顽谓伐胃消食,且能耗气,而世俗以为能解暑气,瀹茶多次,未尽善也。仲醇谓阴虚火旺,胃弱欲呕及胃热作呕者弗用。按藿香虽不燥烈,然究是以气用事,惟舌有浊垢,而漾漾欲泛者最佳。若舌燥光滑,津液不布者,咸非所宜。凡芳香行气,醒脾胜湿诸芳草,皆有同情,不仅藿香、木香一类为然也。

佩　兰

《神农本草经》

〖药性〗温。　　　　〖药味〗辛。　　　　〖用量〗6～10 g。

〖主治〗

1. 脾瘅口甘:《黄帝内经素问》兰草汤用佩兰化湿醒脾治疗脾瘅口甘。

2. 暑湿表证:《湿热病篇》五叶芦根汤用佩兰化湿解暑治疗暑湿表证。

〖思路拓展〗

1.《神农本草经》:兰草性味辛平。主利水道,杀蛊毒,辟不祥。久服,益气轻身,不老,通神明。一名水香。生池泽。

2.《本草纲目》:消痈肿,调月经。按《素问》云,五味入口,藏于脾胃,以行其精气,津液在脾,令人口甘,此肥美所发也,其气上溢,转为消渴,治之以兰,除陈气也。王冰注云,辛能发散故也。李东垣治消渴生漳饮用兰叶,盖本于此。兰草,泽兰,气香而温,味辛而散,阴中之阳,足太阴、厥阴经药也。脾喜芳香,肝宜辛散,脾气舒,则三焦通利而正气和;肝郁散,则营卫流行而病邪解。兰草走气道,故能利水道,除痰癖,杀蛊辟恶,而为消渴良药;泽兰走血分……虽是一类,而功用稍殊,正如赤白茯苓、芍药,补泻皆不同也。雷敩言雌者调气生血,雄者破血通积,正合二兰主治。大泽兰之为兰草,尤可凭据。血生于气,故曰调气生血也。

3.《本草经疏》:肺主气,肺气郁结,则上窍闭而下窍不通,胃主纳水谷,胃气郁滞,则水谷不以时化而为痰癖,兰草辛平能散结滞,芬芳能除秽恶,则上来诸证自廖,大都开胃除恶,清肺消痰,散郁结之圣药也。

白豆蔻

《名医别录》

〖药性〗温。　　　　〖药味〗辛。　　　　〖用量〗3～6 g。

【主治】

1. 湿温初起：《温病条辨》三仁汤用白豆蔻化湿行气治疗湿温初起。

2. 气滞腹痛：《太平圣惠方》白豆蔻丸用白豆蔻行气宽中治疗气滞腹痛。

3. 湿浊呕吐：《杂病源流犀烛》白豆蔻汤用白豆蔻燥湿和胃治疗湿浊呕吐。

【思路拓展】

1.《名医别录》：主温中，心腹痛，呕吐，去口臭气。

2.《玉楸药解》：白豆蔻，清降肺胃，最驱膈上郁浊，极疗恶心呕哕。嚼之辛凉，清肃肺腑，郁烦应时开爽。古方谓其大热，甚不然也。

3.《本草求真》：白豆蔻，本与缩砂密一类，气味既同，功亦莫别，然此另有一种清爽妙气，上入肺经气分，而为肺家散气要药；其辛温香窜，流行三焦，温暖脾胃，而使寒湿膨胀、虚疟、吐逆、反胃、腹痛、并翳膜、目眦红筋等症悉除，不似缩砂密辛温香窜兼苦，功专和胃、醒脾、调中，而于肺、肾他部则止兼而及之也。

4.《本草求原》：按白豆蔻能和寒热之气，故升阳剂中，降收剂中，与寒热互用之剂，皆可用之。佐入血药又能通润二肠，使气行血自润，不论血寒血热，俱可于寒热方中少佐之，以行其升降。故海藏谓其理脾胃元气，补肺气，收脱气。

苍 术

《神农本草经》

【药性】温。　　　　　【药味】苦。　　　　　【用量】6～10 g。

【主治】

1. 脘腹胀满：《太平惠民和剂局方》平胃散治疗湿阻中焦脘腹胀满。

2. 风湿痹证：《医便》苍术丸用苍术辛温燥湿治疗风湿关节疼痛。

3. 外感表湿：《太平惠民和剂局方》神术散用苍术治外感表湿。

4. 雷头风：《卫生宝鉴》清震汤用苍术燥湿清窍治疗雷头风。

【思路拓展】

1.《神农本草经》：术性味苦温。主风寒湿痹，死肌，痉，疸。止汗除热消食，作煎饵。久服轻身延年，不饥。一名山蓟，生山谷。

2.《本草正》：苍术，其性温散，故能发汗宽中，调胃进食，去心腹胀疼，霍乱呕吐，解诸郁结，逐山岚寒疫，散风眩头疼，消痰癖气块，水肿胀满。其性燥湿，故治冷痢冷泄滑泻，肠风，寒湿诸疮。与黄柏同煎，最逐下焦湿热痿痹。然惟茅山者其质坚小，其味甘醇，补益功多，大胜他术。

3.《药品化义》：苍术，味辛主散，性温而燥，燥可去湿，专入脾胃，主治风寒湿痹，山岚瘴气，皮肤水肿，皆辛烈逐邪之功也。统治三部之湿，若湿在上焦，易生湿痰，以此燥湿行痰；湿在中焦，滞气作泻，以此宽中健脾；湿在下部，足膝痿软，以此同黄柏治痿，能令足膝有力；取其辛散气雄，用之散邪发汗，极其畅快。合六神散,通解春夏湿热病;佐柴葛解肌汤,表散疟疾初起;若热病汗下后,虚热不解,以此加入白虎汤,再解之,汗止身凉。缪仲淳用此一味为末,治脾虚蛊胀。

4.《本草正义》:苍术,气味雄厚,较白术愈猛,能彻上彻下,燥湿而宣化痰饮,芳香辟秽,胜四时不正之气;故时疫之病多用之。最能驱除秽浊恶气,阴霾之域,久旷之屋,宜焚此物而后居人,亦此意也。凡湿困脾阳,倦怠嗜卧,肢体酸软,胸膈满闷,甚至膜胀而舌浊厚腻者,非茅术芳香猛烈,不能开泄,而痰饮弥漫,亦非此不化。夏秋之交,暑湿交蒸,湿温病寒热头胀如裹,或胸痞呕恶,皆须茅术、藿香、佩兰叶等香燥醒脾,其应如响。而脾家郁湿,或为膜胀,或为肿满,或为泻泄疟痢,或下流而足重跗肿,或积滞而二便不利,及湿热郁蒸,发为疮疡流注,或寒湿互结,发为阴疽酸痛,但有舌浊不渴见证,茅术一味,最为必需之品。是合内外各病,皆有大用者。

5.《神农本草经百种录》:术性味苦温。主风寒湿痹,死肌:气浓而兼卒散,故能除邪而利筋脉肌肤也。痉:平肝风。疸:去湿。止汗:固肌肤。除热:益脾阴。消食:健脾气。作煎饵,久服轻身延年不饥,脾胃充则体强健而不易饥也。术者土之精也。色黄气香,味苦而带甘,性温,皆属于土,故能补益脾土。又其气甚烈而芳香四达,故又能达于筋脉肌肤,而不专于建中宫也。

半 夏

《神农本草经》

〖**药性**〗温。　　　　〖**药味**〗辛。　　　　〖**用量**〗6~10 g。

〖**主治**〗

1. 恶心呕吐:《金匮要略》小半夏汤用半夏和胃降逆治疗痰饮呕吐。

2. 心下痞满:《伤寒论》半夏泻心汤用半夏辛开消痞治疗心下痞满。

3. 痰饮眩晕:《古今医鉴》半夏白术天麻汤用半夏化痰歇饮治疗痰饮眩晕。

4. 咳痰气喘:《太平惠民和剂局方》二陈汤用半夏止咳化痰治疗咳痰气喘。

〖**思路拓展**〗

1.《神农本草经》:半夏性味辛平。主伤寒,寒热,心下坚,下气,喉咽肿痛,头眩胸张,咳逆肠鸣,止汗。一名地文,一名水玉。生川谷。

2.《本经疏证》:半夏之用,惟心下满及呕吐为最多,然心下满而烦者不用,呕吐而渴者不用,前既言之详矣。其治咽喉,犹有在少阴喉痛外者乎!其亦有宜用不宜用者乎!夫咽中伤,生疮,不能语言,声不出者,苦酒汤。但咽中痛者,半夏散及汤。此少阴证也。咳而上气,喉中水鸡声,射干麻黄汤。火逆上气,咽喉不利,止逆下气者,麦门冬汤。妇人咽中如有炙脔者,半夏厚朴汤。此则非少阴证也。炙脔言其形,水鸡言其声,生疮不能语言,声不出,言其痛楚之状,不利言其有所阻碍,于此可见半夏所治之喉痛,必有痰有气阻于其间,呼吸食饮有所格阂,非如甘草汤、桔梗汤、猪肤汤徒治喉痛者可比矣。非特其治咽喉有宜忌也,即其治眩治肠鸣,亦莫不各有宜忌,如曰:卒呕吐,心下痞,膈间有水气,眩悸者,小半夏加茯苓汤。曰:假令瘦人脐下有悸,吐涎沫,颠眩者,五苓散。于此即可见眩因于水,乃为半夏所宜,然水在膈间则用,水在脐下则不用,此眩之宜忌矣。半夏泻心汤、生姜泻心汤、甘草泻心汤,皆有肠鸣,皆兼下利,则知肠鸣而不下利者,非半夏所宜矣。

3.《神农本草经百种录》:半夏性味辛平。主伤寒寒热:寒热之在肺胃间者。心下坚,下气:辛能开肺降逆。咽喉肿痛,头眩:开降上焦之火。胸胀,咳逆,肠鸣:气降则通和,故能愈诸疾。止汗:涩敛肺气。半夏色白而味辛,故能为肺经燥湿之药。肺属金,喜敛而不喜散,盖敛则肺叶垂而气顺,散则肺叶张而气逆。半夏之辛,与姜桂之辛迥别,入喉则闭不能言,涂金疮则血不复出,辛中带涩,故能疏而又能敛也。又辛之敛,与酸之敛不同,酸则一主于敛,辛则敛之中有发散之意,尤与肺投合也。

茯 苓

《神农本草经》

〔药性〕平。　　　　〔药味〕甘。　　　　〔用量〕6～10 g。

〔主治〕

1. 水肿尿少:《伤寒论》五苓散用茯苓淡渗利湿治疗水肿尿少。

2. 痰饮头晕:《金匮要略》苓桂术甘汤用茯苓燥湿化饮治疗痰饮头晕。

3. 胃脘痞满:《外台秘要》茯苓饮用茯苓健脾消痞治疗胃脘痞满。

4. 脾虚不运:《太平惠民和剂局方》参苓白术散用茯苓健脾益气治脾虚不运。

〔思路拓展〕

1.《神农本草经》:茯苓性味甘平。主胸胁逆气,忧恚,惊邪,恐悸,心下结痛,寒热烦满,咳逆,口焦舌干,利小便。久服安魂养神,不饥延年。一名茯菟,生山谷。

2.《本经疏证》:夫气以润而行,水以气而运,水停即气阻,气阻则水淤。茯苓者,纯以气为用,故其治咸以水为事,观于仲景书,其显然可识者,如随气之阻而宣水(茯苓甘草汤);随水之淤而化气(五苓散);气以水而逆,则冠以导水而下气随之(茯苓桂枝甘草大枣汤、茯苓桂枝白术甘草汤);水以气而涌,则首以下气而导水为佐(桂枝五味甘草及诸加减汤);水与气并壅于上,则从旁泄而虑伤无过(茯苓杏仁甘草汤、茯苓戎盐汤、茯苓泽泻汤);气与水偕溢于外,则从内挽而防脱其阳(防己茯苓汤);气外耗则水内迫,故为君于启阳之剂(茯苓四逆汤);气下阻则水中停,故见功于妊娠之痸(桂枝茯苓丸、葵子茯苓散)。凡此皆起阴以从阳,布阳以化阴,使请者条鬯,浊者自然退听,或从下行,或从外达,是用茯苓之旨在补不在泄,茯苓之用在泄不在补矣。

3.《神农本草经百种录》:古注茯苓,皆云松脂入地所结,无苗叶花实。今之茯苓,皆有蔓可种,疑古今有异同也。性味甘平。主胸胁逆气,忧恚,惊邪恐悸,心下结痛,寒热烦满,咳逆:皆脾虚不能化水,痰饮留结诸经之疾。口焦舌干:胸有饮则水下聚而津液不升。利小便:淡渗利水道。久服安魂养神,不饥延年:心脾和通之效。茯苓生山谷之中,得松柏之余气,其味极淡,故为调补脾阴之药,义见石斛条下。凡人邪气郁结,津液不行,则为痰为饮。痰浓稠为火之所结,饮清稀为水之所停。故治痰则咸以降之,治饮则淡以利之。若投以重剂,反拒而不相入,惟茯苓极轻淡,属土,土胜水能疏之涤之,令从膀胱以出,病渐去而不觉也。观仲景猪苓汤等方,五苓散义自见矣。

砂　仁

《药性论》

〖药性〗温。　　　　　〖药味〗辛。　　　　　〖用量〗3～6 g。

〖主治〗

1. 胃脘胀满:《古今名医方论》香砂六君子汤用砂仁化湿醒脾治疗胃脘胀满。

2. 腹痛泄泻:《活幼心书》缩砂饮用缩砂仁温胃化湿治疗腹痛泄泻。

3. 妊娠恶阻:《古今医统》泰山磐石散用砂仁理气安胎治疗妊娠恶阻。

〖思路拓展〗

1.《药性论》:主冷气腹痛,止休息气痢,劳损,消化水谷,温暖脾胃。

2.《本草经疏》:缩砂蜜,辛能散,又能润;温能和畅通达。虚劳冷泻,脾肾不足也,宿食不消,脾胃俱虚也,赤白滞下,胃与大肠因虚而湿热与积滞客之所成也。辛以润肾,故使气下行,兼温则脾胃之气皆和,和则冷泻自止,宿食自消,赤白滞下自愈,气下则气得归元,故腹中虚痛自已也。缩砂蜜,气味辛温而芬芳,香气入脾,辛能润肾,故为开脾胃之要药,和中气之正品,若兼肾虚,气不归元,非此为向导不济。本非肺经药,今亦有用之于咳逆者,通指寒邪郁肺,气不得舒,以致咳逆之证,若咳嗽多缘肺热,此药即不应用矣。

3.《本草汇言》:砂仁,温中和气之药也。若上焦之气梗逆而不下,下焦之气抑遏而不上,中焦之气凝聚而不舒,用砂仁治之,奏效最捷。然古方多用以安胎何也? 盖气结则痛,气逆则胎动不安,此药辛香而窜,温而不烈,利而不削,和而不争,通畅三焦,温行六腑,暖肺醒脾,养胃养肾,舒达肝胆不顺不平之气,所以善安胎也。沈则施曰:砂仁温辛香散,止呕通膈,达上气也;安胎消胀,达中气也;止泻痢、定奔豚,达下气也。与木香同用,治气病尤速。

4.《玉楸药解》:缩砂仁,和中调气,行郁消滞,降胃阴而下食,达脾阳而化谷,呕吐与泄泻皆良,咳嗽与痰饮俱妙,善疗噎膈,能安胎妊,调上焦之腐酸,利下气之秽浊。清升浊降,全赖中气,中气非旺,则枢轴不转,脾陷胃逆。凡水胀肿满,痰饮咳嗽,噎膈泄利,霍乱转筋,胎坠肛脱,谷宿水停,泄秽吞酸诸证,皆升降反常,清陷浊逆故也。泄之则益损其虚,补之则愈增其满,清之则滋其下寒,温之则生其上热。惟以养中之味,而加和中之品,调其滞气,使枢轴回旋运动,则升降复职,清浊得位,然后于补中扶土之内,温升其肝脾,清降其肺胃,无有忧矣。和中之品,莫如砂仁,冲和调达,不伤正气,调醒脾胃之上品也。

5.《本草正义》:缩砂蜜,虽辛温能升,未尝不治中、下二焦之气,尤以专治肝肾为特长。甄权谓温暖肝肾,藏器谓治上气奔豚,盖皆有见于此。又如肠澼滞下一症,腹痛皆由气滞,必以调气为要务,然须疏通开泄,宜降而不宜升,故芳香辛温,升阳动火之药,皆在禁例。惟砂仁既能治虚寒之泄泻,似乎亦在升清消滞一边,而《开宝》竟以主治赤白痢疾,此症惟湿热积滞为独多,温升之品,宁非大忌。不知砂仁气辛,虽似温升,而开泄下降,是其本色。且能破滞解结,则虽湿热实积,亦不妨借为引导,直入下焦而通淤滞,不患其升举秽浊,上逆为虐。故甄权又以为止休息气痢,濒湖引《药性论》,谓治冷滑下痢不禁,则温涩之中,尚有行气消积之作用在,固不可与肉蔻、益智之一味温涩者同日而语。石顽谓今人治血痢亦多用之,若积欲尽时,良非所宜。岂不以消滞导淤,是其所长,故适宜于积滞初下之症。又谓新产忌之,恐其气辛燥而动血,于以知砂仁泄降下气,力量颇专。与其他辛温芳香之药,以气用事,能升而不能降者,显然有别。

厚　朴

《神农本草经》

【药性】温。　　　　　【药味】辛。　　　　　【用量】6～10 g。

【主治】

1. 脘闷腹胀:《魏氏家藏方》厚朴豆蔻散用厚朴燥湿除满治疗脘闷腹胀。

2. 痰湿喘嗽:《金匮要略》厚朴麻黄汤用厚朴降逆平喘治疗痰湿喘嗽。

3. 咽喉梅核:《金匮要略》厚朴半夏汤用厚朴化湿理气治疗咽喉梅核气。

【思路拓展】

1.《神农本草经》:厚朴性味苦温。主中风,伤寒,头痛,寒热,惊悸气,血痹,死肌,去三虫。

2.《本草汇言》:厚朴,宽中化滞,平胃气之药也,凡气滞于中,郁而不散,食积于胃,羁而不行,或湿郁积而不去,湿痰聚而不清,用厚朴之温可以燥湿,辛可以清痰,苦可以下气也。故前古主中风、伤寒头痛寒热,呕逆泻利,虫积痞积,或肺气胀满,痰涎喘嗽,或胃气壅滞,水谷不行,用此消食化痰,去湿散胀,平土、金二脏,以至于中和也。沈孔庭云:厚朴辛苦温燥,入脾胃二经,散滞调中,推为首剂。然配他药,无往不可,与枳实、大黄同用,则泄实满,故大柴胡汤用之;与陈皮、苍术同用,则除湿满,故平胃散用之;与人参、白术、麦蘖同用,则治虚满,故调中汤用之;又同半夏、胆星,能燥湿清痰;同甘草、白术,能和中健胃;同枳壳、莱菔子能下气宽肠;同紫苏、前胡能发散风寒;同山楂、枳实能疏气消食;同吴茱萸、肉桂能行湿燥阴,实有理气行气之功。但气之盛者,用无不验,气之弱者,宜少用之。

3.《医学衷中参西录》:厚朴,治胃气上逆,恶心呕哕,胃气郁结胀满疼痛,为温中下气之要药。为其性温味又兼辛,其力不但下行,又能上升外达,故《本经》谓其主中风、伤寒头痛,《金匮》厚朴麻黄汤用治咳而脉浮。与橘、夏并用,善除湿满;与姜、术并用,善开寒痰凝结;与硝、黄并用,善通大便燥结;与乌药并用,善治小便因寒白浊。味之辛者,又能入肺以治外感咳逆;且能入肝,平肝之横恣,以愈胁下焮疼……兼入血分,甄权谓其破宿血,古方治月闭亦有单用之者。诸家多谓其误服能脱元气,独叶香岩谓多用则破气,少用则通阳,诚为确当之论。

豆　卷

《神农本草经》

【药性】平。　　　　　【药味】甘。　　　　　【用量】6～10 g。

〖主治〗

1. 阴暑表寒：《和剂局方》香薷散用香薷辛温发散治疗阴暑表寒。
2. 风水肿胀：《外台秘要》深师薷术丸用香薷辛散温通治疗风水肿胀。

〖思路拓展〗

《神农本草经》：大豆黄卷性味甘平。主湿痹，筋挛，膝痛。生大豆，涂痈肿。煮汁，饮，杀鬼毒，止痛，赤小豆。主下水，排痈肿脓血。生平泽。

草豆蔻

《名医别录》

〖药性〗温。　　　　〖药味〗辛。　　　　〖用量〗6～10 g。

〖主治〗

1. 腹胀满闷：《博济方》豆蔻汤用草豆蔻化湿理气治疗腹胀满闷。
2. 疟疾瘴气：《鸡峰普济方》草豆蔻散用草豆蔻芳香辟瘴治疗疟疾瘴气。
3. 吐逆喘急：《圣济总录》豆蔻汤用草豆蔻化湿祛痰治疗吐逆喘急。

〖思路拓展〗

《本草求真》：草豆蔻，辛热香散，功与肉豆蔻相似，但此辛热燥湿除寒，性兼有涩，不似肉豆蔻涩性居多，能止大肠滑脱不休也。又功与草果相同，但此止逐风寒客在胃口之上，症见当心疼痛，不似草果辛热浮散，专治瘴疠寒疟也。故凡湿郁成病，而见胃脘作疼，服之最为有效。若使郁热内成，及阴虚血燥者，服之为大忌耳。

草　果

《饮膳正要》

〖药性〗温。　　　　〖药味〗辛。　　　　〖用量〗6～10 g。

〖主治〗

1. 疟疾寒热：《济生方》清脾汤用草果化湿截疟治疗疟疾寒热。
2. 脾湿发热：《洪氏集验方》丁香草果散用草果化湿退热治疗脾湿发热。
3. 腹胀满闷：《医学入门》对金饮子用草果化湿理气治疗腹胀满闷。

〖思路拓展〗

《本草正义》：草果辛温燥烈，善除寒湿而温燥中宫，故为脾胃寒湿主药。按岚瘴皆雾露阴湿之邪，最伤清阳之气，故辟瘴多用温燥芳香，以胜阴霾湿浊之蕴祟。草果之治瘴疟，意亦犹是。然凡是疟疾，多湿痰蒙蔽为患，故寒热往来，纠缠不已，治宜开泄为先。草果善涤湿痰，而振脾阳，更以知母辅之，酌量其分量，随时损益，治疟颇有妙义，固不必专为岚瘴立法。惟石顽所谓实邪不盛者，当在所禁耳。

第二节 温渗寒湿方剂

藿香正气散

《太平惠民和剂局方》

〖方剂组成〗藿香、紫苏、白术、白芷、茯苓、大腹皮、厚朴、半夏、陈皮、桔梗、甘草。

〖作用机制〗渗湿解表。

〖主治要点〗① 寒湿证;② 发热恶寒;③ 胸闷;④ 恶心;⑤ 腹泻。

〖思路拓展〗

1.《太平惠民和剂局方》:治伤寒头疼,憎寒壮热,上喘咳嗽,五劳七伤,八般风痰,五般膈气,心腹冷痛,反胃呕恶,气泄霍乱,脏腑虚鸣,山岚瘴疟,遍身虚肿;妇人产前、产后,血气刺痛;小儿疳伤,并宜治之。

2.《医方集解》藿香正气散:治外感风寒,内伤饮食,憎寒壮热,头痛呕逆,胸膈满闷,咳嗽气喘,及伤冷伤湿,疟疾中暑,霍乱吐泻,凡感岚瘴不正之气者,并宜增减用之。元气虚弱之人慎用。一方加木瓜,气脱能收,气滞能和。伤食重者,加消食药。此手太阴足阳明药也,藿香辛温,理气和中,辟恶止呕,兼治表里为君,苏芷桔梗,散寒利膈,佐之以发表邪,厚朴大腹,行水消满,橘皮半夏,散逆除痰,佐之以疏里滞,苓术甘草,益脾去湿,以辅正气为臣使也,正气通畅,则邪逆自除矣。吴绶曰,若太阳伤寒,头痛发热,骨节痛者,此方全无相干,如妄用之,虽汗出亦不解,变成坏证者多矣,凡伤寒发热,脉沉,元气虚人,并夹阴阳寒发热者,皆不可用,戴元礼曰,肥人多中,以气盛于外而歉于内也,肺为气出入之道,人肥者必气急,气急必肺邪盛,肺金克肝木胆为肝之腑,故痰涎壅盛,治之必先理气,中后气未尽顺,痰未尽降,调理之剂,当以藿香正气散和星香散,服此药非特治中风之证,中风中恶霍乱尤宜。本方合三味香薷饮名藿薷汤治伏暑吐泻转筋。

3.《成方便读》:夫四时不正之气,与岚瘴疟疾等证,无不皆有中气不足者,方能受之,而中虚之人,每多痰滞,然后无形之气,挟有形之痰,互结为患。故此方以白术、甘草补土建中者,即以半夏、陈皮、茯苓化痰除湿继之。但不正之气,从口鼻而入者居多,故复以桔梗之宣肺,厚朴之平胃,以鼻通于肺,而口达乎胃也。藿香、紫苏、白芷,皆为芳香辛散之品,俱能发表宣里,辟恶祛邪;大腹皮独入脾胃,行水散满,破气宽中;加姜、枣以和营卫致津液,和中达表,如是则邪有不退气有不正者。

平胃散

《太平惠民和剂局方》

〖方剂组成〗苍术、厚朴、陈皮、甘草。

〖作用机制〗燥湿和胃。

〖主治要点〗① 脾胃湿蕴；② 脘腹胀满；③ 口淡无味；④ 恶心呕吐；⑤ 肢体沉重。

〖思路拓展〗

1.《医方考》：此湿土太过之证，经曰敦阜是也。苍术味甘而燥，甘则入脾，燥则胜湿；厚朴性温而苦，温则益脾，苦则燥湿，故二物可以平敦阜之土。陈皮能泄气，甘草能健脾，气泄则无湿郁之患，脾强则有制湿之能，一补一泄，又用药之则也。

2.《景岳全书》：夫所谓平胃者，欲平治其不平也。此为胃强邪实者设，故其性味从辛从燥从苦，而能消能散，惟有滞有湿有积者宜之。今见方家每以此为常服健脾之剂，动辄用之，而不察可否，其误甚矣。

3.《删补名医方论》：柯琴曰，《内经》以土运太过曰敦阜，其病腹满；不及曰卑监，其病留满痞塞。张仲景制三承气汤，调胃土之敦阜。李杲制平胃散，平胃土之卑监。培其卑者，而使之平，非削平之谓。犹温胆汤用凉剂，温缓而使之和，非用温之谓，后之注《本草》者曰：敦阜之土，宜苍术以平之；卑监之土，宜白术以培之。若以湿土为敦阜，将以燥土为卑监耶？不审敦阜属燥，卑监属湿之义，因不知平胃之理矣。二术苦甘，皆燥湿健脾之用，脾燥则不滞，所以能健运而得其平。第二术白者柔而缓，苍者猛而悍，此取其长于发汗，迅于除湿，故以苍术为君耳。不得以白补、赤泻之说，为二术拘也。厚朴色赤苦温，能助少火以生气，故以为佐。湿因于气之不行，气行则愈，故更以陈皮佐之。甘先入脾，脾得补而健运，故以炙甘草为使。名曰平胃，实调脾承气之剂，与张洁古取《金匮》之枳术汤以为丸，枳实之峻重于厚朴，且无甘草以和之，虽倍白术，而消伐过于此方，昧者以术为补而久服之，不思枳实峻削而不宜多服也。

二陈汤

《太平惠民和剂局方》

〖方剂组成〗半夏、陈皮、茯苓、甘草。

〖作用机制〗燥湿化痰。

〖主治要点〗① 痰湿蕴盛；② 咳嗽痰多；③ 恶心呕吐；④ 胸膈痞闷；⑤ 肢体困重。

〖思路拓展〗

1.《太平惠民和剂局方》：治痰饮为患，或呕吐恶心，或头眩心悸，或中脘不快，或发为寒热。或因食生冷，脾胃不和。

2.《丹溪心法附余》：此方半夏豁痰燥湿，橘红消痰利气，茯苓降气渗湿，甘草补脾和中。盖补脾则不生湿，燥湿渗湿则不生痰，利气降气则痰消解，可谓体用兼赅，标本两尽之药也。今人但见半夏性燥，便以他药代之，殊失立方之旨。若果血虚燥症用姜汁制用何妨。抑尝论之，二陈汤治痰之主药也。

3.《医林纂要》：痰者，水湿之滞而不行也，半夏之辛，本润肾补肝，开胃泻肺，去湿行水之药，而滑能通利关节，出阴入阳，是能治水滞下行，故主为治痰君药；水随气运，水湿之滞而成痰，以气不行故也，橘皮之甘苦辛温，主于行气，润命门，舒肝木，和中气，燥脾湿，泻肺邪，降逆气，故每合半夏为治痰之佐；痰本水也,水渍土中则为湿,湿积不化则为痰,茯苓生土中而味淡,专主渗土中之湿;脾不厚不能胜湿,故甘草以厚脾,然不多用者,以甘主缓,过缓则恐生湿也;生姜之辛,亦以行湿祛痰,非徒以制半夏毒也。

4.《古今名医方论》:李士才曰,肥人多湿,湿挟热而生痰,火载气而逆上。半夏之辛,利二便而去湿;陈皮之辛,通三焦而理气;茯苓佐半夏,共成燥湿之功;甘草佐陈皮,同致调和之力,成无己曰,半夏行水气而润肾燥,《经》曰,辛以润之是也。行水则土自燥,非半夏之性燥也。

感应丸
《三因极一病证方论》

【方剂组成】肉豆蔻、木香、丁香、干姜、百草霜、杏仁、巴豆、荜澄茄、三棱。

【作用机制】燥湿止泻。

【主治要点】① 寒湿泻痢;② 腹泻痢疾;③ 恶心呕吐;④ 胸膈痞闷;⑤ 肢体困重。

【思路拓展】

《医方集解》:治新旧冷积泻痢等证。巴豆杏仁另研,同前药末和匀,用好黄蜡六两,溶化重绢滤去渣,好酒一升,于砂锅内煮数沸,候酒冷蜡浮,用清油一两,铫内熬熟,取蜡四两,同化成汁,就铫内和前药末乘热拌匀,丸如豆大,每服三十丸,空心姜汤下。此手足阳明药也,肉豆蔻逐冷消食,下气和中,丁香暖胃助阳,宣壅除癖,木香升降诸气,和脾疏肝,杏仁降气散寒,润燥消积,炮姜能逐锢冷而散痞通关,巴豆善破沉寒而夺门宣滞,寒积深锢,非此莫攻,百草霜和中温散,亦能消积治痢为佐也。《医贯》曰:此方神妙不可言,虽有巴豆,不令人泻,其积自然消化,李时珍曰,一妇年六十余,溏泻五载,犯生冷油腻肉食,即作痛,服升涩药,泻反甚,脉沉而滑,此乃脾胃久伤,积冷凝滞,法当以热下之,用蜡匮巴豆丸五十粒,服二日遂愈,自是每用治泻痢,愈者近百人。

第三节　寒渗湿热方药

茵　陈
《神农本草经》

【药性】寒。　　　　　【药味】苦。　　　　　【用量】10～15 g。

【主治】

1. 湿热黄疸:《伤寒论》茵陈蒿汤用茵陈清热燥湿治疗湿热黄疸。

2. 湿温发热:《医效秘传》甘露消毒丹用茵陈清热燥湿治疗湿温发热。

【思路拓展】

1.《神农本草经》:茵陈性味苦平。主风湿寒热,邪气,热结黄疸。久服轻身,益气耐老。生丘陵阪岸上。

2.《本草述钩元》：茵陈，发陈致新，与他味之逐湿热者殊，而渗利为功者，尤难相匹。黄证湿气胜，则如熏黄而晦，热气胜，则如橘黄而明。湿固蒸热，热亦聚湿，皆从中土之湿毒以为本，所以茵陈皆宜。海藏谓随阳黄阴黄皆用之。又云内伤变黄，只用理中、建中，茵陈不必用。试思人身湿热之病居多，如七情、房劳、酒食违宜、劳役过度，伤其中气，以累元气，致脾阴大损，不能为胃行其津液者，何可胜数。第有因如是之损伤以病黄疸者，亦有损伤而不能调养以成虚劳者，虚劳虽亦有发黄，实则区以别矣。海藏所云不必用，当是此类。至于黄证，小便赤涩为湿热盛，惟小便清白定属虚，投以茵陈，反为虚虚。然则小便不利及赤涩者，乃湿兼热甚，大都始于胃，次及脾，更次及肾，自微而甚，皆茵陈之对治。至于内伤，原属虚证，果至标急，则虽虚而舍本以治标。又有元气素弱，避渗利之害，过服滋补，以致湿热愈增者，则有不可拘于久病调补之例。更有劳役伤气已甚，复因口食冷物或雨，体脆感其气，致寒湿相合以发黄者，此种投姜、附、术、蔻，不得不藉茵陈以化湿，所谓阴黄也。总之，兹物之投于外感之阳黄阴黄皆宜，于内伤之湿热亦宜，惟于内伤之寒湿合者不宜。盖内伤寒湿，为阳气不足之所化，宜投术、附，不可以有余之治法化之也。

车前子

《神农本草经》

〖**药性**〗寒。 〖**药味**〗甘。 〖**用量**〗10～15 g。

〖**主治**〗

1. 小便涩痛：《太平圣惠方》车前子散用车前子清热利湿治疗小便涩痛。

2. 腹痛腹泻：《杨氏家藏方》车前子散用车前子清热利尿治疗腹痛泄泻。

3. 视物昏暗：《太平圣惠方》驻景丸用车前子清肝明目治疗视物昏暗。

〖**思路拓展**〗

1.《神农本草经》：车前子性味甘寒，无毒。主气癃，止痛，利水道小便，除湿痹。久服轻身耐老。一名当道。生平泽。

2.《本草经疏》：车前子，其主气癃、止痛，通肾气也。小便利则湿去，湿去则痹除。伤中者必内起烦热，甘寒而润下，则烦热解，故主伤中。女子淋沥不欲食，是脾肾交病也，湿去则脾健而思食，气通则淋沥自止，水利则无胃家湿热之气上熏，而肺得所养矣。男女阴中俱有二窍，一窍通精，一窍通水。二窍不并开，故水窍常开，则小便利而湿热外泄，不致鼓动真阳之火，则精窍常闭而无漏泄，久久则真火宁谧，而精用益固，精固则阴强，精盛则生子。肾气固即是水脏足，故明目及疗赤痛。肝肾膀胱三经之要药也。

3.《本草汇言》：车前子，行肝疏肾，畅郁和阳，同补肾药用，令强阴有子；同和肝药用，治目赤目昏；同清热药用，止痢疾火郁；同舒筋药用，能利湿行气，健运足膝，有速应之验也。设情动过节，膀胱虚，气艰于化而津不行、溺不出者，单用车前疏泄，闭愈甚矣，必加参、苓、甘、麦养气节欲，则津自行溺乃出也。

4.《神农本草经百种录》：车前子性味甘寒。主气癃，止痛，利水道小便：专利下焦气分。除湿痹：

湿必由膀胱出,下焦利则湿气除。久服轻身耐老:气顺湿除,则肢体康强也。凡多子之药皆属肾,故古方用入补肾药中。盖肾者,人之子宫也。车前多子,亦肾经之药。然以其质滑而气薄,不能全补,则为肾府膀胱之药。膀胱乃肾气输泄之道路也。

金钱草
《本草纲目拾遗》

〖药性〗凉。 〖药味〗苦。 〖用量〗15～30 g。

〖主治〗

1. 湿热黄疸:《百草镜》金钱草清热利湿治疗湿热黄疸。

2. 结石腹痛:姜春华利胆排石汤用金钱草利胆排石治疗胆结石。

3. 结石血尿:上海中医药大学附属曙光医院三金汤用金钱草利尿排石治疗泌尿系统结石。

〖思路拓展〗

1.《本草纲目拾遗》:一名遍地香,佛耳草。俗讹白耳草、乳香藤、九里香、半池莲、千年冷、遍地金钱。其叶对生,圆如钱,铗儿草叶形圆,二瓣对生,象铙铗,生郊野湿地,十月二月发苗,蔓生满地,开淡紫花,间一二寸则生二节,节布地生根,叶四围有小缺痕,皱面,以叶大者力胜,干之清香者真。三月采,勿见火,纲目有积雪草,即此。但所引诸书,主治亦小异,故仍为补之,至纲目所载,言其治女子少腹痛有殊效,其方已载纲目,此不赘述。味微甘,性微寒,祛风,治湿热。百草镜:跌打损伤,疟疾,产后惊风,肚痈便毒痔漏,擦葛祖方:祛风散毒,煎汤洗一切疮疥,神效。采药志云:发散头风风邪,治脑漏白浊热淋,按:蒋仪药镜云:佛耳草下痰定喘,能去肺胀,止哮宁嗽,大救金寒,以之烈入热部,岂以其气辛耶。

2.《百草镜》:治跌打损伤,疟疾,产后惊风,肚痈,便毒,痔漏;擦鹅掌风;汁漱牙疼。

苦 参
《神农本草经》

〖药性〗寒。 〖药味〗苦。 〖用量〗10～20 g。

〖主治〗

1. 痢疾便血:《外科大成》苦参地黄丸用苦参清热燥湿治疗痢疾便血。

2. 带下阴痒:《外科正宗》榻痒汤用苦参清热燥湿治疗带下阴痒。

3. 皮肤瘙痒:《奇方类编》消风散用苦参解毒止痒治疗皮肤瘙痒。

4. 狐惑咽干:《金匮要略》苦参汤用苦参解毒燥湿治疗狐惑咽干。

〖思路拓展〗

1.《神农本草经》:苦参性味苦寒。主心腹结气,癥瘕积聚,黄疸,溺有余沥,逐水,除痈肿,补中,明目,止泪。一名水槐,一名苦识。生山谷及田野。主心腹结气,癥瘕积聚,黄疸,溺有余沥,逐水,除痈肿,补中,明目止泪。

2.《本草正义》:苦参,大苦大寒,退热泄降,荡涤湿火,其功效与芩、连、龙胆皆相近,而苦参之苦愈甚,其燥尤烈,故能杀湿热所生之虫,较之芩、连力量益烈。近人乃不敢以入煎剂,盖不特畏其苦味难服,亦嫌其峻厉而避之也。然毒风恶癞非此不除,今人但以为洗疮之用,恐未免因噎而废食耳。

3.《长沙药解》:《金匮》苦参汤,治狐惑蚀于下部者,以肝主筋,前阴者宗筋之聚,土湿木陷,郁而为热,化生虫,蚀于前阴,苦参清热而去湿,疗疮而杀虫也。当归贝母苦参丸,用之治妊娠小便难,以土湿木陷,郁而生热,不能泄水,热传膀胱,以致便难,苦参清湿热而通淋涩也。

4.《神农本草经百种录》:苦参性味苦寒。主心腹结气:苦入心,以散热结之气。癥瘕积聚:苦极则能泄。黄胆:寒能除郁热。溺有余沥:心通于小肠,心火除则小肠郁塞之气通矣。逐水:小肠通则水去。除痈肿:诸疮皆属心火,心火清则痈肿自去也。补中:《内经》云:脾苦湿,急食苦以燥之,即此义也。明目止泪:寒清肝火,苦除肝湿。此以味为治也,苦入心,寒除火,故苦参专治心经之火,与黄连功用相近。但黄连似去心脏之火为多,苦参似去心腑小肠之火为多。则以黄连之气味清,而苦参之气味浊也。

泽　泻
《神农本草经》

〖**药性**〗寒。　　　　〖**药味**〗淡。　　　　〖**用量**〗6～10 g。

〖**主治**〗

1. 小便不利:《太平圣惠方》泽泻散用泽泻渗湿利水治疗小便不利。

2. 支饮眩冒:《金匮要略》泽泻汤用泽泻渗湿利水治疗支饮眩冒。

〖**思路拓展**〗

1.《神农本草经》:泽泻性味甘寒。主风寒湿痹,乳难消水,养五脏,益气力,肥健。久服耳目聪明,不饥,延年轻身,面生光,能行水上。一名水泻,一名芒芋,一名鹄泻。生池泽。

2.《医经溯洄集》:张仲景八味丸用泽泻,寇宗奭《本草衍义》云,不过接引桂、附等归就肾经,别无他意。愚谓地黄、山茱萸、白茯苓、牡丹皮皆肾经之药,固不待泽泻之接引而后至也,附子乃右肾命门之药,官桂能补下焦相火不足,亦不待乎泽泻之接引而后至矣。唯干山药虽独入手太阴经,然其功亦能强阴,且手太阴为足少阴之上原,原既有滋,流岂无益,且泽泻虽咸以泻肾,乃泻肾邪,非泻肾之本也,故五苓散用泽泻者,讵非泻肾邪乎?白茯苓亦伐肾邪,即所以补正耳。是则八味丸之用泽泻者非他,盖取其泻肾邪,养五脏,益气力,起阴气,补虚损之功。

3.《神农本草经百种录》:泽泻性味甘寒。主风寒湿痹:凡挟水气之疾,皆能除之。乳难:乳亦水,利故能通乳也。消水:使水归于膀胱。养五脏,益气力:水气除则脏安而气生也。肥健:脾恶湿,脾气燥,则肌肉充而肥健也。久服耳目聪明,不饥,延年轻身,面生光:皆涤水除湿之功。能行水上。水气尽,则身轻而入水不没矣。泽泻乃通利脾胃之药,以其淡渗能利土中之水,水去则土燥而气充,脾恶湿故也。但气湿必自膀胱而出,泽泻能下达膀胱,故又为膀胱之药。

4.《本草思辨录》:猪苓、茯苓、泽泻三者皆淡渗之物,其用全在利水。仲圣五苓散猪苓汤,三物并用而不嫌于复,此其故愚盖得之《本经》与《内经》矣,《本经》猪苓利水道,茯苓利小便,泽泻消水。《内经》三焦为水道,膀胱为水府,肾为三焦膀胱之主。合二者观之,得非猪苓利三焦水,茯苓利膀胱水,泽泻利肾水乎。猪苓者,枫之余气所结,枫至秋杪,叶赤如火,其无风自动,天雨则止,遇豪雨则暗长二三尺,作用与少阳相火正复无异。膀胱藏津液,非气化不出,茯苓色白入肺,能行肺气以化之。凡水草石草皆属肾,泽泻生浅水而味咸,入肾何疑。三物利水,有一气输泻之妙。水与热结之证,如五苓散猪苓汤,若非三物并投,水未必去,水不去则热不除,热不消渴上中焦皆有之,或阴虚津亏而渴,或津被热烁而渴,或热与水结而渴。三物第利水以除热,何尝如人参瓜蒌根有生津补阴之能。李氏谓淡渗之物,其能去水,必先上行而后下降,以仲圣用三物稽之,正不必过高其论也。虽然,于三物中求止渴,惟泽泻其庶几耳。何则?《本经》无泽泻起阴气之文,而别录固有之。泽泻起阴,虽不及葛根挹胃汁以注心肺,而得气化于水,独茎直上,即能以生气朝于极上,仲圣又不啻明告我矣。凡眩悸颠眩,多归功于茯苓,而泽泻汤治冒眩,偏无茯苓。冒眩者,支饮格于心下,下之阴不得济其上之阳,于是阳淫于上如复冒而眩以生。泽泻不特逐饮,且能起阴气以召上冒之阳复返于本。白术崇土,第以资臂助耳。大明之主头旋耳鸣,殆得仲圣此旨也。又肾气丸治消渴皆肾药。虽用茯苓,亦只借以协桂附化肾阳。萸地益阴而不能升阴。肾阴不周于胸,则渴犹不止,此猪苓可不加,而泽泻不得不加。故曰止渴,惟泽泻为庶几。

薏苡仁

《神农本草经》

〖药性〗平。　　　　〖药味〗淡。　　　　〖用量〗10～15 g。

〖主治〗

1. 风寒湿痹:《本事方》薏苡仁散用薏苡仁渗湿除痹治疗风寒湿痹。

2. 肠痈腹痛:《金匮要略》薏苡附子败酱散用薏苡仁渗湿解毒治疗肠痈腹痛。

3. 痞满腹痛:《圣济总录》薏苡仁丸用薏苡仁渗湿健脾治疗痞满腹痛。

〖思路拓展〗

1.《神农本草经》:薏苡仁性味甘微寒。主筋急,拘挛不可屈伸,风湿痹,下气。久服轻身益气。其根下三虫,一名解蠡。生平泽及田野。

2.《本经疏证》:论者谓益气、除湿、和中、健脾,薏苡与术略似,而不知有毫厘之差,千里之谬也。盖以云乎气,则术温而薏苡微寒。以云乎味,则术甘辛而薏苡甘淡。且术气味俱厚,薏苡气味俱薄,为迥不相侔也。此其义盖见于《金匮要略·痉湿暍篇》,曰湿家身烦疼,当与麻黄加术汤,发其汗为宜,慎勿以火攻之。曰病者一身尽疼,发热日晡所剧者,此名风湿,此病伤于汗出当风,或久伤取冷所致也,可与麻黄杏仁薏苡甘草汤。夫身烦疼者,湿而兼寒;一身尽疼者,湿而兼风。寒从阴化,风从阳化。故身烦疼者,属太阳；发热日晡所剧者，属阳明。属太阳者宜发汗，属阳明者宜清热，发汗所以泄阳邪，清热所以折阳邪，质之以用术用栓者为发汗，薏苡则为清热矣。虽然，薏苡既治风湿，又主筋急拘挛，不能屈伸，彼风湿相搏，骨节疼烦，不得屈伸，风湿相搏，身体疼烦，不能自转侧，独不用薏苡何耶？夫适固言之矣，薏苡是治久风湿痹，非治暴风湿痹者也。然则麻黄杏仁薏苡甘草汤证，非暴病耶？玩汗出当风，久伤取冷之因，决知其似暴病，实非暴病也。发热日晡所剧。风与湿势将化热，故以薏苡合麻黄杏仁甘草，迎其机而夺之，彼风湿相搏者，上既冠以伤寒八九日，已可知其非久病，下出所治之方，或有取乎附子生姜，或有取乎附子桂枝，且俱用术，其不能杂入薏苡决矣。术与薏苡非相反相恶也，既用此即不用彼者，无他，术性急，薏苡性缓，合而用之，恐其应速，则嫌于缓，应迟，又伤于躁也。

3.《本草思辨录》：《本经》久风湿痹，系于筋急拘挛不可屈伸之下，明其病之属筋，而上下文若断若续，几索解不得。《金匮》胸痹缓急一条，正为《本经》点睛。胸痹即风湿痹，在手足为不可屈伸，在胸为一缓一急，皆久而后成，皆筋病也。缓急二字，前人注多支吾，惟邹氏于《灵》《素》之言阴跷阳跷与足阳明颊筋，推类以求，并绎巢元方之论胸痹，谓五脏六腑之寒气，因虚而上冲胸膈者，寒冲于左，则逼热于右；寒冲于右，则逼热于左。寒者急，热者缓。可谓今日发聩旷然已昭矣。或问寒湿热湿，各有专药。湿既化热，乃舍治热湿之专药而用薏苡，不名之为热湿，其亦有说乎？曰：痹无热痹，湿化之热，终不离寒。故不曰湿热风热，而曰久风湿痹。证为热中有寒，缓急自非专由于热，此理惟寇宗奭及之。曰：受寒使人筋急，寒热使人筋挛；若但受热不曾受寒，则不至筋挛。虽与邹说微异，然缓急实惟薏苡一物治之。何则？寒即是湿，湿去寒亦去，薏苡治筋有专长也。然则仲圣何为又加附子乎？曰：胸痹由于阳虚，本非辛温药不治，用附子不用蒌桂者，以薏苡有损阳之虞，附子足以敌薏苡而舍短取长。非以薏苡治热，附李氏谓：薏苡健脾益胃，虚则补母，故肺痿肺痈用之。刘氏谓：治痿独取阳明。阳明湿热盛则成肺痿肺痈。大肠与胃之湿热散，则肺痿肺痈自愈。噫，二家之言，粗疏甚矣！夫治痿独取阳明者，为痿躄言之也。与肺痿之痿，讵得同论。且薏苡肺药而肺痿不治，肺痿而至吐脓成肺痈则治之，肺痈之中，又以胸中甲错为最宜。何则？胸中甲错，乃肺热烁液所致。虽在肌肤而与筋膜联属，肝与有责。薏苡泄肺热而能疏筋膜中干涩，故为妙药。如千金苇茎汤可征也。肺痿何以不治？肺痿之因有二：属虚冷者无论矣；即肺由热烁而津液已枯，筋膜无故，薏苡不能润液而且竭液，奚借此为。肠痈何以治之？则亦以身甲错故。甲错虽不在胸，而其为痈脓则一，痈脓亦不能专任薏苡，而因痈脓而甲错，则非薏苡不任，与胸痹之专治缓急无二义。尤氏谓此肠痈为小肠痈，与余薏苡由胃而小肠而膀胱之说适合。或疑肺药多入大肠，薏苡何独不然。曰：此正金木相媾，肝主疏泄而薏苡为肝药之据也。薏苡之主治，肝居首，肺次之，胃以下皆其所递及。方书胃病无治以薏苡者。盖其补土，止补肝中之土，所谓五脏皆有土也。前人惟视薏苡为补中土之药，故谓其力和缓，然用之中的，为效极速，何和缓之有哉。

滑　石

《神农本草经》

〖**药性**〗寒。　　　　　〖**药味**〗甘。　　　　　〖**用量**〗6～10 g。

〖主治〗

1. 发热尿短：《时方歌括》六一散用滑石清热渗湿治疗发热尿短。

2. 小便涩痛：《外台秘要》滑石汤用滑石清热利尿治疗小便涩痛。

〖思路拓展〗

1.《神农本草经》：滑石性味甘寒。主身热泄，女子乳难，癃闭。利小便，荡胃中积聚寒热，益精气。久服，轻身、耐饥、长年。生山谷。

2.《神农本草经百种录》：滑石性味甘寒。主身热：寒能除热。泄：滑石能滑利大小肠，厘清水谷。谷水分则泄愈矣。女子乳难：乳亦水类，滑石利水且能润窍，故有通乳之功。癃闭：利小便，滑利小肠。荡胃中积聚寒热：滑利大肠，凡积聚寒热由蓄饮垢腻成者，皆能除之。益精气：邪去则津液自生。久服轻身耐饥长年：通利之药，皆益胃气。胃气利，则其效如此。此以质为治，凡石性多燥，而滑石体最滑润，得石中阴和之性以成，故通利肠胃，去积除水，解热降气。石药中之最和平者也。

3.《本经疏证》：滑石洁白如雪，腻滑如脂，其初出时柔软似泥，久渐坚强成石者，以在地中气热故也。一切布帛凡着油污，即屑滑石其上，炽炭熨斗中烙之，油污遂尽，布帛竟能无迹，此与天门冬之揍水浣缣素同。第天门冬仅能令缣素柔白，此则无论何色均堪复故，且一用水一用火，故天门冬裕肺肾精气，此则通六腑九窍津液也。六腑者，胃为之长，非胃中积污，无有内既为泄为澼，外仍身热者。藉其外之身热，为熨斗中炽炭，使滑石者浥去其污，从下窍而出，则利小便，荡胃中积聚寒热，均在此矣。女人乳为冲脉之所届，冲脉者，隶于阳明。乳难癃闭，阳明冲脉之病，与胃有污，而小便不利者，同一理也。由是推之，滑石之运化上下，开通津液，除垢存新，端借病势之身热，为药力之助，若身不热者，恐未必能奏绩矣。

第四节　寒渗湿热方剂

三仁汤

《温病条辨》

〖方剂组成〗生薏苡仁、白豆蔻、杏仁、滑石、厚朴、半夏、竹叶、通草。

〖作用机制〗清热利湿。

〖主治要点〗① 湿热初起；② 身热不扬；③ 汗出不解；④ 倦怠乏力；⑤ 胸闷恶心。

〖思路拓展〗

1.《温病条辨》：湿为阴邪，自长夏而来，其来有渐，且其性氤氲黏腻，非若寒邪之一汗即解，温凉之一凉则退，故难速已。世医不知其为湿温，见其头痛恶寒、身重疼痛也，以为伤寒而汗之，汗伤心阳，湿随辛温发表之药蒸腾上逆，内蒙心窍则神昏，上蒙清窍则耳聋目瞑不言。见其中满不饥，以为停滞而大下之，误下伤阴，而重抑脾阳之升，脾气转陷，湿邪乘势内溃，故洞泄。见其午后身热，以为阴虚而用柔药润之，湿为胶滞阴邪，再加柔润阴药，二阴相合，同气相求，遂有锢结而不可解之势。惟以三仁汤轻开上焦肺气,盖肺主一身之气,气化则湿亦化也。

2.《时病论》:三仁汤,治湿温之轻者。苍苓白虎汤,治湿温之重者。

茵陈蒿汤

《伤寒论》

〖**方剂组成**〗茵陈蒿、栀子、大黄。

〖**作用机制**〗清热利湿。

〖**主治要点**〗① 脾胃湿热;② 黄疸;③ 身热;④ 胸闷;⑤ 腹胀。

〖**思路拓展**〗

1.《伤寒论》:伤寒七八日,身黄如橘子色,小便不利,腹微满者茵陈蒿汤主之。

2.《金匮要略》:谷疸之为病,寒热不食,食即头眩,心胸不安,久久发黄为谷疸,茵陈蒿汤主之。

3.《伤寒来苏集》:太阳、阳明俱有发黄症,但头汗而身无汗,则热不外越;小便不利,则热不下泄,故瘀热在里而渴饮水浆。然黄有不同,证在太阳之表,当汗而发之,故用麻黄连翘赤小豆汤,为凉散法。证在太阳阳明之间,当以寒胜之,用栀子柏皮汤,乃清火法。在阳明之里,当泻之于内,故立本方,是逐秽法。茵陈能除热邪留结,佐栀子以通水源,大黄以除胃热,令瘀热从小便而泄,腹满自减,肠胃无伤,乃合引而竭之之义,亦阳明利水之奇法也。

4.《金镜内台方议》:阳明者,为胃之土,其色黄,若发热汗出者,为热气得越,不能发黄也;但头上汗出,齐颈而还者,乃热气不能越也;小便不利,渴引水浆者,乃热甚于胃,津液内瘀,结为黄也。故用茵陈为君,能治黄;栀子为臣,栀能治黄,寒以治热也;以大黄为佐、使,以下泄瘀热,而除其黄也。

5.《医宗金鉴》:茵陈禀北方之气,经冬不凋,傲霜凌雪,偏受大寒之气,故能除热留结,率栀子以通水源,大黄以调胃实,令一身内外瘀热悉从小便而出,腹满自减,肠胃无伤,乃合引而竭之之法。此阳明利水之圣剂也。以推陈致新之茵陈佐以屈曲下行之栀子,不用枳、朴以承气与芒硝之峻剂,则大黄但可以润胃中,而大便之不遽行可知,故必一宿而腹始减,黄从小便去而不由大肠去。

八正散

《太平惠民和剂局方》

〖**方剂组成**〗车前子、瞿麦、萹蓄、滑石、栀子、木通、大黄、甘草。

〖**作用机制**〗清热利湿。

〖**主治要点**〗① 膀胱湿热;② 尿频尿急尿痛;③ 淋沥不畅;④ 小腹急满。

〖**思路拓展**〗

1.《太平惠民和剂局方》:治大人、小儿心经邪热,一切蕴毒,咽干口燥,大渴引饮,心忪面热,烦躁不宁,目赤睛疼,唇焦鼻衄,口舌生疮,咽喉肿痛。又治小便赤涩,或癃闭不通,及热淋、血淋,并宜服之。

2.《医略六书·杂病证治》：热结膀胱，不能化气而水积下焦，故小腹硬满，小便不通焉。大黄下郁热而膀胱之气自化，滑石清六腑而水道闭塞自通，瞿麦清热利水道，木通降火利小水，萹蓄泻膀胱积水，山栀清三焦郁火，车前子清热以通关窍，生草梢泻火以达茎中。为散，灯心汤煎，使热结顿化，则膀胱肃清而小便自利，小腹硬满自除矣。此泻热通闭之剂，为热结溺闭亨专方。

3.《医方集解》：此手足太阳、手少阳药也木通、灯草清肺热而降心火，肺力气化之源，心为小肠之合也；车前清肝热而通膀胱，肝脉络于阴器，膀胱津液之府也；瞿麦、萹蓄降火通淋，此皆利湿而兼泻热者也。滑石利窍散结；栀子、大黄苦寒下行，此皆泻热而兼利湿者也。甘草合滑石为六一散，用梢者，取其径达茎中，甘能缓痛也；虽治下焦而不专于治下，必三焦通利，水乃下行也。

天水散
《删补名医方论》

〖方剂组成〗滑石、甘草、朱砂。

〖作用机制〗清暑利尿。

〖主治要点〗① 暑热伤气；② 发热口渴；③ 淋沥不畅；④ 尿色浑赤。

〖思路拓展〗

《删补名医方论》：元气虚而不支者死，邪气盛而无制者亦死。今热伤元气，无气以动，斯时用参、芪以补气，则邪愈甚；用芩、连以清热，则气更伤。惟善攻热者，不使败人元气；善补虚者，不使助人邪气，必得气味纯粹之品以主之。滑石禀土中冲和之气，行西方清肃之令，秉秋金坚重之形，寒能胜热，甘不伤脾，含天乙之精而具流走之性，异于石膏之凝滞，能上清水原，下通水道，荡涤六腑之邪热从小便而泄。炙甘草禀草中冲和之性，调和内外，止渴生津；用以为佐，保元气而泻虚火，则五脏自和矣。然心为五脏主，暑热扰中，神明不安，必得朱砂以镇之，则神气可以虚遽复；凉水以滋之，则邪热可以急除，此清心之阳热可通行也。至于热利初起，里急后重者宜之，以滑可去着也。催生下乳，积聚蓄水等证，同乎此义，故兼治之。是方也，益气而不助邪，逐邪而不伤气，不负益元之名，宜与白虎、生脉三方鼎足也。

甘露消毒丹
《医效秘传》

〖方剂组成〗茵陈、滑石、黄芩、石菖蒲、贝母、木通、藿香、连翘、白豆蔻、薄荷、射干。

〖作用机制〗清热渗湿。

〖主治要点〗① 中焦湿热；② 发热头重；③ 午后热着；④ 汗出不解；⑤ 咽喉疼痛。

〖思路拓展〗

《温热经纬》：此治湿温时疫之主方也。六元正纪，五运分步，每年春分后十三日交二运。征，火旺，天乃渐温。芒种后十日交三运。宫，土旺，地乃渐湿。温湿蒸腾，更加烈日之暑，烁石流金，人在气交之中,口鼻吸受其气,留而不去,乃成湿温疫疠之病。而为发热倦怠,胸闷腹胀,肢酸咽肿,斑疹身黄,颐肿口渴,溺赤便闭,吐泻疟痢,淋浊疮疡等证。但看病患舌苔淡白,或浓腻,或干黄者,是暑湿热疫之邪尚在气分。悉以此丹治之立效。并主水土不服诸病。汪按:普济消毒饮用芩、连、陈皮、玄参、连翘、甘桔、升柴、马勃、鼠黏、薄荷、板蓝根、僵蚕。或加人参、大黄。

龙胆泻肝汤

《医方集解》

〖**方剂组成**〗龙胆草、黄芩、栀子、泽泻、木通、车前子、当归、柴胡、甘草、生地。

〖**作用机制**〗清热渗湿。

〖**主治要点**〗① 肝胆湿热;② 胁痛;③ 耳聋耳肿;④ 筋痿阴湿;⑤ 热痒阴肿。

〖**思路拓展**〗

《删补名医方论》:胁痛口苦,耳聋耳肿,乃胆经之为病也,筋痿阴湿,热痒阴肿,白浊溲血,乃肝经之为病也。故用龙胆草泻肝胆之火,以柴胡为肝使,以甘草缓肝急,佐以芩、栀、通、泽、车前辈大利前阴,使诸湿热有所从出也。然皆泻肝之品,若使病尽去,恐肝亦伤矣,故又加当归、生地补血以养肝。盖肝为藏血之脏,补血即所以补肝也。而妙在泻肝之剂,反作补肝之药,寓有战胜抚绥之义矣。

第五章 调气方药

气机证有气虚证与气实证之分,调气方药有补气与行气之别。补气方药治疗各脏气虚证。各脏气虚证辨证要点:① 形体衰惫;② 心悸气短;③ 神疲乏力;④ 面色无华;⑤ 咳嗽气喘;⑥ 声低懒言;⑦ 食欲不振;⑧ 舌淡苔白;⑨ 脉虚结代。多见于西医学心律失常等循环系统疾病及慢性阻塞性肺病等呼吸系统疾病。《素问·阴阳应象大论》曰:形不足者温之以气。治疗气虚证临床决策是甘温益气。《景岳全书·治形论》老子曰:吾所以有大患者,为吾有身。使吾无身,吾有何患? 余则曰:吾所以有大乐者,为吾有形。使吾无形,吾有何乐? 是可见人之所有者唯吾,吾之所赖者唯形耳! 无形则无吾矣,谓非人身之首务哉? 第形之为义,其义甚微,如言动视听,非此形乎? 俊丑美恶,非此形乎? 勇怯愚智,非此形乎? 死生安否,非此形乎? 人事之交,以形交也。功业之建,以形建也。此形之为义,从可知也。奈人昧养形之道,不以情志伤其府舍之形,则以劳役伤其筋骨之形。内形伤则神气为之消靡,外形伤则肢体为之偏废。甚至肌肉尽削,其形可知,其形既败,其命可知。然则善养生者,可不先养此形,以为神明之宅,善治病者,可不先治此形,以为兴复之基乎? 甘温益气常用药物有人参、党参、黄芪、白术、大枣、甘草、饴糖等。甘温益气常用方剂有四君子汤、补中益气汤、归脾汤。类甘温益气方剂还有异功散、六君子汤、香砂六君子汤、保元汤、参苓白术散、七味白术散、升阳益胃汤、升陷汤、举元煎、生脉散、玉屏风散等。

行气方药治疗气实证。气实证即气结证。气结证辨证要点:① 情绪低落;② 胸胁满闷;③ 咽喉如梗;④ 食欲不振;⑤ 乳房胀痛;⑥ 月经不调;⑦ 焦虑烦躁;⑧ 苔白;⑨ 舌红;⑩ 脉弦。多见于抑郁障碍等精神疾病或月经不调等妇科疾病及慢性胃炎等消化系疾病。《素问·至真要大论》曰:结者散之。治疗气实证临床决策是行气散结。《丹溪心法》曰:气血冲和,万病不生,一有怫郁,诸病生焉。故人身诸病,多生于郁。苍术、川芎,总解诸郁,随证加入诸药。凡郁皆在中焦,以苍术、川芎开提其气以升之。假如食在气上,提其气则食自降矣。戴思恭云:郁者,结聚而不得发越也。当升者不得升,当降者不得降,当变化者不得变化也,传化失常。六郁之病见矣。气郁者,胸胁痛,脉沉涩;湿郁者,周身走痛,或关节痛,遇寒则发,脉沉细;痰郁者,动则喘,寸口脉沉滑;热郁者,瞀闷,小便赤,脉沉数;血郁者四肢无力,能食便红,脉沉;食郁者,嗳酸,腹饱不能食,人迎脉平和,气口脉繁盛者是。行气散结常用药物有陈皮、枳实、香附、木香、乌药、薤白、大腹皮、川楝子、旋覆花等。辛散行气常用方剂有柴胡疏肝散、逍遥散、越鞠丸、畅卫舒中汤、四磨饮、半夏厚朴汤、金铃子散、天台乌药散、橘核丸、二十四味流气饮等。

第一节 补气药物

人 参

《神农本草经》

〖**药性**〗温。　　　　〖**药味**〗甘。　　　　〖**用量**〗3～10 g。

〖**主治**〗

1. 出血厥脱：《十药神书》独参汤用人参补气固脱治疗出血厥脱。

2. 虚劳神疲：《太平惠民和剂局方》人参黄芪散用人参补益肺脾治疗虚劳神疲。

3. 心悸怔忡：《普济本事方》人参散用人参安神定志治疗心悸怔忡。

4. 虚劳自汗：《景岳全书》人参建中汤用人参益气固汗治疗虚劳自汗。

〖**思路拓展**〗

1.《神农本草经》：人参性味甘微寒。主补五脏，安精神，定魂魄，止惊悸，除邪气，明目、开心、益智。久服轻身延年。一名人衔，一名鬼盖。生山谷。

2.《本经疏证》：人参之治，《别录》以《本经》除邪气一语宣译之。在仲景书，则如茯苓四逆汤、吴茱萸汤、附子汤、乌梅丸之主肠胃中冷也。黄连汤、大建中汤、柴胡桂枝汤、九痛丸之主心腹鼓痛也。厚朴生姜甘草半夏人参汤、人参汤之主胸胁逆满也。四逆加人参汤、理中丸之主霍乱也。干姜黄连黄芩人参汤、竹叶石膏汤、大半夏汤、橘皮竹茹汤、麦门冬汤、干姜半夏人参丸、竹叶汤之主吐逆也。半夏生姜二泻心汤、薯蓣丸之主调中也。白虎加人参汤、小柴胡加人参汤之主消渴也。炙甘草汤、通脉四逆汤、温经汤之主通血脉也。旋覆花代赭石汤、鳖甲煎丸之主破坚积也。似尽之矣而未也，如桂枝新加汤、小柴胡汤、小柴胡诸加减汤、侯氏黑散、泽漆汤终不可不谓之除邪气耳。然有邪气而用人参者，其旨甚微，故小柴胡汤证，若外有微热则去人参，又桂枝汤加人参、生姜，不曰桂枝汤加人参，而曰新加，则其故有在矣。

3.《月池人参传》：人参，生用气凉，熟用气温，味甘补阳，微苦补阴。如土虚火旺之病，则宜生参凉薄之气，以泻火而补土，是纯用其气也；脾虚肺怯之病，则宜熟参甘温之味，以补土而生金，是纯用具味也。东垣以相火乘脾，身热而烦，气高而喘，头痛而渴，脉洪而大者，用黄柏佐人参。孙真人治夏月热伤元气，人汗大泄，欲成痿厥，用生脉散以泻热火而救金水，君以人参之甘寒，泻火而补元气，臣以麦门冬之苦甘寒，清金而滋水源，佐以五味子之酸温，生肾精而收耗气，此皆补天元之真气，非补热火也。白飞霞云：人参炼膏服，回元气于无何有之乡，凡病后气虚及肺虚嗽者并宜之。若气虚有火者，合天门冬膏对服之。李东垣亦言生脉散、清暑益气汤，乃三伏泻火益金之圣药，而雷反谓发心痃久（据张骥辑本《雷公炮炙论》"久"作"之"）患，非矣，痃乃脐旁积气，非心病也。人参能养正破坚积，岂有发痃之理。观张仲景治腹中寒气上冲，有头足上下痛不可触近，呕不能食者，用大建中汤可知矣。又海藏王好古言人参补阳泄阴，肺寒宜用，肺热不宜用，节斋王纶因而和之，谓参、芪能补肺火，阴虚火动失血诸病，多服必死，二家之说皆偏矣。夫人参能补元阳,生阴血而泻阴火,东垣李氏之说也明矣,仲景张氏言亡血血虚者,并加人参。又言肺寒者去人参加干姜,无令气壅。丹溪朱氏亦言虚火可补,参、芪之属;实火可泻,芩、连之属。二家不察三氏之精微,而谓人参补火,谬哉。凡人面白、面黄、面青黧悴者,皆脾肺肾气不足,可用也;面赤、面黑者,气壮神强,不可用也。脉之浮而芤濡虚大、迟缓无力,沉而迟涩弱细、结代无力者,皆虚而不足,可用也;若弦长紧实、滑数有力者,皆火郁内实,不可用也。洁古谓喘嗽勿用者,痰实气壅之喘也;若肾虚气喘短促者,必用也。仲景谓肺寒而咳勿用者,寒束热邪,壅郁在肺之咳也;若自汗恶寒而咳者必用也。东垣谓久病郁热在肺勿用者,乃火郁于内,宜发不宜补也;若肺虚火旺,气短自汗者必用也。丹溪言诸痛不可骤用者,乃邪气方锐,宜散不宜补也;若里虚吐利及久病胃弱,虚痛喜按者必用也。节斋谓阴虚火旺勿用者,乃血虚火亢能食,脉弦而数,凉之则伤胃,温之则伤肺,不受补者也;若自汗气短,肢寒脉虚者必用也。如此详审,则人参之可用不可用,思过半矣。

4.《本草思辨录》:一物而毁誉交集者,惟人参为最。好补之家多誉,好攻之家多毁,其誉者复有补阴补阳之各执,而不知皆非也。徐洄溪、邹润安,则能得是物之性用矣。徐氏云:人参得天地精英纯粹之气,补气而无刚燥之病,又能入于阴分。邹氏云:凡物之阴者,喜高燥而恶卑湿;物之阳者,恶明爽而喜阴翳。人参不生原隰污下而生山谷,是其体阴;乃偏生于树下而不喜风日,是为阴中之阳。人身五脏之气,以转输变化为阳,藏而不泄为阴。人参兼变化藏守之用,且其色黄味甘气凉质润,合乎中土脾脏之德。所由入后天而培先天也。至论病之何以需参,参之何以愈病,则二家犹未得其当。而陶隐居功同甘草之说为有见矣。盖甘草者,春苗夏叶秋花冬实,得四气之全。而色黄味甘,迥出他黄与甘之上,故能不偏阳不偏阴,居中宫而通经脉和众脉,与人参有相似之处。窃谓得此一言,可以测参之全量。虽然,病之非参不治者,讵能代以甘草。甘草自甘草,人参自人参。欲知人参之真,非取仲圣方融会而详辨之,庸有冀少阳为三阳之枢,少阴为三阴之枢。凡言枢者,皆一经中有阴有阳,入则为阴,出则为阳,犹枢机之转移。少阴水脏而寓君火,固阴阳兼具矣。少阳似有阳无阴,然藏于肝叶,是一阳初生而尚不离乎阴,故二经相感极易。肝病有热即挟胆火,胆病有寒即挟肝风。肝气之上逆即胆,胆气之下降即肝。往来寒热虽少阳病,却非全不涉肝,以阳之稚,不能竟远乎阴,而有出入相争之象也。争则宜解宜和,人知小柴胡汤为少阳和解之剂,不知柴芩专解邪,参乃所以和之。病兼阴阳,何以解之第有寒药?盖此固少阳势重,退少阳则厥阴自靖,且有人参调停其间,何患寒热之不止。参为少阳药有凿凿可据者,泻心汤心烦无参,而胁下有水气则用之。胸痹诸方无参,而胁下逆抢心则用之。即小柴胡汤有加减法,而独于呕于渴于胁下痞硬不去参,此可知人参为和少阴之专药矣。

少阴之贵于和者,躁是也。烦出于心,躁出于肾,故栀子豉汤、黄连阿胶汤治烦无参。烦不必兼躁,躁则必兼有烦。烦与躁兼则有阳证有阴证,阳证乃太阳表实、阳明腑实之下侵及肾,非肾自病,故大青龙汤、大承气汤治烦躁无参。阴证则为肾病上干及心,肾阳几亡,肾阴岂能独善,故吴茱萸汤、茯苓四逆汤治烦躁有参。又可知人参为和少阴之专药矣。

用参于和,有和其本腑本脏之阴阳者,少阳少阴是也。若干姜黄连黄芩人参汤,则以证有寒热而和之;木防己汤,则以药兼寒热而和之;桂枝人参汤,所以联表里之不和;生姜泻心汤,所以联上下之不和;大建中汤,又以椒姜之温燥而化之使和。和之道不一,而不善用之,心为牡脏,烦而补之,则烦弥甚。然小柴胡汤烦而兼呕不忌(烦而不呕去半夏人参,谓烦而呕则不去也。徐氏伤寒类方注误),白虎加人参汤烦而兼渴不忌,以呕渴皆少阳木火为之,胸胁满硬呕吐,各有正治之药,用参特以和阴阳耳。然生津止渴,则参有专长,不必定用于少阳。故津为热劫之阳明证,白虎加人参汤亦用之。土虚而津不生之太阴证,理中丸亦用之。若渴饮而有水蓄于中,小便不利者,参则不过问也。

止渴有不需参之证,生脉则惟参独擅。盖脉生于营,营属心。心体阴而用阳,惟冲和煦育之参,能补之。故白虎加人参汤之暑病脉虚(脉不虚者,必有兼证,非正暑病也),四逆加人参汤之脉微,通脉四逆汤之脉不出,炙甘草汤之脉结代,皆必得有参。参之力,入肾者轻,入心者重。故足少阴得其和,手少阴得其补,亦可为阴中之阳之一证矣。

参之功在补虚,虽止渴亦补,然止渴与生脉,第证状之显著者耳,参之补岂止是哉。其色黄,其味甘,其全神自注于脾,而扩之,又能无处不到,故建中汤之名,在饴不在参,以参之不可以一得名也。今试约举仲圣方之用为补者而言之:补脾如理中丸、黄连汤(参治腹中痛),补胃如大半夏汤、甘草泻心汤(许氏内台方有人参),补肺胃如竹叶石膏汤,补肝如乌梅丸、吴茱萸汤,补心已列如上,他如薯蓣丸,温经汤之补,殆不胜其指数,参之补可不谓广也乎。心痞最不宜参,然以参佐旋覆姜夏,则参可用于散痞矣。腹胀最不宜参,然以参佐厚朴姜夏,则参可用于除胀矣。参能实表止汗,故有表证者忌之;若汗出后烦渴不解,于寒剂中用之何妨。参能羁邪留饮,故咳证忌之;若肺虚而津已伤,于散邪蠲饮中用之何妨。

参治往来寒热,似疟皆可用参矣,然外有微热即去参。外台于但寒但热、寒多热少之疟,亦俱无参,惟疟病发渴者用之。盖补虚则助邪,寒热不均,则不可以遽和,人参止渴,辅芩栝之不逮也,参惟益阴,故能生津。利不止,虽脉微欲绝亦不加参,以利则阴盛而参复益之也。

然下与吐兼,或吐下之后,其中必虚,津必伤,参又在所必需。盖中土有权,则上下悉受其范,而不敢违戾也。

徐洄溪以邪正之分合,定人参之去取。邹润安更指小柴胡汤之去参,为邪合之据;桂枝新加汤之有参,为邪分之据。论似精矣,而实有不然也。身有微热,邪尚在表,若又加以实表之参,则邪益胶固而不解,故必须去之。新加汤发汗后其表已虚,不虑参之实表,脉沉迟,尤宜参之生脉,以身疼痛之表邪未尽,故尚需桂枝汤驱邪,惟不能敛外散之气,振内陷之阳,加芍药则散者敛,加生姜则陷者振,更加以参,则脉不沉不迟表不虚,合内外同归于和。此二方去参加参之所以然,而徐氏、邹氏未见及此。不知参者,善和阴阳,专用以和正,不用以驱邪;于驱邪之中而加以参,稍一不当,害即随之。故必得如新加汤,驱邪之他药,不致以人参堕其功,和正之人参,且能为他药弥其隙,始为真知参而用之无误。况邪正之分合,当以去某经入某经,及病气之进退衰旺为言,不当以一证一脉,判邪正定分合。伤寒之邪,不与正俱陷而终驻于表者,未之有也,何邹氏之疏耶。

伤寒温热两证,参之出入,关系极重,仲圣之法亦极严。后人得之则效,失之则不效,竟有彰彰难掩者,试更详之:伤寒有表证者,仲圣绝不用参,不特麻黄大小青龙桂枝等汤,丝毫不犯也,即小柴胡汤,外有微热,亦且去之。黄连汤,有桂枝而并无表证。桂枝人参汤,有表证而参不以解表。柴胡桂枝汤,表里之邪俱微,故表里兼治,表里兼治,故用参以和之。此伤寒定法也。温热病,仲圣不备其方,而要旨已昭然若揭。黄芩汤,后世奉为温病之主方,未尝有参。白虎汤,治阳明热盛,效如桴鼓,亦未尝有参,必自汗而渴且无表证者用之。此温热定法也。迨自隋唐而降，仲圣法渐置不讲，相传之方，如活人书之人参顺气散、独活散，未见有宜用参之候。许叔微以白虎汤为治中而不加参，皆诚有可议。然其他变仲圣方而不失仲圣法者，不可胜举。如以羌防取伤寒之汗，葱豉取温热之汗，俱不佐参。其佐参者，五积散邪兼表里，攻其邪复和其正，瓜蒌根汤则以渴甚，参苏饮则以脉弱，升麻葛根汤则以脉弱而渴。至葳蕤饮治风热项强急痛四肢烦热，参似不宜矣；而以葱豉散外，葳蕤清里，因风热烁津，故加人参以和表里而生津。凡袭用之佳方，未有能出仲圣范围者。至败毒散，方书有无人参者，其原方本有人参，无表里上下应和之故，而欲扶正以驱邪，过矣。乃喻西昌以治其时大疫，倍加人参得效，则非法之法，仍以仲圣方为根据。何以言之？盖值饥馑兵燹之余，正气蒈败。幸其虚非劳损之虚，又用之于群队表药，补之所以有功。仲圣以白虎汤治中，因虚而加参，正是此意。然伤寒有表证之虚，与温热身热之虚不同，为祸为福，消息甚微。审辨不易，彼于原方删人参者，其亦有见于此矣。

以上所言人参之治，惟真正大参，试之甚验。若今之党参，有甘无苦，何能与人参比烈。即别直等参，亦未足言冲和煦育之功。要其为补皆与人参相近，故防误用之弊，亦当与人参并视也。

党 参

《增订本草备要》

【药性】温。　　　　　【药味】甘。　　　　　【用量】6～10 g。

【主治】与人参相同。

【思路拓展】

《本草正义》：党参力能补脾养胃，润肺生津，健运中气，本与人参不甚相远。其尤可贵者，则健脾运而不燥，滋胃阴而不湿，润肺而不犯寒凉，养血而不偏滋腻，鼓舞清阳，振动中气而无刚燥之弊。且较诸辽参之力量厚重，而少偏于阴柔，高丽参之气味雄壮，而微嫌于刚烈者，尤为得中和之正，宜乎五脏交受其养，而无往不宜也。特力量较为薄弱，不能持久，凡病后元虚，每服二三钱，止足振动其一日之神气，则信乎和平中正之规模，亦有不耐悠久者。然补助中州而润泽四隅，故凡古今成方之所用人参无不可以潞党参当之，即凡百证治之应用人参者，亦无不可以潞党参投之。

黄 芪

《神农本草经》

【药性】温。　　　　　【药味】甘。　　　　　【用量】10～60 g。

【主治】

1. 诸气不足：《金匮要略》黄芪建中汤用黄芪补虚益气治疗虚劳诸气不足。

2. 大气下陷：《医学衷中参西录》升陷汤用黄芪补气升阳治疗大气下陷。

3. 疮疡溃久：《医宗金鉴》托里透脓散用黄芪托毒排脓治疗疮疡溃久。

〖**思路拓展**〗

1.《神农本草经》：黄芪性味甘微温。主痈疽久败创，排脓止痛，大风，痢疾，五痔，鼠瘘，补虚，小儿百病。一名戴糁。生山谷。

2.《神农本草经百种录》：黄芪味甘微温。主痈疽，久败疮，排脓止痛：除肌肉中之热毒。大风癞疾：去肌肉中之风毒。五痔，鼠瘘：去肌肉中之湿毒。补虚：补脾胃之虚。小儿百病：小儿当补后天。后天者，肌肉之本也。黄芪甘淡而温，得土之正味、正性，故其功专补脾胃。味又微辛，故能驱脾胃中诸邪。其皮最浓，故亦能补皮肉，为外科生肌长肉之圣药也。

3.《本经疏证》：黄芪《别录》云利阴气者，何谓也？不识即前之行营气欤？抑即逐五脏间恶血欤？行营气，逐恶血，固亦是利阴气，而利阴气决非仅行营气逐恶血也。《素问·生气通天论》：阴者，藏精而起亟也；阳者，卫外而为固也。阴不胜阳，则脉流薄疾并乃狂；阳不胜阴，则五脏气争，九窍不通。亟，数也。精藏于阴，虽湛然常静，然为命火所温养，气遂蒸变而出，是气亟起，即阳之卫外为固者也，故曰卫出下焦，而卫阳之升，实本于浊阴之降。黄芪送蒸腐之水谷，使归下焦，即还反生卫，与并出于上，下行迅，则起亟自迅，起亟迅则内外安和。是故阴不胜阳者，非黄芪所能为力；阳不胜阴，则阳不上而五脏气争，阴不下而九窍不通。盖阴之降，实本于脾胃之阳旺，故总微论以黄芪一味治小便不通耳。李东垣云：内伤者，上焦阳气下陷为虚热，非黄芪不可。刘潜江云：治虚损，膀胱有热，尿血不止者，于蒲黄丸中用黄芪固下焦之卫，然后地黄、麦冬始得合而奏清热之功，亦藉其升阳以达表，而水府之热乃以投清寒而除，是可明于阳气下陷之义。盖阳不得正其治于上，斯阴不能顺其化于下，旨哉言矣。

4.《本草思辨录》：黄芪营气始手太阴而出于中焦，卫气始足太阳而出于下焦。营奉胃中水谷之精气以行于经隧，卫举胃中水谷之悍气以行于肌表。黄芪中央黄，次层白，外皮褐，北产体虚松而有孔，味甘微温，叶则状似羊齿，明系由胃达肺，向外而不中守。有外皮以格之，却又不泄出。独茎直上，根长二三尺，故能由极下以至极上。凡其所历皆营卫与足太阳手太阴经行之境，论其致用，则未易一二明也。

刘潜江疏黄芪，以治阳不足而阴亦不利之病，不治阳有余而阴不足之病，与阳不得正其治于上，阴即不能顺其化于下四语，最为扼要。其解内经阳者卫外而为固，阴者藏精而起亟，虽稍落宽廓而理固如是。乃邹氏以阳不胜阴，则五脏气争，九窍不通，与卫外起亟，强为牵合。不知卫生总微论，以黄芪一味治小便不利，乃提阳于上而阴自利于下也。即经所谓起亟，刘氏所谓顺其化于下也。五脏气争之九窍不通，则是阴之争而非阴之不利，与此盖毫厘之差耳。

黄芪与牛膝，皆根长二三尺，别录皆言利阴气。惟牛膝一茎直下而味苦酸平，黄芪一茎直上而味甘微温。故牛膝利阴气，是下利其阴气。黄芪利阴气，是从阴中曳阳而上而阴以利。牛膝有降无升，黄芪有升无降，皆屡验不爽。刘氏谓黄芪先自下而上，又自上而下。邹氏谓黄芪能升而降，能降而升。此盖黄芪疏营卫之后，营卫则然，黄芪无此狡狯也。

凡药之用宏而不专主于一者，辨之不精，即致贻误。如黄芪补表而不实表，不实表故不能止汗。如人参之属，疏表而不解表，不解表故不能发汗。如麻黄之属，其亦能止汗、发汗者，则借黄芪疏通营卫、调和阴阳之力也。金匮方黄芪无不生用，后世多以蜜炙。然遇中虚之证缪仲醇谓黄芪功能实表，有表邪者勿用。岂知黄芪惟不实表，故表邪亦有用之者。如《本经》之排脓止痛，《金匮》之治风湿、风水、黄汗，皆堪为不实表之据。若伤寒之邪,宜从表泄,黄芪虽不实表,而亦无解表之长,且有补虚羁邪之患,断非所宜也。

足太阳脉上额交巅,黄芪入太阳经,故能上至于头。膀胱与肾为表里,故亦能益肾气以化阴而上升。凡方书治尿血等证皆是。汪讱庵云:阴虚者宜少用,恐升气于表而里愈虚。斯言得之矣。

试以《金匮》用黄芪诸方言之:小建中汤尤在泾诠解之精,实胜诸家。惟黄芪建中汤加黄两半,第视为充虚塞空,则失之泛矣。诸不足三字所该者广。营卫二气,岂能升降无愆。芍药用至六两,意在敛里破脾结。加黄芪则为疏营卫之气,俾胃中津液,得输于营卫而无阻。

核之黄芪桂枝五物汤,黄芪与生姜俱较此加倍,且减芍药去甘草,显为宣通血痹而然。岂建中加黄芪,是徒取补塞乎。桂枝加黄芪汤之黄芪,则尤非徒补之谓矣。黄汗与中风汗自出之汗,同为邪汗,同宜化邪汗为正汗,桂枝汤正的对之方。然黄汗由于阳虚,与桂枝证之但须泄邪者,瘥有不同,故减少桂芍而加疏表补虚之黄芪,以泄邪而化气。至腰痛,身重,小便不利,则由阳不下通,尤非黄芪不能下疏其卫。黄瘅脉浮亦用之者,正以黄芪为太阳药也。然则芍桂酒汤,何为抑之以苦酒哉。盖黄汗同而身肿不同,渴亦不同。肿则阳微表虚,不任汗解,渴则水气郁于三焦,肾阴不得上朝,自当以通阳化气泻水为亟。芪芍桂枝取以通阳而化气。苦酒则泄热泻水而下达,三物得之,由三焦一气直下也。去生姜者,不使横扩也。去甘枣者,恐其中停也。用黄芪特多,则因其虚。以补剂驱邪,故须六七日乃解,无速效也。防己黄芪汤治汗出恶风,而不以桂枝汤加减者,以彼无湿此有湿也。风水亦用此方,以与风湿无异也。风湿例用麻桂,而此不用者,盖彼为身痛,此则身重,身痛者风盛而喜动,身重者湿盛而喜静。脉浮则邪仍在表,表可不解乎,然汗已出而虚虚可虑。湿可不驱乎,然湿即去而风必愈淫。惟防己解肌表之风湿,直泄而不横泄。黄芪宣营卫之壅蔽,疏表而亦补表。脾土强则能胜湿,故佐以术甘。姜枣多则妨身重,故减其分数。又以后坐被上,被绕腰下,助下焦温化之气,而邪得以微汗而解。视夫徒知发汗利水补虚,而不能与病机相赴者,真有霄壤之别。

皮下例宜发汗,而防己茯苓汤,虽水气在皮肤中而脉不言浮,四肢则聂聂动而肿。《经》云:肉蠕动名曰微风。是水浸其脾,脾阳不能达于四肢,而又为微风所搏,故动而肿。动而不痛,脉不浮,则发汗非宜。防己为风水要药,偶以茯苓,使直泄于小便。病在皮肤,非黄芪不能汗出表虚而宜止汗之证,而四逆加人参与茯苓四逆诸汤,仲圣用人参不用黄芪,以参能实表,芪不实表也。感伤风寒而宜发汗之证,如桂枝与麻黄诸汤,仲圣绝不加芪,以表有邪,非表之虚也。表有邪而挟虚者,则参不宜而芪为宜。然芪能直疏不能横解,且性味甘温,驱邪岂其所胜。故风湿、风水、黄汗等证,仲圣用黄芪,亦只为防己茯苓之辅而已。惟补虚通痹,则芪之专司。故黄芪建中汤、黄芪桂枝五物汤,皆以黄芪统率全方。仲圣之辨药,可谓精矣。后世用黄芪为表剂而至当者,无如唐书许允宗之治柳太后病风,以黄芪防风煮数十斛,于床下蒸之,药入腠理,一周而瘥。此必尚有外证可凭,故开手即以解散风邪为治。《经》云:邪之所凑,其气必虚。又云:大气一转,邪风乃散。夫补虚散邪,法亦多端,而黄芪防风收效若是之捷者,何也?病者脉沉口噤,自属经络机窍为风邪所中,阳虚而阴壅,大可想见。黄芪非风药,而补阳利阴,通其气道,厥有专长。防风得之,乃克由阳明达表,大驱其风。此其得诀,在认定脉沉可任黄芪,否则遇中风脉浮汗出而用之,不愈助其虐乎。宋人许叔微医学至深,而其用黄芪,则似不如允宗之当。本事方载邱生病伤寒尺脉迟弱，叔微谓未可发汗，而以黄芪建中加当归，先调其营血，极为有见。然尺弱宜兼益肾阴，而用由太阳上升之黄。陆定圃《冷庐医话》，载许辛木部曹谓其嫂吴氏，患子死腹中，浑身肿胀，气喘身直。其兄珊林观察，检名人医案得一方，以黄芪四两，糯米一酒钟，水煎与服。即便通肿消，已烂之胎，成十数块逐渐而下，一无苦楚。又山阴王某患肿胀，自顶至踵皆遍，气喘声嘶，大小便不通，许亦告以前方，煎一大碗，服尽而喘平，小便大通，肿亦随消。继加祛湿平胃之品，至两月后，独脚面有钱大一块不消。更医诋前方，迭进驱湿猛剂，竟至危殆。仍以前方挽回，用黄芪至数斤，脚肿全消而愈。黄芪治肿胀有此大效，得不诧为异事。然此亦仲圣早有以示人者，《金匮》凡水湿之证，身重身肿，皆不禁用黄芪，皆使水湿下行。许氏所治亦是水肿。《内经》三焦为水道，膀胱为水腑，黄芪从三焦直升至肺，鼓其阳气，疏其壅滞。肺得以通调水道，阴气大利，此实黄芪之长技。其脚面之不易消与用至数斤，盖由仅仗此一味而制方之。

白　术

《神农本草经》

〖药性〗温。　　　　　〖药味〗苦。　　　　　〖用量〗10～15 g。

〖主治〗

1. 眩晕呕吐：《外台秘要》白术丸用白术益气化饮治疗眩晕呕吐。

2. 风寒湿痹：《金匮要略》白术附子汤用白术燥湿除痹治疗风寒湿痹。

3. 脾虚泄泻：《丹溪心法》白术丸用白术健脾益气治疗脾虚泄泻。

4. 气虚乏力：《圣济总录》白术丸用白术补脾益气治疗气虚乏力。

5. 胎动不安：《圣济总录》白术丸用白术益气安胎治疗胎动不安。

〖思路拓展〗

1.《神农本草经》：术性味苦温。主风寒湿痹死肌，痉疸，止汗，除热，消食，作煎饵。久服，轻身延年，不饥。一名山蓟，生山谷。

2.《本草崇原》：凡欲补脾则用白术，凡欲运脾则用苍术，欲补运相兼则相兼而用，如补多运少则白术多而苍术少，运多补少则苍术多而白术少，品虽有二，实则一也。《本经》未分苍、白，而仲祖《伤寒》方中，皆用白术，《金匮》方中，又用赤术，至陶弘景《别录》则分为二，须知赤、白之分，始于仲祖，非弘景始分之也。赤术，即是苍术，其功用与白术略同，故仍以《本经》术之主治为本。但白术味甘，苍术兼苦，白术止汗，苍术发汗，故止汗二字，节去不录。后人谓苍术之味苦，其实苍术之味甘而微苦。

3.《本经疏证》：风寒湿痹、死肌、痉、疸，不得尽谓脾病，而以术为主剂者，则以湿为脾所主，湿能为患，固属脾气不治，一也；脾主肌肉，介在皮毛筋骨中，痹与痉，病在肌肉内，死肌及疸，病在肌肉外，旁病则当取中，二也；筋骨皮毛，均非驻湿之所，惟肌肉间为可驻湿，三也。知此，则凡痹、死肌、痉、疸之系乎风寒湿者，皆术主之矣。白术之效，于风胜湿者为最宜，寒胜者为差减。何以知之？盖风胜必烦，湿胜必重，检《金匮要略》中治痹诸方，其用术者，非兼烦必兼重，虽然，谓术功擅于风与湿则可，谓于寒有所忌则不可，《伤寒》少阴篇附子汤，治身体疼，手足寒，骨节痛，不烦不重，亦用白术。盖湿流关节，云骨节痛，则未有不兼湿者,矧风湿二者,必挟寒始成痹,不然则否,《素问》之旨可验也。白术治眩,非治眩也,治痰饮与水耳。有痰与水,何以能使人眩?盖眩者神之动,神依于心,心恶水,水盛则心神摇曳为眩,譬如人在舟中,能发眩也,虽然人在舟中,未必尽眩,不在舟中,未必不眩。所以眩证不必尽用术,用术之饮证水证,亦未必尽眩,夫亦各因乎其人耳。《伤寒论》《金匮要略》其有饮有水,不眩而用术者,则指不胜屈,其有饮眩而不用术者亦多,则系证与术有忌耳,即如卒呕吐,心下痞,膈间有水,眩悸者,小半夏加茯苓汤主之,则以心下痞,故正与理中丸下注云腹满者去术,同一理也。世之人动辄称白术、黄芩安胎圣药,而疏其义者,不过谓白术健脾,黄芩泄热,殊不知健脾泄热之物,岂特白术、黄芩。夫妇人之病,多半涉血,矧妊娠尤赖血气之调,方得母子均安。初妊之时,胎元未旺,吸血不多,则下焦血旺,致气反上逆,是为恶阻。恶阻则中焦之气不变赤而为水,是白术所必需矣。血盛能致气盛,气盛能生火,黄芩泄气分之火而不伤血者也;厥后胎气日充,吸血渐多,血自盘旋而下,气亦随之盘旋于下,胎之所吸,乃血之精者。而其余与气相搏,能仍化为水,阻于腰脐之间,故妊娠至五六月时,多有子肿之证,是白术又为必需之剂,而无所事黄芩于其间,《别录》所谓利腰脐间血者此也。考仲景书于妇人妊娠篇之白术散,与川芎同用,当归芍药散、当归散,与芍药、当归、川芎同用者,不可知其为除水气而利腰脐间血哉。总之,血分之源不清,则血气不能和,而附血之湿,血盛之火,皆为胎前所有之常患,故出此不必甚为别择之常方,学者尤当会意而用之也。

4.《本草思辨录》:邹氏云脾主升举清阳,胃主通降浊阴,皆属土而畏湿。术开花于初夏,结实于伏时,偏于湿热弥漫之际,显其有猷有为,确知其入脾胃,能力固中气,外御湿侮矣。刘氏亦脾胃同论,而以为先胃而后及脾。张隐庵则专主益脾而不及胃。窃思胃为阳明燥金,脾为太阴湿土,土必名湿者,即隐庵所谓土有湿气,始能灌溉四旁,如地得雨露而后发生万物也。白术味甘多脂,有似湿土,非脾之正药而何。其肉白,老则微红,味复带辛,故能由脾及胃而达肌表。白术除脾湿,固中气,为中流之砥柱。其散表邪,非辅以麻黄桂枝附子之属,不能由肌肉而透皮毛。盖其味浓而甘,擅长于守也。麻黄桂枝附子,为走散风寒之剂,加以白术除湿,则为治风湿,治寒湿。无湿不加,故麻黄桂枝附子多用于伤寒太阳病,而术惟有水气始用之。邹氏云:仲圣治风寒湿痹方,多有不用术者,以术于风胜湿胜者为最宜,寒胜者差减。

盖风胜必烦,湿胜必重。《金匮》中治痹用术诸方,非兼烦必兼重。或云身烦疼,或云身体疼烦,或云骨节烦疼掣痛,或云腹重,或云头重,或不烦不重,而云身体疼、手足寒、骨节痛,是析风与湿与寒而三之矣。不知仲圣方言烦者未尝不兼湿,言重者未尝不兼风,言寒者未尝不兼风与湿,核诸本经主风寒湿痹,无不吻合。邹氏徒泥于字面而不知细审,遂并白术性用而胥失之矣。

凡仲圣方用桂至四两,必为利小便与下肾邪,桂枝附子去桂加白术汤,又明云大便硬小便自利去桂,大便不硬小便不利当加桂,是桂枝之能利小便无疑矣。乃尤氏解此方云:大便硬小便自利,知其人在表之阳虽弱,而在里之气自治。则皮中之湿,所当驱之于里,使水从水道而出,不必更出之表以危久弱之阳,故去桂枝之辛散,加白术之苦燥,合附子之大力健行者,于以并走皮中逐水气。夫去桂以小便利也。今去桂而犹欲驱湿从水道出,不知其意何居。况既云当驱之于里,不必更出之表,而又云加白术合附子,以并走皮中逐水气,不仍出之于表乎。是尤氏于本条语意,全未体会。邹氏之说,差胜于尤,而亦未见其当。其解去桂加术也。曰：脾健则能制水，水在内能使下输膀胱而大便实，水在外能使还入胃中而大便濡。夫谓使在内之水下输膀胱，实非术之能事。仲圣加术，正取其不利小便。谓使在外之水还入胃中，则殆以大便硬而更崇其土，理不可晓，作此当然之想耳。按仲圣云，三服尽其人如冒状勿怪，此以术附并走皮中，逐水气未得除，故使之耳。可见术附并用，是使水从表除，不从里泄，即水不还入胃中之据。或谓如大便硬何。曰：小便数者，大便必硬，此小便自利，即小便数也。皮中之水不当留而留，水府之水当留而不留，脾不举其职，而肠胃与膀胱之传化咸乖矣。去桂加术，则小便节而本有之津液不随之而亡，亦脾职复而后致之津液可由是而裕；水湿外除，津液内蒸，谁谓白术之加，不足以濡大便哉。

白术大明主反胃、利小便，洁古主生津、止渴，殆不善会仲圣方而致误耳。五苓散药止五味，而交相为用，中多奥旨。夫所谓脉浮发热者，表证也，烦渴小便不利者，里证也。太阳表邪化热传本，因而渴饮，因而水蓄不化，因而小便不利。解表止桂枝一味，治里亦第利水而不涤热，且利水用至四味，不更助燥增热乎。要知表未全解，尚属阳中有阴，不似阳明病可任寒药。水为阴邪，非辛甘温不化，桂枝虽不以利水，而化气必藉桂枝。猪苓茯苓亦太阳药，协桂枝则利水而亦解表。五味分两皆甚少，且以散服，多饮暖水，为出汗计者至矣。而治里之法即具于其中。桂枝最少，欲其达表；泽泻最多，取其咸降；更以白术一味益中气，收水湿，安靖上下；而后表无不解，水无不行。表解水行，则热自撤，渴自止。若谓术能止渴、利小便，则实非其所长。茯苓泽泻汤治胃反吐，而渴欲饮水。胃反，是脾伤不磨，并挟饮邪，故以白术健脾胜水，非以止胃反。生姜半夏为治呕吐之专药，方有生姜无半夏者，以渴忌半夏也。白术味甘多脂，原能生津，观桂枝附子去桂加白术汤之治大便硬可见。然其性燥，用于有水湿之证，诚能使脾运而津生。若阴虚津枯，责效于白术，则白术谢不敏矣。

术之或去或加，见于理中丸者为多，欲明用术之道，于此求之，思过半矣。曰脐上筑者，肾气动也。去术加桂四两。肾气动，是欲作奔豚之征兆，以桂四两降而泄之，原有成法，见于《伤寒》《金匮》两书。加桂可矣，去术何为？夫土能制水，故千金以白术治髓溢，似此证正宜崇土；然术能御之不能泄之，不去术，则术横亘于中，足以掣桂之肘，此加桂所以必去术也。曰：吐多者，去术加生姜二两；下多者还用术。猪苓汤、五苓散、茯苓泽泻汤，皆有吐不去术。生姜泻心汤、黄芩汤、四逆汤、白通汤，皆有下利不用术。兹何为不然？不知此为寒霍乱言耳。吐多者吐多于下，下多者下多于吐。吐多于下，则里湿尚轻而胃逆为甚，加生姜是以辛散之，去术为甘壅也。下多于吐，则脾湿重矣，健脾除湿，非术不可。故吐多去之，而下多必还用之。曰：渴欲饮水者，加术足前成四两半。术非治渴之物，此不特不去而更加于前数，何故？盖理中所以温中，所以治寒多不用水之霍乱。今渴欲饮水，自非燥热之渴，乃因吐利重丧其津，而脾弱不振也。是虽有参以生津，而参以气胜，术以味胜。味胜者培中土而滋化源，尤为得力，故不加参而加术也。曰：腹满者去术加附子一枚。洄溪谓阳虚，尤氏谓气脾，邹氏谓脾实。按证是脾寒，《金匮》有腹满为寒之文，又观所加为附子，其为阳虚无疑。若是脾实，则当与以厚朴七物大柴胡大承气之属，与此悬绝矣。四逆温肾用姜附，此温脾亦用姜附。盖肾寒阳虚，必侵及脾，故以姜辅附。脾寒阳虚，其源由肾，故以附辅姜。其必去别录术除心下急满一语，须连上消痰水看；然术不能独任其责，亦惟中虚者宜之。《金匮》云：病痰饮者，当以温药和之。苓桂术甘汤，四味皆相协以成功，无一味可缺。用于伤寒，则茯苓增一两以急下其水，白术减一两以微损其壅，为其气冲故也。而要非吐下之后，未必以术补虚。桂枝人参汤,证兼心下痞硬,而其用术也,以数下之后,利下不止,虚亦甚也。

惟桂枝去桂加茯苓白术汤,表证未罢而去桂,心下满痛而加术,几令人不解。然服桂枝汤或下之,虽不切中病情,而病气亦已衰矣。头项强痛、翕翕发热,而脉不云浮,亦不恶寒恶风,翕翕乃微开微阖之象,是未可与头痛发热并论者,独水停心下满而微痛、无汗而小便不利,邪无从出,为是证之关键。盖太阳为寒水之府,头顶乃太阳经脉之所至,若非水停心下,前服桂枝汤即强痛可除。其不除者,半由寒水之不下行也。桂枝一味,无汗固忌,不治表亦无需乎桂,故去之。利小盒饭首推茯苓,故加之。水气因阳气不充而停,不益其气,病机不转,术益气而除湿,故加之。虽然甘壅之术,非满痛之心下所宜,其所以得收其效者,独赖有芍药以敛之耳。况术为脾家准对之药,得芍药自疾趋而入脾,得茯苓又相协而利水,水行则满痛必除,太阳之微邪,何至仍踞于表。甘草乃白术补虚之佐使。姜枣调营卫,使邪无所容,别录术主大风在身面,其所谓风,即海藏谓术补肝风虚之风。刘氏云:阳虚阴蓄,久而阴不化,则阳从之而化风,是谓风虚。又云:阳蓄阴中则气虚,气虚则生湿。是术之治风仍不离乎湿。《金匮》附近效术附汤一方,即治风虚之证也。《别录》又主风眩头痛目泪出,下句接以消痰水,盖以风眩本于痰水,消痰水即所以治风眩。邹氏谓湿与水与饮是一源三歧,历举《金匮》治眩与治湿治水各方以证之,并谓《本经》止汗除热,多系风湿相搏之证,如五苓散、防己黄芪汤、甘草附子汤,皆止汗除热之验,而不得用于温热之汗出身热,洵属确论。然其于《金匮》有不得其解者,谓小半夏加茯苓汤,治饮眩而不用术,以心下痞故。夫小半夏汤治呕吐之方也,药止三味,而必以小半夏加茯苓名之,明乎此以止呕吐利水为治也。虽然,呕吐因膈间有水,因膈间有水而眩悸,皆术所宜从事,即心下痞因饥而得者,亦何尝忌术;乃绝不许术阑入其间,诚不可解。愚盖细思而得其故焉,仲圣下字皆极有斟酌,呕吐而曰卒,卒字讵容忽过,呕吐由于卒致,则必膈间本无宿水,或因清阳偶弛,饮停不化,遂胃逆而为呕吐。脾固无恙,无虑其虚。以姜夏宣阳降逆于上,茯苓利水于下,足以疗之而有余。若再以甘壅之术,横于膈间,则非徒无益,而又害之矣。枳实薤白桂枝汤之治胸痹也,曰人参汤亦主之,一证而虚实不同,药即攻补相反,术之宜与不宜,不益可见哉。

山 药

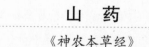

《神农本草经》

〖药性〗平。　　　　〖药味〗甘。　　　　〖用量〗10～30 g。

〖主治〗

1. 疲劳乏力:《备急千金要方》无比薯蓣丸用山药补中益气治疗疲劳乏力。

2. 头晕目眩:《太平圣惠方》补肝薯蓣散用薯蓣补肝益气治疗头晕目眩。

3. 喘逆痰鸣:《医学衷中参西录》薯蓣纳气汤用山药补肾纳气治疗喘逆痰鸣。

〖思路拓展〗

1.《神农本草经》:薯蓣性味甘温。主伤中,补虚羸,除寒热邪气,补中,益气力,长肌肉。久服耳目聪明,轻身不饥延年。一名山芋,生山谷。

2.《本经疏证》:仲景书中凡两用薯蓣,一为薯蓣丸,一为肾气丸。薯蓣丸,脾肺之剂也;肾气丸,肺肾之剂也。观《经脉别论》，食气者先归肝心乃及于肺，饮气则先归脾而亦及于肺。至肺而后布其精，泻其粗，惟不言至于肾，盖肾固藏精泄浊之总汇也。风气百疾者，心肝脾之气惰于朝肺，肺遂不能输精于皮毛，斯外邪乘而客之，是其责虽在肺，而其咎究在脾。故薯蓣丸以薯蓣帅补气药为君，补血药为臣，驱风药为佐使。少腹有故，小便不调者，肺之气怠输精于皮毛，毛脉不能合精以行气于腑，斯清浊两者或泛其源，或塞其流，是其责虽在肺家输泻之不肃，而其咎实当归于肾家翕受之不咸。故肾气丸以薯蓣随地黄、茱萸、牡丹、附子、桂枝以拨正其翕受之机，以薯蓣帅茯苓、泽泻以开通其输泻之道。曰肾气丸者，明肾之气固当留其精而泻其粗也。曰薯蓣丸者，明脾之气固当散其精而归于肺也。是薯蓣丸虽谓之脾气丸也可，肾气丸虽谓之地黄丸也亦无不可，是皆谷气谷精不充畅流动之咎也。薯蓣体滑多涎，黏稠色白，其似肉中之脂液耶！不然何以生捣可消热肿也。其似肾所藏之精耶！不然何以能强阴也。凡物功能固莫不由形色性味而发，然能此复能彼，又莫不有一贯之理存乎其间。消肉中热肿之与强阴，其义非可相直也，何哉？夫肿非一端而曰热肿，则固当得阴济乃能解矣。矧不在皮肤，不在血脉，不在筋骨而在肉，斯固为肉中之气运掉不灵，致有所壅也。得厚肉多脂不爽生气之物，其壅何能不解，且强阴非益精也，玩《金匮》之用薯蓣，盖可以得其概矣。夫以阴中所由而言，则精自精，溺自溺，其源不同，其所由化亦异。何以肾气一丸在虚劳在转胞则治小便不利，在消渴则治小便过多。然惟此方可见溺能阂精，精亦能阂溺也。《金匮真言论》：北方黑色，入通于肾，开窍于二阴。《水热穴篇》曰：肾者，胃之关也。关门不利，故聚水而从其类也。是故精化为气，方有以司开阖而无不禁之虞，壅塞之患。水精四布，五经并行，方有以容气之游行而开者遂其开，阖者遂其阖，此统二窍而言之者也。若就一窍而言，则此窍过通，彼窍必塞。如下利则溺短，小便多则大便硬，何独于精与溺而疑之耶！故曰：味归形，形归气，气归精，精归化。此由粗以致精也。曰精食气，形食味，化生精，气生形。此精虚而挹粗以益之也。曰味伤形，气伤精，精化为气，气伤于味。则粗者不能益精，反足以害精矣。由此而观，则以湿热下注而遗精，以精气壅遏而溺涩，精溺杂下而为浊，及以溺多而劫精，以溺塞而烁精，其源皆由脾胃之不咸。夫固曰肾者胃之关耳，夫不咸之始必本于胃气之不充；不咸之成必归于脾气之不治。脾胃一脏一腑皆在中宫并主出纳，而其性情则异。胃司降而喜凉，脾司升而喜温。薯蓣温平之物，不寒不热，不润不燥，为脾胃之所均喜，故其用为能致胃津于脾而脾胃以和，故《经脉别论》谓：食气入胃，则散精于肝，而归浊气于心。惟饮入于胃，则输精于脾，此不可易之常理也。

五味子

《神农本草经》

〖药性〗温。　　　　　〖药味〗酸。　　　　〖用量〗6～10 g。

〖主治〗

1. 咳逆上气：《鸡峰普济方》五味细辛汤用五味子敛肺止咳治疗咳逆上气。

2. 倦怠气短：《备急千金要方》生脉散用五味子益气生津治疗倦怠气短。

3. 梦遗头晕：《医学入门》五味子膏用五味子益气涩精治疗梦遗头晕。

〖思路拓展〗

1.《神农本草经》：五味子性味酸温。主益气,咳逆上气,劳伤羸瘦,补不足,强阴,益男子精。生山谷。

2.《本经疏证》：五味子所治之证,《伤寒》仅言咳逆,《金匮要略》则兼言上气,如射干麻黄汤之咳而上气喉中水鸡声,小青龙加石膏汤之肺胀咳逆上气烦躁而喘也。夫伤寒有伤寒之关键,无论其为太阳、少阳、少阴,凡咳者均可加入五味子、干姜。杂证自有杂证之体裁,即"咳而脉浮,厚朴麻黄汤主之"一语,已通概全书大旨,试观《金匮要略》中有脉沉而用五味子者否?盖五味子原只能收阳中之阴气,余则皆非所宜,故收阴中之阳气者,必以附子、干姜。收阴气者,必以地黄、阿胶。收阳中之阳气者,必以龙骨、牡蛎。伤寒为阳病,则伤阳中之阴气为最易,故不必审其脉之为浮为沉,如真武汤病之脉必沉无疑也。杂证者,或起于阳,或发于阴,则五味子之用须审脉浮,断断不容孟浪。盖杂证之起于阳者多灼阴,起于阴者多消阳。灼阴而更以五味收其阴,则阴遂竭,消阳之阴更以五味收之,是诚认贼作子矣,故射干麻黄汤、厚朴麻黄汤、桂苓五味甘草汤诸证,皆为上焦阳病,皆有停饮,则当执脉浮不渴为据,而后五味可用,其义见于桂苓五味甘草加干姜细辛汤下,曰:细辛、干姜为热药,服之当遂渴,渴反止者,为支饮也。此则与"服小青龙汤已,渴者,为寒去欲解""服小柴胡汤已,渴者,为属阳明"同条共贯,无伤寒杂证之分也已。要之小青龙汤证未必不上气,厚朴麻黄汤证原不言上气,故上气不上气,不足为用五味扼要,惟脉浮不渴,乃其眼目所在耳。

3.《本草思辨录》五味子：喘与咳皆肺病,其有肾气逆而为喘咳者,则不得独治肺。五味子敛肺气摄肾气,自是要药。然但能安正不能逐邪,有邪用之,须防收邪气在内。仲圣以五味伍桂枝,则云下冲气,去桂加干姜细辛,则云治咳满,可见咳满之任,在姜辛不在五味。然而去桂不去五味,其他治咳逆诸方,又无不三物并用,其故何也?曰:足太阳手太阴同为一身之卫,二经之病,往往相通。小青龙汤,伤寒太阳病也,而杂证肺病亦恒用之。推之苓甘五味姜辛汤、厚朴麻黄汤,皆肺中有寒饮,皆小青龙出入加减。小青龙系外寒与内饮相搏,故咳逆;若兼外寒,方中必有麻桂,无外寒者无之。至三物并用,则非分疏不明。肺中冷必眩多涎唾,甘草干姜汤以温之,此干姜温肺之据。用干姜者,肺寒非干姜不温也。张隐庵之疏细辛也,曰:气味辛温,一茎直上,色赤黑,禀少阴泉下之水气而上交于太阳。审乎是而谓细辛不能发汗耶,则细辛辛温而烈,实能由少阴达表。谓细辛能发汗耶,则细辛细碎之体,那得劲力。所以发少阴之汗,必与麻黄并用;而散肺中寒饮,则正其所优为。二物一温一散,肺邪已足了之;而必加以五味,且数多于姜辛,几令人不解。此则治病即以善后,仲圣盖虑之周也。肺苦气上逆,咳则逆,喘则且至于胀,既张之肺,欲翕不得,有邪虽去而咳犹不止者,谓五味可无乎不可无乎。或曰:烦躁而喘者加石膏,胃热熏面者加大黄,得毋三物亦治热咳?不知饮自寒而挟自热,三物所治仍属寒饮,不得因是致疑。或又曰:三物治咳,惟细辛关系最重,而小柴胡汤咳加干姜五味,独不加细辛,岂传写有脱佚耶?夫寒饮迫肺而咳者,可从表解,可从下泄。少阳在半表半里,间有咳者,殆阳不胜阴而以微寒侵肺耳。无饮可蠲,何需乎细辛。

大　枣

《神农本草经》

〖**药性**〗温。　　　　　〖**药味**〗甘。　　　　　〖**用量**〗4～8 枚。

〖**主治**〗

1. 食欲不振：《医学衷中参西录》益脾饼用大枣补虚益气治疗食欲不振。

2. 脏燥不眠：《金匮要略》甘麦大枣汤用大枣益气安神治疗脏燥不眠。

3. 疲倦乏力：《醒园录》枣参丸用大枣益气健脾治疗疲倦乏力。

〖**思路拓展**〗

1.《神农本草经》：大枣性味甘平。主心腹邪气，安中养脾肋十二经，平胃气，通九窍，补少气，少津液，身中不足，大惊，四肢重，和百药。久服轻身长年，叶覆麻黄，能令出汗。生平泽。

2.《本经疏证》：《伤寒论》《金匮要略》两书，用枣者五十八方，其不与姜同用者，十一方而已，大率姜与枣联，为和营卫之主剂，姜以主卫，枣以主营，故四十七方中其受桂枝汤节制者二十四，受小柴胡汤节制者六，不受桂柴节制者十七，此盖有二焉，皆有涉于营卫，一者营卫之气为邪阻于外，欲开而出之，又恐其散之猛也，则麻黄剂中加用之以防其太过；一者营卫之气为邪阻于内，欲补而达之，又恐其补之壅也，则人参剂中加用之，以助其不及。防之于外者，欲其力匀称，故分数仍桂枝、柴胡之法；助之于内者，欲其和里之力优，而后外达能锐，故枣重于姜，此实用姜枣之权舆，枣之功能，尤于是足见者也。《金匮要略》曰，病有贲豚，有吐脓，有惊怖，有火邪，此四部病皆从惊发得之。据《本经》大枣主大惊，宜无不可用矣，而不必悉用，何哉？夫《本经》固言之矣，曰身中不足大惊。不可截去"身中不足"，仅以"大惊"二字概之也。其有非身中本不足而用枣者，必缘误治。其义只在《伤寒论》曰，少阳不可吐下，吐下则悸而惊，是故柴胡加龙骨牡蛎汤，下后证也；桂枝加桂汤，发汗及烧针后证也；茯苓桂枝甘草大枣汤，发汗后证也；贲豚汤证，则未经误治，故独不用枣，若夫《千金》风虚惊悸二十三方，用枣十一方，其方有用独活、细辛、羌活、白鲜皮、银屑、大黄、石膏、蜀椒、菖蒲、防己、铁精、麻黄者，即不用枣，子此见枣之治惊，但治实中之虚、虚中之虚，而虚中有实者，则其所不能任，若实中之实，又所不待言矣。

3.《本草思辨录》：大枣色赤味甘，为火土合德，甘中带辛，其木多刺，则微兼乎金，故能安中润液而通九窍。通九窍之效，非如细辛木通速而易见，以火金之用为土德所掩也。生姜味辛色黄，由阳明入卫。大枣味甘色赤，由太阴入营。其能入营，由于甘中有辛，惟甘守之用多，得生姜乃不至过守。生姜辛通之用多，得大枣乃不至过通。二物并用，所以为和营卫之主剂。

甘　草

《神农本草经》

〖**药性**〗平。　　　　　〖**药味**〗甘。　　　　　〖**用量**〗3～10 g。

〖主治〗

1. 心悸早搏：《伤寒论》炙甘草汤用甘草益气复脉治疗心悸早搏。

2. 四肢挛急：《伤寒论》芍药甘草汤用甘草缓急止痛治疗四肢挛急。

3. 疮疡肿痛：《冯氏锦囊秘录》国老膏用甘草解毒消肿治疗痈疽肿痛。

〖思路拓展〗

1.《神农本草经》：甘草性味甘平。主五脏六府寒热邪气，坚筋骨，长肌肉，倍力，金创，解毒。久服轻身延年，生川谷。

2.《本经疏证》：《伤寒论》《金匮要略》两书中，凡为方二百五十，用甘草者，至百二十方。非甘草之主病多，乃诸方必合甘草，始能曲当病情也。凡药之散者，外而不内（如麻黄、桂枝、青龙、柴胡、葛根等汤）；攻者，下而不上（如调胃承气、桃仁承气、大黄甘草等汤）；温者，燥而不濡（四逆、吴茱萸等汤）；清者，冽而不和（白虎、竹叶石膏等汤）；杂者，众而不群（诸泻心汤、乌梅圆等）；毒者，暴而无制（乌梅汤、大黄䗪虫丸等），若无甘草调剂其间，遂其往而不返，以为行险侥幸之计，不异于破釜沉舟，可胜而不可不胜，讵诚决胜之道耶？金创之为病，既伤，则患其血出不止，既合，则患其肿壅为脓。今曰金创肿，则金创之肿而未脓，且非不合者也。《千金方》治金创多系血出不止，箭镞不出，故所用多雄黄、石灰、草灰等物，不重甘草。惟《金匮要略》王不留行散，王不留行、蒴藋细叶、桑东南根，皆用十分，甘草独用十八分，余皆更少，则其取意，正与《本经》吻合矣。甘草所以宜于金创者，盖暴病则心火急疾赴之，当其未合，则迫血妄行。及其既合，则壅结无所泄，于是自肿而脓，自脓而溃，不异于痈疽，其火势郁结，反有甚于痈疽者。故方中虽已有桑皮之续绝合创，王不留行之贯通血络者，率他药以行经脉、贯营卫，又必君之以甘草之甘缓解毒，泻火和中。浅视之，则曰急者制之以缓，其实泄火之功，为不少矣。甘草之用生、用炙，确有不同，大率除邪气、治金创、解毒，皆宜生用。缓中补虚、止渴，宜炙用，消息意会之可矣。

3.《神农本草经百种录》：甘草性味甘平。主五脏六腑寒热邪气：甘能补中气，中气旺则脏腑之精皆能四布，而驱其不正之气也。坚筋骨，长肌肉，倍力：形不足者补之以味，甘草之甘为土之正味，而有最浓，故其功如此。金疮：脾主肌肉，补脾则能填满肌肉也。解毒：甘为味中之至正味，正则气性宜正，故能除毒。久服轻身延年：补后天之功。此以味为治也，味之甘，至甘草而极。甘属土，故其效皆在于脾。脾为后天之主，五脏六腑皆受气焉。脾气盛，则五脏皆循环受益也。

4.《本草思辨录》：甘草中黄皮赤，确是心脾二经之药，然五脏六腑皆受气于脾，心为一身之宰，甘草味至甘，性至平，故能由心脾以及于他脏他腑，无处不到，无邪不祛。其功能全在于甘，甘则补，甘则缓。凡仲圣方补虚缓急，必以炙用，泻火则生用，虽泻亦兼有缓意。如治咽痛肺痿，火在上焦者为多。以其为心药也，甘草泻心汤，是泻心痞非泻心火，泻痞有黄连芩夏，甘草特以补胃，故炙用。炙用而以甘草泻心名汤者，甘草之奏绩可思也。李东垣谓甘草生用泻心火，熟用散表寒。散表寒之方，无如桂枝麻黄二汤。自汗者表虚，故桂枝汤以桂芍散邪风，姜枣和营卫。无汗者表实，故麻黄汤以麻桂散寒，更加杏仁。然解表而不安中，则中气一匮，他患随生。故二汤皆有炙甘草以安中。表实与表虚不同，故二汤甘草亦分多寡。可见用炙甘草者，所以资镇抚，非以资摧陷也。东垣不加分辨，非示学人以准的之道。

饴　糖

《名医别录》

〖**药性**〗温。　　　　〖**药味**〗甘。　　　　〖**用量**〗6～10 g。

〖**主治**〗

1. 虚劳里急：《金匮要略》小建中汤用饴糖缓中益气治疗虚劳里急。

2. 胸腹寒痛：《金匮要略》大建中汤用饴糖温中补虚治疗胸腹寒痛。

3. 鱼骨哽喉：《圣济总录》饴糖丸用饴糖甘甜软骨治疗鱼骨哽喉。

〖**思路拓展**〗

1.《名医别录》：饴糖性味甘微温。主补虚乏，止渴，去血。

2.《本草思辨录》：土爰稼穑作甘，饴糖乃稼穑精华中之精华。脾土位居中央，若虚乏而当建中，建中而不旁补脾之物有五，曰人参、曰大枣、曰粳米、曰甘草、曰饴糖，皆能治脾虚之腹痛，而皆有宜有不宜。虚而挟寒，则必君以驱寒之品，如大建中汤之以参饴协椒姜是也。寒在下焦不宜，如当归生姜羊肉汤、乌头桂枝汤之无此五物是也。附子粳米汤，治腹中寒气雷鸣切痛，胸胁逆满呕吐，何尝不是下焦之寒，何以有粳米甘草大枣，又何以无参饴？曰：此无味不确切，须就其证细审之耳。寒在腹中而痛，实由下焦浊阴上泛，致胸胁逆满呕吐。附子所以温肾，半夏所以止呕，脾虚宜补，而有呕吐之虚，则中不宜滞，阴则宜益，米枣甘草，所以补虚而益阴。人参嫌其升气，饴嫌其滞中，故避之。小建中甘草用炙而此不炙，亦以其滞故也。胁邹氏谓桂枝加芍药汤主腹满痛，小建中汤主腹急痛，盖芍药酸而破阴，饴糖甘而缓急，此言是矣。然小建中治急痛，而芍药仍在者有故也。徐氏云，桂枝汤，外证得之为解肌、调营卫。内证得之为化气、和阴阳。桂姜协草枣，所以化阴。芍药协草枣，所以化阳。芍药不止治腹满，故小建中于虚劳里急悸衄等证皆主之。惟以治满痛，则于桂枝汤原方加一倍，而饴糖则摈之耳。邹氏于建中大小之分，创为势合势分，力专力薄二说，而断之以君尊而臣从命，君卑而臣擅命。实则终无一当也。何以言之？小建中所治不一，而其扼要在建中。以云建中，犹建中之小者耳。若大建中则专治中藏虚寒，不兼顾他经之证。腹中寒句是主，余皆腹寒之所波及。周扬俊云：中气虚则阳气不布，故所积者为寒饮，所冲者为寒气。尤在泾云：阴凝成象，腹中虫物乘之而动。二说极当。温脾无过干姜，补脾无过人参胶饴。椒能由脾达肾，以消饮而杀虫，亦温脾之要药。此四物大温大补，不出中宫，建中有大于是者乎。观于大建中惟入腹满一门，小建中则分隶于《伤寒论》，与《金匮》之血痹黄疸妇人杂病各门，仲圣制剂标名之意，更灼然可见。自来注家无论及此者，殊足怪也。

第二节 补气方剂

独参汤
《删补名医方论》

〖方剂组成〗人参。

〖作用机制〗补气固元。

〖主治要点〗① 元气大虚，昏厥；② 妇人崩产；③ 脱血；④ 血晕；⑤ 舌淡苔白；⑥ 脉微欲绝。

〖思路拓展〗

1.《删补名医方论》：一人而系一世之安危者，必重其权而专任之；一物而系一人之死生者，当大其服而独用之。故先哲于气几息、血将脱之证，独用人参二两，浓煎顿服，能挽回性命于瞬息之间，非他物所可代也。世之用者，恐或补住邪气，姑少少以试之，或加消耗之味以监制之，其权不重、力不专，人何赖以得生乎？如古方霹雳散、大补丸，皆用一物之长而取效最捷，于独参汤何疑耶！若病兼别因，则又当随机应变，于独参汤中或加熟附补阳而回厥逆，或加生地凉阴而止吐衄，或加黄芪固表之汗，或加当归救血之脱；或加姜汁以除呕吐，或加童便以止阴烦，或加茯苓令水化津生，治消渴泄泻，或加黄连折火逆冲上，治噤口毒痢。是乃相得相须以有成，亦何害其为独哉？如薛己治中风，加人参两许于三生饮中，以驾驭其邪，此真善用独参者矣。

2.《时方歌括》：阴虚不能维阳，致阳气欲脱者用此方救阴以留其阳。若阳气暴脱，四肢厥冷，宜用四逆汤辈。若用此汤反速其危。故古人多用于大汗大下之后及吐血血崩产后血晕诸证。今人以人参大补阳气，皆惑于元人邪说及李时珍《纲目》等书。不知人参生于上党山谷辽东幽冀诸州，背阳向阴，其味甘中带苦，其质柔润多液，置于日中一晒便变色而易蛀。

四君子汤
《太平惠民和剂局方》

〖方剂组成〗人参、炙甘草、茯苓、白术。

〖作用机制〗补气健脾。

〖主治要点〗① 脾胃气虚；② 倦怠无力；③ 声低懒言；④ 食欲不振。

〖思路拓展〗

1.《和剂局方》：荣卫气虚，脏腑怯弱。心腹胀满，全不思食，肠鸣泄泻，呕哕吐逆，大宜服之。

2.《医方集解》：此手足太阴、足阳明药也。人参甘温大补元气为君，白术苦温燥脾补气为臣，茯苓甘淡渗湿泻热为佐，甘草甘平和中益土为使也。气足脾运，饮食倍进则余脏受荫，而色泽身强矣。再加陈皮以理气散逆,半夏以燥湿除痰,名曰六君,以其皆中和之品,故曰君子也。

3.《成方便读》:人参大补肺脾元气,为君;白术补脾燥湿,为臣。以脾喜温燥,土旺可以生金,故肺脾两虚者,尤当以补脾为急,脾为后天之源,四脏皆赖其荫庇,不独肺也。而又佐以茯苓,渗肺脾之湿浊下行,然后参、术之功,益彰其效,此亦犹六味丸补泻兼行之意;然必施之以甘草,而能两协其平;引以姜、枣,大和营卫,各呈其妙,是以谓之君子也。

补中益气汤

《脾胃论》

〖方剂组成〗黄芪、人参、白术、炙甘草、升麻、柴胡、当归、陈皮。

〖作用机制〗益气升阳。

〖主治要点〗① 气虚下陷;② 头晕;③ 神疲乏力;④ 发热;⑤ 胸闷短气。

〖思路拓展〗

1.《古今名医方论》:凡脾胃一虚,肺气先绝,故用黄芪护皮毛而闭腠理,不令自汗;元气不足,懒言气喘,人参以补之;炙甘草之甘以泻心火而除烦,补脾胃而生气。此三味,除烦热之圣药也。佐白术以健脾;当归以和血;气乱于胸,清浊相干,用陈皮以理之,且以散诸甘药之滞;胃中清气下沉,用升麻、柴胡气之轻而味之薄者,引胃气以上腾,复其本位,便能升浮以行生长之令矣。补中之剂,得发表之品而中自安;益气之剂赖清气之品而气益倍,此用药有相须之妙也。

2.《医门法律》:东垣所论饮食劳倦,内伤元气,则胃脘之阳不能升举,并心肺之气,陷入于中焦,而用补中益气治之。方中佐以柴胡、升麻二味,一从左旋,一从右旋,旋转于胃之左右,升举其上焦所陷之气,非自腹中而升举之也。其清气下入腹中,久为飧泄,并可多用升、柴,从腹中而升举之矣。若阳气未必陷下,反升举其阴气,干犯阳位,为变岂小哉。更有阴气素惯上干清阳,而胸中之肉隆耸为膜,胸间之气漫散为胀者,而误施此法,天翻地覆,九道皆塞,有濒于死而坐困耳。

3.《内外伤辨惑论》:夫脾胃虚者,因饮食劳倦,心火亢甚,而乘其土位,其次肺气受邪,须用黄芪最多,人参、甘草次之。脾胃一虚,肺气先绝,故用黄芪以益皮毛而闭腠理,不令自汗,损伤元气;上喘气短,人参以补之;心火乘脾,须炙甘草之甘以泻火热,而补脾胃中元气;白术若甘温,除胃中热,利腰脐间血;胃中清气在下,必加升麻、柴胡以引之,引黄芪、人参、甘草甘温之气味上升,能补卫气之散解,而实其表也,又缓带脉之缩急,二味苦平,味之薄者,阴中之阳,引清气上升;气乱于胸中,为清浊相干,用去白陈皮以理之,又能助阳气上升,以散滞气,助诸辛甘为用。

归脾汤

《济生方》

〖方剂组成〗人参、黄芪、白术、炙甘草、当归、龙眼肉、茯神、酸枣仁、远志、生姜、木香、红枣。

〖作用机制〗健脾养心。

〖主治要点〗① 心脾两虚；② 心悸怔忡；③ 健忘失眠；④ 神疲乏力；⑤ 胸闷短气。

〖思路拓展〗

1.《医方集解》：此手少阴、足太阴药也。血不归脾则妄行，参、术、黄芪、甘草之甘温，所以补脾；茯神、远志、枣仁、龙眼之甘温酸苦，所以补心，心者，脾之母也。当归滋阴而养血，木香行气而舒脾，既以行血中之滞，又以助参、芪而补气。气壮则能摄血，血自归经，而诸症悉除矣。

2.《古今名医方论》：方中龙眼、枣仁、当归，所以补心也；参、芪、术、苓、草，所以补脾也。立斋加入远志，又以肾药之通乎心者补之，是两经兼肾合治矣。其药一滋心阴，一养脾阳，取乎健者，以壮子益母；然恐脾郁之久，伤之特甚，故有取木香之辛且散者，以阃气醒脾，使能急通脾气，以上行心阴，脾之所归，正在斯耳。

3.《古方选注》：归脾者，调四脏之神志魂魄，皆归向于脾也。参、术、神、草四君子汤以健脾胃，佐以木香醒脾气，桂圆和脾血，先为调剂中州；复以黄芪走肺固魄，枣仁走心敛神，安固膈上二脏；当归入肝，芳以悦其魂；远志入肾，辛以通其志，通调膈下二脏，四脏安和，其神志魂魄自然归向于脾，而脾亦能受水谷之气，灌溉四旁，荣养气血矣。独是药性各走一脏，足经方杂用手经药者，以黄芪与当归、枣仁与远志有相须之理，且黄芪味入脾而气走肺，枣仁味入肝而色走心，故借用不悖。四君子汤用茯苓，改用茯神者，以苓为死气，而神得松之生气耳。

生脉饮

《删补名医方论》

〖方剂组成〗人参、麦冬、五味子。

〖作用机制〗益气生津。

〖主治要点〗① 热伤元气；② 身热气短；③ 倦怠；④ 口渴；⑤ 汗出。

〖思路拓展〗

《删补名医方论》：经云大气积于胸中则肺主之。夫暑热伤肺，肺伤则气亦伤矣。故气短、倦怠而喘咳也。肺主皮毛，肺伤则失其卫护，故汗出也。热伤元气，气伤则不能生津，故口渴也。是方君人参以补气，即所以补肺。臣麦冬以清气，即所以清肺。佐五味以敛气，即所以敛肺。吴琨云：一补、一清、一敛，养气之道备矣。名曰生脉，以脉得气则充，失气则弱。李杲谓：夏月服生脉饮，加黄芪、甘草，名生脉保元汤，令人气力涌出；更加当归、白芍，名人参饮子，治气虚喘咳，吐血衄血，亦虚火可补之例也。

保元汤

《博爱心鉴》

〖方剂组成〗黄芪、人参、甘草、肉桂。

【作用机制】益气保元。

【主治要点】① 元气虚弱；② 畏寒；③ 少气短气；④ 惊怯；⑤ 倦怠；⑥ 痘疮顶陷。

【思路拓展】

《删补名医方论》：柯琴曰昔东垣以此三味能泻火、补金、培土，为除烦热之圣药，镇小儿之惊，效如桴鼓。魏桂岩得之，以治痘家阳虚顶陷，血虚浆清，皮薄发痒，难灌难敛者，始终用之。以为血脱须补气，阳生则阴长，有起死回生之功，故名之为保元也。又少佐肉桂，分四时之气而增损之，谓桂能治血以推展其毒，扶阳益气以充达周身，血内位，引之出表，则气从内托；血外散，引之归根，则气从外护。参、芪非桂引导，不能独树其功。桂不得甘草和平气血，亦不能绪其条理，要非寡闻浅见者能窥其万一也。四君中不用白术，避其燥；不用茯苓，恐其渗也。用桂而不用四物者，以芎之辛散，归之湿润，芍之酸寒，地黄之泥滞故耳。如宜升则加升、柴，宜燥加苓、术，宜润加当归，宜利气加陈皮，宜收加芍，宜散加芎。又表实去，里实去参，中满忌甘，内热除桂，斯又当理会矣。元气者，太虚之气也。人得之则藏乎肾，为先天之气，即所谓生气之原，肾间动气者是也。生化于脾，为后天之气，即所谓水谷入胃，其精气行于脉中之营气，其悍气行于脉外之卫气者是也。若夫合先后而言，即大气之积于胸中，司呼吸、通内外，周流一身，顷刻无间之宗气者是也。总之，诸气随所在而得名，实一元气也。保元者，保守此元气之谓。是方用黄芪保在外一切之气，甘草保在中一切之气，人参保上、中、下、内、外一切之气，诸气治而元气足矣。然此汤补后天水谷之气则有余，生先天命门之气则不足，加肉桂以鼓肾间动气，斯为备耳。

第三节　行气药物

陈　皮

《神农本草经》

【药性】温。　　　【药味】辛。　　　【用量】6～10 g。

【主治】

1. 气滞疼痛：《证治准绳》卷2大橘皮汤用陈皮行气化湿治疗气滞疼痛。

2. 痰湿咳嗽：《和剂局方》二陈汤用陈皮行气化痰治疗痰湿咳嗽。

【思路拓展】

1.《神农本草经》：橘柚性味辛温。主胸中瘕热逆气，利水谷。久服，去臭下气通神，一名橘皮。生川谷。

2.《神农本草经百种录》：橘柚性味辛温。主胸中瘕热逆气：开达上焦之气。利水谷：通利中焦之滞。久服去臭下气通神：芳香辛烈，自能辟秽邪而通正气也。橘柚通体皆香，而皮辛肉酸，乃肝脾通气之药也。故凡肝气不舒，克贼脾土之疾，皆能已之凡辛香之药皆上升，橘柚实酸，酸主敛，故又能降气，不专于散气也。

3.《本草经疏》：橘皮，主胸中瘕热逆气，气冲胸中呕咳者，以肺主气，气常则顺，气变则逆，逆则热聚于胸中而成瘕，瘕者假也，如痞满郁闷之类也，辛能散，苦能泄，温能通行，则逆气下，呕咳止，胸中瘕热消矣。脾为运动磨物主脏，气滞则不能消化水谷，为吐逆、霍乱、泄泻等证，苦温能燥脾家之湿，使滞气运行，诸证自瘳矣。肺为水之上源，源竭则下流不利，热结膀胱，肺得所养而津液贯输，气化运动，故膀胱留热，停水、五淋皆通也。去臭及寸白者，辛能散邪，苦能杀虫也。

枳　实

《神农本草经》

〖药性〗寒。　　　　　〖药味〗辛。　　　　　〖用量〗6～10 g。

〖主治〗

1. 腹胀腹痛：《金匮要略》枳实芍药散用枳实行气止痛治疗腹胀腹痛。

2. 胸痹胸闷：《金匮要略》枳实薤白桂枝汤用枳实行气宽胸治疗胸痹胸闷。

3. 下痢后重：《内外伤辨惑论》卷下枳实导滞丸用枳实行气导滞治下痢后重。

〖思路拓展〗

1.《神农本草经》：枳实性味苦寒。主大风在皮肤中，如麻豆苦痒（《御览》作痰，非），除寒热结，止利，长肌肉，利五脏，益气轻身。生川泽。

2.《本草衍义》：枳实、枳壳，一物也。小则其性酷而速，大则其性和而缓。故张仲景治伤寒仓卒之病，承气汤中用枳实，此其意也；皆取其疏通、决泄、破结实主义。他方但导败风壅之气，可常服者，故用枳壳，其意如此。

3.《药品化义》：枳实专泄胃实，开导坚结，故主中脘以治血分，疗脐腹间实满，消痰癖，祛停水，逐宿食，破结胸，通便闭，非此不能也。若皮肤作痒，因积血滞于中，不能营养肌表，若饮食不思，因脾郁结不能运化，皆取其辛散苦泻之力也，为血分中之气药，惟此称最。《本草经疏》：枳实，细详神农主治，与本药气味大不相侔，究其所因，必是枳壳所主，盖二物古文原同一条，后人分出时误入耳。其《别录》所主除胸胁痰癖，逐停水，破结实，消胀满，心下急痞痛，逆气，胁风痛，安胃气，止溏泄者，是其本分内事，皆足阳明、太阴受病，二经气滞，则不能运化精微，而痰癖停水，结实胀满所自来矣。胃之上口名曰贲门，贲门与心相连，胃气壅则心下亦自急痞痛。邪塞中焦，则升降不舒，而气上逆，肝木郁于地下，则不能条达而胁痛，得其破散冲走之力，则诸证悉除。所以仲景下伤寒腹胀实结者，有承气汤，胸中痞痛者，有陷胸汤。洁古疗心下痞满者，有枳术丸。壅滞既去，则胃气自安而溏泄亦止矣。末云明目者，《经》曰，目得血而能视，气旺乃能生血，损气破散之性，岂能明目哉，无是理也。此药性专消导，破气损真，观朱震亨云，泻痰有冲墙倒壁之力，其为勇悍之气可知。凡中气虚弱，劳倦伤脾，发为痞满者，当用补中益气汤补其不足，则痞自除，此法所当忌也。胀满非实邪结于中下焦，手不可按，七八日不更衣者，必不可用。挟热下痢，亦非燥粪留结者，必不可用。伤食停积，多因脾胃虚，不能运化所致，慎勿轻饵。如元气壮实，有积滞者，不得已用一二剂,病已即去之。即洁古所制枳术丸,亦为脾胃有积滞者设,积滞去则脾胃自健,故谓之益脾胃之药,非消导之外,复有补益之功也。

4.《本草思辨录》：别录枳实破结实,消胀满。是其满为坚满,破结实即下宿食之谓,似不如厚朴之散湿满,兼可治上矣。然枳实气药而味苦酸,胸胁之坚满,亦其所司。故《别录》于胸胁曰除痰癖,不曰除痰饮。水者柔物亦动物。然水至于停,则与肠胃之水谷相比为奸,而非可以渗之利之者。故《别录》于除胸胁痰癖下,又继之以逐停水而不隶于胸胁。盖即坚满之在肠胃,有需于枳实者矣。大小承气汤与枳实薤白桂枝汤用枳实之义,已详厚朴不赘。

香　附

《名医别录》

〖药性〗温。　　　　〖药味〗辛。　　　　〖用量〗6～10 g。

〖主治〗

1. 胁痛腹痛：《景岳全书》柴胡疏肝散用香附行气止痛治疗胁痛腹痛。

2. 月经不调：《妇科玉尺》香附归芎汤用香附行气调经治疗月经不调。

3. 头痛头胀：《古今医统大全》川芎香附汤用香附理气疏肝治疗头痛头胀。

〖思路拓展〗

1.《名医别录》：主除胸中热,充皮毛,久服利人,益气,长须眉。

2.《本草经疏》：莎草根,治妇人崩漏、带下、月经不调者,皆降气、调气、散结、理滞之所致也,盖血不自行,随气而行,气逆而郁,则血亦凝涩,气顺则血亦从之而和畅,此女人崩漏带下,月事不调之病所以咸须之耳。然须辅之以益血凉血之药,气虚者兼入补气药乃可奏功也。

3.《本草述》：香附,主治诸证,当审为血中之气病,乃中肯綮,不漫同于诸治气之味也……故上焦心包络所生病,如七情抑郁者能开之,以心包络主血也；中焦脾胃所生病,如霍乱吐逆及饮食积聚、痰饮痞满能畅之,以胃生血,脾统血也；下焦肝肾所生病,如膀胱连胁下气妨,如下血、尿血及女子崩漏、带下、月候不调等证,亦以胃脾为血之元,肝固血之脏,肾乃血之海也……此味于血中行气,则血以和而生,血以和生,则气有所依而健运不穷,是之谓生血,是之谓益气,非二义也……用此于补血味中,乃能使旧血和而新血生,即气虚而事补益者,亦借此为先导,去虚中之着,韩愗所谓去虚怯甚速之义也。按香附子类谓调气之味,不知气之为病所因不一,如痞胀喘哕噫酸噎塞,又如胃脘痛或心腹痛,《局方》概同香燥用之,或砂仁,或沉香,或蕲艾、良姜辈,止可治虚寒或寒湿之病,而火热病气者种种不一,况寒湿之久则亦化火乎,如黄鹤丹之同黄连而用,其义不可思欤。气郁多用香附,或气弱而郁者,必同补剂而用,固也；然有火伤元气以致者,又须降火之剂而此佐之,若概谓开气之郁,反以燥助火,而气愈弱愈郁矣,明者审之。

木 香

《神农本草经》

〖药性〗温。　　　　　〖药味〗辛。　　　　　〖用量〗3～10 g。

〖主治〗

1. 腹胀腹痛：《万病回春》木香调气散用木香行气止痛治疗腹胀腹痛。

2. 泻痢后重：《儒门事亲》香连丸用用木香行气燥湿治疗泻痢后重。

3. 胸痹胸闷：《医宗金鉴》颠倒木金散用木香行气宽胸治疗胸痹胸闷。

〖思路拓展〗

1. 《神农本草经》：木香味辛。主邪气，辟毒疫温鬼，强志，主淋露。久服不梦寤魇寐。生山谷。

2. 《本草求真》：木香下气宽中，为三焦气分要药。然三焦则又以中为要。故凡脾胃虚寒凝滞，而见吐泻停食；肝虚寒入，而见气郁气逆，服此辛香味苦，则能下气而宽中矣。中宽则上下皆通，是以号为三焦宣滞要剂。至书所云能升能降，能散能补，非云升类升柴，降同沉香，不过因其气郁不升，得此气克上达耳。况此苦多辛少，言降有余，言升不足，言散则可，言补不及，一不审顾，任书混投，非其事矣。

3. 《神农本草经百种录》：木香味辛。主邪气，辟毒疫温鬼：气极芳烈，能除邪秽不祥也。强志：香气通于心。主淋露：心与小肠为表里，心气下交与小肠，则便得调矣。久服不梦寐魇寐：心气通则神魂定。木香以气胜，故其功皆在乎气。《内经》云：心主臭。凡气烈之药皆入心。木香，香而不散，则气能下达，故又能通其气于小肠也。

4. 《本草思辨录》：用木香者多取其调气，顾其气味辛温而浓，不无重浊之嫌，粘牙而苦，亦少宣泄之力，故必阴中伏阳之证，如本经所谓毒疫温鬼者，最为相宜。否则一切纯寒无热之气滞等证，佐以生姜橘蔻，亦收殊效。世有以香连丸治痢而害即随之者，非木香之过而用木香者之过也。木香非血药，而有时血亦蒙其利者，则于归脾汤见之。归脾汤证为脾气虚寒，不能摄血。其方用心肝脾三脏之药，不为不多，独有统率全方者三物。远志醒心之阳，枣仁敛肝之阴，足为血之前导，然导之至脾而脾之闭拒如故，则亦徘徊门外耳。木香者能于脾中行阳，阳一动而熏然以和，血乃归于其经，是木香者启脾之钥也。其能温气以荫血者如是。

乌 药

《本草拾遗》

〖药性〗温。　　　　　〖药味〗辛。　　　　　〖用量〗6～10 g。

〖主治〗

1. 寒疝腹痛：《医学发明》天台乌药散用乌药行气散寒治疗寒疝腹痛。

2. 尿频遗尿：《校注妇人大全良方》缩泉丸用乌药辛散温通治疗尿频遗尿。

3. 腹胀痛经：《济阴纲目》乌药汤用乌药调经止痛治疗腹胀痛经。

〖思路拓展〗

1.《本草经疏》：乌药，辛温散气，病属气虚者忌之。世人多以香附同用，治女人一切气病，不知气有虚有实，有寒有热，冷气、暴气用之固宜，气虚、气热用之，能无贻害耶。

2.《药品化义》：乌药，气雄性温，故快气宣通，疏散凝滞，甚于香附。外解表而理肌，内宽中而顺气。以之散寒气，则客寒冷痛自除；驱邪气则天行疫瘴即却；开郁气，中恶腹痛，胸膈胀满，顿然可减；疏经气，中风四肢不遂，初产血气凝滞，渐次能通，皆藉其气雄之功也。

3.《本草述》：按乌药之用，耳食者本于寇氏走泄多一语，以为专于辛散而已，如海藏谓其理元气，何以忽而不一绎也？如止于辛散，安得宿食能化，血痢能止，便数能节，症结能消，头风虚肿之可除，腹中有虫之可尽，妇人产后血逆及血海作痛之可疗，小儿积聚蛔虫及慢惊昏沉之可安，即《日华子》亦谓其功不能尽述者，是其徒以辛散为功乎？盖不等于补气之剂，亦不同于耗气之味，实有理其气之元，致其气之用者。使止以疏散为能，而不能密理致用，可谓能理气乎？丹溪每于补阴剂内入乌药叶，岂非灼见此味，于达阳之中而有和阴之妙乎？达阳而能和阴，则不等于耗剂矣。香附血中行气，乌药气中和血，离血而行气，是谓之耗，不谓之理，盖气本出于阴中之阳，达于阳中之阴也。

薤　白

《名医别录》

〖**药性**〗温。　　　　〖**药味**〗辛。　　　　〖**用量**〗6～10 g。

〖**主治**〗

1. 胸痹心痛：《金匮要略》瓜蒌薤白白酒汤用薤白行气通阳治疗胸痹心痛。

2. 泻痢腹痛：《类证活人书》薤白汤用薤白行气导滞治疗泻痢腹痛。

〖**思路拓展**〗

1.《神农本草经》：气味辛苦温滑无毒，主金疮疮败。

2.《本经疏证》：夫薤味辛性温，体滑气熏。凡辛温者烦躁烈而不能滑泽，惟此滑泽之至露且难留，故取其辛温以开之，滑泽以行之，温中散结四字，实用薤之主脑矣。以此义傅之金疮疮败，遂可见金疮不败，则非薤之所主，其所以败，非更着风寒而何？《别录》更广其旨，即他疮之败由风寒者，莫不可治以是物，藉其温中有行。盖血留而气不能行，无金疮他疮之殊也。特他疮则血因滞阻，金疮则血方出骤止为异耳。血留气阻，必生郁热，风寒又入之，斯寒热相搏而溃败。试思血气留阻，郁热昌炽之际，庸得以味辛性温者治之耶？故《别录》复申其义曰：捣涂之，明其可敷而不可服，犹嫌辛温足以助火，为风寒在外，郁火在内也。寒热者阴阳相搏，水肿者水火相搏，阴阳水火相搏而成寒热水肿者多矣。当以何者为用薤之准耶？是则宜以《金匮要略》之瓜蒌薤白白酒汤，《伤寒论》之四逆散，而究其归耳。夫胸痹喘息，咳唾胸背痛，短气，寸口脉沉而迟，关上小紧数，可见其寒在上，热在中，而不能相入；少阴病，四逆，泄利下重，可见其寒在中，热在下，而不能相交，辛温散寒之中，复有滑泽焉，足以使两不相下之气，相交而相入，犹不可悟除寒热去水气之旨耶。然则曰归于骨者，其义何居？夫骨以液之滑泽，利其屈伸之用，薤之为物，滑泽极矣。又复有辛温之性，可驱内着之风寒，是其能归于骨，岂剩语哉？薤之为物，胎息于金，发生于木，长成于火，是以其功用能于金中宣发木火之气。金者，肺与大肠也。喘息、咳唾、胸背痛、短气，非肺病而何？泄利、下重，非大肠病而何？善夫徐忠可之言，曰：人之胸中如天，阳气用事，故清肃时行，呼吸往还，不愆常度，津液上下，润养无壅，痹则虚而不充，其息遂不匀，喘唾乃随咳而生。胸为前，背为后，中气侧则前后皆痛，上之气不能常下，则下之气不能时上而短，更验之以寸口沉迟，关上小紧数之脉，遂凿然为阳壅于脾而不布，阴凝于肺而不宣，用瓜蒌以踞脾，而流动凝结之阴，用薤白以踞肺，而招来壅滞之阳，尤妙在白酒之为物，方从谷中泌出清液，味甘辛而色白，为自脾入肺，动荡不羁之品，使于脾肺之间疏通浚瀹，令阴阳巽而相入，盖以肺原娇脏，受柔不受刚故耳。泄利矣则不应下重，既泄利而仍下重，是去者自去，留者自留，不得但以去者为病矣。矧四逆本系脾胃中阴寒凝结，不能布阳气于四末耶！是故四逆泄利为少阴病，而下重则当究其下焦有热，下焦之热随泄而不能和中焦之寒，中焦之寒徒泄而不能济下焦之热，此其间必有结滞在肠胃中，隔蔽阴阳使不能通也。虽然四逆散中，柴胡疏肠胃中结滞，芍药开阴结，布阳气，重以甘草之和，枳实之破，不患其结滞不去，中下不交矣，又必重用薤白，何钦？盖方其两相拒，未必即能两相洽也。顺其滑泄之性，而其中仍寓辛温开解，于是阳之中得以纳阴，阴既入阳，又去其风寒附会为戾者，则阳亦伸而与阴浃矣。世之论胸痹之用薤白，曰滑利通阳。泄利下重之用薤白，曰滑可去着，而不知其间条理委曲周密有如此者。

3.《本草思辨录》：薤白药之辛温而滑泽者，惟薤白为然。最能通胸中之阳与散大肠之结。故仲圣治胸痹用薤白，治泄利下重亦用薤白。但胸痹为阳微，痢则有冷有热，第借以疏利壅滞，故外台于冷痢热痢，皆有治以薤白者。

大腹皮

《开宝本草》

〖药性〗温。　　　　　〖药味〗辛。　　　　　〖用量〗10～15 g。

〖主治〗

1. 腹胀痞满：《太平圣惠方》卷 50 大腹皮散用大腹皮行气宽中治腹胀痞满。

2. 腹水脚气：《太平圣惠方》卷 45 大腹皮散用大腹皮行气利水治腹水脚气。

〖思路拓展〗

1.《药性类明》：大腹皮，丹溪常用之以治肺气喘促，及水肿药中又多用之，盖亦取其泄肺，以杀水之源也。

2.《本草经疏》：大腹皮，即槟榔皮也。其气味所主，与槟榔大略相同，第槟榔性烈，破气最捷，腹皮性缓，下气稍迟。入阳明、太阴经，二经虚则寒热不调，逆气攻走，或痰滞中焦，结成膈证；或湿热郁积，酸味醋心；辛温暖胃豁痰，通行下气，则诸证除矣。大肠壅毒，以其辛散破气而走阳明，故亦主之也。

3.《本草汇言》：大腹皮，宽中利气之捷药也。方龙谭曰，主一切冷热之气上攻心腹，消上下水肿之气四体虚浮,下大肠壅滞之气二便不利,开关格痰饮之气阻塞不通,能疏通下泄,为畅达脏腑之剂。按宋人又有安胎之说,然此药既为利气之药,又何以安其胎乎? 如有余之气胜而胎不安者,使之气下,则胎自安矣。又谓此药有健胃之理,夫既为下气之药,又何以益其胃乎? 如有余之气壅塞不通,使之气下,则中气自宽,食饮可进矣。若损气,为大腹皮之常性也,元虚气少者,概勿施用。朱正泉曰,大腹皮,《斗门方》配六君子汤,治中气虚滞而或腹胀者,服之即通,则安胎健胃之理,不外是矣。

4.《本草述》:治虚肿者,用大补气之味,而少入腹皮。又见有治痰火者,常以此味少少入健脾之剂,或皆取其能导壅顺气而不甚酷烈乎? 用者审之。

5.《本经逢原》:槟榔性沉重,泄有形之积滞;腹皮性轻浮,散无形之滞气。故痞满膨胀,水气浮肿,脚气壅逆者宜之。惟虚胀禁用,以其能泄真气也。

6.《日华子本草》:下一切气,止霍乱,通大小肠,健脾开胃,调中。

7.《开宝本草》:主冷热气攻心腹,大肠壅毒,痰膈,醋心。并以姜盐同煎,入疏气药良。《本草纲目》:降逆气,消肌肤中水气浮肿,脚气壅逆,瘴疟痞满,胎气恶阻胀闷。

川楝子

《神农本草经》

〖药性〗寒。　　　　〖药味〗苦。　　　　〖用量〗6～15 g。

〖主治〗

1. 气滞疼痛:《素问病机气宜保命集》金铃子散用川楝子疏肝理气治疗气滞疼痛。

2. 虫疳腹痛:《医林纂要探源》肥儿丸用川楝子杀虫消疳治疗虫疳腹痛。

〖思路拓展〗

1.《神农本草经》:楝实性味苦寒。楝实主温疾伤寒,大热烦狂,杀三虫疥疡利小便水道。生山谷。

2.《本经疏证》:凡物耐寒者必畏热,耐热者必畏寒。惟楝实届夏已生,迄冬在树,故世俗之讪,不甚长进,不易倾覆者,曰楝树子。整年如此,是则其遇暑而不浥烂,逢寒而不拆裂,拟定守正,遂可谓坚持元气之补剂软? 殆非也。夫楝实在夏,则核嫩裹津充满于壳;在冬,则津消核敛,表里相悬,裹津待暑,是布阴以使阳和,即其主温疾、伤寒、大热、烦狂也。敛核御寒,是戢阴以让阳通,即其利小便水道也。湿不混于热,热已化于水,水逞阳通而下行,曾何虫之不除,疥疡之不瘳耶! 即后世专以之治疝,疝独非阴缚其阳,阳困于阴乎? 阴既戢而阳得伸,阳垂和而阴已布,亦无非赖小便之利,水道之通,与前义不相悖,即其止上下部腹痛义,亦岂能外哉!

3.《本草思辨录》:楝实苦入心,酸入肝,寒入肾,为心、肝、肾三经之药。苦寒清热下行而酸复迫之,故导上中之热,由小便水道而出,其势甚捷。《本经》主温疾伤寒大热烦狂。温疾伤寒即温病,大热而至烦狂,是热无所泄,缓则生变,故以此亟泄其热,非谓温病可全恃楝实也。心痛腹痛之为热痛者,用之靡不奏效。即牙宣出血不止,以楝实末裹塞齿龈即止。其导热下行之速,真有可立待者矣。疝有热有寒。《史记》太仓公治疝用火齐汤,热疝也。金匮治疝用大乌头煎,寒疝也。楝实为治疝要药,则于寒郁热者为宜。盖肝肾内寓真阳,阴锢之而阳不得达,则寒亦酿热。楝实酸苦,能入而涌泄之,即刘氏所谓导气达阳也。病本属寒,不能舍巴豆故纸等药而独建其功用,昔人治遗精如固阳丸、鹿茸益精丸、既济固真丹,治真阳上越气喘痰鸣如黑锡丹,皆其中有。

旋覆花

《神农本草经》

〖药性〗温。　　　　　　〖药味〗辛。　　　　　　〖用量〗6～10 g。

〖主治〗

1. 噫气呃逆:《伤寒论》旋覆代赭汤用旋覆花行气降逆治疗噫气呃逆。

2. 咳嗽咳痰:《博济方》金沸草散用旋覆花行气化痰治疗咳嗽咳痰。

〖思路拓展〗

1.《神农本草经》:旋覆花性味咸温。主结气,胁下满,惊悸,除水,去五脏间寒热,补中下气。一名金沸草,一名盛椹。生川谷。

2.《神农本草经百种录》:旋覆花性味咸温。主结气胁下满,惊悸:除中上二焦结闭之疾。除水:咸能润下。去五脏间寒热:五脏留结不通所生之寒热。补中下气:开气下达,皆咸降之功。此以味为治,凡草木之味,咸者绝少。咸皆治下,咸而能治上焦者尤少。惟此味咸而治上,为上中二焦之药。咸能软坚,故凡上中二焦凝滞坚结之疾,皆能除之。凡体轻气芳之药,往往能消之,疾无不因郁遏而成。《内经》云:火郁则发之。轻芬之体能发散,故寒热除也。

3.《本草经疏》:旋覆花,其味首系之以咸,润下作咸,咸能软坚;《别录》对口甘,甘能缓中;微温,温能通行,故主结气胁下满;心脾伏饮则病惊悸,饮消则复常矣。除水,去五脏间寒热,及消胸上痰结,唾如胶漆,心胁痰水,膀胱留饮,风气湿痹,皮间死肌,目中睛,利大肠者,皆软坚、冷利、润下、消痰饮除水之功也。其曰补中下气者,以甘能缓中,咸能润下故也。通血脉、益色泽者,盖指饮消则脾健,健则能运行,脾裹血又统血故也。

4.《本草汇言》:旋覆花,消痰逐水,利气下行之药也。主心肺结气,胁下虚满,胸中结痰,痞坚噫气,或心脾伏饮,膀胱留饮,宿水等症。大抵此剂微咸以软坚散痞,性利以下气行痰水,实消伐之药也。《本草》有定惊悸、补中气之说,窃思痰闭心包脾络之间,往往令人病惊,旋覆破痰逐饮,痰饮去则胞络清净而无碍,五志自宁,惊悸安矣。又饮消则脾健,肿健则能运行饮食,中气自受其益而补养矣。又:童玉峰云,若热痰,则多烦热;湿痰,则多倦怠软弱;风痰,则多瘫痪奇症;凉痰,则多心痛癫疾;冷痰,则多骨痹痿疾;饮痰,则多胁痛臂痛;食积痰,则多癖块痞满。其为病状,种种变见,用旋覆花,虚实寒热,随证加入,无不应手获效。

第四节 行 气 方 剂

柴胡疏肝散

《医学统旨》

〖方剂组成〗陈皮、柴胡、川芎、香附、枳壳、芍药、甘草。

〖作用机制〗疏肝理气。

〖主治要点〗① 气机郁滞；② 胁肋疼痛；③ 胸闷叹息；④ 抑郁焦虑；⑤ 脘腹胀满。

〖思路拓展〗

1.《医学统旨》：治怒火伤肝，左胁作痛，血苑于上。吐血加童便半盅。

2.《景岳全书》：柴胡、芍药以和肝解郁为主；香附、枳壳、陈皮以理气滞；川芎以活其血；甘草以和中缓痛。

3.《医略六书》：柴胡疏肝木以解郁，山栀清郁火以凉血，白芍敛肝阴以止血，川芎化凝血以归肝，枳壳破滞气，陈皮利中气，香附调气解气郁，薄荷解郁疏肝，甘草缓中以泻肝火也；更用童便降火以涤瘀结。为散煎冲，生者力锐而熟者性醇，务使怒火顿平则肝郁自解，肝络清和，安有胁痛呕血之患乎！

4.《医学心悟》：唇焦口渴，乍痛乍止者，火也，加山栀、黄芩；肝经一条扛起者，食积也，加青皮、麦芽、山楂；痛有定处而不移，日轻夜重者，瘀血也，加归尾、红花、桃仁、牡丹皮；干呕，咳引胁下痛者，停饮也，加半夏、茯苓；喜热畏寒，欲得热手按者，寒气也，加肉桂、吴茱萸。

逍遥散

《太平惠民和剂局方》

〖方剂组成〗当归、茯苓、白芍、白术、柴胡、生姜、薄荷、甘草。

〖作用机制〗疏肝健脾。

〖主治要点〗① 气机郁滞；② 两胁刺痛；③ 腹胀腹痛；④ 抑郁焦虑；⑤ 月经不调。

〖思路拓展〗

1.《太平惠民和剂局方》：治血虚劳倦，五心烦热，肢体疼痛，头目昏重，心悸颊赤，口燥咽干，发热盗汗，减食嗜卧，及血热相搏，月水不调，脐腹胀痛，寒热如疟，又疗室女血弱阴虚，荣卫不和，痰嗽潮热，肌体羸瘦，渐成骨蒸。

2.《医贯·郁病论》：《内经》曰木郁则达之，火郁则发之，土郁则夺之，金郁则泄之，水郁则折之。然调其气，过者折之以其畏也，所谓泻之。注《内经》者谓达之吐之也，令其条达也；发之汗之也，令其疏散也；夺之下之也，令其无壅凝也，泄之谓渗泄解表利小便也；折之谓制其冲逆也。予谓凡病之起，多由于郁,郁者抑而不通之义。《内经》五法为因五运之气所乘而致郁,不必作忧郁之郁。忧乃七情之病,但忧亦在其中。丹溪先生云气血冲和百病不生,一有怫郁诸病生焉。又制为六郁之论,立越鞠丸以治郁,曰气、曰湿、曰热、曰痰、曰血、曰食,而以香附抚芎苍术开郁利气为主。谓气郁而湿滞,湿滞而成热,热郁而成痰,痰滞而血不行,血滞而食不消化,此六者相因为病者也。此说出而《内经》之旨始晦,《内经》之旨又因释注之误而复晦,此郁病之不明于世久矣。苟能神而明之,扩而充之,其于天下之病,思过半矣。且以注《内经》之误言之,其曰达之谓吐之,吐中有发散之义。盖凡木郁乃少阳胆经半表半里之病,多呕酸吞酸证,虽吐亦有发散之益,但谓无害耳,焉可便以吐字该达字耶?达者畅茂调达之义,王安道曰:肝性急怒气逆,胁或胀,火时上炎,治以苦寒辛散而不愈者,则用升发之药,加以厥阴报使而从治之。又如久风入中为飧泄,及不因外风之入而清气在下为飧泄,则以轻扬之剂举而散之。

　　凡此之类,皆达之之法也。此王氏推展达之之义甚好,火郁则发之,发之汗之也,东垣升阳散火汤是也,使势穷则止。其实发与达不相远,盖火在木中,木郁则火郁相因之理,达之即所以发之,即以达之之药发之,无有不应者,但非汗之谓也。汗固能愈,然火郁于中,未有不蒸蒸汗出,须发之得其术耳。土郁夺之,谓下夺之。如中满腹胀,势甚而不能顿除者,非力轻之剂可愈,则用咸寒峻下之剂,以劫夺其势而使之平,此下夺之义也。愚意谓夺不止下,如胃亦土也,食塞胃中,下部有脉,上部无脉,法当吐,不吐则死,《内经》所谓高者因而越之。以吐为上夺,而衰其胃土之郁,亦无不可。东垣书引木郁于食填肺分,为金克木,何其牵强。金郁泄之,如肺气满,胸凭仰息,非解利肺气之剂,不足以疏通之。只解表二字,足以尽泄金郁之义,不必更渗泄利小便,而渗利自在其中,况利小便是涉水郁之治法矣。独水郁折之难解。愚意然调其气四句,非总结上文也,乃为折之二字恐人不明,特说此四句,以申明之耳。然犹可也,水之郁而不通者,可调其气而愈。如《经》曰:膀胱者州都之官,津液藏焉,气化则能出矣。肺为肾水上源,凡水道不通者,升举肺气,使上窍通则下窍通。若水注之法,自然之理。其过者,淫溢于四肢,四肢浮肿,如水之泛滥,须折之以其畏也。盖水之所畏者,土也。土衰不能制之,而寡于畏,故妄行,兹惟补其脾土,俾能制水,则水道自通,不利之利,即所谓泻之也。如此说,则折字与泻字,于上文接续,而折之之义益明矣。《内经》五法之注,乃出自张子和之注,非王启玄旧文,故多误。予既改释其误,又推展其义,以一法代五法,神而明之,屡获其效,故表而书之。盖东方先生木,木者生生之气,即火气,空中之火,附于木中,木郁则火亦郁于木中矣。不特此也,火郁则土自郁,土郁则金亦郁,金郁则水亦郁,五行相因,自然之理。唯其相因也,予以一方治其木郁,而诸郁皆因而愈。一方者何,逍遥散是也。方中唯柴胡薄荷二味最妙,盖人身之胆木,乃甲木少阳之气,气尚柔嫩,象草穿地始出而未伸,此时如被寒风一郁,即萎软抑遏,而不能上伸。不上伸则下克脾土,而金水并病矣。唯得温风一吹,郁气即畅达。盖木喜风,风摇则舒畅,寒风则畏,温风者,所谓吹面不寒杨柳风也。木之所喜,柴胡薄荷辛而温者,辛也故能发散,温也故入少阳,古人立方之妙如此。其甚者方中加左金丸,左金丸止黄连吴茱萸二味,黄连但治心火,加吴茱萸气燥,肝之气亦燥,同气相求,故入肝以平木。木平则不生心火,火不刑金,而金能制木,不直伐木,而佐金以制木,此左金之所以得名也,此又法之巧者。然犹未也。一服之后,继用六味地黄加柴胡芍药服之,以滋肾水,俾水能生木。逍遥散者,风以散之也。地黄饮者,雨以润之也。木有不得其天者乎?此法一立,木火之郁既舒,木不下克脾土。且土亦滋润,无燥熇之病,金水自相生。予谓一法,可通五法者如此。岂惟是哉,推之大之,千之万之,其益无穷。

3.《医方集解》:逍遥散治血虚肝燥,骨蒸劳热,咳嗽潮热,往来寒热,口干便涩,月经不调。骨蒸潮热,肝血虚也,肝火乘肺故咳嗽,邪在少阳故往来寒热,火盛烁金,不能生水,故口渴便秘,肝病故经水不调。柴胡、当归、白芍、白术、茯苓、炙甘草,加煨姜薄荷煎。此足少阳厥阴药也,肝虚则血病,当归芍药养血而敛阴,木盛则土衰,甘草白术和中而补土。柴胡升阳散热,合芍药以平肝,而使木得条达。茯苓清热利湿,助甘术以益土,而令心气安宁。生姜暖胃祛痰,调中解郁,薄荷搜肝泻肺,理血消风,疏逆和中,诸证自已,所以有逍遥之名。有干咳嗽者,丹溪曰极为难治,此系火郁之证,乃痰郁其火邪在中,用逍遥散以开之,下用补阴之剂可愈,昂按此即后条《医贯》所言之旨也。本方加丹皮、栀子,名八味逍遥散,薛己治怒气伤肝,血少目暗。目为肝窍,《经》曰,目得血而能视,肝伤血少则目昏,丹皮能泻血中伏火,栀子能泻三焦郁火,故薛氏加之以抑肝气,兼以调经也。……推而广之,凡寒热往来,恶寒恶热,呕吐,吞酸,嘈杂,胸痛,胁痛,小腹膨胀,头运,盗汗,黄疸,温疫,疝气,飧泄等证,皆对证之方。推之伤寒伤风伤湿,除直中外,凡外感者,皆作郁看,以逍遥散加减出入,无不获效。如小柴胡汤,四逆散,羌活汤,大同小异,然不若此方之响应也。傥一服即愈,少顷复发,或频发而愈甚,此必下寒上热之假证,此汤不可复投,当改用温补之剂。如阳虚以四君子汤加温热药,阴虚以六味汤加温热药,玄机之士,不须余赘矣。又曰,余于冬月正伤寒麻黄桂枝证作寒郁治,不恶寒者作火郁治,此余创论也。既曰寒邪,何故入内,而反为热。不知即是本身之火,为寒所郁,一步返归一步,久则纯热矣。三黄解毒,解其火也;葛根升麻,火郁发之也;三承气,土郁夺之也;小柴胡,木郁达之也。此理甚简易,刘守真谓用麻黄桂枝必加凉药,子和六神通解加石膏于麻黄苍术中,陶氏谓九味羌活可代三方,皆非也,不若逍遥散,真可一方代三方也。火为寒郁熬煎肾水,至木旺时,无生发滋润之本,故发热而渴,非外感也,余以六味汤滋其水,以柴胡舒其木,活人多矣。

越鞠丸

《丹溪心法》

〖方剂组成〗香附、川芎、苍术、神曲、栀子。

〖作用机制〗行气解郁。

〖主治要点〗① 气机郁滞;② 六郁;③ 胸膈痞闷;④ 腹胀腹痛;⑤ 食欲不振。

〖思路拓展〗

1.《删补名医方论》:以气为本,若饮食不节,寒温不适,喜怒无常,忧思无度,使冲和之气升降失常,以致胃郁不思饮食,脾郁不消水谷,气郁胸腹胀满,血郁胸膈刺痛,湿郁痰饮,火郁为热,及呕吐、恶心,吞酸、吐酸、嘈杂、嗳气,百病丛生。故用香附以开气郁,苍术以除湿郁,抚芎以行血郁,山栀以清火郁,神曲以消食郁。五药相须,共收疏解五郁之效。

2.《医方集解》:越鞠丸统治六郁胸膈痞闷,和酸呕吐,饮食不消。六郁:气郁,血郁,痰郁,火郁,湿郁,食郁也,六者之中,以气为主,气行则郁散矣。吞酸呕吐由于痰火,饮食不消由气不运行,丹溪曰:气升则食自降。六郁不言风寒者,风寒郁则为热也。滑伯仁曰,郁者结聚而不得发越,当升者不得升,当降者不得降,当变化者不得变化,所以传化失常而病见矣,气郁者胸膈痛,湿郁者周身痛,或关节痛,遇阴寒即发,痰郁者动则气喘,寸脉沉滑,热郁者昏瞀便赤,脉沉数,血郁者四肢无力,能食,食郁者嗳酸腹饱,不能食,寸口紧盛,经曰,木郁达之,火郁发之,土郁夺之,金郁泄之,水郁折之。香附醋炒、苍术泔浸炒、抚芎、神曲炒、栀子炒黑各等分,曲糊为丸。如湿郁加茯苓白芷,火郁加青黛,痰郁加南星、半夏、瓜蒌、海石,血郁加桃仁、红花,气郁加木香、槟榔,食郁加麦芽、山楂、砂仁,挟寒加吴茱萸,又或春加防风,夏加苦参,冬加吴茱萸,经所谓升降浮沉则顺之,寒热温凉则逆之也。此手足太阴手少阳药也,吴鹤皋曰:越鞠者发越鞠郁之谓也。香附开气郁,苍术燥湿郁,抚芎调血郁,栀子解火郁,神曲消食郁,陈来章曰,皆理气也,气畅而郁舒矣。朱丹溪曰:郁为燥淫,燥乃阳明秋金之位,肺属金,主气,主分布阴阳,伤则失职,不能升降,故经曰,诸气膹郁,皆属于肺,又郁病多在中焦,中焦脾胃也,水谷之海,五脏六腑之主,四脏一有不平,则中气不得其和而先郁矣,此方药兼升降者,将欲升之,必先降之,将欲降之,必先升之,苍术辛烈雄壮,固胃强脾,能径入诸经,疏泄阳明之湿,通行敛涩,香附阴中快气之药,下气最速,一升一降,故郁散而平,抚芎足厥阴药,直达三焦上行头目,下行血海,为通阴阳血气之使,不但开中焦而已,胃主行气于三阳,脾主行气于三阴,脾胃既布,水谷之气得行,则阴阳脏腑,不受燥金之郁,皆由胃气而得通利矣,或问丹溪曰,脉诀云,热则生风,冷则生气,吾子引仲景之言而斥其非,然则诸气诸饮呕吐、吞酸、反胃诸病,将无寒证耶,曰五脏各有火,五志激之,其火随起,若诸寒为病,必须身犯寒气,口食寒物,非者诸火病自内作,所以气病寒者,十无一二。

畅卫舒中汤

《易氏医按》

【方剂组成】香附、苏梗、苍术、贝母、连翘、川芎、神曲、沙参、桔梗、木香。

【作用机制】行气开郁。

【主治要点】① 气机郁滞;② 抑郁障碍;③ 胸膈满闷;④ 胃脘饱胀;⑤ 脉沉。

【思路拓展】

1.《不居集》:畅卫舒中汤,香附、贝母各八分,苏梗、苍术、连翘各五分,川芎六分,神曲、沙参各一钱,桔梗四分,南木香五厘。大剂煎,徐徐呷之。

2.《易氏医按》:一人患膈满,胸膈胃脘饱闷,脐下空虚如饥,不可忍,腰腿酸疼,坐立战摇,日夜卧榻,大便燥结,每日虽进清粥一二钟,食下即呕酸,吐水醋心。众作隔治,服药二年许不效。诊得脉左右寸关俱沉大有力,两尺自浮至沉三候俱紧,按之无力摇摆之状。须开导其上,滋补其下,兼而行之,遂以本方投之,每日空心服八味地黄丸百粒,服二日,嗳气连声,后亦出浊气,五日可以坐立,啖饭两碗,服药至二七动履如常。故治上焦则用畅卫舒中汤,有香附、苏梗,开窍行气,苍术健中,贝母开郁痰,连翘散六经之火,抚芎提发肝木之困,神曲行脾之郁,南木香逐气流行,桔梗升提肺气,沙参助正气而不助肺火。此方升上焦之火邪,乃火郁发之之义也。

四磨饮
《济生方》

〖方剂组成〗人参、槟榔、沉香、乌药。

〖作用机制〗行气宽胸。

〖主治要点〗① 肝气郁结；② 胸膈烦闷；③ 心下痞满；④ 不思饮食。

〖思路拓展〗

1.《医方集解》：此手太阴药也，气上宜降之，故用槟榔、沉香，槟榔性如针石，沉香入水独沉，故皆能下气；气逆宜顺之，故用乌药；加人参者，降中有升，泻中带补，恐伤其气也。

2.《医宗金鉴》：七情随所感皆能为病，然壮者气行而愈，弱者气着为病。愚者不察，一遇上气喘息，满闷不食，谓是实者宜泻，辄投破耗等药，得药非不暂快，初投之而应，投之久而不应矣。若正气既衰，即欲消坚破滞，则邪气难伏，法当用人参先补正气，沉香纳之于肾，而后以槟榔、乌药从而导之，所谓实必顾虚，泻必先补也。四品气味俱厚，磨则取其气味俱足，煎则取其气味纯和，气味齐到，效如桴鼓也。

3.《历代名医良方注释》：此方乃醒气、散气、降气、纳气，而又维护正气之方也。气喘分两大纲，一在上为实，乃肺气不通调；一在下为虚，乃肾气不归根。本方证治兼而有之。盖七情感伤郁滞菀结，气喘而急，上而不下，留滞膈间空膜之地，形成气膈。方制槟榔以开之，乌药以异之，沉香以降之纳之。又用人参之大有力者，主持其间，俾气有统摄，不致散漫耗蚀，上下循环，营周不休，以归复于生理正常。尤妙在四药皆磨，既取其气味之全，又取其缓缓斡旋，不过攻过补，致令转变气损气滞反应之嫌。一本磨上三药，倍人参煎汤，入盐调下，对于虚甚不能运药，义求人参补力之早达，未为不可。然煎则补住气痰，恐诸气药反难以奏功。观喻嘉言《寓意草》，治痰喘夹虚，用人参切则效，人参用煎则不效，其意殊耐深思。要之须恰符病窍病机，斯可耳。

嘉禾散
《三因极一病证方论》

〖方剂组成〗枇杷叶、薏苡仁、砂仁、人参、茯苓、石斛、大腹皮、沉香、木香、藿香、杜仲、随风子、谷芽、白豆蔻、五味子、桑白皮、丁香、槟榔、青皮、半夏、神曲、炙甘草、陈皮、白术。

〖作用机制〗行气宽中。

〖主治要点〗① 气机郁滞；② 五噎五膈；③ 胸膈痞闷；④ 胁肋胀满；⑤ 不思饮食。

〖思路拓展〗

1.《太平惠民和剂局方》：嘉禾散亦名谷神散。治中满下虚，五噎五膈，脾胃不和，胸膈痞闷，胁肋胀满，心痛，不思饮食，或多痰逆，口苦舌酸，胸满短气，肢体怠惰，面色萎黄。如中焦虚痞，不攻击，脏气虚寒，不受峻补；或因病气衰，食不复常，禀受怯弱，不能多食，尤宜服之。育神养气，和补脾胃，进美饮食。

及疗四时伤寒，能调治阴阳，使无变动，克日得安。如疗五噎，入干柿一枚同煎，十服见效。如疗膈气，吐逆羸困，入薤白三寸、枣五枚同煎。妇人亦可服。

2.《瘴疟指南》嘉禾散：瘴病多因脾胃感冷而成。是方用参术苓草陈半六君以补脾利痰，丁香、木香、砂仁、白豆蔻、藿香以开胃除积冷以温中，青皮以理气，谷芽神曲以消积。瘴病上热，肺最受邪，枇杷叶、薏苡仁、桑白皮以养肺散肺热，五味、随风子之酸以补肺敛肺气。瘴病阳气不降，槟榔、大腹皮、沉香以降气。气不降则下寒，下寒则肾无阳，石斛、杜仲合沉香引阳气入肾而暖腰膝。故李待制谓其宜于瘴病，能升降阴阳，虽证候未分亦可服之。

二十四味流气饮

《太平惠民和剂局方》

〖**方剂组成**〗陈皮、青皮、炙甘草、厚朴、紫苏、香附、大腹皮、丁香皮、槟榔、木香、草果、莪术、肉桂、藿香、人参、麦冬、白术、赤茯苓、枳壳、石菖蒲。

〖**作用机制**〗行气宽中。

〖**主治要点**〗① 气机郁滞；② 五噎五膈；③ 腹中气滞；④ 痞闷不快；⑤ 胸膈走痛。

〖**思路拓展**〗

《医方考》：气，阳也，升降出入，法干之行健不息，使气无留滞，斯无痛苦。若人也，以寒、热、怒、恚、喜、忧、愁七气干之，则痞闷痛楚之疾生尔。今夫寒则气收，收则气不流矣。故用丁皮、肉桂、草果之属温而行之。热则气冗，冗则气不流矣，故用麦门冬、赤茯苓、木通之属清而导之。怒则气逆，逆则气不流矣，故用槟榔、枳壳、厚朴、木瓜之属抑而下之。恚则气积，积则气不流矣，故用青皮、陈皮、腹皮、木香、莪术之属快而利之。喜则气缓，缓则气不流矣，故用人参、白术、甘草之属补而益之。忧则气沉，沉则气不流矣，故用白芷、紫苏之属升而浮之。愁则气郁，郁则气不流矣，故用香附、菖蒲、半夏、藿香之属利而开之。或问：七气之来，岂能并至？方以二十四味，何示人以弗精专也？余曰：气证与诸证不同。诸证者，痰、血、积、食属于有形，故着于一处，偏于一隅，可以单方治也。若夫七情之气，属于无形，上下左右散聚无常，故集辛香之品而流动之，虽二十四味，不厌其繁，譬之韩侯之兵，多多益善云尔。

第六章　理　血　方　药

血液证有血虚证与血瘀证之分,理血方药有养血与活血之别。养血方药治疗血虚证。血虚证辨证要点: ① 心悸; ② 失眠; ③ 健忘; ④ 头晕; ⑤ 面色无华; ⑥ 舌淡; ⑦ 苔白; ⑧ 脉虚。多见于西医学再生障碍性贫血等血液系统疾病及月经不调等妇产科疾病。《素问·阴阳应象大论》曰:精不足者补之以味。血亦精也。《素问·调经论》曰:气之所并为血虚,血之所并为气虚。有者为实,无者为虚。故气并则无血,血并则无气。今血与气相失,故为虚焉。《金匮要略·血痹虚劳病脉证并治第六》曰:男子面色薄者,主渴及亡血,卒喘悸,脉浮者,里虚也。夫失精家,少腹弦急,阴头寒,目眩,发落,脉极虚芤迟,为清谷,亡血失精。脉芤者为血虚。养血补虚常用药物有熟地黄、当归、白芍、阿胶、何首乌、桑椹子、桂圆肉等。养血补虚常用方剂有四物汤、当归补血汤、人参养荣汤、干熟地黄丸、黑地黄丸、天真丸等。盖气为血之帅,善补血者必于气中求血。故《医方考》释东垣当归补血汤曰:血实则身凉,血虚则身热。或以饥困劳役虚其阴血,则阳独治,故令肌热、目赤、面红、烦渴引饮。此证纯象伤寒家白虎汤之证,但脉大而虚,非大而长,为可辨耳。《内经》所谓脉虚血虚是也。当归味厚,为阴中之阴,故能养血,而黄芪则味甘补气者也。今黄芪多于当归数倍,而曰补血汤者,有形之血不能自生,生于无形之气故也。《内经》曰:阳生阴长,是之谓尔。《成方便读》亦曰:大脱血之后而见此等脉证,不特阴血告匮,而阳气亦欲散亡。斯时也,有形之血不能速生,无形之气所当急固。故以黄芪大补肺脾元气而能固外者为君。盖此时阳气已去里而越表,恐一时固里不及,不得不从卫外以挽留之。当归益血和营,二味合之,便能阳生阴长,使伤残之血,亦各归其经以自固耳。非区区补血滋腻之药,所可同日语也。《圣济总录·补虚益血》曰:气为阳,血为阴,阴阳和平,诸疾不生。一或衰弱,则有偏阴偏阳之疾,故虚损之人。营血不足,津液涸少,不能充养,肌肉枯槁。髭发黄瘁,手足多寒,面颜少色,补虚治法,当加以益血之剂。

活血方药治疗瘀血证。瘀血证辨证要点: ① 舌质紫暗或舌体瘀斑; ② 固定性疼痛; ③ 病理性肿块; ④ 内脏肿大或组织增生; ⑤ 血管痉挛或血栓形成或血管阻塞; ⑥ 出血后瘀血; ⑦ 皮下瘀斑; ⑧ 行经腹痛血块; ⑨ 面色紫暗; ⑩ 脉涩。多见于淋巴瘤等血液循环疾病或各种恶性肿瘤。瘀血证即血实证。《素问·阴阳应象大论》曰:血实宜决之。《灵枢·小针解》曰:宛陈则除之者去血脉也。张仲景用桃核承气汤、抵当汤、抵当丸治蓄血,用当归四逆汤治寒凝血瘀之厥逆,用鳖甲煎丸治癥瘕,用大黄䗪虫丸治干血,用大黄牡丹汤治肠痈,用下瘀血汤治干血着脐下,红兰花汤治腹中血气刺痛,用桂枝茯苓丸治症瘕等。东垣制复元活血汤,开始注意到活血与理气的关系。李梴《医学入门》尝谓:人皆知百病生于气,而不知血为百病之始也。王清任《医林改错》对活血祛瘀法精深造诣,如通窍活血汤治头面四肢周身血管瘀血证,血府逐瘀汤治胸中血府瘀血证,膈下逐瘀汤治肚腹瘀血证。他如少腹逐瘀汤、通经逐瘀汤、会厌逐瘀汤、身痛逐瘀汤等,制方精巧,独出心裁。唐容川《血证论》进一步充实血实决之内容,指出凡出血之后,离经之血瘀阻体内,若不祛除,新血不能安行无恙,终必妄走外溢。故凡治血者,必先以去瘀为要。推崇葛可久《十药神书》中的花蕊石散,誉其为化瘀妙药。活血化瘀常用药物有丹参、川芎、桃仁、红花、三棱、莪术、牛膝、乳香、没药、益母草、水蛭、虻虫、地鳖虫、卷柏等。活血化瘀常用方剂有桃核承气汤、血府逐瘀汤、抵挡汤、失笑散、丹参饮、鳖甲煎丸、独圣散、大黄䗪虫丸等。

第一节 养血药物

熟 地

《本草拾遗》

〖药性〗温。　　　　　〖药味〗甘。　　　　　〖用量〗10～15 g。

〖主治〗

1. 头晕耳鸣:《妇人大全良方》熟干地黄散用熟地养血补虚治疗头晕耳鸣。

2. 消渴腰酸:《太平圣惠方》卷53熟干地黄散用熟地补血填精治疗消渴腰酸。

3. 咳嗽喘息:《景岳全书》贞元饮用熟地补肾纳气治疗咳嗽喘息。

〖思路拓展〗

1.《本草正》:熟地黄性平,气味纯静,故能补五脏之真阴,而又于多血之脏为最要,得非脾胃经药耶? 且夫人之所以有生者,气与血耳。气主阳而动,血主阴而静,补气以人参为主,而芪、术但可为之佐辅;补血以熟地为主,而芎、归但可为之佐。然在芪、术、芎、归,则又有所当避,而人参、熟地,则气血之必不可无,故凡诸经之阳气虚者,非人参不可,诸经之阴血虚者,非熟地不可。凡诸真阴亏损者,有为发热,为头疼,为焦渴,为喉痹,为嗽痰,为喘气,或脾肾寒逆为呕吐,或虚火载血于口鼻,或水泛于皮肤,或阴虚而泄利,或阳浮而狂躁,或阴脱而仆地,阴虚而神散者,非熟地之守不足以聚之;阴虚而火升者,非熟地之重不足以降之;阴虚而躁动者,非热地之静不足以镇之;阴虚而刚急者,非热地之甘不足以缓之;阴虚而水邪泛滥者,舍熟地何以自制;阴虚而真气散失者,舍熟地何以归源;阴虚而精血俱损,脂膏残薄者,舍熟地何以厚肠胃。且犹有最玄最妙者,则熟地兼散剂方能发汗,何也? 以汗化于血,而无阴不作汗也。熟地兼温剂始能回阳,何也? 以阳生于下,而无复不成干也。然而阳性速,故人参少用,亦可成功,阴性缓,熟地非多,难以奏效。而今人有畏其滞腻者,则崔氏何以用肾气丸而治痰浮;有畏其滑泽者,则仲景何以用八味丸而医肾泄。又若制用之法,有用姜汁拌炒者,则必有中寒兼呕而后可;有用砂仁制者,则必有胀满不行而后可;有用酒拌炒者,则必有经络壅滞而后可。使无此数者,而必欲强用制法,是不知用熟地者正欲用其静重之妙,而反为散动以乱其性,何异画蛇而添足。今之人即欲用之补阴而必兼以渗利,则焉知补阴不利水,利水不补阴,而补之法不宜渗;即有用之补血而复疑其滞腻,则焉知血虚如燥土,旱极望云霓,而枯竭之肠极喜滋(润)。设不明此,则少用之尚欲兼之以利,又孰敢单用之而任之以多;单用而多且不敢,又孰敢再助以甘而尽其所长,是又何异因噎而废食也!

2.《本草求真》:景岳尚论熟地,最为明确,独中所论脾肾寒逆为呕,可用地黄以治,是亦千虑之一失耳。夫既脾肾虚寒,则脾与肾已受寒累,正宜用以辛热,以为扫除,如太阳既至,坚冰自解,乃复坠以霜雪,投以阴剂,不更使寒滋甚乎。虽曰熟地性温,寒从温散,然寒至上逆为呕,则寒已甚,岂有熟地之温,而可令寒外散乎。但或阳盛阴微,阳藉阴化,偶有感冒。用此杂于温散之中,或有见效;若真纯阴无火,厥气上逆则呕,则此又为深忌。

3.《本草经读》:张景岳以百病之主俱从肾治,误以《神农本草经》上品服食之地黄,认为治病之药,滋润胶黏,反引邪气敛藏于少阴而无出路,以后虽服姜、附不热,服芩、连不寒,服参、术不补,服硝、黄不下,其故何哉?盖以熟地黄之胶黏善着,女人有孕服四物汤为主,随症加入攻破之药而不伤,以四物汤中之熟地黄能护胎也,知其护胎之功,便可悟其护邪之害,胶黏之性,最善着物,如油入面,一着遂不能去也。

当 归

《神农本草经》

〖药性〗温。   〖药味〗甘。   〖用量〗10～15 g。

〖主治〗

1. 头晕心悸:《太平惠民和剂局方》四物汤用当归养血补虚治疗头晕心悸。

2. 月经不调:《圣济总录》当归丸用当归养血调经治疗月经不调。

3. 慢性咳嗽:《景岳全书》金水六君煎用当归和血止咳治疗慢性咳嗽。

4. 盗汗头痛:《兰室秘藏》当归六黄汤用当归养血补虚治疗盗汗头痛。

〖思路拓展〗

1.《神农本草经》:当归性味甘温。主咳逆上气,温疟,寒热,洗洗在皮肤中。妇人漏下绝子,诸恶创疡金创。煮饮之。一名干归。生川谷。

2.《韩氏医通》:当归主血分之病,川产力刚可攻,秦产力柔宜补。凡用本病宜酒制,而痰独以姜汁浸透,导血归源之理,熟地黄亦然。血虚以人参、石脂为佐,血热配以生地黄、姜黄、条芩,不绝生化之源;血积配以大黄,妇人形肥,血化为痰,二味姜浸,佐以利水药。要之,血药不容舍当归,故古方四物汤以为君,芍药为臣,地黄分生熟为佐,川芎为使,可谓典要云。

3.《本经疏证》:刘潜江曰:当归味甘,次苦,次辛,又复甘。苦为火而属心,归于血之所主矣。苦而有辛,是金火相合以孕水也。火因金而和于水,则气化;金孕水而亲于火,则血生。其始甘者,所谓谷入于胃,以传于肺也;其终仍甘者,所谓中焦并胃中出上焦之后,此所受气泌糟粕津液,化其精微,上注于肺,乃化为血是也。肺合于心而气化,为血脉之所由始;肺合于脾而血化,为经脉之所由通,故血所不足处,即有血之生气以裕之润之;血所乖阻处,即有血之化气以和之行之。既能养血,又能和血、行血,随所引而莫不各归其所当归,斯言也,实得古圣命名之微义,于是物之体性备矣,而其用亦不外乎是！盖血所不足,则气袭而居之,行其气而且裕之润之,则血生矣。血性常流行,而乖阻即气为之也,和之行之,则气不为血碍矣。气通利而血流行,则各归其所当归之谓也……《本经》当归治诸恶疮疡、金疮,《别录》主温中止痛,皆得为阳顾血中,乃《金匮要略》治肺痈之葶苈大枣泻肺汤、桔梗汤、白散、苇茎汤,肠痈之薏苡附子败酱散、大黄牡丹皮汤,诸疮疡之排脓散、排脓汤,金疮之王不留行散,腹满痛之附子？米汤、厚朴三物汤、大柴胡汤、大建中汤、大黄附子汤、大乌头煎,皆置不用,于此可见仲景之用药批郄导窾,悉中肯綮之妙也。夫气阻血中必有致阻之由,知其由,遂拔其本,塞其源,若从血中通其阻,因出其被阻之气,是循流逐末之计矣。气上而不下,则阻于上;下而不上,则阻于下;壅而不宣,则阻于中;外而不内,则阻于外。上者下之,下者上之,壅者宣之,外者泄之,又何暇待当归,且痛多属寒,寒者阴气,更投滑润之物,徒足以泄阳光致下利,如当归生姜羊肉汤,亦未尝不用,又何尝不以之为君耶！于此观之,当归于阳留血分,未与血相得者,能治之;已与血相得,而成脓者,非其所司也。《本经》云云,殆其始尔于阳顾血分之痛能治之,阴气结而痛者,亦非其所司也。

4.《神农本草经百种录》:当归性味甘温。主咳逆上气:润肺气。温疟寒热,洗洗在皮肤中:皆风寒在血中之病。妇人漏下绝子:荣血不足之病。诸恶疮疡,金疮:荣血火郁及受伤之病。煮饮之:煮饮则能四达以行诸经。按血在经络之中行不流息。故凡用行血补血之药,入汤剂者为多,入丸散者绝少。故古人治病,不但方不可苟,即法亦不可易也。当归辛香而润,香则走脾,润则补血,故能透入中焦荣气之分,而为补荣之圣药。当归为血家必用之药,而《本经》无一字及于补血养血者,何也？盖气无形可骤生,血有形难速长。凡通闭顺气,和阴清火,降逆生津,去风利窍,一切滋润通和之品,皆能令阴气流通,不使亢阳致害,即所以生血也。当归辛芳温润,兼此数长,实为养血之要品,惟着其血充之效,则血之得所养,不待言而可知。此等当参全经而悟其理。

白　芍

《神农本草经》

〖**药性**〗寒。　　　　〖**药味**〗酸。　　　　〖**用量**〗10～15 g。

〖**主治**〗

1. 胁肋疼痛:《朱氏集验医方》芍药汤用白芍缓肝止痛治疗胁肋疼痛。

2. 脘腹疼痛:《奇效良方》卷64白芍药汤用白芍养血缓肝治疗脘腹疼痛。

3. 月经不调:《太平惠民和剂局方》逍遥散用白芍养血柔肝治疗月经不调。

4. 下痢腹痛:《素问病机保命集》芍药汤用白芍治疗下痢后重。

〖**思路拓展**〗

1.《神农本草经》:芍药性味苦平。主邪气腹痛,除血痹,破坚积寒热,疝瘕,止痛,利小便,益气。生川谷及丘陵。

2.《神农本草经百种录》:芍药性味苦。主邪气腹痛:肝气乘脾则痛,敛肝气则痛除。除血痹:肝邪凝滞之病。破坚积,寒热疝瘕:肝邪结聚之气。止痛:血和则痛止。利小便:肝气下达于宗筋,故小便亦利。益气:肝气敛则受益。芍药花大而荣,得春气为盛,而居百花之殿,故能收拾肝气,使归根反本,不至以有余肆暴,犯肺伤脾,乃养肝之圣药也。

3.《本经疏证》:芍药能开阴结,湿痹之骨节疼烦、掣痛,水气之聚水成病,独非阴结耶!皆不用何也?盖芍药外能开营分之结,不能解筋骨间结,内能开下焦肝脾肾之结,不能开上焦心肺之结也。何以故?夫外而营分,内而肝脾肾,皆血所常流行宿止者也,芍药璀璨之色,馥郁之气,与血中之气相宜,不与水谷之气为伍,则能治血分之阴气结,不能治雾露水谷之阴气结,故湿痹、水气虽为阴结,非芍药所能开也,然则血瘀岂非阴结之尤者,而有用有不用,其义何居?盖芍药能治血之定,不能治血之动(桂枝龙骨牡蛎汤、桂枝救逆汤、柏叶汤、黄土汤、赤小豆当归散、泻心汤、旋覆花汤,虽为血分之病,乃因阳气逼逐而然,不关阴结,故不用)。能治血中气结,不能治血结(桃仁承气汤、抵当汤丸、下瘀血汤、大黄甘遂汤、矾石丸、红蓝花酒等证,皆为血结,非血中之气结,故不用)。辨此之法,气主煦之,血主濡之,不濡为血病,不煦为气病,是以芍药所主之血证,多拘急腹痛也。

4.《本草思辨录》:芍药十月生芽,正月出土,夏初开花,花大而荣,正似少阳渐入阳明,故得木气最盛。根外黄内白,则为具木气于土中而土生其金,金主攻利,又气味苦平,故能入脾破血中之气结,又能敛外散之表气以返于里。凡仲圣方用芍药,不越此二义,以此求之方得。芍药别录酸微寒,隐庵辈多议其非。今取嚼之,却带微涩,涩者酸辛之变味。况同一物而气质有浓薄,安知古之不异于今。即本经之苦平与酸微寒并体之,皆不外敛之与破。识得芍药邹氏于仲圣方之有芍药,处处以破阴结解之,支离殊甚。桂枝汤因卫气外泄不与营合,故于桂甘温经驱风之中,用芍药摄卫气就营气,营气本未尝结,何待于破,此敛之义也。当归芍药散治腹中疒痛,此破之义也。桂枝加芍药汤治腹满时痛,此敛与破兼者也(满须敛,痛须破),何可执破阴结之说以概全方。

腹痛为太阴血中之气结,芍药以木疏土而破结,故为腹痛专药(谓于土中泻水者,犹属膈膜之论)。下利乃阴气下溜,土德有惭,岂堪更从而破之,故下利断非所宜。若滞下之利,则仲圣黄芩汤治下利何以有芍药,盖太少合病,邪已近里,无用葛根汤之理,治之宜从里和。黄芩清少阳之热而其气轻,加芍药以敛之,甘枣以固之,则里和而利止。且太少合病,则病气未肯骤下,欲其里和,焉得不敛,芍药之不可少如是。甘遂半夏汤证,曰脉伏,欲自利,利反快,虽利心下续坚满。脉伏者,有留饮在内。欲自利利反快者,利不即利,既利则快。心下续坚满者,利后满减,过时又续,显系内有停阻,与滞下无异。芍药能破坚积,正其所宜。且以甘遂逐在上之留饮,而又以芍药敛而降之,则上芍药甘草附子汤证,曰发汗病不解,反恶寒者,虚故也。虚者阳虚,汗后气已外散,故以附子扶阳,炙甘草补中,芍药敛其外散之气,方义易见。而邹氏以芍药甘草为得桂枝汤之半,芍药为太阴血中之气药,不能破血中之血结,且味涩则破而不泄,故凡下瘀血之方,芍药得芍药若用为补剂,必配合得宜,如四物汤之类,方能获益。辛佑之患消渴九年,止而复作,苏朴授以芍药甘草等分为末煎服,七日顿愈。陈日华谓古人处方,殆不可晓。实则无不可晓也,殆善师成无己酸以收之,甘以缓之,酸甘相合,用补阴血、敛逆气、除肺燥之意耳。此最得用补之妙法,单用讵能即补。洁古谓入脾经补中焦,东垣谓色在西方故补,皆足贻误后人。洄溪又但以为养肝之圣药,其亦昧之至矣。古有减芍药以避中寒之说,寇氏然之,谓气虚禁用。此亦仲圣早有以示人者。《伤寒》太阴篇云：太阴病脉弱，其人续自便利，设当行大黄芍药者宜减之，以其人胃气弱易动故也。以芍药与大黄并称，即可知芍药之为芍药，胃弱宜减。更可知应用而尚不可多用，何后人直以为补胃弱既宜慎矣，乃防己黄芪汤下云，胃中不和者，加芍药三分，则何以解之？夫芍药者，能敛外散之气以返于里者也。风湿脉浮身重汗出恶风，气之外散为何如，故其证有兼喘者，有兼气上冲者。和胃非他，敛胃气使下降耳，岂芍药而有和胃之专长。

阿　胶

《神农本草经》

〖药性〗平。　　　　　〖药味〗甘。　　　　　〖用量〗5～15 g。

〖主治〗

1. 崩漏腹痛：《金匮要略》胶艾汤用阿胶补血止血治疗崩漏腹痛。

2. 肺虚久咳：《圣济总录》阿胶饮用阿胶补肺止咳治疗肺虚久咳。

3. 虚烦不眠：《伤寒论》黄连阿胶汤用阿胶养血安神治疗虚烦不眠。

〖思路拓展〗

1. 《神农本草经》：阿胶性味甘平。主心腹，内崩，劳极，洒洒如疟状，腰腹痛，四肢酸疼，女子下血安胎，久服轻身益气，一名傅致胶。

2. 《神农本草经百种录》：阿胶性味甘平。主心腹内崩：血脱之疾。劳极洒洒如疟状：劳倦则脾伤而血亏，此肝脾之寒热，故如疟也。腰腹痛，四肢酸疼，血枯之疾。女子下血，安胎：养血则血自止而胎安。久服轻身益气：补血则气亦充。阿井为济水之伏流，济之源为沇水，自沇水以至于阿井，伏见不常。若《夏书》所谓溢为荣，出于陶邱北者，皆伏流从下泛上者也。阿井在陶邱北三百里，泉虽流而不上泛，尤为伏脉中诸水重十之一二不等。人之血脉，宜伏而不宜见，宜沉而不宜浮。以之成胶，真止血调经之上药也。其必以驴皮煎者，驴肉能动风，肝为风脏而藏血，乃借风药以引入肝经也。又凡皮皆能补脾，脾为后天生血之本，而统血，故又为补血药中之圣品。

3. 《本草纲目》：阿胶，大要只是补血与液，故能清肺益阴而治诸证。按陈自明云：补虚用牛皮胶，去风用驴皮胶。成无己云：阴不足者，补之以味，阿胶之甘，以补阴血。杨士瀛云：凡治喘嗽，不论肺虚、肺实，可下可温，须用阿胶以安肺润肺，其性和平，为肺经要药。小儿惊风后瞳仁不正者，以阿胶倍人参煎服最良，阿胶育神，人参益气也。又痢疾多因伤暑伏热而成，阿胶乃大肠之要药，有热毒留滞者，则能疏导，无热毒留滞者，则能平安。数说足以发明阿胶之蕴矣。

4. 《本草思辨录》：阿胶为补血圣药，不论何经，悉其所任。味浓为阴，阿胶之味最浓，用必以补，不宜补者勿用。白头翁汤加阿胶，则曰下利虚极。内补当归汤，则曰去血过多加阿胶。仲圣、孙真人皆有明训。然非填补比，不得与熟地山药同论也。阿胶以济水黑驴皮煎炼而成，性易下行，且滑大肠，于下利非宜。何以白头翁加甘草阿胶汤治下利？不知此乃滞下之热痢，正借其滑利之功。故张洁古加减平胃散治热痢，以脓多而用之。渴者非热烁其液，即下焦阴液不上朝。阿胶不能清热而性下行，何能止渴；乃猪苓汤治发热而渴,又治下利而渴,证不宜阿胶而偏佐以阿胶。不知此皆因热而渴而利,水蓄于中而热与水得,液既大伤,更与以猪苓辈淡渗燥劫之物,液不几涸矣乎?佐阿胶所以润液而救猪苓辈之偏,非治其渴与利也。推之黄土汤燥湿,鳖甲煎丸破结,温经汤行瘀,大黄甘遂汤下血逐水,亦断非滋柔浊腻之阿胶所能为力。盖其补血润液而下行,不致掣燥湿、破结、行瘀、下血、逐水之肘,且能辅其不逮,故有需于阿胶。若执黄土汤诸方,而以燥湿各事责阿胶,则何异扪烛扣盘之见矣。

何首乌

《开宝本草》

〖药性〗微温。　　　　〖药味〗苦。　　　　〖用量〗6~10 g。

〖主治〗

1. 须发斑白:《积善堂经验方》七宝美髯丹用何首乌养血乌须治疗须发斑白。

2. 瘰疬痈疮:《太平圣惠方》何首乌丸用何首乌解毒消瘰治疗瘰疬痈疮。

3. 疟疾寒热:《景岳全书》何人饮用何首乌养血截疟治疗疟疾寒热。

〖思路拓展〗

1.《本草汇言》:何首乌,前人称为补精益血,种嗣延年,又不可尽信其说。但观《开宝》方所云,治瘰疬,消痈肿,灭五痔,去头面热疮,苏腿足软风,其作用非补益可知矣。惟其性善收涩,其精滑者可用,痢泄者可止,久疟虚气散漫者可截,此亦莫非意拟之辞耳。倘属元阳不固而精遗,中气衰陷而泄痢,脾元困疲而疟发不已,此三证,自当以甘温培养之剂治之,又不必假此苦涩腥劣,寒毒损胃之物所取效也。

2.《本草求真》:何首乌,诸书皆言滋水补肾,黑发轻身,备极赞赏,与地黄功力相似。独冯兆张辨论甚晰,其言首乌苦涩微温,阴不甚滞,阳不甚燥,得天地中和之气。熟地、首乌,虽俱补阴,然地黄蒸虽至黑,则专入肾而滋天一之真水矣,其兼补肝肾者,因滋肾而旁及也。首乌入通于肝,为阴中之阳药,故专入肝经以为益血祛风之用,其兼补肾者,亦因补肝而兼及也。一为峻补先天真阴之药,故其功可立救孤阳亢烈之危;一系调补后天营血之需,以为常服,长养精神,却病调元之饵。先天、后天之阴不同,奏功之缓急轻重,亦有大异也。况补血之中,尚有化阳之力,岂若地黄功专滋水,气薄味厚,而为浊中浊者,坚强骨髓之用乎?斯言论极透辟,直冠先贤未有,不可忽视。

3.《重庆堂随笔》:何首乌,内调气血,外散疮痈、功近当归,亦是血中气药。第当归香窜,主血分风寒之病,首乌不香,主血分风热之疾为异耳。故同为妇科要药,兼治虚疟,并滑大肠,无甚滋补之力,昔人谓可代熟地,实未然也。

桑 椹

《唐本草》

〖药性〗寒。　　　　〖药味〗甘。　　　　〖用量〗6~10 g。

【主治】

1. 头晕耳鸣：《饲鹤亭集方》补肾桑椹膏用黑桑椹养血补肾治疗头晕耳鸣。

2. 瘰疬痰核：《素问病机保命集》文武膏用桑椹豁痰消瘰治疗瘰疬痰核。

【思路拓展】

1.《本草经疏》：桑椹，甘寒益血而除热，为凉血补血益阴之药，消渴由于内热，津液不足，生津故止渴。五脏皆属阴，益阴故利五脏。阴不足则关节之血气不通，血生津满，阴气长盛，则不饥而血气自通矣。热退阴生，则肝心无火，故魂安而神自清宁，神清则聪明内发，阴复则变白不老。甘寒除热，故解中酒毒。性寒而下行利水，故利水气而消肿。

2.《本草新编》：桑白皮，味甘而辛，气寒，可升可降，阳中阴也。入手太阴肺脏。助元气，补劳怯虚羸，泻火邪，止喘嗽唾血，利水消肿，解渴祛痰。刀刃伤，作线缝之，热鸡血涂合可愈。桑叶之功，更佳于桑皮，最善补骨中之髓，添肾中之精，止身中之汗，填脑明目，活血生津，种子安胎，调和血脉，通利关节，止霍乱吐泻，除风湿寒痹，消水肿脚浮，老男人可以扶衰却老，老妇人可以还少生儿。桑椹，专黑髭须，尤能止渴润燥，添精益脑。此三品相较，皮不如椹，而椹更不如叶也。前人未及分析，世人不知，余得岐伯天师亲讲，老人男女之不能生子者，制桑叶为方，使老男年过八八之数、老女年过七七之数者，服之尚可得子，始知桑叶之妙，为诸补真阴者之所不及。所用桑叶，必须头次为妙，采后再生者，功力减半矣。或疑桑椹乃桑树之精华，其功自胜于叶，而吾子谓椹不如叶，意者桑叶四季皆可采用，而桑椹必须四月采之为艰乎？曰：椹与叶，功用实同。因椹艰于四季之采用，且制之不得法，功逊于叶多矣。我今备传方法，使人尽知可也。四月采桑椹数斗，饭锅蒸熟，晒干即可为末。桑椹不蒸熟，断不肯干，即干而味已尽散无用，且尤恶铁器。然在饮锅内蒸熟，虽铁锅而无碍也，此皆岐天师传余之秘。同熟地、山茱萸、五味子、人参同用，实益算仙丹，诚恐世人不知制法，所以单言桑叶之奇。盖无椹用叶，功实相同耳。桑椹紫者为第一，红者次之，青则不可用。桑叶采叶如茶，种大者第一，再大者次之，再小者又次之。与其小，毋宁大也。过大，则只可煎汤以入药，不堪为丸散矣。洗目，宜取老桑叶，自落者无用矣。

龙 眼

《神农本草经》

【药性】寒。　　　　【药味】甘。　　　　【用量】6～10 g。

【主治】

1. 健忘怔忡：《杂病源流犀烛》龙眼汤用龙眼肉养血安神治疗健忘怔忡。

2. 衰羸老弱：《随息居饮食谱》玉灵膏用龙眼肉养血益气治疗衰羸老弱。

【思路拓展】

1.《神农本草经》：龙眼性味甘平。主五脏邪气，安志厌食。久服，强魂聪明，轻身，不老，通神明。一名益智。生山谷。

2.《本经续疏》：龙眼木高二丈许，似荔枝而叶小，凌冬不雕，春末夏初生细白花，七月而实成，壳青黄色,圆如弹丸,核若木梡子而不坚,肉白有浆甚甘美,其实极繁,每枝常三二十枚,白露后采。甘肥黏厚之物决难治邪,藉云治邪,又岂堪安志。安志矣,何以复厌食。夫厌读为压,抑也,谓压抑谷气,使淫气输精入于经脉也。诸脉者皆属于心,心有所忆谓之意,意之所存谓之志,脉气谐畅,经隧流通,所忆既端,所存胡妄,五脏间遂气摄于液,志凝于精,如金城汤池之不可攻,尚何邪气更敢干哉！所以然者,龙眼壳色青黄,固象以木疏土。肉本洁白,转而红紫,又象金火交媾,化汁为赤。味甘且厚,恰大展力于中,五脏之邪不能干,与志之安,总赖中之宣布,则厌食为是物之功能主脑矣。不然,厌食而不及饮,是安志而非定志、强志,主五脏邪气而非除五脏邪气,又何为者耶? 窃尝论之,五志统于神,而神行于气,气复囿于精,所以精减则气耗,气耗则神衰,神衰则志虑绌也。如是者,虽补救有方,缀联有物,凡含气于味者,能从精而益气;寓味于气者,能从气而安神,仍有钳气于精,摄神于气者,然皆仅能通其一节,而不能统会其全体,如龙眼者,由脾而血脉,由血脉而心,上不能关键于肺,下不能帖着于肾肝,又何以云不使五脏得受邪气耶! 不知五谷为养,五果为助,五畜为益,五菜为充,原非治病之物。曰厌食,则明明取为食之助以奉生,非可恃以攻坚补缺者也。奈之何欲与药石并列而言哉! 但凡居处之致慎,饮食之合节,能补偏救弊于日用寻常之间,俾有所生而无所损,则所谓主五脏邪气者在此。古人重治未病,周官所以列食医于疾医、疡医前也。

第二节　养　血　方　剂

四物汤

《仙授理伤续断秘方》

〖方剂组成〗熟地、当归、白芍、川芎。

〖作用机制〗补血调经。

〖主治要点〗① 营血不足;② 头晕;③ 面色无华;④ 健忘心悸;⑤ 月经不调。

〖思路拓展〗

1.《仙授理伤续断秘方》:凡伤重,肠内有瘀血者用此,白芍药、当归、熟地黄、川芎各等分,每服三钱,水一盏半。

2.《沈氏妇科辑要笺正》:本方实从《金匮要略》胶艾汤而来,即以原方去阿胶、艾叶、甘草三味。

3.《古方选注》:四物汤,四者相类而仍各具一性,各建一功,并行不悖,芎归入少阳主升,芍地入阴主降,川芎郁者达之,当归虚者补之,芍药实者泻之,地黄急者缓之。

4.《医方集解》:四物汤治一切血虚及妇人经病。月经先期为热,后期为寒为虚为郁为痰。朱丹溪曰:经水者阴血也。阴必从阳故其色红,上应于月其行有常,故名月经。为气之配,因气而行成块者气之凝,将行而痛者气之滞,行后作痛者,气血俱虚也,色淡亦虚也,错经妄行者气之乱,紫者气之热,黑则热之甚也,今人见紫黑作痛成块,率指为风冷乘之,而用温热之剂,祸不旋踵矣,《经》曰,亢则害,承乃制,热甚则兼水化,所以热则紫,甚则黑也,若曰风冷必须外得,设或有之,十不一二也,《玉机微义》曰,寒则凝而不行,既行而紫黑,故知非寒也。凡血证通宜四物汤,如凉血,心加黄连,肝条芩,肺枯芩,大肠实芩,胆黄连,肾膀胱黄柏,脾生地,胃大黄,三焦地骨皮,心包络丹皮,小肠山栀木通,如清气,心与包络加麦冬,肺枳壳,肝柴胡青皮,脾白芍,胃干葛石膏,大肠三焦连翘,小肠赤茯苓,膀胱滑石琥珀,血虚加龟甲,血燥加人乳,瘀血加桃仁红花酽汁童便行之,暴血加薄荷玄参散之,血之不止加炒蒲黄京墨,久不止加升麻引血归经,妇人经血紫黑,脉数为热,加芩连,血淡脉迟为寒,加桂附,人肥有痰加半夏南星橘红,人瘦有火加黑栀知母黄柏,郁者加木香砂仁苍术神曲,瘀滞加桃仁红花延胡肉桂,气虚加参芪,气实加枳朴。此手少阴足太阴厥阴药也。心生血脾统血,肝藏血。当归辛苦甘温,入心脾生血为君,生地甘寒,入心肾滋血为臣,芍药酸寒,入肝脾敛阴为佐,川芎辛温,通上下而行血中之气为使也。川芎入厥阴心包肝经,上行头目,下行血海,血海冲任也,玉机微义曰,川芎血中之气药也,通肝经,性味辛散,能行血滞于气也,地黄血中血药也,通肾经,性味甘寒,能生真阴之虚也,当归血中主药也,通肝经,性味辛温,分三治,全用活血,各归其经也,芍药阴分药也,通脾经,性味酸寒,能和血,治血虚腹痛也,此特血病而求血药之属者也,若气虚血弱,又当从长沙血虚以人参补之,阳旺即能生阴血也,辅佐之属,若桃仁红花苏木丹皮血竭者,血滞所宜,蒲黄阿胶地榆百草霜榴椆灰者,血崩所宜,苁蓉锁阳牛膝枸杞龟甲夏枯草益母草者,血虚所宜,乳香没药五灵脂凌霄花者,血痛所宜,奶酪血液之物,血燥所宜,姜桂血寒所宜,苦参生地汁血热所宜,苟能触类而长,可应无穷之变矣,丹溪治阴虚虚发热,于血药四物汤,亦分阴阳,血之动者为阳,芎归主之,血之静者为阴,地芍主之,血之阴不足,虽芎归辛温亦不用,血之阳不足,虽姜桂辛热亦用之,与泻火之法正治从治相同,吴鹤皋曰,天地之道,阳常有余,阴常不足,人身亦然,故血者难成而易亏,夫草木无情,安能生血,以地芍能养五藏之阴,芎归能调营中之气,阴阳调和而血自生耳,若夫失血太多,气息几微之际,慎勿与之,盖四物阴类,非所以生物者也,当重用参芪以固欲绝之气,故曰脱血者,先益其气,否则川芎香窜,反能耗气,气血双亡而死矣,故凡虚损胃虚气弱之人,皆不宜多服,或问四物汤是女门专药,于内亦有脾胃药乎,一阳子曰,四物汤雄潜脾胃,治法人昧久矣,脾经少血多气,当归地黄生血灌溉脾经,土畏贼邪,木来苋土,芍药能泻木补脾胃之药乎,或曰产后禁用芍药否,曰新产血气未平,恐芍药孪酸收作痛耳,芍药专治血虚气痛,新产正血气虚痛之时,醇酒微炒,用之何害,又血块凝滞作祸,不可泥于产后大补气血,放胆下之,用玉烛散无妨,推陈致新,亦是补法,只因产后大补气血一语,致积血而殒者多矣,附子和玉烛散,归尾、生地、川芎、赤芍、大黄、芒硝、甘草,治经闭腹痛,体瘦善饥,取尔雅四气和谓之玉烛之义也。本方加黄柏知母名知柏四物汤,再加玄参名滋阴降火汤,治阴虚有火。知柏四物蜜丸名坎离丸,治阴嗽血。丹溪论痨瘵主乎阴虚。盖自子至巳属阳,自午至亥属阴,阴虚则热在午后子前,瘄属阳,瘵属阴,阴虚则盗汗从瘵时出,升属阳,降属阴,阴虚则气不降,痰涎上逆,吐出不绝,脉浮属阳,沉属阴,阴虚则浮之洪大,沉之空虚,宜用四物竹沥,加炒蘖龟甲补阴降火之剂,又须远嗜欲,薄滋味,静心调养以助之,准绳云,丹溪论劳瘵,主乎阴虚,用四物加知蘖主之,世医遵用,百无一效,何哉,盖阴虚火必上炎,芎归辛温,非滋虚降火之药,川芎上窜,非虚炎短乏者所宜,地黄泥膈,非胃弱痰多食少者所宜,知柏辛苦大寒,虽曰滋阴,其实燥血,虽曰降火,久而增气,反能助火,至其败胃,所不待言,不若用苡仁、百合、天冬、麦冬、桑皮、地骨、丹皮、酸枣、五味子、枇杷叶之类,佐以生地汁、藕汁、人乳、童便等,如咳嗽则多用桑皮、枇杷药,有痰增贝母,有血增苡仁、百合、阿胶,热甚增地骨,食少增苡仁至七八钱,而麦冬当为之主,以保肺金而滋化源,无不辄效,又曰虚劳之疾,百脉空虚,非黏滞之物填之,不能实也,精血枯涸,非濡湿之物滋之,不能润也,当用参芪地黄二冬枸杞五味之属,各煎,又另用青蒿以童便熬膏,合前诸汁,并鹿角胶,霞天膏,化服,大抵苡仁百合之属治肺虚,参芪地黄膏之属治肾虚,盖心肝属阳,肺肾属阴,故补肺肾即是补阴,非知蘗四物之谓也。本方加黄连胡黄连名二连四物汤,治虚劳血虚,五心烦热,热入血室,夜分发热。血室冲脉也,冲为血海,昼静夜热,阳陷阴中,名热入血海。本方加黄柏、黄芩、甘草,名三黄四物汤,治阴虚潮热。本方用生熟二地,加黄芪丹皮升麻柴胡名三黄补血汤,治亡血血虚,六脉俱大,按之空虚。二地补血,丹皮凉血,黄芪补气,升柴升阳,气旺则能生血,阳生则阴自长矣。本方加桃仁红花名元戎四物汤,治脏结便秘,扑损瘀血。本方加羌活防风(一用秦艽)名治风六合汤,治风虚眩运,风秘便难;蜜丸名补肝丸,肝以泻为补也。本方加木香槟榔名治气六合汤,治血虚气滞或血气上冲。本方加羌活天麻,蜜丸名神应养真丹,治足厥阴经受风寒暑湿,瘫痪不遂,语言謇涩及血虚脚气。本方加桃仁红花竹沥姜汁治半身不遂,在左者属瘀血,瘀血不去,则新血不生,故用桃仁红花,活血去瘀,加竹沥姜汁者,以痰无分左右也。本方去白芍加防风名防风当归散治发汗过多而成痉证宜去风养血,本方去地黄加干姜名四神汤,治妇人血虚,心腹㽲痛。本方加阿胶艾叶甘草名胶艾汤,治冲任虚损,经水淋沥,及血虚下痢。本方加艾叶四制香附醋丸,名艾附暖宫丸,治子宫虚冷。再加阿胶名妇宝丹,治虚寒经水不调。本方加丹皮地骨,治妇人骨蒸。本方除芍药地黄名芎归汤,为末名佛手散,又名君臣散,治产后血虚头痛,胎动下血,服此自安,子死腹中,服此即下,催生神效。本方合四君子名八珍汤,治心肺虚损,气血两虚,四君补气,四物补血。再加黄芪肉桂名十全大补汤,兼助阳固卫。王海藏曰,桂枝甘草,小建中也,加黄芪即黄芪建中也,参术苓草,四君也,芎归芍地,四物也,以气血俱衰,阴阳并弱,法天地之成数,故曰十全散。十全汤去白芍,加山茱、五味、防风、苁蓉、入姜枣煎,名大补黄芪汤,《宝鉴》治气血两虚,自汗不止及阳虚发厥,黄芪畏防风,合用最能止汗。四物四君合小柴胡,名三合散。河间治产后日久虚劳,本方四物各七钱,加防风一两,栀子、黄芩、黄连各三钱,每服五钱。如脉实加大黄,名生地黄连汤。海藏治妇人血风证去血过多,因而燥涸,循衣摸床撮空,闭目扬手掷足,错语失神,脉弦浮而虚。男子去血过多,亦有此证。节庵曰,大承气汤气药也,自外而之内者用之。生地黄连汤血药也,自内而之外者用之。气血合病,循衣摸床,证同,自气之血,血而复之气者,大承气汤主之,自血乏气,气而复之血者,生地黄连汤主之,二者俱不大便,此是承气汤对子,又与三黄石膏汤相表里,是皆三焦包络虚火之病也,病既危急,只得以此降血中之伏火耳,《纲目》曰,四物与桂枝、麻黄、白虎、柴胡、理中、四逆、茱萸、承气、凉膈等,皆可作各半汤,此易老用药大略也。

当归补血汤

《内外伤辨惑论》

〖方剂组成〗黄芪、当归。

〖作用机制〗补气生血。

【主治要点】① 血虚；② 发热；③ 烦渴欲饮；④ 脉洪大而虚。

【思路拓展】

1.《景岳全书》：东垣曰：发热恶热，大渴不止，烦躁肌热，不欲近衣，或目痛鼻干，但脉洪大，按之无力者，非白虎汤证也，此血虚发躁，当以当归补血汤主之。又有火郁而热之证，如不能食而热，自汗气短者，虚也，当以甘寒之剂泻热补气。如能食而热，口舌干燥，大便难者，当以辛苦大寒之剂下之，以泻火保水。又曰：昼则发热，夜则安静，是阳气自旺于阳分也。昼则安静，夜则发热烦躁，是阳气下陷入阴中也，名曰热入血室。昼夜发热烦躁，是重阳无阴也，当急泻其阳，峻补其阴。

2.《傅青主女科》：服四剂即愈，十剂不再犯。夫补中益气汤之立法也，原是升提脾肺之气，似乎益气而不补血，然而血非气不生，是补气即所以生血。观当归补血汤用黄芪为君，则较着彰明矣。况湿气乘脾肺之虚而相犯，未便大补其血，恐阴太盛而招阴也。只补气而助以利湿之品，则气升而水尤易散，血亦随之而生矣。然则何以重用茯苓而至一两，不凡以利湿为君乎？磋！磋！湿症而不以此药为君，将以何者为君乎！况重用茯苓于补气之中，虽曰渗湿，而仍是健脾清肺之意。且凡利水之品，多是耗气之药，而茯苓与参术合，实补多于利，所以重用之以分湿邪，即以补气血耳。

3.《古今医案按》：震按此案认病有卓见，用药有妙解，与诸吐血治法绝不相关。因在血止后，得吐反胀当治其胀耳。案中邪阳胜则正阳衰，至言也。凡人逞欲借酒为助，自觉阳强可喜，不知仍靠命门真阳作主。迨欲既遂，而邪阳息，真阳始宁。欲火频起频息，真阳必渐用渐衰。或欲起而勿遂其欲，似与真阳无损，然如灯火本明，而于灯下另添一火以逼之，此火渐旺，则灯火渐灭，理更可悟。故凡中年之后多病之人，必以闭关为福，尤以泊然不起欲念为大福也。石顽治牙行陶震涵子，伤劳咳嗽，失血势如泉涌，服生地汁墨汁不止。门人周子，用热童便二升而止。石顽诊其脉弦大而虚，自汗喘乏，至夜则烦扰不宁，与当归补血汤，四帖而热除。时觉左胁刺痛，按之辘辘有声，此少年喜酒负气，尝与人斗狠所致，与泽术麋衔汤加生藕汁调服，大便即下累累紫黑血块，数日乃尽。后与四乌鲗骨一芦茹为末，分四服，入黄牝鸡腹中煮啖，留药蜜丸，尽剂而血不复来矣。

4.《古今医统大全》：东垣曰，发热恶热，大渴不止，烦躁肌热，不欲近衣，其脉洪大，按之无力者，或无目痛，鼻干者，非白虎汤证也。此血虚发躁，当以当归补血汤主之。又有火郁而热者，如不能食而热，自汗气短者，虚也，以甘寒之剂泻热补气。非如能食而热，口舌干燥，大便难者，以辛苦大寒之剂下之，非泻热补水之比。当细分之，不可概论。如言烦躁，虚烦亦与实烦不同。如伤寒烦者，为真阳内郁，阴中伏阳之证，与阴虚燥热，病本亦异。

人参养荣汤

《三因极一病证方论》

【方剂组成】人参、白术、茯苓、甘草、黄芪、陈皮、当归、熟地、白芍、桂心、远志、五味子。

【作用机制】养血益气。

【主治要点】① 营血两虚；② 发热；③ 消瘦；④ 疲倦；⑤ 头晕。

〖思路拓展〗

1.《删补名医方论》：古人治气虚以四君子，治血虚以四物，气血俱虚者以八珍，更加黄芪、肉桂，名十全大补，宜乎万举万当也。而用之有不获效者，盖补气而不用行气之品，则气虚之甚者，几无气以运动。补血而仍用行血之物，则血虚之甚者，更无血以流行。故加陈皮以行气，而补气者悉得效其用。去川芎行血之味，而补血者因以奏其功。此善治者，只一加一减，便能转旋造化之机也。然气可召而至，血易亏而难成，苟不有以求其血脉之主而养之，则营气终归不足。故倍人参为君，而佐以远志之苦，先入心以安神定志，使甘温之品，始得化而为血，以奉生身。又心苦缓，必得五味子之酸，以收敛神明，使营行脉中而流于四脏，名之曰养荣，不必仍十全之名，而收效有如此者。

2.《医方集解》：治脾肺气虚，荣血不足惊悸健忘，寝汗发热，食少无味，身倦肌瘦，色枯气短，毛发脱落，小便赤涩。《经》曰：脾气散精上输于肺，此地气上升也。肺主治节，通调水道，下输膀胱，此天气下降也。脾肺虚则上下不交而为否，荣血无所藉以生，肺虚故气短，脾虚故食少，心主脉，脉属荣，荣虚血少，则心失其养，故惊悸健忘，寝汗发热，肺主皮毛，脾主肌肉，血虚火盛，故肌瘦色枯，毛发脱落也。亦治发汗过多，身振脉摇，筋惕肉瞤。汗为心液，汗即血也，发汗过多，则血液枯涸，筋肉无以荣养，故有振摇瞤惕之证。此手少阴手足太阴气血药也，熟地归芍养血之品，参芪苓术甘草陈皮补气之品，血不足而补其气，此阳生则阴长之义，且参芪五味，所以补肺，肺主气，气能生血。甘陈苓术，所以健脾，脾统血。归芍所以养肝，肝藏血。熟地所以滋肾，肾藏精，精血相生。远志能通肾气上达于心，桂心能导诸药入营生血，五脏交养互益，故能统治诸病，而其要则归于养荣也。薛立斋曰：气血两虚，而变现诸证，莫能名状，勿论其病，勿论其脉，但用此汤，诸证悉退，喻嘉言曰，方内皆心脾之药，而注肺虚，误也，养荣原不及肺，昂按肺主气，凡补气药，皆是补肺，气旺自能生血，即此便是养荣，便是补心补脾，理实一贯，古方补血汤，黄芪五倍于当归，而云补血，岂非明证乎，况五藏互相灌溉，传精布化，专赖传相之功，焉得谓养荣不及于肺也哉，又按生脉散，保肺药也，而云生脉者，脉即血也，肺者传相之官，治节出焉。

干熟地黄丸

《医方考》

〖方剂组成〗人参、当归、熟地、生地、天冬、地骨皮、枳壳、柴胡、黄连、黄芩、五味子、炙甘草。

〖作用机制〗养血清营。

〖主治要点〗① 血虚营热；② 发热；③ 消瘦；④ 疲倦；⑤ 头晕。

〖思路拓展〗

《医方考》：血弱不能养心，心火旺盛，肝木自实，瞳子散大，视物不清者，此方主之。肝者，心之母，心火旺盛，故令肝木自实；肝主风，心主火，瞳子散大，风火动摇之象也。瞳子者，主照物，今而散大，宜其视物不清矣。越人云：实则泻其子，虚则补其母。火是肝之子，故用芩、连、骨皮、生地以泻火。水是肝之母，故用熟地、门冬、五味以滋水。《内经》曰：阳气者，精则养神。故又以人参、甘草益其阳气。而枳壳者，所以破其滞泥。柴胡者，所以升其清阳也，清阳升而目自明矣。《经》曰：目得血而能视故又以当归佐之。

黑地黄丸

《素问病机气宜保命集》

〖方剂组成〗熟地黄、苍术、五味子、干姜。

〖作用机制〗养血健脾。

〖主治要点〗① 脾肾两虚；② 消瘦；③ 疲倦；④ 面色青黄；⑤ 久痔。

〖思路拓展〗

《医方集解》：治脾肾不足，房室虚损，形瘦无力，此脾肾两伤之证。亦治血虚久痔。气不摄血则妄行，湿热下流则成痔，洁古曰，此治血虚久痔之圣药。枣肉丸，米饮或酒下。此足太阴少阴药也，喻嘉言曰，此方以苍术为君，地黄为臣，五味为佐，干姜为使，治脾肾两脏之虚，而去脾湿，除肾燥，两擅其长，超超元箸，视后人之脾肾双补，药味庞杂者，相去不已远耶。

天真丸

《御药院方》

〖方剂组成〗羊肉、当归、肉苁蓉、山药、天门冬、黄芪、人参、白术。

〖作用机制〗养血健脾。

〖主治要点〗① 脾弱血虚；② 失血贫血；③ 疲倦；④ 消瘦；⑤ 大便溏薄。

〖思路拓展〗

《医方集解》：治一切亡血过多，形槁肢羸，饮食不进，肠胃滑泄，津液枯竭，久服生血益气，暖胃驻颜。精羊肉七斤去筋膜脂皮批开入下药末、肉苁蓉、山药湿者十两、当归十二两酒洗、天冬去心一斤为末，安羊肉内，缚定，用无灰酒四瓶，煮令酒干，入水二斗，煮烂，再入后药，黄芪五两、人参三两、白术二两为末，糯米饭作饼，培干，和丸，温酒下，如难丸，用蒸饼杵丸。此手足太阴药也，喻嘉言曰，此方可谓长于用补矣，人参羊肉同功，十剂曰补可去弱，人参羊肉之属是也，人参补气，羊肉补形。而苁蓉、山药为男子之佳珍，合之当归养荣，黄芪益卫，天冬保肺，白术健脾，而其制法尤精允为补方之首。

第三节 活 血 药 物

丹 参

《神农本草经》

〖药性〗微寒。　　　　〖药味〗苦。　　　　〖用量〗6～15 g。

〖**主治**〗

1. 月经不调：《妇人良方大全》丹参散用丹参活血调经治疗月经不调。

2. 胸痹心痛：《时方歌括》丹参饮用丹参祛瘀止痛治疗胸痹心痛。

3. 疮痈肿毒：《医学衷中参西录》消乳汤用丹参活血消痈治疗乳痈初起。

4. 健忘失眠：《古今医统》丹参饮子用丹参养血安神治疗健忘失眠。

5. 恶风痛痹：《千金翼方》丹参酒用丹参活血除痹治疗恶风痛痹。

〖**思路拓展**〗

1.《神农本草经》：丹参性味苦微寒。主心腹邪气，肠鸣幽幽如走水，寒热积聚，破癥除瘕，止烦满，益气。一名却蝉草。生川谷。

2.《本草汇言》：丹参，善治血分，去滞生新，调经顺脉之药也。主男妇吐衄、淋溺、崩血之证，或冲任不和而胎动欠安，或产后失调而血室乖戾，或瘀血壅滞而百节攻疼，或经闭不通而小腹作痛，或肝脾郁结而寒热无时，或癥瘕积聚而胀闷痞塞，或疝气攻冲而止作无常，或脚膝痹痿而痛重难履，或心腹留气而肠鸣幽幽，或血脉外障而两目痛赤，故《明理论》以丹参一物，而有四物之功。补血生血，功过归、地，调血敛血，力堪芍药，逐瘀生新，性倍川芎，妇人诸病，不论胎前产后，皆可常用。

3.《重庆堂随笔》：丹参，降而行血，血热而滞者宜之，故为调经产后要药。设经早或无血经停，及血少不能养胎而胎不安，与产后血已畅行者，皆不可惑于功兼四物之说，并以其有参之名而滥用之。即使功同四物，则四物汤原治血分受病之药，并非补血之方，石顽先生已辨之矣。至补心之说，亦非如枸杞、龙眼，真能补心之虚者，以心藏神而主血，心火太动则神不安，丹参清血中之火，故能安神定志；神志安，则心得其益矣。凡温热之邪，传入营分者则用之，亦此义也。若邪在气分而误用，则反引邪入营，不可不慎。

川　芎

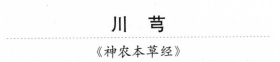

《神农本草经》

〖**药性**〗温。　　　　　〖**药味**〗辛。　　　　　〖**用量**〗6～10 g。

〖**主治**〗

1. 心腹疼痛：《医学正传》川芎散用川芎活血行气治疗心腹疼痛。

2. 头风头痛：《和剂局方》川芎茶调散用川芎疏风止痛治疗头风头痛。

3. 牙痛龈肿：《古今医统大全》川芎石膏散用川芎消肿止痛治疗牙痛龈肿。

〖**思路拓展**〗

1.《神农本草经》：芎性味辛温。主中风入脑，头痛，寒痹，筋挛缓急，金创，妇人血闭无子。生川谷。

2.《医学启源》：补血，治血虚头痛。王好古：搜肝气，补肝血，润肝燥，补风虚。《主治秘要》云，川芎其用有四，少阳引经一也，诸头痛二也，助清阳三也，湿气在头四也。张元素：川芎上行头目，下行血海，故清神四物汤所皆用也。李杲：头痛须用川芎，如不愈，加各引经药。太阳羌活，阳明白芷，少阳柴胡、太阴苍尤,厥阴吴茱萸,少阴细辛。

3.《本草正》:川芎,其性善散,又走肝经,气中之血药也。反藜芦,畏硝石、滑石、黄连者,以其沉寒而制其升散之性也。芍归俱属血药,而芎之散动尤甚于归,故能散风寒,治头痛,破瘀蓄,通血脉,解结气,逐疼痛,排脓消肿,逐血通经。同细辛煎服,治金疮作痛;以其气升,故兼理崩漏眩运,以其甘少,故散则有余,补则不足,惟风寒之头痛,极宜用之。若三阳火壅于上而痛者,得升反甚,今人不明升降,而但知川芎治头痛,谬亦甚矣。

4.《本草汇言》:川芎,上行头目,下调经水,中开郁结,血中气药。尝为当归所使,非第治血有功,而治气亦神验也。凡散寒湿、去风气、明目疾、解头风、除胁痛、养胎前、益产后,又癥瘕结聚、血闭不行、痛痒疮疡、痈疽寒热、脚弱痿痹、肿痛却步,并能治之。味辛性阳,气善走窜而无阴凝黏滞之态,虽入血分,又能去一切风、调一切气。同苏叶,可以散风寒于表分,同芪、术,可以温中气而通行肝脾,同归、芍,可以生血脉而贯通营阴,若产科、眼科、疮肿科,此为要药。

桃　仁

《神农本草经》

〖药性〗平。　　　　〖药味〗苦。　　　　〖用量〗6~10 g。

〖主治〗

1. 瘀血疼痛:《金匮要略》下瘀血汤用桃仁活血祛瘀治疗瘀血疼痛。
2. 闭经痛经:《医宗金鉴》桃红四物汤用桃仁活血祛瘀治疗闭经痛经。
3. 肠燥便秘:《脾胃论》润肠丸用桃仁辛润通便治疗肠燥便秘。

〖思路拓展〗

1.《神农本草经》:桃核仁性味苦平。主瘀血,血闭瘕邪,杀小虫。桃花杀注恶鬼,令人好颜色。桃凫,微温,主杀百鬼精物。桃毛,主下血瘕寒热,积寒无子,桃蠹,杀鬼邪恶不祥。

2.《本经疏证》:桃仁所主血闭瘕、邪气,皆内证也。其外候云何?然此可考核而知者也。仲景书并《千金》附方用桃仁者凡九,其方中同用之物,既因大黄、芒硝、虻虫、水蛭,可知其为附于里证矣。不可因瓜瓣、丹皮、桂枝、芍药,而可知其为附于表证耶!是故用桃仁证之外候有三,曰表证未罢,曰少腹有故,曰身中甲错,何以言之?盖桃仁承气汤证曰:太阳病不解。抵当汤证曰:表证仍在。抵当丸证曰:伤寒有热。莐茎汤证曰:咳而有微热。鳖甲煎丸证曰:疟一月不解。大黄牡丹皮汤证曰:时时发热,自汗出,复恶寒。以是知其必由表证来也。桃仁承气汤证曰:少腹急结。抵当汤证曰:少腹硬满。抵当丸证曰:少腹满。大黄䗪虫丸证曰:腹满不能饮食。大黄牡丹皮汤证曰:少腹肿痞。下瘀血汤证曰:腹中有瘀血着脐下。以是知其少腹必有故也。大黄䗪虫丸证曰:皮肤甲错。莐茎汤证曰:胸中甲错。大黄牡丹皮汤证之前条曰:肠痈之为证,其身甲错。以是知其身中必有甲错处也。虽然风寒为病,皆有表证;蓄水停痰,皆能腹满。肠痈并不用桃仁,用桃仁者乃肿痛,是三者果可为确据耶!夫固有辨矣。曰:太阳病,六七日,表证仍在,脉微而沉,其人发狂者,以热在下焦,少腹当硬满。小便自利者,下血乃愈。

曰：伤寒有热，少腹满，应小便不利，今反利者，为有血也。是知表证未罢，必少腹满，乃得窥桃仁证之一斑。少腹满矣，必小便利，乃得为桃仁证之确据。肠痈虽不用桃仁，然前条起首云肠痈之为病，明系发凡起例之词，下条起首云肿痈者，明谓肿痈即肠痈之别。肠痈可该肿痈，则肿痈亦可有甲错矣。况三者谓不必比连而见，得其二即用桃仁可也。若三者一件不见，竟用桃仁，则必无之事矣，循是而求桃仁之所当用，又岂有他歧之惑哉！

3.《本草思辨录》：桃仁，主攻瘀血而为肝药，兼疏肤腠之瘀。惟其为肝药，故桃核承气汤、抵当汤、抵当丸治在少腹，鳖甲煎丸治在胁下，大黄牡丹汤治在大肠，桂枝茯苓丸治在癥瘕，下瘀血汤治在脐下。惟其兼疏肤腠之瘀，故大黄䗪虫丸治肌肤甲错，《千金》苇茎汤治胸中甲错，王海藏以桂枝红花汤加海蛤、桃仁治妇人血结胸，桃仁之用尽于是矣。

红 花

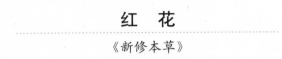

《新修本草》

〖**药性**〗温。　　　　　〖**药味**〗辛。　　　　　〖**用量**〗6～10 g。

〖**主治**〗

1. 瘀血疼痛：《金匮要略》红蓝花酒用红花活血祛瘀治疗瘀血疼痛。

2. 闭经痛经：《和剂局方》红花当归散用红花活血祛瘀治疗闭经痛经。

3. 多形红斑：《麻科活人书》当归红花饮用红花化滞消斑治疗多形红斑。

〖**思路拓展**〗

1.《本草经疏》：红蓝花，乃行血之要药。其主产后血晕口噤者，缘恶血不下，逆上冲心，故神昏而晕及口噤，入心入肝，使恶血下行，则晕与口噤自止。腹内绞痛，由于恶血不尽，胎死腹中，非行血活血则不下；瘀行则血活，故能止绞痛，下死胎也。红蓝花本行血之药也，血晕解留滞行，即止，过用能使血行不止而毙。

2.《本草汇言》：红花，破血、行血、和血、调血之药也。主胎产百病因血为患，或血烦血晕，神昏不语；或恶露抢心，脐腹绞痛；或沥浆难生；或胞衣不落，子死腹中，是皆临产诸证，非红花不能治。若产后血晕、口噤指搦；或邪入血室，谵语发狂；或血闷内胀，僵仆如死，是皆产后诸证，非红花不能定。凡如经闭不通而寒热交作，或过期腹痛而紫黑淋漓，或跌扑损伤而气血瘀积，或疮疡痛痒而肿溃不安，是皆气血不和之证，非红花不能调。

3.《药品化义》：红花，善通利经脉，为血中气药，能泻而又能补，各有妙义。若多用三四钱，则过于辛温，使血走散。同苏木逐瘀血，合肉桂通经闭，佐归、芍治遍身或胸腹血气刺痛，此其行导而活血也。若少用七八分，以疏肝气，以助血海，大补血虚，此其调畅而和血也；若止用二三分，入心以配心血，解散心经邪火，令血调和，此其滋养而生血也；分量多寡之义，岂浅鲜哉。

三　棱

《本草拾遗》

〖药性〗平。　　　　　〖药味〗辛。　　　　　〖用量〗6～10 g。

〖主治〗

1. 血室癥瘕：《普济方》卷 349 荆三棱散用三棱活血破癥治疗血室癥瘕。

2. 积聚腹痛：《普济方》卷 172 荆三棱散用三棱活血破癥治疗积聚腹痛。

〖思路拓展〗

1.《日华子本草》：治妇人血脉不调，心腹痛，落胎，消恶血，补劳，通月经，治气胀，消扑损瘀血，产后腹痛、血运并宿血不下。

2.《开宝本草》：主老癖癥瘕结块。

3.《医学启源》：主心膈痛，饮食不消，破气。

4.《本草经疏》：三棱，从血药则治血，从气药则治气。老癖癥瘕积聚结块，未有不由血瘀、气结、食停所致，苦能泄而辛能散，甘能和而入脾，血属阴而有形，此所以能治一切凝结停滞有形之坚积也。洁古谓其能泻真气，真气虚者勿用，此见谛之言也。故凡用以消导，必资人参、芍药、地黄之力，而后可以无弊，观东垣五积方皆有人参，意可知矣。何者？盖积聚癥瘕，必由元气不足，不能运化流行致之，欲其消也，必借脾胃气旺，能渐渐消磨开散，以收平复之功，如只一味专用克消，则脾胃之气愈弱，后天之气益亏，将见故者不去，新者复至矣。戒之哉。

5.《本草纲目》：三棱能破气散结，故能治诸病，其功可近于香附而力峻，故难久服。

6.《医学衷中参西录》：三棱气味俱淡，微有辛意；莪术味微苦，气微香，亦微有辛意，性皆微温，为化瘀血之要药。以治男子痃癖，女子癥瘕，月经不通，性非猛烈而建功甚速。其行气之力，又能治心腹疼痛、胁下胀疼，一切血凝气滞之症。若与参、术、芪诸药并用，大能开胃进食，调血和血。若细核二药之区别，化血之力三棱优于莪术，理气之力莪术优于三棱。

莪　术

《药性论》

〖药性〗温。　　　　　〖药味〗辛、苦。　　　　　〖用量〗6～10 g。

〖功效主治〗

1. 闭经痛经：《妇人大全良方》蓬莪术散用莪术活血行气治疗闭经痛经。

2. 妇女癥瘕：《仁术便览》大七气汤用莪术活血行气治疗妇女癥瘕。

〖思路拓展〗

1.《雷公炮制药性解》：虚人禁之。

2.《本草经疏》：心腹痛者,非血气不得调和,即是邪客中焦所致。中恶痒忤鬼气,皆由气不调和,脏腑壅滞,阴阳乖隔,则疫病痒忤鬼气,得以凭之。茂气香烈,能调气通窍,窍利则邪无所容而散矣。解毒之义,亦同乎是。其主霍乱冷气吐酸水及饮食不消,皆行气之功也,故多用酒磨。又疗妇人血气结积,丈夫奔豚,入肝破血行气故也,多用醋磨。

3.《药品化义》：蓬术味辛性烈,专攻气中之血,主破积消坚,去积聚癖块,经闭血瘀,扑报疼痛。与三棱功用颇同,亦勿过服。

4.《汤液本草》：蓬莪茂色黑,破气中之血,入气药发诸香,虽为泄剂,亦能益气,故孙用和治气短不能接续。所以大小七香丸、集香丸散及汤内多用此也。

5.《萃金裘本草述录》：破气中之血,血涩于气中则气不通,此味能疏阳气以达于阴血,血达而气乃畅,放前人谓之益气。

6.《医家心法》：广莪即莪术,凡行气破血,消积散结皆用之。属足厥阴肝经气分药,大破气中之血,气血不足者服之,为祸不浅。好古言孙尚药用治气短不能接续(《经》)言短气不足息者下之,盖此之谓也。然中气虚实天渊,景宜详审,此短字乃是胃中为积所壅,舒气不长,似不能接续,非中气虚短不能接续也。若不足之短而用此,宁不杀人?

牛　膝

《神农本草经》

〖药性〗平。　　　　〖药味〗苦酸。　　　　〖用量〗6~15 g。

〖主治〗

1. 胎衣不下：《医统》归尾牛膝汤用牛膝活血催产治疗胎衣不下。

2. 腰痛痿痹：《圣济总录》卷19牛膝酒用牛膝活血除痹治疗腰痛痿痹。

〖思路拓展〗

1.《神农本草经》：牛膝性味苦酸。主寒湿痿痹,四肢拘挛,膝痛不可屈伸,逐血气,伤热火烂,堕胎。久服,轻身、耐老。一名百倍,生川谷。

2.《本草经疏》：牛膝,走而能补,性善下行,故入肝肾。主寒湿痿痹,四肢拘挛、膝痛不可屈伸者,肝脾肾虚,则寒湿之邪客之而成痹,及病四肢拘挛,膝痛不可屈伸。此药性走而下行,其能逐寒湿而除痹也必矣。盖补肝则筋舒,下行则理膝,行血则痛止。逐血气,犹云能通气滞血凝也。详药性,气当作痹。伤热火烂,血焦枯之病也,血行而活,痛自止矣。入肝行血,故堕胎。伤中少气,男子阴消,老人失溺者,皆肾不足之候也。脑为髓之海,脑不满则空而痛。腰乃肾之腑,脊通髓于脑,肾虚髓少,则腰脊痛;血虚而热,则发白。虚羸劳顿,则伤绝。肝藏血,肾藏精,峻补肝肾,则血足而精满,诸证自瘳矣。血行则月水自通,血结自散。

3.《本经续疏》：痿与痹皆筋节间病,而寒湿有已化未化,未化则浸淫筋节为病,已化则熏灼筋节为病。《素问》论痹多病于浸淫,论痿多病于熏灼。牛膝之治此,妙在不必问其已化未化,但执定其病在筋节间痛而不可屈伸者皆能已之。《别录》续增所主,皆融化《本经》之旨而扩充者也。大率强者使柔,槁者使润,上者使下,断者使连,阻者使通,尽抑火令就水,助水令充行之治。

乳 香

《名医别录》

〖**药性**〗温。　　　　　〖**药味**〗辛。　　　　　〖**用量**〗6～10 g。

〖**主治**〗

1. 癥瘕积聚:《医学衷中参西录》活络效灵丹用乳香活血止痛治疗癥瘕积聚。

2. 跌打损伤:《良方集腋》七厘散用乳香活血止痛治疗跌打损伤。

3. 疮疡痈肿:《仙传外科集验方》乳香散用乳香活血生肌治疗疮疡肿毒。

4. 心腹疼痛:《太平圣惠方》乳香散用乳香活血止痛治疗心腹疼痛。

〖**思路拓展**〗

1.《本草汇言》:乳香,活血去风,舒筋止痛之药也。陈氏发明云,香烈走窜,故入疡科,方用极多。又跌扑斗打,折伤筋骨,又产后气血攻刺,心腹疼痛,恒用此,咸取其香辛走散,散血排脓,通气化滞为专功也。故痈疡可理,折伤可续,产后瘀血留滞可行,癥块痞积,伏血冷瘕可去矣,性燥气烈,去风活血,追毒定痛,除痈疡、产后及伤筋骨之外,皆不须用。

2.《本草求真》:血因气逆,则血凝而不通,以至心腹绞痛;毒因气滞,则血聚而不散,以至痛处异常。乳香香窜入心,既能使血宣通而筋自伸,复能入肾温补,使气与血互相通活,俾气不令血阻,血亦不被气碍,故云功能生血,究皆行气活血之品耳。非如没药气味苦乎,功专破血散瘀,止有推陈之力,而无致新之妙。

3.《医学衷中参西录》:乳香、没药,二药并用,为宣通脏腑、流通经络之要药,故凡心胃胁腹肢体关节诸疼痛皆能治之。又善治女子行经腹疼,产后瘀血作痛,月事不以时下。其通气活血之力,又善治风寒湿痹,周身麻木,四肢不遂与一切疮疡肿疼,或其疮硬不疼。外用为粉以敷疮疡,能解毒、消肿、生肌、止疼,虽为开通之品,不至耗伤气血,诚良药也。乳香、没药,最宜生用,若炒用之则其流通之力顿减,至用于丸散中者,生轧作粗渣入锅内,隔纸烘至半熔,候冷轧之即成细末,此乳香、没药去油之法。

没 药

《开宝本草》

〖**药性**〗平。　　　　　〖**药味**〗辛。　　　　　〖**用量**〗6～10 g。

〖**主治**〗

1. 闭经痛经:《女科百问》没药除痛散用没药活血止痛治疗闭经痛经。

2. 跌打损伤:《御药院方》卷 10 定痛没药散用没药活血止痛治疗跌打损伤。

3. 疮疡痈肿：《疡医大全》舌化丹用没药活血解毒治疗疮疡痈肿。

〖思路拓展〗

1.《本草衍义》：没药，大概通滞血，打扑损疼痛，皆以酒化服。血滞则气壅凝，气壅凝则经络满急，经络满急，故痛且肿。凡打扑着肌肉须肿胀者，经络伤，气血不行，壅凝，故如是。

2.《本草经疏》：《本草经》，没药味苦平无毒。然平应作辛，气应微寒。凡恶疮痔漏，皆因血热瘀滞而成，外受金刃及杖伤作疮，亦皆血肉受病。血肉伤则瘀而发热作痛，此药苦能泄，辛能散，寒能除热。水属阴，血亦属阴，以类相从，故能入血分，散瘀血，治血热诸疮及卒然下血证也。肝经血热，则目为亦痛、肤翳，散肝经之血热，则目病除矣。

益母草
《神农本草经》

〖**药性**〗凉。　　　　　　〖**药味**〗辛。　　　　　〖**用量**〗10～15 g。

〖主治〗

1. 月经不调：《医学心悟》益母胜金丹用益母草活血调经治疗月经不调。

2. 胞衣不下：《傅青主女科》送胞汤用益母草活血祛瘀治疗胞衣不下。

3. 产后腹痛：《罗氏会约医镜》山楂益母草汤用益母草活血止痛治疗产后腹痛。

〖思路拓展〗

1.《神农本草经》：茺蔚子性味辛微温。主明目益精，除水气。久服轻身，茎生瘾疹痒，可作浴汤。一名益母，一名益明，一名大札。生池泽。

2.《本草正》：益母草，性滑而利，善调女人胎产诸证，故有益母之号。然不得以其益母之名，谓妇人所必用也。盖用其滑利之性则可，求其补益之功则未也。《本草》言其久服益精轻身，诚不足信。此外如退浮肿，下水气及打扑瘀血，通大小便之类，皆以其能利也。

3.《本经逢原》：丹方以益母之嫩叶阴干，拌童便、陈酒，九蒸九晒，入四物汤料为丸，治产后诸证。但功专行血，故崩漏下血，若脾胃不实，大肠不固者勿用，为其性下行也。近世治番痧腹痛呕逆，用以浓煎，少加生蜜，放温恣饮有效，取其能散恶血也。

4.《本草求真》：益母草，消水行血，去瘀生新，调经解毒，为胎前胎后要剂。是以无胎而见血淋、血闭、血崩，带下血痛，既胎而见胎漏，临产而见产难，已产而见血晕，疗痈、乳肿等症，服此皆能去瘀生新。盖味辛则于风可散，血可活，味苦则于瘀可消，结可除，加以气寒，则于热可疗，并能临症酌施，则于母自有益耳。

水　蛭
《神农本草经》

〖**药性**〗平。　　　　　〖**药味**〗咸。　　　　　〖**用量**〗6～10 g。

〖**主治**〗

1. 热结蓄血：《伤寒论》抵当汤以水蛭逐瘀破血治疗热结蓄血。

2. 闭经痛经：《备急千金要方》桃仁汤用水蛭活血逐瘀治疗闭经痛经。

3. 跌打损伤：《普济方》接骨火龙丹用水蛭破血逐瘀治疗跌打损伤。

4. 瘀血痛厥：《重订严氏济生方》夺命散用水蛭破血逐瘀治疗瘀血痛厥。

5. 颅内瘀血：水蛭素抗凝治疗颅内瘀血。

〖**思路拓展**〗

1.《神农本草经》：水蛭性味咸平。主逐恶血瘀血，月闭。破血瘕积聚，无子，利水道。生池泽。

2.《神农本草经百种录》：水蛭性味咸平。主逐恶血瘀血月闭，破血瘕积聚：诸败血结滞之疾皆能除之。无子：恶血留于子宫则难孕。利水道：水蛭生于水中故也。凡人身瘀血方阻，尚有生气者易治，阻之久，则无生气而难治。盖血既离经，与正气全不相属，投之轻药，则拒而不纳，药过峻，又反能伤未败之血，故治之极难。水蛭最喜食人之血，而性又迟缓善入，迟缓则生血不伤，善入则坚积易破，借其力以攻积久之滞，自有利而无害也。

3.《本草思辨录》：水蛭、虻虫，同为吮血之品，能逐瘀破结。而仲圣抵当汤、抵当丸，必二味并用；桃核承气汤、下瘀血汤，又二味并不用。其所以然之故，有可得而言焉。成氏云：咸胜血，血蓄于下，胜血者必以咸为主，故以水蛭为君。苦走血，血结不行，破血者必以苦为助，故以虻虫为臣。张隐庵、张令韶云：虻虫水蛭，一飞一潜。在上之热，随经而入，飞者抵之；在下之血，为热所瘀，潜者当之。按此论水蛭虻虫精矣。而抵当汤所佐之大黄桃仁，亦非泛而不切。盖四物皆血药，而桃为肺果，桃仁气微向表，协虻虫为走表逐瘀；大黄涤热下行，协水蛭为走里破结；而同归于抵少腹下血。抵当丸之证，与抵当汤尽同，惟少腹满，则尚不至于硬矣。小便本不利而今反利，则蓄血必暂而未久矣。用汤方减少其数，又捣丸煮服者，以随经之热留于表分者多，用峻药轻取之法，使热邪尽入网罗，而瘀不复聚，正不少伤也。若桃核承气汤证，则与抵当悬绝矣。太阳病不解至下者愈为一截，言蓄血而血自下者不必攻也，血自下者亦自愈也。其外不解者至当先解外为一截，言血不自下则宜攻，然太阳传本有表邪未罢者，当先解其外，未可以下有蓄血而遂攻之也。外解已至宜桃核承气汤为一截，外解曰已，少腹急结曰但，可见表证已无，不必顾表；少腹急结而非硬满，其人亦不如狂，泂溪所谓瘀血将结之时也。桃核承气汤，即调胃承气汤加桃仁桂枝，加桃仁桂枝而仍名承气，明示此证之有关于阳明。盖太阳病汗解之后，原有阳明腑实之虑，今不腑实而少腹急结，未始非肠胃之热下迫膀胱，以桃仁协调胃承气，则下逐膀胱之血瘀，亦上清阳明之热迫。加桂枝者，膀胱寒水之腑，热结初萌，骤以黄硝折之，气必先郁，故以桂枝化膀胱之气。且桂枝协甘草，能散结缓急，又为少腹急结之要药。观桂枝茯苓丸之下症，温经汤之瘀血在少腹不去，土瓜根散之少腹满痛，皆用桂枝，即可知此之非为解表矣。彼用桂枝敛以芍药，此用桂枝引以黄硝，桂枝所以能抵少腹也。下瘀血汤，瘀血在脐下不在少腹，不曰蓄而曰着，是其血瘀未久，腹痛亦新着之故。况在产后，岂宜峻攻。既服枳实芍药散而不愈，其为血被热灼而不行无疑矣。治以大黄桃仁涤热逐瘀，䗪虫导血通络，蜜丸和药而不伤液，酒煮行药而不疾下，合之则共成脐下去着之功。此与抵当汤丸之用虻虫，顾可以同年语乎。桃核承气汤之治，愚既辨之详矣，惟此条热结膀胱四字，前人多看作太阳传本之公共语，谓热邪随经入于膀胱,有水结,有血结,五苓散所以治水结,桃核承气汤、抵当汤丸所以治血结。不知热结膀胱,但有血结,并无水结。盖膀胱为津液之腑,气化则能出,故小便不利,是气病非血病。按巢氏病源,淋病至于热甚则变尿血,何尝非膀胱之热由气入血。而外台治血淋诸方,无用桃仁虻蛭者,以尿血而非蓄血也。血不蓄,则热可谓之盛,不可谓之结。且五苓散之不治膀胱热结,固显有可证者。观仲圣用五苓散诸证,不曰脉浮微热,则曰水逆。须末服而又多饮暖水出汗,是欲使邪从表解。若热结膀胱,何能逆挽而出。其所以渴与小便不利者,太阳之标,为寒邪所迫。热将传本,遂与少阴水脏均不得施化,即三焦之水道亦滞而不圊,于是上不济以肾阴而渴,下则水欲泄而不利,服五苓散而诸弊俱祛,以热不在膀胱也。且五苓之利小便,乌得与滑石乱发白鱼戎盐瞿麦之属,等量齐观。为问桂枝利小便乎?而桂枝非四两不利小便,今只半两。桂枝茯苓合而利小便乎?而防己茯苓汤桂苓并用,则治水气在皮肤。桂枝茯苓泽泻合而利小便乎?而茯苓泽泻汤桂苓泽泻并用,则治胃反吐。茯苓猪苓白术合而利小便乎?而猪苓散二苓白术并用,则治思水呕吐。白术泽泻合而利小便乎?而泽泻汤术泻并用,则治支饮苦冒眩。善夫柯氏之论五苓散也,曰重在脉浮微热,不重在小便不利,真得仲圣立方之旨矣。

虻　虫
《神农本草经》

【**药性**】微寒。　　　　【**药味**】苦。　　　　【**用量**】1～1.5 g。

【**主治**】

1. 闭经痛经:《妇人良方大全》地黄通经丸用虻虫逐瘀破血治疗闭经痛经。

2. 癥瘕腹痛:《备急千金要方》卷4大虻虫丸用虻虫治疗癥瘕腹痛。

3. 月经不调:《备急千金要方》茱萸虻虫汤用虻虫活血调经治疗月经不调。

【**思路拓展**】

1.《神农本草经》:蜚虻性味苦微寒。主逐瘀血,破下血积坚痞癥瘕,寒热,通利血脉及九窍。生川谷。

2.《本草经疏》:蜚虻,其用大略与䗪虫相似,而此则苦胜,苦能泄结,性善啮牛、马诸畜血,味应有咸,咸能走血。故主积聚癥瘕一切血结为病,如《经》所言也。苦寒又能泄三焦火邪迫血上壅,闭塞咽喉,故主喉痹结塞也。今人以其有毒多不用,然仲景抵当汤、丸,大黄䗪虫丸中咸入之,以其散脏腑宿血结积有效也。

3.《本经逢原》:虻虫,《本经》治癥瘕寒热,是因癥瘕而发寒热,与蟅螂治腹胀寒热不殊。仲景抵当汤、丸,水蛭、虻虫虽当并用,二物之纯险悬殊。其治经闭,用四物加蜚虻作丸服,以破瘀而不伤血也。苦走血,血结不行者,以苦攻之,其性虽缓,亦能堕胎。

4.《药征续编》:按用虻虫之方,曰破积血,曰下血,曰畜血,曰有久瘀血,曰有瘀血,曰妇人经水不利下。曰为有血,曰当下血,曰瘀热在里,曰如狂,曰喜忘,是皆为血证谛也。然不谓一身瘀血也,但少腹有瘀血者,此物能下之,故少腹硬满或曰少腹满,不问有瘀血否,是所以为其证也。

地鳖虫

《神农本草经》

〖药性〗寒。　　　　　〖药味〗咸。　　　　　〖用量〗6～10 g。

〖主治〗

1. 干血羸瘦：《金匮要略》大黄䗪虫丸用地鳖虫活血祛瘀治疗干血羸瘦。

2. 癥瘕腹痛：《太平圣惠方》䗪虫散用地鳖虫活血祛瘀治疗癥瘕腹痛。

3. 骨折筋伤：《杂病源流犀烛》接骨紫金丹用地鳖虫活血消肿治疗骨折筋伤。

〖思路拓展〗

1.《神农本草经》：䗪虫性味咸寒。主心腹寒热，洗洗，血积癥瘕，破坚，下血闭，生子大，良。一名地鳖。生川泽。

2.《本经疏证》：䗪虫似鼠妇而大，形扁如鳖，甲有断纹似鳞，但自左及右，通连无直纹也。生鼠壤及屋壁下湿处，小有臭气。缪仲醇云：蟅虫生下湿土壤中，得幽暗之气，故其味咸气寒，以刀断之，中有白汁如浆，凑接即连，复能行走，故今人用之治跌扑损伤、续筋骨有奇效。夫血者，灌溉百骸，周流经络者也。血若凝滞，则经络不通，阴阳之用互乖，寒热洗洗生焉。咸寒能入血软坚，故主心腹血积、癥瘕、血闭诸证。血和则营卫通畅，寒热自除，经脉调匀，月事时至，遂令妇人有子也。刘潜江云：仲景治畜血用水蛭、虻虫；治干血则复加䗪虫、蛴螬，为其能化血导血，助水蛭、虻虫以成功，而不济其悍以致决裂。为干血因于虚劳故也。试观鳖甲煎丸止用䗪虫、蛴螬，而置虻虫、水蛭，则可知破血之功不在䗪虫、蛴螬矣。产后瘀血腹痛仍用抵当汤，内之大黄、桃仁，却以䗪虫代虻虫、水蛭，其义亦可思矣。愚谓参土瓜根散，䗪虫之用益可知也，夫经一月再见而曰不利，乃桂枝所主，所谓通中不通者也。满痛不在胁下、腹中而在少腹，乃芍药所主，所谓阴结阳不布也。二病者由于带下，则因带而经络泣涩，用土瓜根，是滑泽其途径，用䗪虫是联络其断续也。且通而谓之不利，必其经脉仍通，泣涩则在络，土瓜根本治络中泣涩之物，䗪虫则治络中断续之物矣。陆农师谓：䗪虫于申日过街，故名曰过街虫。夫曰过则从横穿可知，直行曰经，横行曰络，络固经之横者也。䗪虫之主络中泣涩断续，其亦取象于此欤！

卷　柏

《神农本草经》

〖药性〗温。　　　　　〖药味〗辛。　　　　　〖用量〗6～10 g。

〖主治〗

1. 滑胎不孕：《太平圣惠方》卷 77 卷柏丸用卷柏活血安胎治疗滑胎不孕。

2. 皮肤瘾疹：《太平圣惠方》卷 24 卷柏散用卷柏祛风凉血治疗皮肤瘾疹。

3. 吐血咯血：《传家秘宝》卷柏阿胶散用卷柏活血止血治疗吐血咯血。

〖思路拓展〗

1.《神农本草经》：卷柏性味辛温。主五脏邪气，女子阴中寒热，痛，癥瘕，血闭，绝子。久服轻身，和颜色。一名万岁。生山谷石间。

2.《本经续疏》：卷柏宿根紫色多须，春生苗似柏叶而细碎，拳挛如鸡足，青黄色，高三、五寸，无花子，多生石上，去下近石有沙土处用之。味辛气温之物，性秉于阳，计其状当魁梧奇伟，而胡为其挛拳曲踡也。挛拳曲踡之物，即使治挛拳曲踡之病，且何故哉？说者谓：春分之时，阴方离于阳，是物以发，故能使阴与阳交合，而主至阴之地为邪所薄者。予谓不然。友人陆君子全，幼时畜此为戏，具言其干时黄萎拳曲，绝无可爱，但渍之水中，则挺发森秀之概，扶摇动荡之致，蒨翠苍碧之色，片晌间炫目惊人，及去水令干，黄萎拳曲犹故，屡渍屡干，不为败坏，且徐氏《药对》谓其生于立冬，为桑螵蛸、阳起石使，是其能于至阴中，熨帖以醒阳；于至阳中，委曲以和阴。试观《本经》《别录》所主，何莫非阴中之阳不达，阳中之阴不顺耶！则是物为体阳而就阴，用阴以起阳，无疑矣。

第四节　活 血 方 剂

桃核承气汤

《伤寒论》

〖方剂组成〗桃仁、大黄、桂枝、甘草、芒硝。

〖作用机制〗逐瘀泻热。

〖主治要点〗① 下焦蓄血；② 少腹急结；③ 烦躁谵语；④ 至夜发热；⑤ 闭经痛经。

〖思路拓展〗

1.《医方考》：桃仁，润物也，能泽肠而滑血；大黄，行药也，能推陈而致新；芒硝，咸物也，能软坚而润燥；甘草，平剂也，能调胃而和中；桂枝，辛物也，能利血而行滞。又曰：血寒则止，血热则行。桂枝之辛热，君以桃、消、黄，则入血而助下行之性矣，斯其治方之意乎！

2.《古方选注》：桃仁承气，治太阳热结解而血复结于少阳枢纽间者，必攻血通阴，乃得阴气上承，大黄、芒硝、甘草本皆入血之品，必主之以桃仁，直达血所，攻其急结，仍佐桂枝泄太阳随经之余热，内外分解，庶血结无留恋之处矣。

3.《伤寒论》：太阳病不解，热结膀胱，其人如狂，血自下，下者愈。其外不解者，尚未可攻，当先解其外。外解已，但少腹急结者，乃可攻之，宜桃核承气汤。

4.《伤寒来苏集·伤寒附翼》：若太阳病不解，热结膀胱，乃太阳随经之阳热瘀于里，致气留不行，是气先病也。气者血之用，气行则血濡，气结则血蓄，气壅不濡，是血亦病矣。小腹者，膀胱所居也，外邻冲脉，内邻于肝。阳气结而不化，则阴血蓄而不行，故少腹急结；气血交并，则魂魄不藏，故其人如狂。治病必求其本，气留不行，故君大黄之走而不守者，以行其逆气；甘草之甘平者，以调和其正气；血结而不行，故用芒硝之咸以软之；桂枝之辛以散之；桃仁之苦以泄之。气行血濡，则小腹自舒，神气自安矣。此又承气之变剂也。此方治女子月事不调，先期作痛，与经闭不行者最佳。

血府逐瘀汤

《医林改错》

【方剂组成】当归、生地、桃仁、红花、枳壳、赤芍、柴胡、甘草、桔梗、川芎、牛膝。

【作用机制】活血祛瘀。

【主治要点】① 胸中血瘀；② 胸痛；③ 呃逆；④ 急躁易怒；⑤ 入暮潮热。

【思路拓展】

1.《医林改错》：头痛，胸痛，胸不任物，胸任重物，天亮出汗，食自胸右下，心里热（名曰灯笼病），瞀闷，急躁，夜睡梦多，呃逆，饮水即呛，不眠，小儿夜啼，心跳心忙，夜不安，俗言肝气病，干呕，晚发一阵热。

2.《医林改错注释》：血府逐瘀汤用桃仁、红花、川芎、赤芍活血祛瘀，配合当归、生地活血养血，使瘀血去而又不伤血。柴胡、枳壳疏肝理气，使气行则血行；牛膝破瘀通经，引瘀血下行。桔梗入肺经，载药上行，使药力发挥于胸（血府），又能开胸膈滞气，宣通气血，有助于血府瘀血的化与行，与枳壳、柴胡同用，尤善开胸散结，牛膝引瘀血下行，一升一降，使气血更易运行；甘草缓急，通百脉以调和诸药。

3.《血证论》：王清任著《医林改错》，论多粗舛，惟治瘀血最长。所立三方，乃治瘀血活套方也。一书中惟此汤歌诀"血化下行不作痨"句颇有见识。凡痨所由成，多是瘀血为害，吾于血症诸门，言之纂祥，并采此语为印证。

抵当汤

《伤寒论》

【方剂组成】水蛭、虻虫、桃仁、大黄。

【作用机制】攻逐蓄血。

【主治要点】① 太阳病蓄血；② 少腹硬满；③ 小便自利；④ 谵狂；⑤ 黄疸。

【思路拓展】

1.《注解伤寒论》：苦走血，咸胜血，虻虫、水蛭之咸苦以除蓄血；甘缓结，苦泄热，桃仁、大黄之苦以下结热。

2.《金镜内台方议》：血在上则忘，血在下则狂。故与水蛭为君，能破结血；虻虫为臣辅之，此咸能胜血也；以桃仁之甘辛，破血散热为佐；以大黄之苦为使，而下结热也。且此四味之剂，乃破血之烈驶者也。

3.《伤寒附翼》：岐伯曰，血清气涩，疾泻之，则气竭焉；血浊气涩，疾泻之，则经可通也。非得至峻之剂，不足以抵其巢穴，而当此重任矣。水蛭，虫之巧于饮血者也；虻，飞虫之猛于吮血者也；兹取水陆之善取血者攻之，同气相求耳；更佐桃仁之推陈致新，大黄之苦寒，以荡涤邪热。名之曰抵当者，谓直抵其当攻之所也。

4.《续名医类案》：张意田治冉口焦姓人，七月间患壮热舌赤，少腹闷满，小便自利，目赤发狂已三十余日。初服解散，继则攻下，但得微汗，而病终不解。诊之脉至沉微，重按疾急。夫表证仍在，脉反沉微者，邪陷于阴也。重按疾急者，阴不胜真阳，则脉流薄疾，并乃狂矣。此随经瘀血结于少腹也，宜服抵当汤。乃自制虻虫、水蛭，加桃仁、大黄煎服。服后下血无算，随用熟地一味捣烂煎汁，时时饮之，以救阴液。

失笑散
《太平惠民和剂局方》

〖方剂组成〗五灵脂、蒲黄。

〖作用机制〗活血祛瘀。

〖主治要点〗① 瘀血证；② 心腹刺痛；③ 产后恶露；④ 月经不调；⑤ 少腹急痛。

〖思路拓展〗

1.《太平惠民和剂局方》：治产后心腹痛欲死，百药不效，服此顿愈。

2.《医宗金鉴·删补名医方论》：凡兹者，由寒凝不消散，气滞不流行，恶露停留，小腹结痛，迷闷欲绝，非纯用甘温破血行血之剂，不能攻逐荡平也。是方用灵脂之甘温走肝，生用则行血；蒲黄甘平入肝，生用则破血；佐酒煎以行其力，庶可直抉厥阴之滞，而有推陈致新之功。甘不伤脾，辛能散瘀，不觉诸症悉除，直可以一笑而置之矣。

3.《古今名医方论》：吴于宣曰：是方用灵脂之甘温走肝，生用则行血；蒲黄甘平入肝，生用则破血；佐酒煎以行其力，庶可直抉厥阴之滞，而有其推陈致新之功。甘不伤脾，辛能逐瘀，不觉诸证悉除，直可以一笑而置之矣。

4.《医方集解》：此手足厥阴药也，生蒲黄性滑而行血，五灵脂气臊而散血，皆能入厥阴而活血止痛，故治血痛如神。

5.《血证论》：蒲生水中，花香行水，水即气也，水行则气行，气止则血止，故蒲黄能止刀伤之血；灵脂气味温，行以行血，二者合用大能行血也。

丹参饮
《时方歌括》

〖方剂组成〗丹参、檀香、砂仁。

〖作用机制〗活血祛瘀。

〖主治要点〗① 血瘀气滞；② 心胃诸痛；③ 胁下痞块；④ 疼痛拒按；⑤ 闭经痛经。

〖思路拓展〗

1.《时方歌括》：丹参饮。治心痛、胃脘诸痛多效，妇人更效。心腹诸痛有妙方，丹参为主义当详。

檀砂佐使皆遵法,入咽咸知效验彰。丹参一两,檀香、砂仁各一钱,水一杯半,煎七分服。陈修园曰:稳。

2.《谦斋医学讲稿》:本方原治气瘀郁结的心胃痛,我用于胁痛入络,影响肠胃,效果亦佳。取其丹参和血,檀香调气,砂仁和中,痛剧者可酌入郁金、乳香。

3.《汤头歌诀详解》:丹参活血去瘀,可治血瘀腹痛、月经不调;檀香、砂仁理气温中,疏通气滞,檀香尤能治气滞脘腹作痛。正因三药相协,能调气和血,使气血运行通畅,临床不但用它治疗心腹、胃脘气痛,还常用它治疗血瘀气滞痛经以及肝肿大而胁肋疼痛的证候。

鳖甲煎丸

《金匮要略》

〖**方剂组成**〗鳖甲、乌扇、黄芩、柴胡、鼠妇、干姜、大黄、芍药、桂枝、葶苈、石韦、厚朴、牡丹皮、瞿麦、紫葳、半夏、人参、䗪虫、阿胶、蜂窠、赤硝、蜣螂、桃仁。

〖**作用机制**〗活血消癥。

〖**主治要点**〗① 癥瘕;② 腹痛;③ 消瘦;④ 时有寒热;⑤ 闭经;⑥ 疟母。

〖**思路拓展**〗

1.《医方考》:方中灰酒,能消万物,盖灰从火化也;渍之以酒,取其善行;鳖甲、鼠妇、䗪虫、蜣螂、蜂窠皆善攻结而有小毒,以其为血气之属,用之以攻血气之凝结,同气相求,功成易易耳;柴胡、厚朴、半夏散结气;桂枝、丹皮、桃仁破滞血;水谷之气结,则大黄、葶苈、石韦、瞿麦可以平之;寒热之气交,则干姜、黄芩可以调之。人参者,以固元于克伐之汤;阿胶、芍药以养阴于峻厉之队也。乌扇、赤消、紫葳攻顽散结。

2.《千金方衍义》:疟母必着于左胁,肝邪必结肝部也。积既留着客邪,内从火化,当无外散之理,故专取鳖甲伐肝消积。尤妙在灰煮去滓,后下诸药,则诸药咸得鳖甲引入肝胆部分。佐以柴胡、黄芩同脐少阳区域;参、姜、朴、半助胃祛痰;桂、芍、牡丹、桃、葳、阿胶和营散血;蜣螂、蜂窠、虻虫、䗪虫、乌扇聚毒势攻;瞿、苇、藻、戟、葶苈、大黄利水破结。未食前服七丸,日服不过二十余粒。药虽峻而不骤伤元气,深得峻药缓攻之法。又易《金匮》方中赤消毒劣,则易之以藻、戟;鼠妇难捕,乃易之以虻虫。略为小变,不失大端。

3.《古方选注》:本方都用异类灵动之物,若水陆,若飞潜,升者降者,走者伏者咸备焉。但恐诸虫扰乱神明,取鳖甲为君守之,其泄厥阴破癥瘕之功,有非草木所能比者。阿胶达表熄风,鳖甲入里守神,蜣螂动而性升,蜂房毒可引下,䗪虫破血,鼠妇走气,葶苈泄气闭,大黄泄血闭,赤消软坚,桃仁破结,乌扇降厥阴相火,紫葳破厥阴血结,干姜和阳退寒,黄芩和阴退热,和表里则有柴胡、桂枝,调营卫则有人参、白芍,厚朴达原劫去其邪,丹皮入阴提出其热,石韦开上焦之水,瞿麦涤下焦之水,半夏和胃而通阴阳,灶灰性温走气,清酒性暖走血。统而论之,不越厥阴、阳明二经之药,故久疟邪去营卫而着脏腑者,即非疟母亦可借以截之。《金匮》惟此丸及薯蓣丸药品最多,皆治正虚邪着久而不去之病,非汇集气血之药攻补兼施未易奏功也。

4.《成方便读》：方中寒热并用,攻补兼施,化痰行血,无所不备。而又以虫蚁善走入络之品,搜剔蕴结之邪。柴桂领之出表,消黄导之降里。煅灶下灰清酒,助脾胃而温运。鳖甲入肝络而搜邪。空心服七丸,日三服者,取其缓以化之耳。

独圣散

《医宗金鉴》

〖**方剂组成**〗南山楂肉、童便。

〖**作用机制**〗活血祛瘀。

〖**主治要点**〗① 产后腹痛；② 血迷心窍；③ 不省人事。

〖**思路拓展**〗

《删补名医方论》：吴于宣曰,《经》云心主血,脾统血,肝藏血。故产后瘀血停滞,三经皆受其病,以致心腹瘀痛,恶寒发热,神迷眩运,胞膈满闷。凡兹者,由寒凝不消散,气滞不流行,恶露停留,小腹结痛,迷闷欲绝,非纯用甘温破血行血之剂,不能攻逐荡平也。是方用灵脂之甘温走肝,生用则行血；蒲黄辛平入肝,生用则破血。佐酒煎以行其力,庶可直抉厥阴之滞,而有推陈致新之功。甘不伤脾,辛能散瘀,不觉诸证悉除,直可以一笑而置之矣。至独圣散用山楂一味浓煎,与砂糖童便同服者何也？山楂不惟消食健脾,功能破瘀止儿枕痛；更益以砂糖之甘,逐恶而不伤脾,童便之咸,入胞而不凉下。相得相须,功力甚伟,名之曰独圣,诚不虚也。

大黄䗪虫丸

《金匮要略》

〖**方剂组成**〗大黄、桃仁、杏仁、黄芩、甘草、芍药、地黄、干漆、虻虫、水蛭、蛴螬、䗪虫。

〖**作用机制**〗活血祛瘀。

〖**主治要点**〗① 干血痨瘵；② 五劳七伤；③ 内有干血；④ 肌肤甲错；⑤ 两目黯黑。

〖**思路拓展**〗

《删补名医方论》：李中梓曰,劳伤之证,肌肤甲错,两目黯黑,此内有瘀血者也。瘀之日久,则必发热,热涸其液,则血干于经隧之间,愈干愈热,愈热愈干,而新血皆损。人之充养百骸,光华润泽者,止藉此血,血伤则无以沃其肤,故甲错也。目得血而能视,血枯则无以荣,其目故黯黑也。仲景洞见此证,补之不可,凉之无益,而立此方。经曰：血主濡之,故以地黄为君。坚者削之,故以大黄为臣。统血者脾也,脾欲缓急,食甘以缓之。又酸苦涌泄为阴,故以甘、芍、桃仁为佐。咸走血,苦胜血,故以干漆之苦,四虫之咸为使。夫浊阴不降,则清阳不升,瘀血不去,则新血不生。今人遇一劳证,便用滋阴之药,服而不效,坐以待毙,术岂止此耶！

第七章 爕阴方药

　　阴液证有阴虚证与水盛证之分,爕阴方药有壮水滋阴与逐水抑阴之别。滋阴壮水方药治疗阴虚证。阴虚证辨证要点:① 潮热;② 颧红;③ 五心烦热;④ 盗汗;⑤ 消瘦;⑥ 苔少;⑦ 舌红;⑧ 脉虚。多见于乙型脑炎等传染病恢复期或原发性肝癌等各种疑难疾病晚期。《素问·阴阳应象大论》曰:精不足者补之以味。《素问·至真要大论》曰:有病热者寒之而热,有病寒者热之而寒,二者皆在,新病复起,奈何治? 岐伯曰:诸寒之而热者取之阴,热之而寒者取之阳,所谓求其属也。王冰注曰:寒之不寒是无水也,壮水之主以制阳光。壮水滋阴常用药物有生地、枸杞、龟甲、鳖甲、山茱萸、黄精、女贞子、墨旱莲等。壮水滋阴常用方剂有六味地黄丸、左归丸、大补阴丸、坎离丸、河车大造丸等。《圣济总录·补益》曰:常人之情,知补养为益,而不知阴阳欲其平均。故言补者必专以金石灸熵为务。名曰补之,适以燥之也,是岂知补虚扶羸之道哉。夫男子肾虚,水不足也。凡补虚多以燥药,是不知肾恶燥也。女子阴虚,血不足也。凡补虚多以阳剂,是不知阳胜而阴愈亏也。其补各有其味,非通乎天地阴阳消息盈虚之道者,未易语此。朱丹溪《格致余论·阳有余阴不足论》曰:年至四十阴气自半而起居衰矣。男子六十四岁而精绝,女子四十九岁而经断。夫以阴气之成止供得三十年之视听言动,已先亏矣。人之情欲无涯,此难成易亏之阴气,若之何而可以供给也? 故阳道实阴道虚。主闭藏者肾也,司疏泄者肝也。二脏皆有相火而其系上属于心。心动则相火亦动,动则精自走,相火翕然而起,虽不交会,亦暗流而疏泄矣。所以圣贤只是教人收心养心,其旨深矣。《景岳全书·补略》精虚者宜补其下,熟地、枸杞之属是也。阴虚者宜补而兼清,门冬、芍药、生地之属是也。又有阳失阴而离者,不补阴何以收散亡之气? 水失火而败者,不补火何以苏垂寂之阴? 此又阴阳相济之妙用也。故善补阳者必于阴中求阳,则阳得阴助而生化无穷;善补阴者必于阳中求阴,则阴得阳升而源泉不竭。余故曰:以精气分阴阳,则阴阳不可离;以寒热分阴阳,则阴阳不可混,此又阴阳邪正之离合也。故凡阴虚多热者,宜补以甘凉,而辛燥之类不可用。

　　逐水方药治疗阴盛水积证。阴盛水积证辨证要点:① 水肿;② 臌胀;③ 胸水;④ 痰饮结聚;⑤ 喘满壅实;⑥ 大便不通;⑦ 苔厚;⑧ 脉大。多见于西医学各种胸腹积液及肠梗阻或恶性肿瘤。《素问·阴阳应象大论》曰:积阳为天,积阴为地。寒气生浊,热气生清。水为阴,火为阳。阴胜则阳病,阳胜则阴病。阳胜则热,阴胜则寒。北方生寒,寒生水。其在天为寒,在地为水。根据阴阳对立统一原则,火为阳则水为阴,阳盛则火而阴盛则水。故阴虚则壮水而阴盛则逐水。逐水抑阴常用药物有甘遂、大戟、芫花、商陆、牵牛子、巴豆、续随子等。壮水滋阴常用方剂有十枣汤、禹功散、真武汤、五苓散、实脾饮、温脾汤、消水圣愈汤等。《圣济总录·水肿统论》曰:《内经》谓肾者胃之关也。关闭不利,故聚水而从其类,上下溢于皮肤而为肿。肿者聚水而生病也。其状目窠上微肿,若新卧起然,颈脉微动,时作咳嗽,股冷肤肿,口苦舌干,不得正偃,偃则咳清水;不得卧,卧则惊而咳,甚则小便黄涩,以手按肿处,随手而起,如裹水之状是也。以脉别之,脉沉者水病也。洪大者可治,微细者难医。水病有不可治者五,唇黑伤肝,一也;缺盆平伤心,二也;脐出伤脾,三也;足下平满伤肾,四也;背平伤肺,五也。

第一节　滋阴药物

生　地
《神农本草经》

〚药性〛寒。　　　　　〚药味〛甘。　　　　　〚用量〛10~30 g。

〚主治〛

1. 阴虚潮热:《御药院方》补阴丹用生地滋阴降火治疗阴虚潮热。

2. 崩漏出血:《圣济总录》卷151地黄汤用生地凉血止血治疗月经绵绵不止。

3. 阴虚内燥:《温病条辨》增液汤用生地滋阴生津治疗温病阴津伤内燥。

〚思路拓展〛

1.《神农本草经》:干地黄性味甘寒。主折跌绝筋,伤中,逐血痹,填骨髓,长肌肉,作汤除寒热积聚,除痹,生者尤良。久服轻身不老。一名地髓。生川泽。

2.《神农本草经百种录》:干地黄性味甘寒。主折跌绝筋,伤中,逐血痹:行血之功。填骨髓:血足能化精,而色黑归肾也。长肌肉:脾统血,血充则肌肉亦满矣。作汤除寒热积聚:血充足则邪气散,血流动则凝滞消。除痹:血和利则经脉畅。生者尤良:血贵流行,不贵滋腻,故中古以前用熟地者甚少。久服轻身不老:补血之功。地黄色与质皆类血,故入人身则专于补血。血补则阴气得和,而无枯燥拘牵之疾矣。古方只有干地黄、生地黄,从无用熟地黄者。熟地黄乃唐以后制法,以之加入温补肾经中药颇为得宜。若于汤剂及养血、凉血等方甚属不合。盖地黄专取其性凉而滑利流通,熟则腻滞不凉全失其本性矣。又仲景《伤寒》一百十三方,惟复脉用地黄。盖伤寒之病,邪从外入,最忌滋滞。即使用补,必兼疏拓之性者,方可入剂。否则邪气向里,必有遗害。今人一见所现之证,稍涉虚象,便以六味汤为常用之品,杀人如麻,可胜长叹。

3.《本经疏证》:予尝治地黄醴饮先君,醴尽而地黄枵然如故也。暴之令干则其质轻虚,剔而破之则其中脂液已尽。在外层者,悬空包裹如瓜蒌之壳;其在内者,纵横牵引如丝瓜之筋。因是悟地黄之用,在其脂液,能荣养筋骸、血络,干者、枯者,能使之润泽矣。进乎此,则因干枯而断者,得润泽而仍能续,故地黄之用不在能通,而在能养,盖经脉筋络干则收引,润则弛长,是养之即所以续之。《本经》疗跌折绝筋,仲景治脉结代,胥是意也。地黄分数独甲于炙甘草汤,而《伤寒》《金匮》所主,绝无血病,盖是汤所主,重在复脉,故亦名复脉汤。脉者源于肾而主于心,心血枯槁则脉道泣涩,此《伤寒论》所以脉结代与心动悸并称,《金匮要略》又以脉结悸与汗出而闷并述,至肺痿之"心中温温液液,涎唾多",则阴皆将尽之孤注,阳仅膏覆之残焰。乃炙甘草汤者,非他,即桂枝汤去芍药加地黄、麦冬、人参、阿胶、麻仁也。行血之功虽大,列于行气通营剂中,则犹之地黄之滓,增其壳内络外之脂液耳。然地黄之用不仅此也,其妙尤在血液被迫,不能不去,乃不禁其去,而惟生且长之,使夫受病之故者不留,方生之新者不去,斯则有病遂为无病,此黄土汤、芎归胶艾汤,一治脾不统血,一治肝不藏血,佐使虽殊,用地黄之理则一也。

百合地黄汤、大黄䗪虫丸,一不用攻瘀,而云下大便当如漆,一迭用攻瘀,而反不及当下血,于此见缓急轻重之间,又有意义存乎其中矣。均之两证,皆热在血分也,然百合地黄证之热散漫,大黄䗪虫丸之热结聚。散漫者则欲其去,结聚者仅欲其行。百合地黄汤生捣地黄,取汁一升,少煎而急饮之,此缓剂急授也。大黄䗪虫丸用地黄止十两,不及全方十分之一,丸如小豆,酒服五丸,日三度,则所服些微,故能行而不能下,此急剂缓授也。缓剂急授,急剂缓授,其意义虽不尽在地黄,然百合地黄汤用地黄之多,大黄䗪虫丸全系攻伐,独地黄为补剂,则两方之意义,谓尽由地黄可也。

百合地黄汤、防己地黄汤二方均是取汁,但一则药和而地黄浅煮,一则药峻而地黄久蒸。生者其锋迅,熟者其力厚。故防己地黄汤,地黄之用在补;百合地黄汤,地黄之用在宣,此义不可不知也。或问肾气丸之用地黄为补耶? 为宣耶? 曰:观仲景以之利小便,则行痹着、利水道者为宣,崇土气、益精血者为补矣。譬如薯蓣丸主"虚劳诸不足,风气百疾",既有桂枝、防风、大豆黄卷、柴胡、白蔹等在矣,其余则皆益虚劳诸不足者也。

枸 杞

《神农本草经》

〖**药性**〗平。　　　　〖**药味**〗甘。　　　　〖**用量**〗10～15 g。

〖**主治**〗

1. 头晕眼花:《医级宝鉴》杞菊地黄丸用枸杞滋阴明目治疗补头晕眼花。

2. 虚劳疲惫:《古今录验》枸杞丸用枸杞滋阴补虚治疗虚劳疲惫。

3. 视物不明:《异授眼科》巴菊枸杞丸用枸杞滋肾补肝治疗视物不明。

4. 消渴羸瘦:《备急千金要方》枸杞汤用枸杞枝叶滋阴生津治疗消渴。

〖**思路拓展**〗

1.《神农本草经》:枸杞性味苦寒。主五内邪气,热中,消渴,周痹。久服坚筋骨,轻身不老。一名杞根,一名地骨,一名枸忌,一名地辅。生平泽。

2.《本草思辨录》:《本经》《别录》枸杞不分子皮苗叶。而就其文体会之,本经之五内邪气、热中消渴、周痹风湿,别录之下胸胁气、客热头痛,是枸杞皮与苗叶之治。本经之久服坚筋骨耐寒暑,别录之补内伤大劳、嘘吸、强阴、利大小肠,是枸杞子之治。此沈芊绿之言,分别颇当。按陶隐居本经序,于地骨皮下列热中消渴字,千金治虚劳客热、虚劳苦渴,皆用地骨皮。地为阴,骨为里,皮为表,气味甘淡而寒,故所治为肺肝肾三脏虚热之疴。脏阴亏,则热中消渴、胸胁气逆、头为之痛。周痹乃风寒湿客于分肉之间,今日周痹风湿，必周痹由寒变热之候，灵枢所谓神归之则热者也。千金而外，后人又以地骨皮退内潮外潮，治骨蒸、骨槽风、吐血、下血、目赤、口糜、小儿耳疳、下疳等证，然系益阴以除热，有安内之功，无攘外之力。虽表里兼治，而风寒之表热，非所能解也。枸杞子内外纯丹，饱含津液，子本入肾，此复似肾中水火兼具之象。味浓而甘，故能阴阳并补，气液骤增而寒暑不畏。且肾气实则阴自强，筋骨自坚，嘘吸之一出一入自适于平。液枯之体，大小肠必燥，得之则利。惟多用须防其滑；而纯丹又能增火也。后世之方，如金髓煎、四神丸、枸杞酒，可谓竭枸杞之才矣。窃意本经之主周痹风湿、耐寒暑，非皮与子同用之，不能有此效，俟明者政之。《本草纲目》：今考《本经》止云枸杞，不是指根、茎、叶、子。《别录》乃增根大寒、子微寒字，似以枸杞为苗。而甄氏《药性论》乃云枸杞甘平，子、叶皆同，似以枸杞为根。寇氏《衍义》又以枸杞为梗皮。皆是臆说。按陶弘景言枸杞根实为服食家用。西河女子服枸杞法，根、茎、叶、花、实俱采用。则《本经》所列气、主治，盖通根、苗、花、实而言，初无分别也，后世以枸杞子为滋补药，地骨皮为退热药，始分而二之。窃谓枸杞苗叶：味苦甘而气凉，根味甘淡气寒，子味甘气平，气味既殊，则功用当别，此后人发前人未到之处者也。《保寿堂方》载地仙丹云：此药性平，常服能除邪热，明目轻身。春采枸杞叶，名天精草；夏采花，名长生草；秋采子，名枸杞子；冬采根，名地骨皮；并阴干，用无灰酒浸一夜，晒露四十九昼夜，待干为末，炼蜜丸，如弹子大。每早晚各用一丸，细嚼，以隔夜百沸汤下。此药采无刺味甜者，其有刺者服之无益。

3.《重庆堂随笔》：枸杞子，《圣济》以一味治短气，余谓其专补心血，非他药所能及也。与玄参、甘草同用名坎离丹，可以交通心肾。

龟　甲

《神农本草经》

〖药性〗寒。　　　　〖药味〗甘。　　　　〖用量〗10～30 g。

〖主治〗

1. 阴虚潮热：《丹溪心法》大补阴丸用龟甲滋阴退热治疗阴虚潮热。

2. 崩漏出血：《嵩崖尊生》固经汤用龟甲滋阴止血治疗月经过多或崩漏。

3. 筋骨痿软：《丹溪心法》卷3虎潜丸用龟甲滋阴壮骨治疗筋骨痿软。

4. 头晕心憺：《温病条辨》三甲复脉汤用龟甲滋阴潜阳头晕心憺。

〖思路拓展〗

1.《神农本草经》：龟甲性味咸平。主漏下赤白，破癥瘕，痎疟，五痔，阴蚀，湿痹，四肢重弱，小儿囟不合。久服，轻身不饥。一名神屋。生池泽。

2.《本草思辨录》：水族离水则僵，陆虫没水辄毙。惟龟常湛于水固生，终令居陆亦生，所以能治水火相啮之病。轻狡者迟重则殆，迟重者不能轻狡，惟龟腹背自迟重，首尾四肢自轻狡，所以能治中外不相应之病。裹甲者以其坚为蔽，以其裹为卫，惟龟虽有甲，而纵横成理，片片可摫。虽可摫而上下紧裹，无少罅隙，所以能治当开不开、当阖不阖、并开阖参争之病。漏下赤白、小儿囟不合，非不阖乎。癥瘕非不开乎。疟非开阖之参争乎。五痔、阴蚀、小儿头疮难燥,非水火之相啮乎。湿痹四肢重弱,非中外之不相应乎。盖人之一身,无不以水火为枢机。水与火相违,则气张而体不随之张,气翕而体不随之翕,此能助之张助之翕。火无水养者,此能滋其水;水为火格者,此能熄其火。以至水停幽隐而火之途径难通,火善萌动而水之滋溉不及,均借此以增损维系之。此邹氏之论,自来注家无此精当,为略更数字而存之。

3.《证类本草》:味咸、甘,平,有毒。主漏下赤白,破癥瘕(音皆)疟,五痔阴蚀,湿痹四肢重弱,小儿囟(音信)不合,头疮难燥,女子阴疮,及惊恚气心腹痛,不可久立,骨中寒热,伤寒劳复,或肌体寒热欲死,以作汤,良。久服轻身不饥。益气资智,亦使人能食。一名神屋。生南海池泽及湖水中。采无时。勿令中湿,中湿即有毒。

鳖 甲

《神农本草经》

〖药性〗寒。　　　　〖药味〗咸。　　　　〖用量〗10~30 g。

〖主治〗

1. 阴虚潮热:《温病条辨》青蒿鳖甲汤用鳖甲滋阴退热治疗温热病阴虚潮热。

2. 疟母癥瘕:《金匮要略》鳖甲煎丸用鳖甲软坚散结治疗疟母癥瘕。

3. 干血瘦羸:《太平圣惠方》鳖甲丸用鳖甲滋阴通闭治疗干血瘦羸。

〖思路拓展〗

1.《神农本草经》:鳖甲性味咸平。主心腹癥瘕坚积,寒热,去痞息肉,阴蚀,痔恶肉。生池泽。

2.《本草思辨录》:鳖甲牡蛎之用,其显然有异者,自不致混于所施。惟其清热软坚,人每视为一例,漫无区分。不知此正当明辨而不容忽者。甲介属金,金主攻利,气味咸寒则入阴,此二物之所同,清热软坚之所以并擅;而其理各具,其用亦因而分。鳖有雌无雄,其甲四围有肉裙,以肉裹甲,是为柔中有刚,阴中有阳。蛎有雄无雌,相连如房,房内有肉,是为刚中有柔,阳中有阴。鳖介属而卵生色青,则入肝而气沉向里。蛎介属而化生色白,且南生东向,得春木之气,则入肝而气浮向外。向里则下连肾,向外则上连胆。本经于鳖甲主心腹癥瘕坚积,于牡蛎主惊恚怒气拘缓。仲圣用鳖甲于鳖甲煎丸,所以破癥瘕。加牡蛎于小柴胡汤,所以除胁满。所谓向里连肾向外连胆者,正即此可推其坚不能无钝之差,清热亦大有深浅之别也。由斯以观,凡鳖甲之主阴蚀、痔核、骨蒸者,岂能代以牡蛎。牡蛎之主盗汗、消渴、瘰疬颈核者,岂能代以鳖甲。鳖甲去恶肉而亦敛溃痈者,以阴既益而阳遂和也。牡蛎治惊恚而又止遗泄者,以阳既戢而阴即固也。

3.《本草述》:鳖甲,类言其益阴,是矣,第丹溪云补阴而更云补气,盖气有阳气阴气之殊,本于《内经》可证也。《经》曰,阴虚则无气,无气则死。盖唯是真阴之气,有化乃有生,有生即有化,故《本经》首云主治心腹癥瘕坚积寒热,即《别录》暨甄权、《日华子本草》,无不以温疟、血瘕、宿食、冷块、疹癣、冷瘕及破癥结为言。至丹溪乃揭出补阴补气以为言,可谓探其要领矣。宗奭所谓《经》中不言治劳,然治虚劳多用之,亦甚有据者,以是言合于方书之主治,良不谬也。如清骨散,固谓其治骨蒸劳热也;如扶羸汤,是除骨蒸劳热而兼以益精血之味也。又麦煎散,治少男室女骨蒸黄瘦口臭肌热盗汗,此证乃七情之为病也。虚劳发热,未有不由瘀血者,而瘀血未有不由内伤者。凡虚劳证,大抵心下引胁俱痛,盖滞血不消,新血无以养之也。故麦煎散中用鳖甲,而同于干漆以化积。又秦艽鳖甲散,此透肌退热之一方也。以上数方是皆同鳖甲而用者,虽其佐助之义各有所主,而共享鳖甲以入诸味者,不外于补阴气以为功也。又如治疟母宜鳖甲煎丸,又疟母丸,固益阴气者也。且治疟、所名疟母,即结为癥瘕者,更可见诸《本草》之用鳖甲,无不以疗血痕癥块云云为言者,固有见于兹味阴气之专,即化以为生也。至于积聚之所治……如鳖甲丸之于肝积为肥气,干漆丸及半夏散之于心积为伏梁,又鳖甲丸之于脾积为痞气,四方虽各有不同,然总归于入足厥阴、手少阴、足太阴之脏也,以鳖甲阴气之专,入三阴而行其积,固有得于气之相应者矣。又即女子漏下而鳖甲疗之,却又用行瘀血,是岂谓其能止复能行乎? 盖此味专补阴气,如漏下,属阴气虚而不能固也,如瘀血,亦属阴气虚而不能流贯于经络也。但就女子经血一证,可以推其所治之诸证,固惟是专补阴气,如经所谓知其要者,一言而终也。

山茱萸

《神农本草经》

〔**药性**〕温。　　　　〔**药味**〕酸。　　　　〔**用量**〕10～15 g。

〔**主治**〕

1. 腰膝酸软:《扶寿精方》草还丹用山茱萸补益肝肾治疗腰膝酸软。

2. 自汗盗汗:《医学衷中参西录》来复汤用山茱萸收敛固涩治疗自汗盗汗。

〔**思路拓展**〕

1.《神农本草经》:吴茱萸性味辛温。主温中,下气,止痛,咳逆,寒热,除湿血痹,逐风邪,开腠理,根杀三虫。一名藙。生山谷。

2.《渑水燕谈录》:山茱萸能补骨髓者,取其核温涩能秘精气,精气不泄,乃所以补骨髓。今人剥取肉用而弃其核,大非古人之意,如此皆近穿凿,若用《本草》中主疗,只当依本说。或别有主疗,改用根茎者,自从别方。

3.《医学衷中参西录》:山茱萸,大能收敛元气,振作精神,固涩滑脱。收涩之中兼具条畅之性,故又通利九窍,流通血脉,治肝虚自汗,肝虚胁疼腰疼,肝虚内风萌动,且敛正气而不敛邪气,与其他酸敛之药不同,是以《本经》谓其逐寒湿痹也。其核与肉之性相反,用时务须将核去净。近阅医报有言核味涩,性亦主收敛,服之恒使小便不利,椎破尝之,果有有涩味者,其说或可信。凡人元气之脱,皆脱在肝。故人虚极者,其肝风必先动,肝风动,即元气欲脱之兆也。又肝与胆,脏腑相依,胆为少阳,有病主寒热往来;肝为厥阴。虚极亦为寒热往来,为有寒热,故多出汗。萸肉既能敛汗。又善补肝,是以肝虚极而元气将脱者,服之最效。愚初试出此药之能力,以为一己之创见,及详观《神农本经》山茱萸原主寒热,其所主之寒热即肝经虚极之寒热往来也。

黄　精

《名医别录》

〖药性〗平。　　　　　〖药味〗甘。　　　　　〖用量〗10～30 g。

〖主治〗

1. 滑精头晕：《普济方》枸杞丸用黄精补肾滋阴治疗滑精头晕。

2. 风癞疮痍：《圣济总录》黄精煎用黄精滋阴解毒治疗风癞疮痍。

〖思路拓展〗

1.《名医别录》：主补中益气，除风湿，安五脏。

2.《日华子本草》：补五劳七伤，助筋骨，止饥，耐寒暑，益脾胃，润心肺。

3.《本经疏证》：黄精根既黄，干复本黄末赤，是其归根复命的在火土之化，以为补中益气，确凿无疑。或谓其献技效能在青白之花，青以胜土而除湿，白以胜木而除风，予则以为牵强附会。谓青属木，独不可以助风乎！谓白属金，独不可以凝湿乎！安在其能除风湿也。且黄精之补中益气，本为除风湿耳，非补中益气除风湿两分功效也。盖黄精之宽缓犹夷，决非治外受风湿之物，所谓风必淫于外而不反之阳，所谓湿必滞于内而不化之气。惟气滞于内而不化津化血，斯阳淫于外而不反本还原，此风湿是一气之不谐，非两气之互合矣，不然，乌得以补中益气之物治之耳。且气血阴阳皆纲维于中焦，惟其脾输心化，方足供一身运动，然脾输赖肝之疏，心化藉肺之布，倘肺不布，则心所化之阳，淫于外而为风，肝不疏，则脾所输之精，滞于中而为湿。青者风气，白者燥气，风湿之病得风燥之化行，湿遂不能拒风于外，风遂不能旋湿于中，风则仍为阳气而内归，湿则化为津血而外布，此青白之用，所以密托于本黄末赤之体，而脾之力尤在行气于四末，此其两两相对之叶，又确然象人之手与足。黄精功用在四支酸疼迟重，不为风雨而增，不因晴明而减，又复中气虚馁者，即轻身不饥，亦一以贯之矣。

女贞子

《神农本草经》

〖药性〗平。　　　　　〖药味〗苦。　　　　　〖用量〗6～10 g。

〖主治〗

1. 阴虚崩漏：《医便》二至丸用女贞子滋阴补肾治疗阴虚崩漏。

2. 肾燥下消：《医醇剩义》女贞汤用女贞子滋阴补肾治疗肾燥下消。

3. 腰膝痹痛：《中国医学大辞典》女贞皮酒用女贞皮祛风除痹治疗腰膝痹痛。

〖思路拓展〗

1.《神农本草经》：女贞实性味苦平。主补中，安五藏，养精神，除百疾。久服肥健，轻身不老。生山谷。

2.《本经疏证》：或谓《本经》于女贞实，既谓中虚可补，五藏可安，精神可养矣。更谓百疾可除，似近夸诞，试于凡中之虚，五藏之不安，精神之失养，百疾之不可名状者，咸不究而投之，鲜不败事，又何能冀其有功？予则谓不揣本而齐末，即目之为夸诞也，亦何不可。夫女贞之放蜡虫也，唯恐虫不在树，甚且树下不得有寸草，有则虫居草间，不肯复上，须栖止叶底，遍树周行而啮其皮，咂其脂液，乃得生花剔蜡以为用。设使他树遭此蠹蚀，不及一载，定致枯槁，惟女贞则能经三年，只须停放三年，又复如故，且其所成之蜡，遇火遂爇，盖烛不淋，而其光之清，迥非他膏他脂能及，则所用之实，全具此理，不即可寻思其功用乎！自春夏秋当生长之会，乃常蚀肌吮血，身无完肤，仍不废开花结实，至严寒飙烈，他草木剥落无余，犹独逞翠扬华，挺然繁秀，是所补之中，必被火气剥蚀，之中所安之五藏，必被热气骚扰之五藏，所养之精神，必气被火耗不能化育之精神，而所除之百疾，必火热游行无定，或内或外，或上或下，变幻无方之百疾。夫相火之下，阴精承之，故凡火之病人，赖有阴精相应以为康复之阶，苟所病不止一处，则阴精虽欲应而不能遍及，于是得之东又失之西，向乎南又遗夫北。苏长公云：使人左手运斤，右手执削，目数飞鸿，耳节鸣鼓，首肯旁人，足识梯级，虽大智有所不暇，及夫燕坐，心念凝默，湛然朗照，纵物无不接，接则有道以御之。而女者，如也。贞者，定也。精定，不动惑也。定于中而不动惑于外，犹之湛然朗照之中，自有道以御夫物，任物之奔驰变幻而无容心焉，则所耗遂不能敌其所生，病虽百变，不能为人大害，是之谓补中、安五藏、养精神，何夸诞之有哉！自于精而言，则当日之剥削，不能碍今日之充盈；自于火而言则今日之充盈，正以供他时之朗照，女贞实全体大纲，具于是矣。

墨旱莲

《新修本草》

【**药性**】平。　　　　【**药味**】甘。　　　　【**用量**】6～10 g。

【**主治**】

1. 头发斑白：《医灯续焰》旱莲膏用墨旱莲滋阴补肾治疗头发斑白。

2. 血淋涩痛：《圣济总录》旱莲子汤用墨旱莲子滋阴凉血治疗血淋涩痛。

【**思路拓展**】

1.《本草经疏》：鳢肠善凉血。须发白者，血热也，齿不固者，肾虚有热也；凉血益血，则须发变黑，而齿亦因之而固矣。故古今变白之草，当以兹为胜。《本经》主血痢及针灸疮发、洪血不可止者，敷之立已，涂眉发生速而繁。萧炳又谓能止血排脓，通小肠，敷一切疮者，盖以血痢由于血分为湿热所伤，针灸疮发，洪血不止，亦缘病人素有血热，及加艾火则益炽矣，血凉则不出；营血热壅则生脓，凉血则自散；小肠属丙火，有热则不通，营血热解，则一切疮自愈。之数者，何非凉血益血之功也。鳢肠性冷，阴寒之质，虽善凉血，不益脾胃。病人虽有血热，一见脾胃虚败，饮食难消，及易溏薄作泄者，勿轻与服。孙真人方用姜汁和剂，盖防其冷而不利于肠胃故也。不用姜汁、椒红相兼修事，服之者必腹痛作泄，宜详审之。

2.《医方集解》二至丸：补腰膝，壮筋骨，强阴肾，乌髭发，价廉而功大。冬青子即女贞实，冬至日采，不拘多少，阴干，蜜酒拌蒸，过一夜，粗袋擦去皮，晒干为末，瓦瓶收贮，或先熬干，旱莲膏旋配用。旱莲草夏至日采,不拘多少,捣汁熬膏,和前药为丸。临卧酒服,一方加桑椹干为丸,或桑椹熬膏和入。此足少阴药也,女贞甘平,少阴之精,隆冬不凋,其色青黑,益肝补肾,旱莲甘寒,汁黑入肾补精,故能益下而荣上,强阴而黑发也。李时珍曰:女贞上品妙药,古方罕用,何哉。

第二节　滋　阴　方　剂

六味地黄丸

《小儿药证直诀》

【**方剂组成**】熟地黄、山茱萸、牡丹皮、山药、茯苓、泽泻。

【**作用机制**】滋阴补肾。

【**主治要点**】① 肾阴虚证;② 腰酸膝软;③ 头晕耳鸣;④ 潮热盗汗;⑤ 骨蒸。

【**思路拓展**】

《医方集解》:此足少阴厥阴药也。熟地滋阴补肾,生血生精,山茱温肝逐风,涩精秘气,牡丹泻君相之伏火,凉血退蒸。李时珍曰,伏火即阴火也,阴火即相火也,世人专以黄柏治相火,不知丹皮之功更胜也,丹者南方火色,牡而非牝,属阳故能入肾,泻阴火,退无汗之骨蒸。山药清虚热于肺脾,补脾固肾,能涩精。茯苓渗脾中湿热,而通肾交心,泽泻泻膀胱水邪,而聪耳明目。六经备治,而功专肾肝,寒燥不偏,而补兼气血,苟能常服,其功未易殚述也。或谓肾气丸为补水之剂,以熟地大补精血故也,不知精血足则真阳自生,况山药茱萸,皆能涩精固气,气者火也,水中之火,乃为真阳,此剂水火兼补,不寒不燥,至平淡,至神奇也,或曰肾气丸实补肝药也,肾为肝母,子虚则补母之义,古云,肝肾之病,同一治也,昂按肾气丸熟地温而丹皮凉,山药涩而茯苓渗,山茱收而泽泻泻,补肾而兼补脾,有补而必有泻,相和相济,以成平补之功,乃平淡之神奇,所以为古今不易之良方也,即有加减,不过一二味,极三四味而止,今人多拣本草补药,任意加入,有补无泻,且客倍于主,责成不专,而六味之功反退处于虚位,失制方之本旨矣,此后世庸师之误也。李士材曰,用此方者,有四失,地黄非怀庆则力薄,蒸晒非九次则不熟,或疑地黄之滞而减之,则君主弱,或恶泽泻之泻而减之,则使力薄,故归咎于药之无功,毋乃愚乎,按择泻本经云聪耳明目,为其能渗下焦之湿热也,湿热既除,则清气上行,故能养五脏,起阴气补虚损,止头旋,有聪耳明目之功,是以古方用之,今人多以昏目疑之,盖服之太多,则肾水过利而目昏,若古方配合,多寡适宜,未易增减也。本方煎服名六味地黄汤,治同。赵养葵作《医贯》,专用此汤大剂治病,且云即以伤寒口渴言之,邪热入于胃府,消耗津液,故渴,恐胃汁干,急下之以存津液,其次者,但云欲饮水者不可不与,不可多与,别无治法,纵有治者,徒知以芩连栀蘗麦冬五味花粉,甚则石膏知母,此皆有形之水,以沃无形之火,安能滋肾肝之真阴乎,若以六味地黄大剂服之,其渴立愈,何至传至少阴而成燥实坚之证乎,昂按以地黄汤治伤寒,亦赵氏之创见也。本方加附子肉各一两,名桂附八味丸。崔氏治相火不足,虚羸少气,王冰所谓益火之原以消阴翳也,尺脉弱者宜之。李士材曰,肾有两枚,皆属于水,初无水火之别,仙经曰,两肾一般无二样,中间一点是阳精,两肾中间,穴名命门,相火所居也,一阳生于二阴之间,所以成乎坎而位于北也。李时珍曰,命门为藏精系胞之物,其体非脂非肉,自膜裹之,在脊骨第七节两肾中央,系着于脊,下通二肾,上通心肺贯脑,为生命之原,相火之主,精气之府,人物皆有之,生人生物,皆由此出,内经所谓七节之旁中有小心是也,以相火能代心君行事,故曰小心,昂按,男女媾精,皆非禀此命火以结胎,人之穷通寿夭,皆根于此,乃先天无形之火,所以主云为而应万事,蒸糟粕而化精微者也,无此真阳之火,则神机灭息,生气消亡矣,惟附子肉桂,能入肾命之间而补之,故加入六味丸中,为补火之剂,有肾虚火不归经,大热烦渴,目赤唇裂,舌上生刺,喉如烟火,足心如烙,脉洪大无伦,按之微弱者,宜十全大补汤,吞八味丸,或间燥热如此,复投桂附,不以火济火乎,曰,心包相火附于命门,男以藏精,女以系胞,因嗜欲竭之,火无所附,故厥而上炎,且火从肾出,是水中之火也,火可以水折,水中之火,不可以水折,桂附与火同气而味辛,能开腠理,致津液,通气道,据其窟宅而招之,同气相求,火必下降矣,然则桂附者,固治相火之正药欤,八味丸用泽泻,寇宗奭谓其接引桂附,归就肾经,李时珍曰,非接引也,茯苓泽泻,皆取其泻膀胱之邪气也,古人用补药必兼泻邪,邪去则补药得力,一阖一辟,此乃玄妙,后世不知此理,尊一于补,必致偏胜之害矣,汉武帝病消渴,曾服此丸,喻嘉言曰,下消之证,饮水一斗,小便亦一斗,故用此以折其水,使不顺趋,夫肾水下趋则消,肾水不上腾则渴,舍此安从治哉,《金匮》又用此方治脚气,上入少腹不仁,又治妇人转胞,小便不通,更其名为肾气丸,盖取收摄肾气归元之义。本方加黄柏知母各二两,名知檗八味丸,治阴虚火动,骨痿髓枯,王冰所谓壮水之主以制阳光也,尺脉旺者宜之。此以补天一所生之水也,朱丹溪曰,君火者,心火也,人火也,可以水灭,可以直折,黄连之属可以制之,相火也,天火也,龙雷之火也,阴火也,不可以水湿折之,当从其类而伏之,惟黄柏之属可以降之,按知檗八味丸与桂附八味丸,寒热相反,而服之者皆能有功,缘人之气禀不同,故补阴补阳,各有攸当,药者原为补偏救弊而设也,《医贯》曰左尺脉虚细数者,是肾之真阴不足,宜六味丸以补阴,右尺脉沉细数者,是命之相火不足,宜八味丸以补阳,至于两尺微弱,是阴阳俱虚,宜十补丸,此皆滋先天化源,自世之补阴者,率用知檗反戕脾胃,多致不起,不能无憾,故特表而出之。又曰,王节斋云,凡酒色过度,损伤肺肾真阴者,不可过服参耆,服多者死,盖恐阳旺而阴消也,自此说行而世之治阴虚咳嗽者,视参耆如砒鸩,以知檗为灵丹,使患此证者,百无一生,良可悲也,盖病起房劳,真阴亏损,阴虚火上故咳,当先以六味丸之类补其真阴,使水升火降,随以参耆救肺之品,补肾之母,使金水相生,则病易愈矣,世之用寒凉者,固不足齿,间有知用参耆者,不知先壮水以制火,而遽投参耆以补阳,反使阳火旺而金益受伤,此不知后先之着者也。本方加桂一两,名七味地黄丸,引无根之火,降而归元,本方加五味三两,名都气丸,治劳嗽,益肺之源以生肾水,再加桂亦治消渴。本方加五味二两,麦冬三两,名八仙长寿丸,再加紫河车一具,并治虚损劳热。河车名混沌皮,本人之血气所生,故能大补气血。本方加杜仲、牛膝各二两,治肾虚腰膝酸痛。本方去泽泻,加益智仁三两,治小便频数,益智辛热,涩精固气。本方用熟地二两,山药、山萸、丹皮、归尾、五味、柴胡各五钱,茯神、泽泻各二钱半,蜜丸,朱砂为衣,名益阴肾气丸。即明目地黄丸,治肾虚目昏。加柴胡者,所以升阳于上也。桂附八味丸,加车前牛膝名肾气丸,治蛊胀。

左归丸
《景岳全书》

〖**方剂组成**〗熟地黄、菟丝子、牛膝、龟甲胶、鹿角胶、山药、山茱萸、枸杞子。

〖**作用机制**〗阳中求阴。

〖**主治要点**〗① 真阴不足；② 头晕耳鸣；③ 潮热遗精；④ 腰酸膝软；⑤ 盗汗口干。

〖**思路拓展**〗

1.《景岳全书》：治真阴肾水不足，不能滋养荣卫，渐至衰弱，或虚热往来，自汗、盗汗，或神不守舍，血不归原，或虚损伤阴，或遗泄不禁，或气虚昏晕，或眼花耳聋，或口燥舌干，或腰酸腿软。凡精髓内亏，津液枯涸等证，俱速宜壮水之主，以培左肾之元阴，而精血自充矣。宜此方主之。

2.《何氏虚劳心传》：以纯补犹嫌不足，若加苓、泽渗利，未免减去补力，奏功为难，故群队补阴药中更加龟、鹿二胶，取其为血气之属，补之效捷耳。

3.《临证指南医案》：然仲景以后，英贤辈出，岂无阐扬幽隐之人，而先生以上，又岂无高明好学之辈，然欲舍仲景先生之法，而能治虚劳者，不少概见，即如东垣丹溪辈，素称前代名医，其于损不肯复者每以参术为主，有用及数斤者，其意谓有形精血难复，急培无形之气为要旨，亦即仲景建中诸汤，而扩充者也，又厥后张景岳以命门阴分不足，是为阴中之阴虚，以左归饮，左归丸为主，命门阳分不足者，为阴中之阳虚，以右归饮，右归丸为主，亦不外先生所用三才、固本、天真、大造等汤，以及平补足三阴，固摄诸法，而又别无所见也，故后人称仲景先生善治虚劳者，得其旨矣。

4.《顾松园医镜》：景岳云：余及中年，方悟补阴之理，因推展其义，而制左归丸饮，但用六味之义，而不用六味之方，活人应手之效，不能尽述。凡五液皆主肾，故凡属阴分之药，亦无不皆能走肾，有谓必须引导者，皆属不明耳。

5.《先哲医话》：友松以养荣汤或左归丸料治虚羸，专视十指爪甲，血潮之多少为消息。盖辨血色之好恶在爪甲，不可不知。（老医传云：诊脉毕，宜以指按病者爪。按之白，放之红者吉，虽久病可治。放之红不复者，虽顿病甚凶。香川修德行医言亦载辨爪法，宜考。）

大补阴丸
《丹溪心法》

〖**方剂组成**〗熟地黄、龟甲、黄柏、知母、猪脊髓。

〖**作用机制**〗滋阴降火。

〖**主治要点**〗① 阴虚火旺；② 骨蒸潮热；③ 盗汗遗精；④ 咳嗽咯血；⑤ 心烦易怒。

〖**思路拓展**〗

1.《医学正传》：或问：丹溪先生《格致余论》云：阳常有余，阴常不足。气常有余，血常不足。然先生所著诸方,每云有气虚,有血虚,有阳虚,有阴虚,其所以自相矛盾有如是者,其义何欤?曰:其所谓阴阳气血之虚实,而以天地日月对待之优劣论之,其理蕴奥难明,非贤者莫能悟其旨也,请陈其大略如下:夫阳常有余、阴常不足者,在天地则该乎万物而言,在人身则该乎一体而论,非直指气为阳而血为阴也。经曰阳中有阴,阴中亦有阳,正所谓独阳不生、独阴不长是也。姑以治法兼证论之,曰气虚者,气中之阴虚也,治法用四君子汤以补气中之阴。曰血虚者,血中之阴虚也,治法用四物汤以补血中之阴。曰阳虚者,心经之元阳虚也,其病多恶寒,责其无火,治法以补气药中加乌附等药,甚者三建汤、正阳散之类。曰阴虚者,肾经之真阴虚也,其病多壮热,责其无水,治法以补血药中加知母、黄柏等药,或大补阴丸、滋阴大补丸之类。

2.《景岳全书》:实火宜泻,虚火宜补,固其法也。然虚中有实者,治宜以补为主,而不得不兼乎清,如加减一阴煎、保阴煎、天王补心丹、丹溪补阴丸之类是也。若实中有虚者,治宜以清为主,而酌兼乎补,如清化饮、徙薪饮、大补阴丸之类是也。凡此虚中之实,实中之虚,本无限则,故不得谓热者必无虚,虚者必无热。但微虚者宜从微补,微热者宜从微清。若热倍于虚,而清之不及,渐增无害也。若虚倍于热,而清之太过,则伐及元阳矣。凡治火者,不可不知此义。

3.《古今医统大全》:大补阴丸左尺脉洪,阴虚火动,服此降阴火,补肾水。黄柏(盐酒炒)、知母(同上,各四两)、熟地黄(酒洗烙干研)、龟甲(酥炙,各六两),上为末,炼蜜和猪脊髓丸,梧桐子大,空心姜盐汤送下七十丸。补阴丸左尺脉浮洪大虚,此药固精元,滋阴降火。黄柏(盐酒炒半斤)、知母(同上)、熟地黄(各三两)、白芍药(炒)、川牛膝(酒洗)、陈皮、锁阳、当归(各两半)、龟甲(四两酥炙)、虎胫骨(两半酥炙),上为末,酒煮羊肉烂丸,如梧桐子大。每服五十丸,空心盐汤下,冬加干姜半两。

4.《医门法律》:论朱丹溪大补阴丸四物加黄柏知母汤二方。虚劳之证,阴虚者,十常八九;阳虚者,十之一二而已。丹溪著阳有余阴不足之论,而定二方。与东垣补中益气之法,旗鼓相当。气下陷而不能升,则用东垣。火上升而不能降,则用丹溪。二老入理深谭,各造其极,无容议也。

坎离丸

《瑞竹堂经验方》

【方剂组成】苍术、麦冬、天冬、茯神、远志、沉香、鹿茸、胡芦巴、巴戟、当归、人参、枸杞、雀脑、川芎、陈皮。

【作用机制】升水降火。

【主治要点】① 心肾不交;② 失眠健忘;③ 头晕耳鸣;④ 腰酸遗精;⑤ 神疲乏力。

【思路拓展】

1.《摄生众妙方》坎离丸:当归、白芍、川芎、黄柏、知母、熟地。久服生精益血,升水降火。

2.《普济方》卷四十二坎离丸:知母、黄柏、黄连各等分。上为末,水为丸,如梧桐子大。功能滋肾水,益元气,补下元不足,去膀胱积热。

3.《寿世保元》坎离丸:龙骨、远志、茯神、石菖蒲、龟甲、酸枣仁、当归、人参、麦冬、天冬、生地、熟地、山茱萸、黄柏、五味子、柏子仁、山药、枸杞、知母。主治心肾不交。

河车大造丸
《扶寿精方》

〖方剂组成〗紫河车、龟甲、黄柏、杜仲、牛膝、生地、天冬、麦冬、人参。

〖作用机制〗滋阴清热。

〖主治要点〗① 肺肾两虚；② 咳嗽咳痰；③ 骨蒸潮热；④ 盗汗遗精；⑤ 腰膝酸软。

〖思路拓展〗

《医方集解》：治虚损劳伤，咳嗽潮热。虚损：一损肺，皮槁毛落，二损心，血液衰少，三损脾，饮食不为肌肤，四损肝，筋缓不自收持，五损肾，骨痿不起于床。五劳者志劳、思劳、心劳、忧劳、痰劳也。七伤者大饱伤脾、大怒伤肝、强力举重久坐湿地伤肾、形寒饮冷伤肺、忧愁思虑伤心、风雨寒暑伤形、大恐不节伤志也。肺为气所出入之道，内有所伤，五脏之邪上逆于肺，则咳嗽，潮热者如潮水之有本，昼热夜静者为阳盛，昼静夜热者为阴虚，《难经》云，损其肺者益其气，损其心者调其荣，损其脾者调其饮食，损其肝者缓其中，损其肾者益其精。夏加五味子，酒米糊丸，盐汤下。冬酒下。女人去龟甲加当归，乳煮糊丸。此手太阴足少阴药也。河车本血气所生，大补气血为君，败龟甲阴气最全，黄柏禀阴气最厚，滋阴补水为臣，杜仲润肾补腰，腰者肾之府。牛膝强筋壮骨，地黄养阴退热，制以茯苓砂仁，入少阴而益肾精，二冬降火清金，合之人参五味，能生脉而补肺气，大要以金水为生化之原，合补之以成大造之功也。

第三节　逐　水　药　物

甘　遂
《神农本草经》

〖药性〗寒。　　　　〖药味〗苦。　　　　〖用量〗丸散 0.5～1 g。

〖主治〗

1. 胸水腹水：《伤寒论》十枣汤用甘遂逐水抑阴治疗胸水腹水。

2. 水肿喘息：《太平圣惠方》甘遂丸用甘遂逐水抑阴治疗水肿喘息。

3. 风痰癫痫：《济生方》遂心丹用甘遂攻逐痰涎治疗风痰癫痫证。

〖思路拓展〗

1.《神农本草经》：甘遂性味苦寒。主大腹疝瘕，腹满，面目浮肿，留饮宿食，破癥坚积聚，利水谷道。一名主田。生川谷。

2.《唐本草》：所谓草甘遂者，乃蚤休也，疗体全别。真甘遂苗似泽漆。草甘遂苗一茎，茎六七叶，如蓖麻、鬼臼叶，生食一升，亦不能利，大疗痈疽蛇毒。且真甘遂皆以皮赤肉白作连珠实重者良，亦无白皮者。皮白乃是蚤休，俗名重台也。

3.《本草崇原》：土气不和则大腹，隧道不利则疝瘕。大腹则腹满，由于土不胜水，外则面目浮肿，内则留饮宿食，甘遂治之，泄土气也。为疝为瘕，则癥坚积聚，甘遂破之，行隧道也。水道利则水气散，谷道利则宿积除，甘遂行水气而通宿积，故利水谷道。

4.《本草经疏》：甘遂，其味苦，其气寒而有毒，善逐水。其主大腹者，即世所谓水蛊也。又主疝瘕腹满、面目浮肿及留饮，利水道谷道，下五水，散膀胱留热，皮中痞气肿满者，谓诸病皆从湿水所生，水去饮消湿除，是拔其本也。甘遂性阴毒，虽善下水除湿，然能耗损真气，亏竭津液。元气虚人，除伤寒水结胸不得不用外，其余水肿鼓胀，类多脾阴不足，土虚不能制水，以致水气泛滥，即刘河间云诸湿肿满属脾土，法应补脾实土，兼利小便。不此之图，而反用甘遂下之，是重虚其虚也。水既暂去，复肿必死矣。必察病属湿热，有饮有水，而元气尚壮之人，乃可一施耳，不然祸不旋踵矣。

大　戟

《神农本草经》

〖**药性**〗寒。　　　　〖**药味**〗苦。　　　　〖**用量**〗2～5 g。

〖**主治**〗

1. 水肿喘息：《圣济总录》大戟散用大戟逐水抑阴治疗水肿喘息。

2. 胸水腹水：《丹溪心法》舟车丸用大戟逐水抑阴治疗胸水腹水。

3. 瘿瘤瘰疬：《外科大成》消瘤二反膏用大戟消肿散结治疗瘿瘤瘰疬。

4. 疮疡痈肿：《卫济宝书》大车螯散用大戟消痈解毒治疗疮疡痈肿。

〖**思路拓展**〗

1.《神农本草经》：大戟性味苦寒。主蛊毒，十二水肿，满，急痛，积聚，中风，皮肤疼痛，吐逆。一名印巨。

2.《本草经疏》：大戟，苦寒下泄，故能逐诸有余之水。苦辛甘寒，故散颈腋痈肿。又：大戟，阴寒善走而下泄，洁古谓其损真气，故凡水肿不由于受湿停水，而由于脾虚，土坚则水清，土虚则水泛滥，实脾则能制水，此必然之数也。今不补脾而复用疏泄追逐之药，是重虚其虚也，宜详辨而深戒之。惟留饮、伏饮停滞中焦及元气壮实人患水湿，乃可一暂施耳。

3.《本经疏证》：大戟春生红芽，渐长丛高，茎直中空，叶长狭如柳，折之有白汁，三四月开黄紫花，团圆似杏花及芫荑花，根似细苦参，皮黄肉黄白，有紫色者浸于水中，水色青绿。十二经皆属于五脏，大戟芽红，茎中汁白，花黄紫，根皮或黄或紫，渍水则青，具五行之色。味苦气寒，功专降泄，而合德于水，是以十二经皆有水。至腹满急痛而成积聚者能治之，其茎中空，惟其中空，斯能外达，是以中风在表难泄而至皮肤疼痛者，亦能治之。水满则上溢，风急则上冒，故为吐逆。水行风息，吐逆之根已拔，是以亦能治之。

芫 花

《神农本草经》

〖药性〗温。　　　　　〖药味〗辛。　　　　　〖用量〗1.5～3 g。

〖主治〗

1. 水肿腹水：《外台秘要》小消化水丸用芫花逐水抑阴治疗水肿腹水。

2. 咳嗽痰喘：《外台秘要》芫花煎用芫花祛痰止咳治疗咳嗽痰喘。

3. 时行疫毒：《备急千金要方》凝雪汤用芫花解毒癖秽治疗时行疫毒。

〖思路拓展〗

1.《神农本草经》：芫华性味辛温。主咳逆上气，喉鸣，喘咽肿，短气，蛊毒，鬼疟，疝瘕，痈肿，杀虫鱼。一名去水。生川谷。

2.《汤液本草》：胡洽治痰癖、饮癖，用芫花、甘遂、大戟，加以大黄、甘草，五物同煎，以相反主之，欲其大吐也。治之大略，水者，肺、肾、胃三经所主，有五脏、六腑、十二经之部分，上而头，中而四肢，下而腰齐，外而皮毛，中而肌肉，内而筋骨，脉有尺寸之殊，浮沉之异，不可轻泻，当知病在何经、何脏，误用则害深，然大意泄湿。

3.《本经疏证》：伤寒表不解，心下有水气，干呕，发热而咳，若微利者，去麻黄加荛花，如鸡子大，熬令赤色。注云：下利者，不可攻其表，汗出必胀满。去麻黄，恶发汗。夫太阳与阳明合病下利者，与葛根汤，其中未尝无麻黄，不虑其胀满何哉！盖葛根汤所治证，其表但有风寒，风寒者标在外，本亦在外。小青龙汤证则本虽风寒，标已化水，风寒虽仍在外，水饮则已内连，若徒发其外，则在外之风寒才散，内连之水气必随出于表，于是水入经隧为胀满，不可与葛根汤同论也。虽然治水之出于表者，有防己，有大戟。治水之为咳喘者，有荛花。此则用荛花者何？盖防己主伤寒、温疟、热气，此则未化为热也。大戟治风与水在皮肤疼痛，此则不疼痛也。芫花治因水咳者，仅能下气，不能治利，故主以荛花。然主治惟与芫花为近，故后世或有以芫花代者焉，于此见荛花与芫花功用略同，而芫花惟下气行水，荛花兼破饮食积聚、利水道，差有别矣。

4.《本草思辨录》：小青龙汤若微利者去麻黄加荛花，盖利则水气不径趋膀胱，更以麻黄升太阳，则水道益涩，水气必泛而为胀满，太阴篇所谓下利清谷不可攻表汗出必胀满也。荛花本经主荡涤肠胃留癖利水道，则微利不至成滞下，而在上之水气亦去。且其用在花，走里兼能走表，故本经并主伤寒温疟饮食寒热邪气。若以茯苓泽泻治微利，则表邪亦从而陷之矣，此仲圣所以有取于荛花也。

商 陆

《神农本草经》

〖药性〗平。　　　　　〖药味〗辛。　　　　　〖用量〗6～10 g。

〖主治〗

1. 水肿腹水：《济生方》疏凿饮子用商陆逐水抑阴治疗水肿腹水。

2. 狼漏疮痈：《急千金要方》空青商陆散用商陆解毒消肿治疗狼漏疮痈。

3. 白癜癫风：《外台秘要》商陆散用生商陆根祛风解毒治疗白癜癫风。

〖思路拓展〗

1.《神农本草经》：商陆性味辛平。主水张疝痕痹，熨除痈肿，杀鬼精物，一名根，一名夜呼。生川谷。

2.《本经疏证》：李濒湖谓商陆沉降而阴，其性下行，专于治水，与大戟、甘遂异性同功也。夫所贵于治《本经》者，为能审名辨物，知其各有所宜耳。若商陆之功，不过与大戟、甘遂埒，则用大戟、甘遂已耳，又何取于商陆哉？夫大戟、甘遂味苦，商陆味辛，苦者取其降，辛者取其通，降者能行逆折横流之水，通者能行壅淤停蓄之水，取义既殊，功用遂别，岂得以此况彼也。仲景书中十枣汤用大戟、甘遂，大陷胸汤、甘遂半夏汤、大黄甘遂汤均用甘遂，不用大戟，则甘遂之与大戟，固自有异矣；独于大病瘥后，腰已下有水气者，牡蛎泽泻散中偏取商陆，谓非商陆有异于大戟、甘遂乎。下病者上取，上病者下取，牡蛎泽泻散治腰以下水气不行，必先使商陆、葶苈，从肺及肾开其来源之壅，而后牡蛎、海藻之软坚，蜀漆、泽泻之开泄，方能得力，用瓜楼根者，恐行水之气过驶，有伤上焦之阴，仍使之从脾吸阴，还归于上。是故商陆之功，在决壅导塞，不在行水疏利，明乎此，则不与其他行水之物同称混指矣。

牵牛子

《名医别录》

〖药性〗寒。 〖药味〗苦。 〖用量〗5～10 g。

〖主治〗

1. 水肿腹水：《宣明论方》一气散用牵牛子逐水抑阴治疗水肿腹水。

2. 咳嗽喘满：《保婴集》牛黄夺命散用牵牛子逐水蠲饮治疗咳嗽喘满。

3. 虫积腹痛：《医级宝鉴》化积丸用牵牛子杀虫消积治疗虫积腹痛。

〖思路拓展〗

1.《名医别录》：主下气，疗脚满水肿，除风毒，利小便。

2.《本草纲目》：牵牛，自宋以后，北人常用取快，及刘守真、张子和出，又倡为通用下药，李明之目击其事，故着其说极力辟之。牵牛治水气在肺，喘满肿胀，下焦郁遏，腰背胀肿，及大肠风秘气秘，卓有殊功。但病在血分及脾胃虚弱而痞满者，则不可取快一时及常服，暗伤元气也。一宗室夫人，年几六十，平生苦肠结病，旬日一行，甚于生产，服养血润燥药则泥膈不快，服硝、黄通利药则若罔知，如此三十余年矣，时珍诊其人体肥，膏粱而多忧郁，日吐酸痰碗许乃宽，又多火病，此乃三焦之气壅滞，有升无降，津液皆化为痰饮，不能下滋肠腑，非血燥比也。润剂留滞，硝、黄徒入血分，不能通气，俱为痰阻，故无效也。乃用牵牛末，皂荚膏丸与服，即便通利，自是但觉肠结，一服就顺，亦不妨食，且复精爽。盖牵牛能走气分,通三焦,气顺则痰逐饮消,上下通快矣,外甥柳乔,素多酒色,病下极胀痛,二便不通,不能坐卧,立哭呻吟者七昼夜。医用通利药不效,遣人叩予,予思此乃湿热之邪在精道,壅胀隧路,病在二阴之间,故前阻小便,后阻大便,病不在大肠、膀胱也。乃用楝实、茴香。穿山甲诸药,入牵牛加倍,水煎服,一服而减,三服而平。牵牛能达右肾命门,走精隧,人所不知,惟东垣李明之知之,故明之治下焦阳虚,天真丹用牵牛以盐水炒黑,入佐沉香、杜仲、破故纸。官桂诸药,深得补泻兼施之妙,方见《医学发明》。又东垣治脾湿太过,通身浮肿,喘不得卧,腹如鼓,海金沙散,亦以牵牛为君,则东垣未尽弃牵牛不用,但贵施之得道耳。

3.《本草正义》:牵牛,善泄湿热,通利水道,亦走大便,故《别录》谓其苦寒,至李氏东垣,以其兼有辛荄气味,遂谓是辛热雄烈。按,此物甚滑,通泄是其专长,试细嚼之,惟其皮稍有辛味,古今主治,皆用之于湿热气滞,实肿胀满,二便不通,则东垣以为辛热,张石顽和之,亦谓辛温,皆属不确,当以《别录》之苦寒为正。又荄气戟人喉舌,细味之亦在皮中,所谓有毒,盖即在此。古方中凡用末子,均称止用头末,正以其皮粘韧,不易细碎,只用头末,则弃其皮,而可无辛荄之毒,颇有意味可思。《别录》主治专破气分之壅滞,泄水湿之肿满,除风利便,固皆以实病言之,此药功用,固已包举无遗,甄权申之,则曰治痃癖气块,利大小便,东垣谓除气分湿热,三焦壅结;濒湖谓逐痰饮,通大肠气秘、风秘、杀虫。亦皆主结滞壅塞立论。而甄权乃又谓除虚肿,则误矣。《日华本草》谓治腰痛,盖亦指湿热阻塞,腰脊不利之症,惟言之殊不分明,究属非是。

巴 豆

《神农本草经》

〔药性〕温。　　　　　〔药味〕辛。　　　　　〔用量〕丸散 0.1～0.3 g。

〔主治〕

1. 腹痛腹胀:《金匮要略》三物备急丸用巴豆峻下逐水治疗腹痛腹胀。

2. 水肿腹水:《外台秘要》巴豆丸用巴豆峻泻逐水治疗腹水臌胀。

3. 结胸痞硬:《伤寒论》三物小白散用巴豆祛痰利咽治疗结胸痞硬。

4. 痈肿恶疮:《医便》万灵膏用巴豆蚀腐疗疮治疗痈肿恶疮。

5. 霍乱吐利:《太平惠民和剂局方》水浸丹用巴豆解毒癖秽治疗霍乱吐利。

〔思路拓展〕

1.《神农本草经》:巴豆性味辛温。主伤寒,温疟,寒热,破癥瘕结聚,坚积,留饮,淡癖,大腹水张,荡练五藏六府,开通闭塞,利水谷道,去恶内,除鬼毒蛊注邪物,杀虫鱼,一名巴叔,生川谷。

2.《本经疏证》:巴豆木高一二丈,叶如樱桃而厚大,初生青色,久渐黄赤,季冬渐雕,仲春渐发,仲夏旧叶落尽,新叶齐生,即开花成穗,其色微黄,五、六月结实作房,七、八月成熟,渐渐自落,一房二瓣,一瓣一子或三子,子仍有壳,以壳上有纵纹,隐起如线,一道至两三道者,为金线巴豆,最为上等。

3.《本草纲目》:巴豆,生猛熟缓,能吐能下,能止能行,是可升可降药也。盖此物不去膜则伤胃,不去心则作呕,以沉香水浸则能升能降,与大黄同用泻人反缓,为其性相畏也。巴豆,峻用则有劫病之功,微用亦有调中之妙。王海藏言其可以通肠,可以止泻,此发千古之秘也。一老妇年六十余,病溏泄已五年,肉食油物生冷,犯之即作痛,服调脾、升提、止涩诸药,入腹则泄反甚。延余诊之,脉沉而滑,此乃脾胃久伤,冷积凝滞所致。王太仆所谓大寒凝内,久利溏泄,愈而复发,绵历年岁者,法当以热下之,则寒去利止。遂用蜡匮巴豆丸药五十丸与服,二日大便不通,亦不利,其泄遂愈。自是每用治泄痢积滞诸病,皆不泻而病愈者近百人,妙在配合得宜,药病相对耳。苟用所不当用,则犯轻用损阴之戒矣。

4.《本草通玄》:巴豆,禀阳刚雄猛之性,有斩关夺门之功,气血未衰,积邪坚固者,诚有神功,老羸衰弱之人,轻妄投之,祸不旋踵。巴豆、大黄,同为攻下之剂,但大黄性冷,腑病多热者宜之;巴豆性热,脏病多寒者宜之。故仲景治伤寒传里恶热者,多用大黄,东垣治五积属脏者,多用巴豆,世俗未明此义,往往以大黄为王道之药,以巴豆为劫霸之剂,不亦谬乎?

续随子

《蜀本草》

〖药性〗温。　　　　　〖药味〗辛。　　　　　〖用量〗丸散 1～2 g。

〖主治〗

1. 水肿臌胀:《丹台玉案》换金丹用千金子逐水消肿治疗水肿臌胀。

2. 积聚癥瘕:《圣济总录》续随子丸用千金子破瘀消症治疗积聚癥瘕。

〖思路拓展〗

1.《蜀本草》:治积聚痰饮,不下食,呕逆及腹内诸疾。

2.《本草备要》:续随子,一名千金子,泻,行水,破血,解毒。辛温有毒,行水破血。治癥瘕痰饮,冷气胀满,蛊毒鬼疰。利大、小肠,下恶滞物,涂疥癣疮(玉枢丹用之,治百病多效。《经疏》曰:乃以毒治毒之功)。去壳,取色白者,压去油用(时珍曰:续随子、大戟、泽漆、甘遂,茎叶相似,主疗亦相似,长于利水,用之得法,皆要药也)。

3.《开宝本草》:主妇人血结月闭,癥瘕疥癣瘀血,蛊毒……心腹痛,冷气胀满;利大小肠。

4.《本草经疏》:续随子,味辛气温,而其性有毒,实攻击克伐之药也。长于解蛊毒,以致腹痛胀满,攻积聚,下恶滞物,及散痰饮。至于妇人月闭、癥瘕、疥癣、瘀血,大小肠不利诸病,则各有成病之由,当求其本而治,不宜概施。盖此药之为用,乃以毒攻毒之功也。

5.《外科精要》:解一切药毒,恶草、菰子、菌蕈、金石毒,吃自死马肉、河豚发毒,时行疫气,山岚瘴疟,急喉闭,缠喉风,脾病黄肿,赤眼疮疖,冲冒寒冒,热毒上攻,或自缢死、落水、打折伤死,但心头微暖未隔宿者,痈疽发背未破,鱼脐疮,诸般怒疮肿毒,汤火所伤,百虫、犬、鼠、蛇伤,打扑伤折:文蛤三两(淡红黄色者,捶碎,洗净),红芽大戟一两半(洗净),山慈菇二两(洗),续随子一两(去壳秤,研细,纸裹压去油,再研如白霜),麝香三分(研)。上将前三味焙干,为细末,入麝香;续随子研令匀,以糯米粥为丸,每料分作四十粒(内服),用生姜、蜜水磨一粒灌之,(外用)水磨涂。

第四节 逐水方剂

十枣汤

《伤寒论》

〖**方剂组成**〗芫花、甘遂、大戟。

〖**作用机制**〗攻逐水饮。

〖**主治要点**〗① 水饮积聚；② 胸痛咳嗽；③ 气短；④ 头痛；⑤ 心下痞硬。

〖**思路拓展**〗

1.《伤寒论》：太阳中风，下利呕逆，表解者，乃可攻之。其人絷絷汗出，发作有时，头痛，心下痞硬满，引胁下痛，干呕短气，汗出不恶寒者，此表解里未和也，十枣汤主之。

2.《删补名医方论》：古法治肿，不用补剂，而用去水等药，微则分利，甚则推逐。如五苓散、五淋散、五皮散、导水茯苓汤之类，皆所以利水也，如舟车神丸、浚川散、禹攻散、十枣汤之类，皆所以逐水也。但察其果系实邪，则此等治法，仍不可废也。

3.《医方论》：十枣汤乃逐水之峻剂，非大实者不可轻试。至河间之三花神佑丸，除大枣而加大黄、黑丑，已是一味峻猛，不复留脾胃之余地，更加轻粉，则元气搜刮殆尽，病虽尽去，而人亦随亡。可知仲景以十枣命名，全赖大枣之甘缓，以救脾胃，方成节制之师也。

4.《外台秘要》：《千金》问曰：咳病有十，何谓也？师曰：有风咳，有寒咳，有支咳，有肝咳，有心咳，有脾咳，有肺咳，有肾咳，有胆咳，有厥阴咳。问曰，十咳之证，何以为异？师曰：欲语因咳，言不得终，谓之风咳；饮冷食寒，因之而咳，谓之寒咳；心下坚满，咳则支痛，其脉反迟，谓之支咳；咳引胁下痛，谓之肝咳；咳而唾血，引手少阴，谓之心咳；咳而涎出，续续不止，下引少腹，谓之脾咳；咳引颈项而唾涎沫，谓之肺咳；咳则耳无所闻，引腰并脐中，谓之肾咳；咳而引头痛，口苦，谓之胆咳；咳而引舌本，谓之厥阴咳。夫风咳者下之，寒咳、支咳、肝咳，灸足太冲，心咳灸刺手神门，脾咳灸足太白，肺咳灸手太泉，肾咳灸足太溪，胆咳灸足阳陵泉，厥阴咳灸手太陵。留饮咳者，其人咳不得卧，引项上痛，咳者时如小儿瘛状。夫久咳为水咳而时发热，脉在九菽（一云卒弦）者非虚也，此为胸中寒实所致也，当吐之。咳家其脉弦，欲行吐药，当相人强弱无热，乃可吐耳。（通按：太泉疑太渊）又咳家，其人脉弦为有水，可与十枣汤下之。不能卧坐者，阴不受邪故也。

禹功散

《儒门事亲》

〖**方剂组成**〗黑牵牛、小茴香。

〖**作用机制**〗行气逐水。

〖**主治要点**〗① 阳水臌胀；② 腹胀喘促；③ 水肿；④ 便秘；⑤ 小便短少。

〖**思路拓展**〗

1.《儒门事亲》：凡上喘中满，酸心腹胀，时时作声，痞气上下不能宣畅，叔和云：气壅三焦不得昌是也。可用独圣散吐之；次用导水禹功散，轻泻药三四行，使上下无碍，气血宣通，并无壅滞；后服平胃散、五苓散、益元、甘露散，分阴阳，利水道之药则愈矣。

2.《证治准绳》：诸湿为土，火热能生湿土，故夏热则万物湿润，秋凉则湿复燥干，湿病本不自生，因于火热怫郁，水液不能宣通，停滞而生水湿也。凡病湿者，多自热生，而热气多为兼病。《内经》云：明知标本，正行无间者是也。夫湿在上者，目黄而面浮；在下者，股膝肿厥；在中者，肢满痞膈痿逆；在阳不去者，久则化气；在阴不去者，久则成形。世俗不详《内经》所言留者攻之，但执补燥之剂，怫郁转加，而病愈甚也。法当求病之所在而为施治，泻实补虚，除邪养正，以平为期而已。又尝考戴人治法，假如肝木乘脾土，此土不胜木也，不胜之气，寻救于子，已土能生庚金，庚为大肠，味辛者为金，故大加生姜，使伐肝木，然不开脾土，无由行也，遂以舟车丸先通闭塞之路，是先泻其所不胜，后以姜汁调浚川散大下之，是泻其所胜也。戴人每言，导水丸必用禹功散继之，舟车丸必以浚川散随后。如寒疝气发动，腰脚胯急痛者，亦当下之，以泻其寒水。

3.《名医类案》：会稽徐彦纯治一人，病痰数年不愈。诊其脉，左手微细，右手滑大，微细为寒，滑大为燥，以瓜蒂散涌其寒痰数升，汗出如沃，次以导水丸、禹功散，去肠中燥垢亦数升，人半愈。后以淡剂，流湿降火，开胃口，不越月而瘥。

4.《寿世保元》：禹功散：陈皮、半夏（姜制）、赤茯苓、猪苓、泽泻、白术（炒）、木通（各一钱）、条芩（八分）、升麻（三分）、甘草（三分）、山栀子（炒一钱）上锉一剂，水二钟，煎至一钟，不拘时服。少时，以鸡翎探吐之，得解而止，妙在吐。譬如滴水之器，闭其上窍则不沥，拔之则水通流泄矣。

5.《古今名医汇粹》：若真知为水湿之气客于中焦，侵于皮肤，如水晶之光亮，手按之随起者，《内经》去菀陈、开鬼门、洁净府之法，近如舟车丸、禹功散之类，一服而退，何误之有？

6.《古今医统大全》：凡水肿初病，伤于酒湿面热之类，未经攻下消导，亦可以三圣散，牵牛、枳实、萝卜子三味，看大小虚实与之。实者三花神佑丸、舟车丸、禹功散选用之。大忌羊肉，其性极补，水肿食之，百人不愈。

真武汤

《伤寒论》

〖**方剂组成**〗茯苓、芍药、白术、生姜、附子。

〖**作用机制**〗抑阴利水。

〖**主治要点**〗① 阴盛水泛；② 畏寒肢冷；③ 眩晕；④ 筋肉瞤动；⑤ 小便不利；⑥ 浮肿咳喘。

〖**思路拓展**〗

1.《伤寒论》：太阳病，发汗，汗出不解，其人仍发热，心下悸，头眩，身瞤动，振振欲擗地者，真武汤主之、少阴病，二三日不已，至四五日，腹痛，小便不利，四肢沉重疼痛，自下利者，此为有水气。其人或咳，或小便利，或下利，或呕者，真武汤主之。

2.《古今名医方论》：真武一方，为北方行水而设。用三白者，以其燥能治水，淡能伐肾邪而利水，酸能泄肝木以疏水故也。附子辛温大热，必用为佐者何居？盖水之所制者脾，水之所行者肾也，肾为胃关，聚水而从其类。倘肾中无阳，则脾之枢机虽运，而肾之关门不开，水虽欲行，孰为之主？故脾家得附子，则火能生土，而水有所归矣；肾中得附子，则坎阳鼓动，而水有所摄矣。更得芍药之酸，以收肝而敛阴气，阴平阳秘矣。若生姜者，并用以散四肢之水而和胃也。

3.《医宗金鉴》：小青龙汤治表不解有水气，中外皆寒实之病也；真武汤治表已解有水气，中外皆寒虚之病也。真武者，北方司水之神也，以之名汤者，赖以镇水之义也。夫人一身制水者脾也，主水者肾也；肾为胃关，聚水而从其类者；倘肾中无阳，则脾之枢机虽运，而肾之关门不开，水虽欲行，孰为之主？放水无主制，泛溢妄行而有是证也。用附子之辛热，壮肾之元阳，而水有所主矣；白术之苦燥，建立中土，而水有所制矣；生姜之辛散，佐附子以补阳，温中有散水之意；茯苓之淡渗，佐白术以健土，制水之中有利水之道焉。而尤妙在芍药酸敛，加于制水、主水药中，一以泻水，使子盗母虚，得免妄行之患；一以敛阳，使归根于阴，更无飞越之虞。然下利减芍药者，以其阳不外散也；加干姜者，以其温中胜寒也。水寒伤肺则咳，加细辛、干姜者，散水寒也。加五味子者，收肺气也。小便利者去茯苓，以其虽寒而水不能停也。呕者，去附子倍生姜，以其病非下焦，水停于胃也。所以不须温肾以行水，只当温胃以散水，佐生姜者，功能止呕也。

4.《内台方议》：用茯苓为君，白术为臣，二者入脾走肾，逐水祛湿；以芍药为佐，而益脾气；以附子、生姜之辛为使，温经散寒也。

5.《寒温条辨》：白术，茯苓补上利水之物也，可以伐肾而疗心悸；附子、生姜回阳益卫之物也，可以壮火而制虚邪；白芍酸以收阴，用白芍者，以小便不利，则知其人不但真阳不足，真阴亦已亏矣，若不用白芍，以固护其阴，岂能用附子之雄悍乎！

五苓散

《伤寒论》

〖方剂组成〗猪苓、茯苓、白术、泽泻、桂枝。

〖作用机制〗抑阴利水。

〖主治要点〗① 膀胱蓄水；② 小便不利；③ 烦渴欲饮；④ 脐下动悸；⑤ 消渴水逆。

〖思路拓展〗

1.《伤寒论·辨太阳病脉证并治》：太阳病，发汗后，大汗出，胃中干，烦躁不得眠，欲得饮水者，少少与饮之，令胃气和则愈。若脉浮，小便不利，微热消渴者，五苓散主之。中风发热，六七日不解而烦，有表里证，渴欲饮水，水入则吐者，名曰水逆，五苓散主之。

2.《伤寒来苏集·伤寒附翼》：凡中风、伤寒，结热在里，热伤气分，必烦渴饮水，治之有二法：表证已罢,而脉洪大,是热邪在阳明之半表里,用白虎加人参清火以益气;表证未罢,而脉仍浮数,是寒邪在太阳之半表里,用五苓散,饮暖水,利水而发汗。此因表邪不解,心下之水气亦不散,既不能为溺,更不能生津,故渴;及与之水,非上焦不受,即下焦不通,所以名为水逆。水者肾所司也,泽泻味咸入肾,而培水之本;猪苓黑色入肾,以利水之用;白术味甘归脾,制水之逆流;茯苓色白入肺,清水之源委,而水气顺矣。然表里之邪,谅不因水利而顿解,故必少加桂枝,多服暖水,使水津四布,上滋心肺,外达皮毛,涔涔汗出,表里之寒热两除也。白饮和服,亦啜稀粥之微义,又复方之轻剂矣。

3.《医方考》:茯苓、猪苓、泽泻、白术,虽有或润或燥之殊,然其为淡则一也,故均足以利水。桂性辛热,辛热则能化气。

4.《古今名医方论》:五苓散一方为行膀胱之水而设,亦为逐内外水饮之首剂也。方用白术以培土,土旺而阴水有制也;茯苓以益金,金清而通调水道也;桂味辛热,且达下焦,味辛则能化气,性热专主流通,州都温暖,寒水自行;再以泽泻、猪苓之淡渗者佐之,禹功可奏矣。

5.《医方集解》:二苓甘淡,入肺而通膀胱为君;泽泻甘咸,入肾、膀胱,同利水道为臣;益土所以制水,故以白术苦温健脾去湿为佐;膀胱者津液藏焉,气化则能出矣,故以肉桂辛热为使,热因热用,引入膀胱以化其气,使湿热之邪皆从小水而出也。

6.《伤寒六经辨证治法》:盖多服暖水,犹服桂枝汤啜稀热粥之法,但啜粥以助胃中营卫之气,而暖水乃助膀胱水府之津,俾膀胱气盛则溺汗俱出,经腑同解,至妙之法,可不用乎!

7.《古方选注》:苓,臣药也,二苓相辅则五者之中可为君药矣,故曰五苓。猪苓、泽泻相须,借泽泻之咸以润下;茯苓、白术相须,借白术之燥以升精,脾精升则湿热散,而小便利,即东垣欲降先升之理也;然欲小便利者,又难越膀胱一腑,故以肉桂热因热用,内通阳道,使太阳里水引而竭之。

实脾饮

《重订严氏济生方》

〖方剂组成〗厚朴、白术、木瓜、木香、草果仁、大腹子、附子、茯苓、干姜、炙甘草。

〖作用机制〗抑阴利水。

〖主治要点〗① 水肿臌胀;② 腰以下肿甚;③ 胸满;④ 腹满;⑤ 小便短少。

〖思路拓展〗

1.《删补名医方论》:李中梓曰:《经》云:诸湿肿满,皆属于脾。又云:其本在肾,其末在肺,皆聚水也。又曰:肾者主水,胃之关也,关门不利,故聚水而从其类也。肿胀之病,诸经虽有,无不由于脾、肺、肾者,盖脾主营运,肺主气化,肾主五液。凡五气所化之液,悉属于肾;五液所行之气,悉属于肺;转输二脏,以制水生金者,悉属于脾。故肿胀不外此三经也。然其治法,有内、外、上、下、虚、实,不可不辨也。在外则肿,越婢汤、小青龙汤证也。在内则胀,十枣丸、神佑丸证也。在上则喘,葶苈大枣汤、防己椒目葶苈大黄丸证也。在下则小便闭,沉香琥珀丸、疏凿饮子证也。此皆治实之法,若夫虚者,实脾饮此方证也。

2.《严氏济生方》:治阴水,先实脾土。厚朴(去皮,姜制,炒)、白术、木瓜(去瓤)、木香(不见火)、草果仁、大腹子、附子(炮,去皮脐)、白茯苓(去皮)、干姜(炮,各一两)、甘草(炙,半两)。上咀,每服四钱,水一盏半,生姜五片,枣子一枚,煎至七分,去滓,温服,不拘时候。

3.《医方考》:脾胃虚寒,不能制水,则水妄行,故肢体浮肿。以无郁热,故口不渴而大小皆利。是方也,用白术、茯苓、甘草之甘温者补其虚,用干姜、附子之辛热者温其寒,用木香、草果之辛温者行其滞,用厚朴、腹子之下气者攻其邪,用木瓜之酸温者抑其所不胜。名曰实脾散者,实土以防水也。虽其药味不皆实土,然能去其邪,乃所以使脾气之。

4.《景岳全书》:水肿本因脾虚不能制水,水渍妄行,当以参、术补脾,使脾气得实,则自健运而水自行。大抵只宜补中行湿利小便,切不可下,但用二陈加人参、苍白术为主,或佐以黄芩、麦冬、炒栀子以制肝木。若腹胀,少佐厚朴;气不运,加木香、木通;气若陷下,加升麻、柴胡提之,必须补中行湿,加升提之药,能使大便润,小便长。又曰:诸家治水肿,只知导湿利小便,执此一途,用诸去水之药,往往多死,又用导水丸、舟车丸、神佑丸之类大下之,此速死之兆。盖脾气虚极而肿,愈下愈虚,虽劫目前之快,而阴损正气,祸不旋踵。大法只宜补中宫为主,看所挟加减,不尔则死,当以严氏实脾散加减。要知从治、塞因塞用之理,然后可以语水肿之治耳。

温脾汤

《备急千金要方》

〖方剂组成〗大黄、附子、干姜、党参、甘草。

〖作用机制〗抑阴利水。

〖主治要点〗① 阴寒积聚;② 水肿;③ 臌胀;④ 腹痛;⑤ 便秘;⑥ 尿少。

〖思路拓展〗

1.《成方便读》:此方治寒积之一法也。凡积之所成,无不由于正气之虚,故以参、甘以培其气,当归以养其血,使气血复其常度,则邪去而正乃不伤。病因寒起,故以姜、附之辛热,使其走者走,守者守,祛寒散结,纤悉无遗,而后硝、黄导之,由胃入肠,何患乎病不去哉?

2.《汤头歌诀》:(汤,《千金》)参附与干姜、甘草、当归、硝大黄。寒热并行治寒积,脐腹绞结痛非常。人参、附子、甘草各一两,大黄五两,当归、干姜各三两,煎服,日三。本方除当归、芒硝,亦名温脾汤,治久痢赤白,脾胃冷,实不消。硝、黄以荡其积,姜、附以祛其寒,参、草、当归以保其血气。按:古人方中,多有硝、黄、柏、连与姜、萸、桂、附寒热并用者,亦有参、术、硝、黄补泻并用者,亦有大黄、麻黄汗下兼行者,令人罕识其旨。姑录此方,以见治疗之妙不一端也。

3.《医门法律》:论《本事》温脾汤,学士许叔微制此方,用厚朴、干姜、甘草、桂心、附子各二两,大黄四钱,煎六合顿服。治锢冷在肠胃间,泄泻腹痛,宜先取去,然后调治,不可畏虚以养病也。叔微所论,深合仲景以温药下之之法,其大黄止用四钱,更为有见。夫锢冷在肠胃而滑泄矣,即温药中宁敢多用大黄之猛,重困之乎?减而用其五之一,乃知叔微之得于仲景者深也。仲景云:病患旧微溏者,栀子汤不可与服。又云:太阴病脉弱便利,设当行大黄、芍药者宜减之,以其人胃气弱,易动故也。即是观之,肠胃锢冷之滑泄,而可恣用大黄耶? 不用则温药必不能下,而久留之邪,非攻不去;多用则温药恐不能制,而洞下之势,或至转增。裁酌用之,真足法矣。《玉机》微义,未知此方之渊源,不为首肯,亦何贵于论方哉。

4.《时方歌括》:主治锢冷在肠胃间泄泻腹痛。宜先取去。然后调治。不可畏虚以养病也。温脾桂附与干姜,朴草同行佐大黄。泄泻流连知锢冷,温通并用效非常(附子干姜甘草桂心厚朴各二钱,大黄四分,水二杯,煎六分服)。喻嘉言曰:许叔微制此方,深合仲景以温药下之之法。方中大黄一味不用则温药必不能下,而久留之邪非攻不去,多用恐温药不能制,而洞泄或至转剧,裁酌用之,真足法矣。

5.《名医类案》:一人疟疾,更三医不可,后一医,投姜附汤,可而复作。每至午前大寒,寒时面青,手指趾甲俱青(指甲青,寒者多,然有一症与痰相搏,亦青黑色,可与大热案橘泉翁治法参看),异状战栗,寒后复热,得汗肢凉,瘦削,危甚不可言。江诊六部脉沉细,先投温脾汤,继进铁煎散三盏,五更下鹤顶丹,至次日午前,以理中汤下黑锡丹一服,如此三日而愈。此乃寒症之药也。

消水圣愈汤

《时方妙用》

【方剂组成】天雄、肉桂、细辛、麻黄、甘草、生姜、大枣、知母。

【作用机制】利水消肿。

【主治要点】① 阴盛水肿;② 畏寒肢冷;③ 咳嗽气喘;④ 心悸胸闷;⑤ 小便短少。

【思路拓展】

《时方妙用》:此治水第一方。然必两手脉浮而迟,足跌阳脉浮而数。诊法丝毫不错,一服即验,五服全愈。否则不可轻用此秘方也。大道无私,方不宜秘。然黄帝有兰台之藏,长桑有一恐轻试之误,一恐泄天地之机也。余出此方,以俟一隅之反,非谓一方可以。天雄一钱制,牡桂二钱去皮,细辛一钱,麻黄一钱五分,甘草一钱炙,生姜二钱,大枣二枚,知母二钱去皮,水二杯半。先煎麻黄,吹去沫,次入诸药,煮八分服。日夜作三服。当汗出,如虫行皮中即愈。水盛者加防己二钱。天雄补上焦之阳而下行入肾,犹天造下济而光明。而又恐下济之气潜而不返,故取细辛之一茎直上者以举之。牡桂暖下焦之水而上通于心,犹地轴之上出而旋运。而又恐其上出施之用,若潜而不返,则气不外濡而络脉虚,故用姜枣甘草化气生液,以补络脉。若止而不上则气聚为火而小便难,故以知母滋阴化阳以通小便。且知母治肿出之《神农本草经》。而《金匮》治历节风脚肿如脱与麻黄附子并用,可以此例而明也。此方即仲景桂甘姜枣麻辛附子汤加知母一味,主治迥殊,可知经方之变化如龙也。野老某,年八旬有奇,传予奇方。用生金樱根,去粗皮一两半,吴风草三钱,香菌极小团结者七枚,水煎服一服,小便即通而肿愈。余细绎此方极妙。麻黄大发汗而根又能止汗,橘肉生痰壅气而皮又能化痰顺气。蚕因风而致僵,反能驱风如神。此大开大阖之道。金樱子之大涩小便,即可悟其根之大通小便矣。吴风草原名鹿衔草,能除湿热,故《素问》与泽泻白术同用,以治酒风更妙。是小香菌一味,此物本湿热所化,用之于除湿祛热坠中,同气相感,引药力至于病所,而诸药之性一发,则湿热无余地以自藏,俱从小便而下矣。此必异人所授遗下,所谓礼失而求诸野也,惜余未试。

第八章 和阳方药

阳㤐证有阳虚证与火盛证之分,和阳方药有益火温阳与泻火制阳之别。益火温阳方药治疗阳虚证。阳虚证辨证要点:① 脏器功能不全;② 畏寒;③ 四肢不温;④ 性欲减退;⑤ 不孕不育;⑥ 腰膝酸软;⑦ 自汗大汗;⑧ 舌淡;⑨ 苔白;⑩ 脉虚。多见于西医学多脏器障碍等难治性疾病晚期或不孕不育等生殖医学疾病。《素问·阴阳应象大论》曰:形不足者温补之以气。《素问·至真要大论》曰:有病热者寒之而热,有病寒者热之而寒,二者皆在,新病复起,奈何治? 岐伯曰:诸寒之而热者取之阴,热之而寒者取之阳,所谓求其属也。王冰注曰:热之不热是无火也,益火之原以消阴翳。益火温阳常用药物有鹿茸、鹿角、鹿角胶、鹿角霜、紫河车、肉苁蓉、淫羊藿、杜仲、巴戟天、补骨脂、菟丝子、续断、阳起石等。益火温阳常用方剂有鹿茸大补汤、鹿茸地黄煎、右归丸、龟鹿二仙胶、鹿茸内补丸、四逆汤、补肾丸、补天丸等。《类经图翼·大宝论》曰:天之大宝,只此一丸红日;人之大宝,只此一息真阳。《景岳全书·命门余义》命门者,诸神精之所舍,原气之所系,男子以藏精,女子以系胞也。命门为精血之海,脾胃为水谷之海,均为五脏六腑之本。然命门为元气之根,为水火之宅。五脏之阴气,非此不能滋。五脏之阳气,非此不能发。而脾胃以中州之土,非火不能生,然必春气始于下,则三阳从地起,而后万物得以化生。岂非命门之阳气在下,正为脾胃之母乎? 吾故曰:脾胃为灌注之本,得后天之气也;命门为化生之源,得先天之气也,此其中固有本末之先后。观东垣曰补肾不若补脾,许知可曰补脾不若补肾。此二子之说亦各有所谓,固不待辩而可明矣。《医贯》将阳㤐譬之元宵之鳌山走马灯:拜者舞者飞者走者无一不具,其中间惟是一火耳! 火旺则动速,火微则动缓,火熄则寂然不动。而拜者舞者飞者走者,躯壳未尝不存也。故曰汝身非汝所有是天地之委形也。余所以谆谆必欲明此论者,欲世之养身者治病者,的以命门为君主而加意于火之一字。夫既曰立命之门,火乃人身之至宝,何世之养身者不知保养节欲,而日夜戕贼此火。既病矣,治病者不知温养此火而日用寒凉,以直灭此火,焉望其有生气耶。

泻火制抑阳方药治疗阳盛火炽证。阳盛火炽证辨证要点:① 壮热;② 体实;③ 癥瘕;④ 积聚;⑤ 便结;⑥ 腹水;⑦ 鼓胀;⑧ 苔厚;⑨ 脉实。多见于西医学脓毒血症等各种急性感染疾病极期及急性肠梗阻等外科疾病。《素问·阴阳应象大论》曰:积阳为天,积阴为地。火为阳,水为阴。阳胜则热,阴胜则寒。南方生热,热生火。在天为热,在地为火。根据阴阳对立统一原则,火为阳则水为阴,阳盛则火而阴盛则水。故阳虚则益火而阳盛则泻火。泻火制阳常用药物有大黄、芒硝、硝石、硝石、番泻叶、芦荟等。泻火制阳常用方剂有大承气汤、大黄甘遂汤、大柴胡汤等。《素问·阴阳应象大论》曰:心志为喜,肝志为怒,脾志为思,肺志为忧,肾志为恐,内伤五志皆能化火。《素问·六微旨大论》曰:少阳之上火气治之中见厥阴,阳明之上燥气治之中见太阴,太阳之上寒气治之中见少阴,厥阴之上风气治之中见少阳,少阴之上热气治之中见太阳,太阴之上湿气治之中见阳明,外感六气皆从火化。六气各一惟火有二,火之为患大矣!《格致余论·相火论》曰:水、火、木、金、土各一其性,惟火有二:曰君火人火也,曰相火天火也。凡动皆属火。天非此火不能生物,人非此火不能有生。谓之动者即《内经》五火也。《经》曰百病皆生于风、寒、暑、湿、燥、火之动而为变者。岐伯历举病机一十九条而属火者五,此非相火之为病之出于脏腑者乎?《原病式》曰:诸风掉眩属于肝,火之动也;诸气膹郁病痿属于肺,火之升也;诸湿肿满属于脾,火之胜也;诸痛痒疮疡属于心,火之用也。是皆火之为病,出于脏腑者然也,注文未之发耳!

第一节　温阳药物

鹿茸(附:鹿角、鹿角胶、鹿角霜)

《神农本草经》

〖药性〗温。　　　　〖药味〗甘。　　　　〖用量〗3～6 g。

〖主治〗

1. 虚弱神疲:《重订严氏济生方》茸附汤用鹿茸益火补阳治疗虚弱神疲。

2. 阳痿畏寒:《普济方》鹿茸酒用鹿茸益火壮阳治疗阳痿畏寒。

3. 小便频数:《太平惠民和剂局方》沉香鹿茸丸用鹿茸温阳补肾治疗小便频数。

4. 耳鸣耳聋:《医方类聚》鹿茸丸用鹿茸温阳补肾治疗耳鸣耳聋。

5. 尿血崩中:《外台秘要》鹿茸散用鹿茸温阳止血治疗尿血崩中。

6. 疮疡内陷:《外科全生集》阳和汤用鹿茸温阳托毒治疗疮疡内陷。

〖思路拓展〗

1. 《神农本草经》:鹿茸性味甘温。主漏下恶血,寒热,惊痫,益气强志,生齿不老。角,主恶创痈肿,逐邪恶气,留血在阴中。主漏下恶血,寒热惊痫,益气强志。白胶性味甘平。主伤中劳绝,腰痛,羸瘦,补中益气,妇人血闭无子,止痛,安胎。久服轻身延年。一名鹿角胶。

2. 《本草经疏》:血非与热搏不为恶血痈肿,犹可以性温者治之乎?岂知鹿角之自下上上,歧中出歧,两两相参,灿然并列,绝似足三阴经也。夫脾肝肾联处中下,均主引精血上奉,其有藏气不咸,无以蒸腾精血,而或为留热,或至渗泄,若不用性温之物何,以使留者行,陷者举耶!纵使恶疮、痈肿、邪恶气、留血在阴中有挟热者,不妨以他物别除其热。鹿角则仍引其中未败之血,隶原统之经而上萦焉,以免诛伐无过之咎,至于折伤、血瘀,或血脉不续而腰脊痛,或血脉留阻而少腹急痛者,正须此通其流行之路,而后病可已。惟其性温,是以能致气行,惟其气行,是以能动留血,故《别录》归结其功而美之曰益气,无惭也已。凡兽血皆不能至角,惟鹿则角中有血,是本能引血至上者,况茸乃当旧角才解,积血盆涌,将欲作角之时,遏其曳引之力,正厚取其推送之势方张,而下溜者转而上供,馁怯者易而雄骏,斯不特漏下恶血可止，即惊痫寒热中，且能为益其气、强其志矣。齿为骨之余，与角为骨之余，则能生角者不能转而生齿乎！《别录》所谓虚劳洒洒如疟，正以扩充《本经》惊痫寒热之旨见，不但能益气、强志已耳，就寒热洒洒如疟而羸瘦者，或兼有四肢酸疼，或兼有腰脊痛，或小便不固，或精自遗泄，或溺中有血，则此洒洒如疟者，不得徒以寒热视之，当知其精血不充，阴阳相贼害，宜建其作强之机，益其雄壮之势矣。其他主治则犹角之所能，而此更加灵耳。

3.《本经逢原》：鹿茸功用，专主伤中劳绝，腰痛羸瘦，取其补火助阳，生精益髓，强筋健骨，固精摄便，下元虚人，头旋眼黑，皆宜用之。《本经》治漏下恶血，是阳虚不能统阴，即寒热惊痫，皆肝肾精血不足所致也。八味丸中加鹿茸、五味子，名十补丸，为峻补命门真元之专药。

附：鹿角性味咸温。功能温肾阳，强筋骨，行血消肿。主治阳痿遗精，腰脊冷痛，阴疽疮疡，乳痈初起，瘀血肿痛。《本草经疏》曰：鹿角生用则味咸气温，惟散热，行血消肿，辟恶气而已。咸能人血软坚，温能通行散邪，故主恶沧痈肿，逐邪恶气，及留血在阴中，少腹血结痛，析伤恶血等证也。肝肾虚，则为腰脊痛，咸温入肾补肝，故主腰脊病。属阳，补阳故又能益气也。鹿角胶性味甘咸温。功能温补肝肾，益精养血。主治阳痿滑精，腰膝酸冷，虚劳羸瘦，崩漏下血，便血尿血，阴疽肿痛。《本草汇言》曰：鹿角胶壮元阳，补血气，生精髓，暖筋骨之药也。前古主伤中劳绝，腰痛羸瘦，补血气精髓筋骨肠胃。虚者补之，损者培之，绝者续之，怯者强之，寒者暖之，此系血属之精，较草木无情，更增一筹之力矣。鹿角霜性味咸温。功能温肾助阳，收敛止血。主治脾肾阳痿，食少吐泻，白带，遗尿尿频，崩漏下血，痈疽痰核。《本草蒙筌》谓其主治同鹿角胶，功效略缓。《本草便读》曰：鹿角胶、鹿角霜，性味功用与鹿茸相近，但少壮衰老不同，然总不外乎血肉有情之品。能温补督脉，添精益血。如精血不足而可受腻补则用胶，若仅阳虚而不受滋腻者则用霜可也。

紫河车

《本草拾遗》

【药性】温。　　　　　【药味】甘。　　　　　【用量】1.5～3 g。

【主治】

1. 遗精带下：《扶寿精方》大造丸用紫河车补肾益气治疗遗精带下。

2. 骨蒸潮热：《何氏济生论》卷2大造丸用紫河车补虚退热治疗骨蒸潮热。

3. 虚劳久咳：《诸证辨疑》河车大造丸用紫河车补肾益肺治疗虚劳久咳。

4. 筋骨痿弱：《医灯续焰》卷2大造丸用紫河车强筋壮骨治疗筋骨痿。

【思路拓展】

1.《本草拾遗》：治血气羸瘦，妇人劳损，面黑干皮黑，腹内诸病渐瘦悴者。

2.《本草经疏》：人胞乃补阴阳两虚之药，有反本还原之功。然而阴虚精涸，水不制火，发为咳嗽吐血，骨蒸盗汗等证，此属阳盛阴虚，法当壮水之主，以制阳光，不宜服此并补之剂。以耗将竭之阴也。

3.《折肱漫录》：有人谓河车性热有火，此说最误人。河车乃是补血补阴之物，何尝性热，但以其力重,故似助火耳,配药缓服之,何能助火。

4.《本草备要》:紫河车即胞衣,一名混沌皮,大补气血。甘咸性温。本人之血气所生,故能大补气血,治一切虚劳损极,虚损:一损肺皮,槁毛落;二损心,血脉衰少;三损脾,肌肉消脱;四损肝,筋缓不收;五损肾,骨痿不起。六极曰气极、血极、筋极、肌极、骨极、精极。恍惚失志癫痫。以初胎及无病妇人者良,有胎毒者害人。

肉苁蓉

《神农本草经》

【药性】温。　　　　　【药味】甘。　　　　　【用量】10～15 g。

【主治】

1. 阳痿尿频:《医心方》肉苁蓉丸用肉苁蓉温阳补肾治疗阳痿尿频。

2. 四肢赢瘦:《太平圣惠方》补肾肉苁蓉丸用肉苁蓉温阳健骨治疗四肢赢瘦。

3. 肠燥便秘:《济生方》润肠丸用肉苁蓉润肠通便治疗肾虚肠燥便秘。

4. 白浊遗泄:《太平惠民和剂局方》苁蓉大补丸用肉苁蓉补肾固精治疗白浊遗泄。

【思路拓展】

1.《神农本草经》:肉苁蓉性味甘,微温。主五劳七伤,补中,除茎中寒热痛,养五脏,强阴,益精气,多子,妇人癥瘕。久服,轻身。生山谷。

2.《神农本草经百种录》:肉苁蓉性味甘微温。陶隐居云:是马精落地所生,后有此种则蔓延者也。主五劳七伤,补中:补诸精虚之证。除茎中寒、热痛:茎中者,精之道路也。精虚则有此痛,补精则其病自已矣。养五脏,强阴,益精气,多子:五脏各有精,精足则阴足,而肾者又藏精之所也,精足则多子矣。妇人癥瘕:精充则邪气消,咸能软坚也。久服轻身:精足之功。此以形质为治也,苁蓉象人之阴,而滋润黏腻,故能治前阴诸疾,而补精气。如地黄色质象《本草经疏》:肉苁蓉,滋肾补精血之要药,气本微温,相传以为热者误也。甘能除热补中,酸能入肝,咸能滋肾,肾肝为阴,阴气滋长,则五脏之劳热自退,阴茎中寒热痛自愈。肾肝足,则精血日盛,精血盛则多子。妇人癥瘕,病在血分,血盛则行,行则癥瘕自消矣。膀胱虚,则邪客之,得补则邪气自散,腰痛自止。久服则肥健而轻身,益肾肝补精血之效也,若曰治痢,岂滑以导滞之意乎,此亦必不能之说也。

3.《玉楸药解》:肉苁蓉暖腰膝,健骨肉,滋肾肝精血,润肠胃结燥。凡粪粒坚小,形如羊屎,此土湿木郁,下窍闭塞之故。谷滓在胃,不得顺下,零星传送,断落不联,历阳明大肠之燥,炼成颗粒,秘涩难通,总缘风木枯槁,疏泄不行也。一服地黄、龟胶,反益土湿,中气愈败矣。肉苁蓉滋木清风,养血润燥,善滑大肠,而下结粪,其性从容不迫,未至滋湿败脾,非诸润药可比。方书称其补精益髓,悦色延年,理男子绝阳不兴,女子绝阴不产,非溢美之词。

4.《本草正义》:肉苁蓉,《本经》主治,皆以藏阴言之,主劳伤补中,养五脏,强阴,皆补阴之功也。茎中寒热痛,则肾脏虚寒之病,苁蓉厚重下降,直入肾家,温而能润,无燥烈之害,能温养精血而通阳气,故曰益精气。主癥瘕者，咸能软坚，而入血分，且补益阴精，温养阳气，斯气血流利而否塞通矣。《别录》除膀胱邪气，亦温养而水府寒邪自除。腰者肾之府，肾虚则腰痛，苁蓉益肾，是以治之。利，今木皆作痢，是积滞不快之滞下，非泄泻之自利，苁蓉滑肠，痢为积滞，宜疏通而不宜固涩，滑以去其着，又能养五脏而不专于攻逐，则为久痢之中气已虚，而积滞未尽者宜之，非通治暑湿热滞之痢疾也。苁蓉为极润之品，市肆皆以盐渍，乃能久藏，古书皆称其微温，而今则为咸味久渍，温性已化除净绝，纵使漂洗极淡，而本性亦将消灭无余，故古人所称补阴兴阳种种功效，俱极薄弱，盖已习与俱化，不复可以本来之质一例论矣。但咸味能下降，滑能通肠，以主大便不爽，颇得捷效，且性本温润，益阴通阳，故通腑而不伤津液，尤其独步耳。自宋以来，皆以苁蓉主遗泄带下，甚且以主血崩溺血，盖以补阴助阳，谓为有收摄固阴之效。要知滑利之品，通导有余，奚能固涩，《本经》除阴中寒热痛，正以补阴通阳，通则不痛耳。乃后人引申其义，误认大补，反欲以通利治滑脱，谬矣。

淫羊藿

《神农本草经》

〖药性〗温。　　　　〖药味〗甘。　　　　〖用量〗10～15 g。

〖主治〗

1. 不孕不育：《丹溪心法》填精补髓丹用淫羊藿温补肾阳治疗不孕不育。

2. 筋骨痿软：《太平圣惠方》淫羊藿散用淫羊藿强筋健骨治疗筋骨痿软。

〖思路拓展〗

1.《神农本草经》：淫羊藿性味辛寒。主阴痿绝伤，茎中痛，利小便，益气力，强志。一名刚前。生山谷。

2.《本草经疏》：淫羊藿，其气温而无毒。《本经》言寒者，误也。辛以润肾，甘温益阳气，故主阴痿绝阳，益气力，强志。茎中痛者，肝肾虚也，补益二经，痛自止矣。膀胱者。州都之官，津液藏焉，气化则能出矣，辛以润其燥，甘温益阳气以助其化，故利小便也。肝主筋，肾主骨，益肾肝则筋骨自坚矣。辛能散结，甘能缓中，温能通气行血，故主癥瘕赤痈及下部有疮，洗出虫。

3.《本经续疏》：诸疏《本经》家类视阴痿为阳不充，淫羊藿之性偏寒则难于置说，以故改寒为温，辛温之物治阴痿固当矣，不知于"阴痿、绝伤、茎中痛、小便不利"亦有当否耶？夫绝之训为过（《后汉书·郭泰传》注），阳过盛阴不得与接，阴过盛阳不得与接之谓也。又训为断（《广雅释诂》），阳道断不得至其处，阴道断不得至其处之谓也。假云阴过盛阳不得与接，则茎中痛。云阴道断不得至其处，则小便不利，有是理乎！阴痿、绝伤、茎中痛、小便不利者，阳盛于下，阴不能与相济也。阳盛则吸水以自资，故小便不利；阳壅则溺道阻塞，故茎中痛。淫羊藿为物，妙能于盛阳之月开白花，是致凉爽于阳中也。其一茎之所生必三枝九叶，是导水联木以向金也。导水以接火则火聚，联木以生火则火安，致金以就火则为火劫而停者，皆应火金融液而下游。火聚则阴不痿，火安则茎中不痛，傍火之物下流则小便利，不可谓无是理也。益气力、强志正与远志之强志、倍力对，彼则阳为阴翳，此则阳盛格阴；彼去翳而阳光舒，此阴入而阳光敛。阳舒则力宽裕而优厚，故曰倍；阳敛则力宛展而不衰，故曰益。《本经》之所主皆有理可通，若云性温主真阳不足，纵使有说能辨，亦决不得一线贯注如此，即如《别录》所载瘰疬、赤痢，能消下部有疮，能洗出虫，又岂性温补真阳者可为力哉！是以丈夫久服令人无子，必更为有子而后可通矣，明者自能稔之。

杜　仲

《神农本草经》

〖药性〗微温。　　　　　〖药味〗甘。　　　　　〖用量〗10～15 g。

〖主治〗

1. 腰痛腰酸：《和剂局方》青娥丸用杜仲强筋健骨治疗腰痛腰酸。

2. 胎动不安：《圣济总录》杜仲丸用杜仲补肾安胎治疗胎动不安。

3. 盗汗自汗：《圣济总录》杜仲汤用杜仲补肾敛汗治疗盗汗自汗。

4. 风寒湿痹：《备急千金要方》杜仲酒用杜仲补肾除痹治疗风寒湿痹。

〖思路拓展〗

1.《神农本草经》：杜仲性味辛平。主腰脊痛，补中，益精气，坚筋骨，强志，除阴下痒湿，小便余沥。久服轻身耐老。一名思仙。生山谷。

2.《神农本草经百种录》：杜仲性味辛平。主腰脊痛，补中益精气，坚筋骨，强志：其质坚韧者，其精气必足，故亦能坚定人身之筋骨气血也。除阴下痒湿：补皮利湿。小便余沥：坚溺管之气。久服轻身耐老：强健肢体。杜仲木之皮，木皮之韧且浓者此为最，故能补人之皮。又其中有丝连属不断，有筋之象焉，故又能续筋骨。因形以求理，则其效可知矣。

3.《本草思辨录》：本经杜仲主腰脊痛，脊有误作膝者，注家即以腰膝释之。不知杜仲辛甘色黑，皮内有白丝缠联，为肝肾气药非血药。其温补肝肾之功，实在腰脊。性温化湿而甘能守中，不特腰脊痛可止，即阴下痒湿小便余沥何不可已。别录谓脚中酸疼不欲践地。不俗之故，自在腰脊，与不能有异。总当以主腰脊痛为用是物之主脑。即后世治频惯堕胎，亦岂为脚膝事哉《本草纲目》：杜仲，古方只知滋肾，惟王好古言是肝经气分药，润肝燥，补肝虚，发昔人所未发也。盖肝主筋，肾主骨，肾充则骨强，肝充则筋健，屈伸利用，皆属于筋。杜仲色紫而润，味甘微辛，其气温平，甘温能补，微辛能润，故能入肝而补肾，子能令母实也。按庞元英《谈薮》：一少年得脚软病，且疼甚，医作脚气治不效。路钤孙琳诊之，用杜仲一味，寸断片折，每以一两，用半酒半水一大盏煎服，三日能行，又三日痊愈。琳曰，此乃肾虚，非脚气也，杜仲能治腰膝痛，以酒行之，则为效容易矣。

4.《本经续疏》：杜仲之治，曰主腰脊痛，别于因风寒湿痹而为腰脊痛也。曰补中、益精气、坚筋骨、强志，以能主腰脊痛而究极言之也。盖木皮之厚无过于杜仲，犹人身骨肉之厚无过于腰脊。木皮皆燥，独杜仲中含津润，犹腰脊之中实藏肾水，肾者藏精而主作强，此所以得其敦厚津润，以补其中之精，并益其精中之气，而痛自可已。然敦厚津润，气象冲容，魄力和缓，何筋骨之能坚，志之能强？殊不知味之辛，即能于冲容和缓中发作强之机，而于敦厚津润中行坚强之势，且其皮内白丝缠联，紧相牵引，随处折之，随处密布,是其能使筋骨相着,皮肉相帖,为独有之概,非他物所能希也。虽然坚筋骨、强志,皆腰脊以内事,谓之补中益精气可矣。阴下痒湿,小便余沥,腰脊以外事,何又能除?夫肾固主收摄一身水气,分布四藏,以为泣为涎为汗为涕为唾,而伸其变化云,为是之谓作强,是之为技巧,假使所居之境,所治之地而渗漏不已,关键无节,又安得筋骨之能坚,志之能强,故惟能除阴下痒湿,小便余沥而后筋骨可坚,志可强,实皆腰脊以内事,不得云在腰脊外也。即《别录》所注"脚中酸疼,不欲践地",尚是腰脊以内事,盖惟下一"欲"字已,可见其能而不欲,非欲而不能也。夫脚之用力皆出于腰,设使欲而不能,是脚不遵腰令,今曰不欲,则犹腰之令不行于脚,故曰尚是腰脊以内事。

巴戟天
《神农本草经》

〖药性〗温。　　　　〖药味〗甘。　　　　〖用量〗10～15 g。

〖主治〗

1. 阳痿不育:《景岳全书》赞育丸用巴戟天补肾助阳治疗阳痿不育。

2. 腰膝疼痛:《太平圣惠方》巴戟丸用巴戟天补肾强筋治疗腰膝疼痛。

3. 抑郁失眠:《太平惠民和剂局方》巴戟丸用巴戟补肾疏肝治疗抑郁失眠。

〖思路拓展〗

1.《神农本草经》:巴戟天性味辛微温。主大风邪气,阴痿不起,强筋骨,安五脏,补中,增志。

2.《本草经疏》:巴戟天,主大风邪气,及头面游风者,风力阳邪,势多走上,《经》曰,邪之所凑,其气必虚,巴戟天性能补助元阳,而兼散邪,况真元得补,邪安所留,此所以愈大风邪气也。主阴痿不起,强筋骨,安五脏,补中增志益气者,是脾、肾二经得所养,而诸虚自愈矣。其能疗少腹及阴中引痛,下气,并补五劳,益精,利男子者,五脏之劳,肾为之主,下气则火降,火降则水升,阴阳互宅,精神内守,故主肾气滋长,元阳益盛,诸虚为病者,不求其退而退矣。

3.《本草新编》:命门火衰则脾胃寒虚,即不能大进饮食,用附子、肉桂以温命门,未免过于太热,何如用巴戟天之甘温,补其火而又不烁其水之为妙耶?或问巴戟天近人止用于丸散之中,不识亦可用于汤剂中耶?曰:巴戟天正汤剂之妙药,温而不热,健脾开胃,既益元阳,复填阴水,真接续之利器,有近效而又有速功。

补骨脂
《药性论》

〖药性〗温。　　　　〖药味〗苦。　　　　〖用量〗10～15 g。

〖主治〗

1. 骨痿肉瘦:《圣济总录》补骨脂丸用补骨脂补肾强筋治疗骨痿肉瘦。

2. 遗精遗尿:《补要袖珍小儿方论》破故纸散用破故纸散固精锁尿治疗小儿遗尿。

3. 五更泄泻:《证治准绳》四神丸用补骨脂温肾暖脾治疗五更泄泻。

4. 消渴喘咳:《普济方》补骨脂丸用补骨脂纳气平喘治疗消渴喘咳。

〖思路拓展〗

1.《本草纲目》:按白飞霞《方外奇方》云,破故纸收敛神明,能使心胞之火与命门之火相通,故元阳坚固,骨髓充实,涩以治脱也。胡桃润燥养血,血属阴恶燥,故油以润之,佐破故纸有木火相生之妙。故语云,破故纸无胡桃,犹水母之无虾也。又破故纸恶甘草而《瑞竹堂方》青娥丸内加之何也?岂甘草能和百药,恶而不恶耶?又许叔微《本事方》云,孙真人言补肾不若补脾。予曰,补脾不若补肾,肾气虚弱则阳气衰劣,不能熏蒸脾胃,脾胃气寒,令人胸膈痞塞,不进饮食,迟于运化,或腹胁虚胀,或呕吐痰涎,或肠鸣泄泻,用破故纸补肾,肉豆蔻补脾,二药虽兼补,但无斡旋,往往常加木香以顺其气,使之斡旋空虚仓廪,仓廪空虚则受物矣。

2.《本草经疏》:补骨脂,能暖水脏,阴中生阳,壮火益土之要药也。其主五劳七伤,盖缘劳伤之病,多起于脾肾两虚,以其能暖水脏、补火以生土,则肾中真阳之气得补而上升,则能腐熟水谷、蒸糟粕而化精微,脾气散精上归于肺,以荣养乎五脏,故主五脏之劳,七情之伤所生病。风虚冷者,因阳气衰败,则风冷乘虚而客之,以致骨髓伤败,肾冷精流,肾主竹而藏精,髓乃精之本,真阳之气不固,即前证见矣,固其本而阳气生,则前证自除。男子以精为主,妇人以血为主,妇人血气者,亦犹男子阳衰肾冷而为血脱气陷之病,同乎男子之肾冷精流也。

3.《本草经读》:《开宝本草》云堕胎者,言其人素有堕胎之病,以此药治之,非谓此药堕之也。盖胎藉脾气以长,藉肾气以举,此药温补脾肾,所以大有固胎之功。数百年来,误以黄芩为安胎之品,遂以温药碍胎,见《开宝》有堕胎二字,遽以堕字不作病情解,另作药功解。或问《本经》牛膝本文,亦有堕胎二字,岂以堕字作药功解乎?曰,彼顶逐血气句来,惟其善逐,所以善堕,古文错综变化,难与执一(而论)。

菟丝子

《神农本草经》

〖药性〗平。　　　　〖药味〗辛。　　　　〖用量〗10~15 g。

〖主治〗

1. 阳痿遗精:《丹溪心法》五子衍宗丸用菟丝子补肾固精治疗阳痿遗精。

2. 目暗不明:《三因极一病证方论》菟丝子丸用菟丝子补肾益治疗目暗不明。

3. 自汗尿频:《医学入门》大菟丝子丸用菟丝子补肾固气治疗自汗尿频。

4. 胎动不安:《衷中参西录》寿胎丸用本品补肝肾安胎治疗胎动不安。

〖思路拓展〗

1.《神农本草经》:菟丝子性味辛平。主续绝伤,补不足,益气力,肥健,汁,去面皯。久服明目,轻身延年。一名菟芦,生川泽。

2.《本草经疏》：五味之中，惟辛通四气，复兼四味，《经》曰肾苦燥，急食辛以润之，菟丝子之属是也，与辛香燥热之辛，迥乎不同矣，学者不以辞害义可也。为补脾肾肝三经要药，主续绝伤、补不足、益气力、肥健者，三经俱实，则绝伤续而不足补矣。脾统血，合肌肉而主四肢，足阳明、太阴之气盛，则力长而肥健。补脾故养肌，益肝肾故强阴，坚筋骨，暖而能补肾中阳气，故主茎中寒精自出，溺有余沥。口苦燥渴者，脾肾虚而生内热，津液因之不足也，二脏得补，则二病自愈。寒血为积者，劳伤则血瘀，阳气乏绝则内寒，血随气行，气弱不能统血以行，久而为积矣。凡劳伤，皆脾肾肝三脏主之，肝脾气旺，则瘀血自行也。

3.《本草汇言》：菟丝子，补肾养肝，温脾助胃之药也。但补而不峻，温而不燥，故入肾经，虚可以补，实可以利，寒可以温，热可以凉，湿可以燥，燥可以润。非若黄柏、知母，苦寒而不温，有泻肾经之气；非若肉桂、益智辛热而不凉，有动肾经之燥；非若苁蓉、琐阳甘咸而滞气，有生肾经之湿者比也。如《神农本草》称为续绝伤，益气力，明目精，皆由补肾养肝，温理脾胃之征验也。

4.《本经逢原》：菟丝子，祛风明目，肝肾气分也。其性味辛温质黏，与杜仲之壮筋暖腰膝无异。其功专于益精髓，坚筋骨，止遗泄，主茎寒精出，溺有余沥，去膝胫酸软，老人肝肾气虚，腰痛膝冷，合补骨脂、杜仲用之，诸筋膜皆属于肝也。气虚瞳子无神者，以麦门冬佐之，蜜丸服，效。凡阳强不痿，大便燥结，小水赤涩者勿用，以其性偏助阳也。

续　断

《神农本草经》

〖**药性**〗微温。　　　　〖**药味**〗苦。　　　　〖**用量**〗10～15 g。

〖**主治**〗

1. 骨折疼痛：《惠直堂方》龙虎续断丸用续断补肾壮骨治疗骨折疼痛。

2. 风湿痹痛：《普济本事方》思仙续断丸用续断补肾祛风治疗风湿痹痛。

3. 崩中漏下：《产宝诸方》当归续断丸用续断补肾和血治疗崩中漏下。

〖**思路拓展**〗

1.《神农本草经》：续断性味苦微温。主伤寒，补不足，金创痈伤，折跌，续筋骨，妇人乳难。久服，益气力。一名龙豆，一名属折。生山。七月、八月采，阴干。

2.《神农本草经百种录》：续断性味苦微温。主伤寒：苦温能散寒。补不足：补伤损之不足。金疮痈伤，折跌，续筋骨：肌肉筋骨有伤，皆能治之。妇人乳难：通滞之功。久服益气力：强筋骨也。此以形为治。续断有肉有筋，如人筋在肉中之象，而色带紫黑，为肝肾之色，故能补续筋骨。又其性直下，故亦能降气以达下焦也。

3.《本经续疏》：续断与蓟不独其根形相似，并有治血之功，即蓟之训亦可作续（《小戴记》《乐记》"封黄帝之后于蓟"，注"蓟，或作续"），是其物原一类二种，以其根之断不断为别可也。断不断既有别，则其义自已分，故《别录》于续断所主之血，曰漏；于大蓟所主之血，曰沃。漏者对断而言，是有所伤而漏泄也。沃者对不断而言，是沃于此而渗出也。受伤而漏泄者，器也；受沃而渗出者，土也。欲土之不易渗，必使之厚;欲器之不易伤,必使之坚。甘者固以厚土,而苦原善坚里也。则二物之同工,二物之异调,既可举其概矣。况断者折之不能断,以其筋膜坚韧也;不断者,折之反易断,以其肌肉丰腴也,故续断之功能,曰续筋骨;大蓟之功能,曰令人肥健,是犹不可识其体用之全乎!两物之根皆黄白,两物之花俱带红,是脾输精以归肺,肺奉津以从心,心受之而化为血。血者,周流无滞之物,挟苦则主降,挟甘则主缓,降则其功止能及下,缓则上下皆得受益,故续断主治并系下焦,大蓟主治并该吐衄,此其同中之异也。胎以奉养丰泽而安,乳以血脉疏通而易,移其疏通使及乎他,则机关可利,恶血可行,断伤能续,腰痛能止;移其丰泽使奉乎他,则血可保,精可养。然恃以疏通者,气;恃以丰泽者,血,血是已化之气,气是未化之血,血者难成,气则易续,两物花时不甚相悬,而两物之生几间二月,则气以疏通而速,血以濡缓而迟,其实原归一本,此其异中之同也。诚如是言,则续断之《本经》《别录》,蓟之大者小者,皆可混而无别乎?夫续断《本经》但言味苦,原取其坚则相续,故伤寒不足处,邪气乘而横梗焉,续其经脉,依法流行,俾无空隙,而横梗者自不能容。金而生疮,痈而致伤,跌而为折,气有断而血亦有所不继也,立其气血之干,断者自续,不继者自源源而至,然当横梗不续而能入,则必有通之者存,故《别录》更推其味必有辛,辛者通也。而注其因伤而漏者,必由内,惟其由内,故桢干立而枝节自成,此续断之《别录》原以注《本经》而畅其义,非有所增饰,举其粹以疏之,亦不得为混矣。

阳起石

《神农本草经》

〖药性〗微温。　　　　〖药味〗苦。　　　　〖用量〗10～15 g。

〖主治〗

1. 阳痿早泄:《重订严氏济生方》阳起石丸用阳起石补肾壮阳治疗阳痿早泄。

2. 宫冷不孕:《和剂局方》阳起石圆用阳起石补肾壮阳治疗宫冷不孕。

3. 月经不调:《备急千金要方》阳起石汤用阳起石补肾壮阳治疗月水不调。

〖思路拓展〗

1.《神农本草经》:阳起石性味咸微温。主崩中漏下,破子藏中血,癥瘕结气,寒热,腹痛无子,阴痿不起,补不足。一名白石,生山谷。

2.《神农本草经百种录》阳起石性味咸微温。主崩中漏下:寒滑之病。破子脏中血,癥瘕结气,寒热腹痛,无子。凡寒凝血滞之病,皆能除之。阴痿不起,补不足。强肾补阳益气。阳起石得火不燃,得日而飞;硫黄得日无焰,得火而发。皆为火之精,而各不同。盖阳起石禀日之阳气以成,天上阳火之精也;硫黄禀石之阳气以成,地上阴火之精也。所以硫黄能益人身阴火之阳,阳起石能益人身阳火之阳也。五行各有阴阳,亦可类推。

3.《本草经疏》:阳起石云母根也。所出之山常有温暖气,盛冬大雪,独此不积,其形似云头雨脚,松如狼牙,色黄白而赤,犹带云母者为上,置雪中倏然没者为真,写纸上日中扬之,飘然飞举者乃佳。主崩中、漏下,是欲血之止。破子藏中血、癥瘕、结气,是欲血之行。以阳起石一物而两操血之行与止,其故何欤？阳起石,云母根也。天之气交于地,而地气不应,则从乎地而生云母;天之气交于地,而地气应者,则从乎天而成阳起石。夫当绷缊相感之际,原冥漠无眹(眹,目精也),惟其凡感斯应,故质阴而常从,夫阳遇阳则起,惟其有茹必吐,故性阳而不离乎阴,逢阴辄消,主崩中、漏下者,起其迫血之阳而血自止,即书之于纸,见日则飞之义也。破子藏中血、癥瘕、结气者,释其凝血之阴而血自行,即纵使大雪,其处不积之义也。虽然吐衄、便利、金疮,独不可起其阳迫而止之乎？水与血抟,内有干血,独不可释其阴凝而行之乎？奚为惟崩中漏下之止,子藏中血癥瘕结气之行也。夫以大地绷缊万物化醇之气之结,化男女媾精万物化生之处之病,既精且专,不假他求,则亦不能他及,故寒热、腹痛、无子,是子藏中阴凝而阳与争也。阴痿不起、补不足,是阴茎中阴凝而阳不起也。两者皆在交感之所,惟其不预他处病,是以能不遗本处病,可贵者惟此,期必效者亦惟此。

第二节　温阳方剂

鹿茸大补汤

《太平惠民和剂局方》卷五

〖方剂组成〗鹿茸、杜仲、当归、肉苁蓉、黄芪、茯苓、石斛、白术、五味子、附子、肉桂、人参、白芍、半夏、甘草、熟地。

〖作用机制〗温补肾阳。

〖主治要点〗① 诸虚不足;② 畏寒肢冷;③ 精神不振;④ 腰膝酸冷;⑤ 阳痿遗精;⑥ 尿清长。

〖思路拓展〗

《仁斋直指方》卷九鹿茸大补汤:鹿茸、人参、五味子、当归、白术、茯苓、熟地、白芍、炙黄芪、炙甘草、阿胶、续断、半夏、山药、石斛、酸枣仁、柏子仁、远志、川白姜、辣桂。上细锉。功能补虚损,益气血。主治一切虚损。

鹿茸地黄煎

《魏氏家藏方》

〖方剂组成〗鹿茸、肉苁蓉、熟地、羊脊髓。

〖作用机制〗温阳补肾。

〖主治要点〗① 诸虚不足;② 畏寒肢冷;③ 精神不振;④ 腰膝酸冷;⑤ 头晕耳鸣。

〖思路拓展〗

1.《鸡峰普济方》卷18鹿茸地黄煎:鹿茸、熟地、当归、蒲黄、龙骨、发灰。上为末,炼蜜为丸,如弹子大。每服一丸,水一盏,入青盐一撮,食后服。主治血淋。

2.《本经疏证》：血非与热搏不为恶血、痈肿,犹可以性温者治之乎? 岂知鹿角之自下上上,歧中出歧,两两相参,灿然并列,绝似足三阴经也。夫脾肝肾联处中下,均主引精血上奉,其有藏气不咸,无以蒸腾精血,而或为留热,或至渗泄,若不用性温之物何,以使留者行,陷者举耶! 纵使恶疮、痈肿、邪恶气、留血在阴中有挟热者,不妨以他物别除其热。鹿角则仍引其中未败之血,隶原统之经而上萦焉,以免诛伐无过之咎,至于折伤、血瘀,或血脉不续而腰脊痛,或血脉留阻而少腹急痛者,正须此通其流行之路,而后病可已。惟其性温,是以能致气行,惟其气行,是以能动留血,故《别录》归结其功而美之曰益气,无惭也已。凡兽血皆不能至角,惟鹿则角中有血,是本能引血至上者,况茸乃当旧角才解,积血岔涌,将欲作角之时,逞其曳引之力,正厚取其推送之势方张,而下溜者转而上供,馁怯者易而雄骏,斯不特漏下恶血可止,即惊痫寒热中,且能为益其气、强其志矣。齿为骨之余,与角为骨之余,则能生角者不能转而生齿乎!《别录》所谓虚劳洒洒如疟,正以扩充《本经》惊痫寒热之旨见,不但能益气、强志已耳,就寒热洒洒如疟而羸瘦者,或兼有四肢酸疼,或兼有腰脊痛,或小便不固,或精自遗泄,或溺中有血,则此洒洒如疟者,不得徒以寒热视之,当知其精血不充,阴阳相贼害,宜建其作强之机,益其雄壮之势矣。其他主治则犹角之所能,而此更加灵耳。

右归丸

《景岳全书》

〖**方剂组成**〗熟地、附子、肉桂、山药、山茱萸、菟丝子、鹿角胶、枸杞、当归、杜仲。

〖**作用机制**〗阴中求阳。

〖**主治要点**〗① 肾阳不足;② 畏寒肢冷;③ 精神不振;④ 腰膝酸冷;⑤ 阳痿早泄。

〖**思路拓展**〗

1.《景岳全书》：此益火之剂也,凡命门之阳衰阴胜者,宜此方加减主之。此方与大补元煎出入互用。如治阴盛格阳,真寒假热等证,宜加泽泻二钱,煎成用凉水浸冷服之尤妙。治元阳不足,或先天禀衰,或劳伤过度,以致命门火衰,不能生土,而为脾胃虚寒,饮食少进,或呕恶膨胀,或反胃噎膈,或怯寒畏冷,或脐腹多痛,或大便不实,泻痢频作,或小水自遗,虚淋寒病,或寒侵溪谷,而肢节痹痛,或寒在下焦而水邪浮肿。总之真阳不足者,必神疲气怯,或心跳不宁,或四体不收,或眼见邪祟,或阳衰无子等证,俱速宜益火之源,以培右肾之元阳,而神气自强矣,此方主之。

2.《医略六书·杂病证治》：肾脏阳衰,火反发越于上,遂成上热下寒之证,故宜引火归原法。熟地补肾脏,萸肉涩精气,山药补脾,当归养血,杜仲强腰膝,菟丝补肾脏,鹿角胶温补精血以壮阳,枸杞子甘滋精髓以填肾也。附子、肉桂补火回阳,专以引火归原,而虚阳无不敛藏于肾命,安有阳衰火发之患哉? 此补肾回阳之剂,为阳虚火发之专方。

龟鹿二仙胶

《医便》

〖方剂组成〗鹿角、龟甲、人参、枸杞子。

〖作用机制〗温阳填精。

〖主治要点〗① 真元虚损；② 全身瘦削；③ 阳痿遗精；④ 不孕不育；⑤ 腰膝酸软。

〖思路拓展〗

1.《医便》：男妇真元虚损，久不孕育；男子酒色过度，消烁真阴，妇人七情伤损血气，诸虚百损，五劳七伤。

2.《古今名医方论》：人有三奇，精、气、神，生生之本也。精伤无以生气，气伤无以生神。精不足者，补之以味。鹿得天地之阳气最全，善通督脉，足于精者，故能多淫而寿；龟得天地之阴气最厚，善通任脉，足于气者，故能伏息而寿。二物气血之属，又得造化之玄微，异类有情，竹破竹补之法也。人参为阳，补气中之怯；枸杞为阴，清神中之火。是方也，一阴一阳，无偏胜之忧；入气入血，有和平之美。由是精生而气旺，气旺而神昌，庶几龟鹿之年矣，故曰二仙。

3.《重订广温热论》：温补督阳，首推龟鹿二仙胶（鹿角、龟甲各十斤，甘杞子二十两，西党参十五两，龙眼肉五两，如法熬胶，初服酒化一钱五分，渐服三钱。张氏医通方）、参茸聚精丸（线鱼胶一斤，沙苑子五两，西党参十两，鹿茸片五钱，每服八九十丸，温酒下。张路玉妇科方），二方最有效力。此皆温补方法之大要者也。

4.《医方考》：龟、鹿禀阴气之最完者，其角与版，又其身聚气之最胜者，故取其胶以补阴精，用血气之属剂而补之，所谓补以其类也；人参善于固气，气固则精不遗；枸杞善于滋阴，阴滋则火不泄。此药行，则精日生，气日壮，神日旺矣。

5.《增补内经拾遗》：龟也、鹿也，皆世间有寿之物，故称之曰二仙。龟、鹿禀阴之最完者，龟取板，鹿取角，其精锐之气。尽在于是矣。胶，黏膏也。

鹿茸内补丸

《杏苑生春》

〖方剂组成〗鹿茸、菟丝子、蒺藜、紫菀、肉苁蓉、肉桂、黑附子、阳起石、黄芪、蛇床子、桑螵蛸。

〖作用机制〗温阳补肾。

〖主治要点〗① 肾阳虚衰；② 全身瘦削；③ 遗精白淫；④ 不孕不育；⑤ 腰膝酸软。

〖思路拓展〗

1.《杏苑生春》：劳伤思想，阴阳气虚，遗精白淫，以鹿茸内补之剂。

2.《鸡峰普济方》卷17鹿茸煎丸：鹿茸、禹余粮、赤石脂、当归、艾叶、柏叶、附子、续断、熟地。上为细末,炼蜜为丸如梧桐子大,每服五十丸。主治经候过多,其色瘀黑,甚者崩下,吸吸少气,脐腹冷极,则汗出如雨,脉微小,由冲任虚衰,为风冷客乘胞中,气不能固。

3.《张氏医通》四味鹿茸丸:鹿茸、五味子、当归、熟地。上为细末,酒和丸如梧桐子大。每服五十丸,空腹时用温酒送下。主治肝肾督脉皆虚,咳嗽吐血,脉虚无力,上热下寒。

四逆汤

《伤寒论》

〖方剂组成〗甘草、干姜、附子。

〖作用机制〗回阳救逆。

〖主治要点〗① 阳虚外脱;② 四肢厥逆;③ 畏寒蜷卧;④ 神衰欲寐;⑤ 汗出尿少。

〖思路拓展〗

1.《伤寒论》:少阴病,脉沉者,急温之,宜四逆汤。《伤寒论》:既吐且利,小便复利,而大汗出,下利清谷,内寒外热,脉微欲绝者,四逆汤主之。《伤寒论》:吐利汗出,发热恶寒,四肢拘急,手足厥冷者,四逆汤主之。《伤寒论》:呕而脉弱,小便复利,身有微热,见厥者,难治,四逆汤主之。《伤寒论》:少阴病,饮食入口则吐,心中温温欲吐,复不能吐,始得之,手足寒,脉弦迟者,此胸中实,不可下也,当吐之。若膈上有寒饮,干呕者,不可吐也,当温之,宜四逆汤。《伤寒论·辨霍乱病脉证并治》:吐利汗出,发热恶寒,四肢拘急,手足厥冷者,四逆汤主之。

2.《金镜内台方议》:今此四逆汤,乃治病在于里之阴者用也。且下利清谷,脉沉无热,四肢厥逆,脉微,阳气内虚,恶寒脉弱,大吐大下,元气内脱,若此诸证,但是脉息沉迟微涩,虚脱不饮水者,皆属于阴也。必以附子为君,以温经济阳,以干姜为臣,辅甘草为佐为使,以调和二药而散其寒也。

3.《金匮要略》:呕而脉弱,小便复利,身有微热,见厥者难治,四逆汤主之。

4.《伤寒论类方》:伤寒医下之,续得下利清谷不止,身疼痛者,急当救里;后身疼痛,清便自调者,急当救表。救里宜四逆汤;救表宜桂枝汤。说详前桂枝条内。

5.《伤寒论辑义》:四逆汤者,所以治四肢厥逆,而名之也。《素问·阳明脉解》云:四肢者,诸阳之本也,阳盛则四肢实。

6.《伤寒论条辨》:脉浮而迟,表热里寒,下利清谷者,四逆汤主之,若胃中虚冷,不能食者,饮水则哕。

补肾丸

《备急千金要方》

〖方剂组成〗山茱萸、干姜、巴戟天、芍药、泽泻、桂心、菟丝子、黄芪、干地黄、远志、蛇床子、石斛、当归、细辛、肉苁蓉、牡丹皮、人参、甘草、附子、石菖蒲、羊肾、防风、茯苓。

〖作用机制〗温阳补肾。

〖主治要点〗① 诸虚不足；② 畏寒肢冷；③ 头晕耳鸣；④ 神疲乏力；⑤ 腰膝酸冷；⑥ 尿清长。

〖思路拓展〗

1. 此方《世医得效方》卷十名羊肾丸。上二十三味研末，蜜丸如梧桐子大。功能补肾聪耳。主治肾虚耳聋，耳鸣。饭后服十五丸，日服三次，加至三十至四十丸止。本方在原书中无方名，据《三因极一病证方论》卷十六补。

2.《丹溪心法》卷三补肾丸：熟地、菟丝子、当归、苁蓉、黄柏、知母、故纸、山萸肉。上为末，酒糊和丸，如梧桐子大，每服五十丸。主虚劳，阴虚火动，眩晕耳鸣。

3.《世医得效方》卷十六补肾丸：巴戟、山药、破故纸、茴香、丹皮、肉苁蓉、枸杞、青盐。上为末，炼蜜为丸，如梧桐子大。主治圆翳内障，眩晕目糊，或齿痛脓耳。每服三十丸，空心盐汤送下。一人耳内出脓，或痛或痒，服聪耳益气汤不应，服防风通圣散愈甚，予用补肾丸而愈。

4.《圣济总录》卷五十一补肾丸：羊肾、黄芪、麻黄根、当归、蜀椒、杏仁。上为末，羊肾煮烂，细研，酒煮面糊为丸，如梧桐子大。主治肾脏虚冷，攻注四肢，烦热多汗，肢节痛，耳内鸣。每服二十丸，盐酒送下，空心、午前各一服。

5.《圣济总录》卷112补肾丸：泽泻、菟丝子、五味子、熟地、茺蔚子、山芋、细辛。上为末，与菟丝子末和匀，炼蜜为丸，如梧桐子大。每服二十丸，空心盐汤送下。主治目暗浮花，恐变成黑风内障。

6.《太平圣惠方》卷30补肾丸：熟地、巴戟、黄芪、石斛、人参、茯苓、桂心、牛膝、山茱萸、防风、菟丝子、羌活、肉苁蓉、附子、磁石、丹参、五味子、麦冬、炙甘草、远志、柏子仁。上为末，炼蜜为丸，如梧桐子大。每服三十丸，食前以温酒送下。主治虚劳痿痹，百节沉重，四肢不举，食饮渐少，羸瘦乏力。

补天丸

《摄生众妙方》

〖方剂组成〗紫河车、黄柏、龟甲、杜仲、牛膝、陈皮。

〖作用机制〗温阳补肾。

〖主治要点〗① 虚劳；② 痿证；③ 骨蒸潮热；④ 形体虚羸；⑤ 腰背疼痛；⑥ 遗精带下。

〖思路拓展〗

1.《医方集解》：黄柏、龟甲滋肾之药，杜仲、牛膝腰膝之药，皆以补肾而强阴也。河车名曰混沌皮，用气血以补气血，借后天以济先天，故曰补天。加陈皮者，于补血之中而兼调其气也。冬月寒水用事，故加干姜以助阳；夏月火旺灼金，故加五味子以保肺。

2.《丹溪心法》卷三补天丸：紫河车、熟地、菟丝子、当归、苁蓉、黄柏、知母、故纸、山萸肉。上捣细，焙，为末，酒调米糊为丸。主治痿证及虚劳，气血俱虚，骨蒸发热，羸瘦神疲。

3.《医方考》：此方即补肾丸加人胞也。人胞者，亦精血之所融结，乃无极之极，未生之天也。已生之后，天癸虚损，补以草木之药，非其类也，卒难责效。人胞名曰混沌皮，则亦天耳，以先天之天而补后天之天,所谓补以类也,故曰补天。

4.《医级》卷八补天丸:紫河车、黄柏、知母、龟甲、熟地、牛膝、苁蓉、麦冬、山药、虎胫骨、茯神、杜仲、首乌、人参、白芍、生地、天冬、当归、五味子、枸杞。上为末,猪脊髓三条,蒸熟,炼蜜为丸。主治男妇虚损劳伤,形体羸乏,腰背疼痛,遗精带浊。每服七十至八十丸,空心淡盐汤送下。

第三节　泻火药物

大　黄

《神农本草经》

〖药性〗寒。　　　　〖药味〗苦。　　　　〖用量〗3～15 g。

〖主治〗

1. 积滞便秘:《伤寒论》大承气汤用大黄荡涤肠胃治疗大便燥结。

2. 热毒疮疡:《金匮要略》大黄牡丹汤用大黄清热解毒治疗肠痈。

3. 瘀血经闭:《伤寒论》桃核承气汤用大黄逐瘀通经治疗瘀血经闭。

〖思路拓展〗

1.《神农本草经》:下瘀血,血闭,寒热,破癥瘕积聚,留饮宿食,荡涤肠胃,推陈致新,通利水谷,调中化食,安和五脏。

2.《本草切要》:凡蕴热之症,藏府坚涩,直肠火燥而大便秘;痈肿初发,毒热炽盛而大便结;肥甘过度,胃火盛而大便结;纵饮太盛,脾火盛而大便结,必用苦寒,以大黄可也。至若跌扑损伤,血有所瘀,闭而不行,用桃仁、红花之剂,必加酒炒大黄。又有阳明胃火,痰涎壅盛,喉闭乳蛾,腮颊肿痛连及口齿,用清痰降火之剂,必加姜制大黄,若光明科以之治目,在时眼初发时,以之泻火可也;疮肿科以之散热拔毒,在红肿时解毒可也。如产后去血过多,血虚闭而便不行,当用养血润肠之剂,必禁大黄为要。又若老人气虚血闭,当用麻仁丸,肥人痰闭,当用半硫丸,大黄亦所必戒。治者不可畏而不用,亦不可忽而轻用。若元虚不足者不可用,恐正气耗而亡阳也。风寒表证未解不可用,恐里气一虚,表邪内陷也。里证当下,脉劳无力不可用,恐热邪去而正气脱也。故阳症当下,误下早而表邪内陷成结胸:里证当下,误下早而余邪留结成痞气,是用大黄之误也。《要诀》曰,气血者,有形无形之分也,如热在气分,无形之邪也,热在血分,有形之邪也,有形之邪当用大黄荡涤之,若无形之邪而用大黄,是谓诛伐无过,误之甚矣。然张仲景立大陷胸汤丸,皆用大黄,实泻胸胃血分之邪,若结胸在气分,则用小陷胸汤,痞满在气分,则用半夏泻心汤,如是则气分、血分之别,若冰炭之不同矣,可忽乎哉?

3.《本草纲目》:苏颂说即老羊蹄根也。因其似大黄,故谓之羊蹄大黄,实非一类。又一种酸模,乃山大黄也。状似羊蹄,而生山上,所谓上大黄或指此,非羊蹄也……大黄,乃是太阴、手足阳明、手足厥阴五经血分之药,凡病在五经血分者,宜用之。若在气分用之,是谓诛伐无过矣。泻心汤治心气不足吐血衄血者,乃真心之气不足,而手厥阴心包络、足厥阴肝、足太阴脾、足阳明胃之邪火有余也,虽曰泻心,实泻四经血中之伏火也。又仲景治心下痞满、按之软者,用大黄黄连泻心汤主之,此亦泻脾胃之湿热,非泻心也。病发于阴而反下之,则作痞满,乃寒伤营血,邪气乘虚结于上焦,胃之上脘在于心,故曰泻心,实泻脾也。《素问》云:太阴所至为痞满。又云:浊气在上则生䐜胀是矣。病发于阳而反下之,则成结胸,乃热邪陷入血分,亦在上脘分野,仲景陷胸汤丸,皆用大黄,亦泻脾胃血分之邪,而降其浊气也。若结胸在气分,则只用小陷胸汤,痞满在气分,则用半夏泻心汤矣。成无己《注解伤寒论》亦不知分别此义。主治下痢赤白,里急腹痛,小便淋沥,实热燥结,潮热谵语,黄疸,诸火疮。

4.《本经疏证》:大黄之用,人概知其能启脾滞,通闭塞,荡积聚而已。予以谓卢芷园"行火用"一语,实得火能生土之机括,何者? 大黄色黄气香,固为脾药,然黄中通理,状如绵文,质色深紫,非火之贯于土中耳。《千金·诸风门》仲景三黄汤,心近热者加大黄。《肝脏门》犀角地黄汤,喜忘如狂者,加大黄。《解五石毒门》人参汤,嗔盛者,加大黄。以此见土气必得火气贯入,而后能行,火气必得土气之通,而后能舒。火用不行,则积聚、胀满、癥瘕遂生;土气不行,则烦懊、谵妄、嗔恚并作。两相济而适相成,胥于此识之矣。或谓如是,则《本经》首推大黄通血,固不妄矣。乃仲景偏以为承气,何哉? 曰:自金元,人以顺释承,是理遂不可通尔。试以《六微旨大论》"亢则害,承乃制"之义参之,则承气者非血而何? 夫气有余即是火,而火不徒燃,必着于物,是故津、液、精、唾、便、溺、涕、洟、留饮、宿食及血,皆火之膏也。因火盛而膏耗,膏耗则火愈燃,火愈燃则膏更易竭,故必增膏以配火,斯火复而膏亦复,然其所著不一,故为病亦不一。治之者,黄芩、知母、门冬、地黄,皆所以增膏靖火者也。其所着之物不一,则其所着之处亦不一,故黄芩主着肺与脾者,知母主着肺、肾与胃者,门冬主着心、肺与胃者,然诸味所治,皆火仅着津液精唾,未必涉血,其同为着于血,又同归心与脾者惟地黄与大黄为然,特地黄气薄味厚为阴中之阴,大黄气味并厚为阴中之阳,故地黄所主是血虚火盛,大黄所主是火盛着血。缘血虚而盛者,究系无根之火,故能着血,能着津液精唾,不能着留饮、宿食,若夫火盛而能着血,则无处不可着矣。故着隧道则为血闭、寒热,着横络则为癥瘕、积聚,着肠胃则为留饮、宿食。大黄通血闭,贯火用于土中,在隧道则隧道通,在横络则横络通,在肠胃则停滞下。《本经》着其功曰:荡涤肠胃,推陈致新,通利水谷,调中化食,安和五脏,讵有滥欤! 乃或者以其推逐迅疾,斤斤然计较其不可用之处,累牍连篇,殊不知执定缘火盛着物,非缘"阴虚阳亢"二语,又岂有他歧之误耶。

5.《医学衷中参西录》:大黄,味苦、气香、性凉,能入血分,破一切瘀血,为其气香,故兼入气分,少用之亦能调气,治气郁作疼。其力沉而不浮,以攻决为用,下一切癥瘕积聚,能开心下热痰以愈疯狂,降肠胃热实以通燥结,其香窜透窍之力,又兼利小便。性虽趋下,而又善清在上之热,故目疼齿疼,用之皆为要药。又善解疮疡热毒,以治疔毒,尤为特效之药(疔毒甚剧,他药不效者,当重用大黄以通其大便自愈)。其性能降胃热,并能引胃气下行,故善止吐衄,仲景治吐血衄血有泻心汤,大黄与黄连、黄芩并用。《本经》谓其能"推陈致新",因有黄良之名。仲景治血痹虚劳,有大黄䗪虫丸,有百劳丸,方中皆用大黄,是真能深悟"推陈致新"之旨者也。凡气味俱厚之药,皆忌久煎,而大黄尤甚,且其质经水泡即软,煎一两沸,药力皆出,与他药同煎宜后入,若单用之,开水浸服即可,若轧作散服之,一钱之力可抵煎汤者四钱。大黄之力虽猛,然有病则病当之,恒有多用不妨者。是以治癫狂其脉实者,可用至二两,治疔毒之毒热甚盛者,亦可以用至两许,盖用药以胜病为准,不如此则不能胜病,不得不放胆多用也。

芒 硝
《神农本草经》

〖药性〗寒。　　　　　〖药味〗苦。　　　　　〖用量〗3～15 g。

〖主治〗

1. 支饮尿少:《医宗金鉴》木防己加茯苓芒硝汤用芒硝蠲饮利水治疗支饮尿少。

2. 痈疮肿痛:《外科正宗》冰硼散用芒硝清热消肿治疗痈疮肿痛。

3. 黄疸腹满:《备急千金要方》大黄黄柏栀子芒硝汤用芒硝退黄消胀治疗黄疸腹满。

〖思路拓展〗

1.《神农本草经》:朴硝性味苦寒。主百病,除寒热邪气,逐六腑积聚,结固留癖,能化七十二种石。炼饵服之,轻身神仙。生山谷。

2.《神农本草经百种录》:朴硝性味苦寒。朴硝味咸而云苦者,或古时所产之地与今不同,故味异耶,抑或以咸极而生苦耶。主百病,除寒热邪气,邪气凝结则生寒热,硝味咸苦能软坚,而解散之。逐六腑积聚结固留癖,硝质重性轻而能透发郁结,置金石器中尚能渗出,故遇积聚等邪,无不消解也。能化七十二种石。此软坚之甚者。炼饵服之,轻身神仙。消尽人身之滓秽,以存其精华,故有此效。硝者,消也。朴硝乃至阴之精,而乘阳以出,其本水也,其标火也。遇湿则化为水,遇火则升为火,体最清而用最变,故丹家重之。石属金,硝遇火则亦变火。盖无火之性,而得火之精气者也。火铄金,故能化石。

3.《汤液本草》:《本经》谓芒硝利小便而堕胎。伤寒妊娠可下者,用此兼以大黄引之,直入大肠,润燥软坚泻热,子母俱安。《经》云,有故无殒,亦无殒也,此之谓欤。以在下言之,则便溺俱阴,以前后言之,则前气后血,以肾言之,总主大小便难,溺涩秘结,俱为水少。《经》云,热淫于内,治以咸寒,佐以苦。故用芒硝大黄,相须为使也。

硝 石
《神农本草经》

〖药性〗寒。　　　　　〖药味〗苦。　　　　　〖用量〗3～15 g。

〖主治〗

1. 山岚瘴疠:《随息居重订霍乱论》行军散用硝石解毒辟秽治疗山岚瘴疠。

2. 痞闷头痛:《济生方》二气丹用硝石解毒辟秽治疗痞闷头痛。

3. 黄疸发热:《金匮要略》消石矾石散用消石治疗黄疸发热。

〖思路拓展〗

1.《神农本草经》:硝石性味苦寒。主五脏积热,胃张闭,涤去蓄结饮食,推陈致新,除邪气。炼之如膏,久服轻身,生山谷。

2.《本草思辨录》:硝石即火硝亦名焰硝、芒硝。硝之经煎炼而凝底成块者为朴硝,亦名皮硝,在上生细芒。李濒湖谓朴硝下走,火硝上升。火硝得火则焰生,与樟脑火酒之性同。《本经》言其寒,《别录》言其大寒;实乃大温。刘氏引申其说,谓水硝治热之结。热结多属血分,所谓阴不降,阳不化者也。能行阴中之阳结,则阴降阳自化矣。火硝治热之郁,热郁多属气分,所谓阳不升,阴不畅者也。能达阳中之阴郁,则阳化阴自畅矣。邹氏又以火硝为性向阳,解自阴而阳之盛热;水硝为性向阴,故逐伏在阳之实结。斯三家可谓发前人所未发矣。虽然,愚窃有未安焉。阴阳之理,至为微妙,就物论物,易圆其说。以物合证与方而论之,则难于确当,难于莹彻。浑言之而深,何如切言之而浅也。火硝固上升而散,固在气分,然其升散者为阴中热郁之气,非阳中热郁之气。病在阴经、阴脏为阴,病有阴邪亦为阴。盖其辛温际上,咸苦入下,凡在上在下之病胥治之,而总归于解阴中之热郁。刘氏达阳中阴郁一语,得毋犹有可商。试核之证,来复丹、二气丹、玉真丸,皆阴邪中有伏热,《金匮》硝石矾石散尤彰彰者。惟大黄硝石汤用以下夺,不与升散之旨相戾欤?乃其证为黄疸腹满小便不利面赤,热为阳邪,得湿而郁,且独在里,里实而表和,是亦阴中之邪也。阴中之邪,非咸苦何以得入。舍芒硝用硝石者,以表虽汗出而表间之湿热自在。硝石辛温胜于咸苦,故于大黄柏栀下夺之中,加兹一味以达表而散邪。夫火硝之不易明者,为其以温治热耳。若水硝以寒治热,曰走血,曰润下,曰软坚,曰破结,固宜古今无异词,然亦何尝易明哉。大承气、调胃承气、桃核承气,洵可谓去血中热结矣。独大陷胸汤丸用芒硝至一升半升,而其所治为结胸。纵云破结软坚,非多不济,独不虑下降之物,用之多不愈速其降耶。是则有故矣。芒硝乃煎硝时结之于上者,细芒如锋,质本轻于朴硝,味复兼辛,宁无上升之性,宁不入气分,后世且以治口舌咽喉诸热证,谓芒硝不能际上治上可乎。由斯以观,刘氏阴中阳结之说,恐亦有未然者。仲圣有言,病发于阳而反下之,热入因作结胸,据此自非阴中之阳结。又凡仲圣用芒硝之方,皆阳证无伏阴。用硝石之方,则一证中有阴有阳。然则行阴中阳结者,乃硝石非芒硝。芒硝者,逐阳证之热结者也。芒硝咸寒胜于苦辛,多煮则下益速,下速则遗上邪,故仲圣必后纳微煮而少扬之。硝石辛温胜于咸苦,微煮则升之亟,升亟则不入下,故仲圣于二升中煮取一升而少抑之。此似二物正相对待。刘氏于二物亦似以对待释之,而不知非也。咸与寒皆阴也,其微辛不过挟有升性,并不能治阴邪。咸与温则阴阳异趣矣,温而兼辛,辛温而兼辛润,则必阴中有阳邪之证,始克任之。其中奥旨,猝不易悟,故曰非对待也。抑刘氏以入血分为阴中乎。血分为阴,则大承气当曰太阴病,不当曰阳明病。桃核承气当曰少阴病,不当曰太阳病。芒硝盖血药而亦不专入血者,与大黄颇有似处。大黄味苦入心,能开胸膈之热结,若与芒硝皆不宜于气病。胸膈之间,其能堪此重剂哉。邹氏以火硝向阳,水硝向阴,为脏病移腑,腑病移躯体之所以然,此尤不可不辨者。《本经》积热曰五脏,岂悉能入胃使胀闭。病曰百病,岂尽在于躯体。谓火硝性向阳,解自阴而阳之盛热。向阳自即入阳,何以先入于阴,宁得谓非其所向。谓水硝性向阴,逐伏在阳之实结。所逐在阳,所向亦必在阳,反是则有异谋,人固有之,物所必无。此等近似之谈,并无真理可求,徒眩人目耳。邹氏更有误者,谓己椒苈黄丸加芒硝以治渴,是去其痼癖,正使津液流行。小柴胡汤加芒硝以止痢,是去其积聚,正所以止下痢。噫,是亦不深思矣。己椒苈黄丸之证,原非痼癖,大黄决不止用一两(有方解详大黄),芒硝亦不后加。况方后云:先食饮服一丸,日三服,稍增,口中有津液,渴者加芒硝半两。是无芒硝,津液非不能生,岂加芒硝之津液与此有异耶。徐氏、尤氏皆云渴是胃热,故加芒硝,邹氏坐泥本经太过耳。柴胡加芒硝汤云:潮热者实也。热实无不下之理,以柴胡加芒硝汤主之,即所以治热实。云:纳芒硝更煮微沸,分温再服,不解更作。加芒硝非欲其解而何!邹氏之说,何与相反,殆误会今反利句耳。不知仲圣明云微利,明云下非其治,下之而仍潮热,安得不以对证之下药继之,此读古书所以贵细心寻绎也。

番泻叶

《饮片新参》

〖药性〗寒。　　　　〖药味〗苦。　　　　〖用量〗3～6 g。

〖主治〗

1. 热结便秘:番泻叶单味泡服可治疗便秘腹胀。

2. 腹水肿胀:本药单味泡服或与牵牛子同用行水消胀治疗腹水肿胀。

〖思路拓展〗

《饮片新参》:泄热,利肠府,通大便。

芦 荟

《药性论》

〖药性〗寒。　　　　〖药味〗苦。　　　　〖用量〗1～2 g。

〖主治〗

1. 热结便秘:《先醒斋医学广笔记》更衣丸用芦荟泻下通便治疗热结便秘。

2. 烦躁惊痫:《刘河间医学六书》当归芦荟丸用芦荟清肝火治疗惊痫抽搐。

3. 诸虫疳积:《小儿药证直诀》大芦荟丸用芦荟杀虫消疳治疗小儿疳积。

〖思路拓展〗

1.《开宝本草》:主热风烦闷,胸膈间热气,明目镇心,小儿癫痫惊风,疗五疳,杀三虫及痔病疮瘘,解巴豆毒。

2.《本经逢原》:芦荟入厥阴肝经及冲脉。其功专于杀虫清热。冲脉为病,逆气里急及经事不调,腹中结块上冲,与小儿疳热积滞非此不除。同甘草为末,治头项顽癣甚效。但大苦大寒,且气甚秽恶仅可施之藜藿。若胃虚少食人得之,入口便大吐逆,每致夺食泄泻而成羸瘦怯弱者多矣。有人背疮愈后余热不除,或令服芦荟药三服,不数日而毙,伤胃之性于此可征。

3.《证类本草》:俗呼为象胆,以其味苦而云耳。芦荟治湿痒,搔之有黄汁者。刘禹锡着其方云:余少年曾患癣,初在颈项间,后延上左耳,遂成湿疮。用斑蝥、狗胆、桃根等诸药,徒令以蜇,其疮转盛。偶于楚州,卖药人教用芦荟一两研,炙甘草半两末,相和令匀,先以温浆水洗癣,乃用旧干帛子拭干,便以二味合和敷之,立干,便瘥,神奇。又治齿。崔元亮《海上方》云:取荟四分,杵末,先以盐揩齿令先净,然后敷少末于上,妙也。

4.《时方歌括》：五脏各有火而肝火最横。肝火一动,每挟诸经之火,相持为害。故以青黛、芦荟、龙胆入本经而直折之。又以黄芩泻肺火,黄连泻心火,黄柏泻肾火,栀子泻三焦火,分诸经而泻之,而最横之肝火失其党援而乃平。然火旺则血虚,故以当归之补血者为君;火旺则胃实,故以大黄之通滞者为臣;气有余便是火,故以麝香之主持正气;神曲之化导积气,木香之通行滞气者为佐,气降火亦降,自然之势也。况又得芩连栀柏分泻各经,青黛芦荟龙胆直折本经,内外应合以为之使乎。立法最奇,向来为庸解所掩,兹特阐之。

第四节　泻火方剂

大承气汤

《伤寒论》

〖方剂组成〗大黄、厚朴、枳实、芒硝。

〖作用机制〗通腑泻火。

〖主治要点〗① 阳明腑实；② 热结旁流；③ 大便不通；④ 脘腹痞满；⑤ 神昏谵语。

〖思路拓展〗

1.《医方考》：伤寒阳邪入里,痞、满、燥、实、坚全俱者,急以此方主之。调味承气汤不用枳、朴者,以其不作痞满,用之恐伤上焦虚无氤氲之元气也;小承气汤不用芒硝者,以其实而未坚,用之恐伤下焦血分之真阴,谓不伐其根也。此则上中下三焦皆病,痞、满、燥、实、坚皆全,故主此方以治之。厚朴苦温以去痞,枳实苦寒以泄满,芒硝咸寒以润燥软坚,大黄苦寒以泄实去热。

2.《医宗金鉴》：诸积热结于里而成痞、满、燥、实者,均以大承气汤下之也。满者,胸胁满急胀,故用厚朴以消气壅;痞者,心下痞塞硬坚,故用枳实以破气结;燥者,肠中燥屎干结,故用芒硝润燥软坚;实者,腹痛大便不通,故用大黄攻积泻热。然必审四证之轻重,四药之多少,适其宜,始可与之,若邪重剂轻,则邪气不服;邪轻剂重,则正气转伤,不可不慎也。诸病皆因于气,秽物之不去,由气之不顺也,故攻积之剂,必用气分之药,故以承气名;汤分大小,有二义焉。厚朴倍大黄,是气药为君,味多性猛,制大其服,欲令大泄下也;大黄倍厚朴,是气药为臣,味少性缓,制小其服,欲微和胃气也。煎法更有妙义,大承气汤之先后作三次煎者,何哉?盖生者气锐而先行,熟者气钝而和缓,欲使芒硝先化燥屎,大黄继通地道,而后积朴除其痞满也。

3.《本经疏证》：厚朴倍大黄为大承气,大黄倍厚朴为小承气,是承气者在枳、朴,应不在大黄矣。曰：此说亦颇有理。但调胃承气不用枳、朴,亦名承气,则不可通耳! 三承气汤中有用枳、朴者,有不用枳、朴者;有用芒硝者,有不用芒硝者;有用甘草者,有不用甘草者,唯大黄则无不用,是承气之名,固当属之大黄。况厚朴三物汤,即小承气汤,厚朴分数且倍于大黄,而命名反不加承气字,犹不可见承气不在枳、朴乎！

4.《医方集解》大承气汤：治伤寒阳明腑证，阳邪入里，胃实不大便，发热谵语，自汗出，不恶寒，痞满燥实坚全见，杂病三焦大热，脉沉实者。阳明外证，身热汗出，不恶寒反恶热是也，此为在经，仍当汗散，若热邪已入胃腑，痞满燥实坚全见者，为当下，实则谵语乱言无次也，虚则郑声一语频言也，阳明多血多气，法多自汗，过汗亡液，无水以制火，胃有燥粪，结而不下，故妄见妄言也，燥粪在大肠不在于胃，伤寒传胃不传大肠，然治病必求其本，且胃与大肠同为阳明燥金也，《经》曰，何缘得阳明病，曰太阳病若下若汗若利小便，此亡津液，胃中干燥，因转属阳明，胃实大便难也，又曰，太阳初病发其汗，汗先出不彻，因转属阳明，阳明证能食为中风，风阳邪，能消谷，不能食，为中寒，寒阴邪不能消谷，以此为辨，胸闷不食为痞，胸腹膨胀为满，大便枯少为燥，腹满痛不大便为实，按之硬硬为坚。亦治阳明刚痉。此太阳兼阳明证，其病胸满口噤，卧不着席，挛足龂齿而无汗，谓之刚痉，宜下之者，以阳明主润宗筋，风寒湿热，伤阳明胃，津液不行，筋失所养，故以此汤下湿热，行津液，喻嘉言曰，伤寒腹满可下，胸满不可下，谓热邪尚在表也，此证入里之热，极深极重，阳热既极，阴血立至消亡，宜微下之，尚不能胜，必大下之，以承领其一线之阴，阴气不尽，为阳所劫，因而得生者多矣，既有下多亡阴之大戒，复有急下救阴之活法，学者深造，端在斯矣，胃为水谷之海，四旁有病，皆传入胃，已入胃腑，则不复传他经，如太阳传入胃，则不更传阳明，阳明传入胃，则不传少阳，少阳传入胃，则不传三阴，经曰阳明居中土也，万物所归，无所复传。

大黄甘遂汤

《金匮要略》

〖方剂组成〗大黄、甘遂、阿胶。

〖作用机制〗破瘀泻火。

〖主治要点〗① 腹满；② 腹痛；③ 月经不调；④ 小便微难；⑤ 大便秘结。

〖思路拓展〗

1.《金匮要略》：主治妇人少腹满如敦状，小便微难而不渴，生后者，此为水与血俱结在血室也，大黄甘遂汤主之。

2.《金匮要略今释》引《类聚方广义》：主治经水不调，男女癃闭，小腹满痛者；淋毒沉滞，梅淋小腹满痛不可忍，尿脓血者。

3.《金匮要略方义》：主治臌胀，瘀血内阻，水气内停，腹大坚满，脉络怒张，胁腹攻痛，大便难，小便涩，口不渴，舌暗苔白者。

4.《金匮要略心典》：敦，音对。按《周礼》注：盘以盛血，敦以盛食，盖古器也。少腹满如敦状者，言少腹有形高起，如敦之状，与《内经》胁下大如覆杯之文略同。小便难，病不独在血矣；不渴，知非上焦气热不化；生后即产后，产后得此，乃是水血并结，而病属下焦也。故以大黄下血，甘遂逐水，加阿胶者，所以去瘀浊而兼安养也。

5.《济阴纲目》：大黄甘遂汤治妇人小腹满如敦敦状，（敦敦何状）小便微微而不竭。产后者，惟水与血并结血室也。

6.《医宗金鉴》：妇人少腹满如敦状，小便微难而不渴，生后者，此为水与血俱结在血室也，大黄甘遂汤主之。

大柴胡汤

《伤寒论》

〔方剂组成〕柴胡、黄芩、芍药、半夏、生姜、枳实、大枣、大黄。

〔作用机制〕清热泻火。

〔主治要点〕① 肝胆实热；② 发热；③ 心下痞硬；④ 腹痛腹满；⑤ 大便秘结。

〔思路拓展〕

1.《千金翼方》：伤寒发热，汗出不解，心中痞坚，呕吐下利者，大柴胡汤主之。病患表里无证，发热七八日，虽脉浮数可下之，宜大柴胡汤。

2.《伤寒明理论》：大柴胡为下剂之缓也。柴胡味苦平微寒，伤寒至于可下，则为热气有余，应火而归心。苦先入心，折热之剂，必以苦为主，故以柴胡为君；黄芩味苦寒，王冰曰：大热之气，寒以取之。推除邪热，必以寒为助，故以黄芩为臣；芍药味酸苦微寒，枳实味苦寒，《内经》曰：酸苦涌泄为阴。泄实折热，必以酸苦，故以枳实、芍药为佐；半夏味辛温，生姜味辛温，大枣味甘温，辛者，散也，散逆气者，必以辛，甘者，缓也，缓正气者，必以甘，故以半夏、生姜、大枣为之使也。一方加大黄，以大黄有将军之号，而功专于荡涤，不加大黄，恐难攻下，必应以大黄为使也。

3.《伤寒附翼》：此方是治三焦无形之热邪，非治胃府有形之实邪也。因往来寒热，故倍生姜，佐柴胡以解表；热结在里，故去参、甘，加枳、芍以破结。条中并不言及大便硬，而且有下利证，仲景不用大黄之意晓然。后人因有下之二字，妄加大黄以伤胃气，非大谬乎？

4.《医宗金鉴》：柴胡证在，又复有里，故立少阳两解之法。以小柴胡汤加枳实，芍药者，解其外以和其内也。去参、草者，以里不虚也；少加大黄，所以泻结热也；倍生姜者，因呕不止也。斯方也，柴胡得生姜之倍，解半表之功捷，枳、芍得大黄之少，攻半里之效徐。虽云下之，亦下中之和剂也。

5.《医方集解》大陷胸汤：治伤寒下之早，表邪入里，心下满而硬痛，或重汗而复下之，不大便五六日，舌上燥渴，日晡潮热，从心至小腹硬满，痛不可近，或无大热，但头微汗出，脉沉，为水结胸。按之硬痛者为结胸，硬而不痛者为痞气，不硬不痛，心下满闷为支结，结胸最重，痞次之，支结又次之，结胸由于下之太早，里之正气为邪所损，表邪乘虚，入结于心胸之间，故石硬而痛，重汗不下，内外皆亡津液，邪热内结，故不大便，而舌上燥渴，邪入阳明，则日晡潮热，或水饮结于胸胁，但头微汗。余处无汗，水饮不得外泄，非热结也，名水结胸，亦有热已入里，久不攻之，失下而成结胸者，又有心下硬痛，无热证者，为寒实结胸，小陷胸及白散主之，结胸固当下，然脉浮大者，下之则死，犹带表邪，下之重虚，结而又结故死，喻嘉言曰，太阳误下之脉，主病皆在阳在表，即有沉紧沉滑之殊，皆不得以里阴名之，按仲景曰，病发于阳而反下之，热入因作结胸，病发于阴而反下之，因作痞，皆以下之太早故也，成无己曰，发热恶寒者，发于阳也，阳邪入里为结胸，无热恶寒者，发于阴也，阴邪入里为痞，喻嘉言曰，风为阳，卫亦阳，故病起于阳，寒为阴，营亦阴，故病起于阴，周扬俊曰，发阳发阴，二千年来，未有知其解者，果如原注，无热恶寒，则中寒矣，下之有不立毙者乎，如嘉言以寒伤营血为阴，则仲景痞论中中风伤寒，每每互言，未尝分属也，不知发于阴者，洵是阴证，但是阳经传入之邪，非中阴之谓也，阳经传入，原为热证，至于阴经未有不热深于内者，此所以去热入二字，而成千载之疑也，热证由三阴传于胃，已入腑者为可下，若在经而下，则为误下，与三阳在经无异，故曰，阳邪结于阳位，则结在胸，阴邪结于阴位，则在心下或边旁也，阴经误下，何以止成痞，以所结只在阴位，不若阳邪势甚也，按仲景治痞多用寒药，则痞之属热邪可知，六书云，胸膈满者，胸间气塞满闷也，非心下满胁满者，胁肋胀满也，非腹中满，盖表邪传里，必先胸以至心腹入胃，是以胸满多带表证，宜微汗，胁满多带半表半里，宜和中，痰实者宜涌之，如结实燥渴便秘，宜以此汤下之，附白散巴豆一分，去心皮，炒黑研，贝母桔梗各三分，治寒实结胸，巴豆辛热以散寒结，贝母苦辛以散痰实，结在胸故以桔梗浮而上之，利膈清表，故病在膈上必吐，病在膈下必利也。此足太阳药也，表邪入里，结于高位，以致三焦俱实，手不可近，证为危急，非常药所能平，故以甘遂苦寒行水直达为君，芒硝咸寒软坚为臣，大黄苦寒荡涤为使，三药至峻而有起死之功。《准绳》曰，邪结胸中，处至高之分，宜若可吐，然邪气与胸中阳气相结，不能分解，壅于心下，为硬为痛，非虚烦膈实者所可同，故须攻下也，低者举之，高者陷之，以平为正，故曰陷胸也，《经》又曰，太阳病脉浮而动数，浮则为风，数则为热，动则为痛，数则为虚，头痛，发热微，盗汗出而反恶寒者，表未解也，医反下之，动数变迟，膈内拒痛，胃中空虚，客气动膈，短气躁烦，心中懊恼，阳气内陷，心下因硬则为结胸，大陷胸汤主之，朱丹溪曰，太阳病在表而攻里，可谓虚矣，原文曰，太阳病脉浮而动数，今得误下，动数变迟矣，又曰，胃中空虚，又曰短气躁烦，虚之甚矣，借曰阳气内陷，心下因硬而可迅攻之乎，岂陷胸之力，反缓于承气，一下再下，宁不畏其虚乎，前文曰，结胸脉浮大者下之死，又曰，结胸证悉具烦躁者死，今曰脉浮，又曰烦躁，大陷胸果可用乎，若胃中空虚，客气动膈，心中懊恼者，当以栀子豉汤吐去胸中之邪，陶节庵曰，结胸乃下早而成，未曾经下者，非结胸也，乃表邪传入胸中，证虽满闷，尚为在表，正属少阳部分，半表半里之间，只须小柴胡加枳桔以治，未效则以小柴胡对小陷胸一服豁然，若因下早而成者，方用陷胸汤以分浅深，从缓治之，不宜太峻，上焦乃清道至高之分，过下则伤元气也，崔行功曰，伤寒结胸欲绝，心膈高起，手不可近，用大陷胸汤，不瘥者，此下后虚逆气已不理，毒复上攻，当用枳实理中丸，先理其气，次调诸疾，用之如神，活人云，误下未成结胸者，急频与理中汤，自然解了，盖理中治中焦故也，胃中虽和，伤寒未退者，宜候日数足，却以承气再下之，盖前药之下未是也，其水结胸者，用小半夏加茯苓汤，小柴胡去枣加牡蛎主之，又有血结胸证，手不可近，漱水不欲咽，善忘如狂，大便黑，小便利，宜犀角地黄汤，刘心山曰，结胸痞满，多由痰饮凝结心胸，故陷胸汤加用甘遂半夏瓜蒌枳实旋覆之类，皆为痰饮而设也。

增液承气汤

《温病条辨》

〖方剂组成〗玄参、麦冬、细生地、大黄、芒硝。

〖作用机制〗增液泻火。

〖主治要点〗① 火热灼液；② 发热；③ 腹满痞硬；④ 腹痛；⑤ 口干唇燥；⑥ 大便秘结。

〖思路拓展〗

1.《温病条辨》增液汤：玄参、麦冬、细生地。水八杯，煮取三杯，口干则与饮，令尽，不便，再作服。温病之不大便，不出热结液干二者之外。其偏于阳邪炽甚，热结之实证，则从承气法矣；其偏于阴亏液涸之半虚半实证，则不可混施承气，故以此法代之。独取玄参为君者，玄参味苦咸微寒。壮水制火，通二便，启肾水上潮于天，其能治液干，固不待言，本经称其主治腹中寒热积聚，其并能解热结可知。麦冬主治心腹结气，伤中伤饱，胃络脉绝，羸瘦短气，亦系能补能润能通之品，故以为之佐。生地亦主寒热积聚，逐血痹，用细者。取其补而不腻，兼能走络也。三者合用，作增水行舟之计，故汤名增液，但非重用不为功。本论于阳明下证，峙立三法：热结液干之大实证，则用大承气；偏于热结而液不干者，旁流是也，则用调胃承气；偏于液干多而热结少者，则用增液，所以回护其虚，务存津液之心法也。

2.《温病条辨》新加黄龙汤：细生地、生甘草、人参、生大黄、芒硝、玄参、麦冬、当归、海参、姜汁。水八杯，煮取三杯。先用一杯，冲参汁五分、姜汁二匙，顿服之，如腹中有响声，或转矢气者为欲便也；候一二时不便，再如前法服一杯；候二十四刻，不便，再服第三杯；如服一杯，即得便，止后服，酌服益胃汤一剂，余参或可加入。此处方于无可处之地，勉尽人力，不肯稍有遗憾之法也。旧方用大承气加参、地、当归，须知正气久耗，而大便不下者，阴阳俱惫，尤重阴液消亡，不得再用枳、朴伤气而耗液，故改用调胃承气，取甘草之缓急，合人参补正，微点姜汁，宣通胃气，代枳、朴之用，合人参最宣胃气，加麦、地、玄参，保津液之难保，而又去血结之积聚，姜汁为宣气分之用，当归为宣血中气分之用，再加海参者，海参咸能化坚，甘能补正，按海参之液，数倍于其身，其能补液可知，且蠕动之物，能走络中血分，病久者必入络，故以之为使也。

下 篇

辨病方药

病即疾病名称,如癫痫病、中风病、瘰疬病、痈疽病等。《金匮要略》树立辨病论治的典范。《金匮要略》对所例痉病、湿病、暍病、百合病、狐惑病、阴阳毒病、疟病、中风病、历节病、血痹病、虚劳病、肺痿病、肺痈病、咳嗽上气病、奔豚气病、胸痹病、心痛病、短气病、腹满病、寒疝病、宿食病、五藏风寒积聚病、痰饮病、咳嗽病、消渴病、小便不利病、淋病、水气病、黄疸病、惊悸病、吐血病、下血病、胸满病、瘀血病、呕吐病、哕病、下利病、疮痈病、肠痈病、浸淫病、跌蹶病、手指臂肿病、转筋病、阴狐病、疝病、蛔虫病、妊娠病、产后病、妇人杂病等 49 个病种,逐一示范证治:瓜蒌桂枝汤治柔痉病,葛根汤治刚痉病,麻黄加术汤治湿病,白虎加人参汤治暍病,百合知母诸汤治百合病,苦参汤与雄黄熏方治狐惑,升麻鳖甲汤治阴阳毒病,鳖甲煎丸治疟母病,侯氏黑散与风引汤治中风病,乌头汤治历节病,黄芪桂枝五物汤治血痹病,桂枝加龙骨牡蛎汤与天雄散治疗虚劳失精病,薯蓣丸治虚劳风气病,酸枣汤治虚劳失眠病,大黄䗪虫丸治虚劳羸瘦病,甘草干姜汤治肺痿病,射干麻黄汤治咳而上气病,葶苈大枣泻肺汤治肺痈病,奔豚汤治奔豚气病,瓜蒌薤白半夏汤治胸痹病,乌头赤石脂丸与九痛丸治心痛病,厚朴七物汤治腹满病,大乌头煎治寒疝病,大承气汤治宿食病,旋覆花汤治肝着病,甘姜苓术汤治肾着病,麻子仁丸治脾约病,苓桂术甘汤治痰饮病,小青龙汤治咳嗽病,肾气丸治消渴病,五苓散治小便不利病,瓜蒌瞿麦丸治淋病,麻黄附子汤治水气病,茵陈汤治黄疸病,桂枝救逆汤治惊悸病,柏叶汤治衄血病,黄土汤治下血病,泻心汤吐血病,吴茱萸汤治呕吐病,橘皮竹茹汤治哕逆病,四逆汤治下利病,薏苡附子败酱散治肠痈病,王不留行散治金疮病,黄连粉浸淫疮主之,藜芦甘草汤治手指臂肿病,鸡屎白散治转筋病,蜘蛛散治阴狐疝病,乌梅丸蛔厥病,桂枝茯苓丸治漏胎下血病,当归芍药散治妊娠腹痛病,葵子茯苓散治妊娠水气病,当归生姜羊肉汤治产后腹痛病,下瘀血汤治妇人干血病,甘麦大枣汤治妇人藏躁,温经汤治月经不调病,狼牙汤治妇人阴中蚀疮病。

　　《备急千金要方》是继《伤寒杂病论》后我国又一部临床医学巨著。《备急千金要方》内科类的病名有:风毒、贼风、偏风、风痱、风懿、角弓反张、风痹、肝劳、筋极、坚癥积聚、吐血、心劳、脉极、心腹痛、胸痹、头面风、风眩、风癫、惊悸、好忘、脾劳、肉极、肉虚实、秘涩、热痢、冷痢、疳湿痢、反胃、呕吐、哕逆、噎塞、胀满、瘤冷、积热、肺劳、气极、积气、肺痿、肺痈、飞尸、鬼疰、皮虚实、咳嗽、痰饮、九虫、肾劳、精极、骨极、骨虚实、腰痛、霍乱、消渴、淋闭、溺血,等等。《外台秘要》内科类病名有心痛、腹痛、腹胀、胸胁痛、寒疝、痰饮、胃反、噎膈、咳嗽、肺痿、肺痈、上气、消渴、癖结、癥瘕、胸痹、胸痛、贲豚气、虚劳、骨蒸、传尸、疰、盗汗、中风、贼风、历节、角弓反张、风口噤、瘫痪、偏风、风狂、风癫、头风、头痛、瘾疹、风疹、白癜风、肝劳、筋极、心劳、脉极、脾劳、肉极、肺劳、气极、肾劳、骨极、精极、梦泄精、腰痛、虚劳、香港脚、风毒脚弱痹、风湿痹、水肿、鼓胀、水痢、冷痢、白痢、热毒痢、赤痢、血痢、蛊注痢、肠蛊痢、脓血痢、疳痢、休息痢、远血、近血、肠滑、长虫病、蛔虫病、寸白虫病、蛲虫病、石淋、血淋、热淋、劳淋、气淋、膏淋、大便难、大便不通、大便失禁、关格、小便不通、小便难、小便不利、遗尿、尿血、胞转、小便血、小便不禁、小便数多、尿床,等等。公元 960 年至 1279 年,两宋 319 年间,中国医药学临床医学承袭秦汉晋唐遗风而有发展。公元 978 年北宋太平兴国戊寅至公元 992 年北宋淳化壬辰,历时 14 年,王怀隐等奉敕编写《太平圣惠方》,全书 100

卷,1 670门,汇录两汉晋唐迄于宋初各代名方16 834首,宋太宗赵光义序曰:凡诸论证并该其中,品药功效悉载其内。凡候疾之深浅,先辨虚实,次察表理,然后依方用药,则无不愈也。庶使天高地浓,明王道之化成;春往秋来,布群黎之大惠。昔炎帝神农氏,长于姜水,始教民播种,以省杀生;尝味百草,区别药性,救夭伤之命,延老病之生,黔首日用而不知,圣人之至德也。夫医道之难,昔贤犹病。设使诵而未能解,解而未能别,别而未能明,明而未能尽,穷此之道者其精勤明智之士欤!朕尊居亿兆之上,常以百姓为心,念五气之或乖,恐一物之失所,不尽生理,朕甚悯焉!所以亲阅方书,俾令撰集,冀溥天之下,各保遐年,同我生民,跻于寿域。今编勒成一百卷,命曰《太平圣惠方》,仍令雕刻印版,遍施华夷。凡尔生灵,宜知朕意。公元1078年北宋元丰戊午宋太医局初刊《太平惠民和剂局方》,10卷,14门,载方788首,《四库全书总目提要》曰:《和剂局方》乃当时精集诸家名方,凡几经名医之手,至提领以从官内臣参校,可谓精矣。公元1111年北宋政和辛卯至1117年北宋政和丁酉7年间,宋徽宗赵佶敕撰《圣济总录》,全书200卷,66门,录方近20 000首,内容极其丰富,堪称宋代医学全书。

不难看出,中国医药学的病名有的与西医学病名含义相吻合,如疟病与疟疾、肺痈与肺脓疡、肠痈与阑尾炎,等等。有的病名从西医学角度看是症状,如咳嗽、失眠、腹痛、下利,等等。受《金匮要略》影响,秦汉至今,中国医药学将咳嗽、失眠、腹痛、腹泻、呕吐、吐血、心痛、胸痹等作为独立临床病名。因此,《中国方药医学》下篇所谓辨病用药,也可理解为针对病名或症状用药。针对病名或针对状用药可以极大扩展我们临床的制方遣药思路,是提高临床疗效的关键技术。病证结合是中西结合医学的临床医学体系。针对病名或针对症状用药将丰富与促进中西结合临床医学体系的内涵建设。

孙思邈是辨病用药分类第一人。《千金翼方·用药处方》曰:凡人在身感病无穷,而方药医疗有限,由此观之,设药方之篇,是以忮其大意,岂能得之万一。聊举所全,以发后学,此篇凡有六十五章,总摄众病,善用心者,所以触类长之,其救苦亦以博矣,临事处方,可得依之取诀也。治风第一:秦艽、杜衡、乌头、踯躅、鬼箭、独活、防风等;湿痹腰脊第二:络石、飞廉、石龙芮、狗脊、石南、杜仲、寄生、天名精等;挛急曳第三:石南、防风、续断、女萎、牛膝;身瘙痒第四:硫黄、牙子、莽草、柳花、水萍、茛草、天鼠矢等;惊痫第五:铅丹、铁精、钩藤、白藓皮、莨菪子、蛇衔、防葵、羊齿、蚱蝉 白僵蚕、蛇蜕、蛇黄、鼠妇、蜣螂等;鬼魅第六:粉锡、金牙、赤箭、铜镜鼻、升麻、牛黄、蘼芜、徐长卿、蜈蚣、蛇胆、亭长、芫青、斑蝥、野狼毒、鬼臼等;蛊毒第七:方解石、代赭、金牙、卫矛、赤箭、徐长卿等;痰实第八:莱菔、恒山、松萝、旋覆花、半夏等;固冷、积聚、腹痛、肠坚第九:雄黄、曾青、戎盐、硫黄、贝母等;腹痛胀满呕吐第十:厚朴、枳实、槟榔、橘皮、藜芦、生姜等;胸胁满第十一:兰草、杜若、莎草、旋覆花等;补五脏(五脏虚,笔者注)第十二:五石脂、琥珀、石蜜、牛髓、鹿肉、鹅肉、女贞、人参等;益气(气虚,笔者注)第十三:玉泉、五石脂、白石英、黄芪、飞廉、五味子、薯蓣、大枣等;长阴阳益精气(阴阳精气不足,笔者注)第十四:羊肾、牛肾、肉苁蓉、蛇床子、白薇等;补骨髓(骨髓虚,笔者注)第十五:干漆、地黄、菟丝子、乌麻、淫羊藿等;长肌肉(肌萎,笔者注)第十六:藁本、白马茎、蠡实、垣衣丝子、石斛、五加皮等;坚筋骨(筋骨弱,笔者注)第十七:杜仲、枸杞、戎盐、乌麻、金屑等;阴下湿痒第十八:木兰、槐皮、漏芦、飞廉等;消渴第十九:滑石、凝水石、石膏、理石、枸杞根、马乳、白茅根、菰根、生葛汁、王瓜、冬瓜等;消食(食积,笔者注)第二十:大豆屑、莱菔根、槟榔、小蒜等;淋闭第二十一:石胆、瞿麦、鲤鱼齿、发皮等;利小便(小便不利,笔者注)第二十二:滑石、棘仁、车前子、赤小豆、冬葵子、牵牛子等；止小便利（小便频数，笔者注）第二十三：王瓜、菰根、鸡肠草、山茱萸等；明目（视物不明，笔者注）第二十四：空青、马珂、蔓荆子、桑椹子、决明子、茺蔚子等；止泪（多泪，笔者注）第二十五：曾青、蕤仁、菊花、菥等；目赤痛第二十六：石胆、矾石、戎盐、菥、蕤仁、茺子、栾花、檗木石、盐等；益肝胆（肝胆虚，笔者注）第二十七：酸枣仁、细辛、龙胆、苦菜等；补养心气（心气虚，笔者注）第二十八：远志、羚羊角、人参等；补养肾气（肾气虚，笔者注）第二十九：六畜肾、栗子、白棘、黑石脂、鹿茸等；补脾（肾气虚，笔者注）第三十：大枣、樱桃、甘蔗、石蜜等；咳逆上气第三十一：款冬、百部根、当归、贝母、紫菀、射干、杏仁、桃仁、瓜丁等；下气（气上逆，笔者注）第三十二：水苏、苏子、薄荷、秦荻梨、枇杷叶、甘蔗、杏仁、钟乳等；霍乱转筋第三十三：木瓜、鸡屎白、女萎、香薷、扁豆等；肠痔第三十四：水银、殷孽、石硫黄、孔公孽、磁石、槐子桐皮、飞廉、败酱、露蜂房、鳗鲡鱼、猬皮等；鼠漏并痔第三十五：连翘、夏枯草、王不留行、鼠尾草、野狼毒、蛇衔草、侧子、地榆、昆布、牡蛎、文蛤、蚺蛇胆、蛇蜕皮、斑蝥等；三虫第三十六：粉锡、梓白皮、卫矛、芫藨、藋芦、雷丸、贯众、鹤虱、榧实、楝皮等；下部（下部疾病，笔者注）第三十七：石硫黄、雄黄、雌黄、苦参、大蒜、盐、马鞭草、蚺蛇胆等；崩中下血第三十八：白磁屑、伏龙肝、败船茹、青石脂、卫矛、紫葳、白蔹、茜根、小蓟根等；女人血闭第三十九：铜镜鼻、铜弩牙、桃仁、乌贼鱼骨、蛴螬虫、䗪虫、水蛭等；女人寒热疝瘕漏下第四十：白垩、干漆、蛇床子、秦椒等；产难胞衣不出第四十一：石燕、弓弩弦、泽泻、王不留行等；女人阴冷肿痛第四十二：松萝、白鲜皮、卷柏等；阴蚀疮第四十三：土阴孽、蓄、矾石、桐叶、虾蟆、狐茎等；伤寒温疫第四十四：犀角屑、羚羊角、徐长卿、麻黄、大青、柴胡、白薇、知母等；健忘第四十五：远志、石菖蒲、人参、茯神、蓍实、菰、白马心、通草等；通九窍第四十六：芥子、远志、石菖蒲、细辛、蔓荆等；下部痢第四十七：榧实、鼠尾草、营实、黄连、黄芩、仓米、五石脂、无食子楸若、地榆等；虚损泻精第四十八：白棘、韭子、菟丝子、白龙骨等；唾黏如胶并唾血第四十九：紫参、旋覆花、槐子、射干、小麦等；吐血第五十：戎盐、柏叶、水苏、败船茹、生地黄汁、艾叶、大小蓟根、羚羊角、马屎等；下血第五十一：青羊脂、赤箭、天名精、蒲黄、茜根、败船茹、白胶等；衄血第五十二：乱发灰、紫参、生地黄汁等；尿血第五十三：龙骨、戎盐、鹿茸、葱涕汁等；耳聋第五十四：磁石、石菖蒲、乌鸡脂、鹅脂、通草、王瓜等；止汗（自汗盗汗，笔者注）第五十五：牡蛎、龙骨、柏实、卫矛等；出汗第五十六：细辛、蜀椒、干姜、葱白须、桂心、葛根、麻黄等；坚齿（牙齿不固，笔者注）第五十七：香蒲、蔓荆、秦椒、蜀椒、鼠李根、戎盐等；痈肿第五十八：营实、飞廉、蒺藜子、白棘、木兰皮、白蔹、苦参、败酱等；恶疮第五十九：白及、蛇衔、牙子、野狼毒、营实、苦参、雌黄、松脂、漏芦、蜀羊泉等；热极喘口舌焦干第六十：石膏、麦冬、梅子、大黄等；利血脉（血脉不利，笔者注）第六十一：长石、地黄、通草、芍药、桂心、蜀椒、麻子等；失魂魄第六十二：丹砂、紫石英、琥珀、龙骨、人参、牛黄等；悦人面第六十三：白瓜子、雄黄、丹砂、落葵子、鹿髓等；口疮第六十四：黑石脂、黄连、龙胆、大青、升麻、小檗、苦竹叶等；脚弱疼冷第六十五：石斛、殷孽、孔公孽、石硫黄、附子、丹参、大豆、天雄、侧子、木防己、独活、松节、牛膝等。

《太平圣惠方》在《千金翼方》基础上扩大辨病用药分类。卷二"诸疾通用药"风眩：菊花、飞廉、踯躅、虎掌、杜若等；头面风：莽草、辛夷、蜂子、杜若等；中风脚弱：殷孽、孔公孽等；久风湿痹：茵芋、天雄等；贼风挛痛：侧子、杜仲等；风瘙痒：蛇床子、乌喙等；伤寒：麻黄、大青等；时气：葱白、石膏等；热病：知母、理石等；大热：凝水石、滑石等；劳热：鳖甲、秦艽等；劳复：龟甲、麦冬等；疟病：恒山、蜀漆等；霍乱：厚朴、肉豆蔻等；转筋：木瓜、鸡舌香等；呕：术、枇杷叶；大腹水肿：大戟、甘遂等；肠下利：云实、陟厘等；大便不通：芒硝、大黄等；小便淋：冬葵子、石韦等；小便利：桑螵蛸、鸡肠草等；溺血：戎盐、蒲黄等；消浊：白石英、羊乳等；黄疸：茵陈、栀子等；上气咳嗽：白前、紫菀等；肺痿：天冬、麦冬等；呕吐：半夏、生姜等；痰饮：茯苓、白术等；宿食：神曲、槟榔等；腹胀满：皂荚、干姜等；心腹冷痛：桂心、蜀椒等；肠鸣：丹参、半夏等；心下满急：枳实、青皮等；虚冷气：荜茇、荜澄茄等；心烦：栀子、知母等；积聚癥瘕：芒硝、硫黄等；中恶：鬼箭、雄黄等；鬼疰：芫青、獭肝等；尸疰病：鹳骨、雄黄等；惊邪：朱砂、蚱蝉等；惊悸：茯神、龙齿等；癫痫：莨菪子、铅丹等；喉痹痛：升麻、射干等；噎病：木通、竹茹等；骨鲠：狸头骨、獭骨等；齿病：细辛、川芎等；口疮：升麻、苦竹叶等；吐唾血：柏叶、艾叶等；鼻衄血：蒲黄、天名精等；鼻病：蕤核、熏草等；耳聋：磁石、白颈地龙等；鼻息肉：藜芦、矾石等；目赤热痛：空青、决明等；目肤翳：真珠、鬼臼等；明目：菥子、芜蔚子等；通声：钟乳、麻油等；面：藁本、白附子等；发秃落：寄生、秦椒等；灭瘢：衣中白鱼、密陀僧等；金疮：蔷薇、钓樟根等；骨折：乌鸡骨、自然铜等；瘀血：蒲黄、名精等；火灼：井底泥、醋等；痈疽：白蔹、乌喙等；恶疮：雌黄、松脂等；漆疮：井中苔萍、黄栌木等；瘿瘤：海藻、昆布等；疮：野狼毒、连翘等；五痔：桐叶、槐实等；脱肛：鳖头、卷柏等；蛔虫：楝根、茱萸根等；寸白虫：贯众、雷丸等；虚劳：石斛、沙参等；阴萎：阳起石、蛇床子等；阴：铁精、狸阴茎等；囊湿：槐皮、虎掌等；泄精：韭子、桑螵蛸等；好眠：孔公孽、沙参等；不得眠：酸枣仁、乳香等；腰痛：杜仲、狗脊等；诸疼痛：骨碎补、没药等；血气：延胡索、麒麟竭等；崩中：赤石脂、阿胶等；月闭：䗪虫、水蛭等；无子：紫石英、紫葳等；安胎：鹿角胶、乌雌鸡等；堕胎：虻虫、蛴螬等；难产：槐子、弓弩弦等；产后腹痛：羊肉、红蓝花等；下乳汁：漏芦、猪四足等；中蛊：鬼臼、鬼督邮等；出汗：麻黄、葱白等；止汗：麻黄根、白术等；吐药：恒山松萝、乌梅等。

邹润安《本经序疏要》八卷，初刊于1840年清道光庚子。按风眩等92项病名或症状分类用药，卷一：疗风通用、风眩、头面风、中风脚弱、久风湿痹、贼风挛痛、暴风瘙痒、伤寒、大热、劳复、温疟；卷二：中恶、霍乱、转筋、呕、大腹水肿、肠澼下痢、大便不通、小便淋、小便利、溺血；卷三：消渴、黄疸、上气咳嗽、呕吐、痰饮、宿食、腹胀满、心腹冷痛、肠鸣；卷四：心下满急、心烦、积聚癥瘕、鬼疰尸疰、惊邪、癫痫、喉痹痛、噎病；卷五：鲠、齿痛、口疮、吐唾血、鼻衄血、鼻䘌、耳聋、鼻息肉、目赤热痛、目肤、声喑哑、面皯疱、须秃落、灭瘢、金创；卷六：跌折、瘀血、火灼、痈疽、恶疮、漆疮、瘿瘤、瘘疮、五痔、脱肛、蛔虫、寸白；卷七：虚劳、阴痿、阴、囊湿、泄精、好眠、不得眠、腰痛、妇人崩中、月闭、无子、安胎、堕胎、难产；卷八：产后病：下乳汁、中蛊、出汗、止汗、惊悸心气、肺痿、下气、蚀脓、女人血闭腹痛、女人血气历腰痛、女人腹坚胀。每个病名或症状后均有精简扼要阐述，读后使人豁然开朗。如卷四论癫痫用药曰：龙齿角性平，齿主大人小儿惊痫，癫疾，狂走；角主惊痫，瘛疭，身热如火。牛黄性平，主小儿诸痫热，口不开，大人狂癫。防葵性寒，主咳逆，温疟，癫痫，惊邪，狂走。白蔹性平或微寒，主小儿惊痫、温疟。丹皮性寒或微寒。惊痫，邪气。莨菪子性寒，疗癫狂，风痫，颠倒拘挛。雷丸性寒或微寒，主癫痫，狂走。钩藤性微寒，主小儿寒热，十二惊痫。白僵蚕性平，小儿惊痫，夜啼。蛇床子性平，主癫痫，恶疮，温中，下气。蛇蜕性平，主小儿百二十种惊痫，瘛疭，癫疾，寒热。蛞蝓性寒，主小儿惊痫，瘛疭，腹胀，寒热，大人癫疾狂易。白马目性平，主惊痫，腹满，疟疾。铅丹性微寒，主惊痫，癫疾，除热，下气。蚱蝉性寒，主小儿惊痫夜啼，癫病，寒热。

白狗血性温,主癫疾发作。豚卵性温,主惊痫,癫疾。人有生而病癫者,得之在母腹。时母有所大惊,气上而不下,精气并居,故令子发为癫疾也。小儿有癫,则大人不可有痫乎!凡卒仆无知,痰涎涌出者,无论掣纵与否,皆谓之痫。《病源》所载痫证如摇头弄舌,睡中惊掣,数啮齿,屈指如数,背脊强直,颈项反折等,与痰绝不相同,痫之与癫岂果难分耶!遑定本末于由来,并治之物,急所当需,特苦仅得四味耳。就四味而言,如龙齿角摄水火于土而不使相逐,牛黄除蓄热于土而兼清内外,蜣螂纳秽浊于土而扑火之焰,防葵出土最早而得水能沉,均无论内伤外感,皆可施用者,又何阳化风,风煽阳之别,而有所隔碍耶!

　　《神农本草经》365味药物有以辨证用药为主者,如人参主补五脏,安精神,定魂魄,止惊悸,除邪气,明目,开心益智;如大黄主下瘀血,血闭,寒热,破癥瘕积聚,留饮,宿食,荡涤肠胃,推陈致新,通利水杀,调中化食,安和五脏。有以辨病用药为主者,如茺蔚子主明目益精,除水气。如漏芦主皮肤热,恶创,疽痔,湿痹,下乳汁。更多的药物既辨证用药又辨病用药,如黄连主热气,目痛,眦伤,泣出,明目,肠澼,腹痛,下利,妇人阴中肿痛;桑螵蛸主伤中,疝瘕,阴痿,益精生子,女子血闭,腰痛,通五淋,利小便水道。本篇第一章醒脑开窍方药治疗意识障碍疾病,如麝香、冰片、安宫牛黄丸、局方至宝丹之属;第二章镇心安神方药治疗睡眠障碍疾病,如朱砂、磁石、朱砂安神丸、磁朱丸之属;第三章治疗化痰平喘治疗咳嗽哮喘疾病,如紫菀、百部、止嗽散、定喘汤之属;第四章祛风除痹方药治疗风湿疾病,如秦艽、五加皮、独活寄生汤、大通圣白花蛇散之属;第五章止血方药治疗出血疾病,如三七、仙鹤草、十灰散、四生丸之属;第六章平肝潜阳方药治疗头晕头痛疾病,如天麻、石决明、镇肝熄风汤、羚角钩藤汤之属;第七章熄风定痫方药治疗癫痫抽搐疾病,如龙齿、僵蚕、返魂丹、大圣花蛇牛黄丸之属;第八章清痢止泻方药治疗腹泻痢疾疾病,如白头翁、赤石脂、禹余粮丸、乌梅丸之属;第九章消肿明目方药治疗目赤肿痛疾病,如决明子、青葙、洗刀散、锦鸠丸之属;第十章缩尿固精方药治疗尿频失精疾病,如芡实、金樱子、桑螵蛸散、水陆二仙丹之属;第十一章消瘰散结方药治疗瘰疬痰核疾病,如夏枯草、昆布、救苦化坚汤散、消肿溃坚汤之属;第十二章杀虫方药治疗诸虫疾病,如藓芜、雷丸、密陀僧丸、化虫丸之属;第十三章解毒清疡方药治疗疮疡疾病,如紫花地丁、败酱草、云母膏、神仙太一膏之属。需要指出的是,在辨病用药时必须淡化药性的寒热温凉而着眼药物的主治病名或症状。

第一章　治疗意识障碍方药

意识是个体对外界环境与自身状况以及它们相互联系的确认障碍。意识活动包括觉醒和意识内容两方面。上行网状激活系统和大脑皮质的广泛损害可导致不同程度觉醒水平的障碍,而意识内容变化则主要由大脑皮质病变造成。醒脑开窍方药治疗意识障碍疾病。意识水平障碍辨识要点:① 嗜睡;② 昏睡;③ 昏迷。意识内容障碍辨识要点:① 意识模糊;② 谵妄状态;③ 类昏迷状态。闭锁综合征又称失传出状态、持久性植物状态、无动性缄默症、意志缺乏症、紧张症、假昏迷。意识障碍多见于:① 中枢神经感染;② 急性脑血管疾病;③ 颅内肿瘤;④ 颅脑外伤;⑤ 脑水肿;⑥ 脑变性及脱髓鞘性病变;⑦ 癫痫发作;⑧ 肝性脑病或肾性脑病或肺性脑病;⑨ 糖尿病性昏迷;⑩ 乳酸酸中毒。治疗意识障碍常用药物有麝香、冰片、苏合香、石菖蒲、犀角、牛黄等。醒脑开窍常用方剂有安宫牛黄丸、牛黄清心丸、紫雪散、至宝丹、行军散、苏合香丸、紫金锭、解毒雄黄丸等。《景岳全书·神气存亡论》曰:得神者昌,失神者亡。善乎神之为义,此死生之本,不可不察也。以脉言之,则脉贵有神。以形证言之,则目光精彩,言语清亮,神思不乱,肌肉不削,气息如常,大小便不脱。若此者,虽其脉有可疑,尚无足虑,以其形之神在也。若目暗睛迷,形羸色败,喘急异常,泄泻不止,或通身大肉已脱,或两手寻衣摸床,或无邪而言语失伦,或无病而虚空见鬼,或病胀满而补泻皆不可施,或病寒热而温凉皆不可用,或忽然暴病,即沉迷烦躁,昏不知人,或一时卒倒,即眼闭口开,手撒遗尿。若此者,虽其脉无凶候,必死无疑,以其形之神去也。再以治法言之,凡药食入胃,所以能胜邪者,必赖胃气施布药力,始能温吐汗下以逐其邪。若邪气胜胃气竭者,汤药纵下,胃气不能施化,虽有神丹其将奈之何哉。所以有用寒不寒用热不热者,有发其汗而表不应行其滞而里不应者,有虚不受补实不可攻者,有药食不能下咽或下咽即呕者。若此者,呼之不应,遣之不动,此以脏气元神尽去,无可得而使也,是又在脉证之外亦死无疑者。虽然,脉证之神若尽乎此,然有脉重证轻而知其可生者,有脉轻证重而知其必死者,此取证不取脉也。有证重脉轻而必其可生者,有证轻脉重而谓其必死者,此取脉不取证也。取舍疑似之间,自有一种玄妙。甚矣,神之难言也。能知神之缓急者其即医之神者乎。

第一节　治疗意识障碍药物

麝　香

《神农本草经》

〖药性〗温。　　　　〖药味〗辛。　　　　〖用量〗0.03～0.1 g。

〖主治〗

1. 意识障碍：《太平惠民和剂局方》牛黄清心丸用麝香芳香开窍治疗意识障碍。

2. 心痹腹痛：《圣济总录》麝香汤用麝香理气止痛治疗厥心痛。

3. 疮疡肿毒：《备急千金要方》麝香膏用麝香活血解毒治疗疮疡肿毒。

4. 癥瘕闭经：《温病条辨》化癥回生丹用麝香活血祛瘀治疗癥瘕闭经。

5. 难产死胎：《医林绳墨大全》卷9难产夺命丹用麝香辛香理气治疗难产死胎。

6. 诸痫潮发：《小儿卫生总微论方》白金散用麝香辟恶定痫治疗诸痫潮发。

〖思路拓展〗

1.《神农本草经》：麝香性味辛温。主辟恶气，杀鬼精物，温疟，蛊毒，痫痓，去三虫。久服除邪，不梦寤厌寐。生川谷。

2.《神农本草经百种录》：麝香性味辛温。主辟恶气：香气盛，则秽气除。杀鬼精物：香能胜邪。温疟：香散邪风。蛊毒：香能杀虫。痫痓：香通经络。去三虫：虫皆湿秽之所生，故亦能除之。久服除邪，不梦寤魇寐：魇寐由心气闭塞而成，香气通达则无此患。此以气为治，麝喜食香草，其香气之精，结于脐内，为诸香之冠。香者气之正，正气盛，则自能除邪辟秽也。

3.《本经续疏》：麝藏香处，草遂不生，若故有草则黄瘁，持过花下，花为萎谢，倘近瓜果，瓜果立枯。是其散败生气，捷于俄顷，则麝有香宜即倒毙，乃不碍其奔驰狡迅。夫固当究物之动植以为说也。植物者，形多于气；动物者，形气相侔。香本麝食香草毒物而结，若因香因毒，能致倒毙，亦何待已结成者，且结不在清虚之所，只附筋骸之外，肌肉之间，又在下体，是故有香之麝，虽形骸柴瘠而峻健自如，可知能散附形酝酿之气，不能散呼吸氤氲之气矣。附形酝酿之气，物所自赘者也；呼吸氤氲之气，吐纳天地者也。夫苟能散与天地吐纳之气，将草木瓜果遇之，当连根尽刜，不生者永不生，不花者永不花，不实者永不实，奚但毙麝耶！故《本经》《别录》载其所主，皆属客气依附有形，相媾而成之病。绝无上体清空气分之疴，就温疟之风藏骨髓虫蛊之毒，入肠胃痫痓之热，依血脉胎元之形，具子宫及绳之附面，翳之附睛，数端可识。若凶恶鬼邪径犯清虚，为神明翳累者，可决定其不得用矣。更玩"中恶、心腹暴痛、胀急、痞满"一节，又宜识凡病非来之暴，一时无所措手，非候之急，百药无可效灵者，亦不轻用。虽则曰驱除附形之邪，不碍无形之所，然附形有邪，尚嫌峻利，倘误认无形为有形，无邪为有邪，岂不立夭人命耶！用以治内病者审之。

冰 片

《新修本草》

〔**药性**〕凉。 〔**药味**〕辛。 〔**用量**〕0.15～0.3 g。

〔**主治**〕

1. 目瞑牙噤：《幼幼新书》开关散用冰片醒脑开窍治疗目瞑牙噤。

2. 喉痹口疮：《医学心悟》冰片散用冰片解毒散火治疗喉痹口疮。

3. 疮疡肿痛：《疡医大全》八宝丹用冰片消肿止痛治疗疮疡肿痛。

〔**思路拓展**〕

1.《新修本草》：主心腹邪气，风湿积聚，耳聋，明目，去目赤肤翳。

2.《普济方》卷283龙脑麝香锭子：龙脑、麝香、轻粉、粉霜、雄黄、乳香、雌黄、巴豆。上为细末，干饭为丸，如小麦大。功能追毒回疮，止痛生肌。主治疔疮走黄，烦躁不安。

3.《太平圣惠方》卷85龙脑散：龙脑、麝香、甘草、牛蒡子、栀子仁、牛黄、马牙消、郁金。上药捣细罗为散。不计时候，以温薄荷汤调下一钱，量儿大小，以意加减。主治小儿惊热，心烦不得睡卧。

4.《太平惠民和剂局方》龙脑芎犀丸：龙脑、生犀角、石膏、川芎、山栀子、朱砂、炙甘草。上除别研、后入外，并捣罗为细末，炼蜜为丸。每服一丸至二丸，细嚼，茶、酒任下食后服。消风化痰，除心肺邪热，去头面诸风。治偏正头痛，心忪烦郁，面热目痛，痰热咳嗽，咽膈不利。

苏合香

《名医别录》

〔**药性**〕温。 〔**药味**〕辛。 〔**用量**〕0.3～1 g。

〔**主治**〕芳香开窍，辟秽，祛痰。

1. 意识障碍：《太平惠民和剂局方》苏合香丸用苏合香芳香开窍治疗意识障碍。

2. 心痛腹痛：《苏沈良方》苏合香丸用苏合香辟秽理气治疗心痛腹痛或霍乱吐泻。

〔**思路拓展**〕

1.《名医别录》：主辟恶，温疟，痫痓。去浊，除邪，令人无梦魇。

2.《唐本草》：苏合香，紫赤色，与紫真檀相似，坚实，极芬香，惟重如石，烧之灰白者好。

3.《梦溪笔谈》：苏合香酒，每一斗酒，以苏含香丸一两同煮。极能调五脏，却腹中诸疾。每冒寒夙兴，则饮一杯。

4.《本经逢原》：苏合香，聚诸香之气而成，能透诸窍脏，辟一切不正之气，凡痰积气厥，必先以此开导，治痰以理气为本也。凡山岚瘴湿之气，袭于经络，拘急弛缓不均者，非此不能除。能透诸窍藏，辟一切不正之气。凡痰积气厥，必先以此开导，治痰以理气为本也。凡山岚瘴湿之气袭于经络，拘急弛缓不均者,非此不能除。但性躁气窜,阴虚多火人禁用。

石菖蒲

《神农本草经》

〖药性〗温。　　　　〖药味〗辛。　　　　〖用量〗10～15 g。

〖主治〗

1. 意识障碍:《奇效良方》涤痰汤用石菖蒲涤痰开窍治疗意识障碍。

2. 健忘遗忘:《杂病源流犀烛》安神定志丸用石菖蒲开窍醒智治疗健忘遗忘。

3. 脘腹痞满:《随息居重订霍乱论》昌阳泻心汤用石菖蒲昌阳癖秽治疗脘腹痞满。

〖思路拓展〗

1.《神农本草经》:菖蒲性味辛温。主风寒湿痹,咳逆上气,开心孔,补五脏,通九窍,明耳目,出声音。久服轻身,不忘不迷或延年。一名昌阳,生池泽。

2.《神农本草经百种录》:菖蒲性味辛温。主风寒:辛能散风,温能驱寒。湿痹:芳燥能除湿。咳逆上气:开窍下逆。开心孔:香入心。补五脏:气通和则补益。通九窍:明耳目,出音声:芳香清烈故走达诸窍而和通之,耳目喉咙皆窍也。久服轻身:气不阻滞则身体通利。不忘,不迷惑,延年:气通则津液得布,故不但能开窍顺气,且能益精养神也。菖蒲能于水石中横行四达,辛烈芳香,则其气之盛可知,故入于人身,亦能不为湿滞痰涎所阻。凡物之生于天地间,气性何如,则入于人身,其奏效亦如之。盖人者得天地之和气以生,其气血之性,肖乎天地,故以物性之偏者投之,而亦无不应也。余可类推。《本经逢原》:菖蒲,心气不足者宜之,《本经》言补五脏者,心为君主,五脏系焉。首言治风寒湿痹,是取其辛温开发脾气之力。治咳逆上气者,痰湿壅滞之喘咳,故宜搜涤,若肺胃虚燥之喘咳,非菖蒲可治也。其开心孔、通九窍、明耳目。出音声,总取辛温利窍之力。又主肝虚,心腹痛,霍乱转筋,消伏梁癫痫,善通心脾痰湿可知。凡阳亢阴虚者禁用。以其性温,善鼓心包之火,与远志之助相火不殊,观《本经》之止小便利,其助阳之力可知。

3.《本草思辨录》:邹氏云,人身灵明,犹火蓄石中;人身躯体,犹石能蓄火。假使躯体为寒水所蒙,灵明为痰涎所壅;则运动不周,视听不协。外之不化,由于内之不出。惟菖蒲生水石间,而辛温芳烈,有阳毕达,有阴悉布,故凡水液混浊为神明之翳者悉主之。疏极精审,准是以用菖蒲,始菖蒲用以开心孔发音声甚效,然须审定病之宜辛温者。王孟英昌阳泻心汤,以菖蒲偶竹茹枇杷叶等味亦妙。内用仲圣泻心汤三物而以菖蒲代生姜,盖义各有当也。

犀 角

《神农本草经》

〖药性〗寒。　　　　〖药味〗苦。　　　　〖用量〗3～6 g。

〖主治〗

1. 神昏谵语：《温病条辨》清宫汤用犀角清热醒窍治疗温病神昏谵语。

2. 热病出血：《千金要方》犀角地黄汤用犀角凉血散血治疗热病出血。

3. 急黄烦躁：《太平圣惠方》犀角散用犀角清热解毒治疗急黄烦躁。

4. 高热痉厥：《温热经纬》神犀丹用犀角清热解痉治疗温病高热痉厥。

5. 小儿惊痫：《太平圣惠方》犀角散用清心定痫治疗小儿惊痫。

〖思路拓展〗

1.《神农本草经》：犀角性味苦寒。主百毒虫注，邪鬼，障气杀钩吻鸩羽蛇毒，除不迷或厌寐。久服轻身，生山谷。

2.《本经续疏》：犀角《本经》《别录》无词组及治血，乃后人偏以之治血，且不特治血已耳，如《外台秘要》《古今录验》蒲黄汤治吐血；小品芍药地黄汤兼治衄血；近效黄连犀角汤、删繁升麻汤并治利血。举凡血证吐衄、下利、崩中已耳，而犀角者但"崩中不主"外，胥吐衄、下利而尽主之，其功亦不浅矣，《本经》《别录》概不一及何耶？夫《本经》《别录》所谓毒，盖已该气血于其间矣。夫犀角苦寒，所治者热，热至可称为毒，其奔冲攻突于人身，又有何择，况所谓吐衄、下利者，并兼见于伤寒、温病、天行、疫毒、疟利中，则又与疗伤寒温疫头痛寒热诸毒气何异！总以其自根至顶，一线直通，原无上下可分，且有表证可验，但去其热毒，是铲病之根本，非治血也，而又安问其吐衄与利耶？是可知舍《本经》《别录》所主而浪称治血，乃金元已后人作俑，汉唐无此法也。故友魏君培之尝戏语予曰：犀角是倒大黄，知子之乎？予问其所以，则曰：《千金》云如无犀角，以升麻代之。升麻能于外寒内热之毒，使悉举上行而散，则犀角于内外皆热之毒，亦使悉举上行而散，犹大黄之下热毒也，可不谓大黄之倒者乎！予玩其言，盖殊有味也。夫升麻之用，在金贯水中，水从木升，以发越金气而归功于畅水。犀角之黑质黄花，非土贯水中乎！其白星在中，从根至顶，一线直透，非水从金达乎！而哑而呼吸者，可通气出入，非土金之气皆由此发越，以归功于畅水乎！然气寒固属水，而味苦却属火，寒载苦历土抵金而直达于上，则水之所至，火皆与浃，而无所谓相搏相击焉，是水之畅即火之和，水火畅和，即金土无不谐，以是知所谓毒，即火之依于金土者也。试更思古人用以治气噎，可谓火之依于金乎。治胸膈气胀广济枳实丸、心腹刺痛广济麝香散、久心痛腹痛《古今录验》犀角丸，可谓火之依于土乎！甚而至疗头面热风，头旋，眼涩，眼赤头痛，耳肿，可谓不直达于顶乎！虽然小品犀角汤、张文仲犀角汤治下恶血，犹可谓火依土金乎！深师黄连犀角汤、范汪麝香散，犹可谓向上之治乎！夫火不依土，何以血遂变色而利，不使火毒上出，何以疗下部疮疡，谓非性向上而去依附金土之热不可也。由此推之，则大黄仅能除自中及下之火，犀角能使火之自下及上，并透泄无余，又大黄是荡涤，犀角是分解，且有使与水相浃之义焉。魏君可谓深知犀角者矣，内自腑脏外及肌肤，上至巅顶，无毒不解，无热不除，则犀角者可谓至阴之精欤？非也。夫首为阳，人物一也，矧出于首之端，且坚刚不挠者，安得为阴，况非特其体阳，即其致用亦在阳，特成功则在以阴济阳耳。何谓致用在阳，盖其解毒除热，非令毒与热，如水之涸，如火之熄，如金之熔，如木之烬也，乃于毒使毒散，于热使热透耳。何谓以阴济阳？盖可以犀角治者，其毒与热必着阴，苟非透达，所着不散，设使浪散，其阴必耗，惟犀角则能既散所着，复不耗阴耳，虽然此其功用，上文皆已宣阐，更有可为据而未及发者焉。《外台秘要》之用犀角治中风是也；近效薏苡仁汤则曰疗暴风手足瘫痪,或四肢㽷痹。延年独活汤则曰疗历节,风流入腰脚。《古今录验》防风汤则曰主身体四肢节解,疼痛如堕脱肿,按之皮急。《千金》排风汤则曰手足肿。广济犀角丸则曰四肢烦。夫头为诸阳之会,四肢则诸阳之本也。阳之所以化风者,在上则独亢而不与阴交,在四旁则壅闭而不得阴济也。

牛 黄

《神农本草经》

〖**药性**〗平。　　　　〖**药味**〗苦。　　　　〖**用量**〗3～6 g。

〖**主治**〗

1. 神昏谵语:《温病条辨》安宫牛黄丸用牛黄清热开窍治疗温病神昏谵语。

2. 咽肿舌疮:《中华人民共和国药典》牛黄上清丸用牛黄清热解毒治疗咽肿舌疮。

3. 瘰疬痰核:《外科全生集》犀黄丸用牛黄解毒消肿治疗瘰疬痰核。

〖**思路拓展**〗

1.《神农本草经》:牛黄性味苦平。主惊痫,寒热,热盛狂痉,除邪逐鬼。生平泽。

2.《神农本草经百种录》:牛黄性味苦平,主惊痫,通心化痰。寒热、热盛狂痉:清心家之热痰。除邪逐鬼:心气旺则邪气自不能容也。牛之精气不能运于周身,则成牛黄,属土,故其色黄也。凡治痰涎,皆以补脾为主,牛肉本能健脾化痰,而黄之功尤速。又黄必结于心下,故又能入手少阴、厥阴之分,以驱邪涤饮,而益其精气也。

3.《本经续疏》:凡牛有黄则身上夜有光,眼如血色,时复鸣吼,恐惧人,又好照水,人以盆水承之,伺其吐出乃喝迫之,即堕水中,取得形如鸡子黄,重迭可揭拆成片,轻虚而气香者佳。方春疫疠,牛饮其毒则结为黄,和气流行则牛无黄,宗忠简之言是也。泽知莱州中,使索牛黄泽云云。然黄非为牛病者,特为牛御病耳,是何以然?盖疫疠之着物,必乘其瑕而不攻其坚,故凡志意僻,则入于内;筋骨弛,则薄于外。惟牛则穿勒内御,能顺而不能僻;鞭策外加,能健而不能弛,乃口鼻却已嘘吸夫邪,并不得出入,其不适为何如?然以内与外相较,其性顺而力健,故病骎骎欲入于内,观其多鸣吼恐惧人可知也,乃以其用力最纯,始终无间。健能资顺,而顺不愆于度;顺能随健,而健得循其常,是邪欲入终不能入,欲出终不能出,而顺与健早已撮其精气之英华,镇于中以消弭之,则黄是已。人身之病寒热、热盛,外因也;惊痫狂癫,内因也,惟其志意有僻,是以外因得乘,惟其外因已乘志意,是以情智乖舛,惟既情智乖舛,而肢体有愆常度,是以不可但攻六淫而遗内患。譬如伤寒亦有从寒热而热盛,因热盛而谵妄狂走者,然终不兼惊惕、瘈疭、背强反张也。夫然,则凡病如伤寒,而其来不骤,如昏郁而肢体牵缩者,牛黄之所主也。

第二节　治疗意识障碍方剂

安宫牛黄丸

《温病条辨》

【方剂组成】牛黄、郁金、黄连、朱砂、栀子、雄黄、黄芩、犀角、冰片、麝香、珍珠、金箔衣。

【作用机制】清热开窍。

【主治要点】① 热陷心包；② 高热烦躁；③ 神昏谵语；④ 喉间痰鸣；⑤ 舌红苔黄。

【思路拓展】

1.《温病条辨》：牛黄得日月之精，通心主之神；犀角主治百毒、邪鬼、瘴气；真珠得太阴之精，而通神明，合犀角补水救火；郁金草之香，梅片木之香，雄黄石之香，麝香乃精血之香，合四香以为用，使闭固之邪热温毒深在厥阴之分者，一齐从内透出，而邪秽自消，神明可复也；黄连泻心火，栀子泻心与三焦之火，黄芩泻胆、肺之火，使邪火随诸香一齐俱散也；朱砂补心体，泻心用，合金箔坠痰而镇固，再合真珠、犀角为督战之主帅也。

2.《成方便读》：热邪内陷，不传阳明胃腑，则传入心包。若邪入心包。则见神昏谵语诸证，其势最虑内闭。牛黄芳香气清之品，轻灵之物，直入心包，僻邪而解秽；然温邪内陷之证，必有黏腻秽浊之气留恋于膈间，故以郁金芳香辛苦，散气行血，直达病所，为之先声，而后芩连苦寒性燥者，祛逐上焦之湿热；黑栀清上而导下，以除不尽之邪；辰砂色赤气寒，内含真汞，清心热，护心阴，安神明，镇君主，僻邪解毒。

3.《太平圣惠方》卷十一牛黄丸：牛黄、龙脑、天竺黄、犀角屑、羚羊角屑、朱砂、黄芩、升麻、炙甘草、防风、麝香、真珠。上药捣罗为末，入前研了药，更研令匀，以炼蜜和捣二三百杵，丸如梧桐子大。主治阳毒伤寒，心胸烦闷，恍惚如狂，结热不散。每服十五丸，以温水嚼下，不计时候。

4.《太平圣惠方》卷十九牛黄丸：牛黄、麝香、朱砂、龙脑、僵蚕、鹿角胶、白花蛇、白附子、天麻、白蒺藜、赤茯苓、白芷、羌活、独活、蔓荆子、麻黄、汉防己、木香、槟榔、藁本、防风、全蝎、当归。上药捣罗为末，入研了药令，炼蜜和捣二三百杵，丸如梧桐子大。主治风痉，身体强直，牙关紧急，心神昏昧。每服十丸，热酒研下，不计时候。

5.《太平圣惠方》卷八十三牛黄丸：牛黄、朱砂、犀角屑、天竺黄、白附子、茯神、黄连、羚羊角屑、防风、玄参、枳壳、菊花、人参、黄芪、炙甘草、黄芩。上药捣罗为末，入研了药，都研令匀，炼蜜和丸，如绿豆大。主治小儿惊悸壮热，黄瘦发坚。每服以淡叶汤研下五丸，一日三四次。

6.《太平圣惠方》卷八十五牛黄丸：牛黄、水银、朱砂、犀角屑、麝香、蝎梢、天浆子、天南星。上药捣罗为末，以糯米饭和丸，如绿豆大。主治小儿胎风，手足搐搦，遍身壮热。不计时候，以薄荷汤化破三丸服之。

7.《奇效良方》牛黄丸：牛黄、麝香、龙脑、朱砂、白僵蚕、鹿角胶、白花蛇、白附子、天麻、白蒺藜、赤茯芩、白芷、羌活、独活、蔓荆子、麻黄、防己、木香、槟榔、藁本、防风、干蝎、当归。上为细末，入研药令匀，炼蜜和捣二三百杵，丸如梧桐子大。主治风痉，身体强直，牙关紧闭，心神昏昧。每服十丸，不拘时，用温酒研化服。

8.《奇效良方》牛黄丸：牛黄、真珠、琥珀、铁粉、天竺黄、龙齿、麝香、人参、龙胆草、升麻、防风、黄芩、钩藤、犀角、水银、丹砂、金箔、银箔、露蜂房、全蝎、知母、天冬、石菖蒲、白芍、茯神、麦冬、炙甘草。上除别研药外，余药捣罗细末，却入另研药，再罗令匀，炼蜜拌和得所，更捣千杵，丸如梧桐子大。主治风邪变成癫痫，时时发动，不知人事，定心神风癫之状，发无常时，每发则仆地吐涎沫，无所觉知。盖由血气皆虚，精神离散，魂魄失守，风邪入于阴经故也。夜卧及食后，煎新竹叶汤下十五丸至二十丸。

牛黄清心丸
《太平惠民和剂局方》

【方剂组成】白芍、麦冬、黄芩、当归、防风、白术、柴胡、桔梗、川芎、茯苓、杏仁、神曲、人参、羚羊角末、麝香、龙脑、肉桂、大豆黄卷、阿胶、白蔹、干姜、牛黄、犀角末、雄黄、山药、甘草、金箔、大枣。

【作用机制】清心开窍。

【主治要点】① 热陷心包；② 高热烦躁；③ 神昏谵语；④ 头痛；⑤ 喜怒癫狂。

【思路拓展】

1.《太平惠民和剂局方》：牛黄清心丸治诸风，缓纵不随，语言謇涩，心悸健忘，精神恍惚，头目眩晕，胸中烦郁，痰涎壅塞；心气不足，神志不定，惊恐悲忧，喜怒无时，虚烦少睡，或发狂癫，神情昏乱。每服一丸，食后用温水化下。小儿惊痫，以竹叶汤温化下。

2.《痘疹心法》卷22牛黄清心丸：黄连、黄芩、山栀仁、郁金、辰砂、牛黄。共研细末，腊雪调面糊丸，如黍米大。主治温邪内陷，热入心包，身热烦躁，神昏谵语；中风痰热内闭，神昏语謇及小儿惊风，发热抽搐。每服八丸，灯心汤下。

3.《奇方类编》牛黄清心丸：专治中风中痰，昏晕不醒，口噤痰喘及小儿惊风，发搐五痫等症。胆星、白附子、郁金、半夏、皂角、黄牛胆汁、芒硝、辰砂、硼硝、冰片、麝香。

4.《医学心悟》牛黄清心丸：牛胆南星、麝香、珍珠、冰片、黄连、防风、荆芥、五倍子、桔梗、玄参、茯神、天竺黄、明雄黄、当归。上为细末，和匀，甘草四两煮膏为丸，如龙眼大，辰砂为衣，日中晒干，入瓷瓶中，紧塞，勿走气。临服薄荷汤化下一丸。

紫雪散
《外台秘要》

【方剂组成】黄金、寒水石、石膏、磁石、滑石、玄参、羚羊角、犀角、升麻、沉香、丁子香、青木香、甘草。

【作用机制】熄风开窍。

〖主治要点〗① 热极生风;② 高热烦躁;③ 神昏谵语;④ 四肢抽搐;⑤ 斑疹吐衄。

〖思路拓展〗

1.《外台秘要》:崔氏:疗脚气毒遍内外,烦热口中生疮者服紫雪,强(人)服两枣许,弱者减之,和水服,当利热毒。若经服石发热毒闷者,服之如神。

2.《医方集解》:此手足少阴足厥阴阳明药也,寒水石、石膏、滑石、硝石,以泻诸经之火,而兼利水为君,磁石玄参以滋肾水而兼补阴为臣,犀角羚角以清心宁肝,升麻甘草以升阳解毒,沉香木香丁香以温胃调气,麝香以透骨通窍,丹砂黄金以镇惊安魂,泻心肝之热为佐使,诸药用气,硝独用质者,以其水卤结成,性峻而易消,以泻火而散结也。

3.《重楼玉钥》紫雪散:治一切咽喉肿痛及重舌舌疔等症。犀角尖、石膏、升麻、羚羊角、玄参、甘草、寒水石、沉香、木香、朴硝、朱砂、梅片、金箔。

4.《医宗金鉴》紫雪散:犀角、羚羊角、石膏、寒水石、升麻、玄参、甘草、沉香、木香。上药用水 1 升,煎至 200 毫升,用绢滤去滓,将汤再煎滚,投提净朴硝 108 克,文火慢煎,水尽欲凝之时,倾入碗内,下朱砂、冰片各 9 克,金箔 100 张,各预研细和匀,将药碗安于凉水盆中,候冷凝如雪为度。功能清心脾积热,解毒。主治重腭,心脾有热,上腭生疮,形如梅子,外无寒热,内时作烦;舌疔,心脾火毒,舌生紫疱,其形如豆,坚硬寒热,疼痛应心,咽喉肿痛。大人每用 3 克,小儿 0.6 克,十岁者 1.5 克,徐徐咽之。或用淡竹叶、灯心煎汤化服。咽喉肿痛,吹患处。

5.《太平惠民和剂局方》紫雪:石膏、寒水石、磁石、滑石、犀角屑、羚羊角屑、青木香、沉香、玄参、升麻、甘草、丁香、朴硝、硝石、麝香、朱砂。主治脚气,毒遍内外,烦热不解,口中生疮,狂易叫走,瘴疫毒疠,卒死温疟,五尸五疰,心腹诸疾,及解诸热药毒发,邪热卒黄等,并解蛊毒鬼魅,野道热毒。又治小儿惊痫百病。每服一钱或二钱,用冷水调下,大人、小儿临时以意加减,食后服。

6.《温病条辨》紫雪丹:滑石、石膏、寒水石、磁石、羚羊角、木香、犀角、沉香、丁香、升麻、玄参、炙甘草、朴硝、硝石、辰砂、麝香。诸石利水火而通下窍。磁石、玄参补肝肾之阴,而上济君火。犀角、羚羊泻心、胆之火。甘草和诸药而败毒,且缓肝急。诸药皆降,独用一味升麻,盖欲降先升也。诸香化秽浊,或开上窍,或开下窍,使神明不致坐困于浊邪而终不克复其明也。丹砂色赤,补心而通心火,内含汞而补心体,为坐镇之用。诸药用气,硝独用质者,以其水卤结成,性峻而易消,泻火而散结也。

7.《温热经纬》紫雪丹:黄金、寒水石、磁石、石膏、滑石、羚羊角屑、犀角屑、青木香、沉香、丁香、玄参、升麻、炙甘草、朴硝、硝石、朱砂、麝香。雄按:《鸡峰》方无磁石、滑石、硝石,其二角只用各十两,丁、沉、木香各五两,升麻六两,朴硝二斤,麝香却用三两,余六味同。又薛公望云:方中黄金不用亦可。汪按:宜用飞金箔不可去。徐洄溪曰:邪火毒火,穿经入脏,无药可治。此能消解,其效如神。

至宝丹
《太平惠民和剂局方》

〖方剂组成〗犀角、朱砂、雄黄、生玳瑁、琥珀、麝香、龙脑、金箔、银箔、牛黄、安息香。

【作用机制】清热开窍。

【主治要点】① 痰热内闭;② 身热烦躁;③ 神昏谵语;④ 喉间痰鸣;⑤ 气粗喘促。

【思路拓展】

1.《太平惠民和剂局方》:疗卒中急风不语,中恶气绝,中诸物毒暗风,中热疫毒,阴阳二毒,山岚瘴气毒,蛊毒,水毒。产后血晕,口鼻出血,恶血攻心。烦躁气喘吐逆。难产闷乱,死胎不下。已上诸疾,并用童子小便一合,生姜自然汁三五滴,入于小便内温过,化下三圆至五圆,神效。

2.《苏沈良方》卷五引《灵苑方》至宝丹:生乌犀、生玳瑁、琥珀、朱砂、雄黄、牛黄、龙脑、麝香、安息香、金箔、银箔。功能化浊开窍,清热解毒。主治卒中急风不语,中恶气绝;中诸物毒、暗风;中热疫毒,阴阳二毒,山岚瘴气毒,蛊毒,水毒等所致昏厥,痰盛气粗,舌红苔黄垢腻,脉滑数。以及产后血晕,口鼻血出,恶血攻心,烦躁气喘,吐逆,难产闷乱,死胎不下,以上诸证以童便送服;并心肺积热,伏热呕吐;邪气攻心,大肠风秘,神魂恍惚,头目昏眩,睡眠不安,唇口干燥,伤寒狂语;儿科用于心热癫痫,急惊,卒中客忤,不得眠睡,烦躁、风涎、搐搦等。

3.《幼幼新书》:至宝膏。生犀、生玳瑁、琥珀、牛黄、朱砂飞、雄黄飞各一两、金银箔各五十片、龙脑、麝各一分,安息香酒浸,重汤煮成水净一两熬成膏。药末入香膏内研,杵丸如桐子,新瓷器盛。项急中风、阴阳二毒、伤寒卒中、热喝、卒中恶、产后血晕迷闷及诸疾。

4.《古方选注》:至宝丹,治心脏神昏,从表透里之方也。犀角、牛黄、玳瑁、琥珀以有灵之品,内通心窍;朱砂、雄黄、金银箔以重坠之药,安镇心神;佐以龙脑、麝香、安息香搜剔幽隐诸窍。李杲曰:牛黄、脑、麝入骨髓,透肌肤。故热入心包络,舌绛神昏者,以此丹入寒凉汤药中用之,能祛阴起阳,立展神明,有非他药之可及。若病起头痛,而后神昏不语者,此肝虚魂升于顶,当用牡蛎救逆以降之,又非至宝丹所能苏也。

5.《阎氏小儿方论笺正》:羚羊角、沉香、木香、丁香、朴硝、硝石、辰砂、麝香。冷水调服,每一二钱,《本事方》无黄金。此手足少阴足厥阴阳明药也,寒水石、石膏滑石、硝石,以泻诸经之火,而兼利水为君,磁石玄参以滋肾水而兼补阴为臣,犀角羚角以清心宁肝,升麻甘草以升阳解毒,沉香木香丁香以温胃调气,麝香以透骨通窍,丹砂黄金以镇惊安魂,泻心肝之热为佐使,诸药用气,硝独用质者,以其水卤结成,性峻而易消,以泻火而散结也。

6.《奇方类编》至宝丹:治一切痈疽,肿毒,对口背疽,乳痈结毒危难诸症。川乌、草乌、穿山甲、胆矾、乳香、没药、蝉蜕、全蝎、熊胆、铜绿、荆芥穗、僵蚕、血竭、雄黄、牙皂、信石、蜈蚣、麝香、朱砂。上药以天医吉日研为细末,面打糊为丸,重四分一粒,以黄蜡为壳。临用时,葱头三寸,姜三片,用黄酒煎一小盅,将药化开送下,随量饮醉,盖被出汗,二、三服即愈。

7.《冯氏锦囊秘录》至宝丹:治卒中恶,客忤诸痫急惊。安息香、琥珀、雄黄、生玳瑁屑、朱砂、银箔、龙脑、麝香、生乌犀角、牛黄、金箔。用生犀玳瑁为极细末,匀入余药,将安息香膏,重汤溶化,搜和为剂,如干加蜜为丸,芡实大、参汤化下。

行军散

《霍乱论》

【方剂组成】牛黄、麝香、珍珠、冰片、硼砂、雄黄、硝石、飞金。

【作用机制】解毒辟秽。

【主治要点】① 意识障碍；② 暑秽吐泻；③ 腹痛；④ 头痛；⑤ 烦闷。

【思路拓展】

1.《霍乱论》：霍乱痧胀，山岚瘴疠，及暑热秽恶诸邪，直干包络，头目昏晕，不省人事，危急等证。并治口疮喉痛；点目，去风热障翳；搐鼻，辟时疫之气。

2. 建兴三年，时值五月，天气炎热，南方之地，分外炎酷，军马衣甲，皆穿不得，忽报蜀中差马岱解暑药亦粮米到。孔明令人。马岱毕，一面将米药分派四寨。相传这暑药正是诸葛亮亲自所配的诸葛行军散。主治霍乱痧疫，去一切秽恶：牛黄、麝香、雄黄、火硝、蓬砂、冰片、金箔、真珠。

苏合香丸

《太平惠民和剂局方》

【方剂组成】苏合香、冰片、麝香、安息香、木香、香附、檀香、丁香、沉香、荜茇、乳香、白术、诃子、朱砂、犀角。

【作用机制】芳香开窍。

【主治要点】① 意识障碍；② 突然昏倒；③ 牙关紧闭；④ 霍乱吐痢；⑤ 瘀血闭经。

【思路拓展】

1.《外台秘要》：《广济方》疗传尸骨蒸，殗殜肺痿，疰忤鬼气，卒心痛，霍乱吐痢，时气鬼魅瘴疟，赤白暴痢，瘀血月闭，痃癖疔肿，惊痫鬼忤中人，吐乳狐魅，吃力伽丸方。

2.《太平惠民和剂局方》：疗传尸骨蒸，殗殜肺痿，疰忤鬼气卒心痛，霍乱吐利，时气鬼魅瘴疟，赤白暴利，瘀血月闭，痃癖疔肿惊痫，鬼忤中人，小儿吐乳，大人狐狸等病。

3.《医方考》：病人初中风，喉中痰塞，水饮难通，非香窜不能开窍，故集诸香以利窍；非辛热不能通塞，故用诸辛为佐使。犀角虽凉，凉而不滞；诃黎虽涩，涩而生津。世人用此方于初中之时，每每取效。丹溪谓辛香走散真气，又谓脑、麝能引风入骨，如油入面，不可解也。医者但可用之以救急，慎毋令人多服也。

4.《成方便读》：此为本实先拨，故景岳有非风之名；若一辨其脱证。无论其为有邪无邪，急以人参、桂、附之品，回阳固本，治之尚且不暇，何可再以开泄之药，耗散真气乎？须待其根本渐固，正气渐回，然后再察其六淫七情，或内或外，而缓调之，则庶乎可也。此方汇集诸香以开其闭，而以犀角解其毒，白术、白蜜匡其正，朱砂辟其邪，性偏于香，似乎治邪中气闭者为宜耳。

紫金锭
《片玉心书》

〖**方剂组成**〗山慈菇、红大戟、千金子霜、五倍子、麝香、雄黄、朱砂。

〖**作用机制**〗解毒辟秽。

〖**主治要点**〗① 意识障碍；② 时疫发热；③ 腹痛；④ 腹胀；⑤ 腹泻；⑥ 恶心呕吐。

〖**思路拓展**〗

1.《外科精要》：一名圣后丹，一名玉枢丹，又名解毒丸，又名万病丸，又名紫金锭。

2.《同寿录》：山岚瘴气，暑行触秽，及空心感触秽恶，用少许噙嚼，则邪毒不侵；绞肠腹痛，霍乱吐泻，姜汤磨服；中风卒倒，不省人事，痰涎壅盛，牙关紧急，姜汤磨服；咽闭喉风，薄荷汤磨服；臌胀噎膈，麦芽汤磨服；中蛊毒及诸药毒，饮食河豚、恶菌、死畜等肉，滚水磨服，得吐利即解；痈疽发背，无名疔肿，一切恶毒、恶疮，无灰酒磨服取汗，再用凉水磨涂患处；一切疟，温酒磨服；一切蛇、蝎、疯犬并毒虫所伤，无灰酒磨服，再用凉水磨敷患处；中阴阳二毒，狂言烦闷，躁乱不宁，凉水磨服；白痢，姜汤磨服；赤痢，凉水磨服；小儿痰涎壅盛，急慢惊风，薄荷汤磨服；常佩在身，能祛邪辟秽。

解毒雄黄丸
《太平惠民和剂局方》

〖**方剂组成**〗雄黄、郁金、巴豆。

〖**作用机制**〗解毒醒窍。

〖**主治要点**〗① 意识障碍；② 喉风喉痹；③ 卒然倒仆；④ 失音不语；⑤ 牙关紧急。

〖**思路拓展**〗

1.《太平惠民和剂局方》：上为末，醋煮面糊为丸，如绿豆大。用热茶清下七丸，吐出顽涎，立便苏省，未吐再服。如至死者，心头犹热，灌药不下，即以刀、尺、铁匙斡开口灌之，药下喉咙，无有不活，吐泻些小无妨。及治上膈壅热，痰涎不利，咽喉肿痛，赤眼痈肿，一切毒热，并宜服之。如小儿患喉咙赤肿，及惊热痰涎壅塞，服二丸或三丸，量儿大小加减。

2.《冯氏锦囊秘录》雄黄解毒散：治痰热上攻，缠喉喉痹，双鹅肿痛，汤药不下，咽痛颊肿，用此吐之。雄黄、巴豆、郁金为末，醋糊丸。如黍米大，热茶清下七丸至十丸，吐出顽涎即苏。如口噤，以物挖开灌之，缠喉急痹，缓治而死。雄黄能破结气，郁金能散恶血，巴豆能下稠涎，下咽无不活着。

3.《外科理例》雄黄解毒散：治一切痈肿毒烂。毒势甚者。先用此药二三次。后用猪蹄汤。雄黄、白矾、寒水石。用滚水二三碗。乘热入前药末一两洗患处。以太乙膏或神异膏贴之。

4.《备急千金要方》雄黄丸：雄黄、雌黄、曾青、鬼臼、真珠、丹砂、虎头骨、桔梗、白术、女青、川芎、白芷、鬼督邮、芜荑、鬼箭羽、藜芦、菖蒲、皂荚。汉建宁二年，太岁在酉，疫气流行，死者极众。有书生丁季回从蜀青城山来，东过南阳，从西市门入，见患疫疠者颇多，遂于囊中出药，人各惠之一丸。灵药沾唇，疾无不瘥。市中疫鬼数百千余见书生施药，悉皆惊怖而走。乃有鬼王见书生，谓有道法兼自施药，感众鬼等奔走若是。遂诣书生欲求受其道法。书生曰，吾无道法，乃囊中之药呈于鬼王，鬼王睹药，惊惶叩头乞命而走。此方药带之入山能辟虎野狼虫蛇，入水能除水怪蛟蜃。上十八味末之，蜜丸如弹子大，绢袋盛，男左女右带之。卒中恶病及时疫，吞如梧子一丸，烧弹大一丸户内。

5.《太平圣惠方》卷八十三雄黄丸：雄黄、真珠末、麝香、牛黄、巴豆。上药都研令匀，入枣瓤及炼蜜和丸，如粟米大。每次三丸，用薄荷汤送下。主治小儿中恶心痛。

第二章　治疗睡眠障碍方药

　　睡眠障碍是睡眠和觉醒节律交替紊乱疾病。睡眠障碍包括睡眠时间不足与睡眠中异常行为两方面。睡眠障碍识辨识要点：① 每周睡眠障碍至少三次并持续一个月以上；② 入睡困难；③ 中途觉醒；④ 早醒；⑤ 多梦；⑥ 疲劳乏力；⑦ 心悸怔忡；⑧ 梦游；⑨ 梦呓；⑩ 夜惊；⑪ 梦魇。镇心安神方药治疗睡眠障碍疾病。镇心安神常用药物有朱砂、磁石、龙骨、琥珀、酸枣仁、柏子仁、远志等。镇心安神常用方剂有朱砂安神丸、磁朱丸、天王补心丹、酸枣仁汤、黄连阿胶汤、枕中方等。《灵枢·大惑论》认为病不得卧者乃卫气不得入于阴使然。《灵枢·邪客》有半夏汤通其道而去其邪治疗目不瞑不卧出者。《景岳全书·不寐》：寐本乎阴，神其主也。神安则寐，神不安则不寐。有邪者多实证，无邪者皆虚证。常多不寐者总属其阴精血之不足，阴阳不交，而神有不安其室耳。凡卫气入阴则静，静则寐，正以阳有所归，故神安而寐也。《辨证录·不寐门》用上下两济丹（人参、熟地、白术、山茱萸、肉桂、黄连）治疗心肾不交不寐，谓黄连凉心，肉桂温肾，二物同用，能交心肾于顷刻。用润燥交心汤（白芍、当归、熟地、玄参、柴胡、石菖蒲）治疗肝郁血燥不寐，一剂肝之燥解，再剂肝之郁亦解，四剂而双目能闭而熟睡矣。用肝胆两益汤（白芍、远志、炒酸枣仁）治疗胆怯不寐，谓白芍入肝入胆，佐以远志、枣仁者共走胆经。胆得三味之补益则胆汁顿旺，何惧心肾之相格乎。用引寐汤（白芍、当归、龙齿末、菟丝子、巴戟天、麦冬、柏子仁、炒酸枣仁、茯神）治疗魂梦飞扬之不寐，谓补肝补心之药而用之甚奇者，全在龙齿。用祛风益胆汤（柴胡、郁李仁、乌梅、当归、川芎、麦冬、沙参）治疗胆虚风袭不寐，连服二剂而颤慑止，再服二剂而见闻有所用，人亦熟睡矣。

第一节　治疗睡眠障碍药物

朱　砂

《神农本草经》

〖**药性**〗微寒。　　　　〖**药味**〗甘。　　　　〖**用量**〗1～3 g。

〖**主治**〗

1. 惊悸失眠：《内外伤辨惑论》朱砂安神丸用朱砂镇惊安神治疗惊悸失眠。

2. 中风失语:《太平圣惠方》卷23丹砂丸用朱砂平肝熄风治疗中风失语。

3. 癫痫失神:《圣济总录》丹砂丸用丹砂镇惊安神治疗癫痫失神。

4. 焦虑烦躁:《圣济总录》丹砂银箔丸用丹砂宁心定志治疗焦虑烦躁。

〖思路拓展〗

1.《神农本草经》:丹砂性味甘微寒。主身体五藏百病,养精神,安魂魄,益气,明目,杀精魅邪恶鬼。久服通神明不老;能化为汞,生山谷。

2.《神农本草经百种录》:丹砂性味甘微寒。甘言味,寒言性,何以不言色与气?盖入口则知其味,入腹则知其性,若色与气则在下文主治之中可推而知之也。主身体五脏百病:百病者,凡病皆可用,无所禁忌,非谓能治天下之病也。凡和平之药皆如此。养精神:凡精气所结之物,皆足以养精神。人与天地同,此精气以类相益也。安魂魄:亦入心,重镇怯。益气:气降则藏,藏则益。明目:凡石药皆能明目,石者金气所凝,目之能鉴物,亦金气所成也。又五脏之精皆上注于目,目大小眦属心,丹砂益目中心脏之精。杀精魅邪恶鬼:大赤为天地纯阳之色,故足以辟阴邪。久服通神明不老:能化为汞。石属金,汞亦金之精也。凡上品之药,皆得天地五行之精以成其质。人身不外阴阳五行,采其精气以补真元,则神灵通而形质固矣。但物性皆偏,太过不及翻足为害,苟非通乎造化之微者,未有试而不毙者也。此因其色与质以知其效者。丹砂正赤,为纯阳之色。心属火,色赤,故能入心,而统治心经之证。其质重,故又有镇坠气血之能也。凡药之用,或取其气,或取其味,或取其色,或取其形,或取其质,或取其性情,或取其所生之时,或取其所成之地,各以其所偏胜而即资之疗疾,故能补偏救弊,调和脏腑。深求其理,可自得之。《本草纲目》:丹砂同远志、龙骨之类则养心气;同当归、丹参之类则养心血;同枸杞、地黄之类则养肾;同厚朴、川椒之类则养脾;同南星、川乌之类则祛风。可以明目,可以安胎,可以解毒,可以发汗,随佐使而见功,无所往而不可。

磁 石

《神农本草经》

〖药性〗寒。　　　〖药味〗咸。　　　〖用量〗9～30 g。

〖主治〗

1. 惊悸失眠:《千金要方》磁朱丸用磁石镇惊安神治疗惊悸失眠。

2. 耳鸣耳聋:《重订广温热论》耳聋左慈丸用磁石补肾聪耳治疗耳聋耳鸣。

3. 视物模糊:《太平圣惠方》磁石丸用磁石镇肝明目治疗视物模糊。

4. 头晕目眩:《医醇剩义》滋生清阳汤用磁石平肝潜阳治疗头晕目眩。

〖思路拓展〗

1.《神农本草经》:磁石性味辛寒。主周痹,风湿,肢节中痛不可持物,洗洗酸消,除大热烦满及耳聋。一名元石。生山谷。

2.《神农本草经百种录》:磁石性味辛寒。主周痹,风湿,肢节中痛,不可持物,洗洗酸消:味辛则散风,石性燥则除湿,其治酸痛等疾者,以其能坚筋骨中之正气,则邪气自不能侵也。除大热:寒除热。烦满:重降逆。及耳聋:肾火炎上则耳聋,此能降火归肾。凡五行之中,各有五行,所谓物物一太极也。如金一行也,银色白属肺,金色赤属心,铜色黄属脾,铅色青属肝,铁色黑属肾。石也者,金土之杂气,而得金之体为多。何以验之? 天文家言星者金之散气,而星陨即化为石,则石之属金无疑。而石之中亦分五金焉,磁石乃石中之铁精也,故与铁同气,而能相吸,铁属肾,故磁石亦补肾。肾主骨,故磁石坚筋壮骨;肾属冬令,主收藏,故磁石能收敛正气,以拒邪气。知此理,则凡药皆可类推矣。

3.《本草经疏》:磁石,《本经》味辛气寒无毒,《别录》、甄权咸有小毒,大明甘涩平,藏器咸温,今详其用,应是辛咸微温之药,而甘寒非也。其主周痹风湿,肢节中痛,不可持物,洗洗酸者,皆风寒湿三气所致,而风气尤胜也。风淫末疾,发于四肢,故肢节痛,不能持物。风湿相搏,久则从火化,而骨节皮肤中洗洗酸也。牵能散风寒,温能通关节,故主之也。咸为水化,能润下软坚,辛能散毒,微温能通行除热,故主大热烦满,及消痈肿。鼠瘘颈核、喉痛者,足少阳、少阴虚火上攻所致,咸以入肾,其性镇坠而下吸,则火归元而痛自止也。磁石能入肾,养肾脏,肾主骨,故能强骨。肾藏精,故能益精。肾开窍于耳,故能疗耳聋。肾主施泄,久秘固而精气盈益,故能令人有子。小儿惊痫,心气怯,痰热盛也,咸能润下,重可去怯,是以主之。诸药石皆有毒,且不宜久服,独磁石性禀冲和,无猛悍之气,更有补肾益精之功,大都渍酒,优于丸、散,石性体重故尔。

龙 骨

《神农本草经》

〖药性〗平。　　　　〖药味〗甘。　　　　〖用量〗15~30 g。

〖主治〗

1. 健忘失眠:《千金要方》孔圣枕中丹用龙骨镇惊安神治疗健忘失眠。

2. 癫痫失神:《伤寒论》柴胡加桂枝龙骨牡蛎汤用龙骨镇静安神治癫痫失神。

3. 头晕眩晕:《医学衷中参西录》镇肝熄风汤用龙骨平肝潜阳治疗头晕眩晕。

4. 遗精潮热:《外台秘要》二加龙牡汤用龙骨固精敛汗治疗遗精潮热。

〖思路拓展〗

1.《神农本草经》:龙骨性味甘平。主心腹,鬼注,精物老魅,咳逆,泄利,脓血,女子漏下,癥瘕坚结,小儿热气惊痫,齿主,小儿大人惊痫癫疾狂走,心下结气,不能喘息,诸痉,杀精物。久服轻身通神明,延年。生山谷。

2.《神农本草经百种录》:龙骨性咸甘平。主心腹鬼疰:精物老魅:纯阳能制阴邪。咳逆:敛气涤饮。泄痢脓血:女子漏下,收涩之功。癥瘕坚结:龙性善入,能穿破积滞。小儿热气惊痫:敛火安神。龙齿主小儿,大人惊痫,癫疾狂走,与骨同义,但齿则属肾、属骨,皆主闭藏,故于安神凝志之效尤多。心下结气,不能喘息:收降上焦游行之逆气。诸痉:心经痰饮。杀精物:义亦与骨同。久服,轻身,通神明,延年:龙能飞腾变化且多寿,故有此效。龙得天地纯阳之气以生,藏时多,见时少。其性至动而能静,故其骨最黏涩,能收敛正气。凡心神耗散,肠胃滑脱之疾,皆能已之。阳之纯者,乃天地之正气,故在人身亦但敛正气,而不敛邪气。所以仲景于伤寒之邪气未尽者,亦用之。后之医者于斯义,盖未之审也。人身之神属阳,然神非若气血之有形质可补泻也,故治神为最难。龙者乘天地之元阳出入,而变化不测,乃天地之神也。以神治神,则气类相感,更佐以寒热温凉补泻之法,虽无形之病,不难治矣。天地之阳气有二:一为元阳之阳,一为阴阳之阳。阴阳之阳,分于太极既判之时,以日月为升降,而水火则其用也,与阴为对待,而不并于阴,此天地并立之义也。元阳之阳,存于太极未判之时,以寒暑为起伏,而雷雨则其用也,与阴为附丽而不杂于阴,此天包地之义也。龙者,正天地元阳之气所生,藏于水,而不离乎水者也。故春分阳气上,井泉冷,龙用事而能飞;秋分阳气下,井泉温,龙退蛰而能潜。人身五脏属阴,而肾尤为阴中之至阴,凡周身之水皆归之,故人之元阳藏焉。是肾为藏水之肾而亦为藏火之脏也。所以阴分之火动而不藏者亦用龙骨,盖借其气以藏之,必能自反其宅也。非格物穷理之极者,其孰能与于斯。

3.《本经逢原》:涩可以去脱,龙骨入肝敛魂,收敛浮越之气。其治咳逆,泄利脓血,女子漏下,取涩以固上下气血也。其性虽涩,而能入肝破结。癥瘕坚结,皆肝经之血积也;小儿热气惊痫,亦肝经之病,为牛黄以协济之,其祛邪伐肝之力尤捷。其性收阳中之阴,专走足厥阴经,兼入手足少阴,治多梦纷纭,多寐泄精,衄血吐血,胎漏肠风,益肾镇心,为收敛精气要药。有客邪,则兼表药用之。又主带脉为病,故崩带不止,腹满,腰溶溶若坐水中,止涩药中加用之。止阴疟,收湿气,治休息痢,久痢脱肛,生肌敛疮皆用之。但收敛太过,非久痢虚脱者,切勿妄投;火盛失精者误用,多致溺赤涩痛,精愈不能收摄矣。

4.《本草思辨录》:龙骨非无真者,特不易得耳。药肆所售,乃龙蛰土中,至春启蛰上腾。其所伏处,土遂粘埴似石而形似龙,故其用与真龙为近。龙为东方之神而骨粘舌,其用在心肝二经为多。能收敛浮越之正气,安魂魄,镇惊痫。至徐氏谓龙骨敛正气而不敛邪气,故伤寒邪气未尽者亦用之。邹氏谓龙骨牡蛎,推挽空灵之阴阳,与他发敛着物之阴阳者异。故桂枝柴胡两汤,可以会合成剂,龙骨摄阳以归土,牡蛎据阴以召阳。二说皆极精。龙骨以白者为上,齿以苍者为优。生则微黑,煅之则如翡翠色可爱,较白者功用更捷。许叔微云:肝脏魂能变化,故游魂不定者,治之以龙齿。古方如远志丸、龙齿清魂散、平补镇心丸,皆收摄肝气之剂也。

琥 珀

《名医别录》

〔药性〕平。　　　〔药味〕甘。　　　〔用量〕1.5~3 g。

〔功效主治〕

1. 失眠健忘:《景岳全书》琥珀多寐丸用琥珀镇静安神治疗失眠健忘。

2. 癫痫抽搐:《活幼心书》琥珀抱龙丸用琥珀镇惊安神治疗癫痫抽搐。

3. 月经不调:《郑氏家传女科万金方》琥珀丸用琥珀调经止血治疗月经不调。

4. 尿痛血淋:《御药院方》琥珀散用琥珀利尿通淋治疗尿痛血淋。

〖思路拓展〗

1.《本草衍义补遗》：琥珀属阳，今古方用为利小便，以燥脾土有功，脾能运化，肺气下降，故小便可通，若血少不利者，反致其燥结之苦。

2.《本草经疏》：琥珀，专入血分。心主血，肝藏血，人心入肝，故能消瘀血也。此药毕竟是消磨渗利之性，不利虚人。大都从辛温药则行血破血，从淡渗药则利窍行水，从金石镇坠药则镇心安神。

3.《本经逢原》：琥珀，消磨渗利之性，非血结膀胱者不可误投。和大黄、鳖甲作散，酒下方寸匕，治妇人腹内恶血，血尽则止。血结肿胀，腹大如鼓，而小便不通者，须兼沉香辈破气药用之。又研细敷金疮，则无瘢痕，亦散血消瘀之验。

4.《增订伪药条辨》：琥珀，以药用者之鉴别，以深红明透质松脆者为血珀，最佳。广西产者，色红明亮为西珀，亦佳。黄嫩者次之，金珀更次。厦门产者，色淡黄有松香气，为洋珀，更次。他如云贵边省，人死以松香榇填材底，伏土深久，松香由黄转黑，土人名曰老材香，以充琥珀，年久古墓中往往发见之，然色黑无神光，仍含松香气，为最次，不入药用。凡安心神，定魂魄，宜生用，与灯芯同研，去灯芯。眼科宜入豆腐内煮用。

酸枣仁

《神农本草经》

〖药性〗平。　　　〖药味〗酸。　　　〖用量〗10～15 g。

〖主治〗

1. 失眠心烦：《金匮要略》酸枣仁汤用酸枣仁养心安神治疗失眠心烦。

2. 健忘盗汗：《太平惠民和剂局方》宁志膏用酸枣仁养心安神治疗健忘盗汗。

3. 四肢酸痛：《妇人大全良方》酸枣仁散用酸枣仁补肝强筋治疗四肢酸痛。

〖思路拓展〗

1.《神农本草经》：酸枣性味酸平。主心腹寒热，邪结气聚，四肢酸疼，湿痹。久服安五藏，轻身延年。生川泽。

2.《本草思辨录》：酸枣丛生而气薄，气薄则发泄，味酸亦泄，啖之使阳不得入于阴，故醒睡。仁则甘平，甘平由酸而来，性故微敛而微守。酸枣肝药，仁不能大戾乎枣，亦必入肝。皮赤则入心，内黄则入脾。酸枣仁自当为心肝脾三经之药。心得之则神安，肝得之则魂藏，脾得之则思靖，其治不得眠，尚有何疑。独是酸枣仁汤治虚劳虚烦不得眠，则更有进焉。按栀子豉汤证，亦为虚烦不得眠，而彼为有伤寒余邪，此由于虚劳，故加虚劳字以别之。劳之为病，其脉浮大，手足烦，阴寒，精自出，酸削不能行。此云虚烦不得眠，脉必浮而微数。盖阳上淫而不下则烦，阴下亏而不上则不得眠，其责在肾。非酸枣仁收摄浮阳，不能使心肝脾咸循其职。故推酸枣仁为君，而臣以知母滋肾之液，茯苓泄肾之邪，扰心之烦可不作矣。而心肾不交，犹未足以成寐。后世医者，必将以远志配枣仁，为一降一升之法。不知远志乃阴中升阳之药，此非阳不升而实阴不升，既以枣仁摄之，知母滋之，茯苓泄之，阴中之阴，自有能升之理。特三物皆下行，而肾阴向上之机不能无滞,故又加川芎通阴阳以利之,甘草居中宫以和之。

3.《本经逢原》:酸枣仁,熟则收敛精液,故疗胆虚不得眠,烦渴虚汗之证;生则导虚热,故疗胆热好眠,神昏倦怠之证。按酸枣本酸而性收,其仁则甘润而性温,能散肝、胆二经之滞,故《本经》治心腹寒热,邪气结聚,酸痛血痹等证皆生用,以疏利肝、脾之血脉也。盖肝虚则阴伤而烦心,不能藏魂,放不得眠也。伤寒虚烦多汗,及虚人盗汗,皆炒熟用之,总取收敛肝脾之津液也。

柏子仁

《神农本草经》

〖**药性**〗平。　　　　〖**药味**〗甘。　　　　〖**用量**〗6～10 g。

〖**主治**〗

1. 心悸失眠:《体仁汇编》柏子养心丸用柏子仁养心安神治心悸失眠。

2. 潮热盗汗:《本事方》柏子仁丸用柏子仁安神敛汗治疗潮热盗汗。

3. 习惯便秘:《世医得效方》五仁丸用柏子仁辛润通便治疗习惯性便秘。

〖**思路拓展**〗

1.《神农本草经》:柏实性味甘平。主惊悸,安五藏,益气,除湿痹。久服,令人悦泽美色,耳目聪明,不饥不老,轻身延年。生山谷。

2.《神农本草经百种录》:柏实性味甘平。主惊悸,清火经之游火。安五脏,滋润之功。益气,壮火食气,火宁则气益也。除风湿痹。得秋金之令能燥湿平肝也。久服,令人润泽美色,耳目聪明,滋润皮肤及诸窍。不饥不老,轻身延年。柏之性不假,灌溉而能寿也。柏得天地坚刚之性以生,不与物变迁,经冬弥翠,故能宁心神敛心气,而不为邪风游火所侵克也。人之生谓理之仁,仁藏于心。物之生机在于实,故实亦谓之仁。凡草木之仁,皆能养心气,以类相应也。

3.《本草思辨录》:柏实柏为百木之长,叶独西指,是为金木相媾。仁则色黄白而味辛甘气清香,有脂而燥,虽润不腻。故肝得之而风虚能去,脾得之而湿痹能通,肺得之而大肠虚秘能已。竹皮大丸喘加柏实者,肺病亦肝病也。盖妇人乳中烦呕,是肝气之逆,逆则不下归肾而上冲肺。柏实得西指之气能降肺以辑肝,喘宁有不止。此与他喘证不同,故用药亦异也。

远 志

《神农本草经》

〖**药性**〗温。　　　　〖**药味**〗苦。　　　　〖**用量**〗6～10 g。

〖**主治**〗

1. 失眠健忘:《太平圣惠方》卷14远志散用远志养心安神治疗失眠健忘。

2. 多汗偃卧:《奇效良方》远志汤用远志强志倍力治疗多汗偃卧。

〖思路拓展〗

1.《神农本草经》：远志性味苦温。主咳逆伤中，补不足，除邪气，利九窍，益智慧，耳目聪明，不忘，强志倍力。久服，轻身、不老。叶名小草，一名棘菀，一名绕，一名细草。生川谷。

2.《本草汇言》：沈则施曰：远志同人参、茯苓、白术能补心；同黄芪、甘草、白术能补脾；同地黄、枸杞、山药能补肾；同白芍、当归、川芎能补肝；同人参、麦冬、沙参能补肺；同辰砂、金箔、琥珀、犀角能镇惊；同半夏、胆星、贝母、白芥子能消惊痰；同牙皂、钩藤、天竺黄能治急惊；同当归六黄汤能止阴虚盗汗；同黄芪四君子汤，能止阳虚自汗。独一味煎膏能治心下膈气，心气不舒。独一味酿酒，能治痈疽肿毒，年久疮痍，从七情郁怒而得者，服之渐愈。

3.《药品化义》：远志，味辛重大雄，入心开窍，宣散之药。凡痰涎伏心，壅塞心窍，致心气实热，为昏聩神呆、语言謇涩，为睡卧不宁，为恍惚惊怖，为健忘，为梦魇，为小儿客忤，暂以豁痰利窍，使心气开通，则神魂自宁也。又取其辛能醒发脾气，治脾虚火困，思虑郁结，故归脾汤中用之。及精神短少，竟有虚痰作孽，亦须量用。若心血不足，以致神气虚怯，无痰涎可祛，即芎归味辛，尚宜忌用，况此大辛者乎。诸《本草》谓辛能润肾，用之益精强志，不知辛重暴悍，戟喉刺舌，与南星、半夏相类。《经》曰：肾恶燥，乌可入肾耶。

4.《本草正义》：远志，味苦入心，气温行血，而芳香清冽，又能通行气分。其专主心经者，心本血之总汇，辛温以通利之，宜其振作心阳，而益人智慧矣。古今主治，无一非补助心阳之功效，而李濒湖独谓其专入肾家，未免故为矫异，张石顽和之，非笃论也。《本经》主咳逆，则苦泄温通辛散，斯寒饮之咳逆自平，此远志又有消痰饮、止咳嗽之功，《别录》去心下膈气，亦即此意。《外台》载《古今录验》胸痹心痛一方，中有远志，颇合此旨。《三因方》治一切痈疽，最合温通行血之义，而今之疡科，亦皆不知，辜负好方，大是可惜。颐恒用于寒凝气滞，痰湿入络，发为痈肿等证，其效最捷。惟血热湿热之毒，亦不必一例乱投，无分彼此耳。远志能利血之运行，而以为心家补益之品者，振动而流利之，斯心阳敷布而不窒滞，此补心之真旨也。然温升之品，必不宜于实热，如误用于热痰蒙蔽心包之证，得毋益张其焰。又所谓安魂魄，定惊悸者，亦谓补助心阳，则心气充而魂梦自宁，惊悸自定，非养液宁神以安宅者之可比。如因热生惊，及相火扰攘，而亦与以温升，其弊亦与痰热相等。又有远志能交通心肾之说，则心阳不振，清气下陷，及肾气虚寒，不能上升者，以远志之温升，举其下陷，而引起肾阳，本是正治。然人不察，每遇肾阳不藏，淫梦失精等证，亦曰此属坎离之不交，须以远志引之，使其水火交接，则相火愈浮，肾愈不摄，利九窍者适以滑精窍，益精者将反以失精矣。

第二节　治疗睡眠障碍方剂

朱砂安神丸

《内外伤辨惑论》

〖方剂组成〗朱砂、黄连、炙甘草、生地、当归。

〖作用机制〗镇心安神。

〖主治要点〗① 心火亢盛；② 睡眠障碍；③ 心悸怔忡；④ 心烦神乱；⑤ 胸中懊恢。

〖思路拓展〗

1.《内外伤辨惑论》：《内经》曰：热淫所胜，治以甘寒，以苦泻之。以黄连之苦寒去心烦，除湿热为君；以甘草、生地黄之甘寒泻火补气，滋生阴血为臣；以当归补其血不足；朱砂纳浮溜之火，而安神明也。

2.《医方考》：梦中惊悸，心神不安者，此方主之。梦中惊悸者，心血虚而火袭之也。是方也，朱砂之重，可使安神；黄连之苦，可使泻火；生地之凉可使清热；当归之辛可使养血；乃甘草者，一可缓其炎炎之焰，一可以养气而生神也。

3.《张氏医通》：凡言心经药，都属心胞，惟朱砂外禀离明，内含真汞，故能交合水火，直入心脏。但其性徐缓，无迅扫阳焰之速效，是以更需黄连之苦寒以直折其势，甘草之甘缓以款启其微，俾膈上实火虚火，悉从小肠而降泄之。允为劳心伤神，动作伤气，扰乱虚阳之的方。岂特治热伤心包而已哉！然其奥又在当归之辛温走血，地黄之濡润滋阴，以杜火气复炽之路。其动静之机，多寡之制，各有至理，良工调剂之苦心，其可忽诸。

4.《古今名医方论》叶仲坚：经云神气舍心，精神毕具。又曰心者，生之本，神之舍也。且心为君主之官，主不明则精气乱，神太劳则魂魄散，所以寤寐不安，淫邪发梦，轻则惊悸怔忡，重则痴妄癫狂也。朱砂具光明之体，色赤通心，重能镇怯，寒能胜热，甘以生津，抑阴火之浮游，以养上焦之元气，为安神之第一品；心若热，配黄连之苦寒，泻心热也；更佐甘草之甘以泻之；心主血，用当归之甘温，归心血也；更佐地黄之寒以补之。心血足则肝得所藏，而魂自安，心热解则肺得其职，而魄自宁也。

5.《时方歌括》：东垣之方多杂乱无纪，惟此方用朱砂之重以镇怯，黄连之苦以清热，当归之卒以嘘血，更取甘草之甘以制黄连之太过，地黄之润以助当归所不及。方意颇纯，亦堪节取。

磁朱丸

《备急千金药方》

〖方剂组成〗磁石、朱砂、神曲。

〖作用机制〗重镇安神。

〖主治要点〗① 睡眠障碍；② 心悸；③ 头晕；④ 耳聋；⑤ 耳鸣；⑥ 癫痫。

〖思路拓展〗

1.《原机启微》：磁石辛咸寒，镇坠肾经为君，令神水不外移也；辰砂微甘寒，镇坠心经为臣，肝其母，此子能令其实也，肝实则目明；神曲辛温甘，化脾胃中宿食为佐。生用者，发其生气；熟用者，敛其暴气也。眼药后，俯视不见，仰视渐睹星月者，此其效也。

2.《古今名医方论》：磁石直入肾经，收散失之神，性能引铁，吸肺金之气归藏肾水；朱砂体阳而性阴，能纳浮游之火而安神明，水能鉴，火能烛，水火相济，而光华不四射欤？然目受脏腑之精，精资于谷，神曲能消化五谷，则精易成矣。盖神水散大，缓则不收，赖镇坠之品疾收而吸引之，故为急救之剂也。其治耳鸣、耳聋等症,亦以镇坠之功,能制虚阳之上奔耳!

3.《古今名医方论》:此病非金石之重剂以镇之,狂必不止。朱砂禀南方之赤色,入通于心,能降无根之火而安神明;磁石禀北方之黑色,入通于肾,吸肺金之气以生精,坠炎上之火以定志,二石体重而主降,性寒而滋阴,志同道合,奏功可立俟矣;神曲推陈致新,上交心神,下达肾志,以生意智,且食入于阴,长气于阳,夺其食则已,此《内经》治狂法也,食消则意智明而精神治,是用神曲之旨乎!炼蜜和丸,又甘以援之矣。

4.《千金方衍义》:磁禀北方坎水之精,朱禀南方离火之气,以二味质重,故籍神曲发越其沉着之性,以镇神水之不清。

天王补心丹

《校注妇人良方》

【方剂组成】人参、茯苓、玄参、丹参、桔梗、远志、当归、五味子、麦冬、天冬、柏子仁、酸枣仁、生地。

【作用机制】养心安神。

【主治要点】① 睡眠障碍;② 健忘;③ 心悸;④ 怔忡;⑤ 潮热。

【思路拓展】

1.《医方考》:人参养心气,当归养心血,天、麦门冬所以益心津,生地、丹、玄所以解心热,柏子仁、远志所以养心神,五味、枣仁所以收心液,茯苓能补虚,桔梗能利膈,诸药专于补心,劳心之人宜常服也。

2.《摄生秘剖》:是丸以生地为君者,取其下入足少阴,以滋水主,水盛可以伏火;况地黄为血分要药,又能入手少阴也。枣仁、远志、柏仁,养心神者也;当归、丹参、玄参生心血者也;二冬助其津液;五味收其耗散;参、苓补其气虚;以桔梗为使者,欲载药入心,不使之速下也。

3.《古今名医方论》:心者主火,而所以主者神也。神衰则火为患,故补心者必清其火而神始安。补心丹用生地黄为君者,取其下足少阴以滋水主,水盛可以伏火、此非补心之阳,补心之神耳;凡果核之有仁,犹心之有神也,清气分无如柏子仁,补血无如酸枣仁,其神存耳;参、苓之甘以补心气,五味酸以收心气,二冬之寒以清气分之火,心气和而神自归矣;当归之甘以生心血,玄参之咸以补心血,丹参之寒以清血中之火,心血足而神自藏矣;更假桔梗为舟楫,远志为向导,和诸药入心而安神明。以此养心则寿,何有健忘,怔忡,津液干涸,舌上生疮,大便不利之虞哉!

4.《医方集解》:此手少阴药也。生地、玄参北方之药,补水所以制火,取其既济之义也;丹参、当归所以生心血,血生于气;人参、茯苓所以益心气,人参合麦冬、五味又为生脉散,盖心主脉,肺为心之华盖而朝百脉,百脉皆朝于肺,补肺生脉,脉即血也,所以便天气下降也,天气下降,地气上腾,万物乃生;天冬苦入心而寒泻火,与麦冬同为滋水润燥之剂;远志、枣仁、柏仁所以养心神,而枣仁、五味酸以收之,又以敛心气之耗散也;桔梗清肺利膈,取其载药上浮而归于心,故以为使;朱砂色赤入心,寒泻热而重宁神。

5.《古方选注》:补心者,补心之用也。心藏神,而神之所用者,魂、魄、意、智、精与志也。补其用而心能任物矣。《本神篇》曰:随神往来者谓之魂,当归、柏子仁、丹参流动之药,以悦其魂;心之所忆谓之意,人参、茯神调中之药,以存其意;因思虑而处物谓之智,以枣仁静招乎动而益其智;并精出入者谓之魄,以天冬、麦冬、五味子宁静之药而安其魄;生之来谓之精,以生地、玄参填下之药定其精;意之所存谓之志,以远志、桔梗动生于静而通其志。若是,则神之阳动而生魂,魂之生而为意,意交于外而智生焉;神之阴静而生魄,魄之生而为精,精定于中而志生焉,神之为用不穷矣,故曰补心。

酸枣仁汤

《金匮要略》

〖方剂组成〗酸枣仁、甘草、知母、茯苓、川芎。

〖作用机制〗养肝安神。

〖主治要点〗① 睡眠障碍;② 焦虑;③ 心悸;④ 头晕;⑤ 易怒。

〖思路拓展〗

1.《圣济总录》卷三十二酸枣仁汤:酸枣仁、人参、石膏、赤茯苓、桂心、知母、炙甘草。上七味粗捣筛。主治发汗后,不得眠睡,或虚劳烦扰,气奔胸中不得眠。

2.《医门法律》:虚劳虚烦,为心肾不交之病。肾水不上交心火,心火无制,故烦而不得眠。方用酸枣仁为君,而兼知母之滋肾为佐,茯苓、甘草调和其间,川芎入血分,而解心火之躁烦也。

3.《古今名医方论》:罗谦甫曰,《经》云肝藏魂,人卧则血归于肝。又曰肝者,罢极之本。又曰阳气者,烦劳则张。罢极必伤肝,烦劳则精绝。肝伤精绝,则虚劳虚烦不得卧明矣。枣仁酸平,应少阳木化,而治肝极者,宜收宜补,用枣仁至二升,以生心血,养肝血,所谓以酸收之,以酸补之是也。顾肝郁欲散,散以川芎之辛散,使辅枣仁通肝调营,所谓以辛补之。肝急欲缓,缓以甘草之甘缓,防川芎之疏肝泄气,所谓以土葆之。然终恐劳极,则火发于肾,上行至肺,则卫不合而仍不得眠,故以知母崇水,茯苓通阴,将水壮金清而魂自宁,斯神凝魂藏而魄且静矣。此治虚劳肝极之神方也。

4.《金匮要略心典》:虚劳之人,肝气不荣,则魂不得藏;魂不藏故不得眠。酸枣仁补肝敛气,宜以为君;而魂既不归容,必有浊痰燥火乘间而袭其舍者,烦之所由作也。故以知母、甘草清热滋燥,茯苓、川芎行气除痰,皆所以求肝之治而宅其魂也。

5.《古方选注》:虚烦、胃不和、胆液不足,三者之不寐,是皆虚阳涸扰中宫,心火炎而神不定也,故用补母泻子之法,以调平之。川芎补胆之用,甘草缓胆之体,补心之母气也;知母清胃热,茯苓泄胃阳,泻心之子气也;独用枣仁至二升者,取酸以入心,大遂其欲而收其缓,则神自凝而寐矣。

6.《成方便读》:凡有夜卧魂梦不安之证,无不皆以治肝为主;欲藏其魂,则必先去其邪。方中以知母之清相火,茯苓之渗湿邪;川芎独入肝家,行气走血,流而不滞,带引知、茯,搜剔而无余;然后枣仁可敛其耗散之魂,甘草以缓其急悍之性也。虽曰虚劳,观其治法,较之一于呆补者不同也。

黄连阿胶汤

《伤寒论》

〖**方剂组成**〗黄连、黄芩、芍药、鸡子黄、阿胶。

〖**作用机制**〗补北泻南。

〖**主治要点**〗① 睡眠障碍；② 焦虑；③ 烦躁；④ 头晕。

〖**思路拓展**〗

1.《注解伤寒论》：阳有余，以苦除之，黄连、黄芩之苦以除热；阴不足，以甘补之，鸡子黄、阿胶之甘以补血；酸，收也，泄也，芍药之酸，收阴气而泄邪热也。

2.《伤寒附翼》：此少阴之泻心汤也。凡涤心必藉芩、连，而导引有阴阳之别。病在三阳，胃中不和而心下痞者，虚则加参、甘补之，实则加大黄下之；病在少阴而心中烦，不得卧者，既不得用参、甘以助阳，亦不得用大黄以伤胃矣。用芩、连以直折心火，佐芍药以收敛神明，所以扶阴而益阳也。鸡子黄禀南方之火色，入通于心，可以补离宫之火，用生者搅和，取其流动之义也；黑驴皮禀北方之水色，且咸先入肾，可以补坎宫之精，内合于心而性急趋下，则阿井有水精凝聚之要也，与之相溶而成胶；用以配鸡子之黄，合芩、连、芍药，是降火引元之剂矣。《经》曰：火位之下，阴精承之；阴平阳秘，精神乃治。斯方之谓欤。

3.《伤寒溯源集》：黄连苦寒，泻心家之烦热，而又以黄芩佐之；芍药收阴敛气；鸡子苦，气味俱厚，阴中之阴，故能补阴除热；阿井为济水之伏流，乃天下十二经水之阴水也；乌驴皮黑而属水，能制热而走阴血，合而成胶，为滋养阴气之上品。协四味而成剂，半以杀风邪之热，半以滋阴水之源，而为补救少明之法也。

4.《古方选注》：芩、连，泻心也；阿胶、鸡子黄，养阴也；各举一味以名其汤者，当相须为用也。少阴病烦，是君火热化为阴烦，非阳烦也，芩、连之所不能治，当与阿胶、鸡子黄交合心肾，以除少阴之热。鸡子黄色赤，入通于心，补离中之气；阿胶色黑，入通于肾，补坎中之精。第四者沉阴滑利，恐不能留恋中焦，故再佐芍药之酸涩，从中收阴，而后清热止烦之功得建。

枕中方

《备急千金要方》

〖**方剂组成**〗龟甲、龙骨、远志、石菖蒲。

〖**作用机制**〗补心定志。

〖**主治要点**〗① 健忘；② 睡眠障碍；③ 心悸；④ 怔忡；⑤ 恍惚。

〖**思路拓展**〗

1.《医方集解》：治读书善忘，久服饮人聪明。读书易忘者，心血不足，而痰与火乱其神明也。此手足少阴药也，龟者介虫之长，阴物之至灵者也，龙者鳞虫之长，阳物之至灵者也，借二物之阴阳，以补吾身之阴阳；假二物之灵气，以助吾心之灵气也。又人之精与志，皆藏于肾，肾精不足，则志气衰，不能上通于心，故迷惑善忘也，远志苦泄热而辛散郁，能通肾气上达于心，强志益智，菖蒲辛散肝而香舒脾，能开心孔而利九窍，去湿除痰，菖蒲为水草之精英，神仙之灵药，又龟能补肾，元武龟蛇属肾，肾藏志。龙能镇肝，青龙属肝，肝藏魂。使痰火散而心肝宁，则聪明开而记忆强矣。

2.《医方考》：凡人多识不忘者，心血足而无所蔽也。若心血不足，邪气蔽之，则伤其虚灵之体，而学问易忘矣。龟，介虫之灵物也。龙，鳞虫之灵物也。用龟甲、龙骨者，假二物之灵以养此心之灵，欲其同气相求云尔。远志辛温味浓，辛温可使入心，味浓可使养阴。菖蒲味辛气清，味辛则利窍，气清则通神，以之而治易忘，斯近理矣。是方也，出于孙真人《千金方》，其来必有所自，但曰孔子大圣之方，则未敢是非也。

第三章　治疗咳嗽气喘方药

咳嗽是声门开张喷射肺内空气的呼吸系统症状。气喘是呼吸困难的症状。止咳平喘方药治疗咳嗽气喘疾病。咳嗽辨识要点：① 咳嗽；② 咳痰；③ 咽痒。气喘辨识要点：① 呼吸困难；② 张口抬肩；③ 不能平卧。咳嗽气喘多见于支气管炎等呼吸系统疾病及心功能不全等循环系统疾病。中国医药学将咳嗽与气喘作为独立疾病。止咳平喘常用药物有紫菀、款冬花、百部、前胡、桔梗、白前、贝母、石钟乳、白石英、紫石英等。止咳平喘常用方剂有止嗽散、小青龙汤、定喘汤、华佗五嗽丸、人参定喘汤、人参泻肺汤等。《辨证录·咳嗽门》创制善散汤（麦冬、苏叶、茯苓、玄参、甘草、黄芩、天冬、款冬花、贝母）、宁嗽丹苏叶（甘草、天花粉、天冬、款冬花、桔梗、生地、麦冬）、子母两富汤（熟地、麦冬、甘草、柴胡、白芍）、补母止嗽汤（白术、茯苓、人参、陈皮、甘草、苏子、半夏、桔梗、麦冬、紫菀、肉桂）、加减六君子汤（人参、白术、茯苓、陈皮、柴胡、白芍、白芥子、甘草、栀子）、化老汤（人参、白术、生地、款冬花、白芥子、白芍、地骨皮、柴胡、甘草、麦冬）、平补汤（熟地、麦冬、甘草、白芍、柴胡、人参、茯苓、天花粉、百合、炒黑荆芥）、涣邪汤（白芍、熟地、麦冬、甘草、柴胡、香附、陈皮、白术、玄参、天花粉、苏子）、夜露饮（熟地、麦冬、芡实、山茱萸、贝母）、转逆养肺汤（白芍、麦冬、茯苓、玄参、熟地、山茱萸、北五味、车前子、地骨皮、牡丹皮、牛膝、破故纸、贝母）、止传汤（熟地、玄参、百合、白芥子、荆芥、茯苓、沙参、地骨皮、桑叶）、郁金丹（白芍、桔梗、川芎、白芥子、茯苓、生地、甘草、款冬花）等名方，谓有鬼神不测之妙。究其大法，不离清金止咳、化痰平喘、宣肺健脾、补肾平肝，移步换形，极尽止咳平喘方药之妙。《圣济总录·咳嗽统论》曰：腑脏皆有咳非独肺也。肺咳之状，咳而喘息有音，甚则唾血；心咳之状，咳而心痛，喉中介介如梗状，甚则咽肿喉痹；肝咳之状，咳而两胁下痛，甚则不可以转，转则两胁下满；脾咳之状，咳而右胁下痛，阴引肩背，甚则不可以动，动则咳剧；肾咳之状，咳而腰背相引痛，甚则咳涎。五脏之咳久而不已，各以其合，移于六腑。故脾移于胃，肝移于胆，肺移于大肠，心移于小肠，肾移于膀胱。其终则又移之于三焦。胃咳之状咳而呕，甚则长虫出是也。胆咳之状咳而呕胆汁是也。大肠咳之状咳而遗失是也。小肠咳之状咳而失气。气与咳俱失是也，膀胱咳之状咳而遗溺是也。三焦之咳则咳而腹满不欲食饮，使人多涕唾而面目浮肿。要之不离于五脏六腑而已。

第一节　治疗咳嗽气喘药物

紫　菀

《神农本草经》

〖药性〗温。　　　　　〖药味〗苦。　　　　　〖用量〗6～10 g。

〖主治〗

1. 咳痰咳血：《太平圣惠方》紫菀散用紫菀止咳安络治疗咳嗽或咳血。

2. 咳嗽气喘：《是斋百一选方》人参紫菀汤用紫菀止咳平喘治疗咳嗽气喘。

〖思路拓展〗

1. 《神农本草经》：紫菀性味苦温。主咳逆上气，胸中寒热结气，去蛊毒痿蹶，安五藏。生山谷。

2. 《药品化义》：紫菀，味甘而带苦，性凉而体润，恰合肺部血分。主治肺焦叶举，久嗽痰中带血，及肺痿，痰喘，消渴，使肺窍有清凉沛泽之功。用入肝经，凡劳热不足，肝之表病也；蓄热结气，肝之里病也；吐血衄血，肝之逆上也；便血溺血，肝之妄下也；无不奏效。因其体润，善能滋肾，盖肾主二便，以此润大便燥结，利小便短赤，开发阴阳，宣通壅滞，大有神功。同生地、麦冬入心，宁神养血。同丹皮、赤芍入胃，清热凉血。其桑皮为肺中气药，紫菀为肺中血药，宜分别用。

3. 《本草逢原》：紫菀，肺金血分之药，《本经》止咳逆上气，胸中寒热结气，取性疏利肺经血气也。去蛊毒痿蹵者，以其辛苦微温，能散结降气，蛊毒自不能留，痿蹵由肺热叶焦，紫菀专通肺气，使热从溲便去耳。《别录》疗咳唾脓血，大明消痰止渴，皆滋肺经血气之效。《金匮》泽漆汤用以治咳血而脉沉者，咳属肺，脉沉则血分之病也。亦治下痢肺痛，与紫参同功。

4. 《本草正义》：紫菀，柔润有余，虽曰苦辛而温，非爆烈可比，专能开泄肺郁，定咳降逆，宣通窒滞，兼疏肺家气血。凡风寒外束，肺气壅塞，咳呛不爽，喘促哮吼，及气火燔灼，郁为肺痈，咳吐脓血，痰臭腥秽诸证，无不治之。而寒饮蟠踞，浊涎胶固喉中如水鸡声者，尤为相宜。惟其温而不热，润而不燥，所以寒热皆宜，无所避忌。景岳谓水亏金燥，咳嗽失血者，非其所宜；石顽谓阴虚肺热干咳者忌之；盖恐开泄太过，重伤肺金，又恐辛温之性，或至助火。要之虚劳作嗽，亦必有浊痰阻塞肺窍，故频频作咳，以求其通，不为开之，咳亦不止，以此温润之品，泄化垢腻，顺调气机，而不伤于正，不偏于燥，又不犯寒凉遏抑、滋腻恋郁等弊，岂非正治？且柔润之质，必不偏热，较之二冬、二母，名为滋阴，而群阴腻滞，阻塞隧道者，相去犹远。惟实火作咳及肺痈成脓者，则紫菀虽能泄降，微嫌其近于辛温，不可重任。然借为向导以捣穴犁庭亦无不可。总之，肺金窒塞，无论为寒为火，皆有非此不开之势。

款冬花
《神农本草经》

〖药性〗温。　　　　　　　〖药味〗辛。　　　　　　〖用量〗6～10 g。

〖主治〗

1. 咳嗽咳痰:《圣济总录》款冬花汤用款冬花止咳平喘治疗咳嗽咳痰。

2. 咳嗽气喘:《太平惠民和剂局方》款冬花散用款冬花止咳平喘治咳嗽气喘。

〖思路拓展〗

1.《神农本草经》:款冬花性味辛温。主咳逆上气,善喘,喉痹,诸惊痫,寒热邪气。一名橐吾,一名颗东,一名虎须,一名兔奚。生山谷。

2.《药品化义》:冬花,味苦主降,气香主散,一物而两用兼备。故用入肺部,顺肺中之气,又清肺中之血。专治咳逆上气,烦热喘促,痰涎稠黏,涕唾腥臭,为诸证之要剂,如久嗽肺虚,尤不可缺。

3.《本草乘雅半偈》:款冬花用治咳逆上气、善喘,喉痹,因肾苦燥及形寒饮冷,秋伤于湿者始宜。或火热刑金,或肺气焦满,恐益消烁毁伤矣。

4.《本经疏证》:紫菀、款冬花,仲景书他处不用,独于肺痿上气咳嗽篇,射干麻黄汤中用之。射干麻黄汤,即小青龙汤去桂枝、芍药、甘草,加射干、紫菀、款冬花、大枣也。紫菀、款冬虽不得为是方主剂,然局法之转移,实以紫菀、款冬变。故《千金》《外台》凡治咳逆久嗽,并用紫菀、款冬者,十方而九,则子此方亦不可不为要药矣。然二物者,一则开结,使中焦之阴化血,一则吸阴下归,究之功力略同,而其异在《千金》《外台》亦约略可见。盖凡吐脓血失音者,及风寒水气盛者,多不甚用款冬,但用紫菀。款冬则每同温剂补剂用者为多,是不可得其大旨哉。

百　部
《名医别录》

〖药性〗温。　　　　　　　〖药味〗苦。　　　　　　〖用量〗6～10 g。

〖主治〗

1. 咳嗽咳痰:《医学心悟》止嗽散用百部止咳化痰治疗咳嗽咳痰。

2. 咳嗽气喘:《和剂局方》卷 4 百部丸用百部止咳平喘治疗咳嗽气喘。

3. 咳嗽咳血:《备急千金要方》百部丸用百部止咳和血治疗咳嗽咳血。

〖思路拓展〗

1.《名医别录》:主咳嗽上气。

2.《滇南本草》:润肺,治肺热咳嗽;消痰定喘,止虚痨咳嗽,杀虫。

3.《本草纲目》:百部,亦天门冬之类,故皆治肺病杀虫,但百部气温而不寒,寒嗽宜之;天门冬性寒而不热，热嗽宜之，此为异耳。

4.《本草经疏》：百部根，《蜀本》云微寒，《日华子》言苦，《本经》言微温者误也。苦而下泄，故善降，肺气升则喘嗽，故善治咳嗽上气。能散肺热，故《药性论》主润肺。其性长于杀虫，传尸骨蒸劳，往往有虫，故亦主之。痔热有虫，及蛔虫、寸白虫、蛲虫，皆能杀之。百部味苦，脾虚胃弱人宜兼保脾安胃药同用，庶不伤胃气。

5.《本草述》：百部，乃先哲多谓其能治久嗽，损庵所云，治久嗽用以保肺者也。以此治暴嗽者，宜于肺气素虚之人，而随分寒热，有以佐之，如寒则生姜，热则和蜜，如治久嗽者加蜜，固为其虚而定有热也，岂浸无区别乎哉！

6.《本草新编》：百部，杀虫而不耗气血，最有益于人，但其力甚微，用之不妨多也。然必与参、茯、芪、术同用为佳。大约用百部自一钱为始，可用至三四钱止，既益肺胃脾之气，又能杀虫。倘痨病有传尸之虫者，须同地骨皮、沙参、丹皮、熟地、山茱共享为好。

7.《本草正义》：百部，善于杀虫……即劳瘵家肺中有虫，亦是虚热，此其专药，似不可谓之性温，故甄权以为甘，《大明》以为苦，苏恭且以为微寒，缪氏《经疏》直谓《别录》为误，盖亦有理。然即曰微温，亦如紫菀温润，专治肺咳之例，究非温热之温，故凡有咳嗽，可通用之。本是草根，而多者可数十茎，性专下降，故治上气。濒湖谓百部亦天门冬之类，故皆治肺病，杀虫，但百部气温而不寒，寒嗽宜之，天门冬性寒而不热，热嗽宜之。颐谓濒湖此说，尚嫌太泥，实则门冬甘腻，止可治燥热之嗽，而肺有寒饮痰滞者，皆其大忌。百部虽曰微温，然润而不燥，且能开泄降气，凡嗽无不宜之，而尤为久嗽虚嗽必需良药。程钟龄《医学心悟》止嗽散，颇有捷效，功力实在紫菀、百部二味，宣通肺气；《千金方》谓一味取汁浓煎，可愈三十年嗽，有自来矣。石顽谓肺热劳瘵喘嗽，有寸白虫者宜之，蛲虫痢及传尸骨蒸多用之。又谓脾胃虚人弗用，以其味苦伤胃之故。颐谓专主上气，正其味苦之功，凡嗽皆肺气上逆，非此不治，若嫌其微伤胃土中和，以参、术补中之品相辅而行可也。

8.《本经续疏》：百部主咳嗽、上气，按其形象，当谓似肺朝诸经脉，得经脉之轿辇，集其益而病已矣。殊不知根下撮如芋子，至十五六枚之多，咸黄白色，白为肺本色，黄乃脾色，则似肺致脾气以布于他矣。尚得谓诸脉朝于肺乎！盖咳嗽、上气既已习熟，遂难倏止，则向之引风寒痰热为咳者，至无所资，则转引脾家输肺之精以为赖藉。百部根当能于肺朝百脉时，各令带引精气输于皮毛，于是毛脉合精，行气于府，府精神明，留于四藏而气归于权衡，咳嗽上气焉有不止者，此其咳嗽上气为何如咳嗽上气，可憬然悟矣。

前 胡

《雷公炮炙论》

〖药性〗寒。　　　　〖药味〗苦、辛。　　　　〖用量〗6～10 g。

〖主治〗

1. 咳嗽咳痰：《太平圣惠方》前胡散用前胡止咳化痰治疗咳嗽咳痰。

2. 咳嗽气喘：《圣济总录》前胡饮用前胡止咳平喘治疗咳嗽气喘。

3. 头风头痛:《太平圣惠方》前胡散用前胡疏风止痛治疗头风头痛。

〖思路拓展〗

1.《名医别录》:主疗痰满胸胁中痞,心腹结气,风头痛,去痰实,下气。治伤寒寒热,推陈致新,明目益精。

2.《本草纲目》:清肺热,化痰热,散风邪。前胡,乃手足太阴、阳明之药,与柴胡纯阳上升,入少阳、厥阴者不同也。其功长于下气,故能治痰热喘嗽、痞膈呕逆诸疾。气下则火降,痰亦降矣,所以有推陈致新之绩,为痰气要药。陶弘景言其与柴胡同功非矣,治证虽同,而所入所主则异。

3.《本草汇言》:前胡,散风寒、净表邪、温肺气、消痰嗽之药也。如伤风之证,咳嗽痰喘,声重气盛,此邪在肺经也;伤寒之证,头痛恶寒,发热骨疼,此邪在膀胱经也;胸胁痞满,气结不舒,此邪在中膈之分也。又妊娠发热,饮食不甘;小儿发热,疮疹未形;大人痰热,逆气隔拒,此邪气壅闭在腠理之间也,用前胡俱能治之。罗一经云,前胡去寒痰,半夏去湿痰,南星去风痰,枳实去实痰,蒌仁治燥痰,贝母、麦门冬治虚痰,黄连、天花粉治热痰,各有别也。

4.《本草通玄》:前胡,肺肝药也。散风驱热,消痰下气,开胃化食,止呕定喘,除嗽安胎,止小儿夜啼。柴胡、前胡,均为风药,但柴胡主升,前胡主降为不同耳。种种功力,皆是搜风下气之效,肝胆经风痰为患者,舍此莫能疗。忌火。

桔　梗

《神农本草经》

〖药性〗平。　　　　〖药味〗苦。　　　　〖用量〗6～10 g。

〖主治〗

1. 咳嗽脓血:《金匮要略》桔梗汤用桔梗消痈排脓治疗肺痈吐脓。

2. 咽痛失音:《医学心悟》加味甘桔汤用桔梗利咽开音治疗咽痛失音。

3. 面目浮肿:《圣济总录》桔梗汤用桔梗宣肺利水治疗面目浮肿。

〖思路拓展〗

1.《神农本草经》:桔梗性味辛微温。主胸胁痛如刀刺,腹满,肠鸣,幽幽惊恐悸气。生山谷。

2.《本草纲目》:主口舌生疮,赤目肿痛。朱肱《活人书》治胸中痞满不痛,用桔梗、枳壳,取其通肺利膈下气也;张仲景《伤寒论》治寒实结胸,用桔梗、贝母、巴豆,取其温中、消谷、破积也;又治肺痈唾脓,用桔梗、甘草,取其苦辛清肺,甘温泻火,又能排脓血、补内漏也。其治少阴证二三日咽痛,亦用桔梗。甘草,取其苦辛散寒,甘平除热,合而用之,能调寒热也。后人易名甘桔汤,通治咽喉口舌诸病。宋仁宗加荆芥、防风、连翘,遂名如圣汤,极言其验也。按王好古《医垒元戎》载之颇详,云失音加诃子,声不出加半夏,上气加陈皮,涎嗽加知母、贝母,咳渴加五味,酒毒加葛根,少气加人参,呕加半夏、生姜,唾脓血加紫菀,肺痿加阿胶,胸膈不利加枳壳,心胸痞满加枳实,目赤加栀子、大黄,面肿加茯苓,肤痛加黄芪,发斑加防风、荆芥,疫毒加鼠粘子、大黄,不得眠加栀子。

3.《本草经疏》：桔梗，观其所主诸病，应是辛苦甘平，微温无毒。伤寒邪结胸胁，则痛如刀刺；邪在中焦，则腹满及肠鸣幽幽，辛散升发，苦泄甘和，则邪解而气和，诸证自退矣。其主惊恐悸气者，心脾气血不足，则现此证，诸补心药中，借其升上之力，以为舟楫胜载之用，此佐使之职也。《别录》利五脏肠胃，补血气者，盖指邪解则脏腑肠胃自和，和则血气自生也。除寒热风痹、温中、疗喉咽痛、下蛊毒者，皆散邪解毒通利之功也。消谷者，以其升载阳气，使居中焦而不下陷，则脾中阳气长浮，而谷食自消矣。甄权用以治下痢，及去肺热气促者，升散热邪之故也。日华子用以除邪辟瘟，肺痈排脓；洁古用以利窍除肺部风热，清利头目，咽嗌胸膈滞气及痛，除鼻塞者，入肺开发和解之功也。

4.《重庆堂随笔》：桔梗，开肺气之结，宣心气之郁，上焦药也。肺气开则府气通，故亦治腹痛下利，昔人谓其升中有降者是矣。然毕竟升药，病属上焦实证而下焦无病者，固可用也；若下焦阴虚而浮火易动者，即当慎之。其病虽见于上焦，而来源于下焦者，尤为禁剂。昔人舟楫之说，最易误人。夫气味轻清之药，皆治上焦，载以舟楫，已觉多事。质重味厚之药，皆治下焦，载以上行，更属无谓。故不但下焦病不可用，即上焦病，亦惟邪痹于肺、气郁于心，结在阳分者，始可用之。如咽喉痰嗽等证，惟风寒外闭者宜之。不但阴虚内伤为禁药，即火毒上升之宜清降者，亦不可用也。

白　前

《名医别录》

〖药性〗温。　　　〖药味〗苦。　　　〖用量〗6～10 g。

〖主治〗

1. 咳嗽气喘：《备急千金要方》白前汤用白前止咳平喘治疗咳嗽气喘。

2. 虚劳咳血：《圣济总录》白前饮用白前止咳降气治疗虚劳咳血。

〖思路拓展〗

1.《名医别录》：主治胸胁逆气，咳嗽上气。

2.《本草汇言》：白前泄肺气，定喘嗽之药也，疗喉间喘呼，为治咳之首剂；宽膈之满闷，为降气之上品。前人又主奔豚及肾气，然则性味功力，三因并施，脏腑咸入，腠里皮毛，靡不前至，盖以功力为名也。《本草经疏》：白前，肺家之要药。甘能缓，辛能散，温能下，以其长于下气，故主胸胁逆气，咳嗽上气。二病皆气升、气逆，痰随气壅所致，气降则痰自降，能降气则病本立拔矣。白前性温，走散下气，性无补益。深师方中所主久咳上气，体肿短气，胀满，当是有停饮、水湿、湿痰之病，乃可用之，病不由于此者，不得轻施。

3.《本经逢原》：白前，较白薇稍温，较细辛稍平。专搜肺窍中风水，非若白薇之咸寒，专泄肺、胃之燥热，亦不似细辛之辛窜，能治肾、肝之沉寒也。

4.《本草正义》：白前，专主肺家，为治咳嗽降气之要药。《别录》谓其微温，以其主治寒嗽，则能疏散寒邪，其性质必含温养之气也。然白前治嗽，亦不专于寒嗽一面，即痰火气壅，上逆咳嗽，亦能定之，则又有似乎寒降，是以苏恭竟作微寒。然其所以能止嗽者，则在于平逆顺气，使膈下之浊气不上凌而犯肺金，斯肺气得顺其清肃之性,而咳自除,此以静肃为用,必不可遽谓其温。且古今主治,恒用之于火气逆升之症,无不应手,自当以苏恭微寒之说为长。且寒邪寒饮之咳,辛温开肺,别有专司,固非白前之长技,特微寒顺气,非如沙参、知母之寒凉直折,亦非如桑根皮、枇杷叶之清降遏抑,故为定咳止嗽之主药,而绝无流弊。虽不见于《本经》,而《别录》主胸胁逆气,咳嗽上气,甚至称其主治呼吸欲绝,可见其清肃肺家,功效卓绝。白前顺气,清肃肺金,是其全体大用,此外别无效力。而《日华子本草》且称其治奔豚肾气,殆因其能降肺逆而推广言之。然白前主治上焦,而不能下坠直降,肾气之治,失其旨矣。

贝 母

《神农本草经》

〖药性〗寒。　　　　　　〖药味〗苦。　　　　　　〖用量〗3～10 g。

〖主治〗

1. 咳嗽咳痰:《笔花医镜》卷 3 贝母瓜蒌散用贝母止咳化痰治疗咳嗽咳痰。

2. 痈肿瘰疬:《医学心悟》消瘰丸用贝母化痰散结治疗痈肿瘰疬。

3. 胁痛胀满:《景岳全书》卷 51 化肝煎用贝母理气解郁治疗胁痛胀满。

〖思路拓展〗

1.《神农本草经》:贝母性味辛平。主伤寒烦热,淋沥邪气,疝瘕,喉痹,乳难,金创,风痉。一名空草。

2.《本草汇言》:贝母,开郁、下气、化痰之药也。润肺消痰,止咳定喘,则虚劳火结之证,贝母专司首剂。故配知母,可以清气滋阴;配芩、连可以清痰降火;配芪参可以行补不聚;配归、芍可以调气和营;又配连翘可解郁毒,治项下瘰核;配二陈代半夏用,可以补肺消痰、和中降火者也。以上修用,必以川者为妙。若解痈毒,破癥结,消实痰,敷恶疮,又以土者为佳。然川者味淡性优,土者味苦性劣,二者以分别用。

3.《药品化义》:贝母,味苦能下降,微辛能散郁,气味俱清,故用入心肺,主治郁痰、虚痰、热痰及痰中带血,虚劳咳嗽,胸膈逆气,烦渴热甚,此导热下行,痰气自利也。取其下利则毒去,散气则毒解,用疗肺痿、肺痈、瘿瘤痰核、痈疽疮毒,此皆开郁散结,血脉流通之功也。又取其性凉能降,善调脾气,治胃火上炎,冲逼肺金,致痰嗽不止,此清气滋阴,肺部自宁也。

瓜 蒌

《神农本草经》

〖药性〗寒。　　　　〖药味〗苦。　　　　〖用量〗6～10 g。

〖主治〗

1. 咳嗽气喘:《医方考》清气化痰丸用瓜蒌止咳平喘治疗咳嗽气喘。

2. 胸痹结胸：《金匮要略》瓜蒌薤白半夏汤用瓜蒌解郁宽胸治疗胸痹结胸。

3. 痈疽肿毒：《痈疽神秘验方》拔毒散用瓜蒌解毒散结治疗痈疽肿毒。

〖思路拓展〗

1.《神农本草经》：瓜蒌根性味苦寒。主消渴，身热，烦满，大热，补虚安中，续绝伤。一名地楼。生川谷，及山阴。

2.《本经疏证》：瓜蒌根入土最深，且能久在土中，生气不竭，故岁岁引蔓，发叶开花成实。而味苦性寒，恰有合于脾脏之德，而能为效其用。其止渴也，则所谓脾气散精，上归于肺者也。肠胃皆隶于脾，脾阴效用，则肠胃中痼热，又乌能留。黄疸者，脾津被热约而不流，以致蒸盦而成者也，脾热既解，疸亦何能不除。短气，肺阴虚也，小便过利，肺火盛也，冲脉隶于阳明，为月水所从降，若因脾胃阴虚而血涸，或因热结而不流，得此凉润之剂，自然涸者滋，结者解，不通者转而能通，别录之治，固与本经理无二致矣。

3.《本草思辨录》：瓜蒌根、瓜蒌实即天花粉与瓜蒌。瓜蒌根实本经俱苦寒，李氏谓根甘微苦酸微寒，实甘寒，辨之致审。草木之根，其性上行；实则性复下降。瓜蒌根能起阴气上滋，故主燥热之烦渴；实能导瓜蒌根与葛根同主消渴身热，而仲圣治痉，则一用葛根，一用瓜蒌根何故？盖无汗而小便反少，气冲口噤，是风寒湿之邪，相搏于太阳阳明之交而不解，用葛根则能随麻黄辈散之于外。瓜蒌根无解表之长，而证是身体强几几然，俾与桂芍诸物养筋脉则适相当，此其所以攸异也。瓜蒌根本治热治渴，乃牡蛎泽泻散并不言渴，而其所伍者为泻水之物，是大病瘥后，虚热不免，而水去则阴复伤，以瓜蒌根润液而补虚，除病即兼善后也。瓜蒌瞿麦丸，上虽为渴而下则有寒，下寒故膀胱不利而水蓄，水蓄于下则阳浮于上，是渴为标寒为本，故以薯附温肺肾瓜蒌实之长，在导痰浊下行，故结胸胸痹非此不治。然能导之使行，不能逐之使去。盖其性柔，非济之以刚，则下行不力。是故小陷胸汤则有连夏，瓜蒌薤白等汤则有薤酒桂朴，皆伍以苦辛迅利之品，用其所长，又补其所短也。

4.《重庆堂随笔》：瓜蒌实，润燥开结，荡热涤痰，夫人知之；而不知其舒肝郁，润肝燥，平肝逆，缓肝急之功有独擅也，（魏）玉璜先生言之最详。

石钟乳

《神农本草经》

〖药性〗温。　　　　〖药味〗甘。　　　　〖用量〗10～15 g。

〖主治〗

1. 咳嗽上气：《外台秘要》钟乳丸用石钟乳化痰平喘治疗咳嗽上气。

2. 短气不足：《圣济总录》卷53石钟乳丸用石钟乳温肺助阳治疗短气不足。

3. 腰膝酸痛：《太平圣惠方》钟乳丸用钟乳粉通利关节治疗腰膝酸痛。

〖思路拓展〗

1.《神农本草经》：石钟乳性味甘温。主咳逆上气，明目益精，安五脏，通百节，利九窍，下乳汁。生山谷。

2. 《神农本草经百种录》：石钟乳性味甘温。主咳逆上气：钟乳石体属金，又其象下垂而中空，故能入肺降逆。明目：能益目中肺脏之精。益精：能引肺气入肾。安五脏，通百节，利九窍：降气则脏安，中虚则窍通。下乳汁：钟乳即石汁如乳者所溜而成，与乳为类，故能下乳汁也。此以形为治。石为土中之精，钟乳石液所凝，乃金之液也，故其功专于补肺。以其下垂，故能下气。以其中空，故能通窍。又肺朝百脉，肺气利则无所不利矣。自唐以前，多以钟乳为服食之药，以其能直达肾经，骤长阳气，合诸补肾之品，用以房中之术最妙。但此乃深岩幽谷之中，水溜凝结而成，所谓金中之水，其体至阴，而石药多悍，性反属阳，故能补人身阴中之火。阴火一发，莫可制伏，故久服毒发，至不可救。惟升炼得宜，因证施治，以交肺肾子母之脏，实有殊能也。

3. 《本草续疏》：乳与泉皆山石中润泽之气所结，而性体不同，为用迥殊者，以乳得其阴而化于阳，泉得其阳而化于阴耳。惟得其阳，故专行流动旋转空隙之地；惟化于阴，故仰出而性寒。惟得其阴，故专行崭岩莘确艰阻之所；惟化于阳，故俯出而性温。其在人身，一则似溺似津，行阳道而质清冽，一则似液似精，行阴道而质稠黏也。质稠黏而性温，形中空而有窍，体洁白而通明，何能不明目，益精，通百节，利九窍，下乳汁。石属金而性下行，何能不主欬逆上气。五脏主藏精而不泻，精既充盈，且能彼此输灌，五脏又何能不安。特味甘气温，其用在补，则只有合于肺虚且寒，气馁不降，绝无与于风寒热湿之客为咳逆上气者矣。是明目，为明精气不充，神光昏暗之目；益精，为益阴寒酸削，气化清冷之精；安五脏，为安气失联络，不相衰益之五脏；通百节，为通骨属乏泽，屈伸不利之百节；利九窍，为利气道窘涩，开阖不便之九窍；下乳汁，为下冲脉既上，无阳以化之乳汁，其与一切外感及他内伤均无涉也。夫补之为补，于无形易，有形难。精乃五脏液之至粹，其成尤不易，乃观钟乳功力多在补精，且若不甚难者。殊不知有形之生长消歇，皆视无形为指使。《阴阳应象大论》所谓：精食气，精化为气。则气为精母，古训甚明，即以泰西所谓质具之德，传生之用，而论其义，亦为气聚生火，火盛迫液，尽可顷刻而成，初非难事。即钟乳之所以生，原石中润泽之气被阳气蒸逼而流，既已液中有气，气中具阳，其蒸腾变化，亦又何难？况观于《别录》之义，尤有递相补缀之妙，譬如调兵剿狄，则令禁兵守要害，腹里之兵防边，以易边兵出塞，为其风土合宜，人情不甚相远耳，钟乳之用，具有此义，调在上未虚之阳，和在下失偶之阴，而恃其甘温气味踞守于肺，使源源继进，务令火下归而水上济，成不偏不倚，平治之功，此益气之下，所以复赘"补虚损"一言，而"脚弱疼冷，下焦伤竭，强阴"均一以贯之矣。乃世俗所谓补精，动以质腻性寒者当之，名曰以类相求，岂知无阳则阴何由生，是以不阻于中，即滞于下，初为胃减，续为便溏，驯至心之化物无权，肺之治节失职而毙，宜乎视补精为甚难之事也，孰知以阳生阴，推近及远，为易易耶！

白石英

《神农本草经》

【药性】微温。　　　　【药味】甘。　　　　【用量】10～15 g。

【主治】

1. 咳嗽上气：《鸡峰普济方》白石英汤用白石英益肺止嗽治疗咳嗽上气。

2. 短气羸瘦：《备急千金要方》白石英丸用白石英益肺补虚治疗短气羸瘦。

3. 健忘阳痿：《圣济总录》白石英汤用白石英益智壮阳治疗健忘阳痿。

〔思路拓展〕

1.《神农本草经》：白石英性味甘微温。主消渴，阴痿不足，咳逆。久服，轻身、长年。生山谷。

2.《千金翼方》白石英：性味甘辛微温，无毒。主消渴，阴痿不足，咳逆，胸膈间久寒，益气，除风湿痹。疗肺痿下气，利小便，补五脏，通日月光。久服轻身，长年耐寒热。生华阴山谷，及太山，大如指，长二三寸。六面如削，白澈有光，其黄端白棱名黄石英，赤端名赤石英，青端名青石英，黑端名黑石英。二月采，亦无时。

3.《本草崇原》白石英：气味甘，微温，无毒。主治消渴，阴痿不足，咳逆，胸膈间久寒，益气，除风湿痹。久服轻身长年。白石英始出华阴山谷及太山，今寿阳、泽州、虢州、洛州山中俱有。大如指，长二三寸，六面如削，白莹如玉而有光，长五六寸，益佳。或问天地开辟，草木始生，后人分移莳植。故他处亦有。今土中所生之石，亦有始生，与他处之分何耶？愚曰：草木金石虫鱼皆为物类，始生者开辟之初，物之先见也。他处者，生育之广，物之繁盛也。天气从东南而西北，则草木始生东南者，未始不生西北，西北虽生，不如东南之力也。地气从西北而东南，则金石之始生西北者，未始不生东南，东南虽生，不如西北之力也。而岂莳植移徙之谓哉。若以草木土石而异视之，何所见之不大也。

紫石英
《神农本草经》

〔药性〕平。　　　　〔药味〕甘。　　　　〔用量〕10～15 g。

〔主治〕

1. 咳逆上气：《青囊秘方》用紫石英降逆镇咳治疗咳逆上气。

2. 身热瘫痫：《金匮要略》风引汤用紫石英填窍熄风治疗身热瘫痫。

3. 失精惊悸：《太平圣惠方》卷30紫石英丸用紫石英镇心安神治失精惊悸。

4. 不孕经漏：《妇人大全良方》紫石英丸用紫石英调经助孕治疗不孕经漏证。

〔思路拓展〕

1.《神农本草经》：紫石英性味甘温。主心腹咳逆，邪气，补不足，女子风寒在子宫，绝孕十年无子。久服，温中、轻身、延年。生山谷。

2.《本经疏证》：此所谓以形质与色为治者。夫石土之刚，金之未成者也。五，土数也。明澈晶莹，水光也，石也，而无论大小，咸具五棱，明澈晶莹，两端皆锐如箭镞，则其为自中土而上至肺金，下抵肾水矣。紫，赤黑相兼之色，水中有火，火中有水之象也。水火者，阴阳之征兆。阴者，比于不足；阳者，比于有余。而明澈晶莹，固无与于粗涩秽浊之处矣。能于心腹咳逆邪气间补不足，非入肺而治有余中不足乎！能于女人绝孕十年间除子宫风寒，非入肾而治不足中有余乎！但其所以然，则当归其效于温中，其所以温中，则为其味甘气温也。他石药皆慓悍，明澈晶莹者，必不慓悍，故须久服乃有益耳。虽然从中宫而上至肺,下抵肾,其所过岂无藏匿精华之所,顾遂不能兼治之与。故《别录》于上,则有补心气不足,定惊悸,安魂魄之功;于下,则有填下焦,止消渴之功。然亦皆水中有火,火中有水之证也,统而参之,则其理有比于是者,无不可以意融会而用之矣。

第二节　治疗咳嗽气喘方剂

止嗽散

《医学心悟》

〖方剂组成〗桔梗、荆芥、百部、白前、甘草、橘红、紫菀。

〖作用机制〗宣肺止咳。

〖主治要点〗① 咳嗽;② 咳痰;③ 恶寒发热;④ 头痛;⑤ 咽痒。

〖思路拓展〗

1.《医学心悟》:治诸般咳嗽。药不贵险峻,惟其中病而已。此方系予苦心揣摩而得也。盖肺体属金,畏火者也,过热则咳;金性刚燥,恶冷者也,过寒亦咳。且肺为娇脏,攻击之剂既不任受,而外主皮毛,最易受邪,不行表散则邪气留连而不解。《经》曰:微寒微咳,寒之感也,若小寇然,启门逐之即去矣。医者不审,妄用清凉酸涩之剂,未免闭门留寇,寇欲出而无门,必至穿逾而走,则咳而见红。肺有二窍,一在鼻,一在喉,鼻窍贵而不闭,喉窍宜闭而不开。今鼻窍不通,则喉窍将启,能不虑乎?本方温润和平,不寒不热,既无攻击过当之虞,大有启门驱贼之势。是以客邪易散,肺气安宁。宜其投之有效欤?予制此药普送,只前七味,服者多效。或问:药极轻微,而取效甚广,何也?

2.《血证论》:普明子制此方,并论注其妙,而未明指药之治法,余因即其注而增损之曰:肺体属金,畏火者也,遇热则咳,用紫菀、百部以清热;金性刚燥,恶冷者也,遇寒则咳,用白前、陈皮以治寒;且肺为娇脏,外主皮毛,最易受邪,不行表散则邪气流连而不解,故用荆芥以散表;肺有二窍,一在鼻,一在喉,鼻窍贵开而不贵闭,喉窍贵闭不贵开,今鼻窍不通,则喉窍启而为咳,故用桔梗以开鼻窍。此方温润和平,不寒不热,肺气安宁。

3.《儒门事亲》止嗽散:半夏、白矾。上二味为末,生姜打面糊和丸,桐子大。每服三、二十丸,空心温酒送下。

4.《外科传薪集》止嗽散:半夏、冰糖,专治咳嗽。

小青龙汤

《伤寒论》

〖方剂组成〗麻黄、桂枝、芍药、半夏、干姜、细辛、五味子、甘草。

〖作用机制〗散寒平喘。

〖主治要点〗① 咳嗽;② 咳痰;③ 哮喘;④ 恶寒;⑤ 发热。

〖思路拓展〗

1.《伤寒论》:伤寒表不解,心下有水气,干呕,发热而咳,或渴,或利,或噎,或小便不利,少腹满,或喘者,小青龙汤主之。

2.《成方便读》:大青龙汤因内有郁热而表不解,此方因内有水气而表不解。然水气不除,肺气壅遏,营卫不通,虽发表何由得汗?故用麻黄、桂枝解其表,必以细辛、干姜、半夏等辛燥之品,散其胸中之水,使之随汗而出。《金匮》所谓腰以上者,当发汗,即《内经》之"开鬼门"也。水饮内蓄,肺必逆而上行,而见喘促上气等证。肺苦气上逆,急食酸以收之,以甘缓之,故以白芍、五味子、甘草三味,一以防肺气之耗散,一则缓麻、桂、姜、辛之刚猛也。名小青龙者,以龙为水族,大则可以兴云致雨,飞腾于宇宙之间;小则亦能治水驱邪,潜隐于波涛之内耳。

3.《时方妙用》:咳嗽症,方书最繁,反启人多疑之惑,其实不若虚实二症:实者,外感风寒而发;虚者,内伤精气而生也。总不离乎水饮,金匮以小青龙汤,加减五方,大有意义。小柴胡汤自注云:咳嗽,去人参,加干姜五味子。人多顺口读过,余于此悟透全书之旨,而得治咳嗽之秘钥,因集溢未详,大为恨事。向着有金匮浅注等十种,言之不厌于复,业斯道者,请鉴予之苦心焉。

4.《医门法律》:后世治痰饮有四法:曰实脾、燥湿、降火、行气。实脾燥湿,二陈二术,最为相宜,若阴虚则反忌之矣。降火之法,须分虚实:实用苦寒,虚用甘寒,庶乎可也。若夫行气之药,诸方漫然,全无着落,谨再明之。风寒之邪,从外入内,裹其痰饮,惟用小青龙汤,则分其邪从外出,而痰饮从下出也。

5.《医宗金鉴》:伤寒表不解,谓脉浮紧、头痛、身痛、发热、无汗、恶寒之证仍在也。心下有水气,谓干呕而咳也。然水之一为病不一,故曰:或渴、或利、或噎、或小便不利,少腹满,或喘者,皆有水气之证,故均以小青龙汤,如法加减主之也。经曰:三焦者决渎之官,水道出焉。膀胱者州都之官,津液藏焉,气化则能出矣。太阳受邪,若无水气,病自在经,若有水气,病必犯府。病府则膀胱之气化不行,三焦之水气失道,停上焦则或咳、或喘、或噎,停中焦则或渴、或干呕、或满,停下焦则或小便不利,少腹满,或下利,凡水所行之处,皆得而病之也。小青龙汤外发太阳之表实,内散三焦之寒饮,亦汗法中之峻剂,与大青龙汤并得其名。一以治太阳表实之热躁,一以治太阳表实之寒饮也。

定喘汤

《摄生众妙方》

〖方剂组成〗白果、麻黄、苏子、甘草、款冬花、杏仁、桑白皮、黄芩、半夏。

〖作用机制〗宣肺定喘。

〖主治要点〗① 哮喘;② 咳嗽;③ 痰多;④ 呼吸困难。

〖思路拓展〗

1.《医方考》:声粗者为哮,外感有余之疾也,宜用表药;气促者为喘,肺虚不足之证也,宜用里药。

寒束于表,阳气不得泄越,故上逆;气并于膈,为阳中之阳,故令热。是方也,麻黄、杏仁、甘草辛甘发散之物也,可以疏表而定哮;白果、款冬花、桑皮清金保肺之物也,可以安里而定喘;苏子能降气,半夏能散逆,黄芩能去热。

2.《医方集解》:此手太阴药也。表寒宜散,麻黄、杏仁、桑皮、甘草辛甘发散,泻肺而解表。里虚宜敛,款冬温润,白果收涩定喘而清金。苏子降肺气,黄芩清肺热,半夏燥湿痰,相助为理,以成散寒疏壅之功。

3.《成方便读》:夫肺为娇脏,畏寒畏热,其间毫发不容,其性亦以下行为顺,上行为逆。若为风寒外束,则肺气壅闭,失其下行之令,久则郁热内生,于是肺中之津液郁而为痰,哮咳等疾所由来也。然寒不去则郁不开,郁不开则热不解,热不解则痰亦不能遽除,哮咳等症何由而止。故必以麻黄、杏仁、生姜开肺疏邪;半夏、白果、苏子化痰降浊;黄芩、桑皮之苦寒,除郁热而降肺;款冬、甘草之甘润,养肺燥而益金,数者相助为理,以成其功。宜乎喘哮痼疾,皆可愈也。

4.《万氏秘传片玉心书》定喘汤:陈皮、南星、栀子仁、石膏、杏仁、薄荷、赤茯苓。右锉细,水煎,入竹沥服之。吐法用土牛膝根,取自然汁灌入口中,其涎自吐。

5.《妇人大全良方》定喘汤:治丈夫、妇人远年日近肺气咳嗽,上气喘急,喉中涎声,胸满气逆,坐卧不安,饮食不下。及治肺感寒邪,咳嗽声重,语音不出,鼻塞头昏,并皆治之。半夏、阿胶、甘草、罂粟壳、五味子、桑白皮、麻黄、人参。上㕮咀,每服三大钱。姜三片,乌梅半个,煎至七分,去滓,渐渐温服,食后临卧服。

华佗五嗽丸

《外台秘要》

〖方剂组成〗皂荚、干姜、桂心。

〖作用机制〗化痰止嗽。

〖主治要点〗① 气嗽;② 饮嗽;③ 燥嗽;④ 冷嗽;⑤ 邪嗽。

〖思路拓展〗

1.《太平惠民和剂局方》:气不宣通所致。无问久新轻重,以至食饮不下,语声不出,坐卧不安,昼夜胸胁引痛,并宜服之。上为细末,炼蜜为丸,如梧桐子大。每服十五丸,温酒下,米饮亦得,食后服。

2.《深师》:疗五嗽,一曰上气嗽,二曰饮嗽,三曰燥嗽,四曰冷嗽,五曰邪嗽。四满丸方干姜、桂心、踯躅花、川芎、紫菀、芫花根皮、人参、细辛、炙甘草、半夏、鬼督邮、蜈蚣。上十二味,捣筛。蜜和服如大豆五丸,米饮下,日三。不知加之至七八丸,服此丸无不瘥,方秘不传。忌羊肉、饧、生葱、生菜、海藻、菘菜。

3.《古今录验》四满丸:疗五嗽,一为气嗽,二为痹嗽,三为燥嗽,四为邪嗽,五为冷嗽,悉疗之方。蜈蚣、芫花根、踯躅花、干姜、川芎、桂心、人参、细辛。上八味捣筛,蜜和为丸。一服,米饮下五丸,如大豆许,日三,稍加至十丸。

人参定喘汤

《太平惠民和剂局方》

〔方剂组成〕人参、麻黄、炙甘草、阿胶、半夏、桑白皮、五味子。

〔作用机制〕宣肺平喘。

〔主治要点〕① 哮喘；② 咳嗽；③ 喉中痰鸣；④ 胸满；⑤ 呕吐痰沫。

〔思路拓展〕

《外台秘要·咳逆上气方五首》：《病源》肺虚感微寒而成咳，咳而气还聚于肺，肺则胀，是为咳逆也。邪气与正气相搏，正气不得宣通，但逆上喉咽之间，邪伏则气静，邪动则气奔上，烦闷欲绝，故谓之咳逆上气。《深师》疗咳逆上气，支满息欲绝，气结于胸中，心烦躁不安，一合汤方。芫花二分、桂心、干姜各五分、炙甘草、细辛各四分、菀花二分。上六味，切，以水三升，煮取一升。先食服一合，日三夜一。又云，合汤亦得，分六七服，一日尽便愈。一方有菖蒲四分，无菀花。忌海藻、菘菜、生葱、生菜等。又疗咳逆上气，腹中有坚痞，往来寒热，令人羸瘦，不能饮食，或时下痢，此腹中如绞，在脐上下关，疝气上肠使然，为病有气涌逆。蜀椒散方：蜀椒、桂心、炙甘草各一两，通草、半夏各三两。上五味，捣筛。饮服方寸匕，日三夜一。忌海藻、菘菜、羊肉、饧、生葱。《古今录验》麦门冬丸主气逆上气方：干姜六分、麦门冬十分、昆布、海藻各六分，细辛、海蛤、蜀椒、桂心各四分。上八味，捣筛，蜜和丸如梧子。以饮服十丸，渐加至二十丸，日三。有人患风虚得冷，辄胸中上气，喉中常如吹管声，咳嗽唾清沫，将此丸服，得瘥。若散服，方寸匕，日三。忌生葱、生菜。又鲤鱼汤疗咳逆上气，喉中不利方：生鲤鱼一尾，熟艾二升、白蜜一升，紫菀、牡蛎各四两，款冬花一升、杏仁二十枚、豉半升、射干二两、细辛三两、饧八两、菖蒲二两。上十二味，㕮咀，药和，纳鱼腹中，置铜器中，蒸之五斗米饭下，药成。服一升，日三夜一。忌生菜、羊肉、饧等。又杏仁煎疗咳逆上气方：杏仁一升、石斛、干姜各四两，桂心、炙甘草、麻黄各五两，五味子、款冬花、紫菀各三两。上九味，捣八味下筛，以水一斗，先煮麻黄取八升，去滓，纳药末，胶饧半斤，蜜一升，搅令相得。未食服如枣大一枚，日三。忌生葱、海藻、菘菜等。

人参泻肺汤

《太平惠民和剂局方》

〔方剂组成〕人参、黄芩、栀子、枳壳、薄荷、甘草、连翘、杏仁、桑皮、大黄、桔梗。

〔作用机制〕宣痰平喘。

〔主治要点〕① 哮喘；② 咳嗽；③ 喉中痰鸣；④ 胸满；⑤ 大便涩滞。

〔思路拓展〕

《删补名医方论》：邪之所凑，其气必虚。又肺为娇脏，其不堪破耗也明矣。自肺热伤肺之说行，曰保肺补肺，众共哗之。曰清肺泻肺，药与和之。岂知古人清肺、泻肺等汤，而必皆以人参立名，夫亦可晓然于肺气之不可耗,而人参之在所必用也。肺体清而法天,下济而司降令,一切混浊不得上干者,皆胸中之气健营运而不息也。若肺气少弛,则降下失令,混浊之气遂逆上行,此为咳嗽为喘急,肺叶胀举,胸膈紧痛,移热大肠,大便艰涩,种种显有余之象,实种种为不足之征。故不问内伤外感,为热为寒,要以人参保定肺气为主。或佐骨皮、知母、阿胶滋之,乌梅、五味、罂粟壳敛之,半夏曲、生姜降之,杏仁、桑皮、枳壳、桔梗利之,栀子、黄芩、连翘凉之,麻黄、薄荷发之,大黄下之,总恃人参之大力,握枢而运,已入之邪易出,而将来之邪无从入也。肺邪得诸药以俱出,而肺气不随诸药以俱出也。然则人参亦何尝伤肺,乃畏而不敢用耶?又谓风寒咳嗽,忌用五味子;嗽用粟壳,止嗽如神,切肺如刀。然此无本之言,不知始自何出,皆因不读《本草》,不知药之性味功能,以讹传讹也。近世之医,亦不能辨,惟识者察之。

第四章　治疗风寒湿痹方药

风湿病是侵犯关节、骨骼、肌肉、血管及有关软组织或结缔组织的疾病,其中多数为自身免疫性疾病。风湿病中国医药学称为风寒湿痹或风湿痹证。治疗风寒湿痹方药治疗风湿病。风湿病辨识要点:
① 关节肿胀疼痛;② 关节活动障碍;③ 四肢僵硬;④ 发热;⑤ 肌肉疼痛;⑥ 皮疹;⑦ 相关自身抗体阳性。治疗风寒湿痹常用药物秦艽、桑寄生、威灵仙、防己、络石藤、雷公藤、五加皮等。治疗风寒湿痹常用方剂有桂枝芍药知母汤、独活寄生汤、换腿丸、比天膏、大通圣白花蛇散等。《素问·痹论》曰:风寒湿三气杂至合而为痹也。其风气胜者为行痹,寒气胜者为痛痹,湿气胜者为着痹。《金匮要略·中风历节病脉证并治第五》用桂枝芍药知母汤(桂枝、芍药、甘草、麻黄、生姜、白术、知母、防风、附子)治疗诸肢节疼痛,身体尪羸,脚肿如脱,头眩短气,温温欲吐。用乌头汤(麻黄、芍药、黄芪、炙甘草、川乌)治疗历节不可屈伸疼痛。《备急千金要方·风痹》用血痹大易方(草薢、薯蓣、牛膝、泽泻、白术、地肤子、干漆、蛴螬、车前子、狗脊、天雄、茵芋、山茱萸、干地黄)治疗风痹游走无定处。悉主之方(海藻、茯苓、防风、独活、附子、白术、大黄、当归、鬼箭羽)治疗游风行走无定,肿或如盘大,或如瓯,或着腹背,或着臂,或着脚。铁精汤(黄铁、人参、半夏、麦冬、白薇、黄芩、甘草、芍药、石膏、生姜、大枣)治疗四肢寒热不随。白蔹散(白蔹、附子)治疗风痹肿,筋急展转易。附子酒(大附子)治大风冷痰癖胀满诸痹。麻子酒(麻子、法曲)治疗虚劳百病,风湿疼痹。

第一节　治疗风寒湿痹药物

秦　艽

《神农本草经》

〖**药性**〗平。　　　　　〖**药味**〗苦。　　　　　〖**用量**〗10～20 g。

〖**主治**〗

1. 风湿痹证:《备急千金要方》秦艽酒用秦艽祛风胜湿治疗风湿痹病。

2. 肢体瘫痪:《素问病机气宜保命集》大秦艽汤用秦艽通经活络治疗中风肢体瘫痪。

3. 骨蒸潮热:《卫生宝鉴》秦艽鳖甲散用秦艽退热除蒸治疗骨蒸潮热。

4. 痔疮肠风：《兰室秘藏》秦艽防风汤用秦艽祛风活血治疗痔疮肠风。

〖思路拓展〗

1.《神农本草经》：秦艽性味苦平。主寒热邪气，寒湿，风痹，肢节痛，下水，利小便。生山谷。

2.《本草正义》：秦艽，《本经》谓之苦平，而《别录》加以辛及微温，以其主治风寒湿痹，必有温通性质也，然其味本苦，其功用亦治风热，而能通利二便，已非温药本色。后人且以治胃热黄疸烦渴等症，其非温性，更是彰明较著。考《本经》《别录》主治，功在舒筋通络，流利骨节，惟治痹痛挛急之证，盖与防风、羌、独同类之品。甄权之治头风，即祛风也；惟又称其利大小便，亦与《本经》下水利小便之旨相合。盖秦艽既能外行于关节，亦能内达于下焦，故宣通诸府，引导湿热，直走二阴而出，昔人每谓秦艽为风家润药，其意指此。因之而并及肠风下血，张石顽且谓其治带，皆以湿热有余，泄积滞言之，非统治诸虚不振之下血带下也。又就其导湿去热而引伸之，则治胃热，泄内热，而黄疸酒毒，牙痛口疮，温疫热毒，及妇人怀胎蕴热，小儿疳热烦渴等症，皆胃家湿热，而秦艽又能遄治之矣。约而言之，外通经隧，内导二便，是其真宰，而通络之功，又在理湿之上。要之皆是从湿阻热结一面着想，而气虚血弱之症，皆非其治，仍与防风、羌、独等味异曲同工耳。

3.《本经疏证》：秦艽主寒热，邪气，寒湿风痹，且将胥六淫而尽治之，所不及兼者惟燥耳，其所造就抑何广耶？夫是条之读，当作主于寒热邪气中，下水利小便，又主于寒湿风痹肢节痛中，下水利小便。盖惟寒热邪气证，可以下水利小便愈者，无几；寒湿风痹肢节痛证，可以下水利小便愈者，亦无几，此秦艽之功，殊不为广，然必于两证中求其的可以下水利小便愈者，而后秦艽之用得明，则已费推敲矣。况下水利小便，复不得作一串观，是秦艽所主确亦实繁且殷也。凡苗短根长之物，皆能摄阳就阴，凝阳于阴，如远志者可验，特彼则着于神志，兹则隶于六淫。着神志者，摄火于水而精自灵动；隶六淫者，化邪于水而溺自流通。惟测识其有水可以化邪，此邪能从水化，有溺可以泄水，此水得随溺通，斯秦艽之用方无误也，但属寒邪，虽有水气，只可使水从寒化，不得化寒为水，如小青龙汤证、真武汤证是也。风寒湿三气杂至合而成痹，其骤者，虽有水气，亦只可令从温泄，不得化水而泄，如白术附子汤证、甘草附子汤证、桂枝附子汤证是也。惟寒邪已与热搏，其势两不相下，兼有水停于中，是其趣向本亦将从水化，与夫痹已经久，但行于外而绝于中，则均当使其合一，就而下之，纵使小便不利，亦自能去。不然寒热邪气之下，何以不系他证，而肢节痛亦寒湿风痹所固有，亦何必更系此三言于下耶！特通身挛急之候，则不必更论其新久，以寒湿风气既遍于身，则已与中联络，遂不得俟其但肢节痛而后与秦艽，以秦艽原罗纹密织偏纲合身也。后世以之治黄疸，是寒热邪气中有水之明验；以之治烦渴，是寒湿风痹中有热之确据。

桑寄生

《神农本草经》

〖药性〗平。　　　　〖药味〗苦。　　　　〖用量〗10～15 g。

〖主治〗

1. 风湿痹证：《备急千金要方》独活寄生汤用桑寄生祛风胜湿治疗风湿痹。

2. 胎动不安：《证治准绳》桑寄生散用桑寄生养血安胎治疗胎动不安。

3. 瘛疭癫痫：《陈素庵妇科补解》寄生养荣汤用寄生养血柔筋治疗产后瘛疭癫痫。

〖思路拓展〗

1.《神农本草经》：桑上寄生性味苦平。主腰痛，小儿背强，痈肿，安胎，充肌肤，坚发齿，长须眉，其实明目，轻身通神。一名寄屑，一名寓木，一名宛童。生川谷。

2.《神农本草经百种录》：桑上寄生性味苦平。主腰痛：得桑之气，亦能助筋骨也。小儿背强：驱脊间风。痈肿：和血脉。安胎：胎亦寄母腹者也。充肌肤，坚发齿，长须眉：养皮毛之血脉。其实主明目：桑性驱风，肝为风脏，而开窍于目，风去则目明也。轻身通神：寄生乃感风露之气以生，故服之亦有清虚之妙应。寄生乃桑之精气所结，复生小树于枝间，有子之象焉，故能安胎。其性与桑相近，故亦能驱风养血。其生不着土，资天气而不资地气，故能滋养血脉于空虚之地，而取效更神也。

3.《本草求真》：桑寄生，号为补肾补血要剂。缘肾主骨，发主血，苦入肾，肾得补则筋骨有力，不致痿痹而酸痛矣。甘补血，血得补则发受其灌荫而不枯脱落矣。故凡内而腰痛、筋骨笃疾、胎堕，外而金疮、肌肤风湿，何一不惜此以为主治乎。

威灵仙

《新修本草》

〖药性〗温。　　　　　〖药味〗辛。　　　　　〖用量〗10～15 g。

〖主治〗

1. 历节痛痹：《备急千金要方》防己汤用防己祛风胜湿治疗历节痛痹。

2. 口眼歪斜：《简明医彀》卷 2 灵仙丸用威灵仙祛风通络治疗口眼歪斜。

3. 骨哽咽喉：《本草纲目》威灵仙与砂糖煎服治疗骨哽咽喉。

〖思路拓展〗

1.《本草经疏》：威灵仙，主诸风，而为风药之宜导善走者也。腹内冷滞，多由于寒湿，心膈痰水，乃饮停于上、中二焦也，风能胜湿。湿病喜燥，故主之也。膀胱宿脓恶水，靡不由湿所成，腰膝冷疼，亦缘湿流下部侵筋致之，祛风除湿，病随去矣。其曰久积癥瘕、痃癖、气块及折伤。则病于血分者多，气分者少，而又未必皆由于湿，施之恐亦无当，取节焉可也。

2.《本草正义》：威灵仙，以走窜消克为能事，积湿停痰，血凝气滞，诸实宜之。味有微辛，故亦谓祛风，然惟风寒湿三气之留凝隧络，关节不利诸病，尚为合宜，而性颇锐利，命名之义，可想而知，乃唐人著《威灵仙传》竟谓治中风不语，手足不遂，口眼歪斜云云，则人有误会矣。

3.《药品化义》：灵仙，性猛急，盖走而不守，宣通十二经络。主治风、湿、痰、壅滞经络中，致成痛风走注，骨节疼痛，或肿，或麻木。风胜者，患在上，湿胜者，患在下，二者郁遏之久，化为血热，血热为本，而痰则为标矣，以此疏通经络，则血滞痰阻，无不立豁。若中风手足不遂，以此佐他药宣行气道。酒拌，治两臂痛。因其力猛，亦能软骨，以此同芎、归、龟甲、血余，治临产交骨不开，验如影响。

防 己

《神农本草经》

〖药性〗平。　　　　　　〖药味〗辛。　　　　　〖用量〗6～10 g。

〖主治〗

1. 风湿痹痛：《圣惠方》用防己祛风除湿止痛治疗风湿痹痛。

2. 水肿尿少：《金匮要略》防己茯苓汤用防己利水治疗水肿尿少。

3. 口眼歪斜：《医略六书》卷 28 防己散用防己祛风通络治疗口眼歪斜。

4. 痰饮喘咳：《金匮要略》木防己汤用木防己利水化饮治疗痰饮喘咳。

〖思路拓展〗

1.《神农本草经》：防己性味辛平。主风寒温疟热气诸痫，除邪，利大小便。一名解离。生川谷。

2.《本草备要》：通，行水，泻上焦血分湿热。大苦大寒。《本经》平，《别录》温。太阳经药膀胱。能行十二经，通腠理，利九窍，泻下焦血分湿热，为疗风水之要药。治肺气喘嗽，水湿。热气诸痫，降气下痰。湿疟脚气，足伤寒湿为脚气。寒湿郁而为热，湿则肿，热则痛。防己为主药，湿加苡仁、苍术、木瓜、木通，热加芩、柏，风加羌活、萆薢，痰加竹沥、南星，痛加香附、木香，活血加四物，大便秘加桃仁、红花，小便秘加牛膝、泽泻，痛连臂加桂枝、威灵仙，痛连胁加胆草。又有足跟痛者，属肾虚，不与脚气同论。水肿风肿，痈肿恶疮。或湿热流入十二经，致二阴不通者，非此不可。然性险而健，阴虚及湿热在上焦气分者禁用。《十剂》曰：通可去滞，通草、防己之属是也。通草即木通，是徐之才亦以行水者，为通与燥剂无以别矣。木通甘淡，泻气分湿热；防己苦寒，泻血分湿热。本集以行水为通剂，改热药为燥剂。陈藏器曰：治风用木防己，治水用汉防己。酒洗用。恶细辛，畏萆薢。

络石藤

《神农本草经》

〖药性〗温。　　　　　　〖药味〗苦。　　　　　〖用量〗10～20 g。

〖主治〗

1. 风湿痹证：《民间验方》单用络石藤酒浸服祛风通络治疗风湿热痹。

2. 咽喉肿痛：《太平圣惠方》络石散用络石藤清热凉血治疗喉痹痈肿。

3. 瘀血淋沥：《普济方》络石汤用络石藤活血祛瘀治疗瘀血淋沥或赤白带下。

〖思路拓展〗

1.《神农本草经》：络石性味苦温。主风热、死肌、痈伤，口干、舌焦，痈肿不消，喉舌肿，水浆不干。久服轻身明目、润泽、好颜色，不老延年。一名石鲮。生川谷。

2.《本草正义》：络石气味《本经》谓之苦温，盖以功能通经络活血而言之，故以为温。然《本经》主治纯是热症,则非温热可知,故《别录》改作微寒,而《御览》引李当之说,且以为大寒也。此物善走经脉,通达肢节,《本经》主风热死肌,《别录》养肾,主腰髋痛,坚筋,利关节,皆即此义。其治痈肿、喉舌肿,口干舌焦,皆苦寒泄降之功用也。《别录》谓其除邪气,则以邪热而言。凡《本经》《别录》邪气二字,所赅最广,其实各有所主,并非泛辞,读者当以意逆之,自能悟到,不可混作一例者。惟大惊入腹四字,则不甚可解,当付阙疑。恭谓疗产后血结大良,盖以瘀露不通而言,苦泄破瘀,且善通络,是以主之。又谓主蝮蛇疮毒心闷,则清热泄降,固解毒之良药。又谓刀斧伤疮,敷之立瘥,则又外治活血之神丹矣。藏器谓主一切风,即《本经》治风热死肌,《别录》利关节之义。今用以舒节活络,宣通痹痛甚验。

3.《本经续疏》:石者土欲化金而未成也,于藏气为帖紧相承之脾肺。络石者,木水土相参之化也,于藏气为间于脾肾之肝。肝主疏泄畅达者也,乃络石疏泄畅达独于帖紧相承之脾肺,依附甚固,则凡脾肺所主肌肉皮毛间,倘有邪气附着,生气不荣,吸摄津液,以资启溉,致津液干涸,仍无济于生气者,得此疏泄畅达焉,不特枯竭转而荣茂,且干涸转而润泽矣。何则? 以脾肺本主津液相输灌也。惟然,则于"死肌、痈伤、口干、舌焦、痈肿不消、喉舌肿、水浆不下"固有会矣,特谓其主于风热,何也? 夫不因风热,则"死肌、痈伤、口干舌焦、痈肿不消、喉舌肿、水浆不下"又何自而来,但其味苦温,苦温非治风热者,兹则所宜阐明者矣。盖诸证者,火结非假,津涸非真,乃阳劫阴以自资,阴被劫而不得化,故惟阳能人之,阴则不能入也。设使用寒,必被阳格,用热又属耗阴,惟苦以发之,温以散之,相比成功。仍是冬夏不雕,寒暑皆荣之物,生乎阴而长于阳,络于阴而伸夫阳者,《至真要大论》所谓"微者逆之,甚者从之"是矣。虽然《别录》所系"大惊入腹,除邪气",则气乱而邪从以入也,其所谓"养肾,主腰髋痛,坚筋骨,利关节"不与他主治大相径庭耶! 盖人气升降如环无端,第下者必化于肾而后能升,上者必化于肺而后能降。络石之于肺,虽邪阻气挠,颠连如石,亦能化而通之,行而降之。若是假使在上已无病,而下之机关犹未转,则尽利其上,其在下者能常自窒乎! 矧络石原生于阴湿处,则其机关本自下而上,其奏功则自上而下耳。径庭云乎哉!

雷公藤

《本草纲目拾遗》

【药性】寒。　　　　【药味】辛。　　　　【用量】10～30 g。

【主治】

1. 风湿痹证:雷公藤多苷片用雷公藤祛风胜湿治疗风湿痹病。

2. 顽癣皮病:《外治寿世方》用雷公藤燥湿解毒治疗皮病顽癣。

3. 疔疮肿毒:本品与蟾酥配伍应用可清热解毒治疗热毒痈肿疔疮。

【思路拓展】

1.《本草纲目拾遗》:可治瘰疬,亦可截疟。治臌胀、水肿、痞积、黄白疸、疟疾久不愈、鱼口便毒、疬窜跌打。

2.《万病回春》云:凡被蛇伤用板扛归不拘多少,此草四五月生,至九月见霜即罕有,叶尖青如犁头尖样,藤有小刺,子圆如珠,生青熟黑,味酸,用叶捣汁酒调,随量服之,渣罨伤处,立愈。

3.《秋泉家秘》：乌贼骨五钱,雷公藤三钱,共为细末,擦之,干则以菜油调敷。治翻胃噎膈、疟疾、吐血便血、喉痹、食积心疼、虚饱腹胀、阴囊肿大、跌打闪胸、发背疔疮乳痈、产后遍身浮肿。

五加皮

《神农本草经》

【药性】温。　　　　　【药味】辛。　　　　　【用量】6～10 g。

【主治】

1. 风湿痹痛：《本草纲目》五加皮酒用五加皮祛风胜湿治疗风湿痹痛。

2. 筋骨痿软：《卫生家宝》五加皮散用五加皮强筋健骨治疗筋骨痿软。

3. 半身不遂：《太平圣惠方》五加皮散用五加皮祛风通络治疗半身不遂。

【思路拓展】

1.《神农本草经》：五加皮性味辛温。主心腹疝气,腹痛,益气疗躄,小儿不能行,疽疮阴蚀。一名豺漆。

2.《本草思辨录》：五加皮茎柔皮脆,用在于根,宜下焦风湿之缓证。若风湿搏于肌表,则非其所司。古方多浸心疝少腹有形为寒,肺热生痿躄为热,《本经》并主之。刘潜江云：肾肝气虚,故病于湿。湿者阴之淫气也,阴淫则阳不化而为风；风者阳之淫气也,阳淫则阴愈不化而更病于湿。至病湿,固已阴锢阳、阳蚀阴而成湿热矣。按此论甚精。五加皮辛苦而温,惟善化湿耳。化其阴淫之湿,即驱其阳淫之风。风去则热已,湿去则寒除。即别录之疗囊湿、阴痒、小便余沥、腰脚痛痹、风弱、五缓,皆可以是揆之。邹氏以《本经》之益气,《别录》之坚筋骨强志意,为身半以上事。实则肾肝受治之益,不必析之为两事也。

3.《本草经疏》：五加皮,观《本经》所主诸证,皆因风寒湿邪伤于二经之故,而湿气尤为最也。《经》云,伤于湿者,下先受之。又云,地之湿气,感则害人皮肉筋脉。肝肾居下而主筋骨,故风寒湿之邪,多自二经先受,此药辛能散风,温能除寒,苦能燥湿,二脏得其气而诸证悉瘳矣。又湿气浸淫,则五脏筋脉缓纵；湿气留中,则虚羸气乏。湿邪既去,则中焦治而筋骨自坚,气日益而中自补也。其主益精强志者,肾藏精与志也。

第二节　治疗风寒湿痹方剂

桂枝芍药知母汤

《金匮要略》

【方剂组成】桂枝、芍药、甘草、麻黄、生姜、白术、知母、防风、附子。

〖作用机制〗祛风除痹。

〖主治要点〗① 风寒湿痹;② 肢节疼痛;③ 身体尪羸;④ 脚肿如脱;⑤ 风毒肿痛。

〖思路拓展〗

1. 《金匮要略》:诸肢节疼痛,身体尪羸,脚肿如脱,头眩短气,温温欲吐,桂枝芍药知母汤主之。

2. 《退思集类方歌注》:湿热外伤肢节痛,上冲心胃呕眩攘。香港脚冲心为恶候,汉时已有此方详。(旭高按:此与香港脚冲心之候颇同。诸家谓唐以前无香港脚,勿致思尔。《金匮要略·中风历节病篇》云:"诸肢节疼痛,身体尪羸,脚肿如脱。"后人不知"脱"字之音义,遂置此条于不论,故此方从未有诠释之者。抑知"脱"字北音读作"腿"字,试一提出,则形瘦、头眩、短气,岂非多因脚肿之所致耶?脚肿至如腿,则病非一日矣。揆其致病之由,《金匮》于此方左右,论列数条:一则由汗出入水,热为寒郁;一则由风血相搏,血为风动;一则由饮酒汗出当风,风湿相合;更推及筋骨并伤,营卫俱微,身体羸瘦,独足肿大一条;而殿之曰:"假令发热,便为历节。"则知风、寒、湿三气,无不因虚阻袭筋骨,而历节、香港脚,总由风、寒、湿三气而成,为同源异流之证,但以独足肿为香港脚,诸节痛为历节焉耳。是方用麻、防、姜、桂,宣发卫阳,通经络以驱外入之风寒;附子、白术,暖补下焦,壮筋骨而祛在里之寒湿。然三气杂合于筋骨血脉之中,久必郁蒸而化热,而欲束筋利骨者,必须滋养阳明,故又用芍、甘、知母,和阳明之血,以致太阴之液,斯宗筋润、机关利,而香港脚历节可平,平则眩呕悉已矣此为湿热外伤肢节,而复上冲心胃之治法也。

独活寄生汤

《备急千金要方》

〖方剂组成〗独活、寄生、杜仲、牛膝、细辛、秦艽、茯苓、桂心、防风、川芎、人参、甘草、当归、芍药、地黄。

〖作用机制〗祛风除痹。

〖主治要点〗① 风寒湿痹;② 腰膝疼痛;③ 屈伸不利;④ 麻木不仁;⑤ 四肢痿软。

〖思路拓展〗

1. 《医方集解》:此足少阳、厥阴药也。独活、细辛入少阴,通血脉,偕秦艽、防风疏经升阳以祛风;桑寄生益气血,祛风湿,偕杜仲、牛膝健骨强筋而固下;芎、归、芍、地所以活血而补阴;参、桂、苓、草所以益气而补阳。辛温以散之,甘温以补之,使血气足而风湿除,则肝肾强而痹痛愈矣。

2. 《千金方衍义》:风性上行,得湿黏滞,则留着于下,而为腰脚痹重,非独活、寄生无以疗之。辛、防、秦艽,独活之助,牛膝、杜仲,寄生之佐,桂、苓、参、甘以补其气,芎、芍、地以滋其血,血气旺而痹着开矣。

3. 《成方便读》:熟地、牛膝、杜仲、寄生补肝益肾,壮骨强筋;归、芍、川芎和营养血,所谓治风先治血,血行风自灭也;参、苓、甘草,益气扶脾,又所谓祛邪先补正,正旺则邪自除也;然病因肝肾先虚,其邪必乘虚深入,故以独活、细辛之入肾经,能搜伏风,使之外出;桂心能入肝肾血分而祛寒;秦艽、防风、为风药卒徒,周行肌表,且又风能胜湿。

换腿丸
《三因极一病证方论》

【方剂组成】石楠、天南星、石斛、牛膝、羌活、薏苡仁、防风、萆薢、天麻、当归、续断、木瓜、槟榔。

【作用机制】祛风除痹。

【主治要点】① 风寒湿痹；② 脚膝疼痛；③ 行步艰难；④ 足心如火；⑤ 上气喘急。

【思路拓展】

1.《三因极一病证方论》：风寒暑湿进袭，挛痹缓弱，上攻胸胁肩背，下注脚膝疼痛，渐成风湿香港脚，行步艰难，足心如火，上气喘急，全不进食。

2.《古今医统大全》：治足三阴经为风寒暑湿之气所乘，发为挛痹缓纵，上攻胸胁肩背，下至脚膝疼痛，足心发热，行步艰辛。

3.《证治准绳·类方》：换腿丸（《和剂》）治肾经虚弱，下注腰膝，或当风取凉，冷气所乘，沉重少力，移步迟缓，筋脉挛痛，不能伸屈，脚心隐痛，有防履地。大治干湿脚气，赤肿痛楚，发作无时，呻吟难忍，气满喘促，举动艰难，面色黧黑，传送秘涩，并皆疗之。

比天膏
《摄生众妙方》

【方剂组成】片脑、牛黄、乳香、没药、龙骨、血竭、赤石脂、麝香、轻粉、麻黄、川芎、白芷、薄荷、草乌、全蝎、连翘、防风、黄芩、黄连、大黄、知母、贝母、当归、苍术、羌活、栀子、桔梗、柴胡、荆芥、五倍子、海螵蛸、白及、穿山甲、木鳖子、大枫子、椿皮、桑枝、槐枝、乱发、蛇蜕、柳枝长。

【作用机制】祛风除痹。

【主治要点】① 风寒湿痹；② 脚膝疼痛；③ 行步艰难；④ 身体疼痛；⑤ 半身不遂。

【思路拓展】

《摄生众妙方》：上药片脑、麝香、牛黄、乳香、没药、龙骨、血竭、赤石脂、轻粉另研细末，其余诸药俱切碎，用油浸一宿，外用密陀僧二斤研细，每药一料，用麻油三斤，以浸过为度，文武火煎药枯发焦无踪影，退火待冷，去滓，复入火，以密陀僧四五钱，时时入内，用柳枝不住手搅，令冷，水一碗，滴药成珠不散，方下乳香等五味搅匀，退火待温，方下片脑、麝香、牛黄三味搅匀，入瓷罐内收，过十七方可用。如贴身疼痛及半身不遂、风湿等疾，取生姜捣汁炒热，擦患处二十至三十遍，火烘膏药贴上，如觉痒，则揭起，少顷，再烘贴上此药。如贴噎膈、气蛊，加狗肾三钱。若无牛黄、狗肾，加天鹅油三钱代之。

大通圣白花蛇散

《太平惠民和剂局方》

〖方剂组成〗白花蛇、海桐皮、威灵仙、杜仲、天麻、全蝎、郁李仁、赤箭、当归、白附子、白芷、山药、炙甘草。

〖作用机制〗祛风除痹。

〖主治要点〗① 风寒湿痹；② 脚膝疼痛；③ 行步艰难；④ 筋脉挛急；⑤ 皮肤瘙痒；⑥ 肿痒生疮；⑦ 紫白癜风。

〖思路拓展〗

1.《太平惠民和剂局方》：大治诸风，无问新久，手足觯曳，腰脚缓弱，行步不正，精神昏冒，痰涎壅盛，或筋脉挛急，肌肉顽痹，皮肤瘙痒，骨节烦疼，或痛无常　风气上攻，面浮耳鸣，头痛目眩；下注腰脚，腰疼腿重，肿痒生疮，并宜。每服一钱至二钱，温酒调下，荆芥汤亦得，空心服之。常服祛逐风气，通行荣卫，久病风人尤宜常服，轻可中风，不过二十服，平复如故。

2.《太平圣惠方》卷 6 白花蛇散：白花蛇、天麻、槐子、羌活、防风、晚蚕沙、蔓荆子、白鲜皮、威灵仙、枳壳、炙甘草。主治肺脏风毒，遍身生疮，或生白癜，或生斑点，及皮肤皱裂，白癫，语声嘶嘎，目视不明，四肢瘅痹，关节热痛，身体隐疹，鼻生息肉。

3.《太平圣惠方》卷 19 白花蛇散：白花蛇、白附子、磁石、天麻、狗脊、侧子、草薢、白僵蚕、细辛、防风、白术、川芎、白鲜皮、羌活、蔓荆子。主治风痹，关节不利，手足顽麻。

4.《太平圣惠方》卷 24 白花蛇散：白花蛇、露蜂房、苦参、防风、丹参、栀子仁、薯蓣、秦艽、玄参、白蒺藜、独活。主治紫癜风及白癜风。

5.《太平圣惠方》卷 25 白花蛇散：白花蛇肉、白僵蚕、麝香、朱砂、羌活、秦艽、附子、桂心、当归、牛膝、川芎、草薢、干蝎、防风。主治一切风疾。

6.《太平圣惠方》卷 78 白花蛇散：白花蛇肉、天南星、土蜂儿、全蝎、桑螵蛸、麻黄、赤箭、薏苡仁、酸枣仁、柏子仁、当归、桂心、羚羊角屑、牛膝、麝香。主治中风，四肢筋脉挛急，皮肤麻痹。

7.《圣济总录》卷 5 白花蛇散：白花蛇、人参、茯苓、当归、炙甘草、麻黄、白附子、天麻、川芎、羌活、藁本、附子、细辛、干蝎、白芷、防风、白鲜皮、丹砂、麝香、牛黄。主治中风，心胸烦满，项背强直，皮肤不仁。

8.《圣济总录》卷 7 白花蛇散：白花蛇、藁本、五加皮、牛膝、草薢、桂枝、熟地、木香、芸薹子、当归、炙甘草、威灵仙、白附子、菊花、蔓荆实、郁李仁、羌活、虎骨、干蝎、白芷、防风。主治柔风血气俱虚，邪中内外，皮肤缓纵，腹里拘急。

9.《圣济总录》卷八白花蛇散：白花蛇、天南星、天雄、白僵蚕、干蝎、麻黄、蜂子、炙甘草、干姜。主治筋络拘急，挛缩疼痛。

10.《圣济总录》卷五十二白花蛇散：白花蛇、独活、丹参、蔓荆实、蒺藜子、玄参、苦参、秦艽、山芋、炙甘草、防风、菊花、附子、天麻、牛膝。主治肾风攻注，遍体生疮，皮肤瘙痒。

第五章 治疗出血疾病方药

出血是血液自血管或心脏外流。止血方药治疗各种出血疾病。外出的血液进入组织间隙或体腔内称内出血，流出体表外称外出血。出血疾病辨识要点：① 腹腔积血；② 心包积血；③ 脑血肿；④ 皮下血肿等；⑤ 瘀斑；⑥ 鼻衄；⑦ 咯血；⑧ 呕血；⑨ 便血；⑩ 尿血。止血常用药物有三七、仙鹤草、大蓟、小蓟、白茅根、地榆、蒲黄、牛角䚡、槐花、侧柏叶、茜草、白及等。止血常用方剂有十灰散、四生丸、咳血方、小蓟饮子、槐花散、黄土汤、禹余粮丸、龙脑鸡苏丸等。《圣济总录》治血证遣方用药迥异后世，略录数方以资启迪。治吐血羚羊角汤(羚羊角、伏龙肝、熟艾、地榆、牛膝、大蓟根、鸡苏、芍药、阿胶、牡丹皮、蛴螬、侧柏叶)，通圣散(金星石、银星石、太阴玄精石、云母、阳起石、不灰木)，五通散(巴豆、白面、郁李仁、盐豉、伏龙肝)，乌金散(鲮鲤甲、犀角、黄明胶、赤鲤鱼皮、胎发、独角仙)，五胜汤(木香、密陀僧、蝉壳、炙甘草、黄明牛胶)，神效金朱丸(丹砂、金箔、蚯蚓)，神效散(鹿角胶、黄柏、杏仁)，独圣散(桑叶)，天南星散(天南星)，等等。《先醒斋医学广笔记》治吐血有著名三鉴：宜行血不宜止血；宜补肝不宜伐肝；宜降气不宜降火。唐容川治血证有四法：一曰止血，二曰消瘀，三曰宁血，四曰补血。《血证论》曰：亟夺其实，釜底抽薪，然后能降气止逆，仲景泻心汤主之；葛可久十灰散义取红见黑即止之意，其妙全在大黄降气即以降血；独参汤使气不脱则血不奔矣；瘀血不行而血不止者血府逐瘀汤主之；脉浮而数者为伤风，宜小柴胡汤加荆芥、防风、当归、白芍、牡丹皮、蒲黄、知母、石膏、杏仁治之；大便浊垢、心中躁烦、脉见滑数宜升降散加桃仁、牡丹皮、花粉、生地、瓜蒌仁、石膏、杏仁、甘草治之，犀角地黄汤亦治之；怒气逆上血沸而吐者，宜丹栀逍遥散加青皮、牡蛎、蒲黄、龙胆草治之，气火太甚者则用当归芦荟丸；心神怔忡吐血虚烦者宜用归脾汤主之；跌打损伤以及用力努挣而得失血之证者四物汤加黄芪、人参、续断、桃仁、红花、陈酒、童便治之；色欲过度阴虚火旺宜地黄汤加蒲黄、藕节、阿胶、五味治之。止血之法此其大略，如欲变化而尽善非参透全书不能丝丝入彀。

第一节 治疗出血疾病药物

三 七

《本草纲目》

〖药性〗温。　　　　〖药味〗苦。　　　　〖用量〗3～6 g。

〖主治〗

1. 各种出血：《医学衷中参西录》化血丹用三七化瘀止血治疗各种出血。

2. 跌打损伤：《本草纲目》单用三七祛瘀消肿治疗无名痈肿。

〖思路拓展〗

1.《本草纲目》：止血，散血，定痛。金刃箭伤，跌扑杖疮，血出不止者，嚼烂涂，或为末掺之，其血即止。亦主吐血，衄血，下血，血痢，崩中，经水不止，产后恶血不下，血运，血痛，赤目，痈肿，虎咬，蛇伤诸病。

2.《玉楸药解》：和营止血，通脉行瘀，行瘀血而敛新血。凡产后、经期、跌打、痈肿，一切瘀血皆破；凡吐衄、崩漏、刀伤、箭射，一切新血皆止。

3.《本草新编》：三七根，止血之神药也。无论上、中、下之血，凡有外越者，一味独用亦效，加入于补血补气药中则更神。盖此药得补而无沸腾之患，补药得此而有安静之休也。

4.《本草求真》：三七，世人仅知功能上血住痛，殊不知痛因血瘀则疼作，血因敷散则血止。三七气味苦温，能于血分化其血瘀。

5.《医学衷中参西录》：三七，诸家多言性温，然单服其末数钱，未有觉温者。善化瘀血，又善止血妄行，为吐衄要药，病愈后不至瘀血留于经络，证变虚劳（凡用药强止其血者，恒至血瘀经络成血痹虚劳）。兼治二便下血，女子血崩，痢疾下血鲜红久不愈（宜与鸦胆子并用），肠中腐烂，寝成溃疡，所下之痢色紫腥臭，杂以脂膜，此乃肠烂欲穿（三七能化腐生新，是以治之）。为其善化瘀血，故又善治女子癥瘕，月事不通，化瘀血而不伤新血，允为理血妙品。外用善治金疮，以其末敷伤口，立能血止疼愈。若跌打损伤，内连脏腑经络作疼痛者，外敷内服，奏效尤捷。疮疡初起肿痛者，敷之可消（当与大黄末等分，醋调敷）。凡疮之毒在于骨者皆可用三七托之外出也。

仙鹤草

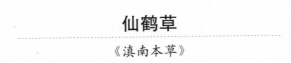

《滇南本草》

〖药性〗平。　　　〖药味〗苦。　　　〖用量〗10～30 g。

〖主治〗

1. 各种出血：《临证医案医方》紫癜汤用仙鹤草治疗各种出血。

2. 腹泻痢疾：《岭南采药录》单用本品涩肠止泻止痢治疗腹泻痢疾。

〖思路拓展〗

1.《履巉岩本草》：叶：治疮癣。

2.《滇南本草》：治妇人月经或前或后，赤白带下，面寒腹痛，日久赤白血痢。

3.《百草镜》：下气活血，理百病，散痞满；跌扑吐血，血崩，痢，肠风下血。

4.《药镜·拾遗赋》：滚咽膈之痰，平翻胃之哕，石打穿识得者谁。注：噎膈翻胃，从来医者病者，群相畏惧，以为不治之症，余得此剂，十投九效。乃作歌以志之。歌曰：谁人识得石打穿，绿叶深纹锯齿边,阔不盈寸长更倍,圆茎枝抱起相连,秋发黄花细瓣五,结实扁小针刺攒,宿根生本三尺许,子发春苗随弟肩,大叶中间夹小叶,层层对比相新鲜,味苦辛平入肺脏,穿肠穿胃能攻坚,采掇茎叶捣汁用,蔗浆白酒佐使全,噎膈饮之痰立化,津咽平复功最先。

5.《纲目拾遗》:余亲植此草于家园,见其小暑后抽痉,届大暑即着花吐蕊,抽条成穗,俨如马鞭草之穗。其花黄而小,攒簇条上。始悟马鞭草花紫,故有紫顶龙芽之名;此则花黄,名金顶龙芽。与地蜈蚣绝不相类,因此草亦有地蜈蚣之名,故《百草镜》疑为石见穿也。

大　蓟

《名医别录》

〖药性〗凉。　　　　〖药味〗苦。　　　　〖用量〗10～15 g。

〖主治〗

1. 肺痈吐血:《重订严氏济生方》大蓟散用大蓟凉血止血治疗肺痈吐血。

2. 瘰疬肿毒:《圣济总录》大蓟根散用大蓟消肿解毒治疗瘰疬肿毒。

〖思路拓展〗

1.《名医别录》:根,主养精保血。主女子赤白沃,安胎,止吐血鼻衄。

2.《本草经疏》:大蓟根,陶云有毒,误也。女子赤白沃,血热所致也,胎因热则不安,血热妄行,溢出上窍则吐衄。大蓟根最能凉血,血热解,则诸证自愈矣。其性凉而能行,行而带补,补血凉血,则荣气和,荣气和故令肥健也。

3.《本草述》:大、小蓟类以为血药,固然。第如桃仁、红花,皆言其行血破滞,而此味则曰止吐血、鼻衄,并女子崩中血下,似乎功在止血也。夫小蓟退热固以止血,而大蓟下气更是止血妙理,盖气之不下者,多由于阴之不降,以致阳亢而不下也,气下则血归经矣,此非气为血先之义欤。夫凉血者多滞,而此乃能行之,又不以降火为行,是从下气以为行也。即小蓟根,在《食疗本草》亦谓其养气,但力劣于大蓟耳。以故行血者无补,而此乃能保之,特大蓟健养之力胜于保血者耳,是所谓不就血以为止者也。

4.《本草求真》:大、小蓟,虽书载属甘温,可以养精保血,然究其精之养,血之保,则又赖于血荣一身,周流无滞。若使血瘀不消,而致见有吐衄唾咯崩漏之证,与血积不行,而致见有痈疼肿痛之病,则精血先? 不治,安有保养之说乎。用此气味温和,温不致燥,行不过散,瘀滞得温则消,瘀块得行斯活。恶露既净,自有生新之能,痈肿潜消,自有固益之妙,保养之说,义由此起,岂真具有补益之力哉。

5.《本草正义》:二蓟主治,皆以下行导瘀为主,《别录》以大蓟根止吐血鼻衄者,正以下行为顺,而上行之吐衄可止。又谓安胎,则破瘀导滞之性适得其反,恐不可从。甄权谓主下血,亦殊未允。

小　蓟

《名医别录》

〖药性〗凉。　　　　〖药味〗苦。　　　　〖用量〗10～15 g。

〖**主治**〗

1. 尿血血淋：《重订严氏济生方》小蓟饮子用小蓟凉血止血治疗尿血血淋。

2. 疮痈肿毒：《普济方》神效方用小蓟散瘀消肿治疗疮痈肿毒。

3. 牙龈血出：《重订囊秘喉书》小蓟散用小蓟凉血止血治疗牙龈血出。

〖**思路拓展**〗

1.《食疗本草》：取菜煮食之，除风热。根，主崩中，又女子月候伤过，捣汁半升服之。金疮血不止，按叶封之。夏月热，烦闷不止，捣叶取汁半升服之。

2.《本草拾遗》：破宿血，止新血，暴下血，血痢（痢作崩），金疮出血，呕吐等，绞取汁温服；作煎和糖，合金疮及蜘蛛蛇蝎毒，服之亦佳。

3.《本草求原》：大蓟、小蓟二味根、叶，俱苦甘气平，能升能降，能破血，又能止血。小蓟则甘平胜，不甚苦，专以退热去烦，使火清而血归经，是保血在于凉血。

4.《医学衷中参西录》：鲜小蓟根，性凉濡润，善入血分，最清血分之热，凡咳血、吐血、衄血、二便下血之因热者，服着莫不立愈。又善治肺病结核，无论何期，用之皆宜，即单用亦可奏效。并治一切疮疡肿疼，花柳毒淋，下血涩疼。盖其性不但能凉血止血，兼能活血解毒，是以有以上诸效也。其凉润之性，又善滋阴养血，治血虚发热。至女于血崩赤带，其因热者用之亦效。

白茅根

《神农本草经》

〖**药性**〗寒。　　　　〖**药味**〗甘。　　　　〖**用量**〗10～30 g。

〖**主治**〗

1. 血淋尿血：《太平圣惠方》卷58 白茅根散用白茅根凉血止血治疗血淋尿血。

2. 热病哕逆：《太平圣惠方》卷17 白茅根散用清热生津治疗热病哕逆。

3. 崩中腹痛：《鸡峰普济方》白茅根散用白茅根凉血止血治疗崩中腹痛。

〖**思路拓展**〗

1.《神农本草经》：茅根性味甘寒。主劳伤虚羸，补中益气，除瘀血，血闭寒热，利小便，其苗，主下水。一名兰根，一名茹根。生山谷田野。

2.《本草经疏》：劳伤虚羸，必内热，茅根甘能补脾，甘则虽寒而不犯胃。甘寒能除内热，故主劳伤虚羸。益脾所以补中，除热所以益气，甘能益血，血热则瘀，瘀则闭，闭则寒热作矣，寒凉血，甘益血，热去则血和，和则瘀消而闭通，通则寒热自止也。小便不利，由于内热也，热解则便自利。淋者，血分虚热所致也，凉血益血，则淋自愈，而肠胃之客热自解，津液生而渴亦止矣。肝藏血而主筋，补血凉肝，则筋坚矣。血热则崩，凉血和血，则崩自愈矣。血热则妄行，溢出上窍为吐、为咯、为鼻衄、齿衄，凉血和血，则诸证自除。益脾补中，利小便，故亦治水肿黄疸，而兼理伤寒哕逆也。

3.《本草正义》：白茅根，寒凉而味甚甘，能清血分之热，而不伤干燥，又不黏腻，故凉血而不虑其积瘀,以主吐衄呕血。泄降火逆,其效甚捷,故又主胃火哕逆呕吐,肺热气逆喘满。且甘寒而多脂液,虽降逆而异于苦燥,则又止渴生津,而清涤肺胃肠间之伏热,能疗消谷燥渴。又能通淋闭而治溲血下血,并主妇女血热妄行,崩中淋带。又通利小水,泄热结之水肿,导瘀热之黄疸,皆甘寒通泄之实效。然其甘寒之力,清泄肺胃,尤有专长,凡齿痛龈肿,牙疳口舌诸疮,及肺热郁窒之咽痛腐烂诸证,用以佐使,功效最著,而无流弊。

地 榆

《神农本草经》

〖药性〗寒。　　　　　〖药味〗苦。　　　　　〖用量〗10～15 g。

〖主治〗

1. 肠风便血:《宜明论方》地榆汤用地榆清热止血治疗便血。

2. 赤白痢疾:《杨氏家藏方》地榆汤用地榆凉血止血治疗赤白痢疾。

3. 痔疮肿痛:《仁斋直指方》地榆散用地榆清热解毒治疗痔疮肿痛。

4. 崩中漏血:《千金翼方》地榆汤用地榆调经止血治疗崩中漏血。

〖思路拓展〗

1.《神农本草经》:地榆性味苦微寒。主妇人乳痓痛,七伤带下病,止痛。除恶肉,止汗,疗金创。生山谷。

2.《本经续疏》:地榆者不治别因之带下,并不治七伤带下病之不痛者,惟能称七伤带下病止痛,又可见矣。何况血去气散,风乘虚入而为恶肉,风乘营卫之相遭而鼓荡为汗,金疮被风而痛不可瘳,不皆为地榆所属耶?《别录》之止脓血、诸瘘、恶疮、热疮,产后内塞作金疮膏,皆于《本经》推类言之。惟消酒、除消渴、补绝伤。则其义若别有在者,然气盛而鼓风入血,何异血虚而风乘以入,风入而更耗其血,何异风入而大耗其津液,风横梗于气血之间,何异气血之不相续,则仍是血虚气违为根本,风气搅扰于其间乃为病,而治之以化风气为生气,致气血使调和得巽而相入矣。

3.《本草正义》:地榆苦寒,为凉血之专剂。妇人乳痛带下,多由于肝经郁火不疏,苦寒以清泄之,则肝气疏达,斯痛可已而带可止;然气滞痰凝之乳痛,及气虚不摄之带下,非其治也。止痛除恶肉,皆以外疡言之,血热火盛,则痛而多恶肉,地榆清热凉血,故止疡患作痛,而能除恶肉。《本经》又疗金疮,《别录》谓止脓血,恶疮热疮,可作金疮膏,皆即此清火凉血之功用。且所谓主七伤,补绝伤,亦皆指外疡言之,非谓地榆苦寒,能治虚损之劳伤也。止汗而除消渴,皆寒以胜热之效。消酒者,即苦寒以胜湿退热也。

蒲 黄

《神农本草经》

〖药性〗平。　　　　　〖药味〗甘。　　　　　〖用量〗6～10 g。

〖**主治**〗

1. 月经过多：《圣济总录》蒲黄丸用蒲黄和血止血治疗月经过多。

2. 产后腹痛：《太平惠民和剂局方》失笑散用蒲黄祛瘀止痛治疗产后腹痛。

3. 跌打损伤：《太平圣惠方》蒲黄散用蒲黄续筋接骨治疗跌打损伤。

〖**思路拓展**〗

1.《神农本草经》：蒲黄性味甘平。主心腹膀胱寒热，利小便，止血，消瘀血。久服，轻身益气力，延年神仙。生池泽。

2.《本经疏证》：凡生水中之物，皆以水为父，而听其消涨，以为荣枯。矧蒲黄又生于四五月，大火得令时，能吸火气以媾于水，而成中五之色者，是能合水火之精以成土者也。人身惟水火不谐，方小便不利，而为心腹膀胱寒热。蒲黄象土，本可防水，又生于水，用之使调和水火寒热，于以解小便，遂自利柔化之功，可反速于刚制也。若夫热傍水势而迫血妄行，热阻水行而停血成瘀，则亦行者能止，瘀者能消，而均可无虑其梗而难制矣。《金匮要略》用蒲灰散利小便、治厥，而皮水解者，或以为香蒲，或以为蒲席烧灰。香蒲但能清上热，不云能利水。败蒲席《别录》主筋溢、恶疮，亦非利水之物，蒲黄《本经》主利小便，且《本事方》《芝隐方》描述其治舌胀神验，予亦曾治多人，黍铢无爽，不正有合治水之肿于皮乎！夫皮水为肤腠间病，不应有厥。厥者，下焦病也，膀胱与肾为表里，膀胱以水气归皮，致小便不利，气阻而成寒热，则肾亦承其弊，为之阴壅而阳不得达，遂成厥焉。病本在外，非可用温，又属皮水，无从发散，计惟解心腹膀胱之寒热，使小便得利，又何厥逆之有？以是知其为蒲黄无疑也。曰蒲灰者，蒲黄之质固有似于灰也，赵以德《金匮衍义》亦云。

牛角䚡

《神农本草经》

〖**药性**〗寒。　　　　〖**药味**〗苦。　　　　〖**用量**〗10～15 g。

〖**主治**〗

1. 崩中漏血：《太平圣惠方》牛角䚡散用牛角䚡凉血止血治疗崩中漏血。

2. 赤白带下：《备急千金要方》小牛角䚡散用牛角䚡清热止带治赤白带下。

〖**思路拓展**〗

1.《神农本草经》：下闭血，瘀血疼痛，女人带下血。

2.《名医别录》：牛角䚡燔之，味苦，无毒。水牛角治时气寒热头痛。髓：味甘，温，无毒，主安五脏，焦：温骨髓，补中，续绝伤，益气，止泄利，消渴，以酒服之。胆：味苦，大寒，除心腹热渴，利，口焦燥，益目精。心：治虚忘。肝：主明目。肾：主补肾气，益精。齿：治小痫。肉：味甘，平，无毒，治消渴，止唾泄，安中益气，养脾胃。自死者不良。屎：寒肿，恶气，用涂门户着壁者，燔之，治鼠瘘，恶疮。黄犍牛、乌牯牛溺，治水肿，腹胀满，利小便。又，牛鼻中木卷，治小儿痫。草卷烧灰，主治小儿鼻下疮。

槐　花
《日华子本草》

〖药性〗寒。　　　　　〖药味〗苦。　　　　　〖用量〗10～15 g。

〖主治〗

1. 脏毒便血：《普济本事方》槐花散用槐花凉血止血治疗脏毒便血。

2. 痔疮便血：《医林绳墨大全》槐花丹用槐花消痔止血治疗痔疮便血。

〖思路拓展〗

1.《本经逢原》：槐花苦凉，阳明、厥阴血分药也。故大小便血，及目赤肿痛皆用之。目得血而能视，赤肿乃血热之病也。肠血痔血同柏叶微炒为末，乌梅汤服。肠风脏毒，淘净炒香为末。肠风荆芥汤服，脏毒蘸猪脏日日服之。但性纯阴，阴寒无实火禁用。

2.《医学入门》：槐花苦平清肺汤，肠风痔痢最为良，心痛眼赤俱炒用，杀腹虫治皮肤疮，胶化风涎治口噤，四肢顽痹与破伤。槐花，又名槐鹅，无毒，阴也。润肺脏，凉大肠。治风肠下血，五痔便血，血痢，甚佳，不可过剂。又治心痛、眼赤，杀腹脏虫，治皮肤风热，微炒用。槐胶，主一切风，化涎。治肝脏风、筋脉抽掣及急风口噤，或四肢不收、顽痹，或毒风周身如虫行，或破伤风、口眼偏斜、腰背强硬。任作汤、散、丸、煎，杂诸药用之，亦可水煮和药为丸。槐树上菌，又名槐耳。无毒。主五痔脱肛下血，心痛，妇人阴中疮痛。

侧柏叶
《名医别录》

〖药性〗寒。　　　　　〖药味〗苦。　　　　　〖用量〗10～15 g。

〖主治〗

1. 吐血不止：《金匮要略》柏叶汤用侧柏叶凉血止血治疗吐血不止。

2. 咳嗽咳血：《校注妇人大全良方》四生丸用侧柏叶凉血止血治疗咳嗽咳血。

〖思路拓展〗

1.《名医别录》：主吐血、衄血、痢血、崩中赤白。轻身益气，令人耐寒暑，去湿痹，生肌。

2.《本草经疏》：侧柏叶，味苦而微温，义应并于微寒，故得主诸血崩中赤白。若夫轻身益气，令人耐寒暑，则略同于柏实之性矣。惟生肌去湿痹，乃其独擅之长也。

3.《本草汇言》：侧柏叶，止流血，去风湿之药也。凡吐血、衄血、崩血、便血，血热流溢于经络者，捣汁服之立止；凡历节风痹周身走注，痛极不能转动者，煮汁饮之即定。惟热伤血分与风湿伤筋脉者，两病专司其用。但性味苦寒多燥，如血病系热极妄行者可用，如阴虚肺燥，因咳动血者勿用也。如痹病系风湿闭滞者可用，如肝肾两亏，血枯髓败者勿用也。

4.《药品化义》：侧柏叶,味苦滋阴,带涩敛血,专清上部逆血。又得阴气最厚,如遗精、白浊、尿管涩痛属阴脱者,同牛膝治之甚效。

5.《本经逢原》：柏叶,性寒而燥,大能伐胃,虽有止衄之功,而无阳生之力,故亡血虚家不宜擅服。然配合之力,功过悬殊,如《金匮》柏叶汤,同姜、艾止吐血不止,当无此虑矣。若《济急方》同黄连治小便血;《圣济总录》同芍药治月水不断,纵借酒之辛温,以行苦寒之势,但酒力易过,苦寒长留,每致减食作泻,瘀积不散,是岂柏叶之过欤?

茜　草
《神农本草经》

〖药性〗寒。　　　　　〖药味〗苦。　　　　　〖用量〗10～15 g。

〖主治〗

1. 鼻衄齿衄：《本事方》茜梅丸以茜草凉血止血治疗鼻衄齿衄。

2. 风寒湿痹：《翁恭方》茜草通脉汤用茜草通络利湿治疗风寒湿痹。

〖思路拓展〗

1.《神农本草经》：茜根性味苦寒。主寒湿,风痹,黄疸,补中。生川谷。

2.《本草经疏》：茜草,行血凉血之要药也。非苦不足以泄热,非甘不足以活血,非咸不足以入血软坚,非温少阳之气不足以通行,故主痹及疸,疸有五,此其为治,盖指蓄血发黄,而不专于湿热者也。痹者血病,行血软坚则痹自愈。甘能益血而补中,病去血和,补中可知矣。苦寒能下泄热气,故止内崩及下血。除热,故益膀胱。跌则瘀血,血行则蹉跌自安。凉无病之血,行已伤之血,故治蛊毒。《药性论》味甘主六极伤心肺,吐血泻血;《日华子》味酸止鼻洪,带下,产后血晕,乳结,月经不止,肠风痔瘘,排脓,治疮疖,泄精,尿血,扑损瘀血,皆取其凉血行血,苦寒泄热之功耳。

白　及
《神农本草经》

〖药性〗寒。　　　　　〖药味〗苦、甘、涩。　　　〖用量〗6～10 g。

〖主治〗

1. 各种出血：《证治准绳》白及枇杷丸以白及收敛止血治疗咯血。

2. 痈肿疮疡：《外科正宗》内消散用白及消肿生肌治疗痈肿疮疡。

〖思路拓展〗

1.《神农本草经》：白及性味苦平。主痈肿,恶创,败疽,伤阴,死肌,胃中邪气,赋风,鬼击,痱缓,不收。一名甘根,一名连及草。生川谷。

2.《本草经疏》：白及,苦能泄热,辛能散结,痈疽皆由荣气不从,逆于肉里所生;败疽伤阴死肌,皆热壅血瘀所致,故悉主之也。胃中邪气者,即邪热也;贼风痹缓不收,皆血分有热,湿热伤阴之所生也,入血分以泄热,散结逐腐,则诸证靡不瘳矣。

3.《重庆堂随笔》:白及最黏,大能补肺,可为上损善后之药。如火热未清者,不可早用,以其性涩,恐留邪也。惟味太苦,宜用甘味为佐,甘则能恋膈。又宜嚼化,使其徐徐润入喉下,则功效更敏。其法以白及生研细末,白蜜丸龙眼大,临卧嚼口中,或同生甘草为细末,甘梨汁为丸亦可。若痰多咳嗽久不愈者,加白前同研末,蜜丸嚼化。

4.《本草正义》:白及,《本经》主痈肿恶疮败疽,伤阴死肌,《别录》除白癣疥虫,皆以痈疡外敷及掺药言之。味苦辛而气寒,故能消散血热之痈肿;性黏而多脂,则能疗败疽之死肌;苦辛之品,又能杀虫,则除白癣、疥虫,外疡消肿生肌之要药也。主胃中邪气者,则苦寒之品,能除胃热耳。惟贼风痹缓不收,其义未详,不敢强解。白及治肺痈,世每疑其腻滞而不敢用,然苦寒本清肺胃,又能补伤,苟非火焰极盛之时,而臭痰腥秽之气,已渐退舍,即可用以兼补兼清,不致助痰留患,与二冬、玉竹等比也。

第二节　治疗出血疾病方剂

十灰散

《十药神书》

〔方剂组成〕大蓟、小蓟、荷叶、侧柏叶、白茅根、茜根、栀子、大黄、牡丹皮、棕榈皮。

〔作用机制〕凉血止血。

〔主治要点〕① 吐血;② 咯血;③ 嗽血;④ 衄血。

〔思路拓展〕

1.《十药神书》:治痨证。呕血、吐血、咯血、嗽血,先用此药止之。

2.《成方便读》:治一切吐血、咯血不止,先用此遏之。夫吐血、咯血,固有阴虚、阳虚之分,虚火、实火之别,学者固当予为体察。而适遇卒然暴起之证,又不得不用急则治标之法,以遏其势。然血之所以暴涌者,姑无论其属虚属实,莫不皆由气火上升所致。丹溪所谓气有余即是火。即不足之证,亦成上实下虚之势。火者南方之色,凡火之胜者,必以水济之,水之色黑,故此方汇集诸凉血、涩血、散血、行血之品,各烧灰存性,使之凉者凉,涩者涩,散者散,行者行,各由本质而化为北方之色,即寓以水胜火之意。用童便调服者,取其咸寒下行,降火甚速,血之上逆者,以下为顺耳。

3.《增订十药神书》:陈修园按,前散自注云烧灰存性,今药肆中止知烧灰,则色变为黑,而不知存性二字,大有深义,而未效者亦复不少,推原其故,盖因制不如法,亦因轻药不能当此重任,必须深一步论治。审其脉洪面赤,伤于酗醉恼怒者,为火载血而上行症,余制有惜红丸,日夜三四服,但须以麻沸汤泡服,不可煮服为嘱。审其素能保养,脉沉而细,面赤淡白,血来时外有寒冷之状者,为阳虚阴必走症,余制有惜红散加鲜竹茹,日夜服三剂,其药之配合,散见于拙刻各种中,兹因集隘,不能备登。

四生丸

《妇人大全良方》

〖**方剂组成**〗生荷叶、生艾叶、生柏叶、生地黄。

〖**作用机制**〗凉血止血。

〖**主治要点**〗① 血热妄行；② 吐血；③ 衄血；④ 咳血；⑤ 便血。

〖**思路拓展**〗

《妇人大全良方》卷七：疗吐血。凡吐血、衄血，阳乘于阴，血热妄行，宜服此药。生荷叶、生艾叶、生柏叶、生地黄，上等分烂研，丸如鸡子大，每服一丸。水三盏，煎至一盏，去滓温服，无时候。陈日华云：先公绍兴初游福清灵石寺，主僧留饮食。将竟，侍者赴堂，斋罢来侍立，见桌子不稳，急罄折极之，举首即呕血，盖食饱拗破肺也。明年再至寺，因问去年呕血者无恙否？其主僧答云：得四生丸服之遂愈。自得此方，屡救人有效。疗热甚呕血者。以犀角地黄汤、《局方》小三黄丸，以白茅根煎浓汤吞之妙。

咳血方

《丹溪心法》

〖**方剂组成**〗青黛、瓜蒌仁、海粉、栀子、诃子。

〖**作用机制**〗宁肺止血。

〖**主治要点**〗① 肺热迫血；② 咳嗽；③ 痰稠带血；④ 心烦易怒；⑤ 胸胁作痛。

〖**思路拓展**〗

1.《丹溪心法》：衄血、火升、痰盛、身热，多退血虚，四物汤加减用。戴云：咳血者，嗽出，痰内有血者是；呕血者，呕全血者是；咯血者，毋咳出皆是血疙瘩；衄血者，鼻中出血也；溺血，小便出血也；下血者，大便出血也。惟有各名色分六，俱是热证，但有虚实新旧之不同。或妄言为寒者，误也。入方：青黛、瓜蒌仁、诃子、海粉、山栀，上为末，以蜜同姜汁丸。噙化。咳甚者，加杏仁去皮尖，后以八物汤加减调理。

2.《医方考》：肺者，至清之脏，纤芥不容，有气有火则咳，有痰有血则嗽。青黛、山栀所以降火，瓜蒌、海粉所以行痰，诃子所以敛肺。然而无治血之药者，火去而血自止也。《医方集解》：此手太阴药也。肝者，将军之官。肝火上逆，能烁心肺，故咳嗽痰血也。青黛泻肝而理血，散五脏郁火；栀子凉心而清肺，使邪热下行，二者所以治火。瓜蒌润燥滑痰，为治嗽要药；海石软坚止嗽，清水之上源，二者降火而兼行痰。加诃子者，以能敛肺而定痰喘也。

3.《医林纂要》：诃子肉苦酸涩，生用敛肺清金，降逆止咳；栀子苦酸，炒黑用，抑妄行之相火，决三焦之水道，敛肺宁心，降逆气，止妄血；海石咸涩，补心敛肺，清金降火，渗湿消痰；瓜蒌仁甘苦而能润，轻虚上浮，宁心润肺，泄逆清火，除痰去垢，开豁膻中之清气，亦治咳要药。青黛辛咸，此补肝而泻肺，然辛行肝气，使肝木自畅，则相火不至灼金；咸散肝血，则血各循经，而不至逆涌于上，且能解毒热。蜜亦润肺，能补清高之气。

小蓟饮子
《济生方》

〖方剂组成〗生地、小蓟、滑石、木通、蒲黄、藕节、淡竹叶、当归、栀子、炙甘草。

〖作用机制〗通淋止血。

〖主治要点〗① 血淋;② 尿血;③ 小便频数;④ 尿赤涩痛。

〖思路拓展〗

1.《医方考》:下焦结热血淋者,此方主之。下焦之病,责于湿热。经曰:病在下者,引而竭之。故用生地、栀子凉而导之,以竭其热;用滑石、通草、竹叶淡而渗之,以竭其湿;用小蓟、藕节、蒲黄消而逐之,以去其瘀血;当归养血于阴,甘草调气于阳。古人治下焦瘀热之病,必用渗药开其溺窍者,围师必缺之义也。

2.《医方集解》:治下焦结热而成血淋。心主血,小肠其腑也,热甚搏血流入胞中,与便俱出,为血淋,盖小便必自小肠渗入膀胱,心热者小肠必热,经所谓胞移热于膀胱,则癃溺血是也,然热必兼湿,戴氏曰,血鲜者心小肠实热,血瘀者肾膀胱虚冷,《准绳》曰,多有热极而血凝黑者,未可便以为冷也,小便不利曰癃,痛者为血淋,不痛者为溺血。此手足太阳药也,小蓟藕节退热散瘀,生地凉血,蒲黄止血,生行血炒涩血。木通降心肺之火下达小肠,栀子散三焦郁火,由小便出;竹叶凉心而清肺,肺为清水之源,凡通淋者必先清肺。滑石泻热而滑窍,当归养阴能引血归经,甘草益阳能调中和气也。

槐花散
《普济本事方》

〖方剂组成〗槐花、柏叶、荆芥穗、枳壳。

〖作用机制〗清肠止血。

〖主治要点〗① 肠风脏毒;② 便血;③ 赤白痢疾;④ 腹痛。

〖思路拓展〗

1.《成方便读》:槐花禀天地至阴之性,疏肝泻热,能凉大肠;侧柏叶生而向西,禀金兑之气,苦寒芳香,能入血分,养阴燥湿,最凉血分之热;荆芥散瘀搜风;枳壳宽肠利气。四味所入之处俱可相及,宜乎肠风脏毒等病,皆可治耳。

2.《医方集解》:治肠风脏毒下血。血之在身,有阴有阳,阳者顺气而行,循流脉中,调和五脏,洒陈六腑,谓之营血。阴者居于络脉,专守脏腑,滋养神气,濡润筋骨,若感内外之邪而受伤,则或循经之阳血,至其伤处为邪气所沮,漏泄经外,或居络之阴血,因留着之邪溃裂而出,则皆渗入肠胃而泄矣。世俗率以肠风名之,不知风乃六淫之一耳,若肠胃受火热二淫,与寒燥湿怫郁其气,及饮食劳力伤其阴络之血者,亦可谓之肠风乎。《针经》曰,阳络伤则血外溢而吐衄,阴络伤则血内溢而便溺,戴氏以随感而见色鲜者为肠风,积久而发色瘀者为脏毒,又云色鲜为热,自大肠气分来,色瘀为寒,自小肠血分来,或曰肠风者风邪淫胃,脏毒者潜邪淫胃,脏毒肠风之血,出于肠脏之间,五痔之血,出于肛门蚀孔,处治各不同。此病多由湿热风燥之邪,如久不愈者,不宜纯用寒凉,须兼温补及升举药。大法凉血用槐角,地榆,扁柏,条芩,炒连,栀子,生地,和血用阿胶,当归,川芎,白芍,风湿用秦艽,防风,荆芥,苍术,茯苓,血瘀少加桃仁,红花,苏木,宽肠用枳壳,升举用升麻,生血补气加人参,黄芪,白术,甘草。柏叶生而向西,金兑之正气,能制肝木,木主升,稷金主降,升降相配,夫妇之道和,则血得以归肝。故仲景治吐血不止,气血肌寒,用柏叶汤,柏叶干姜各三两,艾三把,马粪汁一升,合煮服,马属午为离,假之以降心火。本方除柏叶荆芥,加当归、黄芩、防风、地榆、酒糊丸,名槐角丸,《局方》治同,凉血疏风。本方加当归、生地、川芎、入乌梅、生姜煎,名加减四物汤,《济生》治同,补血凉血。若以风为虚象者,盖非风客于肠胃故也。本方除柏叶、枳壳,加当归、川芎、熟地、白术、青皮、升麻,亦名槐花散,又名当归和血散,东垣治肠澼下血,湿毒下血,本方除柏叶、枳壳,加青皮等分,亦名槐花散。洁古治血痢腹不痛,不里急后重,单用槐花荆芥炒黑为末,酒服,亦治下血。

3.《医方论》槐花散:陈修园云五脏各有守经之血,六腑无血,试看猪、羊肠胃中,岂有一丝一点之血? 世人谓巨口吐红为胃血者,妄也。此说颇有识解,惜其但见得一层,尚遗漏一层。予特申明之,夫五脏主藏,故各有守脏之血;六腑主传,故无守腑之血。方其无病之时,胃中纳水谷,大小肠传糟粕。肠胃中本无血也,血但流灌于腑外,以荣养之。《经》所谓"洒陈六腑",此一语不得滑口读过。迨至火势冲激,或湿热熏蒸,逼血入于腑中,腑不能容,随受亦随出矣。故血淋、尿血,血之由小肠而出者也;泻血、痔血,血之由大肠而出者也。大小肠既有血症,而胃独无血症,有是理乎? 胃经之血随火上升,直从食管而出,往往盈碗、盈盆。至内伤之血,则由肺经气管而出,自是两途。故胃血易治,肺血难治。数千年来,从未有将无血而有血之故彻底发明者,予故因论槐花散一方,而详及之。槐花散,寒凉太过,肠风下血,中气必虚,再用阴寒,血更凝结。方中去柏叶,加参、术、当归、陈皮、甘草,庶有瘳乎?

黄土汤

《金匮要略》

〖方剂组成〗灶心土、白术、附子、甘草、阿胶、生地、黄芩。

〖作用机制〗温中止血。

〖主治要点〗① 脾不统血;② 便血;③ 吐血;④ 血崩;⑤ 血色黯淡。

〖思路拓展〗

1.《金匮要略·惊悸吐衄下血胸满瘀血病脉证并治》:下血先便后血,此远血者,黄土汤主之。

2.《金匮要略心典》:下血先便后血者,由脾虚气寒,失其统御之权,而血为之不守也。脾去肛门远,故曰远血。黄土温燥入脾,合白术、附子以复健行之气,阿胶、生地黄、甘草,以益脱竭之血;而又虑辛温之品,转为血病之厉,故又以黄芩之苦寒,防其太过,所谓有制之师也。

3.《金匮玉函经二注》：欲崇土以求类，莫如黄土，黄者，土之正色，更以火烧之，火乃土之母，其得母燥而不湿，血就温化，则所积者消，所溢者止；阿胶益血，以牛是土畜，亦是取物类；地黄补血，取其象类；甘草、白术养血补胃和平，取其味类；甘草缓附子之热，使不潜上。是方之药，不惟治远血而已，亦可治久吐血，胃虚脉迟细者，增减用之。盖胃之阳不化者，非附子之善走，不能通诸经脉，散血积也；脾之阴不理者，非黄芩之苦，不能坚其阴以固其血之走也；黄芩又制黄土、附子之热，不令其过，故以二药为使。

4.《金匮要略论注》：以附子温肾之阳，又恐过燥，阿胶、地黄壮阴为佐；白术健脾土之气，土得水气则生物，故以黄芩、甘草清热；而以经火之黄土与脾为类者引之入脾，使脾得暖气，如冬时地中之阳气而为发生之本。

5.《血证论》：方用灶土、草、术健补脾土，以为摄血之本；气陷则阳陷，故用附子以振其阳；血伤则阴虚火动，故用黄芩以清火；而阿胶、熟地又滋其既虚之血。合计此方，乃滋补气血，而兼用清之品以和之，为下血崩中之总方。

龙脑鸡苏丸
《太平惠民和剂局方》

〖方剂组成〗鸡苏叶、生地、麦冬、蒲黄、阿胶、木通、银柴胡、甘草、黄芪、人参。

〖作用机制〗清热止血。

〖主治要点〗① 咳血；② 吐血；③ 鼻衄；④ 崩漏；⑤ 热淋。

〖思路拓展〗

《医方集解》：肺有郁热故咳嗽，甚则逼血上行，故吐衄，肺移热于大肠则下血，肺热则膀胱绝其化源，故淋閟，肺热则渴而外饮，为上消，脾胃有热则口臭，肝胆有热则口苦。先将木通柴胡浸二日，熬汁，地黄浸汁，熬膏，再加蜜三两，炼过和丸，梧子大，每服二十丸，细嚼汤下，一方有黄连。此手足太阴少阳药也，肺本清肃，或受心之邪焰或受肝之亢害，故见诸证，薄荷辛凉轻扬升发，泻肺搜肝，散热理血，故以为君，生地黄凉血，炒蒲黄止血，以疗诸血，柴胡平肝解肝热，木通利水降心火，麦冬阿胶润燥清肺，参芪甘草泻火和脾，此亦为热而涉虚者设，故少佐参芪也。喻嘉言曰，此丸两解气分血分之热，宜常服之。

第六章 治疗眩晕头痛方药

中国医药学将头痛、眩晕定义为独立病名。治疗眩晕方药兼有治疗头痛之功,治疗头痛方药亦有定眩作用,故合并论述。治疗眩晕头痛常用药物有羚羊角、天麻、石决明、白蒺藜、白芷、藁本、槐实、云母等。治疗眩晕头痛常用方剂有镇肝熄风汤、羚角钩藤汤、都梁丸、左金丸、半夏白术天麻汤等。眩晕是空间定位障碍的位置性错觉症状。目视发黑谓之眩,头感旋转谓之晕。《杂病广要》曰:眩者玄也,谓忽然眼见黑花昏乱,少顷方定。晕者运也,谓头目若坐舟车而旋转也,甚有至于卒倒而不知者。《伤寒论》治心下悸,头眩,身瞤动,振振欲擗地者,真武汤主之。治心下逆满,气上冲胸,起则头眩,身为振振摇者,茯苓桂枝白术甘草汤主之。《金匮要略》治心下有痰饮,胸胁支满,目眩,茯苓桂枝白术甘草汤主之。治心下有支饮,其人苦冒眩,泽泻汤主之。《圣济总录·风头眩》枳实汤(枳实、防风、麻黄、川芎、杏仁)治风头晕倒眼旋,脑项急痛;六神散(川芎、羌活、防风、甘草炙、荆芥穗、鸡苏)治风眩烦闷,头晕转不止;菊花丸(甘菊花、羌活、枳壳、川芎、防风、桂枝、细辛、槟榔)治风邪注头,头目俱晕,轻则心闷,重则倒仆;防风散(防风、川芎、山芋、人参、白术、远志、独活、桂枝、茯神、莽草、天雄)治风头眩旋晕欲倒;人参汤(人参、防风、白术、当归、麦冬、独活、桂枝、黄芪、芍药)治风头眩,但觉地屋俱转,目闭不开;犀角汤(犀角、甘菊花、玄参、茯神、石膏、防风、升麻、葛根)治风头眩目痛;独活汤(独活、茯神、炙甘草、当归、牡蛎、白术、附子、远志、肉苁蓉、黄芪、防风、人参)治风头眩仆倒屋转,呕吐痰涎,恶闻人声;独活白术散(独活、白术、防风、细辛、人参、干姜、天雄、瓜蒌)治风眩厥逆,身体疼痛,骨节沉重,目痛心乱;附子散(附子、干姜、细辛、防风、山茱萸、山芋)治风眩目疼耳聋;天麻羌活丸(天麻、羌活、白芷、川芎、藁本、芍药、细辛、麻黄、麝香、牛黄)治头目风眩,邪气鼓作,时或旋晕,等等。

头痛是头颅上半部位疼痛的症状。国际头痛协会 2004 年版《头痛疾患的国际分类》将头痛分为三大类:① 原发性头痛:包括偏头痛、紧张型头痛、丛集性头痛等;② 继发性头痛:包括头颈部外伤、颅颈部血管性因素、颅内非血管性疾病、感染、药物戒断、精神性因素等多种原因所致的头痛;③ 颅神经痛、中枢性和原发性面痛,以及其他颜面部结构病变所致头痛及其他类型头痛。《伤寒论》吴茱萸汤(吴茱萸、生姜、人参、大枣)治疗厥阴头痛,干呕吐涎沫。《丹溪心法》用单味大黄酒抄茶调治疗头痛如破。《圣济总录·偏头痛》谓偏头痛由风邪客于阳经,邪气凑于一边,痛连额角,故谓之偏头痛也。治偏头痛至灵散(雄黄、细辛),乳香散治偏头痛不可忍(乳香、高良姜),龙香散治偏头痛不可忍(地龙、乳香),乌豆散治久患偏头疼(草乌头尖、赤小豆、麝香),细辛散治偏头疼连牙齿风痛不可忍(细辛、夏枯草、荜茇、高良姜),神圣散治偏头痛不可忍(干蝎、藿香、麻黄、细辛),治偏头痛天南星散(天南星、菊花、自然铜、防风、川芎),治偏头痛不可忍者神妙方(莱菔),治偏头痛丁香散(丁香、棘针、麝香),治偏头痛立效散(地龙、麝香),治偏头痛四神散(地龙、干虾蟆、藜芦、龙脑),治偏头疼荜茇散(荜茇),治偏头疼方(芫花),等等。药少力专速效。

第一节　治疗眩晕头痛药物

羚羊角

《神农本草经》

〖**药性**〗寒。　　　　〖**药味**〗咸。　　　　〖**用量**〗1～36 g。

〖**主治**〗

1. 中风瘫痪：《圣济总录》羚羊角汤用羚羊角平肝息风治疗中风瘫痪。

2. 头晕眩晕：《通俗伤寒论》卷2羚角钩藤汤用羚羊角平肝息风治疗头晕眩晕。

3. 妊娠癫痫：《医方简义》卷5羚羊角散用羚羊角平肝息风治疗妊娠癫痫。

4. 疮疡痈肿：《圣济总录》卷6羚羊角散用羚羊角解毒散结治疗疮疡痈肿。

〖**思路拓展**〗

1.《神农本草经》：羚羊角性味咸寒。主明目,益气起阴,去恶血注下,辟蛊毒恶鬼不祥,安心气,常不厌寐。生川谷。

2.《医方集解》：此足厥阴药也。羚羊之辛凉以平肝火,防风、独活之辛温以散肝邪,茯神、酸枣以宁神,当归、川芎以活血,杏仁、木香以利气,薏仁、甘草以调脾也。

3.《医林纂要》：子痫作于猝然,旧有风湿,溢于冲任,因孕而动,肝血养胎。血热风生,时或动其经血,而风涎淬作,非中风也。羚羊角苦咸寒,补心宁神,宣布血脉,搜刷经络,无坚不软,无瘀不行,兼平君相之火,降已亢之阳,除妄作之热,故可以治痫而安胎也。独活、防风以去风湿,当归、川芎以滋血补肝,茯神、酸枣仁以收散宁心,杏仁降逆气,破坚结,润心肺,薏苡仁甘淡清肺和脾,缓肝舒筋,能除血脉经络中风湿,木香行肝气之滞,甘草缓肝急,加姜煎,姜亦能补肝行瘀。总之,当归、川芎以补肝血而行之,茯神、枣仁以安心神而敛之,防风、独活以达其风,杏仁、木香以顺其气,君以羚羊角以穷极隐之风湿无不搜而逐之,且清宫除道以安心主也,加用薏苡、甘草以和其脾,则以培木之本也。

天　麻

《神农本草经》

〖**药性**〗温。　　　　〖**药味**〗辛。　　　　〖**用量**〗6～10 g。

〖**主治**〗

1. 头痛头晕：《杂病证治新义》天麻钩藤饮用天麻平肝熄风治疗眩晕头痛。

2. 癫痫抽搐：《灵验良方汇编》钩藤饮子用天麻平肝熄风治疗癫痫抽搐。

3. 风湿痹痛：《圣济总录》天麻丸用天麻祛风通络治疗风湿痹痛。

〖思路拓展〗

1.《神农本草经》：赤箭性味辛温。主杀鬼，精物蛊毒恶气。久服益气力，长阴，肥健，轻身，增年。一名离母，一名鬼督邮。生川谷。

2.《本经疏证》：天麻在方书云疗风，惟罗氏谓其治风，大明谓其助阳气。两说不相谋，果孰是耶！夫人身惟阴阳合和以为气，而风木由阴以达阳，故阴虚则风实，阳虚则风虚，助阳气者，正所以补风虚也。是故虚风为病，有缘于清阳不升浊阴不降，致肝木生发之气不得畅而生者，有因脾胃有病，致土败木侮而生者。天麻为物，根则抽苗直上，有自内达外之理。苗则结子下归，有自表入里之象，即其有风不动，无风自摇，乃畅其风之郁，而不使滥；静镇其风之变，而不使群动。畅风郁，乃自内达外之功；镇风变，乃自表入里之效，就其一往一来而已，能使静作动，返动为静，是其功用断在根而不在苗。风为六气之首，人身元气，通天之本也。元气出于地，风化即与之并育并行，故其治小儿惊气风痫，眩晕头痛，皆风虚之不能达于阳也，可谓自内达外，然亦不外乎自表入里之体；其治诸风湿痹，冷气㾓痹瘫缓不随，可谓自表入里，然即具有自内达外之用。是则天麻之用，殆亦侈乎！所云木乘土虚，是木居其实矣，何以亦曰风虚？盖胃者五脏六腑之本，食气入胃首即散精于肝中，土虚则风木之化源伤，可不谓风虚乎！就风气之能达是为宣阴；挽风气之能回是为和阳，和阳则所谓自表入里者也，宣阴则所谓自内达外者也。

3.《本草正义》：天麻气味，古皆称其辛温，盖即因于《本草经》之赤箭，而《开宝》、甄权诸家，称其主诸风湿痹，冷气瘫痪等证，皆因辛温二字而来，故视为驱风胜湿，温通行痹之品。然洁古诸家，又谓其主虚风眩晕头痛，则平肝息风，适与祛风行痹宣散之法相背。使其果属辛温宣散，则用以治虚风之眩晕头痛，宁不助其升腾而益张其焰？何以罗天益且谓眼黑头眩，风虚内作，非天麻不能治？从此知果是风寒湿邪之痹着瘫痪等症，非天麻之所能奏效也。盖天麻之质，厚重坚实，而明净光润，富于脂肪，故能平静镇定，养液以息内风，故有定风草之名，能治虚风，岂同诳语。今恒以治血虚眩晕，及儿童热痰风惊，皆有捷效，故甄权以治语多恍惚，善惊失志，东垣以治风热，语言不遂，皆取其养阴滋液，而息内风。盖气味辛温之说，本沿赤箭之旧，实则辛于何有，而温亦虚言。

石决明

《名医别录》

〖药性〗寒。　　　　〖药味〗咸。　　　　〖用量〗10～30 g。

〖主治〗

1. 头晕视暗：《御药院方》决明散用石决明镇肝熄风治疗头晕视暗。

2. 目赤涩痛：《圣济总录》石决明散用石决明清肝明目治疗目赤涩痛。

3. 白色内障：《审视瑶函》石决明散石决明清肝明目治疗白色内障。

〖思路拓展〗

1.《名医别录》：主目障翳痛，青盲。

2.《本草经疏》：石决明，乃足厥阴经药也。足厥阴开窍于目，目得血而能视，血虚有热，则青盲亦痛障翳生焉。咸寒入血除热，所以能主诸目疾也。

3.《医学衷中参西录》：石决明味微咸，性微凉，为凉肝镇肝之要药。肝开窍于目，是以其性善明目。研细水飞作敷药，能治目外障；作丸、散内服，能消目内障。为其能凉肝，兼能镇肝，故善治脑中充血作疼作眩晕，因此证多系肝气、肝火挟血上冲也。

白蒺藜

《神农本草经》

〖药性〗温。　　　　　〖药味〗苦。　　　　　〖用量〗6～10 g。

〖主治〗

1. 头痛头晕：《博济方》白蒺藜散用白蒺藜祛风止痛治疗头痛头晕。

2. 目赤羞明：《圣济总录》蒺藜子丸用白蒺藜清肝明目治目赤羞明。

3. 瘾疹白癜：《卫生总微》蒺藜子散用白蒺藜祛风止痒治疗瘾疹白癜。

4. 乳痈肿痛：《备急千金要方》蒺藜丸用白蒺藜活血消肿治疗乳痈肿痛。

5. 阴囊肿大：《三因极一病证方论》蒺藜丸用白蒺藜清热消肿治疗阴囊肿大。

〖思路拓展〗

1.《神农本草经》：蒺藜子性味苦温。主恶血，破癥结积聚，喉痹，乳难。久服长肌肉，明目、轻身。一名旁通，一名屈人，一名止行，一名豺羽，一名升推。生平泽或道旁。

2.《本经疏证》：蒺藜子锋颖四出，坚锐铦利，谓非象金不可，而其味苦其气温，则又皆属乎火，是之谓金与火遇，火在金中。夫金与火之接也，始则相守，继则就镕，终则交流。相守，则金之芜杂难消者消；就镕，则金之凝重不动者动；交流，则火之炎上不下者下。凝重者动，谓之形随性化；炎上者下，谓之性随形化。其在人身，性本于气，形充于血，两者不咸，则有性与形违，而为积聚、喉痹者；有形与性违，而为恶血、癥结、乳难者，得此交相化而适相成之物，又乌能不已耶！而《别录》又恐后人误会《本经》用蒺藜泛治腹中恶血、癥结、积聚也，故其命意措辞，若谓就金言金，在上治上焉者。夫曰身体风痒，则疾必不在分肉筋骨而在肌肤，皮毛固肺之合也。又况"头痛、咳逆伤肺、肺痿"皆火守于金之病，火与金本相仇，因相仇而致病，则以相守而生长之物，化病气为生气，犹不可谓极允帖之治乎！而后人识透此关，莫妙于《大明》，以此益精，疗水藏冷，小便多，止遗沥、泄精、溺血。夫火金相仇为病于上，但得其就镕下流，则并化为水，且非冷水而为暖水，又何水藏精溺二道之不受益也。夫然，故沙苑蒺藜之刺在茎而不在实，实形正似肾者，则金火之交镕向下，并在茎中，而实遂大擅益下之功于精溺二道，更着良猷矣。

白　芷

《神农本草经》

〖**药性**〗温。　　　　〖**药味**〗辛。　　　　〖**用量**〗6～10 g。

〖**主治**〗

1. 头痛头疼：《百一选方》都梁丸用白芷疏风止痛治疗头痛头疼证。

2. 牙齿疼痛：《东垣试效方》卷 6 白芷散用白芷疏风止痛治疗牙齿疼痛证。

3. 鼻渊头痛：《种福堂公选良方》白芷细辛吹鼻散用白芷疏风通窍治疗鼻渊头痛。

〖**思路拓展**〗

1.《神农本草经》：白芷性味辛温。主女人漏下赤白，血闭，阴肿，寒热，风头，侵目，泪出，长肌肤、润泽，可作面脂。一名芳香，生川谷。

2.《神农本草经百种录》：白芷性味辛温，主女人漏下赤白，血闭阴肿：风在下焦而兼湿热之证。寒热：风在荣卫。风头侵目泪出：风在上窍。长肌肤，润泽可作面脂：风气干燥，风去则肌肉生而润泽矣。凡驱风之药，未有不枯耗精液者。白芷极香，能驱风燥湿，其质又极滑润，能和利血脉而不枯耗，用之则有利无害者也。盖古人用药，既知药性之所长，又度药性之所短，而后相人之气血，病之标本，参合研求，以定取舍，故能有显效而无隐害。此学人之所当殚心也。

3.《本经续疏》：苗短根长，本主摄阳入阴以行阴中之化，远志、秦艽莫不如是，惟白芷则以其味辛色白，性芳洁而专象阳明燥金，故宜归阳明。第阳明主肠胃，为秽浊之所丛集，而性洁者喜行清道，则其最相近而相隶属者，莫如血海，故其用为入冲脉为之行其阳，用以去其秽浊芜翳，阴之既成形者。水火之属，血也，泪也，涕泗也，津也，溺也，今观夫水，一若流行坎止，任其自然，绝无为之推挽者，然试思其所处之势，或平坦旷荡而常停不动，若无风以澄泌其间，则凡纳垢入污，必不终日而泥滓腾扬，淤浊泛滥，或高下悬绝而倾泻无余，诚有风以宣障其间，则仍能倾者平，泻者畜，如潮汐之逆行，如东风之溢涨，则亦可知其故矣。"女人漏下赤白，风头侵目泪出，肌肤枯槁"，非水无风以宣障耶！"血闭，阴肿，寒热"，非水无风以澄泌耶！是皆阳明血分所属，上则阳明经脉所及，下则冲任所行也。虽然冲任者上行，阳明者下行，以为有所隶属，是何言欤？盖惟其相并而相违，斯可以为节宣，若相并而相顺，则直推送已耳，故《素问·骨空论》之述冲脉也曰：挟少阴而上行。《难经》二十八难之述冲脉也曰：并足阳明之经，夹脐上行。惟其相违乃所以相摄，且此以论脉络而无与于药也。若夫白芷辛温，则其气味为上行，苟并脉而论，则阳明下而此则上，冲脉上而阳明偏下，一顺一逆之间，可见阳明能致冲脉不咸，而白芷则宣阳明之流，是漏下赤白者，阳明秽浊坠于冲，而冲遂为之逆也。血闭、阴肿、寒热者，冲脉气盛，阳明不能胜也。冲脉能鼓阳明之气于上以和阴，则自无风头侵目泪出之疴；阳明能运冲脉之血于外以和阳，则肌肤自长而润泽。是白芷之用，为其善致阳明之气于冲脉，善调冲脉之血随阳明，而其功只在去阳明之浊翳，致冲脉之清和矣。

藁 本

《神农本草经》

〖药性〗温。　　　〖药味〗辛。　　　〖用量〗6～10 g。

〖主治〗

1. 头风头痛：《太平圣惠方》藁本散用藁本疏风止痛治疗头风头痛。

2. 牙痛牙宣：《圣济总录》藁本汤用藁本清胃止痛治疗牙痛牙宣。

3. 疥癣瘙痒：《医方类聚》藁本散用藁本疏风止痒治疗疥癣瘙痒。

〖思路拓展〗

1.《神农本草经》：藁本性味辛温。主妇人疝瘕，阴中寒肿痛，腹中急，除风头痛，长肌肤，说颜色。一名鬼卿，一名地新，生山谷。

2.《普济方》：白龙丸（川芎、细辛、白芷、甘草、藁本、石膏）治一切风疾偏正头痛，遍身疮癣，手足顽。

3.《本草汇言》：藁本升阳而发散风湿，上通巅顶，下达肠胃之药也。其气辛香雄烈，能清上焦之邪，辟雾露之气，故治风头痛，寒气犯脑以连齿痛。又能利下焦之湿，消阴障之气，故兼治妇人阴中作痛，腹中急疾，疝瘕淋带，及老人风客于胃，久利不止。大抵辛温升散，祛风寒湿气于巨阳之经为专功，若利下寒湿之证，必兼下行之药为善。

槐 实

《神农本草经》

〖药性〗寒。　　　〖药味〗苦。　　　〖用量〗10～15 g。

〖主治〗

1. 头痛头晕：《圣济总录》卷 16 槐实散用槐实祛风止痛治疗头痛头晕。

2. 发枯目暗：《圣济总录》卷 101 槐实膏用槐实补肝明目治疗发枯目暗。

3. 崩中漏血：《女科切要》槐芩散用槐米凉血止血治疗崩中漏血。

4. 痢疾赤白：《幼科金针》槐术散用槐米清热解痢治疗痢疾赤白。

〖思路拓展〗

1.《神农本草经》：槐实性味苦寒。主五内邪气热，止涎唾，补绝伤，五痔，火创，妇人乳瘕，子藏急痛。生平泽。

2.《神农本草经百种录》：槐实性味苦寒。主五内邪气热：清浮游不归之根火。止涎唾：清肺经湿火。补绝伤：阳明主机关，此能滋养阳明也。五痔火疮，妇人乳瘕：皆阳明燥金之疾。子脏急痛：亦阳明经脉之病。槐当秋而实，得金之令。色黄，得金之色，故其性体清肃，乃手太阴、手阳明之要药也。金衰则为火所侮，凡有余之火，不能归藏其宅，必犯肺与大肠，得此清肃之气以助之则火而火自退。此从本之治,医之良法也。

3.《本经疏证》:阳淫于上,不与阴浃,则津自不摄;阳实于下,不与阴浃,则血自不藏,而阳则咸化为风,特在上为风虚,在下为风燥,斯其异耳。风虚且津不摄,则五内邪气热而目暗;风燥且血不藏,则五痔火疮而绝伤。然欲求其本,皆当责之于肝,所谓木热则津溢,肝热则血漏是也。肝木之热何以取治于槐?《周礼》四时改火冬取槐檀,非以其能生木耶!且开花于阳之极盛,结角于阳之未衰,而得味为苦,得气且寒,可不谓当至阳之化育,得钟纯阴之性味乎!血者源于水而成于火,正与是相肖,故为入肝凉血之剂无惑也!然其花与实之别何在?盖花者开散之告终,实者生发之能始,故妇人乳瘕、子藏急痛,病之在内者,则于子有专功。治皮肤风、肠风泻血、赤白利,病之连外者,则花为独效,同为凉血,而用有内外之殊,是其别矣。

云　母

《神农本草经》

〖药性〗平。　　　　　〖药味〗甘。　　　　　〖用量〗6~10 g。

〖主治〗

1. 痰饮头痛:《深师方》以云母粉镇肝潜阳治疗痰饮头痛。

2. 疟疾多寒:《金匮要略》蜀漆散用云母温脾截疟治疗疟疾多寒。

3. 瘰疬骨疽:《苏沈良方》云母膏以云母解毒消瘰治疗瘰疬骨疽。

〖思路拓展〗

1.《神农本草经》:云母性味甘平。主身皮死肌,中风寒热,如在车船上,除邪气,安五脏,益子精,明目,久服轻身延年。一名云珠,一名云华,一名云英,一名云液,一名云沙,一名磷石,生山谷。

2.《明皇杂录》云:开元中,名医纪朋,观人颜色谈笑,知病浅深,不待诊脉。帝召入掖庭,看一宫人,每日昃则笑歌啼号若狂疾,而足不能履地。朋视之曰:此必因食饱而大促力,顿仆于地而然。乃饮云母汤,熟寐而失所苦。问之,乃言太华公主载诞,某当主讴,惧声不能清长,因吃蹄羹,饱而歌大曲,唱罢觉胸中甚热,戏于砌台,因坠下,久而方苏,遂病此也。又《经效方》云:青城山丈人观主康道丰,治百病云母粉方:用云母一斤,拆开揉入大瓶内筑实,上浇水银一两封固,以十斤顶火赤取出,却拌香葱、紫连翘草二件,合捣如泥,后以夹绢袋盛,于大水盆内摇取粉,余滓未尽,再添草药重捣取粉。以木盘一面,于灰上印一浅坑,铺纸倾粉在内,候干焙之,以面糊丸梧子大。遇有病者,服之无不效。知成都府辛谏议,曾患大风,众医不愈,道丰进此,服之神验。《抱朴子》曰:他物埋之即朽,着火即焦;而五云入猛火中经时不焦,埋之不腐。故服之者长生,入水不濡,入火不烧,践棘不伤。

3.《列仙传》:方回,炼食云母。《抱朴子·仙药》云:云母有五种,五色并具,而多青者,名云英,宜以春服之。五色并具,而多赤者,名云珠。宜以夏服之。五色并具,而多白者,名云液,宜以秋服之。五色并具,而多黑者,名云母,宜以冬服之。但有青黄二色者,名云沙,宜以季夏服之。晶晶纯白名磷石,可以四时长服之也。李善文选注:引异物志,云母一名云精,人地万岁不朽,《说文》无磷字。玉篇云:磷薄也,云母之别名。

4.《本经疏证》:《素问·阴阳应象大论》谓地气上为云,天气下为雨。是已,何以又谓云出天气,雨出地气也?夫非天之气交于地,地之气何以得为云,非地之气交于天,天之气何以得为雨。是故地之气交于天,天气不应则霜露坠焉;天之气交于地,地气不应,此云母所以生也。虽然,非天气不得晶莹,非地气不得坚韧,云母为物,实兼是二者,而谓不得地气可乎!夫固曰地气不应也。若不得地气,非但不能坚韧,并不得晶莹,请观自地已上,无非天气充布,其得晶莹者,亦赖日月之光而已。试当晦夕,有能自晶莹者乎!故云母者,天气既交乎地,适遇晴爽,云无由升,遂结于下耳。究其旨,盖犹得天气少地气多,何则?虽晶莹而光不能彻,其一也;煅之不焦,不过经时,埋之土中,则百年不腐,又其一也。即以其所治,论身皮死肌,不言其处,则决非一指一节间而已,乃皆能愈之。其所感者微,所应者众,非其验之一端耶!天气轻,地气重,故治重着必以得天气多者,此则治中风寒热如在车船上,可见其神情摇曳不定,定当以得地气多者镇之,非其验之又一端耶!《五脏别论》曰脑、髓、骨、脉、胆、女子胞,此六者,地气之所生也,皆藏于阴而象于地,故藏而不泻。胃、大肠、小肠、三焦、膀胱,此五者,天气之所生也,故泻而不藏。今者偏益统于脑髓之子精,而安藏而不泻之五脏,谓非协于地德,能若是乎!盖天地絪缊,山川出云,方其会合之时,阳气稍盛则曳而升,阴气稍盛斯凝而聚。其聚也,必自下而上,层层相选,以地质而吸天光,谓其不重,则坚韧靡加,谓其不彻,则能通光曜。故凡肌肉之气不与皮毛相浃者,其取义为在中之土气,自内而外,无不周至。若邪气旬扰,神识飞腾者,其取义为使地气得吸,天气遂能澄定。若阳不归阴者,其义为藉其凝聚,引以还原。若光明不爽者,在外取其可析之而去,在内取其充畅而透达。即是可证仲景于蜀漆散中,同蜀漆、龙骨为用者,乃取其与龙骨固护神气,以成蜀漆快吐之功,使痰涎之壅于中者,决去净尽,而火自依于土,金自吸于土。火者,心气而主神。金者,天气而主魂。神与魂之不咸,即所谓中风寒热如在舟车上者也。

第二节　治疗眩晕头痛方剂

镇肝熄风汤

《医学衷中参西录》

【方剂组成】淮牛膝、生赭石、生龙骨、生牡蛎、生龟甲、生白芍、玄参、天冬、川楝子、生麦芽、甘草。

【作用机制】镇肝熄风。

【主治要点】① 肝阳化风;② 头晕;③ 眩晕;④ 耳鸣;⑤ 肢体麻木;⑥ 猝然颠仆。

【思路拓展】

《医学衷中参西录》:特是证名内中风,所以别外受之风也。乃自唐宋以来,不论风之外受内生,浑名曰中风。夫外受之风为真中风,内生之风为类中风,其病因悬殊,治法自难从同。若辨证不清,本系内中风,而亦以祛风之药发表之,其脏腑之血,必益随发表之药上升,则脑中充血必益甚,或至于血管破裂,不可救药。此关未透，诚唐、宋医学家一大障碍也。迨至宋末刘河间出，悟得风非皆由外中，遂创为五志过极动火而猝中之论，此诚由《内经》诸风掉眩皆属于肝句悟出。盖肝属木，中藏相火，木盛火炽，即能生风也。大法，以白虎汤、三黄汤沃之，所以治实火也。以逍遥散疏之，所以治郁火也。以通圣散、凉膈散双解之，所以治表里之邪火也。以六味汤滋之，所以壮水之主，以制阳光也。以八味丸引之，所谓从治之法，引火归源也。细审河间所用之方，虽不能丝丝入扣，然胜于但知治中风不知分内外者远矣。且其谓有实热者，宜治以白虎汤，尤为精确之论。愚治此证多次，其昏仆之后，能自苏醒者多，不能苏醒者少。其于苏醒之后，三四日间，现白虎汤证者，恒十居六七。因知此证，多先有中风基础，伏藏于内，后因外感而激发，是以从前医家，统名为中风。不知内风之动，虽由于外感之激发，然非激发于外感之风，实激发于外感之因风生热，内外两热相并，遂致内风暴动。此时但宜治外感之热，不可再散外感之风，此所以河间独借用白虎汤，以泻外感之实热，而于麻桂诸药概无所用。盖发表之药，皆能助血上行，是以不用，此诚河间之特识也。吾友张山雷著有《中风斠诠》一书，发明内中风之证，甚为精详。书中亦独有取于河间，可与拙论参观矣。

羚角钩藤汤

《通俗伤寒论》

〖方剂组成〗羚羊角、桑叶、川贝母、鲜生地、钩藤、菊花、白芍、甘草、竹茹、茯神。

〖作用机制〗平肝熄风。

〖主治要点〗① 热极生风；② 高热；③ 头痛；④ 手足抽搐；⑤ 意识障碍。

〖思路拓展〗

《重订通俗伤寒论》：肝藏血而主筋，凡肝风上翔，症必头晕胀痛，耳鸣心悸，手足躁扰，甚则瘛疭，狂乱痉厥，与夫孕妇子痫，产后惊风，病皆危险。故以羚、藤、桑、菊熄风定惊为君。臣以川贝善治风痉，茯神木专平肝风。但火旺生风，风助火势，最易劫伤血液，尤必佐以芍、甘、鲜地，酸甘化阴，滋血液以缓肝急；佐以竹茹，不过以竹之脉络通人之脉络耳。此为凉肝熄风、增液舒筋之良方。然惟便通者，但用甘咸静镇，酸泄清通，始能奏效；若便闭者，必须犀连承气，急泻肝火以熄风，庶可救危于俄顷。

都梁丸

《是斋百一选方》

〖方剂组成〗白芷。

〖作用机制〗祛风止痛。

〖主治要点〗① 偏头痛；② 紧张性头痛；③ 反复发作；④ 缓解期无头痛。

〖思路拓展〗

1. 《是斋百一选方》都梁丸：王定国因被风吹，项背拘急，头目昏眩，太阳并脑俱痛，自山阳乘舟至泗州求医,杨吉老既诊脉即与药一弹丸,便服。王因疑话,经一时再作,并进两丸,病若失去。王甚喜,问为何药,答曰:公如道得其中一味,即传此方。王思索良久,自川芎、防风之类,凡举数种皆非,但一味白芷耳。王益神之。此药初无名,王曰:是药处自都梁名人,可名都梁丸也。大治诸风眩晕,妇人产前产后,乍伤风邪,头目昏重,及血风头痛,服之令人目明。凡沐浴后服一二粒甚佳。暴寒乍暖,神思不清,伤寒头目昏晕,并宜服之。香白芷(大块,择白色新洁者,先以棕刷刷去尘土,用沸汤泡洗四五遍)上为细末,炼蜜和丸,如弹子大,每服一丸,多用荆芥点腊茶细嚼下,食后。常服诸无所忌,只干嚼咽亦可。

2.《妇人大全良方》都梁丸:香白芷为细末,炼蜜丸如弹子大。每服一丸,多用荆芥点蜡茶细嚼下,食后常服;只干嚼下亦可,都无所忌。此药大治中风眩晕,妇人产前产后乍伤风邪,头目昏重及血风头痛,服之令人目明。凡浴沐后服一二粒尤佳。暴寒乍暖,神思不清,伤寒头目昏晕,并宜服之。

3.《中华人民共和国药典》2010版第一部都梁丸:白芷、川芎,治疗头痛反复发作。

左金丸

《丹溪心法》

〖方剂组成〗黄连、吴茱萸。

〖作用机制〗平肝止痛。

〖主治要点〗① 偏头痛;② 紧张性头痛;③ 反复发作;④ 缓解期无头痛。

〖思路拓展〗

1.《丹溪心法》:诸热瞀瘛,暴喑冒昧,躁扰狂越,骂詈惊骇,胕肿疼酸,气逆冲上,禁栗如丧神守,嚏呕疮疡、喉痹、耳鸣及聋,呕涌溢食不下,目昧不明,暴注,暴疡,暴死,五志七情过极,皆属火也。火者有曰君火人火也;曰相火天火也。火内阴而外阳,主乎动者也。故凡动皆属火。以名而言,形质相生,配于五行,故谓之君;以位而言,生于虚无,守位禀命,因动而见,故谓之相。肾肝之阴,悉其相火。东垣曰:相火元气之贼火,与元气不相两立,一胜则一负。然则如之何则可使之无胜负乎?周子曰:神发知矣。五性感动而万事出,有知之后,五者之性,为物所感,不能不动。谓之动者,即《内经》五火也。相火易起五性,厥阳之火相扇,则妄动矣。火起于妄,变化莫测,无时不有,煎熬真阴,阴虚则病,阴绝则死。君火之气,经以暑与热言之。相火之气,经以火言之,盖表其暴悍酷烈,有甚于君火者也。故曰:相火,元气之贼。周子又曰:圣人定之以中正仁义而主静。朱子亦曰:必使道心常为一身之主,而人心每听命焉,此善处乎火者。人心听命于道心,而又能主之以静,彼五火将寂然不作。而相火者惟有俾补造化,而为生生不息之运用尔,何贼之有?

2.《医方集解》:左金丸治肝火燥盛,左胁作痛,吞酸吐酸筋疝痃结。肝火盛则胁痛,吞酸吐酸亦由肝火上干肺胃,从木之化故酸,厥阴之脉络阴器,寒湿干之,则成筋疝,肝木过盛,克制脾土,则成痃结。亦治噤口痢,汤药入口即吐。本方加糯米一撮,浓煎,但得三匙下咽,即不得吐矣。此足厥阴药也,肝实则作痛,心者肝之子,实则泻其子,故用黄连泻心清火为君,使火不克金,金能制木,则肝平矣,吴茱辛热,能入厥阴,肝行气解郁,又能引热下行,故以为反佐,一寒一热,寒者正治,热者从治。以热治热,从其性而治之,亦曰反治。故能相济以立功也,肝居于左,肺处于右,左金者谓使金令得行于左而平肝也。李东垣曰,病机曰,诸呕吐酸,皆属于热,此上焦受外来客邪也,以杂病论之,呕吐酸水者,甚则酸水浸其心次,令身酸不能相对,以大辛热剂疗之,必减,若以病机作热攻之,误矣,或问吞酸素问以为热,东垣以为寒,何也?丹溪曰,吐酸与吞酸不同,吐酸吐出酸水如醋,平时津液,随上升之气郁而成积,湿中生热,故随木化,遂作酸味,非热而何,其有郁之久伏于肠胃之间,咯不得上,咽不得下,肌表得风寒,则内热愈郁,而酸味刺心,肌表温暖,腠理开发,或得香热汤丸,津液得行,亦可暂解,非寒而何,《素问》言热,言其本也,东垣言寒,言其末也,予耆治吞酸用黄连茱萸制炒,随时令迭为佐使,苍术茯苓为辅,汤浸蒸饼为丸吞之,仍教少食蔬果自养,则病易安,丹溪之论,亦未畅尽,总之此证有寒有热,不可执一,戴氏曰,房劳肾虚之人,胸膈多有隐痛,此肾虚不能纳氏,气虚不能生血之故,气与血犹水也,盛则流畅,虚则鲜有不滞者,所以作痛,宜破故纸之类补肾,芎归之类补血,若作寻常胁痛治则殆矣。本方加炒芩苍术陈皮亦名茱连丸,治同,本方加芍药等分为丸,名戊己丸,治热痢热泻。热泻者,粪黄肛涩也,戊为胃土,己为脾土,加芍药伐肝泻木,使不克脾土。本方除吴茱萸,加附子一两,名连附六一汤,治胃脘痛,寒因热用也,本方用黄连一味,吴茱萸汤浸一宿为丸,名抑青丸,大泻肝火,治左胁作痛,单黄连煎服,名泻心汤,治心热。

　　蔡定芳按:肝脉络巅,肝火上逆故巅顶疼痛;肝经自病则胁肋胀痛;横乘胃土故口苦;舌红苔黄脉象弦数乃肝经火郁之候。《素问·至真要大论》曰:诸逆冲上皆属于火。重用黄连为君,清泻肝火,使肝火得清,自不上冲横逆!然气郁化火之证纯用大苦大寒既恐郁结不开,又虑折伤中阳,故又少佐辛热之吴茱萸,一者疏肝解郁,以使肝气条达,郁结得开;一者反佐以制黄连之寒,使泻火而无凉遏之弊;二药合用,共收清泻肝火、降逆止痛之效。

半夏白术天麻汤

《脾胃论》

〔**方剂组成**〕半夏、白术、天麻、苍术、黄柏、干姜、茯苓、黄芪、泽泻、人参、神曲、大麦、蘗面、橘皮。

〔**作用机制**〕祛痰止痛。

〔**主治要点**〕① 风痰上扰;② 头晕;③ 头痛;④ 胸膈痞闷;⑤ 恶心呕吐;⑥ 身重如山。

〔**思路拓展**〕

1.《脾胃论》:此头痛苦甚,谓之足太阴痰厥头痛,非半夏不能疗。眼黑头旋,风虚内作,非天麻不能除;其苗为定风草,独不为风所动也。黄芪甘温,泻火补元气;人参甘温,泻火补中益气;二术俱苦甘温,除湿补中益气;泽、苓利小便导湿;橘皮苦温,益气调中升阳;曲消食,荡胃中滞气;大麦面宽中助胃气;干姜辛热,以涤中寒;黄柏苦大寒,酒洗以主冬天少火在泉发躁也。

2.《奇效良方》卷二十五半夏白术天麻汤:半夏、白术、天麻、茯苓、橘皮、苍术、人参、神曲、麦蘗、黄芪、泽泻、干姜、草果。主治头眩恶心烦闷,气喘短促,心神颠倒,兀兀欲吐,目不敢开,如在风云中,苦头痛眩晕,身重如山,不得安卧。

3.《医方集解》半夏天麻白术汤:治脾胃内伤,眼黑头眩,头痛如裂身重如山,恶心烦闷,四肢厥冷,谓之足太阴痰厥头痛。痰厥者,湿痰厥逆而上也,痰逆则上实,故令头痛,目眩,眼前见黑色也,东垣曰,太阴头痛,必有痰也,少阴头痛,足寒而气逆也,太阴少阴二经,虽不上头,然痰与气逆,壅于膈中,头上气不得畅而为痛也。此足太阴药也,痰厥头痛非半夏不能除,半夏燥痰而能和胃。头旋眼黑,虚风内作,非天麻不能定,天麻有风不动,名定风草。黄芪人参甘温,可以泻火,亦可以补中,二术甘苦而温,可以除痰亦可以益气,去湿故除痰,健脾故益气。苓泻泻热导水,陈皮调气升阳,神曲消食,荡胃中滞气,麦芽化结,助戊己运行,胃为戊土,脾为己土。干姜辛热,以涤中寒,黄柏苦寒,酒洗,以疗少火在泉发躁也。李东垣曰,夫风从上受之,风寒伤上,邪从外入,令人头痛,身重恶寒,此伤寒头痛也,头痛耳鸣,九窍不利,肠胃之所生,乃气虚头痛也,心烦头痛者,过在手太阳少阴,乃湿热头痛也,如气上不下,头痛巅疾者,下虚上实也,过在足太阳少阴,甚则入肾,寒湿头痛也,如头半边痛者,先取手少阳阳明,次取足少阳阳明,此偏头痛也,有厥逆头痛者,所犯大寒,内至骨髓,髓者以脑为主,脑逆故令头痛,齿亦痛,有真头痛者,甚则脑尽痛,手足寒至节,死不治,头痛每以风药治之者,高巅之上,唯风可到,味之薄者,阴中之阳,乃自地升天者也,太阳头痛,恶风寒,脉浮紧,川芎羌活独活麻黄之类为主,少阳头痛,脉弦细,往来寒热,柴胡黄芩为主,阳明头痛,自汗,发热恶寒,脉浮缓长实者,升麻葛根白芷石膏为主,太阴头痛,必有痰体重,或腹痛为痰癖,其脉沉缓苍术半夏南星为主,少阴头痛,三阴三阳经不流行而足寒气逆,为寒厥其脉沉细,麻黄附子细辛汤主之,厥阴头顶痛,或吐涎沫厥冷,脉浮缓,吴茱萸汤主之,血虚头痛,当归川芎为主,气虚头痛,人参黄芪为主,气血俱虚头痛,补中益气汤,少加川芎蔓荆子细辛,清空膏,风湿头痛药也,白术半夏天麻汤,痰厥头痛药也,羌活附子汤,厥逆头痛药也,如湿气在头者,以苦吐之,不可执方而治,昂按以苦吐之,瓜蒂散浓茶之类是也。

4.《医学心悟》半夏白术天麻汤:半夏、白术、天麻、陈皮、茯苓、炙甘草、生姜、大枣、蔓荆子、虚者加人参。治疗头痛头晕证。

神术汤

《阴证略例》

〖方剂组成〗苍术、防风、甘草。

〖作用机制〗祛风止痛。

〖主治要点〗① 头痛;② 头晕;③ 头重如裹;④ 身重如山;⑤ 恶心烦闷。

〖思路拓展〗

1.《阴证略例》:神术汤治内伤饮冷,外感寒邪无汗者。太阳证发热恶寒,脉浮而紧者加羌活。太阳证脉浮紧中带弦数者是有少阳也,加柴胡。弦为弦而有力。太阳证脉浮紧中带洪者是有阳明也加黄芩。以上三证,约量每服加二钱匕。不论三阳,妇人服者,加当归尤佳。太阳寒水司天加桂枝、羌活,阳明燥金司天加白芷、升麻,少阳相火司天加黄芩、生地,太阴湿土司天加白术、藁本,少阴君火司天加细辛、独活,厥阴风木司天加川芎、防风。上神术汤六气加减法,非止为司天之气设也。至于岁之主气,与月建日时同,前应见者,皆当随所应见,根据上例而加减之。《日华子》云:滑石治乳痈,利津液。《生气通天》

云：平旦人气生，日中而阳气隆，日西而阳气已虚，气门乃闭。是故暮而收拒，无扰筋骨，无见雾露，反此三时，形乃困薄。王氏云：阳气出则出，阳气藏则藏。晚阳气衰，内行阴分，故宜收敛以拒虚邪。动筋骨则逆阳精耗，见雾露则寒湿交侵，顺此三时，乃天真久远。扁鹊云：脉一呼一吸皆四至而涩者，邪中雾露之气。仲景云：清邪中于上焦。又云：霜降以后，春分以前，中雾露者，皆为伤寒。神术加本汤每服内加二钱匕，以意消息。神术加木香汤每服内加二钱匕，以意消息。问病患中霜露山岚雨湿之气，头项身体不甚痛，但四肢沉困，饮食减少，或食已痞闷，寸脉隐小，与内伤饮冷相似，何也？答曰：此膏粱少有，贫素气弱之人多有之，以其内阴已伏，或空腹晨行，或语言太过，口鼻气消，阴气复加，所以成病。《经》云：天之邪气，感则害人五脏。虽不饮冷，寸口亦小。又云：伤于湿者，下先受之。故从内感而求其类也。仲景云：浊气中于下焦，以此。上三味，无汗用苍术加葱白、生姜，有汗用白术、生姜。

2.《删补名医方论》：此王好古得意之方，仿仲景麻、桂二方之义，而制为轻剂也。然此是太阴之剂，可以理脾胃之风湿，而不可治太阳之风寒，亦不可以治阳明之表证与少阳之半表里也。《内经》所谓春伤于风，邪气留连而洞泄，至夏而飧泄、肠澼者宜之。若冬伤于寒，至春而温病者，又非所宜也。今人不知仲景立方之旨，只恐麻黄、桂枝之伤人也，得此平和之剂恃为稳当。不知营卫不和，非调和脾胃者所可代。胃家之实者，非补虚之品所能投。肝胆之相火往来，少阴之水火相射者，不得以燥剂该摄也。失明药之理，始得方之用，能知方，始可用方而不执方。若病在太阳，先发阳明之汗，是引贼破家，张洁古岂独为葛根道哉！

3.《医方论》神术散：苍术、防风、炙甘草。加姜、葱煎。本方除苍术，加白术二两，不用葱，名白术汤。神术、白术二方，乃治寒伤脾胃，湿淫于里之妙法。夹有外感受寒无汗者加葱白，受风有汗者去葱白。动有法度，正不必谓其可代麻黄、桂枝二法也。

4.《仁术便览》神术散：治四时瘟疫，头痛发热，及伤风鼻塞声重。又治暴中风邪。苍术五两、藁本、白芷、细辛、羌活、川芎、炙甘草各二两。上为细末，每服三钱，水一钟，姜三片，葱白三寸，煎七分，温服。如伤风鼻塞，用葱茶汤调下二钱。

5.《太平惠民和剂局方》神术散：治四时瘟疫，头痛项强，发热憎寒，身体疼痛，及伤风鼻塞声重，咳嗽头昏，苍术五两、藁本、香白芷、细辛、羌活。上为细末。每服三钱，水一盏，生姜三片，葱白三寸，煎七分，温服，不拘时。如觉伤风鼻塞，只用葱茶调下。

6.《医学心悟》神术散：此药能治时行不正之气，发热头痛，伤食停饮，胸满腹痛，呕吐泻利，并能解秽驱邪，除山岚瘴气，鬼疟尸注，中食、中恶诸症，其效至速。予尝合此普送，药到病除，苍术、陈皮、厚朴各二斤，炙甘草十二两、藿香八两、砂仁四两。共为末。每服二三钱，开水调下。

第七章　治疗癫痫瘫痪方药

癫痫是大脑神经元突发性异常放电导致短暂大脑功能障碍的慢性神经系统发作性疾病。以发作性运动、感觉、自主神经、意识及精神等功能障碍为主要临床表现,具有发作性、短暂性、重复性、刻板性共同临床特征。常见临床类型有简单局灶性发作,复杂局灶性发作,全面强直阵挛性发作,全面失神发作,癫痫持续状态等。治疗癫痫发作常用药物有龙齿角、白僵蚕、蛇蜕、蜣螂、防葵、铅丹、蛇床子、蚱蝉、莨菪子、钩藤、全蝎、蜈蚣、地龙等。治疗癫痫抽搐的常用方剂有返魂丹、至圣丹、五痫神应丸、双丸子、小续命汤、补阳还五汤、大圣花蛇牛黄丸、僵蚕丸、海桐皮丸等。《备急千金要方·风癫》曰:癫发则卧地,吐涎沫无知。若强掠起如狂及遗粪者难疗。癫病有五:一曰阳癫,二曰阴癫,三曰风癫,四曰湿癫,五曰马癫,治五癫方:铜青、雄黄、空青、东门上鸡头、水银、猪苓、茯苓、人参、白芷、石长生、白蔹、白薇、卷柏、乌扇、硫黄。虎睛丸治风癫抽搐,口眼张大,口出白沫或作声或死不知人(虎睛、鬼箭羽、露蜂房、独活、远志、细辛、贯众、麝香、白薇、升麻、白鲜皮、牛黄、防风、秦艽、防葵、龙齿、黄芩、雄黄、山茱萸、防己、茯苓、铁精、鬼臼、干地黄、人参、大黄、银屑、茯神、石膏、天雄)。他如雄雌丸、续命风引汤、紫石煮散、川芎汤、鸱头丸、地黄门冬酒、天门冬酒、龟甲汤、九物牛黄丸、十黄散、别离散、鸢头散、五邪汤、茯神汤、人参汤、虎睛汤等,治疗癫痫思路对《太平圣惠方》《圣济总录》产生重要影响。《本经疏证》曰:本篇亦多惊痫并治之药也。但举癫痫所兼之疾,则有身热(龙角、铅丹、秦皮、牛黄),有温疟(防葵、白蔹),有寒热(钩藤、蛇蜕、蜣螂、白马目、蚱蝉、蛇衔、露蜂房、雀瓮、狗粪中骨),有风邪(牡丹、芦荟、升麻),有恶疮(蛇床子、鸡子),有胀满(蜣螂、白马目、芦荟),有拘挛(莨菪子),凡得全篇十之五。若析癫痫,无论所兼所因者(龙角、牡丹、白蔹、钩藤、白僵蚕、白马目、铅丹、玳瑁、白马悬蹄、蛇衔、秦皮、头发、狗粪中骨、鸡子、白鲜皮、雀瓮治惊痫,仅白狗血治癫),亦得全篇十之五,余则均可治癫狂,复可治惊痫者。准是而论,析之亦何益矣。即以两味并提,总之,比其兼证,别其寒温,而揣其上下,以定取舍,是用此篇治癫痫之大纲,亦分癫痫之微旨矣。孙真人《千金方》、王太守《外台秘要》于惊痫癫狂,皆加以风字。《千金方》又于《风癫论》中附载《素问·厥论》全篇,其义趣皆当深考者也。使尽检《千金》《外台》,凡风狂、风惊恐、风邪、五邪风、惊悸风、惊恐、风癫、五癫、风痫、风眩、风旋诸方,合之本篇所用,所未及用者,止十四味,而在附录者止八味,盖已得十分七八矣。苟以意消息之,犹有不能用之物哉!

第一节　治疗癫痫瘫痪药物

龙齿角
《神农本草经》

〖药性〗平。　　　　〖药味〗甘。　　　　〖用量〗6～10 g。

〖主治〗

1. 癫痫抽搐：《普济方》龙齿丸用龙齿除痫定惊治疗癫痫抽搐。

2. 癫痫频发：《太平圣惠方》龙齿散用龙齿定惊止痉治疗癫痫频发。

3. 遗精白浊：《杂病源流犀烛》龙齿丸用龙齿镇心固精治疗遗精白浊。

4. 夜啼拗哭：《赤水玄珠》龙齿散用龙齿镇心安神治疗夜啼拗哭。

〖思路拓展〗

1.《神农本草经》：龙齿性味甘平。主小儿大人惊痫，癫疾，狂走，心下结气，不能喘息，诸痉，杀精物。久服，轻身通神明，延年。龙角主惊痫，瘛疭，身热如火。生山谷。

2.《本事方释义》：龙齿气味凉涩，入足厥阴，蝉壳气味甘咸寒，入足少阳厥阴，钩藤气味甘微寒，入足厥阴；羌活气味辛甘平，入足太阳；茯苓气味甘平淡渗，入足阳明，人参气味甘温，入足阳明。小儿无故拗哭，亦因肝风内动，脾胃不和所致，故以风药泄其风而镇补之药护其中也。

白僵蚕
《神农本草经》

〖药性〗平。　　　　〖药味〗甘。　　　　〖用量〗6～10 g。

〖主治〗

1. 癫痫抽搐：《太平圣惠方》卷85白僵蚕散用僵蚕熄风定痫治疗癫痫抽搐。

2. 肢体瘫痪：《妇人大全良方》白僵蚕散僵蚕祛风搜络治疗肢体瘫痪。

3. 喉风肿痛：《魏氏家藏方》白僵蚕散用白僵蚕解毒消风治疗喉风肿痛。

〖思路拓展〗

1.《神农本草经》：白僵蚕性味咸。主小儿惊痫夜啼，去三虫，减黑䵟，令人面色好，男子阴疡病。生平泽。

2.《神农本草经百种录》：白僵蚕性味咸。主小儿惊痫夜啼：风痰之病。去三虫：风气所生之虫。灭黑䵟，令人面色好：能去皮肤之风斑，令润泽。男子阴疡病：下体风湿。蚕，食桑之虫也。桑能治风养血，故其性亦相近。僵蚕感风而僵，凡风气之疾，皆能治之，盖借其气以相感也。僵蚕因风以僵，而反能治风者,何也? 盖邪之中人也,有气而无形,穿经透络,愈久愈深,以气类相反之药投之,则拒而不入,必得与之同类者,和入诸药,使为乡道,则药力至于病所,而邪与药相从,药性渐发,邪或从毛空出,或从二便出,不能复留矣,此即从治之法也。风寒暑湿,莫不皆然,此神而明之之道,不专恃正治奏功也。

3.《本经疏证》:论蚕者当从其彰,彰屡化着意,盖当其为卵,不厌霜雪,及至成蚕,并忌西风,此其在阳固蠕动灵活,在阴则坚贞不摇之一验也。其自有生以至成茧,仅二十二日之暂,乃眠起三次,起则饕食无度,眠则噤口停茹,此其动必返静,以静摄动之一验也。一眠只六七日,始生色黑,继而白,白而青,青而复白,白而黄,黄而更白,黄则停饲,白则慢食,青则紧喂。是白为青黄关键,此其能事终始之一验也。至其所以致僵之故,或因热而骤令风凉,或因不除沙而沙中生热,或因小时阴气蒸损,究竟直而不挠,白而不涅,此其纵自捐驱不遭污染之一验也。然其骄稚难养,动辄罹患,非特畏寒暖之侵迫,更剧畏声色之非常,与小儿之易热易惊何异。受热受惊而搔扰,则以受热受惊至死而不骚扰者应之,可知其无与于口噤反张,手足强直之惊痫矣。能灭黑皯,即不违污染也。令人好颜色,即屡变而终归于白也。惟男子阴疡,女子崩中赤白,产后余痛,则应更体会。夫已上诸病,皆阴在上,不随阳化,故致阳跌荡而阴凝滞,用之是使阴随阳化也。若阴在下而阳不与化,则阴焉能不或如泥淖之难释,或如漏卮之无当,但究是物之所食叶间岂得无津,虽则食而不饮者,固应便而不溺,此则纵使食中含饮,然其津液终留于中,供他日密缕联绵之化而无所谓溏便焉。是亦可知其漏之所以止,淖之所以释矣,又岂阳盛而驱阴,阴穷而自败者可并耶! 夫三眠之蚕,化已不一,然其成茧之后,复有变蛾退连等化,则其性气又异,惟其自此而化止者,则莫如僵而不腐,白而不污者为恰如其当,此所以有取于白僵蚕也欤!

4.《本草思辨录》:蚕者食桑之虫,桑能去风,蚕性故近之;且感风而僵,更于感风之病为宜,味辛气温而性燥,故治湿胜之风痰,而不治燥热之风痰。朱丹溪谓从治相火,散浊逆结滞之痰者正合。汪庵删去从治字,而以为散相火逆结之痰,则其视僵蚕为何如药矣。小儿惊痫夜啼,是肝热生风,又为痰湿所痼而阳不得伸,是以入夜弥甚。僵蚕劫痰湿而散肝风,故主之。至男子阴疡、女子崩中赤白产后余痛,无非厥阴之风湿为患,无他奥义。邹氏谓蚕食桑而有津液留于中,又解之为释泥淖塞漏卮,不特于僵蚕燥湿去风之义背,据其所言亦不免自相矛盾。

蛇 蜕

《神农本草经》

〖药性〗平。　　　　〖药味〗咸。　　　　〖用量〗6~10 g。

〖主治〗

1. 小儿癫痫:《圣济总录》蛇蜕汤用蛇蜕祛风定痫治疗小儿癫痫。

2. 痈疡疔疮:《圣济总录》蛇蜕散用蛇蜕清热解毒治疗痈疡疔疮。

3. 瘰疬溃烂:《医宗金鉴》蛇蜕膏用蛇蜕解毒消瘰治疗瘰疬溃烂。

4. 外阴疮疡:《古今医统大全》蛇蜕散用蛇蜕皮解毒疗疮治疗外阴疮疡。

〖思路拓展〗

1.《神农本草经》：蛇蜕性味咸平。主小儿百二十种惊痫，瘛疭痫疾，寒热，肠痔，虫毒，蛇痫。火熬之良。一名龙子衣，一名蛇符，一名龙子单衣，一名弓皮。生川谷及田野。

2.《本草经疏》：蛇蜕，入肝而辟恶，小儿惊痫，瘛疭，癫疾寒热，蛇痫弄舌摇头，大人五邪，言语僻越，皆肝经为病，蛇蜕能引诸药入肝散邪，故主如上等证。善能杀虫，故主肠痔虫毒恶疮。邪去木平，故止呕咳明目。

蜣 螂
《神农本草经》

〖药性〗寒。　　　　〖药味〗咸。　　　　〖用量〗6～10 g。

〖主治〗

1. 小儿癫痫：《圣济总录》鸱头丸用蜣螂祛风定痫治疗小儿癫痫。

2. 骨蒸黄瘦：《太平圣惠方》卷88胡蜣螂散用蜣螂破瘀消疳治疗骨蒸黄瘦。

〖思路拓展〗

1.《神农本草经》：蜣螂性味咸寒。主小儿惊痫，瘛疭，腹胀，寒热，大人癫疾狂易。一名蛣蜣。火熬之良。生池泽。

2.《本草经疏》：蜣螂，治小儿惊痫瘛疭，腹胀寒热，大人癫疾狂走，皆肝、胃、大肠三经风热壅盛所致，咸寒除三经之邪热，则诸症自瘳。《别录》主手足端寒、支满者，以脾胃主四肢而治中焦，肺气结滞则血液不能通行灌溉于手足，胃家热壅及大肠结实，则中焦不治而气逆支满，行三焦之壅滞则所苦减除矣。咸能软坚入肾，故又主奔豚也。

防 葵
《神农本草经》

〖药性〗寒。　　　　〖药味〗辛。　　　　〖用量〗6～10 g。

〖主治〗

1. 癫痫发作：《普济方》卷99防葵散用防葵祛风定痫治疗癫痫发作。

2. 癥瘕腹痛：《太平圣惠方》卷71防葵散用防葵活血消癥治疗癥瘕腹痛。

〖思路拓展〗

1.《神农本草经》：防葵性味辛寒。主疝瘕，肠泄，膀胱热结，溺不下，咳逆，温疟，癫痫，惊邪，狂走。久服坚骨髓，益气轻身。一名梨盖，生川谷。

2.《本草纲目》：防葵乃《神农》上品药，黄帝、岐伯、桐君、雷公、扁鹊、吴普皆言其无毒；独《别录》言中火者服之，令人恍惚见鬼。陈延之《短剧方》云：防葵多服，令人迷惑恍惚如狂。按《难经》云：重阳者狂,脱阳者见鬼,是岂上品养性所宜乎?是岂寒而无毒者乎?不然,则《本经》及苏恭所列者,是防葵功用;而《别录》所列者,乃似防葵之野狼毒功用,非防葵也。野狼毒之乱防葵,其来亦远矣,不可不辨。古方治蛇瘕、鳖瘕大方中多用防葵,皆是野狼毒也。

铅　丹
《神农本草经》

〖药性〗寒。　　　　〖药味〗辛。　　　　〖用量〗6～10 g。

〖主治〗

1. 惊风癫痫:《博济方》驱风散用铅丹镇惊熄风治疗惊风癫痫。

2. 痈疽发背:《太平圣惠方》黄丹膏用铅丹解毒消肿治疗痈疽发背。

3. 消渴多饮:《千金翼方》铅丹散用铅丹清热生津治疗消渴多饮。

〖思路拓展〗

1.《神农本草经》:铅丹性味辛微寒。主吐逆胃反,惊痫癫疾,除热下气,炼化还成九光。久服通神明。生平泽。

2.《本草衍义补遗》:丹出于铅而曰无毒,又曰凉,予观窃有疑焉。曾见中年一妇人,因多子,于月内服铅丹二两,四肢冰冷强直,食不入口。时正仲冬,急服理中汤加附子,数帖而安,谓之凉而无毒可乎?

3.《本草纲目》:铅丹,体重而性沉,味兼盐、矾,走血分,能坠痰去怯,故治惊痫癫狂,吐逆反胃。能消积杀虫,故治疳疾、下痢、疟疾有实积。能解热拔毒,长肉去瘀,故治恶疮肿毒,及入膏药,为外科必用之物也。

蛇床子
《神农本草经》

〖药性〗平。　　　　〖药味〗苦。　　　　〖用量〗6～10 g。

〖主治〗

1. 癫痫发作:《外台秘要》铁精散用蛇床子除癫止痫治疗癫痫发作。

2. 宫冷阴寒:《金匮要略》蛇床子散用蛇床子温宫壮阳治疗宫冷阴寒。

3. 脓疮疼痛:《外科正宗》蛇床子散用蛇床子燥湿祛风治疗脓疮疼痛。

4. 皮肤瘙痒:《医宗金鉴》蛇床子汤用蛇床子燥湿止痒治疗皮肤瘙痒。

〖思路拓展〗

1.《神农本草经》:蛇床子性味苦平。主妇人阴中肿痛,男子阴痿,湿痒,除痹气,利关节,癫痫,恶创。久服轻身。一名蛇米,生川谷及田野。

2.《神农本草经百种录》:蛇床子性味苦平。主妇人阴中肿痛,男子阴痿、湿痒:皆下体湿毒之病。

除痹气,利关节:除湿痰在筋骨之证。癫痫:除湿痰在心之证。恶疮:亦湿毒所生。久服轻身,湿去则身轻。蛇床生阴湿卑下之地,而芬芳燥烈,不受阴湿之气,故入于人身,亦能于下焦湿气所归之处,逐其邪而补其正也。

3.《本经疏证》:蛇床三月于下湿地生苗,高二三尺,叶青碎,作丛似蒿枝,每枝上有花头百余,结同一颗,如碎米,攒簇似马芹类。四五月乃开花白色,似伞子状,子两片合成,黄褐色,有细棱如黍米,至轻虚。卢子繇曰:蛇粟、蛇米、蛇床者,以蛇虺喜卧于其下,且喜食之也。蛇性窜疾,独居隐僻,禀风木善行数变之体用,与蛇床功用靡不脗合,设非气性相似,讵得为其所嗜耶!男子阴痿湿痒,妇人阴中肿痛,正厥阴隐僻之地,气闭不通所致。蛇床宣大风力,鼓舞生阳,则前阴疏泄窜疾自如,并可伸癫痫之气逆于脏,与关节之壅闭不开,真堪作把握阴阳之良剂也。徐洄溪曰:蛇床生阴湿卑下之地,而芬芳燥烈,不受阴湿之气,故入于人身,亦能于下焦湿气所归之处,逐邪而补正也。六气惟湿最蹇滞,惟风最迅疾。蛇床子生阴湿地而得芬芳燥烈之性味,是为于湿中钟风化,能于湿中行风化,则向所谓湿者,已随风气鼓荡而化津、化液矣。男子之阴痿湿痒,妇人之阴中肿痛,何能不已耶!至于肌肉中湿化而痹气除,骨骭中湿化而关节利,肤腠中湿化而恶疮已,皆一以贯之,无事更求他义也。惟治癫痫一节,则似正病乎风,而更助以风药者,殊不知风因痰生,人因风病,若变因痰而生之风,如湿中所钟风化,能鼓荡湿气化津化液,则此痰此风早将变为氤氲流行之生气,尚何癫痫之足虞?以是知化病气为生气,原非臆说也。

蚱 蝉

《神农本草经》

〖药性〗寒。　　　　〖药味〗咸。　　　　〖用量〗6～10 g。

〖主治〗

1. 癫痫惊悸:《太平圣惠方》蚱蝉散用蚱蝉熄风定惊治疗癫痫惊悸。

2. 高热惊痫:《幼幼新书》蚱蝉汤用蚱蝉清热定痫治疗高热惊痫。

〖思路拓展〗

1.《神农本草经》:蚱蝉性味咸寒。主小儿惊痫,夜啼,癫病,寒热,生杨柳上。

2.《神农本草经百种录》:蚱蝉性味咸寒。古人用蝉,今人用蜕,气性亦相近。主小儿惊痫夜啼,癫病寒热:皆小儿风热之疾。蚱蝉感凉风清露之气以生,身轻而声嘹亮,得金气之发扬者也。又脱落皮壳,亦属人身肺经之位,故其性能清火驱风,而散肺经之郁气。若其质轻虚,尤与小儿柔弱之体为宜也。蚱蝉日出有声,日入无声,止夜啼,取其意也。

3.《本经续疏》:秽浊弥漫,遏抑清化,清化无以自伸,乃旋与相嘘吸,变死为生,得成蜻蟪。洁白为体,蠕动其形,然不能出于秽浊之表,犹气清而质浊者也。由是而炼清于中,蜕浊于外,清既足以自立,浊遂结而成衣,剖背以出,一旦而高骞于树,嘹亮扬声,则已复厥清化矣,是其清化于人,为阴中之阳,所以发聪明应万殊者也。假使因风因痰而生热,因热因恐而致惊,因惊因热而为痫为癫,则固恃以动静云为者,且为之闭郁而不得自主,以此神具理足之物,导其嘘吸之机,浚其骞扬之路,而授以炼蜕之方,阴中之清阳既达，裹缬之秽浊自消。然《本经》不直曰主痫癫，而曰：主小儿惊痫，夜啼，癫病，寒热。何也？夫蛴螬与蝉皆化于春夏，被遏者固属阳，所遏者亦非阴也。假使清阳为至阴所遏，亦能化蛴螬而成蚱蝉耶！故夜啼、寒热，皆清气之欲伸而不得伸，浊气之欲闭而不得闭，有阴阳相争，清浊相干之道焉。特小儿欲窦未启，思虑贞淳，浊气干之而不能入，大人则情绪纷纶，神志庞杂，浊气干之而竟能入，故有烦扰与不慧之分。惟小儿坚固于神，懦弱于气，大人芜累于神，昌沛于气，故夜啼者神之作用，寒热者气之作用，更当知啼以夜者，寒热必于昼，以夜则浊之于愈甚，而昼则气之昌有加也。至妇人乳难，胞衣不出，则会意其善蜕，并无甚深妙义，然即此推之，其用盖有不止此者，扩而充之可也。

茛菪子

《名医别录》

〖**药性**〗寒。　　　　〖**药味**〗甘。　　　　〖**用量**〗6～10 g。

〖**主治**〗

1. 癫痫喉鸣：《外台秘要》引《古今录验》茛菪子散用茛菪子镇肝定痫治疗癫痫喉鸣。
2. 腹痛泄泻：《圣济总录》茛菪子丸用茛菪子理气止痛治疗腹痛泄泻。
3. 久痢脱肛：《圣济总录》茛菪散用茛菪子收涩止泻治疗久痢脱肛。
4. 恶毒疮肿：《太平圣惠方》茛菪膏用茛菪解毒消肿治疗恶毒疮肿。

〖**思路拓展**〗

《名医别录》：茛菪子味甘，有毒。主治癫狂风痫，癫倒拘挛。一名横唐，生海滨及雍州，五月采子。《本经》原文：茛荡子，味苦，寒，主齿痛出虫，肉痹拘急，使人健行见鬼。多食令人狂走，久服轻身。

钩　藤

《名医别录》

〖**药性**〗寒。　　　　〖**药味**〗甘。　　　　〖**用量**〗6～10 g。

〖**主治**〗

1. 癫痫惊悸：《太平圣惠方》钩藤散用钩藤熄风定痫治疗癫痫惊悸。
2. 高热头痛：《圣济总录》钩藤汤用钩藤清热平肝治疗高热头痛。
3. 头目不清：《嵩崖尊生》钩藤饮用钩藤平抑肝阳治疗头目不清。
4. 癫痫抽搐：《小儿药证直诀》钩藤饮子用钩藤熄风止痉治疗小儿癫痫抽搐。

〖**思路拓展**〗

1. 《名医别录》：微寒无毒。主治小儿寒热，十二惊痫。
2. 《本经续疏》：《大奇论》曰心脉满大，痫瘛筋挛；肝脉小急，痫瘛筋挛；肝脉骛暴，有所惊骇；肝肾并小弦，欲惊；二阳急，为惊。夫盛满偏于一处，则他处之不足可知；弦急偏于一处，则他处之纵弛又可知。

巢氏曰小儿血气不和，热实在内，心神不定，所以发惊，甚或摇头弄舌，或睡里惊掣，或数啮齿，则为欲痫。若口眼相引，目睛上摇，手足掣纵，背脊强直，颈项反折，则为痫。又曰惊痫者因惊怖大啼，乃发也。夫相引掣纵，应弦急；强直反折，应盛满，谓非气血至此，忽被牵掣，遂与他处不相流通，若倒钩逆注者，然可乎？《举痛论》曰惊则心无所倚，神无所归，虑无所定，故气为乱。况发于寒热后者，非特正方以兹逆注，邪且难免拘留，此所以有取于钩藤之紫色空中，任是处处倒钩逆注，而脉络决不因之以塞。紫者，水火相参之色，凡阴阳、气血、寒热皆于此取义焉可也。色紫而气寒，则协和气血分解寒热之用，已具于中矣。矧复中空，则交通阴阳，调剂上下之德，抑又可泯乎？不然，则《别录》仅以之治一病，后人遂不可因此为三隅之反矣。

3.《本草汇言》：钩藤，祛风化痰，定惊痫，安客忤，攻痘疮之药也。钱仲阳先生曰：钩藤，温、平、无毒，婴科珍之。其性捷利，祛风痰，开气闭，安惊痫于仓忙顷刻之际，同麻、桂发内伏之寒，同芩、连解酷烈之暑，同前、葛祛在表之邪，同查、朴硝久滞之食，同鼠黏、桔梗、羌、防、紫草茸发痘疮之隐约不现也，祛风邪而不燥，至中至和之品。但久煎便无力，俟他药煎熟十余沸，投入即起，颇得力也。去梗纯用嫩钩，功力十倍。

4.《本草正义》：钩藤自《别录》即以为专治小儿寒热，弘景且谓疗小儿，不入余方。盖气本轻清而性甘寒，最合于幼儿稚阴未充、稚阳易旺之体质。能治惊痫者，痫病皆肝动生风，气火上燔之病，此物轻清而凉，能泄火而能定风。甄权谓主小儿惊啼，瘛疭热壅，客忤胎风；濒湖谓治大人头旋目眩，平肝风，除心热，皆一以贯之。惟濒湖又谓其发斑疹，则本于钱仲阳之紫草散，方用钩藤钩子、紫草茸等分为末，温酒调服。按仲阳之所谓斑疹，即是痘疮及瘄子，非今人时病中之所谓发斑，钩藤轻能透发，清能解热，而佐以紫草凉血活血，助其流动，又以酒辅之，能发亦能清火，洵是不亢不卑稳妥之法。

5.《本草新编》：钩藤去风甚速，有风症者必宜用之。但风火之生，多因于肾水不足，以致木燥火炎，于补阴药中，少用钩藤，则风火易散，倘全不补阴，纯用钩藤以祛风散火，则风不能息，而火且愈炽矣。

全　蝎

《蜀本草》

〖**药性**〗平。　　　〖**药味**〗辛。　　　〖**用量**〗3～6 g。

〖**主治**〗

1. 癫痫抽搐：《诚书》全蝎散用全蝎息风止痉治疗癫痫抽搐。

2. 面神经瘫：《杨氏家藏方》牵正散用全蝎息风止痉治疗面神经瘫痪。

3. 瘰疬痰核：《洞天奥旨》六神全蝎丸用全蝎解毒消肿治疗瘰疬痰核。

4. 头风眼疾：《普济方》花蛇全蝎散用全蝎疏风止痛治疗头风眼疾。

5. 疮疡肿毒：《普济方》全蝎膏用全蝎清热解毒治疗疮疡肿毒。

〖**思路拓展**〗

1.《开宝本草》：疗诸风瘾疹及中风半身不遂，口眼歪斜，语涩，手足抽掣。

2.《本草纲目》：蝎，足厥阴经药也，故治厥阴诸病。诸风掉眩、搐掣，疟疾寒热，耳聋无闻，皆属厥阴风木，故李杲云，凡疝气带下，皆属于风，蝎乃治风要药，俱宜加而用之。

3.《本草求真》：凡小儿胎风发搐，大人半边不遂，口眼㖞斜，语言謇涩，手足抽掣，疟疾寒热，耳聋带下，皆因外风内客，无不用之。故方书有用蝎尾膏以治胎风发搐，内用蝎梢二十一枚，入麝香少许屡效。又用牵正散以治口眼㖞斜，用全蝎同白附子、僵蚕为末酒服甚效。又有同羌活、柴胡、当归、生地名丁香柴胡汤，以治月事不调，寒热带下。亦许蝎以散血分之风热耳。但带下非风非热不用。并一切内虚似风等症。切忌全用，去足焙或用尾。尾力尤紧，形紧小者良。忌蜗牛。

蜈　蚣
《神农本草经》

【药性】温。　　　　【药味】辛。　　　　【用量】3～6 g。

【主治】

1. 痉挛抽搐：《杂病源流犀烛》大蜈蚣散用蜈蚣息风止痉治疗痉挛抽搐。

2. 中风瘫痪：《医学衷中参西录》逐风汤用蜈蚣息风止痉治疗中风瘫痪。

3. 疮疡肿毒：《集成良方方剂》蜈蚣散用蜈蚣解毒熄风治疗疮疡肿毒。

4. 风湿痹痛：《备急千金要方》蜈蚣汤用蜈蚣祛风除痹治疗风湿痹痛。

【思路拓展】

1.《神农本草经》：蜈蚣性味辛温。主鬼注蛊毒，啖诸蛇虫鱼毒，杀鬼物老精，温虐，去三虫。生川谷。

2.《本草纲目》：治小儿惊痫风搐，脐风口噤，丹毒，秃疮，瘰疬，便毒，痔漏，蛇瘕、蛇瘴、蛇伤。按杨士瀛《直指方》云，蜈蚣有毒，惟风气暴烈者可以当之，风气暴烈，非蜈蚣能截能擒，亦不易止，但贵药病相当耳。设或过剂，以蚯蚓、桑皮解之。又云，瘰疮一名蛇瘴，蛮烟瘴雨之乡，多毒蛇气，人有不服水土风气，而感触之者，数月以还，必发蛇瘴，惟赤足蜈蚣，最能伏蛇为上药，白芷次之。然蜈蚣又治痔漏、便毒、丹毒等病，并陆羽《茶经》载《枕中方》治瘰疬一法，则蜈蚣自能除风攻毒，不独治蛇毒而已也。

3.《医学衷中参西录》：蜈蚣，走窜主力最速，内而脏腑，外而经络，凡气血凝聚之处皆能开之。性有微毒，而转善解毒，凡一切疮疡诸毒皆能消之。其性尤善搜风，内治肝风萌动，癫痫眩晕，抽掣瘛疭，小儿脐风；外治经络中风，口眼㖞斜，手足麻木。为其性能制蛇，故又治蛇症及蛇咬中毒。外敷治疮甲。用时宜带头足，去之则力减，且其性原无大毒，故不妨全用也。有病噎膈者，服药无效，偶思饮酒，饮尽一壶而病愈。后视壶中有大蜈蚣一条，恍悟其病愈之由不在酒，实在酒中有蜈蚣也。盖噎膈之证，多因血瘀上脘，为有形之阻隔，蜈蚣善于开瘀，是以能愈。观于此，则治噎膈者，蜈蚣当为急需之品矣。

地　龙

《神农本草经》

〖药性〗寒。　　　　　〖药味〗咸。　　　　　〖用量〗10～15 g。

〖主治〗

1. 癫痫瘛疭：《太平圣惠方》地龙散用地龙平肝熄风治疗癫痫瘛疭。

2. 中风瘫痪：《医林改错》补阳还五汤用地龙搜络祛风治疗中风瘫痪。

3. 积聚腹痛：《太平圣惠方》地龙散用地龙活血止痛治疗瘀血腹痛。

4. 风疹瘙痒：《奇效良方》四地龙散用地龙疏风止痒治疗风疹瘙痒。

〖思路拓展〗

1.《神农本草经》：蚯蚓性味咸寒。主蛇瘕，去三虫，伏尸，鬼注，蛊毒，杀长虫，仍自化作水。生平土。

2.《名医别录》：白颈蚯蚓大寒，无毒。主治伤寒伏热，狂谬，大腹，黄胆。一名土龙。三月取，阴干。又，蚯蚓，盐沾为汁，治耳聋。

3.《本经续疏》：水土合德为蚓，以其食水土而生也。然其始也，便土而不溺水；其竟也，化水而不化土，则是资气于土，资形于水，无怪乎其似水之曲折，似土之迟滞矣。曳水以辕上，则土濡润；假土以范水，则水安流。伤寒狂谬，是土不濡润也；大腹黄疸，是水不安流也，然伤寒狂谬，非热不成；大腹黄疸，非水不作，以水土相黏之病，而投以水土相黏之物，几何不增之焰而益其猖耶？夫不究其气味为咸寒乎！咸能使水不为土范，寒能使土不为火困，乃取其竟之化，非取其始之合也。然则奈何不据其始，而要其终？盖他物虽死，犹或得全而难毁，惟蚓则无论炮制生用，迨至成剂可服，定已化水，并无得全之道，又焉能遗其已化，取其未化哉！且所谓蛇瘕、诸虫，皆假湿热之气而成，截血液以为资者，其有取乎此，亦用以释假合之气，而全血液之流行耳。若取其未化，则直以虫养虫已矣，又成何理耶！虽然《衍义》谓为肾风下注，病不可阙；《图经》谓为脚风，药中必须，是又增治风一节，何哉？夫阳盛而不与阴交，阴停而不从阳化，皆风也。蚓性下行，从土中致水，以化其热，热消则风熄，阴畅则阳和矣。非特此也，蚓之出地必以夜，而其便土也，不于地下而于地上，则是在下能化无形之热，致有形之水；在上能去有形之滞，退无形之热，故凡其治耳聋、鼻瘜、舌肿、牙疼、喉痹、头风，可一贯推之矣。

第二节　治疗癫痫瘫痪方剂

返魂丹

《太平惠民和剂局方》

〖方剂组成〗当归、乌犀、干姜、枳壳、白术、厚朴、桑螵蛸、晚蚕蛾、羚羊角、半夏、白僵蚕、藿香、细辛、陈皮、槐胶、沉香、干蝎、独活、天麻、石斛、雄黄、肉豆蔻、龙脑、水银、附子、蝉壳、川芎、乌鸦、腻粉、狐肝、硫黄、金箔。

〖作用机制〗祛风止痫。

〖主治要点〗① 诸风癫痫；② 项背强直；③ 牙关紧急；④ 目睛上视；⑤ 多睡昏困。

〖思路拓展〗

1.《医垒元戎》返魂丹：乌犀二两，水银、天麻、槟榔、僵蚕、硫黄各半两，独活、川乌、全蝎、荜茇、肉桂、防风、沉香、槐胶、当归、细辛、天南星、阿胶、藿香、乌蛇、白花蛇、羌活、白附子、麻黄、半夏、羚羊角、陈皮、蝉壳、川芎、附子、石斛、肉豆蔻、龙脑、牛黄、朱砂、雄黄各一两，天竺黄、木香、人参、干姜、茯苓、蔓荆子、晚蚕纸、藁本、桑螵蛸、白芷、何首乌、虎骨、缩砂仁、丁香、白术、枳壳、厚朴各三分，麝香一钱，乌鸡一只，狐肝三具，金箔二十片。上炮制如法，杵令细，炼蜜和酥为丸，如梧桐子大，金箔为衣。主治小儿诸癫痫，潮发瘛疭，口眼相引，项背强直，牙关紧急，目睛上视；及诸病久虚，变生虚风多睡者。

2.《太平圣惠方》卷85返魂丹：蝙蝠一个，人中白一分，干蝎一分，麝香一钱。上为细散，入人中白等，同研令匀，炼蜜为丸，如绿豆大。每服三丸，以乳汁研下。主治小儿慢惊风及天钓夜啼。

3.《春脚集》十香返魂丹：公丁香、木香、乳香、藿香、苏合香、降香、沉香、安息香、麝香、香附、诃子肉、僵蚕、天麻、玉金、蒌仁、磉石、莲心、檀香、朱砂、琥珀各60克，甘草120克，牛黄30克，冰片15克，大赤金箔300张。共为细末，甘草膏兑白蜜为丸，金箔为衣，每丸重3克。每服一丸，日服二次，温开水送下。主治痰厥中风，口眼㖞斜，牙关紧闭，昏晕欲死，或诸风狂乱。如见鬼神，自言自语，或哭登高，姜汤送下；中暑卒晕欲死者，香薷汤送下，七情所伤欲死者，灯心煎汤化下；夜寐怔忡，神魂游荡，重复又卧，醒后不知人事者，灯心、赤金煎汤送下；孕妇怀胎七八九月，忽然晕厥，此为胎晕，人参煎汤冲朱砂进下；孕妇胎动，莲子心煎汤送下；小儿急慢惊风，天吊仰视，口吐痰沫，手足抽搐，薄荷、灯心煎汤送下；男女交合，脱阳脱阴欲死者，升麻煎汤送下。

至圣丹

《太平惠民和剂局方》

〖方剂组成〗熊胆、芦荟、腻粉、朱砂、麝香、蟾酥、龙脑、铅霜、雄黄、青黛、胡黄连、白附子、水银。

〖作用机制〗祛风止痫。

〖主治要点〗① 诸风癫痫；② 潮发瘛疭；③ 惊风天吊；④ 目睛上视；⑤ 手足搐搦。

〖思路拓展〗

《太平惠民和剂局方》：治一切惊风天吊，目睛上视，手足搐搦，状候多端。用药一丸，用温水化，滴鼻中令喷嚏三五次，更用薄荷汤下二丸即愈。如久患五疳，腹胀头大，四肢瘦小，好吃泥土，不思奶食，爱咬指甲，时捋眉毛，头发稀疏，肚上青筋，及久患泻痢，并用米饮下二丸如久疳蛔咬心，发歇疼痛，并用苦楝子煎汤下二丸。如鼻下赤烂，口齿疳虫，并口疮等用儿所吃奶汁研二丸，涂在患处。疳眼雀目，用白羊子肝一枚，以竹刀子批开，入药二丸，以麻缕缠定，用淘米泔煮熟，空心食之，仍令乳母常忌毒鱼、大蒜、鸡、鸭、猪肉等,入研药匀,用熬过獖猪胆汁浸,蒸饼为丸,如黄米大,汤使如前。此药退惊治风,化虫杀疳,除百病,进乳食。若隔三、两日进一服,永无百病,不染横夭之疾,凡有患与服,必见功效。

五痫神应丸
《杨氏家藏方》

〖方剂组成〗天南星、乌蛇、朱砂、全蝎、半夏、雄黄、蜈蚣、白僵蚕、白附子、麝香、白矾、皂角。

〖作用机制〗祛风止痫。

〖主治要点〗① 诸风癫痫;② 忽然昏晕;③ 口眼相引;④ 项背强直;⑤ 牙关紧急。

〖思路拓展〗

1.《赤水玄珠》卷26引《世医得效方》五痫丸:露蜂房、石绿、桂心、远志、人参、朱砂。上为末,粥为丸,如梧桐子大。每服二三十丸,白汤送下。主治五痫。

2.《扶寿精方》五痫丸:朱砂、南星、草龙胆、巴豆、全蝎。上为细末,面糊为丸,如梧桐子大。每服十五丸,淡姜汤送下。主治五痫忽然昏晕倒地。

3.《外科传薪集》:鱼线胶、朱砂、明矾、铅粉、雄黄、皂矾。用皂角水泛为丸,每服一钱。主治五痫。《青囊秘传》服药时大便每日宜通,防铅蓄积中毒。

4.《内外验方秘传》卷下五痫丸:牡蛎粉、天竺黄、琥珀屑、皂角、明矾、煅磁石、全蝎、煅龙齿、钩藤、煅礞石、朴硝、橘红、煅皂矾、胆星、没药、郁金、蛤粉、天麻、芦荟、胡黄连、雄黄、龙胆草、石菖蒲根。晒干为末,水泛为丸,朱砂二钱为衣。每服二钱,以金银器或铁落、灯草五分煎汤送下。主治小儿五痫,并大小痫痫。

5.《幼幼新书》卷十一引《婴孺方》:大黄、钩藤皮、蜂房、麻黄、柴胡、山栀仁、知母、芍药、升麻、蚱蝉、石膏、蛇蜕、杏仁。水七升,煮二升,去滓,稍稍如人肌暖,以拭身。主治小儿壮热发痫,疹自下痫。《圣济总录》有黄芩半两。用法为:上十四味,粗捣筛,一二岁儿每服一钱匕,水半小盏,煎至三分,入竹沥半合,更煎一两沸,去滓,分温三服,至夜服尽。

6.《外台秘要》卷三十五引《广济方》五痫煎:钩藤、知母、黄芩、炙甘草、升麻、沙参、寒水石、蚱蝉、蛴螬。上为末,以好蜜和薄泔,着铜钵于沸汤上调之,搅不停手,如饴糖煎成,稍稍别出少许。一日儿唻之一枚,枣核大,日夜五六,过服不妨。五六日儿唻之三枚,一百日儿唻四枚,二百日儿至三百日儿唻五枚,三岁儿唻七枚,以意量之。主治小儿惊痫,体羸不堪。

双丸子
《博济方》

〖方剂组成〗天麻、天南星、蚕蛾、犀角末、朱砂、羚羊角末、藿香、白檀香、蝎梢、牛黄、雄黄、零陵香、天雄、麝香、全蝎、狐肝、乌鸦。

【作用机制】祛风止痛。

【主治要点】① 风中经络；② 肢体瘫痪；③ 口眼歪斜；④ 手足拘挛；⑤ 失语；⑥ 癫痫。

【思路拓展】

《圣济总录》卷七：瘫痪之辨，瘫则懈惰而不能收摄，痪则弛纵而不能制物。故其证四肢不举，筋脉关节无力，不可枝梧者，谓之瘫。其四肢虽能举动，而肢节缓弱，凭物方能运用者，谓之痪。或以左为瘫右为痪则非也，但以左得之病在左，右得之病在右耳。推其所自，皆由气血内耗，肝肾经虚，阴阳偏废而得之。或有始因他病，服吐下之药过度，亦使真气内动，营卫失守。双丸子方治瘫痪一切风疾伤寒等。捣罗为末，与别研者和匀，炼蜜和杵三五百下，用瓷器盛，每服二丸，薄荷汤下。大人丸如白豆大，小儿如绿豆大，卒患并三服。瘫痪中风，入腻粉少许，水调同药化下。小儿惊风，金银薄荷汤下。妇人血风产前产后中风，手足拘挛，当归红花酒下。伤寒豆淋酒下。

小续命汤
《备急千金要方》

【方剂组成】麻黄、桂枝、防风、防己、芍药、川芎、人参、黄芩、甘草、杏仁、附子、生姜。

【作用机制】祛风通络。

【主治要点】① 风中经络；② 肢体瘫痪；③ 口眼歪斜；④ 舌强不语；⑤ 神情闷乱。

【思路拓展】

1. 《时方歌括》小续命汤：六经中风之通剂。陈修园曰：天地之噫气为风，和风则生长万物，疾风则摧折万物。风之伤人者，皆带严寒肃杀之气，故此方桂芍姜草即《伤寒论》之桂枝汤，麻杏甘草即《伤寒论》之麻黄汤，二方合用，立法周到。然风动则火升，故用黄芩以降火；风胜则液伤，故用人参以生液；血行风自灭，故用芎芍以行血。防风驱周身之风，为拨乱反正之要药；附子补肾命之根，为胜邪固本之灵丹。防己纹如车辐，有升转循环之用，以通大经小络。药品虽多而丝丝入扣，孙真人询仲景下之一人也。

2. 《汤头歌诀》小续命汤：小续命汤桂附芎，麻黄参芍杏防风。黄芩防己兼甘草，六经风中此方通。通治六经中风，喝斜不遂，语言謇涩及刚柔二痉，亦治厥阴风湿。麻黄杏仁麻黄汤也治寒；桂枝芍药桂枝汤也治风。参草补气，芎芍养血，防风治风淫，防己治湿淫，附子治寒淫，黄芩治热淫，故为治风套剂。刘宗浓曰：此方无分经络，不辨寒热，虚实虽多，亦奚以为？昂按：此方今人罕用，然古今风方，多从此方损益为治。

3. 《医方论》小续命汤：天地之气，郁而必宣。风也者，乃大块噫气，鼓荡万物者也。然有和风，有烈风，有怪厉之风，有微柔之风。和风，则不疾不徐，人纵感之，不为大害；烈风，则咸知畏避，受者反少；怪厉之风本不常有；惟微柔之风，最易中人，微则难防，柔则善入。虚人腠理不密，外风乘隙而投，由表及里，病亦由浅入深。前于《医醇剩义》中已将中络、中经、中腑、中脏之症，缕析条分，兹不复赘。但于各方后，窃附管见。小续命汤，乃治六经中风之通剂，方中补气血，去风寒，清湿热之药俱备，非各分门类之专方。易老加减法，亦不过示人以用药之大凡。至于入腑、入脏之症，则固未尝议及也。

4.《备急千金要方》大续命汤：治肝疠风猝然喑哑。根据古法用大小续命二汤通治五脏偏枯贼风方。麻黄、石膏、桂心、干姜、川芎、当归、黄芩、杏仁、荆沥。上九味㕮咀，以水一斗，先煮麻黄两沸，掠去沫，下诸药煮取四升，去滓。又下荆沥煮数沸，分四服，能言。未瘥后服小续命汤。旧无荆沥，今增之，效如神（《千金翼》有甘草）。

补阳还五汤
《医林改错》

【方剂组成】黄芪、归尾、赤芍、地龙、川芎、桃仁、红花。

【作用机制】活血祛风。

【主治要点】① 风中经络；② 半身不遂；③ 口眼歪斜；④ 语言謇涩；⑤ 口角流涎。

【思路拓展】

《医林改错》：元气归并左右，病半身不遂，有归并上下之症乎？余曰：元气亏五成，下剩五成，周流一身，必见气亏诸态，若忽然归并于上半身。不能行于下，则病两腿瘫痪。奈古人论痿症之源，因足阳明胃经湿热，上蒸于肺，肺热叶焦，皮毛焦悴，发为痿症，概用清凉攻下之方。余论以清凉攻下之药，治湿热腿疼痹症则可，治痿症则不相宜。岂知痹症疼痛，日久能令腿瘫，瘫后仍然腿疼；痿症是忽然两腿不动，始终无疼痛之苦。倘标本不清，虚实混淆，岂不遗祸后人！初得半身不遂，依本方加防风一钱，服四五剂后去之，如患者先有入耳之言，畏惧黄芪，只得迁就人情，用一二两，以后渐加至四两，至微效时，日服两剂，岂不是八两？两剂服五六日，每日仍服一剂。如已病三两个月，前医遵古方用寒凉药过多，加附子四五钱。如用散风药过多，加党参四五钱，若未服，则不必加。此法虽良善之方，然病久气太亏，肩膀脱落二三指缝、胳膊曲而扳不直、脚孤拐骨向外倒，哑不能言一字，皆不能愈之症。虽不能愈，常服可保病不加重。若服此方愈后，药不可断，或隔三五日吃一付，或七八日吃一付，不吃恐将来得气厥之症，方内黄芪，不论何处所产，药力总是一样，皆可用。

大圣花蛇牛黄丸
《圣济总录》

【方剂组成】白花蛇、乌蛇、磁石、赤箭、半夏、威灵仙、防风、自然铜、羌活、海桐皮、干蝎、白僵蚕、白鲜皮、蔓荆实、当归、川芎、青皮、蒺藜子、五味子、远志、萆薢、桂枝、木香、荆芥穗、白头翁、牛黄、麻黄、龙脑、葫芦巴、楝实、白豆蔻、芍药、泽泻、牵牛子、肉苁蓉、沉香、干姜、麝香、丹砂、水银。

【作用机制】祛风通络。

【主治要点】① 风中经络；② 半身不遂；③ 口眼歪斜；④ 语言謇涩；⑤ 手足拘挛。

【思路拓展】

1.《圣济总录·瘫痪》大圣黑神丸：木香、踯躅花、紫葳花、乌头、乌蛇、干蝎、苍术、防风、白芷、麻黄、厚朴、川芎、芫花、桂枝、芍药、陈皮、天南星、吴茱萸、自然铜。捣罗为末，入自然铜末和匀，炼蜜为丸，如鸡头子大。每服一丸，温酒化下，一日三次；不饮酒，薄荷汤送下；如伤风三日，豆淋酒送下，连三服。以热葱粥投之，衣被盖出汗。上一十九味，咬咀如麻豆，用酒二斗浸密封，春夏三日，秋冬七日，每服一盏，不拘时温服，主治瘫痪及一切风。

2.《医林改错》：医家立言著书，心存济世者，乃良善之心也。必须亲治其症，屡验方法，万无一失，方可传与后人。若一症不明，留与后人再补，断不可徒取虚名，恃才立论。病未经见，揣度立方，倘病不知源，方不对症，是以活人之心，遗作杀人之事，可不畏欤？如伤寒、瘟疫、杂症、妇科，古人各有所长，对症用方，多半应手取效，其中稍有偏见，不过白玉微瑕。惟半身不遂一症，古之著书者，虽有四百余家，于半身不遂立论者，仅止数人。数人中并无一人说明病之本源。病不知源，立方安得无惜？余少时遇此症，始遵《灵枢》《素问》、仲景之论，治之无功；继遵河间、东垣、丹溪之论，投药罔效。辗转踌躇，几至束手。伏思张仲景论伤寒，吴又可著瘟疫，皆独出心裁，并未引古经一语。余空有活人之心，而无济世之手。凡辽是症，必细心研究，审气血之荣枯，辨经络之通滞，四十年来，颇有所得。欲公之天下，以济后人。奈不敢以管见之学，驳前人之论，另立方法，自取其罪。友人曰：真胸有确见，屡验良方，补前人之缺，救后人之难，不但有功于后世，正是前代之勋臣，又何罪之有？余闻斯议，不揣鄙陋，将男妇小儿半身不遂、瘫腿痿症、抽搐筋挛，得病之源、外现之症、屡验良法、难治易治之形状及前人所论脉理脏腑经络之错误，一一绘图申明其说，详述前后，以俟高明，再加补助，于医道不无小补云尔。

僵蚕丸

《圣济总录》

〖方剂组成〗白僵蚕、乌头、没药、蜈蚣。

〖作用机制〗祛风通络。

〖主治要点〗① 风中经络；② 手足不遂；③ 言语不正；④ 行履艰难；⑤ 手足拘挛。

〖思路拓展〗

1.《医统》卷四十三僵蚕丸：白僵蚕、瓜蒌仁、杏仁、诃子、贝母、五倍子各等分。上为末，粥为丸如梧桐子大。每服五十丸，白汤送下。主治郁痰。

2.《仁斋直指方》卷二十一僵蚕丸：白僵蚕、明白矾。上为末，以白梅肉为丸如皂子大。每服一丸，薄绵包入喉。少顷涎水出而愈。主治喉风，痰盛急喉闭。

3.《直指小儿方》卷二白僵蚕丸：牛胆制南星、白僵蚕、地龙干、五灵脂、全蝎。上为末，水煮生半夏糊丸，麻子大。每服五丸，姜汤下。主治慢脾风，痰盛不化，阳气未甚脱者。

4.《圣济总录》卷六白僵蚕丸：白僵蚕、白附子、天南星、桑螵蛸、藿香叶、天麻、乌蛇、麝香、天雄、腻粉。用糯米粥研如糊为丸，如大麻子大，别以腻粉为衣。每服七至十丸，以酒送下，日两次。主治卒中风。

5.《普济方》卷一○四引《肘后备急方》白僵蚕丸：白僵蚕、麝香、乌蛇、牛黄、干蝎、木香、龙骨、蝉蜕、杜仲、天麻、原蚕蛾、雄黄。主治风遍身瘾疹疼痛成疮及破伤中风。

海桐皮丸

《圣济总录》

〖**方剂组成**〗海桐皮、白芥子、乳香、芸薹子、地龙、甜瓜子、牡蛎、枫香脂、金毛狗脊、威灵仙、蔓荆实、苍术、草乌头、木鳖子、没药、续断、自然铜、乌药。

〖**作用机制**〗祛风通络。

〖**主治要点**〗① 风中经络;② 手足不遂;③ 或时麻木;④ 口眼歪斜;⑤ 头昏脑闷。

〖**思路拓展**〗

1.《太平圣惠方》卷 21 海桐皮丸:海桐皮、柏子仁、羌活、石斛、防风、当归、桂心、侧子、淫羊藿、川芎、麻黄、牛膝、莽草、枳壳。上为末,炼蜜为丸如梧桐子大。主治偏风,手足不遂,筋骨疼痛。

2.《太平惠民和剂局方·论中风证候》:夫风为天地浩荡之气,正顺则能生长万物,偏邪则伤害品类。人或中邪,固鲜有不致毙者,故入脏则难愈。如其经络空虚而中伤者,为半身不遂,手脚瘫痪,涎潮昏塞,口眼㖞斜,肌肤不仁,痹瘁挛僻。随其脏气,所为不同,或左或右,邪气反缓,正气反急,正气引邪,㖞僻不遂。盖风性紧暴,善行数变,其中人也卒,其眩人也晕,激人涎浮,昏人神乱,故推为百病长,圣人先此以示教,太医编集,所以首轮中风也。夫中风者,皆因阴阳不调,脏腑气偏,荣卫失度,血气错乱,喜怒过伤,饮食无度,嗜欲恣情,致于经道,或虚或塞,体虚而腠理不密。风邪之气中于人也,其状奄忽,不省人事,涎潮昏塞,舌强不能言者,可先与通关散搐鼻,次服至宝丹,此药性凉,稍壮人可与,气虚及年高人不可与服,只与后药。

第八章 治疗腹泻痢疾方药

腹泻是每日排便次数增多及排便量超过200克并伴有未消化食物或脓血黏液的消化系统症状。急性腹泻发病急剧,病程在2～3周之内,大多系感染引起。慢性腹泻指病程在两个月以上或间歇期在2～4周内的复发性腹泻,可为感染性或非感染性因素所致。痢疾是中国医药学病名,以下痢赤白脓血伴腹痛里急后重为临床特征。多见于西医学细菌性痢疾、阿米巴肠病等消化系统疾病。治疗腹泻痢疾常用药物有白头翁、秦皮、禹余粮、太乙余粮、赤石脂、白石脂、藜芦、石榴皮、猬皮、乌梅等。治疗腹泻痢疾常用方剂有白头翁汤、禹余粮丸、四神丸、痢圣散子、乌梅丸等。《赤水玄珠》曰:粪出少而势缓者为泄,若漏泄之谓也。粪大出而势直不阻者为泻,倾泻之谓也。《圣济总录》曰:脾与胃合俱象土。外荣肌肉,腐熟水谷。风寒暑湿传于脾胃则肠胃乃伤,久风入中则为飧泄,湿胜则为濡泄,寒中则为洞泄,暑胜则为毒痢。而又或冷,或热,或赤,或白,或色杂,或肠垢,或滞下,或休息,或疳,或蛊之类。种种不同,悉由将摄失宜,饮食不慎,致肠胃不调。施治之方则有宜调补,宜攻化,宜收敛,宜渗泄,各随所宜以用之。木香散治水泻不止(青木香、黄连、诃黎勒皮、龙骨、厚朴),厚朴散治一切水泻及冷痢(厚朴、干姜、陈皮、白术、甘草),代赭丸治水泻肠鸣脐腹撮痛(代赭石、干姜、龙骨、附子),肉豆蔻散治水泻无度肠鸣腹痛(肉豆蔻、生姜、白面),硇砂丸治水泻不止(硇砂、石硫黄、铅丹、巴豆),斗门散治暴注水泻日夜无度(橡斗子、诃黎勒、黄连),木香丸治水泻不止(木香、草乌头、肉豆蔻、胡粉、巴豆),黑神丸治水泻不止(巴豆、杏仁、铛墨),立效丸治水泻不止(铅丹、草乌头、巴豆),杏仁丸治水泻(杏仁、砒霜末、铛墨、巴豆霜),玉霜丸治水泻白痢小腹疼痛(砒霜、黄蜡),针头丸治水泻肠鸣(巴豆、杏仁),如圣丸治水泻并赤白痢(乌头、绿豆),治水泻诃黎勒丸(诃黎勒),厚朴散治暴水泻不止(厚朴、诃黎勒皮、炙甘草、黄连、肉豆蔻、白术、干姜、赤茯苓),木香丸治脾胃虚冷,肠滑水泻(木香、白垩、肉豆蔻仁、丁香、干姜、诃黎勒、龙骨、黄连),芜荑治水泻(芜荑、黄连、吴茱萸、干姜、枳壳、缩砂蜜),诃黎勒丸治水泻吐哕遍身疼痛(诃称勒、鹿茸、桑根白皮、地榆、赤石脂、天雄、龙骨、白芷、黄连、桂枝、厚朴、白茅根、当归、黄芩、干姜、肉豆蔻),正气散治水泻腹痛日夜不止(缩砂蜜、附子、赤石脂、肉豆蔻、龙骨、石榴皮、炙甘草、人参、地榆、白术、吴茱萸、干姜),白垩丸治水泻米谷不化(白垩、干姜、楮叶)。

《杂病广要》曰:痢之为病,与泄泻相似不同,《内经》名之肠澼,仲景则以下利括之。滞下之目亦出于汉晋,今标于篇以与彼为别。是证此间所见多属热疫,而考之往籍,宋代之方概不过逐积、涩肠二端,明人往往本之脾肾,专务调补,均歉于事用。今通融诸家,无所偏主,庶足以应变乎。《全婴方论》曰:夫痢疾者,因夏月初秋忽有暴冷,折于盛热,无可分散,客搏肌中,发于外则为疟,发于内则为痢,内外俱发则为疟痢。皆由荣卫不和,肠胃虚弱,冷热之气乘虚客于肠胃。又因饮食有冷,冷气在肠胃,复为热气所伤,肠胃宿虚,故受热气,夹热则赤,夹冷则白,冷热交攻则脓血相杂。亦因沉积所作,赤痢积热,白痢积冷,赤白痢冷热之积。若脾胃气虚,不能消化水谷,则糟粕不聚;或春间解脱,风冷所伤,肠虚胃弱,卒被寒所折,便为下痢多矣。孙思邈立身以来三遭热痢,一经冷痢,皆日夜百余行,乃至移床就厕。《备急千金要方》卷十五论痢疾有热痢、冷痢、疳湿痢、小儿痢。兹择数方以示其要。陟厘丸治百病下痢(水中陟厘、紫石英、汉中木防己、陇西当归、厚朴、黄连、三岁醇苦酒),乌梅丸下痢热诸治不瘥(乌梅、黄连),苦参橘皮丸治热毒痢(苦参、橘皮、黄连、黄柏、鬼箭羽、蓝青、独活、阿胶、甘草),三黄白头翁汤治腹痛壮热赤如烂血(黄连、黄芩、黄柏、升麻、石榴皮、艾叶、白头翁、桑寄生、当归、牡蛎、犀角、甘草),龙骨丸治下血痢腹痛(龙骨、龙胆、羚羊角、当归、附子、干姜、黄连、赤石脂、矾石、犀角、甘草、熟艾)。

第一节 治疗腹泻痢疾药物

白头翁

《神农本草经》

〖药性〗温。　　　　〖药味〗苦。　　　　〖用量〗10～15 g。

〖主治〗

1. 痢疾腹痛:《伤寒论》白头翁汤用白头翁燥湿解毒治疗痢疾腹痛。

2. 骨节疼痛:《太平圣惠方》白头翁煎用白头翁除痹止痛治疗四肢疼痛。

3. 瘿瘤痰核:《圣济总录》卷125白头翁丸用白头翁消瘤解毒治疗瘿瘤痰核。

〖思路拓展〗

1.《神农本草经》:白头翁性味苦温。主温疟,狂易,寒热,癥瘕积聚,瘿气,逐血,止痛,疗金疮。一名野丈人,一名胡王使者。生山谷。

2.《本经逢原》:白头翁,《本经》言苦温者,传写之误也。其治温疟狂易寒热等症,皆少阳、阳明热邪固结之病,结散则积血去而腹痛止矣。《别录》止鼻衄,弘景止毒痢,亦是热毒入伤血分之候。

3.《本草正义》:白头翁味微苦而淡,气清质轻,《本经》虽谓苦温,然以主治温疟狂易,而仲景且以专治热利下重,则必非温药可知。石顽《本经逢原》改作微寒,盖从阅历中体验得来,其说较为可信。今以通治实热毒火之滞下赤白,日数十次者,颇见奇效。向来说者皆谓苦泄导滞,专以下行为天职,且有苦能坚骨;寒能凉骨之语。

秦 皮

《神农本草经》

〖药性〗寒。　　　　〖药味〗苦。　　　　〖用量〗10～15 g。

【主治】

1. 痢疾腹痛：《备急千金要方》赤石脂丸用秦皮燥湿解毒治疗痢疾腹痛。

2. 赤眼肿痛：《太平惠民和剂局方》秦皮散用秦皮清肝明目治疗赤眼肿痛。

3. 温病腹痛：桂林本《伤寒杂病论》地黄黄柏秦皮茯苓泽泻汤用秦皮除热理气治疗温病腹痛。

【思路拓展】

1.《神农本草经》：秦皮性味苦微寒。主风寒湿痹，洗洗，寒气，除热，目中青翳白膜。久服，头不白，轻身。生川谷。

2.《汤液本草》：秦皮气寒味苦无毒。主热利下重下焦虚。经云以苦坚之。故用白头翁、黄柏、秦皮，苦之剂也。治风寒湿痹，目中青翳白膜，男子少精，妇人带下，小儿惊痫，宜作汤洗目，俗呼为白木。取皮渍水，浸出青蓝色，与紫草同用，以增光晕尤佳。大戟为之使，恶吴茱萸。

3.《本经续疏》：凡草木禀地力偏厚，锐欲接于天，则乔耸而瘦；禀天气偏厚，频资溉于地，则圆短而大；禀天地之气俱厚，则高大；禀天地之气俱薄，则丛生。凡物气禀乎天，味禀乎地，色与香则虽出于物，亦不能不囿于气味，故香丽于气，色丽于味。其入于人身，则得于天者行阳，得于地者行阴，所谓从其类也。虽然气之寒者凉者，从阳入阴；味之辛者甘者，从阴入阳。色之青者赤者，不能不上行；臭之腥者臊者，不能不下降。秦皮者，高耸而小，味苦气寒，色青以碧，为禀阴气厚而行于阳。夫色之青碧，畅茂盛长之应也；气味之苦寒，严厉肃杀之应也。《本经》之于风寒湿痹，洗洗寒气，除热，是于严厉肃杀中行畅茂盛长之化也。仲景之于厥阴病治渴欲饮水之热利，是于畅茂盛长中振严厉肃杀之威也，而其用在皮。凡木之皮主抽吮津液以上行，故肝胆之火上行而水不继者服之有功。其皮又青而有白点，皮者肺之合，目之白睛为肺所主，故白睛有青翳白膜者，服之亦有功。少精者，地气不吸于天也。带下者，阴精不返于阳也。引其阴以交于阳，致其阳以行于阴，即《阴阳应象大论》所谓精食气，精化为气者是也。

禹余粮

《神农本草经》

【药性】寒。　　　【药味】甘。　　　【用量】10～15 g。

【主治】

1. 下利不止：《伤寒论》赤石脂禹余粮汤用禹余粮涩肠止泻治疗下利不止。

2. 血崩经漏：《太平圣惠方》禹余粮丸用禹余粮固经止血治疗血崩经漏。

【思路拓展】

1.《神农本草经》：禹余粮性味甘寒。主咳逆，寒热烦满，下痢赤白，血闭癥瘕，大热。炼饵服之，不饥、轻身、延年。生池泽及山岛中。

2.《神农本草经百种录》：禹余粮性味甘寒。主咳逆：补中降气，不使上逆。寒热：除脾胃气虚及有湿滞之寒热。烦满：补脾之功。下赤白：质燥性寒故能除湿热之疾。血闭癥瘕：消湿热所滞之瘀积。大热：热在阳明者必甚，此能除之。炼饵服之不饥：其质类谷粉而补脾土，所以谓之粮而能充饥也。轻身延年：补养后天之效。禹余粮，色黄、质腻、味甘，乃得土气之精以生者也。故补益脾胃，除热燥湿之功为多。凡一病各有所因，治病者必审其因而治之，所谓求其本也。如同一寒热也，有外感之寒热，有内伤之寒热，有杂病之寒热，若禹余粮之所治，乃脾胃湿滞之寒热也。后人见本草有治寒热之语，遂以治凡病之寒热，则非惟不效，而且有害。自宋以来，往往蹈此病，皆本草不讲之故耳。

3.《本经疏证》：流行坎止，水之性也。然必各当其可，斯为至顺，若流行仍复坎止，坎止不废流行，即为至逆。人身之水至于不顺而逆，将胥一身之气悉引之使逆矣，尚得折之以冀其平哉！夫人身除气以外，凡若血若津若液，以及脑髓精唾涕泗泪溺，无非水也，设止一件逆而难驯，犹非大患。苟日引一件，渐渐诸件俱逆，必至正气反不足以主持，是人尚得食息起居耶！治此者，惟使生气竟与病连衡，随于其中，挽病气为生气，其理较之逆折为深，其势较之逆折则顺，此《本经》禹余粮之主治也。咳逆、寒热者，涕唾痰涎之逆也。烦满、下赤白者，津液之逆也。血闭、癥瘕、大热者，血之逆也。涕唾痰涎之逆既已上出，仍复横溢；津液之逆既已下漏，仍复中阻；血之逆既已内结，仍复外发。不似水之不废流行，乃犹坎止耶！治水之道，防土为先，渗泄为要，而诸证者，中阻内结，土气并未崩溃，下赤白，外大热，上咳逆，渗泄未尝无路，又何从防？何从渗？而谁知有生于水中，得成为土之禹余粮，能深入水中，化水气为土气者耶！夫禹余粮系水中之石，石中有水，久则干成黄粉，居于水而不流，生于水而不濡，味甘恰合土德，气寒能平暴化，其得治因血阻结而转为热，津液阻而更渗漏，痰涎逆而复横出，亦何疑哉！或曰赤石脂治一源二歧之病，今禹余粮亦复似之。则赤石脂禹余粮汤者，以其性相同而迭用之耶？曰：此盖不然。夫赤石脂缀两气之违，禹余粮化一气之盛，其病原心下痞硬，下利不止，已饮汤药，继服泻心，因复攻下，更与理中，并非杂药乱投，实亦循规蹈矩。而痞硬如故，泄利难除，则非因痞而利，乃因利而痞，前此纷纷治法，皆因痞而利之剂，故不效也。盖肺主气而下络大肠，大肠主津而上承肺，肺以津而后能降，大肠以气而后能固。今大肠之津尽下曳，无以上供，则肺气壅于中，无以下固，其病不在大肠而何在？故曰利在下焦也。赤石脂者，黏肺与大肠之不相顾。禹余粮者，钟土气于水中。水中有土，津自上承，津得上承，气自下固，气既下固，痞硬自通，利有仍不止者，则上下之气已联，特下溜之津，或有不受化者，必使从小便去，而小便不利已久，不能以气机转而乍通，故须复利小便，斯彻上彻下，无一处隔碍也。可曰以功相似而迭用之耶？然则小便已阴疼者，犹是水之逆耶！而得用禹余粮丸，何也？夫汗者非他，肾之液也。肾之液入于心，乃为汗。汗家而重发汗，心气既非能固，肾亦重遭迫劫。恍惚心乱者，心病。小便已阴疼者，肾病。心肾俱病，讵非津液上引，遂成熟路，寻常就下之道，反不顺耶！不谓水气逆而谁谓矣。然则阴疼不于小便前，乃于小便后，何也？夫阴疼于小便前，则为淋证，是溺已至，膀胱道涩而不得出，犹系顺中有阻，不为逆也。惟其津液习于上行，偶得下顺，旋即掣曳而上，此所以为痛，此所以为逆耳。其用禹余粮于水中生土以镇之，犹是既下而复上之意，并不他歧也，故独用焉。且以为丸，并其质服之，精之至，专之至，正以表是物之能矣。

太乙余粮

《神农本草经》

〖药性〗平。　　　　　〖药味〗甘。　　　　　〖用量〗10～15 g。

【主治】

1. 水气喘满：《三因极一病证方》禹余粮丸用禹余粮镇逆止咳治疗水气喘满。

2. 下利不止：《伤寒论》赤石脂禹余粮汤用禹余粮收敛涩肠治疗下利不止。

3. 带下崩漏：《和剂局方》禹余粮丸用禹余粮收敛止血治疗带下崩漏。

【思路拓展】

1.《神农本草经》：太乙余食性味甘平。主咳逆上气，癥瘕、血闭、漏下，余邪气。久服耐寒暑、不饥，轻身、飞行千里、神仙。一名石脑，生山谷。

2.《新修本草》：太一禹余粮性味甘平无毒。主咳逆上气，癥瘕，血闭，漏下，除邪气，肢节不利，大饱绝力身重。久服耐寒暑，不饥，轻身，飞行千里，神仙。一名石脑。生太山山谷，九月采。杜仲为之使，畏贝母、菖蒲、铁落。今人惟总呼为太一禹余粮，自专是禹余粮尔，无复识太一者。然疗体亦相似，《仙经》多用之，四镇丸亦总名太一禹余粮。太一余粮及禹余初在壳中未凝结者，犹是黄水，名石中黄子。久凝乃有数色，或青或白，或赤或黄，年多变赤，因赤渐紫，自赤及紫，俱名太一。其诸色通谓余粮。今太山不见采得者，会稽、王屋、泽、潞州诸山皆有之。

赤石脂

《神农本草经》

【药性】平。　　　　　【药味】甘。　　　　　【用量】10～15 g。

【主治】

1. 肠癖泄利：《伤寒论》桃花汤用赤石脂涩肠止血治疗肠癖泄利。

2. 痔疮便血：《圣济总录》赤石脂丸用赤石脂涩肠止血治疗痔疮便血。

3. 闭经不孕：《女科指掌》赤石脂丸用赤石脂调经助孕治疗闭经不孕。

【思路拓展】

1.《神农本草经》：青石、赤石、黄石、白石、黑石脂等性味甘平。主黄疸，泄利，肠癖，脓血，阴蚀，下血，赤白，邪气，痈肿，疽痔，恶创，头疡，疥搔。久服，补髓益气，肥健，不饥，轻身延年。五石脂，各随五色补五脏。生山谷中。

2.《本经疏证》：刘潜江述卢子繇之言谓：石中之脂如骨中之髓，故揭两石中取之。又必用黏缀唇舌者，以证《本经》之补髓益气，以谓髓者精气所化，气化所凝，从阴中畜阳为化而归于凝，凝而未离于化。是以取石中精气有若凝为脂者，以对待涣散之气不能翕聚而为病，是不特取意于脂，且取其化脂之气，能为涣散之气用耳。予谓似此体帖物情，固已最为精密，然尚有考索未尽者，则所谓揭两石中取之也。夫石为药物，或即石取用，或生于石中，或生于石上，或自石而下垂，或倚石而旁赘，从未有谓揭两石中取之者，既已有之，安得不求其故。夫云两石，则必同根歧出而相并。云揭其中取之，则必分开两石，脂即在其中。若然，则是脂者，即黏合两石之胶矣，故其用宜帖切于气之同本异趋，相违而不相浃以为病者。就补髓益气而言，则髓是气之凝，气是髓之释。假使气不日凝为髓，髓不日释为气，则将髓自髓，气自气，不相联而为病也。补髓、益气者，补髓即所以益气，益气即所以补髓也。就其他主治而言，曰黄疸、泄利，夫黄疸者，湿热内蕴也。湿热内蕴而能泄利，宜乎郁蒸不甚，不得成疸矣，乃竟成疸，则非所蕴之湿热，欲自表出而不达，欲由里下而不遂耶！用石脂使之表里相联，端可从一路而去也。曰肠澼脓血，夫肠澼是病在气，下脓血是病在血，病既兼害其气血，而不能相并，则治气必遗其血，治血必遗其气，纵气血兼治，而无物以联络之，其间终有所格而不相谋，何如使之相并，亦从一路去之为愈也。其余若阴蚀而下血，既有赤者，复有白者；邪气在身而痈肿，既有疽，复有痔；头有疡疮，复有疥瘙。无非同本歧趋，不能归一之疾，藉此得汇于一处，乃能专力以化之矣。

3.《本草思辨录》：石脂揭两石中取之。邹氏云：两石必同根歧出而相并，脂者粘合两石之胶，故所治皆同本异趋而不相浃之病，得此乃汇于一处，专力以化之。仲圣所用石脂四方，固与邹说符合。刘潜江不以东垣、海藏、濒湖、仲醇专主收涩为然，就本经补髓益气邑发其义，虽不如邹氏之亲切证明，而所见自超。抑愚窃有以伸之：别录于赤石脂曰补髓好颜色，则其补髓确是脑髓，与白石脂之补骨髓有别，本经且主头疡；何东垣但以为性降乎。夫髓生于精，精生于谷，谷入气满淖泽注于骨。骨属屈伸泄泽，补益脑髓，是中土者生精化髓之源也。而石脂味甘大温，补益脾胃，质粘能和胃阴，性燥复扶脾阳。其所以上际，则辛入肺为之。所以至脑，则酸入肝为之（《外台》述删繁论凡髓虚实之应主于肝胆）。石脂确有补脑髓之理，千金赤石脂散，治冷冻饮料过度，致令脾胃气弱，痰饮吐水无时，本事方云试之甚验，盖即邹氏所谓联合其涣散者，谓石脂为胃药非脾药可乎。夫下之精秘，则上之髓盈。石脂补髓，亦半由于秘精。秘精易而补髓难，故本经别录，皆于补髓上冠以久服字。千金羌活补髓丸不收石脂，而无比山药丸，曰此药通中入脑鼻必酸痛勿怪。入脑自指石脂，而石脂未尝专任，可知虚损之难疗而无近效也。

白石脂

《神农本草经》

〖药性〗平。　　　　〖药味〗甘。　　　　〖用量〗10～15 g。

〖主治〗

1. 泄利不止：《百一选方》白龙丸用白石脂涩肠止泻治疗泄利不止。

2. 紫靥疔疮：《圣济总录》卷136白石脂散用白石脂收涩生肌治疗紫靥疔疮。

〖思路拓展〗

1.《神农本草经》：白石脂性味甘平。主黄疸，泄利，肠澼，脓血，阴蚀，下血，赤白，邪气，痈肿，疽痔，恶创，头疡，疥瘙。久服，补髓益气，肥健，不饥，轻身延年。五石脂，各随五色补五脏。生山谷中。

2.《名医别录》：白石脂性味甘、酸，平，无毒。主养肺气，厚肠，补骨髓。治五脏惊悸不足，心下烦，止腹下水，小肠热溏，便脓血，女子崩中漏下，赤白沃，排痈疽疮痔。久服安心，不饥，轻长年。生太山之阴，采无时。

3.《本经疏证》：就仲景用石脂四方而言，在赤石脂禹余粮汤，心下痞硬与下利不止为歧，用泻心、用下、用理中，皆置若罔闻，则以二物成汤而使并之，设尚不愈，其病已合于一，但利其小便自能获效也。在桃花汤,少阴病与小便不利为歧,下利不止与便脓血亦为歧,是以非特用赤石脂,且半整而半末焉,以并其歧中复有歧,而使干姜、粳米化之也。在风引汤,瘫痫以引与纵为歧,热以起与落为歧,是以非特用赤石脂,且复以白石脂焉,亦以并其歧中之歧,而仍用干姜、桂枝辈去其寒,石膏、寒水石辈去其热,且以诸石焊其浮越也。在乌头赤石脂丸,心痛与背痛为歧,则亦并之,而复以乌头与附子,气本相属者温其内,即使应于外、通其外,随使应于中,领椒姜以除其沉痼坚牢也。然则病之同源而并出为害者,何止是数端也,夫亦更究其气味情性矣。石脂悍而燥,惟水与痰与湿则能治之,凡火也、燥也、风也,皆非所宜矣,况其质黏能缀唇舌,则凡不任连缀者,得之反足以句留病邪矣。

藜 芦

《神农本草经》

〖**药性**〗辛。　　　　　〖**药味**〗寒。　　　　　〖**用量**〗10~15 g。

〖**主治**〗

1. 痢如膏血:《幼幼新书》藜芦散用藜芦解毒清痢治疗痢如膏血。

2. 恶肉痈疽:《太平圣惠方》藜芦散用藜芦解毒清热治疗恶肉痈疽。

3. 牙痛牙疳:《圣济总录》藜芦散用藜芦杀虫止痛治疗牙痛牙疳。

4. 黄疸口干:《肘后方》卷四藜芦散用藜芦解毒退黄治疗黄疸口干。

5. 咽喉肿痛:《朱氏集验方》藜芦散用藜芦利咽解毒治疗咽喉肿痛。

〖**思路拓展**〗

1.《神农本草经》:藜芦性味辛寒。主蛊毒,咳逆,泄利,肠澼,头疡,疥搔,恶创,杀诸蛊毒,去死肌。一名葱苒,生山谷。

2.《神农本草经百种录》:藜芦性味辛寒。主蛊毒:味烈杀虫。咳逆:泄痢肠澼:除湿热之疾。头疡,疥瘙,恶疮,杀诸虫毒,去死肌:皆杀虫之功。凡有毒之药,皆得五行刚暴偏杂之性以成。人身气血,乃天地中和之气所结,故服毒药者,往往受伤。疮疥等疾,久而生虫,亦与人身气血为类,故人服之,而有伤气血者,必能杀虫。惟用之得其法,乃有利而无弊,否则必至于两伤,不可不慎也。又毒之解毒,各有所宜。如燥毒之药,能去湿邪;寒毒之药,能去火邪。辨证施治,神而明之,非仅以毒攻毒四字,可了其义也。

3.《本经疏证》:藜芦味辛入肺,去风气寒,除痰热,而性主涌吐,故凡风痰之壅于上者,用之可令随病除病,无诛伐无过之咎。仲景以藜芦甘草汤,治手指臂肿动,其人身体瞤瞤者,夫手指臂为手阳明、太阴两经经由之地,肿则为湿,动则为风,谓非风与痰壅于肺部可乎!瞤者,动之微;动者,润之著。瞤则惟己独知,动则人皆可见,当其风痰上壅,其所主之经既已跃动昭彰,人身之气血脉络无不应之,盖亦将自瞤瞤而动矣。吐去风痰,肺家已治且安,所主之经络自然通畅,一身之与相应而欲效之者悉除矣。徐洄溪曰:凡有毒之药,皆得五行刚暴偏杂之性以成;人身气血,乃天地中和之气所结,故服毒药者,往往受伤。疮疥等疾,久而生虫,亦与人身气血为类,故人服之有伤气血者,必能杀虫。惟用之得其法,乃有利无弊,否则必至两伤,不可不慎也。又云:毒药、解毒各有所宜,如燥毒之药能去湿邪,寒毒之药能去火邪,辨证施治,神而明之,非仅以毒攻毒四字可了也。

石榴皮
《名医别录》

〖药性〗温。　　　　〖药味〗酸。　　　　〖用量〗10～15 g。

〖主治〗

1. 腹泻久痢:《太平圣惠方》石榴皮散用酸石榴皮涩肠止血治疗腹泻久痢。

2. 诸虫腹痛:《外台秘要》石榴汤用石榴皮杀虫止痛治疗诸虫腹痛。

3. 口干口渴:《圣济总录》卷 117 酸石榴汤用酸石榴子生津止渴治疗口干口渴。

〖思路拓展〗

1.《冯氏锦囊秘录》:石榴皮味酸、涩、性温,无毒。入肝、脾、肾三经。能禁清漏,赤白带下,久痢滑泻,并堪收涩,洗眼止泪。煎服下蛔。子啖生津解渴。过食损肺及损齿变黑,恋膈成痰。

2.《本草撮要》:石榴皮味酸涩温,入手太阴足少阴经。功专涩肠止痢、便血、崩中带下之病。合陈壁土少加明矾煎洗脱肛,再以五倍子研末敷而托上之良。点眼止泪,涂疮拔毒。

猬 皮
《神农本草经》

〖药性〗平。　　　　〖药味〗苦。　　　　〖用量〗10～15 g。

〖主治〗

1. 五色痢疾:《本草纲目》刺猬皮散用猬皮固涩止泻治疗五色痢疾。

2. 痔疮出血:《医钞类编》刺猬皮丸用猬皮固涩止血治疗痔疮出血。

3. 遗精滑泄:《医林改错》刺猬皮散用猬皮固涩摄精治疗遗精滑泄。

〖思路拓展〗

1.《神农本草经》:猬皮性味苦平。主五痔阴蚀下血,赤白五色,血汁不止,阴肿痛引要背,酒煮杀之。生川谷。

2.《本草衍义》:取干皮兼刺用,刺作刷,治纸帛绝佳。此物兼治胃逆,开胃气有功,从虫从胃有理焉。胆治鹰食病。世有养者,去而复来,久亦不去。当缩身藏足之时,人溺之即开。合穿山甲等分,烧存性,治痔。入肉豆蔻一半,末之,空肚热米饮调二钱服。隐居所说,跳入虎耳及仰腹受啄之事,《唐本》注见摈,亦当然。

3.《本草备要》:猬皮苦平。治肠风泻血,五痔阴肿。脂滴耳中治聋,胆点痘后风眼。似鼠而圆大,褐色,攒毛,外刺如栗房。黑存性用。

乌 梅

《神农本草经》

〖药性〗平。　　　　　〖药味〗酸。　　　　　〖用量〗10～15 g。

〖主治〗

1. 下痢久泻：《太平圣惠方》乌梅丸用乌梅酸涩固肠治疗下痢久泻。

2. 蛔厥腹痛：《伤寒论》乌梅丸用乌梅杀虫止痛治疗蛔厥腹痛。

3. 虚烦失眠：《类证活人书》栀子乌梅汤用乌梅生津安神治疗虚烦失眠。

〖思路拓展〗

1.《神农本草经》：梅实性味酸平。主下气，除热，烦满，安心，肢体痛，偏枯不仁，死肌，去青黑志，恶疾。生川谷。

2.《本草思辨录》：乌梅梅花苞于盛冬，梅实成于初夏。得木气之全而味酸，谓为肝药，夫何待言。然非专入肝不兼走他经也。其气平属金，其味酸中有涩，涩为辛酸之变亦属金。实熟则色黄而味带甘，乌梅乃半黄时所熏，则亦入脾胃。《濒湖》谓舌下有四窍，两窍通胆液，故食梅则津生。不知胆液上潮，口中必苦。观《素问》味过于酸，肝气以津。可知津生是生于肝不生于胆，津生亦不是肝升。譬之手巾，用热汤浸过，绞之则热气四出，巾已就敛。酸敛之能生津，理亦如是。肝何至升，且得之而复其下行之常矣，夫胆主动主升，肝主静主降。梅实熏黑，味酸而苦，虽是由肝归肾，然能激肝中之津以止渴，不能壮肾中之水以灭火。《素问》酸苦涌泄为阴。核之于梅，涌即津生之谓；泄则气为之下，热烦满为之除，气下热烦满除而心以安。《本经》固贴切之至。至止肢体痛、偏枯不仁、死肌。邹氏谓古今方书无用梅治肢体痛偏枯不仁之方，宜连下死肌读，为治此等之死肌。窃谓止字疑有误。或即下文去字而复出一字耳。肢体痛偏枯不仁，不过血络凝瘀，虽死肌尚有可为，故与青黑痣并足以去之也。诸家之论，有与愚相反者焉，有可以印证者焉，试胪举之：张隐庵云：其味酸，其气温平而涩，涩附于酸。主下气者。得春生肝木之味，生气上升，则逆气自下。除热烦满者，禀冬令水阴之精，水精上滋，则烦热除而胸膈不满。乌梅无生木气起肾阴之能，上已言之。张氏执是以用乌梅，必有为所误者，其弊在温平酸涩之用，全置不讲，而徒以空谈为超妙也。陈修园拾张之唾余，别无所见。卢子繇则以本经主治，一归之生津，至谓吮肾液以润筋膜。邹氏所见又与卢同，以生津为吸寒水以制火。不知《本经》之除热，是泄热非制热（叶氏亦云乌梅泄热，见临证指南）。酸苦涌泄之义不明，便无处不窒。其论乌梅丸治蛔厥也，曰吐蛔为阳气烁津，致蛔无所吸受而上出，则梅生津于上，岂是养蛔于上，肾阴虚不能上济者，不得用梅，则蛔本在下，何以有肾阴而不知吸，此既窒滞鲜通矣。又谓蛔厥非脏寒，即气上撞心，心中疼热之现据，不知厥阴病多阴阳错杂。沈尧封云厥阴于卦为震，一阳居二阴之下，病则阳泛于上，阴伏于下，而下寒上热之证作。蛔上入膈，是下寒之据。消渴心中疼热，是上热之据。凡吐蛔气上撞心，皆是厥阴过升之病，治宜下降其逆上之阳。乌梅丸，无论黄连乌梅黄柏为苦酸咸纯阴下降之药，即附子直达命门，亦何非下降，可谓精审之至矣。邹氏于厥非脏寒句，自注云从《医宗金鉴》，不知《金鉴》于林氏主脏寒之论，仍列于下，并未删驳。又尤在泾解心中疼热，食则吐蛔，统谓之邪热，姑无论于乌梅丸之治不合，即厥阴病之阴阳错杂，亦似有未察者。惟唐容川以西人空气冷热发明厥阴之道，足以上契圣心，下迪学人。空气非愚所知，不具述。其析疼热吐蛔为下寒上热也，曰消渴、气上撞心、心中疼热饥（句），为厥阴包络挟心火之热发动于上；不欲食、食则吐蛔、下之利不止，为厥阴肝气挟寒水之寒相应而起。夫吐蛔一也，知此条非纯热，即知彼条亦非纯寒。乌梅丸所以寒热并进而非脏寒蛔不上而入膈，尚何疑乎。

第二节　治疗腹泻痢疾方剂

白头翁汤

《伤寒论》

〖**方剂组成**〗白头翁、黄柏、黄连、秦皮。

〖**作用机制**〗清热燥湿。

〖**主治要点**〗① 热毒痢疾；② 发热；③ 腹痛；④ 里急后重；⑤ 下痢脓血。

〖**思路拓展**〗

1.《伤寒论》：热利下重者，白头翁汤主之。下利欲饮水者，以有热故也，白头翁汤主之。

2.《伤寒来苏集》：四味皆苦寒除湿胜热之品也。白头翁临风偏静，长于驱风，盖脏腑之火、静则治，动则病，动则生风，风生热也。故取其静以镇之，秦皮木小而高，得清阳之气，佐白头翁以升阳，协连、柏而清火，此热利下重之宣剂。

3.《医宗金鉴》：厥阴下利，属于寒者，厥而不渴，下利清谷；属于热者，消渴下利，下利便脓血也。此热利下重，乃火郁湿蒸，秽气奔逼广肠，魄门重滞而难出，即《内经》所云：暴汪下迫者是也，君白头翁，寒而苦辛；臣秦皮，寒而苦涩，寒能胜热，苦能燥湿，辛以散火之郁，涩以收下重之利也；佐黄连清上焦之火，则渴可止；使黄柏泻下焦之热，则利自除也。

4.《医方集解》：白头翁汤治伤寒热痢下重欲饮水者。热痢，此伤寒转痢之证也，仲景见于厥阴篇。欲饮水与渴不同，渴但津干欲水，是阴分为火所灼，欲得凉以解之也，不可过与。利与痢不同。利者泻也，阳热之利与阴寒不同，阴利宜理中四逆温脏，阳利粪色必焦黄，热臭出作声，脐下必热得凉药则止，《原病式》曰泻白为寒，赤黄红黑皆为热也。此足阳明少阴厥阴药也，白头翁苦寒，能入阳明血分，而凉血止澼，秦皮苦寒，性涩，能凉肝益肾而固下焦，渍水色青，故能入肝除热。黄连凉心清肝，黄柏泻火补水，并能燥湿止利而厚肠，取其寒能胜热，苦能坚肾，涩能断下也。成无己曰，肾欲坚，急食苦以坚之，利则下焦虚，故以纯苦之剂坚之。徐忠可曰此主热利下重，乃热伤气，气下陷而重也，陷下则伤阴，阴伤则血热，虽后重而不用调气之药，病不在气耳。周扬俊曰邪传厥阴少阳其表也，脏腑相连，于法禁下，故但谋去其热，热除而利自止矣。

痢圣散子

《太平惠民和剂局方》

【方剂组成】当归、干姜、黄柏、甘草、枳壳、御米、罂粟壳。

【作用机制】清痢止泻。

【主治要点】① 痢疾;② 腹泻;③ 腹痛;④ 里急后重;⑤ 病程缠绵。

【思路拓展】

《本经续疏要》:肠澼下利显不同科。《释名》云泄利,言其出漏泄而利也。下重而赤白曰鸢(鸢,赤白痢也《玉篇》),言厉鸢而难也。是一病于通,一病夫塞,乌得以一物两缩之耶!殊不知塞与通皆由于结。阴结而阳不足以破之,是以病乎通;阳结而阴不足以入之,是以病乎塞。故治利治澼,不容苟同,解结辟途,仍归一辙。此篇中用温剂燠寒滞,泄剂逐水停,所以既堪挽其过通,即得开其蔽塞也。而其批郤导窾,却又别有经纬,盖读《伤寒论》《金匮要略》而知其部署分析各有区域焉!曰久利,曰暴利而已矣。治久利者,乌梅丸是也;暴利者,复宜分上中下三停,所谓"伤寒服汤药,下利不止,心下痞硬,服泻心汤已,复以他药下之,利不止,医以理中与之,利益甚。理中者,理中焦,此利在下焦,赤石脂禹余粮汤主之。复利不止者,当利其小便是也"。合四方一法,而本篇原所载药已十得八九矣。再核之以热利、气利、清谷利、厥逆利,既吐且利,实结利,此中岂复更有余蕴哉!惟一篇之中,别有所因,一证之内,更有罅隙,故不得不穷其流,而指以归束,如病在血者,及开阖之不遂者,食物之不化者,径道之枯涩者,自当各有的对之治焉。其他兼外邪者,解其表而利自宁,因劳乏者,补其虚而漏自止,则又不待言而可识矣。

水利、久水利、赤利、久赤利、血利、久血利、赤白利、久赤白利、疳利、久疳利,此《外台秘要》方条目也。热利、冷利、疳湿利,此《千金方》条目也。太阳病,桂枝证,医反下之,利遂不止。太阳中风,下利,呕逆。太阳与阳明合病,必自下利。太阳与少阳合病,下利。伤寒,发热,汗出不解,心中痞硬,呕吐,下利。阳明少阳合病,必下利。太阴为病,腹满而吐,食不下,自利甚益,时腹自痛。自利不渴者,属太阴。少阴病,脉微,下利。少阴病,下利清谷,里寒外热。厥阴病,下之,利不止。伤寒,先厥后发热而利者,必自止,见厥复利。伤寒,始发热六日,厥反九日而利,后三日脉之,其热续在者,期之旦日夜半愈。此《伤寒论》条目也。统而绎之,一言新久,一言冷热,一言表里,其何以合之是篇而使有所适从乎!夫是篇者,所以尽其常,三书者,所以极其变。无是篇诸药,不足定下利之指归;无三书推原,不足知下利之委曲,此三书与是篇互相发明,还相成就处也。至三书旨趣,似若犹有歧者,然《千金》不云乎:利方万千,撮效七八,宏之在人。陟厘丸、乌梅丸、松皮散,暴利服之,何有不瘥。温脾汤、建脾丸,久利得之,焉能不愈。而陟厘等法,载在热利,温脾等方,隶诸冷利,是已可就新久而分冷热矣。况在《伤寒》《金匮》,玄机妙谛,如走盘珠,毫无窒碍,如植川芎,逐节生根,而其归着仍有大纲挺然对峙,则曰自利,因下而利也。自痢者,不乘里不虚;因下而利者,不连表难治。何以故?曰下利,脉沈弦者,下重也。脉大者,为未止。脉微弱数者,为欲自止,虽发热不死。曰下痢,有微热而渴,脉弱者,今自愈。曰下利,脉数,有微热汗出,今自愈。设复紧,为未解。此自利乘里,可治之候也。曰下利,手足厥冷,无脉,灸之不还,反微喘者,死。曰少阴病，恶寒，身蜷而利，手足逆冷者，不治。此自利乘里，不可治之候也。曰太阳病，下之后，其气上冲者，可与桂枝汤，如前法。曰太阳病，下之，仍头项强痛，翕翕发热，无汗，心下满，微痛，小便不利，桂枝去桂加茯苓白术汤主之。此虽下而连表之候也。曰动气在下，不可下，下之则腹胀满，卒起头眩，食则下清谷，心下痞。曰咽中闭塞，不可下，下之，则上轻下重，水浆不下，卧则欲蜷，身急痛，下利日数十行。此因下而不连表之候也。虽然利之支流，庸讵止是，如脓血利、水饮利、寒热错杂利、热利、协热利，甚者有应下之利，且不一端焉，何也？盖病之情不一，病之变不一，病之迁延不一，病之驻足不一，若因乎热，因乎实而止者不行，行者不止，以至水不资火，火不运水，则舍下何以使热去而水得洇土，水既洇土而火遂畅朗耶！夫然，故下证多矣，多不云急下，而惟下利之当下者，每称急下，此可憬然悟也。若夫以寒已热，以错杂对待错杂，其理皆甚易明，以驱饮除水，俾水去而利自止者，更不烦言矣。更有一言可明全局者，曰《千金方》之以利属脾脏也。夫脾不为土乎！利者，水土之不胶黏也。《素问·经脉别论》：食气入肝，散精于肝，淫气于筋，食气入胃，浊气归心，淫精于脉，脉气流经，经气归于肺，肺朝百脉，输精于皮毛，毛脉合精，淫气于腑，腑精神明，留于四脏，气归于权衡，权衡以平，气口成寸，以决死生。流转脏气，偏沾所合而不及脾肾，是可证食入于阴，气长于阳矣。饮入于胃，游溢精气，上输于脾，脾气散精，上归于肺，通调水道，下输膀胱，水精四布，五经并行，合于四时五脏，阴阳揆度以为常。则独重脾肾，夹辅以肺于三焦而偏行阳道以泽阴，是可明饮入于阳，气长于阴矣。故《小戴礼·郊特牲》曰：凡食养，阴气也。饮养，阳气也。不可互相发明耶！土之于水也，能洇而后布；水之于土也，就范而后流。犹江河必行于地，设使地不足以堤水，为害者固水也，受害者其谁耶！土卑靡则水为洼积，而至盈必溃，舍培土何以使之相和，土刚磽则水不沾，泄而无留必燥，舍拨土何以使之相入。大寒凝冱，凌结于上，土燥于下，舍温煦无从就和；大暑溽润，土既餍饫，水遂漫溢，舍凉肃决难消落，此篇中用寒用温，厚土疏土，所以并行不悖。至若土之高下骤殊，水之奔驶莫挽，宜于置闸以蓄之；水之冲激所向，土之抵御难周，宜于加堤以护之，此篇中用涩用固之旨。更若土平水漫，待涸无期，何能不凿渠以导水，低土燥盼泽维艰，何能不抑彿为资，此篇中用疏泄、用滋柔之方也。他如缘虫聚而水碍流，因食滞而水被阻，血结亦能致气涩，气涩遂足离水土之交，气漓亦能致血漓，血漓尽足解键镳而溃，乌能不一一涉及脾肾哉！

四神丸

《内科摘要》

【方剂组成】肉豆蔻、补骨脂、五味子、吴茱萸。

【作用机制】补肾暖脾。

【主治要点】① 腹泻；② 腹痛；③ 神疲乏力；④ 饮食不思。

【思路拓展】

《时方歌括》：泻利为腹疾而腹为三阴之都会，一脏不调，便能泻利。故三阴下利，仲景各为立方以主之：太阴有理中、四逆，厥阴有乌梅丸、白头翁汤，少阴有桃花、真武、猪苓、猪肤、四逆汤散、白通通脉等剂，可谓曲尽病情，诸法备美。然只为一脏立法，若三脏相关久留不痊，如子后作泻一症犹未之及也。

夫鸡鸣至平旦天之阴,阴中之阳也。因阳气当至而不至,虚邪得以留而不去故作泻于黎明。其由有四:一为脾虚不能制水,一为肾虚不能行水,故二神丸君补骨脂之辛燥者入肾以制水,佐肉豆蔻之辛温者入脾以暖土,丸以枣肉,又辛甘发散为阳也。一为命门火衰不能生土,一为少阳气虚无以发陈,故五味子散君五味子之酸温以收坎宫耗散之火,少火生气以培土也。佐吴茱萸之辛温以顺肝木欲散之势,为水气开滋生之路以奉春生也。此四者,病因虽异而见症则同,皆水亢为害。二神丸是承制之剂,五味散是化生之剂也。二方理不同而用则同,故可互用以助效,亦可合用以建功。合为四神丸是制生之剂也,制生则化,久泄自瘳矣。称曰四神比理中八味二丸较速欤。

乌梅丸

《伤寒论》

【方剂组成】乌梅、细辛、干姜、黄连、当归、附子、蜀椒、桂枝、人参、黄柏。

【作用机制】涩肠止泻。

【主治要点】① 厥阴下痢;② 消渴;③ 气上撞心;④ 心中疼热;⑤ 饥不欲食;⑥ 食即吐蛔;⑦ 久痢。

【思路拓展】

1.《伤寒论》:伤寒,脉微而厥,至七八日,肤冷,其人躁,无暂安时者,此为藏厥,非为蛔厥也。蛔厥者其人当吐蛔。令病者静,而复时烦,此为藏寒。蛔上入膈,故烦,须臾复止,得食而呕,又烦者,蛔闻食臭出,其人当自吐蛔。蛔厥者,乌梅丸主之。又主久利方。

2.《删补名医方论》:六阴惟厥阴为难治。其本阴,其标热,其体木,其用火,必伏其所主而先其所因,或收,或散,或逆,或从,随所利而行之,调其中气使之和平,是治厥阴法也。厥阴当两阴交尽,又名阴之绝阳,宜无热矣。第其具合晦朔之理,阴之初尽即阳之初生,所以厥阴病热,是少阳使然也。火旺则水亏,故消渴气上撞心,心中疼热;气有余便是火也。木胜则克土,故饥不欲食。虫为风化,饥则胃中空虚,蛔闻食臭出,故吐蛔也。仲景立方,皆以甘辛苦味为君,不用酸收之品,而此用之者,以厥阴主肝木耳。《洪范》曰:木曰曲直作酸。《内经》曰:木生酸,酸入肝。君乌梅之大酸,是伏其所主也。配黄连泻心而除疼,佐黄柏滋肾以除渴,先其所因也。连、柏治厥阴阳邪则有余,不足以治阴邪也。椒、附、辛、姜大辛之品并举,不但治厥阴阴邪,且肝欲散,以辛散之也。又加桂枝、当归,是肝藏血,求其所属也。寒热杂用,则气味不和,佐以人参,调其中气。以苦酒浸乌梅,同气相求,蒸之米下,资其谷气。加蜜为丸,少与而渐加之,缓则治其本也。蛔,昆虫也,生冷之物与湿热之气相成,故药亦寒热互用,且胸中烦而吐蛔,则连、柏是寒因热用也。蛔得酸则静,得辛则伏,得苦则下,信为治虫佳剂。久痢则虚,调其寒热,酸以收之,下痢自止。

第九章　治疗眼目疾病方药

中国方药医学有专治眼科疾病方药。治疗眼目疾病常用药物有决明子、青葙子、谷精草、密蒙花、夜明砂、白青、扁青、空青、曾青、铜青、薯实、茺蔚子、析蓂子等。治疗眼目疾病常用方剂有洗刀散、锦鸠丸、密蒙花散、羚羊角散、拨云散、蝉花无比散、空青丸等。中国医药学常见眼目疾病临床症状有：① 胬肉攀睛；② 白睛溢血；③ 白膜侵睛；④ 白翳包睛；⑤ 赤脉传睛；⑥ 风赤疮痍；⑦ 风火眼痛；⑧ 高风雀目；⑨ 花翳白陷；⑩ 绿风内障；⑪ 天行赤目；⑫ 云翳；等等。《古今医统大全目门别类药例》记载眼科用药大略。退热药：黄连、黄芩、黄柏、栀子、石膏、连翘、玄参、赤芍、玄明粉、地骨皮、牛蒡子、龙胆草、柴胡、大黄、朱砂、犀角、甘草、芒硝。散风药：蜂房、蝉蜕、荆芥、防风、薄荷、菊花、白芷、升麻、细辛、独活、皂角、天麻、羌活、藁本、蔓荆子、紫苏、夏枯草。凉血药：当归、生地、郁金、黄连、地骨皮、牡丹皮、羚羊角、犀角、赤芍、黄芩。行血散血药：川芎、牛膝、丹参、紫草、赤芍、当归、红花、苏木、牡丹皮、延胡索、茺蔚子、大黄、桃仁、香附、夏枯草、芒硝、青皮、肉桂。退翳药：白蒺藜、木贼、密蒙花、蛇蜕、青葙子、石决明、草决明、蝉蜕、夜明砂。明目药：菊花、青葙子、菟丝子、草决明、谷精草、玄明粉、茺蔚子、夜明砂、石决明、枸杞子、羚羊角。消肿药：大黄、玄明粉、芒硝、枳壳、槟榔、香附、赤芍、桑白皮。止泪药：夏枯草、五倍子、青盐、食盐、苍术、龙胆草、香附子、枯矾、皮硝、诃子。止痛药：乳香、没药。上二味总为定痛之药，要兼审其痛之由源而佐之以乳、没，则其效速也。如有风而痛者，用散风药中加乳香、没药，则痛可止。如血滞而痛者，当用行血药中加乳、没，而痛即止。如热郁而痛者，当用清热药中加乳、没，而痛即止。今人不工于此，而惟恃乳、没定痛。服之而痛不止者，不知治痛之所由也，乳香、没药其能奈之何哉？而徒嗟其药之不效，弗思甚欤！

第一节　治疗眼目疾病药物

决明子

《神农本草经》

〖药性〗平。　　　　〖药味〗咸。　　　　〖用量〗10～20 g。

〖主治〗

1. 青盲绢视：《博济方》决明散用决明子清肝明目治疗如绢中视。

2. 内障眼翳:《太平圣惠方》决明子散用决明子补肝明目治内障眼翳。

3. 小儿疳积:《幼幼新书》决明散用石决明平肝消积治疗小儿疳积。

〖思路拓展〗

1.《神农本草经》:决明子性味咸平。主青盲,目淫,肤赤,白膜,眼赤痛,泪出。久服益精光,轻身。生川泽。

2.《本草求真》:决明子,除风散热。凡人目泪不收,眼痛不止,多属风热内淫,以致血不上行,治当即为驱逐;按此若能泄热,咸能软坚,甘能补血,力薄气浮,又能升散风邪,故为治目收泪止痛要药。并可作枕以治头风,但此服之太过,搜风至甚,反招风害,故必合以蒺藜、甘菊、枸杞、生地、女贞实、槐实、谷精草相为补助,则功更胜。谓之决明,即是此意。

青葙子

《神农本草经》

〖药性〗寒。　　　　〖药味〗苦。　　　　〖用量〗10～20 g。

〖主治〗

1. 眼肿羞明:《医宗金鉴》卷 78 青葙丸用青葙子清热明目治疗眼肿羞明。

2. 冷泪昏暗:《太平圣惠方》卷 32 龙脑青葙丸用青葙子补肝明目治疗冷泪昏暗。

〖思路拓展〗

1.《神农本草经》:青葙子性味苦微寒。主邪气,皮肤中热,风搔,身痒,杀三虫,子名草决明,疗唇口青。一名青蒿,一名萎蒿。生平谷。

2.《本经续疏》:青葙形象生长与青蒿颇同,特其收成较蚤,盖当湿热尽浮,内方转燥之际,故其为用似同于青蒿,实戾于青蒿。夫邪之在人,原欲同气相引,岂肯郁郁独居,第阻隔既成,追攀莫及,则有遗留之患,若邪正在表,外热方昌,则在内者孰不欲就我同岑,共商留去,斯所以俱患身痒,但视其一则疥已成痂,惟余不尽,一则风方瑀扰,肌肤竖裂,已可测其或为留热在骨节间,或为邪气在皮肤中。留热在骨节间,因敛肃而及,故就其敛肃而消之;邪气在皮肤中,因散发而用,故就其散发而驱者。是青蒿助行秋令,青葙犹逞夏时,一采于秋末,一采于夏初,而就其长以足其势,固已示人区别之方,利导之旨矣。要而言之,邪气、皮肤中热系发汗证;以风瘙、身痒、恶疮、疥虿,则不可发汗,所谓疮家虽身疼痛,不可发汗,汗出则痉是也。虫系可攻证;以邪气、皮肤中热则不可攻,所谓病人表未解者不可攻,攻之利遂不止而死是也。《活人书》云:䗌病之候,齿无色,舌上白,甚者唇黑有疮,其初得或如伤寒,或因伤寒所致。则此之唇口青,当即转黑之机,而邪气、皮肤中热正合伤寒之候。《千金》有青葙子丸治伤寒后结热,《活人》有雄黄锐散治疮,统而观者,则凡疮痒而外候如伤寒者,为不可易之剂矣。

谷精草

《开宝本草》

〖**药性**〗平。　　　　〖**药味**〗甘。　　　　〖**用量**〗10～20 g。

〖**主治**〗

1. 眼目生翳：《审视瑶函》卷4谷精草汤用谷精草清肝明目治疗眼目生翳。

2. 脑风头痛：《圣济总录》谷精草散用谷精草清脑散热治疗脑风头痛。

3. 牙齿历蠹：《太平圣惠方》谷精草散用谷精草清热消疳治疗牙齿历蠹。

〖**思路拓展**〗

《本草求真》谷精草专入肝兼入胃。本谷余气而成，得天地中和之气。味辛微苦气温，故能入足厥阴肝及足阳明胃。按此辛能散结，温能通达。凡一切风火齿痛，喉痹血热，疮疡痛痒，肝虚目翳，涩泪雀盲，至晚不见，并疳疾伤目，痘后星障，服之立能有效。且退翳明目功力驾于白菊，而去星明目尤为专剂。时珍曰：谷精体轻性浮，能上行阳明分野。凡治目中诸病加而用之甚良。明目退翳似在菊花之上也。试看望月沙系兔所食。此草而成望月沙，亦能治眼。则知此更为眼家要药矣。取嫩秧花如白星者良。

密蒙花

《开宝本草》

〖**药性**〗寒。　　　　〖**药味**〗甘。　　　　〖**用量**〗10～20 g。

〖**主治**〗

1. 眼目羞明：《银海精微》密蒙花散用密蒙花补肝明目治疗眼目羞明。

2. 头痛牵眼：《太平惠民和剂局方》密蒙花散用密蒙花疏风清热治疗头痛牵眼。

3. 眼肿暴赤：《扁鹊心书》密蒙花散用密蒙花清热平肝治疗眼肿暴赤。

〖**思路拓展**〗

《冯氏锦囊秘录》：密蒙花禀土气以生，其蕊萌于冬，而开于春，故微甘微寒气平，无毒，为厥阴肝家正药。肝开窍于目，目得血而能视，虚则为青有肤翳，热甚则为赤肿眵泪赤脉及小儿痘疮余毒，疳气攻眼，此药甘能补血，寒能除热，肝血足而诸症无不愈矣。然味薄于气，佐以养血之药，更有力焉。密蒙花，专入肝经，除热养营，去翳膜青盲，眵泪赤温，消赤脉，贯睛内瘴，疳毒侵背外遮，疳气攻眼，痘毒攻睛，畏目羞明，赤肿多泪，并臻神效。

夜明砂

《神农本草经》

〖药性〗寒。　　　　　　〖药味〗辛。　　　　　〖用量〗6～10 g。

〖主治〗

1. 青盲雀目：《证治准绳》夜明丸用夜明砂清肝明目治疗青盲雀目。

2. 小儿疳积：《圣济总录》定命夜明沙丸用夜明砂明目消积治疗小儿疳积。

〖思路拓展〗

1.《神农本草经》：天鼠屎性味辛寒。主面痈肿，皮肤洗洗，时痛，肠中血气，破寒热积聚，除惊悸。一名鼠沄，一名石肝。生山谷。

2.《本草乘雅半偈》：夜明砂伏翼粪也。伏翼形似鼠，灰黑色，胁间肉翅，连合四足及尾，伏则倒悬，食则蚊蚋，多处深山崖穴中，及僻暗处。乃鸓虱与鼠所化。而复转化魁蛤。冬蛰夏出，日功力殊胜。修事，先以大眼筛筛过数次，次用水澄去沙土，入苎布囊内，溪水中提濯，约减十之七，易细苎囊再濯，每斗可两许，光芒焕耀，质圆成粒者乃佳。扁薄者蚊蚋肤也。若得食钟乳者，亦如前法，取光明如宝珠者最佳。用缓火隔纸焙燥，研极细入药。芡实、云实为之使。曰：玄晖不夜，因名夜明；以蚊蚋为食，蚊蚋伏翼；夏出冬蛰，顺时序为浮沉；夜翼昼伏，互昼夜为吸呼；伏则倒悬，具阴阳颠倒之象耳。食石钟乳者，朱冠雪体，即肉芝类，故功用与钟乳六芝等。芝以夏现，乳以夏溢，化相感，性相近也。

白 青

《神农本草经》

〖药性〗平。　　　　　　〖药味〗甘。　　　　　〖用量〗6～10 g。

〖主治〗

1. 视弱耳聋：《本草经集注》谓白青主明目，利九窍，耳聋，心下邪气。此医方不复用，市人亦无卖者，惟《仙经》三十六水方中时有须处。

2. 诸毒三虫：《千金翼方》谓白青杀诸毒三虫，久服通神明，轻身延年不老。可消为铜剑，辟五兵。

〖思路拓展〗

《神农本草经》：白青性味甘平。主明目，利九窍，耳聋，心下邪气，令人吐，杀诸毒，三虫。久服通神明，轻身，延年不老。生山谷。

扁 青
《神农本草经》

〖药性〗平。　　　〖药味〗甘。　　　〖用量〗6～10 g。

〖主治〗

1. 目痛目痒：《本草汇言》用石青配珍珠解毒明目治疗目痛目痒。

2. 顽痰不化：《瑞竹堂经验方》化痰丸用石青石绿豁痰消结治疗顽痰不化。

〖思路拓展〗

1.《神农本草经》：扁青性味甘平。主目痛，明目，折跌，痈肿，金创不疗，破积聚，解毒气，利精神。久服，轻身不老。生山谷。

2.《医学入门》：扁青蜀郡者块大如拳，其色青，腹中亦时有空者；武昌者块小扁而色更佳。味甘，平，无毒。主折跌痈肿，金疮不瘳。治目痛，破积聚，解毒瓦斯，利精神，去寒热风痹，及丈夫茎中百病，内绝益精，令人有子。久服轻身不老。

3.《本经逢原》：扁青俗名石青甘平，无毒。《本经》主目痛，明目，折跌痈肿，金疮不瘳，破积聚，解毒瓦斯，利精神。石青走肝磨坚积。故《本经》所主皆肝经积聚之病。时珍用吐风痰，研细温水灌下即吐，肝虚易惊多痰者宜之。形如缩砂者名鱼目青，主治与扁青无异。

空 青
《神农本草经》

〖药性〗寒。　　　〖药味〗甘。　　　〖用量〗6～10 g。

〖主治〗

1. 青盲内障：《圣济总录》空青决明膏用空青平肝明目治疗青盲内障。

2. 狼漏肿毒：《备急千金要方》空青商陆散用空青解毒消肿治疗狼漏肿毒。

3. 中恶客忤：《普济方》空青散用空青癖秽解毒治疗中恶客忤。

〖思路拓展〗

1.《神农本草经》：空青性味甘寒。主青盲，耳聋。明目，利九窍，通血脉，养精神。久服，轻身延年不老。能化铜铁铅锡作金。生山谷。

2.《本草经疏》：空青甘寒能除积热，兼之以酸，则火自敛而降矣；热退则障自消，目自明。耳者肾之窍，水涸火炎，故耳聋，肾家热解，则火启水生，而声复聪矣。九窍不利，无非火壅，肝家有火，则血热气逆，故血脉不通，凉肝除热，则精气自益，阴足火清，则窍自利而血脉自通，精神自长矣。目赤痛、肤翳、泪出，皆肝气不足之候，益肝气则诸证自除矣。其曰利水道，下乳汁，通关节，破坚积者，皆以热除则气血和平，阴气自复，五脏清宁则诸证自解。

曾 青

《神农本草经》

〖药性〗寒。　　　　〖药味〗酸。　　　　〖用量〗6～10 g。

〖主治〗

1. 行暴赤眼：《太平惠民和剂局方》曾青散用曾青破癥消肿治疗眶烂赤肿。

2. 瘰疬鼠瘘：《备急千金要方》曾青散用曾青解毒消肿治疗瘰疬鼠瘘。

3. 积聚留饮：《外台秘要》扁鹊曾青丸用曾青破癥瘕消积治疗积聚留。

4. 癫痫惊风：《太平圣惠方》曾青丹用曾青压热镇心治疗癫痫惊风。

5. 耳内恶疮：《卫生宝鉴》曾青散用曾青解毒消肿治疗耳内恶疮。

〖思路拓展〗

1.《神农本草经》：曾青性味酸小寒。主目痛止泪，出风痹，利关节，通九窍，破癥坚积聚。久服轻身不老。能化金铜，生山谷。

2.《本草乘雅半偈》：曾青者铜之精也。色理颇类空青，累累如黄连相缀，又如蚯蚓屎而方棱，色深如波斯青黛，层层而生，叩之作金声者始真。造化指南云：空青多生金矿，曾青多生铜矿，乃石绿之得道者。禀东方之正色，修炼点化，与三黄齐躯。独孤滔云：曾青住火成膏，可结汞制砂，亦含金气所生也。须酒醋渍煮，乃有神化，若涂铁上，则色赤如铜。畏菟丝子。修事，勿用夹砂石，及有铜青者。每一两，取紫背天葵、甘草、青芝，用干湿各一镒，细锉，入瓷锅内，置青于中。用东流水二镒，缓火煮五昼夜，勿令水火失时，取出，更用东流水浴过，研乳如粉用。曾亦可以为增矣。故功力曾益其空之所不能，不唯力走空窍，更主利关节，破癥坚积聚者，缘累结以为形而从治也。久服则实从空，空从层，身轻不老耳。

铜 青

《证类本草》

〖药性〗寒。　　　　〖药味〗辛。　　　　〖用量〗6～10 g。

〖主治〗

1. 烂眼赤肿：《本草纲目》用铜青外敷治疗烂眼赤肿。

2. 卒中不语：《证类本草》卷五碧琳丹用生铜绿豁痰开窍治疗卒中失语。

3. 瘰疬顽疮：《外科正宗》紫霞膏用铜绿解毒消瘰治疗瘰疬顽疮。

〖思路拓展〗

《本草求真》：铜青专入肝胆，即俗所云铜绿者是也，与空青所产不同。铜青气禀地阴，英华外见，藉醋结成，故味苦酸涩气寒，能入肝胆二经。按酸入肝而敛，所以能合金疮止血。苦寒能除风热，所以能去肤赤及鼻息肉。苦能泄结，所以醋蘸喉中，则吐风痰而使血气心痛皆止。为散能疗喉痹牙疳。醋调揩腋下治狐臭,姜汁调点烂沿风眼。去痔杀虫,所治皆厥阴之病。

蓍　实
《神农本草经》

〖药性〗苦。　　　　　〖药味〗平。　　　　　〖用量〗6~10 g。

〖主治〗

1. 视物昏花:《中华本草》谓蓍实明目治疗视物昏花。

2. 肠癖下血:《药性切用》谓蓍叶同独蒜、甲片、食盐、米醋捣饼贴癖两炷癖可化血从便出。

3. 风寒湿痹:《千金翼方》谓蓍子除痹治疗五脏瘀血,风寒湿痹。

〖思路拓展〗

1.《神农本草经》:蓍实性味苦平。主益气,充肌肤,明目、聪慧、先知。久服,不饥、不老、轻身。生山谷。

2.《神农本草经百种录》:蓍实行味苦平。主益气,充肌肤:得天地之和气以生,故亦能益人之正气而强健也。明目,聪慧先知:蓍草神物,揲之能前知。盖得天地之灵气以生,故亦能益人之神明也。久服,不饥,不老轻身:气足神全,故有此效。此因其物之所能以益人之能也。昔圣人幽赞于神明而生蓍,此草中之神物也。服之则补人之神,自能聪慧前知,食肉者鄙,不益信夫。

3.《本草图经》蓍实生少室山谷,今蔡州上蔡县白龟祠旁。其生如蒿,作丛。高五六尺,一本一二十茎,至多者三、五十茎,生便条直,所以异于众蒿也。秋后有花,出于枝端,红紫色,形如菊;八月、九月采其实,日干入药。今医家亦稀用。其茎为筮,以问鬼神,知吉凶,故圣人赞之,谓之神物。《史记·龟策传》曰:龟千岁乃游于莲叶之上。蓍百茎共一根。又其所生,兽无虎野狼,虫无毒螫。徐广注曰:刘向云龟千岁而灵,蓍百年而一本生百茎。又褚先生云:蓍生满百茎者,其下必有神龟守之,其上常有青云覆之。传曰:天下和平,王道得,而着茎长丈,其丛生满百茎。方今世取蓍者,不能中古法度,不能得满百茎,长丈者。取八十茎以上,蓍长八尺,即难得也。民众好用卦者,取满六十茎以上,长满六尺者,即可用矣。今蔡州所上者,皆不言如此。然则此类其神物乎?故不常有也。

茺蔚子
《神农本草经》

〖药性〗温。　　　　　〖药味〗辛。　　　　　〖用量〗6~10 g。

〖主治〗

1. 撞刺生翳:《圣济总录》卷 112 茺蔚子散用茺蔚子清肝明目治疗撞刺生翳。

2. 眼翳疼痛:《医方类聚》卷 65 茺蔚子丸用茺蔚子清肝明目治疗眼翳疼痛。

〖思路拓展〗

1.《神农本草经》：茺蔚子性味辛微温。主明目益精，除水气。久服轻身，茎主瘾疹痒，可作浴汤。一名益母，一名益明，一名大札。生池泽。

2.《本草纲目》：茺蔚子，白花者入气分，紫花者入血分。治妇女经脉不调，胎产一切血气诸病，妙品也。而医方鲜知用，时珍常以之同四物、香附诸药治人，获效甚多。盖包络生血，肝藏血，此物能活血补阴，故能明目、益精、调经，治女人诸病也。东垣李氏言瞳子散大者，禁用茺蔚子，为其辛温主散，能助火也。当归虽辛温，而兼苦甘，能和血，故不禁之。愚谓目得血而能视，茺蔚行血甚捷，瞳子散大，血不足也，故禁之，非助火也，血滞病目则宜之，故曰明目。

3.《本经续疏》：茺蔚喜生近水湿处，春初生苗如嫩蒿，入夏长三四尺，茎方如黄麻，茎叶如艾而背青，一梗三叶，叶有尖歧，寸许一节，节节生穗，丛簇抱茎，四五月间穗内开小花，红紫色亦有微白色者，每萼内有细子四粒，粒大如同蒿子，有三棱，褐色，其草生时有臭气，夏至后即枯，其根白也。火是气之灵，水是气之粹，气和则火丽于水为精明，气乖则水拂于火为水气，水气盛而精明衰，益精明正以除水气，除水气即以益精明。茺蔚子得水之余也，而能会神聚精于火也，子是气之精，茎是气之道，气盛则血顺而流行，气衰则血违而留滞，留滞于节而瘾疹痒，去瘾疹正以行气血，行气血即以除瘾疹。茺蔚之茎得木之条达，而偏开花结实于节也，盖尝读《易》而玩夫节焉，节者阴阳适均之分限，而在下者整，在上者微，此其取象也。节者阳上出以化阴，而下者犹粗，上者愈精，此其义旨也。乃茺蔚者，开花结实，不上不下，适当其节，是子为遇阴阳之相值，以翕其和；茎为就阴阳之相续，以致其通。彼阴阳欲相续而不通，为瘾疹作痒；阴阳既相值而不和，为水泛目暗，得此何能不和且通耶！虽然世之视茺蔚也，美厥名曰益母，任以职曰行瘀。行瘀是已血行，不止者又复资之，妇孺咸知，村野广用，而实堪取效，乃《本经》绝无一言道及，岂古人之智不若今耶！曷不究夫《别录》乎！试观盛夏蕴隆，日近如炙，土焦如渴而水反盛涨，在人则津液消耗而百脉反愤盈，是何故哉？以诸阴尽为阳所劫持也。不然，血既逆矣，乌得更为大热，而心烦、头痛，绝似外感之所为耶！妇人当胎产时，血亦已伤矣，而种种患害，复皆本于血，血既为逆，则一身所聚之水气及津液涕唾便溺，何者不可从血以为患。益母者不及盛暑，已告收成，明明不与浮阳为伍，且当夏气初动，随即处处会精聚神于阴阳交届之节，是益母行瘀，非行瘀也，取其未及盛满，先留余地也。益母止血，非止血也，取其不劫持阴气，尽化为血也。由是言之，则茎叶所主仍是其子除水之功，特通畅条达，令其行所当行，止所当止，奏效更长耳。

析蓂子

《神农本草经》

〖药性〗温。　　　　〖药味〗辛。　　　　〖用量〗6～10 g。

〖主治〗

目赤肿痛：《海上集验方》用析蓂子清肝明目治疗目赤肿痛。

〖思路拓展〗

《神农本草经》：析蓂子性味辛微温。主明目，目痛泪出，除痹，补五脏，益精光。久服，轻身，不老。

一名蒫析,一名大蕺,一名马辛。生川泽及道旁。

第二节　治疗眼目疾病方剂

洗刀散
《证治准绳》

〖**方剂组成**〗防风、石膏、滑石、归尾、赤芍、羌活、荆芥、黄芩、连翘、川芎、桔梗、麻黄、白术、大黄、芒硝、独活、玄参、木贼、菊花、白蒺藜、蝉蜕、草决明、薄荷、栀子、蔓荆子、细辛、甘草、茶叶。

〖**作用机制**〗清热明目。

〖**主治要点**〗① 火热攻眼;② 外障遮睛;③ 火眼赤痛;④ 聚生云翳。

〖**思路拓展**〗

《删补名医方论》:目之病内障者,昏暗不明而不肿痛,得之于内,七情动中,劳伤心肾也。外障者,赤肿而痛,睛不昏暗,得之于六淫所袭,热蕴经络也。故内障多虚,外障多实。子和曰:眼无火不病,非止内障,正指外障而立言也。外障赤肿而痛者,或散外邪,或泻内热,或并解之,可立愈也。其有风火上攻,留而不散,凝结云翳,掩其光明者,又非或散或下所能即愈也。洗刀散方既可以攻风热,又可以去云翳,是一方而兼擅其长也。方中用防风通圣散全剂,是主以去风热也。倍归尾、赤芍,是治风先治血,血行风自灭也。加羌、独活,蔓荆子,倍防风,是祛风而专在太阳表也。太阳之里少阴也,故又加细辛直走少阴,加玄参下安肾火,是治表而顾及其里也。其加木贼、蝉蜕、草决明、白蒺藜、菊花者,是佐诸祛风清热之群药,以消风热骤壅之云翳也。

锦鸠丸
《太平惠民和剂局方》

〖**方剂组成**〗草决明子、蕤仁、羌活、瞿麦、细辛、牡蛎、黄连、蒺藜、防风、肉桂、菊花、茯苓、斑鸠、羖羊肝、蔓荆子。

〖**作用机制**〗清热明目。

〖**主治要点**〗① 火热攻眼;② 眼暗泪出;③ 怕日羞明;④ 隐涩痒痛;⑤ 瞻视茫茫。

〖**思路拓展**〗

1.《太平惠民和剂局方》:上十五味为末,炼蜜和杵五百下,丸如梧桐子大。每服十五丸至二十丸,以温水或温酒下,空心、日午、临卧,日三服。如久患内外障眼,服诸药无效者,渐加服五十丸,必效。暴赤眼疼痛,食后,用荆芥汤下二十丸。

2.《圣济总录》:卷 112 羊肝丸治内外障青盲雀目,眼生黑花白翳,十年以上不见光明者,一月有效。

方剂组成同锦鸠丸。上一十五味,捣罗十二味为末,入羊肝斑鸠牡蛎末,乳钵内同研匀,炼蜜和丸,如梧桐子大,每服二十丸,食后临卧茶清下。

3.《明目至宝》锦鸠丸:石决明、白术、防风、石膏、蒺藜、青皮、甘草、蝉蜕、青葙子、旋覆花、白僵蚕、蛇蜕、川芎、车前子、羌活、木贼、人参。上为末,蜜丸如弹子大,细嚼,青皮煎汤下。如烂眩,诃子汤下。治男妇老幼诸般翳障,血灌瞳仁,泪出不止,赤筋侵睛。

4.《原机启微》:方以甘菊花、草决明主明目为君;以蕤仁、牡蛎、黄连、蒺藜除湿热为臣;以防风、羌活、细辛之升上,瞿麦、茯苓之分下为佐;以斑鸠补肾,羊肝补肝,肉桂导群药入热邪为使。

密蒙花散
《太平惠民和剂局方》

〖方剂组成〗密蒙花、石决明、木贼、杜蒺藜、羌活、菊花。

〖作用机制〗清热明目。

〖主治要点〗① 火热攻眼;② 眼赤肿痛;③ 两眼昏暗;④ 眵泪羞明;⑤ 睑生风粟。

〖思路拓展〗

1.《圣济总录》卷106密蒙花散:密蒙花、楮实、蒺藜子、甘菊花、防风、蛇蜕、炙甘草。上七味,捣罗为散。主治肝热目涩碜痛,视物昏暗不清。每服一钱,食后用温水调下,日三服。

2.《银海精微》卷上密蒙花散:密蒙花、羌活、菊花、石决明、木贼、黄柏、白蒺藜、黄芩、蔓荆子、青葙子、枸杞子。主治拳毛倒睫。每服三钱,茶送下。水煎亦可。

3.《明目至宝》密蒙花散:密蒙花、青葙子、决明子、车前子。上各五钱为末,用生姜一块破开作三片,掺药入内,合成一块,湿纸包七重,灰火煨熟,空心服。主治诸毒,痘疮眼。《明目至宝》密蒙花散:密蒙花、羌活、石膏、木贼、防风、甘草、石决明、苍术、蒺藜、荆芥、蔓荆子。上各等分为末,诃子煎汤下。赤涩,砂糖水下。治诸般眼病,远视不明,见物稀根据,黑白不分明,本教云:最治风有效。

4.《扁鹊心书》密蒙花散:密蒙花、木贼、羌活、菊花、白蒺藜、石决明。各等分为末。食后,茶清下三钱。治风热攻眼,昏晴多眵,隐涩羞明,或痒,或痛,渐生翳膜,或患头风在先,牵引两眼,渐觉细小,及暴赤肿痛。

羚羊角散
《太平圣惠方》

〖方剂组成〗羚羊角、炙甘草、葳蕤、防风、菊花、牛黄、玄参、赤芍、黄芩、栀子仁。

〖作用机制〗清热明目。

〖主治要点〗① 风毒眼疾;② 两眼赤痛;③ 头额疼痛;④ 眼疮疼痛;⑤ 隐涩羞明;⑥ 云翳内障。

〖思路拓展〗

1.《太平惠民和剂局方》羚羊角散：羚羊角、黄芩、升麻、炙甘草、车前子、栀子仁、龙胆草。上为末，每服一钱，食后温热水调下，日进三服，小儿可服半钱。治一切风热毒上攻眼目，暴发赤肿或生疮疼痛，隐涩羞明。

2.《原机启微》羚羊角散：羚羊角、黄芩、黄芪、草决明、车前子、升麻、防风、大黄、芒硝各等分。主治小儿斑疹后余毒不解，上攻眼目，生翳羞明，眵泪俱多，红赤肿闭。

3.《世医得效方》卷十六羚羊角散：羚羊角、家菊、防风、川芎、羌活、车前子、川乌、半夏、薄荷、细辛。主治绿风内障。

4.《眼科全书》羚羊角散：羚羊角、防风、人参、知母、茯苓、玄参、桔梗、细辛、车前子、黄芩、枸杞子、熟地。别名羚羊角饮、羚羊角饮子，主治枣花翳内障。

5.《济生方》卷五羚羊角散：羚羊角、柴胡、黄芩、当归、决明子、羌活、赤芍、炙甘草各等分。别名柴胡羚羊角散，主治肝劳实热，两目赤涩，烦闷热壅，胸里炎炎。

拨云散

《秘传眼科龙木集》

〖方剂组成〗川芎、荆芥、薄荷、甘草、决明子、当归、防风、熟地、木贼、旋覆花、大黄、石膏。

〖作用机制〗清热明目。

〖主治要点〗① 目痛肿胀；② 目热泪流；③ 昏涩肿胀；④ 昏暗浮云；⑤ 翳膜侵遮。

〖思路拓展〗

1.《太平惠民和剂局方》拨云散：羌活、防风、柴胡、甘草各一斤。上为末。每服二钱，水一盏半，煎至七分，食后、临睡时服，薄荷茶调，菊花苗汤下亦得。主治风毒上攻，眼目昏暗，翳膜遮障，怕日羞明，多生热泪，隐涩难开，眶痒赤痛，睑眦红烂，瘀肉侵睛，但是一切风毒眼疾，并皆治之。

2.《银海精微》拨云散：黄芩、甘草、藁本、栀子、防风、菊花、密蒙花、连翘、桔梗、薄荷、赤芍药、白蒺藜。主治三焦积热、肝膈风热上攻，眼赤涩肿痛，年深有红翳于乌睛上，浓泪如红霞映日者。

3.《程松崖眼科》拨云散：木贼、防风、柴胡、青葙子、蝉蜕、黄芩、菊花、车前子。上为极细末。早晨空心开水调服二钱，晚服一钱。或用猪肝一块割开，放药末二钱填内，用湿棉纸包好，置灰中很熟食之，亦可煎服。外点消炉散。主治眼睛黑珠云翳围满有瞳仁者。

蝉花无比散

《仁斋直指方》

〖方剂组成〗石决明、当归、防风、羌活、蝉壳、甘草、蛇皮、荆芥、细辛、茯苓、蒺藜、芍药、苍术。

〖作用机制〗退翳明目。

〖主治要点〗① 翳膜;② 头痛;③ 昏涩肿胀;④ 目痒多泪;⑤ 云翳内障;⑥ 眼小胞烂。

〖思路拓展〗

1.《太平惠民和剂局方》蝉花无比散:蛇蜕、蝉蜕、羌活、当归、石决明、炙甘草。上为末,每服三钱,食后,米泔调服,茶清亦得。忌食发风毒等物。治一切风眼,气眼攻注,眼目昏暗,睑生风粟,或痛翳膜,侵睛遮障,视物不明,及久患偏正头风,牵搐两眼,渐渐细小,连眶赤烂入眼,白膜遮睛,赤涩隐痛,并皆治之。常服祛风、退翳、明目。

2.《笔花医镜》蝉花无比散:蝉蜕、羌活、川芎、石决明、防风、茯苓、赤芍、白蒺藜、炙甘草、当归、苍术。主治目赤肿痛。

空青丸
《太平圣惠方》

〖方剂组成〗空青、赤茯苓、甘菊花、覆盆子、枸杞子、羚羊角屑、羌活、人参、槐子、车前子、玄参、决明子、楮实。

〖作用机制〗退翳明目。

〖主治要点〗① 黑风内障;② 暗不见物;③ 翳膜;④ 目痒多泪;⑤ 云翳内障。

〖思路拓展〗

1.《圣济总录》卷 102 空青丸:空青、珍珠末、犀角屑、防风、羚羊角屑、升麻、防己、人参、麦冬、茺蔚子、阳起石、前胡、虎睛。上为细末,炼蜜为丸如梧桐子大。每服五丸,加至十丸,麦门冬煎汤送下,温椒汤亦得。主治肝肾久虚,目睹,渐生翳膜。《圣济总录》卷 112 空青丸:空青、决明子、菟丝子、茺蔚子、五味子、细辛、蔓荆实、柏子仁、防风、蒺藜子、枸杞子、石龙芮、人参。主治内障昏暗。治青盲内障翳晕,无问冷热风泪等,但瞳子不破者,悉治之,《圣济总录》卷 112 空青决明膏:空青、决明子、干姜、蕤仁、黄芩、白蜜、细辛、车前子、黄柏、黄连。上一十味,捣研九味为末,和蜜内铜器中,盖头勿令透气,以米五升,安药器于上蒸,饭熟为度,乘热以绵滤去滓,瓷瓶子盛,以铜箸点眼,若多年青盲,点二十日见物,每点两日,即用摩顶膏。

2.《太平惠民和剂局方》曾青散:曾青、白姜、防风、蔓荆子。治一切风热毒瓦斯上攻两眼,多生眵泪,怕日羞明,隐涩难开,眶烂赤肿,或痒,时行暴赤眼,睛昏涩痛,悉皆治之。

第十章　治疗尿频遗精方药

尿频是排尿次数增多的泌尿系统症状。正常成人白天排尿4～6次,夜间0～2次,次数明显增多称尿频。尿频既可以是生理性、精神神经性的,也可以是许多疾病的症状之一。导致尿频的原因较多,包括炎症、异物、精神因素、病后体虚、寄生虫病等。遗精是没有性交或手淫情况下的射精。治疗尿频失精常用药物有芡实、桑螵蛸、覆盆子、金樱子、乌贼骨等。治疗尿频失精常用方剂有桑螵蛸散、金锁丹、水陆二仙丹等《太平圣惠方》卷九十八巴戟丸(巴戟、肉苁蓉、石斛、鹿茸、附子、薯蓣、牛膝、桂心、山茱萸、泽泻、远志、熟地、菟丝子、黄芪、人参、槟榔、木香、丹皮、淫羊藿、蛇床子、续断、枳壳、茯苓、覆盆子)治疗肾脏虚寒小便尿频,《张氏医通》卷十四巴戟丸(巴戟、生地、桑螵蛸、肉苁蓉、山药、山茱萸、菟丝子、附子、肉桂、远志、石斛、鹿茸)治疗胞痹虚寒溲数不利,睡则遗尿,《圣济总录》卷五十一巴戟丸(巴戟天、熟地、五味子、黄芪、牛膝、牡蛎、菟丝子、干姜、附子、桂枝、白术、肉苁蓉)治疗肾脏虚冷小便频数,《普济本事方》卷四十一萆薢散(萆薢、川芎)治疗小便频数不计度数、卷三八八螵蛸散(桑螵蛸、远志、石菖蒲、龙骨、人参、茯神、当归、鳖甲)治疗小便频数,《魏氏家藏方》缩泉丸(乌药、川椒、吴茱萸、益智仁)治疗小便频数,《医学衷中参西录》澄化汤(生山药、生龙骨、牡蛎、牛蒡子、生杭芍、粉甘草、生车前子)治疗小便频数,《医学探骊集》卷五加减桑螵蛸散(桑螵蛸、人参、龙骨、五味子、白果、覆盆子、人中白、龟甲、黄柏)治疗小便频数。

《金匮要略·血痹虚劳病脉证并治》男子失精,女子梦交,桂枝龙骨牡蛎汤主之。《备急千金要方·精极》曰:精极者通主五脏六腑之病候也。五脏六腑衰则形体皆极,眼视而无明,齿焦而发落。身体重则肾水生,耳聋行步不正。凡阳邪害五脏,阴邪损六腑。阳实则从阴引阳,阴虚则从阳引阴。若阳病者主高,高则实,实则热,眼视不明,齿焦发脱,腹中满满,则历节痛痛,则宜泻于内。若阴病者主下,下则虚,虚则寒,体重则肾水生,耳聋行步不正。邪气入内,行于五脏则咳,咳则多涕唾,面肿气逆,邪气逆于六腑,淫虚厥于五脏,故曰精极也。所以形不足温之以气,精不足补之以味。善治精者,先治肌肤筋脉,次治六腑。若邪至五脏,已半死矣。扁鹊曰:五阴气俱绝不可治,绝则目系转,转则目精夺,为志先死,远至一日半日,非医所及矣。宜须精研以表治里,以左治右,以右治左,以我知彼,疾皆瘥矣。竹叶黄芩汤(竹叶、黄芩、茯苓、生姜、麦冬、炙甘草、大黄、芍药、生地黄)治精极实热,眼视无明,齿焦发落,形衰体痛,通身虚热。深师人参丸治疗虚劳失精(人参、桂心、牡蛎、薯蓣、黄柏、细辛、附子、苦参、泽泻、麦冬、干姜、干地黄、菟丝子)。《圣济总录·精极》人参丸治梦寐失精(人参、麦冬、赤石脂、远志、续断、韭子、鹿茸、茯神、龙齿、磁石、肉苁蓉、丹参),鹿茸散治梦中失精(鹿茸、龙骨、露蜂房、泽泻、茯苓、菟丝子、桂枝、牛膝、石龙芮、赤芍、韭子、巴戟天），黄芪汤治梦泄盗汗（黄芪、人参、赤芍、桂枝、地骨皮、五味子、茯苓、防风、陈皮、甘草炙、磁石、牡蛎粉），地黄煎丸治精泄不止（生地、无灰酒、肉苁蓉、巴戟天、鹿茸、桑螵蛸、附子、黄芪、肉豆蔻、五味子、蛇床子、石槲、补骨脂、牛膝、青木香、陈皮、枳壳、荜澄茄、沉香）。

第一节　治疗尿频遗精药物

芡　实
《神农本草经》

〖药性〗平。　　　　　〖药味〗甘。　　　　　〖用量〗6～10 g。

〖主治〗

1. 小便频数：《万氏家抄方》秋石四精丸用芡实补肾缩尿治疗小便频数。

2. 梦遗漏精：《杨氏家藏方》玉锁丹用芡实补肾固精治疗梦遗漏精。

〖思路拓展〗

1.《神农本草经》：鸡头实性味甘平。主湿痹，腰脊膝痛，补中除暴疾，益精气，强志令耳目聪明。久服，轻身不饥，耐老，神仙。一名雁啄实。生池泽。

2.《本草经百种录》：鸡头实性味甘平。主湿痹，腰脊膝痛：下焦湿痰之疾。补中，除暴疾：暴疾皆生于中气不足，中气足则无此疾矣。益精气，强志：肝肾足则心气亦宁也。令耳目聪明：充溢诸窍。久服，轻身，不饥，耐老神仙：脾肾兼旺则诸效自臻矣。鸡头生于水中，而其实甘淡，得土之正味，乃脾肾之药也。脾恶湿而肾恶燥，鸡头虽生水中，而淡渗甘香，则不伤于湿。质粘味涩，而又滑泽肥润，则不伤于燥。凡脾肾之药，往往相反，而此则相成，故尤足贵也。

桑螵蛸
《神农本草经》

〖药性〗平。　　　　　〖药味〗咸。　　　　　〖用量〗6～10 g。

〖主治〗

1. 尿频遗尿：《本草衍义》卷17桑螵蛸散用桑螵蛸补肾缩尿治疗尿频遗尿。

2. 精滑遗沥：《杨氏家藏方》卷9桑螵蛸丸用桑螵蛸补肾固精治疗精滑遗沥。

3. 诸疮破烂：《外科传薪集》螵蛸散用桑螵蛸收敛治疗诸疮破烂。

〖思路拓展〗

1.《神农本草经》：桑蜱蛸性味咸平。主伤中，疝瘕，阴痿，益精生子，女子血闭，腰痛，通五淋，利小便水道。一名蚀疣，生桑枝上，采，蒸之。

2.《神农本草经百种录》：桑螵蛸性味咸平。主伤中疝瘕：瘀血凝结中焦。阴痿，益精生子：补益肾气。女子血闭：和通血脉。腰痛：强肾之经。通五淋，利小便水道：通肾之府。桑螵蛸，桑上螳螂所生之子也。螳螂于诸虫中最有力，而其子最繁，则其肾之强可知。人之有子，皆本于肾，以子补肾，气相从也。桑性最能续伤和血，螵蛸在桑者，得桑之性，故有养血逐瘀之功。

3.《本经续疏》：螳螂骧首奋臂，修颈大腹，二手四足，善缘而捷，以须代鼻，喜食人发，能翳叶捕蝉，深秋乳子作房黏着枝上，即螵蛸也。房长寸许，大如拇指，其内重重有隔房，每房有子如蛆卵，至芒种节后一齐出，故《月令》云：仲夏螳螂生。螳螂作窠生子于深秋，成形出见于仲夏，可谓随阴之敛谧而藏，随阳之昌炽而出，何以《本经》《别录》所列功能，殊不与是意符也。盖螳螂本微物，而其不自量力，贾勇效能，有若强阳之不可遏者，则深秋之所藏，是令阳入阴中；仲夏之所出，是令阳从阴出也。于阴痿之候，能为益精而使生子，非其阳入阴中；于女人之病，能行血闭而不腰痛，非其阳从阴出耶！疝瘕本阴气之结，因伤中而为疝瘕，则是阳气之结矣。水道不利本阳气不化，因五淋而水道不利，则是阳陷阴中。而此曰：主伤中，疝瘕，通五淋，利小便水道。不可谓非使阳入阴中，阳从阴出矣。虽然疝瘕之属伤中者，阴痿之属阳不入阴者，腰痛五淋之属阳陷于阴者，当与。凡疝瘕，凡阴痿，凡腰痛、五淋有异而后可用是物，于何别之？《别录》所谓虚损、五脏气微是伤中之状也。所谓梦寐、失精、遗溺，是阴痿之源也。由是而推，腰痛、五淋，亦必有伤中、阴痿之象兼见焉，则其别亦既了然矣。要之是物之气平味咸，固具下行归肾之机，其必取诸桑上者，又具自肺而下之概，一在极上，一在极下，盘旋交引，中气自得灵通，于是阳之出入，阴之阖辟，自合度焉。因是知伤中二字，实为诸证纲领，由中及外之病，而先转在外之枢，以定其中，是亦可谓妙于化裁矣。

覆盆子

《名医别录》

〖药性〗平。　　　　〖药味〗甘。　　　　〖用量〗6～10 g。

〖主治〗

1. 失精腰痛：《太平圣惠方》补益覆盆子丸用覆盆子补肾益精治疗失精腰痛。

2. 虚劳羸瘦：《备急千金要方》覆盆子丸用覆盆子补肾充健治疗虚劳羸瘦。

〖思路拓展〗

1.《名医别录》：覆盆子性味甘平无毒。主益气轻身，令发不白，五月采实。

2.《本经续疏》：蓬藟用根，覆盆子用实，本系一类而有二种。一种藤蔓繁衍，茎有倒刺，逐节生叶，叶大如掌状，类小葵面青背白，厚而有毛，六、七月开花小白，就蒂结实，三四十颗成簇，生则青黄，熟则紫黯，微有黑毛，状如熟椹而扁，冬日苗叶不雕，虽枯败而枝梗不散者，蓬藟也。一种蔓小于蓬藟，亦有钩刺，一枝五叶，叶小而面背皆青，光薄无毛，开白花，四、五月结实，亦小于蓬藟而稀疏，生青黄熟乌赤，亦颇同，冬月苗雕者，覆盆也。蓬之义为丛，短而不畅，非直达者也。累，系也。蓬藟犹蓬累，蓬累犹扶持。谓其短曲相簇，牵引连属，作互为扶持之状也。其茎，戟刺外锐，体质内柔，其叶厚而有毛,凌冬光泽,其花白,其气平,是皆有合于金之降。金降者,火必随,故所结之实先青黄而后紫黯,味且酸咸,又甚有合于金曳火以归水,水承火以滋木矣。金降火归,水温木茂,上下之转旋顺常,根柢之精神牢固,不可不曰安五脏、益精气矣。五藏安,精气益,自然火凝于水而志强,水资于火而力倍,长阴有子特余事耳。曰:疗暴中风、身热、大惊者,《别录》恐人徒认为补益之品,无与于外感而言之也,盖根固主发,如上功能虽皆比于敛藏,然以发为藏,决不至连邪气而胥敛之矣。暴中风、身热、大惊,则邪客于外,气因误治而乱于中也,譬如太阳烧针则惊,少阳吐下则惊,是邪已被劫而零落仅存矣,即用是以安扰乱之气,而不助未尽之邪,虽于龙骨、牡蛎外别树一帜,又何恶焉,特当析其火不归土,阳不就阴,斯属龙骨、牡蛎,若气不归精,则属是可耳。至覆盆子虽与是同类异物,然体状之同,固不能该其吸受之异,吸受之异却善承其秉赋之同,则其根于发中寓藏,而子即于藏中用发。夫其体状不异,花色实色并同,惟一结实于三秋,一成熟于五夏,则根之发不能禁其子之收,而收之尽为作用于下,若子之媾金体木用以归火,火金复相镕炼,自必下流,且其下流正为来年生发之基,能不谓降中有升耶!故其所主之益气、轻身正同,而力独优于令发不白,是其挽气下归,复为上发之地者,更魁群绝伦,非蓬蘽之所能及矣。

金樱子
《蜀本草》

〖药性〗平。　　　　〖药味〗甘。　　　　〖用量〗6~10 g。

〖主治〗

1. 尿频失精:《洪氏集验方》水陆二仙丹用金樱子缩尿固精治疗尿频失精。

2. 尿频久泻:《证类本草》金樱子煎用金樱子补肾健脾治疗尿频久泻。

3. 赤白带下:《古今医统大全》金樱莲子散用金樱子收敛固涩治疗赤白带下。

〖思路拓展〗

1.《蜀本草》:治脾泄下痢,止小便利,涩精气。

2.《本草图经》:金樱子旧不载所出州土,云在处有之。今南中州郡多有,而以江西、剑南、岭外者为胜。丛生郊野中,大类蔷薇,有刺;四月开白花;夏秋结实,亦有刺,黄赤色,形似小石榴。十一月、十二月采。江南、蜀中人熬作煎,酒服,云补治有殊效。宜州所供,云本草谓之营实。其注称白花者善,即此也。今校诸郡所述,与营实殊别也。洪州、昌州皆能煮其子作煎,寄至都下,服食家用和鸡头实作水陆丹,益气补真,甚佳。

乌贼骨
《神农本草经》

〖药性〗温。　　　　〖药味〗咸。　　　　〖用量〗6~10 g。

〖主治〗

1. 经漏血枯：《素问》四乌贼骨一芦茹丸用乌贼骨治疗经漏血枯。

2. 小儿哮喘：《幼幼新书》海螵蛸散用海螵蛸敛气平喘治疗小儿哮喘。

3. 诸疳疮疡：《小儿药证直诀》白粉散用海螵蛸消疳敛疮治疗诸疳疮疡。

〖思路拓展〗

1.《神农本草经》：乌贼鱼骨性味咸微温。主女子漏下，赤白经汁，血闭，阴蚀，肿痛，寒热，癥瘕，无子。生池泽。

2.《本经续疏》：乌贼鱼生海中，形若革囊，口在腹下，八足聚生口旁，其背上只有一骨，厚三、四分，状如小舟，形轻虚而白，又有两须如带甚长，遇风波即以须下椗粘石如缆，腹中血及胆正如墨，可以书字，但逾年则迹灭耳。皮黑色，肉白色，九月寒乌入水则化，此过小满则形缩小。海舟遇风，势虞漂覆，则下椗。鱼非畏漂覆者，何以亦下椗，不知鱼固优游涵泳于水，若掀舞簸荡，非所乐也。况云九月寒乌入水所化，过小满则形缩小，是乌本以不胜风力，故下椗而为鱼，虽既为鱼，岂忘风猛且思休息，若不下椗，终无休息之期。小满已后，风力自微，而此物防范勇敢之气亦遂懈，是以形转小不曰瘠，而曰缩。人身之气犹风也，血犹水也，血由气而化，以气而行气，由血而泽，以血而安，若血有所脱，则气遂独胜而激扬飘骤，不能缊缊相感而相化，于是怒则促血妄出而成漏卮，弛则任血结聚而为癥瘕，得此轻虚洁白骨之似气者，既能从空际下椗于水而为鱼，转危殆为安居，复能水中下椗于石，更便安居牢固焉。可会意夫摄气入血，固气即所以固血，气顺而血不能不顺矣，若命曰涩，或命曰通，其理均有所隔。观其肉能益气、强志，不可为摄阳入阴之证耶！

3.《本草思辨录》：乌贼鱼由寒乌入水而化，其骨白，骨为肾之合，而色白则属肺，是为摄气入血，故能化血中之气。肉腴润而骨独燥，又能燥血中之湿。血闭癥瘕、惊气入腹、腹痛环脐者，血为气郁也。漏下赤白、阴蚀、肿痛、疮多脓汁者，血为湿乱也。治以乌贼鱼骨，如磁石之引针，琥珀之拾芥矣。再以惊气入腹之旨绎之，惊则气乱，入腹则气下趋而靡所止。乌贼鱼能于水中下碇粘石，又何患惊气之不止哉。

第二节　治疗尿频遗精方剂

桑螵蛸散

《医方集解》

〖方剂组成〗桑螵蛸、龙骨、人参、茯神、石菖蒲、远志、当归、龟甲。

〖作用机制〗涩精止遗。

〖主治要点〗① 精滑不禁；② 阳痿；③ 遗精；④ 腰膝酸软；⑤ 久不孕育。

〖思路拓展〗

1.《医方集解》：此足少阴手足太阴药也，虚则便数，故以螵蛸龙骨固之。螵蛸补肾，龙骨涩精。热则便欠,故以当归龟甲滋之,人参补心气,菖蒲开心窍,茯苓能通心气于肾,远志能通肾气于心,并能清心解热,心者小肠之合也,心补则小肠不虚,心清则小肠不热矣。

2.《成方便读》卷4:夫便数一证,有属火盛于下者,有属下虚不固者。但有火者,其便必短而赤,或涩而痛,自有脉证可据。其不固者,或水火不交,或脾肾气弱,时欲便而不能禁止,老人、小儿多有之。凡小儿睡中遗漏,亦属肾虚而致。桑螵蛸补肾固精,同远志入肾,能通肾气,上达于心。菖蒲开心窍,使君主得受参、归之补。而用茯苓之下行者,降心气下交于肾,如是则心肾自交。龙与龟皆灵物,一则入肝以安其魂,一则入肾而宁其志,以肝司疏泄,肾主闭藏,两脏各守其职,宜乎前证皆瘳也。

金锁丹

《普济本事方》

【方剂组成】舶上茴香、葫芦巴、破故纸、白龙骨、木香、胡桃肉、羊石子。

【作用机制】涩精止遗。

【主治要点】① 遗精梦漏;② 关锁不固;③ 阳痿早泄;④ 腰膝酸软。

【思路拓展】

1.《普济方》卷208金锁丹:辰砂、阳起石、龙齿、牡蛎。外用六一泥固济,作球,直待透干。方用醋灰半斗许丸之,五斤炭锻,先下三斤,候将尽,再下二斤,火尽候冷,打开去泥,并牡蛎存留,为极细末,以枣肉为丸,如梧桐子大。每服三至五丸,空心盐汤送下;治脏腑滑泄,每服五丸,以米汤送下;妇人宫血不调,每服三至五粒,米汤送下;丈夫诸般虚惫,亦不过三至五粒。主治寒冷滑泄及脏腑滑泄,妇人宫血不调,丈夫诸般虚惫。

2.《御药院方》金锁丹:桑螵蛸、蚕蛾、紫梢花、蛇床子、远志、鹿茸、茴香、穿山甲、海马、续断、石燕子、麝香、乳香、木香、黑牵牛。上为细末,用酒煮薄面糊为丸如梧桐子大。每服五十丸,空心及晚食前温酒送下。其功不可言也。如不及作丸,只作散服更妙。功能添精和气,主治滑精早泄。

3.《魏氏家藏方》金锁丹:鹿茸、桑螵蛸、茯苓、益智仁、石菖蒲、舶上茴香、钟乳粉、五色龙骨、阳起石、青盐。上为细末,枣肉为丸如梧桐子大。每服四十丸,枣汤送下,日午、临卧服。主治下弱胞寒,小便白浊或如米泔,或若凝脂,梦漏精滑,关锁不固,腰痛气短。

4.《简明医彀》金锁丹:黄柏、知母、牡蛎、赤石脂、龙骨、莲芯、芡实、茯苓、远志、山萸肉、朱砂。上为末,山药末调糊为丸如梧桐子大,朱砂为衣。每服六十丸,空心酒送下。主治精滑心悸。

5.《医方集解》金锁固精丸:沙苑蒺藜、芡实、莲须、龙骨、牡蛎。功能益火温阳,主治精滑不禁。此足少阴药也,蒺藜补肾益精,莲子交通心肾,牡蛎清热补水,芡实固肾补脾,合之莲须龙骨,皆涩精秘气之品,以止滑脱也。治遗精大法有五,心神浮越者,辰砂磁石龙骨之类镇之,痰饮迷心者,猪苓丸之类导之,思想伤阴者,洁古珍珠粉丸黄柏蛤粉等分滋阴降火,思想伤阳者,谦甫鹿茸苁蓉菟丝等补阳,阴阳俱虚者,丹溪作心虚治,用珍珠粉丸、定志丸补之。附本事猪苓丸:猪苓末二两,先将一半炒半夏,令黄,取半夏为末,糊丸,更用猪苓末一半同炒,微裂,砂罐养之,申未间空心酒盐汤任下。释曰:半夏有利性,猪苓导水,盖肾闭导气使通之意也。

6.《鳞爪集》金锁固精丸:琐阳、苁蓉、莲须、芡实、鹿角霜、龙骨、巴戟、茯苓、牡蛎。上为细末,水泛为丸。每服四钱,空心淡盐汤送下。主治无梦频遗,腰痛耳鸣,四肢困倦,虚烦盗汗,睡卧不安,遗泄等症。

水陆二仙丹

《洪氏集验方》

〖**方剂组成**〗金樱子、芡实。

〖**作用机制**〗收敛固摄。

〖**主治要点**〗① 遗精遗尿;② 白浊;③ 带下;④ 小便频数。

〖**思路拓展**〗

1.《医方考》水陆二仙丹:金樱膏二斤、芡实粉一斤。共为丸如豆大。空心服七十丸。此主精浊之方也。金樱膏濡润而味涩,故能滋少阴而固其滑泄。芡实粉枯涩而味甘,故能固精浊而防其滑泄。金樱生于陆,芡实生于水,故曰水陆二仙。

2.《虚损启微》水陆二仙丹:金樱膏一斤。用金樱子不拘多少,入粗麻布袋内,擦去毛刺,捣烂入缸,以水没头宿,滤去渣,取汁以绵滤二三次,却入铜锅,用桑柴文火熬成膏,取起以碗瓶收贮听用。芡实粉一斤,上二味和匀,丸桐子大,每服二三百丸,空心淡盐汤下。治精脱肾虚,梦遗白浊等症,与补阴药同用,甚有奇效。

3.《冯氏锦囊秘录》水陆二仙丹:金樱子去皮及毛,净,蒸熟,慢火熬成膏,芡实肉研为细粉,各等分,煎膏,同酒糊为丸如桐子大,每服三十丸,食前温酒下。主治赤白浊。

第十一章 治疗瘰疬痰核方药

瘰疬是颈部肿块互相串连占位性疾病。小者称瘰，大者称疬，统称瘰疬，又称老鼠疮。痰核是皮下肿起如核的肿块。瘰疬痰核多见于西医学① 甲状腺肿瘤；② 甲状腺结节；③ 淋巴结核；④ 肺结节；⑤ 各种恶性实体肿瘤；⑥ 各类息肉；⑦ 霍奇金淋巴瘤；等等。治疗瘰疬痰核药物有夏枯草、昆布、海藻、青黛、牡蛎、天南星、漏芦、山慈菇、白附子、番木鳖、皂荚等。治疗瘰疬痰核方剂有救苦化坚汤散肿溃坚汤曾青散漏芦汤五瘿丸消瘿五海饮陷肿散等。《外台秘要》卷二十三载：广济疗瘰方（白蔹、炙甘草、青木香、芍药、大黄、玄参）治疗瘰疬息肉结硬，消散方（黄芪、玄参、连翘、人参、升麻、青木香、茯苓、苍耳子、炙甘草、朴硝、鼠黏子、苦参）治疗瘰疬结核，五香连翘汤（青木香、沉香、鸡舌香、麝香、熏陆香、射干、紫葛、升麻、桑寄生、独活、通草、连翘、大黄、淡竹沥）治疗恶核瘰疬，延年丹参汤（蒴藋、丹参、甘草炙、秦艽、独活、乌头、牛膝、踯躅花、蜀椒）治疗恶肉结核瘰疬，玄参汤（玄参、升麻、独活、连翘、木防己、菊花）治疗恶核瘰疬风结，丹参膏（丹参、白蔹、独活、连翘、白及、升麻、蒴藋、防己、玄参、杏仁）治疗恶肉结核瘰疬，崔氏大五香汤（青木香、鸡舌香、沉香、升麻、藿香、犀角、吴茱萸、桂心、麻黄、炙甘草、熏陆香、细辛）治疗瘰疬肿痛，五香汤（麝香、青木香、鸡舌香、藿香、熏陆香、当归、黄芩、升麻、芒硝、大黄）治疗毒肿瘰疬，经心录射干汤（射干、桂心、麻黄、生姜、炙甘草、杏仁）治疗恶毒瘰疬，升麻汤（升麻、芍药、射干、杏仁、麻黄、炙甘草、枫香、葛根）治疗风毒咽水不下。此后，《太平圣惠方》《圣济总录》等宋代医学承袭晋唐余绪而有发挥，大法不离解毒消肿散结。如《圣济总录》卷一百二十六曰：瘰疬者，其本多因恚怒气逆，忧思恐惧，虫鼠余毒，或风热邪气客于肌肉，随虚处停结，或在颈项，或在胸腋，累累相连是也。详考方论，有风毒、气毒、热毒之异，有寒热、结核、脓溃之殊。然瘰疬又谓之鼠瘘者，盖《甲乙经》云寒热瘰疬皆鼠瘘寒热之气所生是也。瘰疬，又通谓之九瘘者，盖孙思邈云九瘘之为病皆寒热瘰疬在于颈腋是也。其治法大要，古人皆曰浮于脉中，未着肌肉而外为脓血者，急刺去之；已溃者，治如痈法，内服五香连翘汤以荡涤之，外以火针攻结核，中及饮食动作，悉能忌慎，则鲜不差者。木香丸（木香、犀角、芍药、连翘、白蔹、射干、海藻、乌蛇、玄参、大黄、昆布）治疗风毒瓦斯结为瘰疬，斑蝥散（斑蝥、炒豆黄末、炒糯米末、炙甘草、腻粉）治疗项下并腋下热毒瓦斯毒结成瘰疬，蜂房膏（露蜂房、蛇蜕皮、玄参、黄芪、蛇床子、杏仁、乱发、铅丹、蜡）治疗热毒瓦斯毒结为瘰疬，曾青散（曾青、附子、矾石、茬子、当归、狸骨、甘草炙、细辛、干姜、露蜂房、斑蝥）治疗寒热瘰疬，漏芦汤（漏芦、连翘、木通、桂枝、犀角、黄芩、柴胡）治疗瘰疬初结发热，紫参丸（紫参、连翘、丹参、苦参、滑石、轻粉、麝香）治疗瘰疬热毒破出脓水，等等。这一治疗思路影响至今。

第一节　治疗瘰疬痰核药物

夏枯草

《神农本草经》

〖药性〗寒。　　　　〖药味〗苦。　　　　〖用量〗10～20 g。

〖主治〗

1. 瘰疬马刀：《先醒斋医学广笔记》夏枯草汤用夏枯草清热消肿治疗瘰疬马刀。

2. 目睛疼痛：《仁斋直指方》夏枯草散用夏枯草清肝理气治疗目睛疼痛。

〖思路拓展〗

1.《神农本草经》：夏枯草性味苦辛寒。热瘰疬，鼠瘘，头创，破癥，散瘿，结气，脚肿，湿痹，轻身。一名夕句，一名乃东，生川谷。

2.《神农本草经百种录》：夏枯草性味苦辛寒。主寒热，瘰疬，鼠瘘，头疮：火气所发。破癥散瘿结气：火气所结。嘴肿湿痹：湿热之在下者。轻身：湿火退则身健也。此以物禀之气候为治，又一义也。凡物皆生于春，长于夏，惟此草至夏而枯。盖其性禀纯阴，得少阳之气勃然兴发，一交盛阳，阴气将尽，即成熟枯槁。故凡盛阳留结之病，用此为治，亦即枯灭，此天地感应之妙理也。凡药之以时候荣枯为治者，俱可类推。

3.《本草求真》：夏枯草，辛苦微寒。按书所论治功，多言散结解热，能愈一切瘰疬湿痹，目珠夜痛等症，似得以寒清热之义矣。何书又言气禀纯阳，及补肝血，得毋自相矛盾乎？讵知气虽寒而味则辛，凡结得辛则散，其气虽寒犹温，故云能以补血也。是以一切热郁肝经等证，得此治无不效，以其得藉解散之功耳。若属内火，治不宜用。

4.《本经疏证》：刘潜江曰：人身之阳在上则化阴，在下则化于阴；人身之阴在下则生阳，在上则生于阳。夏枯之种在地阴也，而遇一阳则生苗焉。由是以渐，挺茎发叶，结穗开花成实，皆为阳效其用矣。而遇一阴则枯瘁，犹不可谓阴在下能生阳，阳在上能化阴乎！结癥、脚肿、湿痹，皆阴陷于下，不生阳也。瘰疬、瘿气、鼠瘘、头疮，皆阳极于上不化阴也。得此又乌能不愈乎！况有阴以成阳，则阳之用不穷，用阳以化阴，则阴之源遂裕。阳用穷则无以生血，阴源裕则有以化气，故古人称其治目珠疼至夜辄甚，及点苦寒药剧者，苦寒止能折阳，此并能化血也。又称其治失血后不寐，仿半夏汤意代以夏枯草，半夏仅能导阳入阴，此又能使阳从阴化也。后世扩充其旨，如用以补肝明目，治女子血崩、产后血晕，当识此义。

昆 布

《吴普本草》

〖药性〗寒。　　　　　　〖药味〗咸。　　　　　　〖用量〗10～30 g。

〖主治〗

1. 气瘿颈粗：《外台秘要》昆布丸用昆布消瘿散结治疗气瘿颈粗。

2. 胸中伏气：《鸡峰普济方》昆布煎用昆布消痰散结治疗胸中伏气。

3. 马刀瘰疬：《顾氏医经读本》昆布散用昆布消痰散结治疗马刀瘰疬。

4. 疝气肿坠：《圣济总录》昆布丸用昆布理气消肿治疗疝气肿坠。

〖思路拓展〗

1.《吴普本草》：纶布一名昆布。酸、咸，寒，无毒。消瘰。

2.《证类本草》：昆布性味咸寒，主十二种水肿，瘿瘤聚结气。陶隐居云：今唯出高丽，绳把索之如卷麻，作黄黑色，柔韧可食。《尔雅》云：纶音似轮，组似组，东海有之。今青苔、紫菜皆似纶，此昆布亦似组，恐即是也。凡海中菜，皆疗瘿瘤结气。青苔、紫菜辈亦然。干苔性热，柔苔甚冷也。今按：陈藏器本草云：昆布，主阴㿉，含之咽汁。生南海。叶如手大，如薄苇，紫色。臣禹锡等谨按药性论云：昆布，臣，有小毒。利水道，去面肿，治恶疮，鼠瘘。陈藏器云：紫菜，味甘，寒。主下热烦气，多食令人腹痛，发气，吐白沫，饮少热醋消之。萧炳云：海中菜有小螺子，损人，不可多食。唐本注云：又有石帆，状如柏，治石淋。又有水松，状如松，治溪毒。陈藏器云：主颏卵肿。煮汁咽之，生南海。叶如手，干，紫赤色，大似薄苇。陶云出新罗，黄黑色，叶柔细。陶解昆布，乃是马尾海藻也。新注云：如瘿气，取末蜜丸，含化自消也。海药云：谨按《异志》：生东海水中，其草顺流而生。新罗者黄黑色，叶细，胡人采得，搓之为索，阴干，舶上来中国。性温，主大腹水肿，诸浮气，并瘿瘤气结等，良。雷公云：凡使，先弊甔箅同煮，去咸味，焙，细锉用。每修事一斤，用甔箅大小十个。同昆布细锉，二味各一处，下东流水，从巳煮至亥，水旋添，勿令少。食疗云下气，久服瘦人。无此疾者，不可食。海岛之人爱食，为无好菜，只食此物。服久，病亦不生。遂传说其功于北人。北人食之，病皆生。是水土不宜尔。又云：紫菜，下热气，多食胀人。若热气塞咽喉煮汁饮之。此是海中之物，味犹有毒性。凡是海中菜，所以有损人矣。《圣惠方》：治瘿气结核，肿硬。昆布一两，洗去咸，捣为散，每以一钱绵裹于好醋中浸过。含咽津，药味尽，再含之。《外台秘要》：治颔下卒结囊，渐大欲成瘿。以昆布、海藻等分为末，蜜丸，含如杏核大，稍稍咽汁。《千金翼》：治五瘿。昆布一两，并切如指大，酢渍，含咽汁，愈。

3.《本草经疏》：昆布，咸能软坚，其性润下，寒能除热散结，故主十二种水肿、瘿瘤聚结气、瘘疮。东垣云：瘿坚如石者非此不除，正咸能软坚之功也。详其气味性能治疗，与海藻大略相同。

海　藻

《神农本草经》

〖药性〗寒。　　　　　〖药味〗苦。　　　　　〖用量〗10～30 g。

〖主治〗

1. 石瘿痰核：《三因极一病证方论》破结散用海藻消瘿散结治疗石瘿痰核证。

2. 五瘿瘰疬：《圣济总录》卷125海藻散用海藻消瘰散结治疗五瘿瘰疬证。

〖思路拓展〗

1. 《神农本草经》：海藻性味苦寒。主瘿瘤气，颈下核，破散结气，痈肿癥瘕坚气，腹中上下鸣，下水十二肿。一名落首。生池泽。

2. 《本经疏证》：凡水草皆钟生气于水中，特菖蒲之属，托根于水底之碎石；藻则托根于水底之泥；蒲荷之属，托根于泥矣，其枝叶能出水。藻则摇曳水中，纵能及水面而不能出水，且藻之为物，其枝叶非两两对生，则节节连生，其茎柔而不脆，其叶碎而不乱。夫水者，象人之血及津液涕唾，水之中，象身；水之上，象头；石，象骨；泥，象肉。能出水者，其义为从血液涕唾而出行于清空；不能出水者，其义为仅通行血液涕唾中，而不能及头。至于两两相对，节节相连，柔而韧，碎而整，其义舍人身之经脉而谁拟哉！此犹凡藻皆同者也。若夫海藻，则魄力更大，气味更雄，且其气寒，寒则胜热，其味苦咸，苦则降泄，咸则涌泄，降而涌者，行水之术也。苦为火味，咸为水味，水火相结，最难解者无如痰，是以为治经脉间热痰郁结最宜之物。瘿瘤为气结，硬核为痰结，痛及痈肿为热结，《灵枢·寒热》黄帝问于岐伯曰：寒热瘰疬在颈腋者，何气使生？岐伯曰：此寒热毒气留于脉而不去者也。帝曰：去之奈何？岐伯曰：鼠瘘之本，皆在于脏，其末上出于颈腋之间，浮于脉中，未着于肌肉，外为脓血。是瘿瘤瘰疬虽根于五脏，其患止能及颈腋，不能上头者，正为海藻之所主，较之于荷于蒲，专治头目之疾者，可对待观矣。癥瘕为病，其因不一，其治之者亦不一，夷考《本经》禹余粮主癥瘕大热，龙骨主癥瘕坚结，鳖甲主破癥瘕，牡丹皮主癥瘕、瘀血留舍肠胃，鳖甲主癥瘕坚积，䗪虫主癥瘕寒热，蜚廉主癥坚寒热，䗪虫主血积癥瘕，白垩主寒热癥瘕、目闭、积聚，附子主癥坚、积聚、血瘕，蜀漆主癥坚、痞结、积聚，蘑菌主癥瘕、诸虫，巴豆主癥瘕、结聚、坚积。其余主癥瘕积聚者，有曾青、苦参、桑黑耳、鸢尾、葶苈、大黄、甘遂。主癥瘕血闭者，有太乙余粮、卷柏、紫葳。主癥瘕结气者，有阳起石、殷孽。今海藻所主者，曰癥瘕结气，则可知非虫非血，无寒热，无积聚，在腹中而不在肠胃，在经脉而经脉不结，是为气而坚者矣。至腹中鸣，其因亦不一，在丹参，曰肠鸣幽幽如走水。在桔梗，曰腹满肠鸣幽幽。今海藻，则曰腹中上下鸣。夫幽幽者，其声细以暗，若但曰鸣，则轰轰然声大矣。且彼在肠，此在腹，肠中之声必曲折断续，腹中之声必砰訇直遂。又一则如走水，是其瀺流渐之状可稔，一则兼腹满，是其鸣鸣难达之意可知，而此上下于腹中，是其或由上而下，或由下而上，来往循环，相连不断，又可想矣。至十二水肿，又有荛花亦下十二水者，但彼曰十二水，则十二经脉有水，非必肿也，观于小青龙去麻黄加荛花是矣。此则下十二水肿，可见必十二经脉有水，已经外见浮肿，乃可用矣。虽然瘿瘤硬核，但不上头耳，不能必结于经脉所至之处，即以经脉所至之处而起，及其渐大，亦不能不旁溢及他,癥瘕、腹鸣,则断断非经脉间病。十二水者,谓肿起于十二经之水则可,谓水但肿于十二经脉则不可,若此者又将何说以通之,即夫经脉必有起讫,《灵枢·经脉》历叙十二经脉始于手太阴终于足厥阴。曰肺手太阴之脉起于中焦,肝足厥阴之脉从肝贯膈注于肺,是脉之起讫,在中下二焦。中焦者,结癥瘕之常所;下焦,则聚水之窟穴也。癥瘕若结于下,焉知其不涉及血;水若聚于中焦,焉知其不为呕且泄,犹可以苦降咸涌之海藻治之耶?中焦为阳之会,下焦为阴之归。气者阳,水者阴。阳病于阳位,阴病于阴位,理宜然矣,故仲景于海藻仅治腰已下水气,牡蛎泽泻散中用之,以伤寒暴病,水能坚,气未必能坚耳!

青 黛

《开宝本草》

〖药性〗寒。　　　〖药味〗苦。　　　〖用量〗10～30 g。

〖主治〗

1. 痰核疮疡:《三因极一病证方论》青黛雄黄散用青黛解毒消肿治疗痰核疮疡。

2. 热毒发斑:《汤头歌诀》清斑青黛饮用青黛解毒泻火治疗热毒发斑。

3. 寸白诸虫:《太平圣惠方》卷92青黛散用青黛解毒杀虫治疗寸白诸虫。

4. 咳嗽咳痰:《杂病源流犀烛》诃子青黛丸用青黛清肺止咳治疗咳嗽咳痰。

〖思路拓展〗

1.《开宝本草》:青黛性味咸寒无毒。主解诸药毒,小儿诸热,惊痫发热,天行头痛寒热,煎水研服之。亦摩敷热疮、恶肿、金疮、下血、蛇犬等毒。

2.《本草经疏》:青黛解毒除热固其所长,古方多有用之于诸血证者,使非血分实热而病生于阴虚内热,阳无所附,火气因虚上炎,发为吐衄咯唾等证,用之非宜。血得寒则凝,凝则寒热交作,胸膈或痛,愈增其病矣。

3.《本经逢原》:青黛泻肝胆,散郁火,治温毒发斑及产后热痢下重,《千金》蓝青丸用之,天行寒热头痛,水研服之。与蓝同类,而止血拔毒杀虫之功,似胜于蓝。又治噎膈之疾,取其化虫之力也。和溺白垽、冰片,吹口疮最效。

4.《本草求真》:青黛大泻肝经实火及散肝经火郁。故凡小儿风热惊痫,疳毒,丹热痈疮,蛇犬等毒,金疮血出,噎膈蛊食,并天行头痛,瘟疫热毒,发斑、吐血、咯血、痢血等症,或应作丸为衣。或用为末干掺,或用水调敷,或入汤同服,或作饼子投治,皆取苦寒之性,以散风郁燥结之义。

牡 蛎

《神农本草经》

〖药性〗寒。　　　〖药味〗苦。　　　〖用量〗10～30 g。

〖主治〗

1. 瘰疬痰核：《医学衷中参西录》消瘰丸用牡蛎消瘰散结治疗瘰疬痰核。

2. 尿频失禁：《圣济总录》牡蛎丸用牡蛎缩尿止遗治疗尿频失禁。

3. 盗汗自汗：《和剂局方》牡蛎散用牡蛎收敛止汗治疗盗汗自汗。

〖思路拓展〗

1.《神农本草经》：牡蛎性味咸平。主伤寒寒热，温疟洒洒，惊恚怒气，除拘缓鼠瘘，女子带下赤白。久服，强骨节，杀邪气，延年。一名蛎蛤，生池泽。

2.《本草思辨录》：鳖甲、牡蛎之用，其显然有异者，自不致混于所施，惟其清热软坚，人每视为一例，漫无区分，不知此正当明辨而不容忽者，《本经》于鳖甲主心腹癥瘕坚积，于牡蛎主惊恚怒气拘缓。仲圣用鳖甲于鳖甲煎丸，所以破癥瘕。加牡蛎于小柴胡汤，所以除胁满。由斯以观，凡鳖甲之主阴蚀，痔核，骨蒸者，岂能代以牡蛎。牡蛎之主盗汗，消渴，瘰疬颈核者，岂能代以鳖甲。鳖甲去恶肉而亦敛溃痈者，以阴既益而阳遂和也。牡蛎治惊恚而又止遗泄者，以阳既戢而阴即固也。

天南星

《神农本草经》

〖药性〗温。　　　　〖药味〗苦。　　　　〖用量〗6~10 g。

〖主治〗

1. 腮肿结核：《是斋百一选方》南星防风散用天南星解毒消肿治疗腮肿结核。

2. 小儿癫痫：《阎氏小儿方论》青州白丸子用天南星涤痰除痫治疗小儿癫痫。

3. 卒中偏瘫：《和剂局方》三生饮用天南星豁痰通络治疗卒中偏瘫。

4. 角弓反张：《医宗金鉴》玉真散用天南星祛风豁痰治疗角弓反张。

〖思路拓展〗

1.《神农本草经》：虎掌性味苦温。主心痛，寒热，结气，积聚，伏梁，伤筋，痿，拘缓，利水道。生山谷。

2.《本经续疏》：虎掌初生根如豆大，渐长大似半夏而扁。累年者，其根圆及寸，大者如鸡卵，周回生圆芽二三枚，或五六枚。三月、四月生苗，高尺余，独茎，上有叶如爪，五六出，分布尖而圆。一窠生七八茎时，出一茎作穗，直上如鼠尾，中生一叶如匙，裹茎作房，旁开一口，上下尖，中有花，微青褐色，结实如麻子大，熟即白色，自落布地，一子生一窠，九月苗残，取根用。大者为虎掌，又名天南星，小者为由跋，乃一种也。病有少腹盛，上下左右皆有根，名曰伏梁，裹大脓血，居肠胃之外，治之，每切按之致死，此下则因阴必下脓血，上则迫胃脘生膈，侠胃脘内痈也。居脐上为逆，居脐下为从，勿动亟夺。人有身体髀股胻皆肿，环脐而痛，是曰伏梁，此风根也。其气溢于大肠而着于肓，肓之原在脐下，故环脐而痛，不可动之，动之为水溺涩之病。心之积名曰伏梁，起脐上，大如臂，上至心下，久不愈令人烦心，以秋庚辛日得之。肾病传心，心当传肺，肺以当旺不受邪，心复欲还肾，肾不肯受，故留结为积。据此则肠胃痈之类也，病始于肾,本系水液挟邪,为心所不胜,若肺能受之,则咳逆吐痰,病斯已矣。此亦不必心为之传,肺之职故应尔尔,乃肺不任此,欲上不得,欲下不能,逗遛肠胃之外,熏蒸水谷之气,冲于上则为心痛寒热,溜于下则为溺道结涩,浸淫于下体则髀股胕胻肿,此时正皆天南星所主矣。天南星何以能主此,则以其色白入肺,性燥劫液,使痛中水液化以为气而布散焉。正犹肺之肯受邪,俾从咳逆吐痰可愈也。然此当在未与血结之先,苟已与血结,虽亦可藉以分消气分之结则已,不能不仗佐使之妥适矣。不然《千金》抵当汤治妇人月经不利,腹中满时自减,男子膀胱满急方,何以于《伤寒》抵当汤退虻虫而进是耶(《妇人月经不调篇》)!然则治风癫之鸱头丸,及令霍乱永不发方,皆有是,何也?卢芷园曰:天南星名色性气合属燥金,味苦气温又得火化,为肺之用药,与《易》称熯万物者合其德,固当治风,第可平诸疾生风,不可平风生诸疾,以其体坚实细腻,非真燥,故其治诸暴强直,支痛里急,筋缩软戾,皆风从燥已也。刘潜江曰:南星四月生苗,九月采根,是火之气归于金,取火为金用者也。火为金用而金之气益烈,即以同气相求者,直相从而破其所结之戾气,故其所治非阴虚而阳不能化之风,乃阳虚而阴不得化之风,是其旨皆在散阴结于畅阳。霍乱之发,癫之为风,阴结而阳不得畅,阳虚而阴不得化也,是可知因痰而生风者,去其痰而风自不得生,特阴虚之燥痰,畏此正如砒鸩耳。

漏 芦

《神农本草经》

〖药性〗寒。　　　　〖药味〗苦咸。　　　　〖用量〗10～20 g。

〖主治〗

1. 鼠瘘瘰疬:《太平圣惠方》卷 60 漏芦膏用漏芦外用治疗鼠瘘瘰疬。

2. 疮疡痈肿:《集验背疽方》漏芦汤用漏芦清热消肿治疗疮疡痈肿。

3. 乳汁不畅:《和剂局方》漏芦散用漏芦疏肝理气治疗乳汁不畅。

4. 骨节疼痛:《圣济总录》古圣散用漏芦通经活络治疗骨节疼痛。

〖思路拓展〗

1.《神农本草经》:漏芦性味苦咸寒。主皮肤热,恶创,疽痔,湿痹,下乳汁。久服轻身益气,耳目聪明,不老延年。一名野兰。生山谷。

2.《本经疏证》:漏芦体状大似白蒿,凡以蒿名者不一而足,漏芦既似蒿,何独"靳"一字称谓不以相假耶!不知诸蒿与漏芦,莫不生于春中,瘁以秋杪,惟蒿于夏秋之交,繁盛馥郁,一若助阳明燥金之化,扫太阴湿土之轨者,故于湿热刬纷之候,最所擅长,专以气为用,遂以气为名。漏芦则气不芳烈,但于初生之时,已显阳明之白于阳明之令,又显太阳之黑,故不以气名而以色称。曰漏芦者,固谓其能使湿渗泄而热解散也。夫湿与热比,原未尝必为人患,试想中宫絪缊之气,所以输脾归肺者为何?岂不藉以奉生身转气化哉!特偶有所偏,则相遭而不相下,或湿壅热而不行,或热劫湿而就燥,故在肤腠则为风瘙疥痒,在肌肉则为痈疽疮痔,在筋节则为痹痛拘缓,在骨骱则为疼重挛急。此皆诸蒿得为力其间,藉气之蒸出,足以透达其湿,性之耗散,足以消除其热矣。苟湿壅于内,欲蒸出而不能;热炽于外,欲消耗而莫及。为恶疮痕痔湿痹而皮肤热焉,则藁遂无所施技,而当导其湿,使就太阳寒水气化,然后耗散之性,能达于皮肤,是藁令湿热并合而除,芦令湿热分背而散,若目以藁,讵不枉芦之所以为芦也。然则《本经》谓其下乳汁,《别录》谓其止遗溺,旨适相反,何欤? 夫溺以温化而通,乳以清纯而下,遗溺因乎热,乳不下亦因乎热,非有二也,惟其利水由于除热,是以能使不应行者归于应行,而应行者不得,应行而不行则漏芦者谓为疡证逐湿之剂可也。

山慈菇
《嘉祐本草》

〖药性〗寒。　　　　〖药味〗苦。　　　　〖用量〗6～10 g。

〖主治〗

瘰疬痈疽:《外科精要》紫金锭用山慈菇解毒消肿治疗瘰疬痈疽。

〖思路拓展〗

《本草易读》:山慈菇,甘,微辛,有小毒。消痈肿疮,疗毒,兼疗瘰疬结核,解诸毒蛊毒蛇毒,亦治狂狗咬伤。紫金锭:净慈姑二两,焙净,五倍子二两,焙,千金子去油,一两,麝香一钱。端午七夕或重阳,或天德月德黄道吉辰,斋戒盛服,焚香拜祷,以糯米浓饮合之,木臼杵千下,一丸一钱。病甚者连服,取利,用温粥补之。一切饮食药毒,蛊毒瘴气,河豚、土菌、死牛马等毒,并用凉水磨服一锭,或吐或利即愈。痈疽发背,疗肿杨梅,一切恶疮,风疹赤游,痔疮,并用凉水磨涂,日数次即愈。阴阳二毒伤寒,狂乱瘟疫,喉痹,并用凉水入薄荷汁化下。心气痛并诸气,淡酒下。泄利霍乱绞肠,薄荷汤下。中风中气,口噤目斜,五痫鬼邪鬼胎,筋挛骨痛,并酒下。自缢水溺,鬼迷,心头温者,冷水磨灌之。传尸痨瘵,凉水化下,取下恶物虫积为妙。久近疟疾发时,东流水煎桃枝汤下。经闭红花汤下。小儿五疳五痢,薄荷汤下。风虫牙痛,酒磨涂之。打扑损伤,松节煎酒下。汤火伤,毒蛇恶犬伤,并冷水磨涂,仍服之。

白附子
《名医别录》

〖药性〗寒。　　　　〖药味〗苦。　　　　〖用量〗6～10 g。

〖主治〗

1. 豆疮瘢痕:《备急千金要方》玉容散用白附子解毒消瘢治疗豆疮瘢痕。

2. 跌打损伤:《理瀹骈文》白附子散用白附子祛风通络治疗跌打损伤。

3. 风痰眩晕:《杨氏家藏方》白附子化痰丸用白附子化痰定眩治疗风痰眩晕。

4. 剧烈头痛:《普济本事方》白附子散用白附子散寒止痛治疗剧烈头痛。

〖思路拓展〗

1. 《本事方释义》:白附子气味辛甘大热,入足阳明;麻黄气味辛温,入足太阳;川乌气味苦辛大热,入足太阳、少阴；南星气味苦辛温，直入手、足太阴；全蝎气味甘平，入足厥阴，最能行走入络；干姜气味辛温，入手足太阴；朱砂气味苦温，入心；麝香气味辛香，入手足少阴，能引药入络。此因客邪入于头中，偏痛无时，以致失明，非辛香温热能行之药不能搜逐其邪，非温散之药不能送邪达外；外内清平，其病焉有不去者乎？

2.《冯氏锦囊秘录》：白附子感阳气而生，故味辛微其气大温，有小毒。性燥而升，风药中之阳草也。东垣谓其纯阳，引药势上行，能去面上百病，为去瘕疵，擦汗斑，豁风痰，逐寒邪，燥湿散结，中风痰厥，小儿急惊之要药也。但性温燥，凡阴虚类中风症，小儿脾虚慢惊，并宜切忌。白附子，诸风冷气，中风失音，血痹冷痛，消痰祛湿，且引药势上行，祛面上百病。若大人阴虚类中，小儿脾虚慢惊，慎勿误用。

番木鳖
《本草纲目》

〖药性〗寒。　　　　〖药味〗苦。　　　　〖用量〗10～30 g。

〖主治〗

1. 痈疽疮疡：《本草纲目拾遗》马前散用马钱子解毒消肿治疗痈疽疮疡。

2. 瘰疬臁疮：《医宗金鉴》神效千捶膏用土木鳖外用解毒消瘰治疗瘰疬臁疮。

3. 诸毒红肿：《医宗金鉴》乌龙膏用木鳖子外用清热解毒治疗诸毒红肿。

〖思路拓展〗

《外科全生集》：番木鳖水浸半月，入锅煮数滚，再浸热汤中数日，刮去皮心，入香油锅中煮，至油沫尽，再煮百滚，透心黑脆，以铁丝筛捞出，即入当日炒透土基细粉内拌，拌至土粉有油气，入粗筛，筛去油土，再换炒红土粉拌一时，再筛去土。如此三次油净，以木鳖同细土锅内再炒，入盆中拌罨一夜，取鳖去土，磨粉入药，独有木鳖之功，而无一毫之害。能搜筋骨入骱之风湿，祛皮里膜外凝结之痰毒。取煎之油，俟煎膏药入用。

皂 荚
《神农本草经》

〖药性〗温。　　　　〖药味〗咸。　　　　〖用量〗6～10 g。

〖主治〗

1. 粟疮痛痒：《医宗金鉴》皂角苦参丸用皂角祛风消肿治疗粟疮痛痒。

2. 咳逆上气：《金匮要略》皂荚丸用皂荚涤痰镇咳治疗咳逆上气。

〖思路拓展〗

1.《神农本草经》：皂荚性味辛咸温。主风痹，死肌，邪气，风头，泪出，利九窍，杀精物。生川谷。

2.《本经疏证》：皂树高大，叶如槐，瘦长而尖，枝间多刺，夏开细黄花，结实有多种，以长且肥厚，多脂而黏者为胜。其树多刺难上,采时以篾箍其树,一夜荚悉落。有不结实者,凿树为孔,入生铁三五斤,泥封之即结荚。以铁槌树即自损;铁碾碾之,久则成孔;铁锅爨之,多爆片落。卢芷园曰:皂荚喜铁,得铁即有所生。铁器遇之而坏,有吸铁精华之能,然皂为北方之色,铁为五金之水,味辛且咸,子母相生,默相感召如此。如肺有寒邪,黑痰胶固不可拔,而为喘咳,膺胸、咽喉之疾者宜之。凡嚏则肺气通于鼻,皂荚一嗅辄嚏,若磁之吸铁,其亦肺邪之出路欤! 刘潜江云:皂有不结实者,凿孔贯以生铁,便能结荚,是此木之生化原在金也。夫风木变眚,皆由于不得化,风木属阳,阳极于上,不得阴以化,则阴从之,此上窍壅塞之所由,若阳实而阴不化,斯下窍壅塞之所由,皆风木之化穷也。惟皂荚得金之辛,归水之咸,是木得金化以趋水,乃孕育而无穷,所谓有化乃有生。他风剂之以驱散为功者,固万万不侔也。予谓:皂荚之治始终只在风闭,风闭之因有二端,一者外闭毛窍,如风痹、死肌、邪气。一者内壅九窍,如风头泪出是已。故刘潜江但释风所以闭窍之义,全体自明,第"阳不化而阴从,阳实而阴不化"两语,尚宜辨析。以壅上窍者,多挟痰涎;壅下窍者,多系燥化故也。夫生人之阴本上行,阳本下降,况阳冒于上,不化阴而化火,则阴必上救,上救之阴不能济阳,徒被阳烁,变为痰涎,益生壅阻,以清明七窍,本属坎离之化故也。阳下沈而为实,纵使阴亦下溜,惟被其蒸逼,倏而遂干,以肠胃本皆阳明燥化故也。虽然是皆阳气耳,又何以指之为风? 夫惟上窍本清阳之出入,下窍本浊阴之所泄,使但为阳气,又何以生壅阻,且既上至心肺,未有不从阴化者,苟不从阴化,则非风而何? 其阴之溜下至于肾,亦未有不从阳化者,苟不从阳化,亦只是风而已。况毛窍之间得津则通,不得津则痹,痹而且有死肌,斯津之不至明矣。亦非风之搞,何以得至于此,故《本经》他处于痹,有谓之湿痹者,有谓之风湿痹者,有谓之寒湿痹者,有谓之风寒湿痹者,惟此则但曰风痹。而仲景之用皂荚则惟皂荚丸一方,所治乃咳逆上气,时时唾浊,但并不得眠,亦可见其气自上而痰自随,气不从阴化,痰不从阳化矣。更征以《千金》桂枝去芍药加皂荚汤方,治肺痿吐涎沫不必开阴以布阳,却宜从金以化木,又可见其阴与阳之相从,徒相轧而不相入矣。用是物者尚其识之。

第二节 治疗瘰疬痰核方剂

救苦化坚汤

《兰室秘藏》

〖**方剂组成**〗黄芪、连翘、漏芦、升麻、葛根、牡丹皮、当归、生地、熟地、白芍药、防风、羌活、独活、柴胡、鼠黏子、人参、甘草、肉桂、黄连、黄柏、昆布、三棱、莪术、益智、麦芽、神曲、厚朴。

〖**作用机制**〗消瘰化坚。

〖**主治要点**〗① 瘰疬;② 痰核;③ 马刀侠瘿。

〖**思路拓展**〗

1.《医方集解》:救苦胜灵丹方一名救苦化坚汤,治瘰闹马刀挟瘿,从耳下或耳后下颈至肩,或入缺盆中,乃手足少阳经分,其瘰闹在颈下或至颊车,乃足阳明经分受心脾之邪而作也,今将三证合而治之。

一切杂病，皆有六经所见之证，外科亦然。黄芪护皮毛实元气活血生血疮家圣药，连翘能散诸经血凝气聚十二经疮药中不可无也，漏芦、升麻、葛根此三味足阳明本经药也，丹皮去肠胃中留滞宿血，当归、生地、熟地此三味和血凉血生血，白芍药酸寒能补中益肺治腹痛必用之，夏月倍之，冬寒则不可用，防风、羌活、独活此三味必关手足太阳证，脊痛项强腰似折顶似拔角者之，防风辛温，若疮在膈已上虽无太阳证亦当用之，为能散上部风邪去病人拘急也，柴胡八分，功同连翘，如疮不在少阳经去之，鼠黏子解毒，无肿不用、人参补肺气，如气短不调反喘者加之、甘草能调中和诸药泻火益胃气，亦去疮邪、肉桂能散结积阴证，疮疡当少用之，此寒因热用之意，又为阴寒覆盖其疮，用大辛热以消浮冻之气，烦躁者去之、黄连以治烦闷、黄柏炒各三分，如有热或腿脚无力加之，如烦躁欲去衣者肾中伏火也，更宜加之，无此不用、昆布咸能软坚，疮坚硬者宜用、三棱、莪术二味疮坚甚者用之，不坚不用、益智唾多者胃不和也，病人吐沫吐食胃寒者加之、麦芽治腹中缩急兼消食补胃、神曲炒能化食、厚朴腹胀加之否则勿用，蒸饼为丸。每服三钱，如气不顺，加陈皮木香，大便不通，加酒制大黄，血燥加桃仁大黄，风燥加麻仁、大黄、秦艽、皂角子。此足阳明手足少阳药也，解照东垣注各药下，东垣立此法，以听用者之进退，倘能随证加减，实能统治诸疡，亦嘉惠后人无穷之心也。

2.《兰室秘藏》：如气短不调及喘者，加人参剂量；如夏月，倍白芍药，冬寒则不可用；如有烦躁者，去肉桂；如疮不在少阳经，去柴胡；无肿者，不用鼠黏子；如疮不坚硬，不用京三棱、广莪；如无唾多，吐沫，吐食，去益智仁；如有热，或腿脚无力，或躁烦欲去衣，宜加用黄柏，无则不用；如无腹胀，不用厚朴；如气不顺，加橘皮，甚者加木香少许；如只在阳明分为瘰疬者，去柴胡、鼠黏子；如在少阳分，为马刀挟瘿者，去独活、漏芦、升麻、葛根，加瞿麦穗三分；如本人素气弱，其病势来时气盛而不短促者，不可考其平素，宜作气盛而从病变之权也，宜加黄芩、黄连、黄柏、知母、防己之类，视邪气在上中下三处，假令在上焦，加黄芩（一半酒洗，一半生用）；在中焦，加黄连（一半酒洗，一半生用）；在下焦则加酒制黄柏、知母、防己之类；如本人大便不通而滋其邪盛者，加酒制大黄以利；如血燥而大便燥干者，加桃仁、酒制大黄二味；如风结燥不行者，加麻仁、大黄；如风涩而大便不行，加煨皂角仁、大黄、秦艽以利之；如脉涩，觉身有气湿而大便不通者，加郁李仁、大黄以除气燥也；如阴寒之病为寒结闭而大便不通，以《局方》中半硫丸或加煎附子、干姜，冰冷与之。大抵用药之法，不惟疮疡一说，诸疾病量人素气弱者，当去苦寒之药，多加人参、黄芪、甘草之类，泻火而先补其元气，余皆仿此。

3. 黄芪护皮毛间腠理虚，及治血脉生血，亦疮家圣药也，又能补表，实元气之弱也；人参补肺气之药也；炙甘草能调中，和诸药，泻火，益胃气，亦能去疮邪；漏芦、升麻、葛根三味俱足阳明本经药也；连翘一味，十二经疮中之药，不可无也，能散诸血结气聚，此疮家之神药也；牡丹皮去肠胃中留滞宿血；当归、生地、熟地，诸经中和血、生血、凉血药也；白芍药其味酸，其气寒，能补中益肺之虚弱，治腹中痛必用之；肉桂大辛热，能散结积，阴证疮疡须当少用之，此寒因热用之意，又为寒阴覆盖其疮，用大辛热以消浮冻之气；柴胡功同连翘；羌活、独活、防风，此三味必关手足太阳证，脊痛项强，不可回视，腰似折，项似拔者是也；昆布其味大咸，若疮坚硬结硬者宜用，咸能软坚；麦芽治腹中缩急，兼能消食补胃；黄连以治烦闷，黄柏泻肾中伏火也。

散肿溃坚汤

《兰室秘藏》

〖方剂组成〗黄芩、知母、黄柏、龙胆草、天花粉、桔梗、昆布、柴胡、升麻、连翘、炙甘草、三棱、莪术、葛根、当归、白芍、黄连。

〖作用机制〗消瘰化坚。

〖主治要点〗① 瘰疬；② 痰核；③ 马刀侠瘿；④ 结硬如石。

〖思路拓展〗

1.《仁术便览》散肿溃坚汤：知母、黄柏、昆布、瓜蒌根、桔梗、广术、三棱、连翘、升麻、黄连、白芍、葛根、当归、柴胡、龙胆草、黄芩、海藻。治马刀疮结硬如石，自耳下至血盆中，或至肩上，或于胁下，皆手足少阳经中及瘰疬遍于颏，或至颊车。坚而不溃，在足阳明经所出。或二疮已破，流脓水，及生瘿瘤，大如升斗，久不溃消者，并皆治之。

2.《医方集解》：此手足少阳足阳明药也，柴胡、连翘、清热散结，升麻、葛根、解毒升阳，花粉、桔梗、清肺排脓，归尾、芍药、润肝活血，甘草和中化毒，昆布散痰溃坚，三棱、莪术破血行气，三棱破血中之气，莪术破气中之血。黄芩、柏、连、龙胆、知母、大泻三焦之火，而桔梗又能载诸药而上行也。

曾青散

《备急千金要方》

〖方剂组成〗曾青、茋子、矾石、附子、瓜蒌根、露蜂房、当归、防风、川芎、黄芪、黄芩、狸骨、甘草、细辛、干姜、斑蝥。

〖作用机制〗消瘰化坚。

〖主治要点〗① 瘰疬；② 痰核；③ 鼠瘘。

〖思路拓展〗

1.《圣济总录》卷126曾青散：曾青、附子、矾石、茋子、当归、狸骨、炙甘草、细辛、干姜、露蜂房、斑蝥、芫青。捣研为散，每服一钱匕，空心温酒调下。主治寒热瘰疬。

2.《外台秘要》卷十二引《古今录验》扁鹊曾青丸：曾青、寒水石、朴硝、茯苓、大黄、附子、巴豆。上各异捣，下筛，巴豆、朴硝相合，捣六千杵，次纳附子捣相得，次纳茯苓捣相得，次纳大黄捣相得，次纳曾青捣相得，次纳寒水石捣相得，次纳蜜和捣千杵。主治久寒积聚，留饮宿食。

漏芦汤

《圣济总录》

〖方剂组成〗漏芦、连翘、木通、桂枝、犀角、黄芩、柴胡、玄参、大黄、知母。

〖作用机制〗消瘰化坚。

〖主治要点〗① 瘰疬；② 经久不愈；③ 马刀侠瘿；④ 痰核；⑤ 鼠瘘；⑥ 时发寒热。

〖思路拓展〗

1.《肘后备急方》漏芦汤：漏芦、白蔹、黄芩、白薇、枳实、升麻、炙甘草、芍药、麻黄、大黄。主治痈疽、丹疹、毒肿、恶肉。

2.《备急千金要方》卷 22 漏芦汤：漏芦、白及、黄芩、麻黄、白薇、枳实、升麻、芍药、甘草、大黄。主治瘰疬初发及痈疽发背，丹毒恶肿，时行热毒，发作赤色，头目赤痛，暴生障翳，吹奶肿痛，一切无名恶疮。

3.《圣济总录》卷 126 漏芦汤：漏芦、海藻、连翘、沉香、山栀仁、玄参、丹参。主治瘰疬经久不愈，将破未破。《圣济总录》卷 151 漏芦汤：漏芦、当归、红花子、枳壳、茯苓、人参。主治室女月水不调。

五瘿丸

《外台秘要》

〖方剂组成〗昆布、海蛤、松萝、海藻、通草、白蔹、桂心。

〖作用机制〗消瘿化坚。

〖主治要点〗① 石瘿；② 气瘿；③ 劳瘿；④ 土瘿；⑤ 忧瘿；⑥ 瘰疬；⑦ 鼠瘘；⑧ 痰核。

〖思路拓展〗

1.《外台秘要》深师五瘿丸方：取尘靥以酒渍，炙干，再纳酒中更浸，炙令香，咽汁，味尽更易，十具愈。

2.《千金翼方》五瘿方：海藻、昆布、半夏、细辛、土瓜根、松萝、白蔹、龙胆草、海蛤、通草。上十味作散，酒服方寸匕，日再。主治五瘿。

消瘿五海饮

《古今医鉴》

〖方剂组成〗海带、海藻、海昆布、海蛤、海螵蛸、木香、三棱、莪术、桔梗、细辛、香附、猪琰子。

〖作用机制〗消瘿化坚。

〖主治要点〗① 脂瘤；② 气瘤。

〖**思路拓展**〗

《医方集解》：窍之源不一，有因热而生痰者，有因痰而生热者，有因气而生者，有因风而生者，有因寒而生者，有因湿而生者，有因暑而生者，有因惊而生者，有多食而成者，有伤冷物而成者，有嗜酒而成者，有脾虚而成者。俗云百病皆由痰起，然《内经》有饮字而无痰字，至仲景始立五饮之名，而痰饮居其一。庞安常曰：善治痰者不治痰而治气，气顺则一身津液，亦随气而顺矣。《准绳》云痰之生由于脾气不足，不能致精于肺，而淤以成者也，治痰宜先补脾，脾复健运之常，而痰自化矣。肾虚不能制水，水泛为痰是无火之痰。痰清而稀，阴虚火动，火结为痰，是有火之痰；痰稠而浊，痰证初起，发热头痛，类外感表证，久则朝咳夜重，又类阴火内伤，走注肢节疼痛，又类风证，但肌色如故，脉滑不匀为异。

五海饮陷肿散

《备急千金要方》

〖**方剂组成**〗乌贼骨、硫黄、白石英、紫石英、钟乳、干姜、琥珀、大黄、附子、胡燕屎、丹参。

〖**作用机制**〗消瘤化坚。

〖**主治要点**〗① 骨瘤；② 石瘤；③ 肉瘤；④ 脓瘤；⑤ 血瘤；⑥ 瘰疬；⑦ 骨消肉尽；⑧ 息肉。

〖**思路拓展**〗

《圣济总录》：瘤之为义，留滞而不去也。气血流行不失其常，则形体和平，无或余赘，及郁结壅塞，则乘虚投隙，瘤所以生，初为小核，寝以长大，若杯盂然，不痒不痛，亦不结强。上十一味，捣研为散，贮以韦囊，勿令气泄，若疮湿即傅之，若疮干无汁者，以猪膏和敷，日三四易之，以干为度，若汁不尽者，至五剂十剂止，着药令人不疼痛，若不消，加芒硝二两。主治瘤肿痰核。

第十二章　治疗诸虫疾病方药

　　诸虫疾病即西医学寄生虫病。寄生虫病是寄生虫侵入人体引起的疾病。因虫种和寄生部位不同，引起的病理变化和临床表现各异。本类疾病分布广泛，世界各地均可见到，但以贫穷落后、卫生条件差的地区多见，热带和亚热带地区更多。狭义的热带病即指寄生虫病。非洲、亚洲的发展中国家发病较多，感染的人群主要是接触疫源较多的劳动人民及免疫力较低的儿童。① 蛔虫病：阵发性脐周疼痛、消化不良、消瘦、发育缓慢、记忆力减退等。② 鞭虫病：腹泻、下痢脓血、里急后重、缺铁性贫血、头晕等。③ 蛲虫病：感觉肛门周围及会阴部奇痒，夜间为甚，睡眠不安等。④ 阿米巴病：腹痛、腹泻、下痢腥臭且有暗红色黏液血便等。⑤ 钩虫病：贫血、面色无华萎黄、头昏眼花、乏力等。⑥ 姜片虫病：腹痛、食欲缺乏、间歇性腹泻、恶心、呕吐等。⑦ 弓形虫病：不明原因流产、早产、死胎，并爱养猫，有过发热、无力、肌肉酸痛的孕妇。⑧ 疟疾：血色素减少，间断性发冷发热，持续一周以上者。⑨ 阴道毛滴虫病：外阴瘙痒、白带增多有异味并有尿痛、尿频等。治疗诸虫疾病常用药物有藜芦、蓝实、芜荑、雷丸、苦楝根皮、贯众、矾石等。治疗诸虫疾病常用方剂有藜芦丸、密陀僧丸、化虫丸、追虫丸、贯众丸等。《诸病源候论》卷十八论九虫病诸候曰：九虫者，一曰伏虫，长四分；二曰蛔虫，长一尺；三曰白虫，长一寸；四曰肉虫，状如烂杏；五曰肺虫，状如蚕；六曰胃虫，状如虾蟆；七曰弱虫，状如瓜瓣；八曰赤虫，状如生肉；九曰蛲虫，至细微，形如菜虫。伏虫，群虫之主也。蛔虫，贯心则杀人。白虫相生，子孙转多，其母转大，长至四五尺，亦能杀人。肉虫，令人烦满。肺虫，令人咳嗽。胃虫，令人呕吐，胃逆喜哕。弱虫，又名膈虫，令人多唾。赤虫，令人肠鸣。蛲虫，居胴肠，多则为痔，极则为癞，因人疮处以生诸痈、疽、癣、瘘、疥、龋。虫无所不为。人亦不必尽有，有亦不必尽多，或偏有，或偏无者。此诸虫根据肠胃之间，若腑脏气实，则不为害，若虚则能侵蚀，随其虫之动而能变成诸患也。《备急千金要方》卷十八论九虫证治曰：藜芦丸（藜芦、贯众、雷丸、山茱萸、天冬、野狼牙、藋芦、甘菊）治疗少小有蛔虫结在腹中，㦬㦬散（扁竹、漏芦、雷丸、青葙子、女青、桃仁）杀虫治湿䘌疮烂，青葙散（青葙子、橘皮、扁竹、藋芦、甘草、野狼牙）治热病有䘌，下部生疮，姜蜜汤（生姜汁、白蜜、黄连）治湿䘌，杏仁汤（杏仁、苦酒、盐）治䘌方，桃皮汤（桃皮、艾叶、槐子、大枣）治蛲虫、蛔虫及痔，䘌虫食下部生疮，猪胆苦酒汤（猪胆、苦酒）治热病有䘌，上下攻移杀人，雄黄兑散（雄黄、桃仁、青葙子、黄连、苦参）治时气病䘌，下部生疮。《外台秘要》卷二十六有贯众丸（贯众、石蚕、野狼牙、藋芦、蜀漆、僵蚕、雷丸、芜荑、厚朴、槟榔）主治九虫动作。另有前胡汤（前胡、白术、赤茯苓、枳实、细辛、旋覆花、常山、松萝、龙胆草、竹叶、杏仁）治疗脾劳脾虫好呕而胸中骇骇，麦门冬五隔下气丸（麦冬、蜀椒、远志、附子、干姜、炙甘草、人参、细辛、桂心、百部根、白术、黄芪、杏仁、槟榔）治疗肺劳肺虫咳逆气喘,肾虫方(贯众、干漆、茱萸、杏仁、芫荑、胡粉、槐白皮)治疗肾劳肾虫四肢肿急,肝虫方(鸡子、茱萸根、蜡、干漆、粳米粉)治疗肝劳肝虫恐畏不安眼中赤,心虫方(雷丸、橘皮、桃仁、野狼牙、贯众、芫荑、青葙子、干漆、乱发、僵蚕)治疗心劳心虫贯心。

第一节　治疗诸虫疾病药物

蘼 芜
《神农本草经》

〖药性〗温。　　　　〖药味〗辛。　　　　〖用量〗6～10 g。

〖主治〗

诸虫腹痛:《备急千金要方》蘼芜丸用蘼芜杀虫治疗诸虫腹痛。

〖思路拓展〗

1.《神农本草经》:蘼芜性味辛温。主咳逆,定惊气,辟邪恶,除蛊毒鬼注,去三虫,久服通神。一名薇芜,生川泽。

2.《千金要方》:凡得伤寒及天行热病,腹中有热,又人食少,肠胃空虚,三虫行作求食,蚀人五脏及下部。若齿龈无色,舌上尽白,甚者唇里有疮,四肢沉重,忽忽喜眠,当数看其上唇,内有疮唾血,唇内如粟疮者,心内懊恼痛闷。此虫在上蚀其五脏;下唇内生疮者,其人喜眠,此虫在下蚀其下部,人不能知,可服此蚀虫药,不尔,蟨虫杀人。又曰:凡患湿蟨者,多是热病后或久下不止,或有客热结在腹中,或易水土温凉气着,多生此病。亦有干蟨,不甚泄痢,而下部疮痒。不问干湿,久则杀人。凡湿得冷而苦痢,单煮黄连及艾叶、苦参之属,皆可用之。若病患齿龈无色,舌上白者,或喜眠烦愦,不知痛痒处,或下痢,急治下部。不晓此者,但攻其上不以下部为意。下部生疮,虫蚀其肛,肛烂见五脏便死,烧艾于竹筒熏之。

蓝 实
《神农本草经》

〖药性〗温。　　　　〖药味〗辛。　　　　〖用量〗6～10 g。

〖主治〗

1. 丹毒赤肿:《太平圣惠方》卷91蓝青散用蓝青清热解毒治疗丹毒赤肿。

2. 痢疾腹痛:《千金要方》卷3蓝青丸用解毒清痢治疗痢疾腹痛。

3. 视物不明:《太平圣惠方》卷33蓝实丸用蓝实平肝清目治疗视物不明。

〖思路拓展〗

1.《神农本草经》:蓝实性味苦寒。主解诸毒,杀蛊、注鬼、螫毒。久服,头不白、轻身。生平泽。

2.《千金方衍义》：产后滞下而至寒热交错，毒邪胶固于内，连、柏不足以挫其威，参、附不足以固其脱，法无可愈之机，乃取法外之法以治变中之变。蓝青、鬼臼，《本经》虽有解毒杀虫之治，《本草》小青条下且主血痢腹痛，但世罕知；其他蜀椒、龙骨为痢久虚滑而设；胶、艾、当归为肝虚血脱而设；甘、茯、厚朴为脾虚气滞而设，则又不离于常度也。

3.《本经疏证》：蓝种颇多，然不离乎生甚晚而长最速，以夏茂而饶汁。卢子繇谓：肝主色，自入为青，青出于蓝而深于蓝，则以色用为入肝矣。其多汁而气寒，则为及肾，味苦而性通彻，则为及心。刘潜江谓：其取精于水，长养于火，以达其木之用，木用达则水火合和之气毕达举，五脏之郁为火者，皆由此而达。正气流行，邪气涣释，故曰解毒。毒固热入人身，而胁人正气为附从者，正气不为所胁而自行所当行，毒又焉能为患，有不解散者哉！予谓如此疏蓝，亦既明彻矣。第其所以内理痰火，外疗盛热者，谓何？夫木盛遇热则津生，天地之轨则也。人身则有壮热而阴反耗，阴耗而热益猖者，投以寒凉，正患其拒而相搏，改与滋养，又恐其壅而不化，惟此津随热极而生，热以津济而解者，岂不适相当耶！此其疗盛热也。至如痰火，则上之阳不入阴而与之化，反灼阴而使之消，若增阴则徒能随阴以消，暂延一时之涸竭，若散火则并阴使尽，且不与阴济之火，又焉能化而得散，此其充热以津，化津入热，为至理所注矣。然急难稍延者，用蓝汁；缓能及济者，用蓝实；微而未猖者，用青黛，各择其宜焉可矣。

芜荑

《神农本草经》

〖药性〗平。　　　　〖药味〗辛。　　　　〖用量〗6～10 g。

〖主治〗

1. 蛔虫腹痛：《小儿药证直诀》芜荑散用芜荑杀虫止痛治疗蛔虫腹痛。

2. 赤白久痢：《普济本事方》鹿角芜荑丸用芜荑杀虫清痢治疗赤白久痢。

〖思路拓展〗

1.《神农本草经》：芜荑性味辛温。主五内邪气散，皮肤骨节中，淫，淫温行毒，去三虫，化食。一名无姑，一名殿塘。生川谷。

2.《证类本草》：陈藏器：作酱食之。主五鸡病，除疮癣。其气膻者良。此山榆仁也。海药：谨按《广州记》云：生大秦国，是波斯芜荑也。味辛，温，无毒。治冷痢，心气，杀虫止痛，又妇人子宫风虚，孩子疳泻。得诃子、豆蔻良。食疗：散腹中气痛，又和马酪可治癣。作酱甚香美功尤胜于榆仁。尘者良。又杀中恶虫毒。《外台秘要》：治膀胱气急，宜下气。芜荑，捣，和食盐末，二物等分，以绵裹如枣大，纳下部，或下水恶汁并下气，佳。《千金方》：主脾胃有虫，食即痛，面黄无色，疼痛无时，必效。以石州芜荑仁二两，和面炒，令黄色，为末，非时米饮调二钱匕，瘥。《衍义》曰：芜荑，有大小两种。小芜荑即榆荚也。揉取仁，酝为酱，味尤辛。入药，当用大芜荑，别有种。然小芜荑酝造多假以外物相和，不可不择去也。治大肠寒滑及多冷气，不可缺也。

雷 丸

《神农本草经》

【药性】寒。　　　　【药味】苦。　　　　【用量】6～10 g。

【主治】

1. 三虫腹痛：《圣济总录》雷丸散用雷丸杀虫止痛治疗三虫腹痛。

2. 诸虫痞积：《杨氏家藏方》雷丸散用雷丸消痞杀虫治疗诸虫痞积。

3. 小儿癫痫：《普济本事方》雷丸膏用雷丸祛风镇痫治疗小儿癫痫。

4. 风癫虫痒：《仁斋直指方》雷丸散用雷丸杀虫止痒治疗风癫虫痒。

【思路拓展】

1.《神农本草经》：雷丸性味苦寒。主杀三虫，逐毒气，胃中热，利丈夫，不利女子作摩膏，除小儿百病。生山谷。

2.《证类本草》：雷丸按此则疏利男子元气，不疏利女子脏气，其义显矣。臣禹锡等谨按范子云：雷矢出汉中，色白者善。吴氏云：雷丸，神农：苦。黄帝、岐伯、桐君：甘，有毒。扁鹊：甘，无毒。季氏：大寒。《药性论》云：雷丸，君，恶蓄根，味苦，有小毒。能逐风。芫花为使。主癫痫狂走，杀蛔虫。《日华子》云：入药炮用。《雷公》云：凡使，用甘草水浸一宿了，铜刀刮上黑皮，破作四五片。又用甘草汤浸一宿后蒸，从巳至未，出，晒干。却以酒拌，如前从巳至未蒸，晒干用。经验前方：下寸白虫。雷丸一味，水浸软去皮切，焙干为末。每有疾者，五更初，先食炙肉少许，便以一钱匕药，稀粥调半钱服之，服时须六衙及上半月日，虫乃下。

苦楝根皮

《名医别录》

【药性】温。　　　　【药味】辛。　　　　【用量】6～10 g。

【主治】

1. 寸白诸虫：《医学入门》卷7苦楝根汤用苦楝根杀虫治疗寸白诸虫。

2. 蛔虫痞积：《太平圣惠方》卷92苦楝根散用苦楝根杀虫治疗蛔虫痞积。

3. 小儿虫痛：《小儿卫生总微论方》抵圣散用苦楝根皮杀虫治疗小儿虫痛。

【思路拓展】

《中药大辞典》：川楝、苦楝的根皮或干皮（剥去外层棕色粗皮的内白皮）中所含的苦楝素，有驱蛔作用。早年即证明，苦楝皮的酒精提取物在体外对猪蛔，特别对其头部具有麻痹作用，自提得其有效成分苦楝素后，作用远较酒精提取物为强，与山道年相比，则缓慢而持久。对其作用原理有二种说法：用较高浓度（1：1 000以上）的苦楝素对猪蛔作用的观察，认为它能麻痹猪蛔，特别是其头部的神经节；用较低浓度(1∶5 000～9 000)的苦楝素,则观察到对猪蛔及其节段(头部及中部)有明显的兴奋作用,表现为自发活动增强,间歇地出现异常的剧烈收缩,破坏其运动的规律性(活动增强与减弱相交替),并能持续较长时期(10～24 小时)。此种兴奋作用乃是苦楝素透过虫体表皮,直接作用于蛔虫肌肉,扰乱其能量代谢,导致收缩性疲劳而痉挛,最后使虫体不能附着肠壁而被驱除体外。所谓麻痹作用,可能是虫体长期受药物作用后而呈间歇性痉挛收缩的貌似静止状态。临床上服苦楝素排虫时间较迟(24～48 小时),排出的虫体多数尚能活动,由此可得到解释。高浓度的苦楝药液(25％～50％)在体外对鼠蛲虫也有麻痹作用。苦楝子的酒精浸液,对若干常见的致病性真菌在体外有较明显的抑制作用;热水提取物也有抗真菌作用;但水浸剂特别是煎剂,效力较醇浸剂弱。因此,苦楝子治疗头癣等真菌感染时,用酒精制剂可望提高疗效。苦楝素能兴奋兔在位及离体肠肌,使张力和收缩力增加,故用以驱虫时,不需另加泻药,对血象、血压、呼吸、子宫等均无明显影响。

贯 众

《神农本草经》

〖药性〗寒。　　　　　〖药味〗苦。　　　　　〖用量〗6～10 g。

〖主治〗

1. 蛔虫攻心:《太平圣惠方》贯众散用贯众杀虫止痛治疗蛔虫攻心。

2. 痔疮漏血:《普济本事方》贯众散用贯众凉血止血治疗痔疮漏血。

3. 吐血嗽血:《圣济总录》贯众散用贯众清热凉血治疗吐血嗽血。

〖思路拓展〗

1.《神农本草经》:贯众性味苦微寒。主腹中邪,热气,诸毒,杀三虫。一名贯节,一名贯渠,一名百头,一名虎卷,一名扁符。生山谷。

2.《神农本草经百种录》:贯众性味苦微寒。主腹中邪热气:寒能除热。诸毒:邪热之毒。杀三虫:湿热所生之虫。贯众生于山涧之中,得天地清阴之气,故能除蕴热湿秽之疾。其体中虚而清芳,故能解中焦之毒。人身之虫,皆湿热所生。湿热除,则诸虫自消也。

3.《本草正义》:贯众苦寒沉降之质,故主邪热而能止血,并治血痢下血,甚有捷效,皆苦以燥湿、寒以泄热之功也。然气亦浓厚,故能解时邪热结之毒。《别录》除头风,专指风热言之,凡大头疫肿连耳目,用泄散而不遽应者,但加入贯众一味,即邪势透泄,而热解神清,不独苦寒泄降,亦气之足以散邪也。故时疫盛行,宜浸入水缸中,常饮则不传染,而井中沉一枚,不犯百毒,则解毒之功,尤其独着,不得以轻贱而忽之。

矾 石

《神农本草经》

〖药性〗寒。　　　　　〖药味〗酸。　　　　　〖用量〗6～10 g。

〖**主治**〗

1. 急疳蚀齿：《太平圣惠方》卷34黄矾散用白矾杀虫消疳治疗急疳蚀齿。

2. 痈疽肿毒：《太平圣惠方》卷60黄矾丸用矾石解毒消肿治疗痈疽肿毒。

3. 痰核瘰疬：《备急千金要方》矾石白术散用矾石豁痰消瘰治疗痰核瘰疬。

4. 齿龈宣露：《圣济总录》黄矾散用黄矾清热解毒治疗齿龈宣露。

〖**思路拓展**〗

1.《神农本草经》涅石性味酸寒。主寒热泄利，白沃阴蚀，恶创，目痛，坚筋骨齿。炼饵服之，轻身不老，增年。一名羽涅，生山谷。

2.《神农本草经百种录》：矾石性味酸寒。矾石味涩而云酸者：盖五味中无涩，涩即酸之变味，涩味收敛亦与酸同，如五色中之紫，即红之变色也。主寒热：寒热为肝经之疾，酸能收敛肝气。泄痢白沃：亦收涩之功。阴蚀恶疮：味烈性寒，故能杀湿热之虫，除湿热之毒。目痛：制火清金。坚骨齿：敛气固精。炼饵服之，轻身不老增年。此以味为治，矾石之味最烈，而独成一味，故其功皆在于味。

3.《本草乘雅半偈》：矾石出河西山谷及陇西武都、石门、吴中、益州、晋州、青州、慈州、无为州诸处。颂云：初生皆石，烧碎煎炼，乃成矾也。凡五种，其色各异，白矾、黄矾、绿矾、黑矾、绛矾也。时珍云：折而辨之，不止五种。白矾，方士谓之白君，出晋州者上，青州、吴中者次之。洁白者为雪矾，光明者为明矾，亦名云母矾；文如束针，状如粉扑者为波斯白矾，并入药为良。黑矾，铅矾也，出晋地，其状如黑泥者为昆仑矾；其状如赤石脂，有金星者为铁矾；其状如紫石英，引之成金线，画刀上，即紫赤色者，为波斯紫矾，并不入药饵，惟丹灶及疮家用之。绿矾、绛矾、黄矾，俱见本品条下。其杂色者，则有鸡屎矾、鸭屎矾、鸡毛矾、粥矾，皆下品，亦入外丹家用也。修事，凡使白矾石，贮瓷瓶内，置于火中，煅令内外通赤，钳揭起盖，旋安石蜂巢入内烧之。每十两，用巢六两，烧尽为度。取出放冷，研粉，以纸裹，安五寸深土坑中，一宿取用。又法：取光明如水晶，酸、咸、涩味俱全者，研作细粉。以瓷瓶，用六一泥固之，候泥干，入粉三升于瓶内，旋入五方草，及紫背天葵，各取汁一镒，俟汁干，盖瓶口，更泥封，上下用火百斤，煅之。从巳至未，去火取出，则色如银，研如轻粉用。时珍云：今人煅干谓之枯矾，不煅者为之生矾。入服食家法，用新桑合檠一具，于密室净地，以火烧地令热，洒水，或若流于上，乃布白矾于地上，以檠覆之，四面用灰壅定。俟一日夜，其石精皆飞于檠上，即扫取之。更如前法，凡数遍乃止，名曰矾精。若欲作水，即以扫下矾精一斤，纳三年苦酒一斗中，澄清之，号曰矾华，百日弥佳。若急用之，七日亦可。甘草为之使。恶牡蛎。畏麻黄。

第二节　治疗诸虫疾病方剂

蘼芜丸

《备急千金要方》

〖**方剂组成**〗蘼芜、贯众、雷丸、山茱萸、天冬、野狼牙、藋芦、甘菊。

〖作用机制〗杀虫止痛。

〖主治要点〗① 各种虫证;② 腹痛;③ 吐闷寒热;④ 面色萎黄;⑤ 消瘦。

〖思路拓展〗

1.《备急千金要方》:治少小有蛔虫,结在腹中,数发腹痛,微下白汁,吐闷寒热,饮食不生肌皮,肉痿黄四肢不相胜举。上八味为末,蜜丸如大豆,三岁饮服五丸,五岁以上以意加之,渐至十丸。加藿芦六分名藿芦丸,治老小及妇人等万病。腹内冷热不通,急满痛,胸膈坚满,手足烦热上气,不得饮食,身体气肿腰脚不遂,腹内状如水鸡鸣,女人月经不调,无所不治。

2.《千金方衍义》:《本经》言蘼芜辟邪恶,除虫毒,取其辛散也;贯众、雷丸、狼牙、藿芦皆杀虫之味;山茱萸既能治心下邪气,亦能敛肝肾精血;天冬能杀三虫,去伏尸,又能强骨髓;甘菊能治恶风湿痹,虫乃风湿所化,虽无杀虫之功,能散湿热,即虫失所养,必随诸杀虫药而下出矣。

3.《圣济总录》:虫与人俱生而藏于幽隐,其为害也,盖本于正气亏弱,既食生冷,复感风邪,所以种种变化以至蕃息,初若不足畏,而其甚可以杀人,善摄生者,薄滋味,节嗜欲,蚤去三尸,防患于未然,彼九虫亦将销铄于冥冥之中,惟未进此道,则攘擘剔蠹,无使滋蔓,盖有药存焉。

密陀僧丸

《圣济总录》

〖方剂组成〗密陀僧、硫黄、木香、附子。

〖作用机制〗杀虫止痛。

〖主治要点〗① 各种虫证;② 寸白虫;③ 面无颜色;④ 腹痛腹胀;⑤ 体瘦少力。

〖思路拓展〗

《圣济总录》:寸白虫乃九虫之一种,状似绢边葫芦子,因脏气虚,风寒湿冷,伏于肠胃,又好食生脍干肉等,所以变化滋多,难于蠲治,说者谓食牛肉,饮白酒所致,特一端尔,亦未必皆缘此。上四味,先以酽醋一升,煎附子末为膏,次入三味药和丸,如绿豆大,每服二十丸,空心晚食前,冷茶下,不过数服,虫化为水,永除根本。

化虫丸

《太平惠民和剂局方》

〖方剂组成〗胡粉、鹤虱、槟榔、苦楝根、白矾。

〖作用机制〗杀虫止痛。

〖主治要点〗① 各种虫证;② 虫积;③ 腹痛时作;④ 往来上下;⑤ 结聚成团;⑥ 消瘦。

〖思路拓展〗

1.《太平惠民和剂局方》:治小儿疾病多有诸虫,或因腑脏虚弱而动,或因食甘肥而动,其动则腹中疼痛,发作肿聚,往来上下,痛无休止,亦攻心痛,叫哭合眼,仰身扑手,心神闷乱,呕哕涎沫,或呕吐清水,四肢羸困,面色青黄,饮食虽进,不生肌肤,或寒或热,沉沉嘿嘿,不的知病之去处,其虫不疗,则子母相生,无有休止,长一尺则害人。上为末,以面糊为丸,如麻子大。一岁儿服五丸,温浆水入生麻油一二点,调匀下之 温米饮下亦得,不拘时候。其虫细小者皆化为水,大者自下。

2.《普济方》卷 399 化虫丸:芜荑、黄连、神曲、麦柏、乌梅、陈皮各等分。上为末,面糊为丸如黍米大。每服二十丸,空心米饮送下,肥猪汁尤佳。主治小儿好食炭土,不长肌肤,五心烦热,鼻赤齿摇。

3.《世医得效方》卷 12 化虫丸:鹤虱、胡粉、槟榔、白矾、苦楝根皮、芜荑、黄连、酸石榴皮。上为末,以糊为丸如麻子大。一岁儿三丸,浆水入香油三至五滴送下。其虫小者化为水,大者自下。加雷丸,或用猪瘦肉汤下。主治诸虫。

4.《医略六书》卷 28 化虫丸:芜荑、鹤虱、史君、雷丸、木香、陈皮、茯苓、砂仁。上为末,炼蜜为丸。每服二至三钱,乌梅汤送下。主治孕妇虫积,心痛如咬,脉缓者。孕妇嗜味过偏,虫积生于肠胃,争啮心下,故胃脘当心下疼痛如咬焉。木香开胃醒脾,芜荑温中杀虫,陈皮利气和中,鹤虱祛湿杀虫,茯苓渗湿和脾,雷丸清热杀虫,砂仁醒脾开胃,使君健脾杀虫,炼蜜以丸之,乌梅以下之。使气化调和则脾健运,而虫有不化痛有不退胎有不安者乎!

追虫丸
《冯氏锦囊秘录》

〖方剂组成〗苦楝根、贯众、木香、桃仁、芜荑、槟榔、当归、鹤虱、轻粉、干蟾、黄连、使君子肉。

〖作用机制〗杀虫止痛。

〖主治要点〗① 各种虫证;② 虫积;③ 痨瘵。

〖思路拓展〗

1.《证治准绳》卷 8 追虫丸:黑牵牛、槟榔、雷丸、木香、茵陈、大皂角、苦楝皮。煎浓汁,水泛为丸如绿豆大。主治虫积。

2.《医学心悟》追虫丸:大黄、木香、槟榔、芜荑、雷丸、白术、陈皮、神曲、枳实。上为末,用苦楝根皮、猪牙皂角各二两,浓煎汁一碗,和前药为丸如桐子大,每服五十丸,空心砂糖水送下。若大便不实者,本方内除大黄。

贯众丸
《外台秘要》

〖方剂组成〗贯众、石蚕、狼牙、藿芦、蜀漆、僵蚕、雷丸、芜荑、厚朴、槟榔。

〖作用机制〗杀虫止痛。

〖主治要点〗① 九虫诸病;② 心痨;③ 尺虫贯心。

〖思路拓展〗

1.《幼幼新书》贯众丸：贯众、藋芦、狼牙、芜荑、石蚕、雷丸、蜀漆、僵蚕、厚朴。上为末，蜜为丸如梧桐子大。每服七丸，夜卧、晨起苦酒浆送下，一日三次，知为度。主治九虫。贯众主白虫，僵蚕主弱虫，藋芦主长虫，狼牙子主胃虫，芜荑主肉虫，石蚕主蛔虫，雷丸主赤虫，蜀漆主肉虫，厚朴主肺虫。

2.《医学正传》贯众丸：贯众、藋芦、干漆、厚朴、狼牙、僵蚕、雷丸、雄黄、芜荑。上焙干，炒令黄色，为细末，炼蜜为丸如梧桐子大。主治三尸九虫。每服五丸，新汲水送下。三服后可渐加至十丸。服之二十日，百病皆愈，三尸九虫自灭，更无传注之患。贯众杀伏尸虫，白藋芦杀大肠虫，干漆杀白虫，厚朴杀肺虫，狼牙子杀胃虫，僵蚕杀膈虫，雷丸杀赤虫，雄黄杀尸虫。

3.《太平圣惠方》卷二十六贯众丸：雷丸、橘皮、石蚕、桃仁、狼牙、贯众、僵蚕、吴茱萸根皮、芜荑、青葙、干漆、乱发。上为末，炼蜜为丸如梧桐子大。每服七丸，空腹米饮或酒送下。未愈，更加至十四丸。主治心劳，虫长贯心为病。此方出《备急千金要方》卷十八，方名见《太平圣惠方》卷二十六。

4.《圣济总录》卷七十六贯众丸：贯众、黄连、板蓝根、木香、胡黄连、诃黎勒皮。上为末，煮面糊丸如梧桐子大。每服十五丸，煎甘草汤送下，不拘时候。主治下痢脓血。

5.《幼幼新书》：贯众主白虫，僵蚕主弱虫，藋芦主长虫，狼牙子主胃虫，芜荑主肉虫，石蚕主蛔虫，雷丸主赤虫，蜀漆主肉虫，厚朴主肺虫。

第十三章　治疗疮疡痈疽方药

疮疡是体表化脓感染性疾病。中国医药学泛指多种外科疾患。痈疽是体表或内脏的化脓感染性疾患，是一种毒疮。治疗疮疡痈疽常用药物有蒲公英、紫花地丁、败酱草、鱼腥草、白蔹、营实、王不留行等。治疗疮疡痈疽常用方剂有五味消毒饮、王不留行散、云母膏、神仙太一膏、真人活命饮、阳和汤、飞龙夺命丹、雄黄解毒丸、生肌散、蟾蜍膏、耆婆万病丸等。《诸病源候论》卷三十一论疗疮病诸候曰：疗疮者风邪毒瓦斯搏于肌肉所生也。凡有十种：一者，疮头乌而强凹；二者，疮头白而肿实；三者，疮头如豆垼色；四者，疮头似葩红色；五者，疮头内有黑脉；六者，疮头赤红而浮虚；七者，疮头葩而黄；八者，疮头如金薄；九者，疮头如茱萸；十得，疮头如石榴子。论痈疽病诸候曰：痈者由六腑不和所生也。六腑主表，气行经络而浮。若喜怒不测，饮食不节，阴阳不调，则六腑不和。荣卫虚者腠理则开，寒客于经络之间，累络为寒所折，则荣卫矧留于脉。荣者血也，卫者气也。荣血得寒则涩而不行，卫气从之，与寒相搏，亦壅遏不通。《备急千金要方》卷二十二论痈肿毒方记载：齐州荣姥丸（牡蛎、钟乳、枸杞根皮、白石英、桔梗、白姜石）统治疗肿，赵娆方（姜石、牡蛎、茯苓、枸杞根皮）治疗肿痈疽，玉山韩光方（艾蒿一担烧灰，以针刺疮中至痛，即点之，点三遍，其根自拔，亦大神良。贞观中用治三十余人，得瘥。故录之），五香连翘汤（方见前瘰疬痰核节）治一切恶核瘰疬、痈疽、恶肿，黄芪竹叶汤（方见前瘰疬痰核节）治痈疽发背，王不留行散（王不留行子、龙骨、当归、野葛皮、干姜、桂心、瓜蒌根）治疗痈肿不能溃困苦无赖，内补散（木占斯、人参、干姜、桂心、细辛、厚朴、败酱、防风、瓜蒌根、桔梗、甘草）治疗妇人乳痈及诸疖未溃者，排脓内塞散（防风、茯苓、白芷、桔梗、远志、甘草、人参、川芎、当归、黄芪、厚朴、桂心、附子、赤小豆）治疗大疮热退脓血不止，猪蹄汤（猪蹄、黄芪、黄连、芍药、黄芩、蔷薇根、野狼牙根）治疗痈疽发背，麝香膏（麝香、茹、雄黄、矾石）治疗痈疽及发背诸恶疮，食恶肉膏方（大黄、川芎、莽草、真珠、雌黄、附子、白蔹、矾石、黄芩、茹、雄黄）调敷疮中去恶肉，漆头茹散（漆头、茹、硫黄、丹砂、麝香、马齿矾、雄黄、雌黄、白矾）治疗恶肉，白茹散（茹、矾石、雄黄、硫黄）纳疮中去恶肉尽，生肉膏（蛇衔、当归、干地黄、黄连、黄芪、黄芩、大黄、续断、蜀椒、芍药、白及、川芎、莽草、白芷、附子、甘草、细辛、薤白）治痈疽金疮败坏，乌麻膏（生乌麻油、黄丹、蜡）治诸漏恶疮及一十三般疗肿，青龙五生膏（生梧桐白皮、生桑白皮、生柏白皮、生青竹茹、生龙胆草、蜂房、猬皮、蛇蜕皮、雄黄、雌黄、蜀椒、附子、川芎）治疗痈疽痔漏恶疮出脓血，灭瘢膏（安息香、矾石、野狼毒、羊踯躅、乌头、附子、野葛、白芷、乌贼骨、皂荚、天雄、芍药、川芎、赤石脂、大黄、当归、莽草、石膏、干地黄、地榆、白术、续断、鬼臼）治疗诸色痈肿恶疮瘥后瘢痕。

第一节　治疗疮疡痈疽药物

蒲公英

《新修本草》

〖药性〗寒。　　　　〖药味〗苦。　　　　〖用量〗10～30 g。

〖主治〗

1. 脓疮乳痈：《中医皮肤病学简编》公英汤用蒲公英清热解毒治疗脓疮乳痈。

2. 目赤肿痛：《医学衷中参西录》蒲公英汤用蒲公英清肝明目治疗目赤肿痛。

3. 乳腺肿瘤：《疡医大全》消乳岩丸用蒲公英解毒消岩治疗乳腺肿瘤。

〖思路拓展〗

1.《唐本草》：主妇人乳痈肿。

2.《本草经疏》：蒲公英味甘平，其性无毒。当是入肝入胃，解热凉血之要药。乳痈属肝经，妇人经行后，肝经主事，故主妇人乳痈肿乳毒，并宜生啖之良。

3.《本草述》：蒲公英，甘而微余苦，是甘平而兼有微寒者也。希雍有曰：甘平之剂，能补肝肾。味此一语，则知其入胃而兼入肝肾矣，不然，安能凉血、乌须发，以合于冲任之血脏乎？即是思之，则东垣所谓肾经必用者，尤当推而广之，不当止以前所主治尽之也。

4.《医林纂要》：蒲公英，能化热毒，解食毒，消肿核，疗疗毒乳痈，皆泻火安土之功。通乳汁，以形用也。固齿牙，去阳明热也。人言一茎两花，高尺许，根下大如拳，旁有人形拱抱，捣汁酒和，治噎膈神效。吾所见皆一茎一花，亦鲜高及尺者，然以治噎膈，则有可得效之理也。

5.《本草求真》：蒲公英，能入阳明胃、厥阴肝，凉血解热，故乳痈、乳岩为首重焉。缘乳头属肝，乳房属胃，乳痈、乳岩，多因热盛血滞，用此直入二经，外敷散肿臻效，内消须同夏枯、贝母、连翘、白芷等药同治。

紫花地丁

《本草纲目》

〖药性〗寒。　　　　〖药味〗苦。　　　　〖用量〗10～30 g。

〖主治〗

1. 诸疮肿痛：《普济本事方》紫花地丁散用紫花地丁清热解毒治疗诸疮肿痛。

2. 毒蛇咬伤：《医林纂要》降龙汤用紫花地丁治疗蛇毒咬伤。

〖思路拓展〗

1.《滇南本草》：紫花地丁，味苦，性寒。破血，解诸疮毒。攻痈疽肿毒。治疗癫癣疮，九种痔疮。

消肿。

2.《本草纲目》：主治一切痈疽发背，疔肿瘰疬，无名肿毒，恶疮。

3.《本草求原》：凉血，消肿毒。治血热筋痿，敷疮妙。

4.《岭南采药录》：作泻药及吐药。

败酱草

《神农本草经》

〖药性〗寒。　　　　〖药味〗苦。　　　　〖用量〗10～30 g。

〖主治〗

1. 热结肠痈：《金匮要略》薏苡附子败酱散用败酱草清热解毒治疗热结肠痈。

2. 恶露腹痛：《医略六书》败酱草散用败酱草活血祛瘀治疗恶露腹痛。

〖思路拓展〗

1.《神农本草经》：败酱性味苦平。主暴热火创，赤气，疥搔，疽痔，马鞍，热气。一名鹿肠。生川谷。

2.《本草纲目》：败酱，善排脓破血，故仲景治痈，及古方妇人科皆用之。乃易得之物，而后人不知用，盖未遇识者耳。

3.《本草正义》：此草有陈腐气，故以败酱得名。能清热泄结，利水消肿，破瘀排脓。惟宜于实热之体。《本经》《别录》《药性论》《日华子》诸书所载，无一非实热瘀滞之症。惟产后诸痛，当以瘀露作痛者为宜。而濒湖所引《别录》竟作产后疾痛；《大明本草》又以产后诸病浑言之，则流弊良多，不可不知所辨别者也。

鱼腥草

《名医别录》

〖药性〗寒。　　　　〖药味〗苦。　　　　〖用量〗15～30 g。

〖主治〗

1. 肺痈咳嗽：广东新峰药业有限公司鱼腥草注射液（国药准字 Z51021923）治疗肺痈及肺热咳嗽。

2. 咽喉疼痛：《中国药典》（2015 年版）复方鱼腥草片用鱼腥草清热解毒治疗咽喉疼痛。

〖思路拓展〗

《履巉岩本草》：治中暑伏热闷乱，不省人事。《名医别录》：主蠼螋溺疮。《滇南本草》：治肺痈咳嗽带脓血，痰有腥臭，大肠热毒，疗痔疮。《本草纲目》：散热毒痈肿，疮痔脱肛，断痁疾，解硇毒。《医林纂要》：行水，攻坚，去瘴，解暑。疗蛇虫毒，治脚气，溃痈疽，去瘀血。《分类草药性》：治五淋，消水肿，去食积，补虚弱，消膨胀。《岭南采药录》：叶：敷恶毒大疮，能消毒；煎服能祛湿热，治痢疾。

白 蔹

《神农本草经》

〖药性〗寒。　　　　　〖药味〗苦。　　　　〖用量〗10～20 g。

〖主治〗

1. 疮疡痈肿：《普济方》白蔹散用白蔹清热解毒治疗疮疡痈肿。

2. 瘰疬痰核：《太平圣惠方》白蔹散用白蔹解毒消肿治疗瘰疬痰核。

3. 白癜斑点：《太平圣惠方》白蔹散用白蔹祛风解毒治疗白癜斑点。

4. 吐血咯血：《圣济总录》白蔹汤用白蔹清热凉血治疗吐血咯血。

5. 风寒湿痹：《备急千金要方》白蔹散用白蔹祛风除痹治疗风寒湿痹。

〖思路拓展〗

1.《神农本草经》：白敛性味苦平。主痈肿疽创，散结气，止痛除热，目中赤，小儿惊痫，温疟，女子阴中肿痛。一名免核，一名白草，生山谷。

2.《本经疏证》：昔人多谓白蔹以能敛疮得名，此义终觉未妥。夫痈肿疮疽或有当敛而解者，结气不可敛而散也；热不可敛而除也；带下赤白不可敛而止也。然则其根色白属肺，气平属金，味苦象心，赤蔓象血脉，得无与肺朝百脉之义合否！盖尚未然，若众赤蔓共成一白实则合矣。众白根共生一赤蔓，又可以为肺朝百脉乎！《四气调神大论》曰：秋三月，此为容平。玩容平二字，正合敛字之意，盖方经夏三月，散发已极，如人意得志满，诸事为所欲为，一旦遇尊严有道之人，不自知其不能肆意遂志，而心为之敛，气为之消，容为之平，此岂有道之人呵叱之束缚之，而使之然耶！今夫凉飙倏动，暑意默消，鸣蛩吟阶，白露被野，向日盈溢之沟渠，溽润之土地，又孰使之不涨，又孰使之净洁，推其故，则谓之诸物就敛，然敛之为敛，果可与聚敛、厚敛同日语哉！不得已以一字解之，曰肃。肃者，清肃也，清肃气振则暑热自消，结聚自解，故夫暑热之气壅于血，则为痈肿疽疮；壅于气，则为结气；壅精明之光耀，则为目赤；壅神气之游行，则为惊痫；壅营卫之周流，则为温疟。内与血壅，则为阴中肿痛；内有湿壅，则为带下赤白。莫非凝血脉之流行而然，是则清肃之白气累累者，不一贯通于赤蔓之中，以消散其蕴隆，开解其菀结，此《本经》白蔹主治之义也。虽然壮年不有惊痫、温疟乎！男子不有阴肿、淋沥乎！独称小儿、女子何也？夫惟嗜欲之失节，思虑之过度，营求之不遂，皆能生火而阂血之流，气之行，小儿则无是也。冲任之不咸而气逆里急，内结七疝，妇人则无是也。夫然，则知循经而阻之热，与气血间热、脏腑间热、肠胃间热、骨节间热、肉腠间热、皮肤间热皆有异矣。《金匮》薯蓣丸类萃补益以为君，复类萃开结消导以为臣，虚劳诸不足之治，古之人固如是也。独风气百疾，桂枝以行皮腠，大豆黄卷以行肌肉，防风以行筋骨，柴胡以行肠胃，惟结于血脉间者，不能不用白蔹也。任为最轻，职为最下，故其分数殿一方之末。

营 实

《神农本草经》

〖药性〗温。 〖药味〗酸。 〖用量〗6～10 g。

〖主治〗

1. 痈肿斑疹：《千金要方》用营实子配金银花清热解毒治疗痈肿斑疹。

2. 眼热目暗：《太平圣惠方》用营实配地肤子清热解毒治疗眼热目暗。

3. 肾炎水肿：《本草推陈》用营实解毒利水治疗肾炎水肿。

〖思路拓展〗

1.《神农本草经》：营实性味酸温。主痈疽恶创，结肉，跌筋，败创，热气，阴蚀不疗，利关节。一名墙薇，一名墙麻，一名牛棘。生川谷。

2.《本草经集注》：营实性味酸微寒，无毒。主治痈疽，恶疮，结肉，跌筋，败疮，热气，阴蚀不瘳，利关节。久服轻身益气。根：止泄痢腹痛，五脏客热，除邪逆气，疽癞，诸恶疮，金疮伤挞，生肉复肌。一名蔷薇，一名蔷麻，一名牛棘，一名牛勒，一名蔷蘼，一名山棘。生零陵川谷及蜀郡。八月、九月采，阴干。营实即是蔷薇子，以白花者为良。根亦可煮酿酒，茎、叶亦可煮作饮。

3.《本经续疏》：营实，蔷薇子也。蔷薇野生林堑间，春抽嫩蕻，小儿撷去皮刺食之。既长则成丛似蔓，而茎硬多刺，小叶尖薄有细齿，四、五月开花，四出黄心，有白色粉红二种，结子成簇，生青熟红，其核有白毛如金樱子核，八月采之。根采无时。凡草木之丛生者，非一根生多茎，则每根各生茎，未有茎多根多而离地之所自汇为一者，则蔷薇是。是其茎之气并于下，根之气并于上，必有交互之理，凡草木生刺于茎者，必刺根深在茎中，茎皮连蒙刺上，纵削去之，茎必有节，未有才剥即刺脱，非特脱去无伤皮之痕，即削去其皮，茎间并无刺根之迹者，亦惟蔷薇是。是其赘于外者，可使离于内；脱于外者，可使不伤其内。交互之理，盖即寓于此矣。其理云何？曰实主归藏，则收功于内；根主发散，则收功于外而已。何以言之？夫痈疽、恶疮、结肉、跌筋、败疮、热气、阴蚀不瘳，病根皆在关节之外，而致关节不利，则是邪从外扰，用能使内者安而外者自脱，非所谓病在外而使收功于内乎！五脏客热、邪逆气、疽癞、诸恶疮、金疮、伤挞，病根咸在肌肉之内，而致肌肉久不敛，则是邪从内外达，能使外者敛而内者自和，非所谓病在内而使收功于外乎！不然，则泄利必随腹痛，未有腹痛不瘳，泄利先止者，自当曰止腹痛泄利矣，而曰止泄利腹痛何哉？营实方书用者甚罕，蔷薇根皮则《千金》《外台》于口疮为必需之物，亦可见为病发于内而甚于外，外不差则内决无可安之理者所倚藉矣。

王不留行

《神农本草经》

〖药性〗平。 〖药味〗苦。 〖用量〗10～20 g。

〖主治〗

1. 刀斧金疮：《金匮要略》王不留行散用王不留行消肿敛疮治疗刀斧金疮。

2. 乳汁不畅：《卫生宝鉴》涌泉散用王不留行理气通乳治疗乳汁不畅。

3. 难产逆生：《普济方》胜金散用王不留行活血助产治疗难产逆生。

〖思路拓展〗

1.《神农本草经》：王不留行性味苦平。主金创，止血逐痛，出刺，除风痹内寒。久服，轻身耐老，增寿。生山谷。

2.《本经疏证》：王不留行多生麦地中，苗高一二尺，三四月开小花，如铎铃状，红白色，结实如灯笼草子，壳有五棱，壳内包一实，大如豆，实内细子大如菘子，生白熟黑，圆如细珠。王不留行多生麦地，且其成实适与麦熟同时，故每杂于麦中，凡麦中有此则面不能纯白，故须检去之。检之之法，垫漆几令欹侧，倾麦其上，以手抚之，则纷纷自下，以其形浑圆也。凡物之浑圆者，皆转旋极速而不滞，王不留行名义大率亦不外此。人身周流无滞者，血也，观《本经》《别录》取治金疮血出、鼻衄，仍治妇人难产，可见其能使诸血不旁流逆出。其当顺流而下者，又能使之无所留滞，内而隧道，外而经脉，无不如之，则痈疽、恶疮、瘘乳，皆缘血已顺流，自然轻则解散，重则分消矣。血流于脉，风阻之为风痹，内塞血不流畅，血中之气内薄为心烦，能治之者，亦总由血分通顺，故并克取效也。仲景用治金疮，义盖本此，后人仿此义，用之治淋，亦大有见解。

第二节　治疗疮疡痈疽方剂

五味消毒饮

《医宗金鉴》

〖方剂组成〗金银花、野菊花、蒲公英、紫花地丁、紫背天葵。

〖作用机制〗清热解毒。

〖主治要点〗① 疔疮痈毒；② 红肿热痛；③ 疮形如粟；④ 坚硬如钉。

〖思路拓展〗

1.《医宗金鉴·外科心法要诀》：又有红丝疔，发于手掌及骨节间，初起形似小疮，渐发红丝，上攻手膊，令人寒热往来，甚则恶心呕吐，治迟者，红丝攻心，常能坏人。又有暗疔，末发而腋下先坚肿无头，次肿阴囊睾丸，突兀如筋头，令人寒热拘急，热疼痛。又有内疔，先发寒热腹痛，数日间，忽然肿起一块如积者是也。又有羊毛疔，身发寒热，状类伤寒，但前心、后心有红点，又如疹形，视其斑点，色紫黑者为老，色淡红者为嫩。以上诸证，初起俱宜服蟾酥丸汗之毒势不尽，憎寒壮热仍作者，宜服五味消毒饮汗之。

2.《医方集解》：痈疽皆因阴阳相滞而生，盖气阳也，血阴也，血行脉中，气行脉外，相并周流，寒与湿搏之，则凝滞而行迟为不及，热与火搏之，则沸腾而行速为太过，气得邪而郁，津液稠黏，为痰为饮，积久渗入脉中，血为之浊，此阴滞于阳也，血得邪而郁，隧道阻滞，或滞或结，积久渗出脉外，气为之乱，此阳滞于阴也，百病皆由于此，不止痈疽而已也。《内经》曰：荣气丕从，逆于肉理，乃生痈肿；又曰：诸痛痒疮，皆属心火。外科方证至为繁多，兹取可通用者，量录数方，以备缓急，其余各证，各有专方，不能多录，若夫泻热解毒，活血托里之剂，多散见于诸门，惟在用者之圆神而已。

王不留行散
《金匮要略》

〖方剂组成〗王不留行、蒴藋细叶、桑东南根、甘草、川椒、黄芩、干姜、芍药、厚朴。

〖作用机制〗清热解毒。

〖主治要点〗① 疔疮；② 痈毒；③ 金疮；④ 乳汁不通。

〖思路拓展〗

1.《医宗金鉴》：此乃概治金疮方也。盖王不留行，性苦平，能通利血脉，故反能止金疮血、逐痛；蒴藋亦通利气血，尤善开痹，周身肌肉肺主之；桑根白皮最利肺气，东南根向阳，生气尤全，以复肌肉之主气，故以此三物，甚多为君。甘草解毒和荣，尤多为臣。椒、姜以养其胸中之阳，厚朴以疏其内结之气，芩、芍以清其阴分之热为佐。若有风寒，此属经络客邪，桑皮止利肺气，不能逐外邪，故勿取。浸淫疮，从口流向四肢者可治，从四肢流来入口者，不可治。注：浸淫疮者，浸谓浸浸，淫谓不已，谓此疮浸淫留连不已也。从口流向四肢者轻，以从内走外也，故曰可治；从四肢流走入口者重，以从外走内也，故曰不可治。浸淫者犹今之癞疬之类。

2.《备急千金要方》王不留行散：王不留行子、龙骨、当归、野葛皮、干姜、桂心、瓜蒌根。上七味治下筛，食后温酒服方寸匕，日三。以四肢习习为度，不知稍加之。主治痈肿不能溃，困苦无赖。

3.《太平圣惠方》卷29王不留行散：王不留行、赤芍、木通、当归、滑石、黄芩、生地、榆白皮。上药捣细罗为散。每服二钱，空腹时用热粥饮下。主治虚劳，小肠热，小便淋沥，茎中痛。《太平圣惠方》卷五十八王不留行散：王不留行、甘遂、石韦、冬葵子、木通、车前子、滑石、蒲黄、赤芍、当归、桂心。上药捣筛为散。每服三钱，以水三百毫升，煎至一百八十毫升，去滓，不计时候温服。以利为度。主治石淋及血淋，尿沙石及血块，小腹结痛闷绝。

云母膏
《苏沈良方》

〖方剂组成〗云母、硝石、甘草、槐枝、柏叶、柳枝、桑白皮、陈皮、桔梗、防风、桂心、苍术、石菖蒲、黄芩、高良姜、柴胡、厚朴、人参、芍药、胡椒子、龙胆草、白芷、白及、白蔹、黄芪、川芎、茯苓、夜合花、附子、盐花、松脂、当归、木香、麒麟竭、没药、麝香、乳香。

〖作用机制〗清热解毒。

〖**主治要点**〗① 疔疮;② 痈毒;③ 瘰疬;④ 伤折。

〖**思路拓展**〗

1.《苏沈良方》:上先炼油令香,下云母良久,投附子以上,候药焦黄,住火令冷,以绵滤去滓。始下末,皆须缓火,常以柳木篦搅勿停手,滤毕再入铛中,进火。下盐花至黄丹,急搅,须臾色变。稍益火煎之,膏色凝黑,少取滴水上,凝结不粘手,即下火。先炙一瓷器令热,倾药在内,候如人体温,以绢袋子盛水银,手弹在膏上如针头大,以蜡纸封合,勿令风干,可三二十年不损。发背先以败蒲二斤,水三升,煮三五沸,如人体温,将洗疮帛拭干,贴药。又以药一两,分三服,用温酒下,未成脓者即瘥,更不作疮,瘰疬骨疽毒穿至骨者,用药一两,分三服,温酒下,甚者即下恶物,兼外贴。肠痈以药半两,分五服,甘草汤下。未成脓者当时消,已有脓者随药下脓,脓出后,每日酒下五丸梧桐子大,脓止即住服。风眼贴两太阳,肾痛并伤折,痛不可忍者,酒下半两,老少更以意加减,五日一服取尽,外贴包裹,当时止痛,箭头在肉者外贴,每日食少烂绿豆,箭头自出。虎豹所伤,先以甘草汤洗,后贴,每日一换,不过三贴。蛇狗伤,生油下十丸梧桐子大,仍外贴,难产三日不生者,温酒下一分便下,血晕欲死,以姜汁和小便半升,温酒下十丸梧桐子大,死者复生,胎死在腹,以榆白汤下半两便生,小肠气,茴香汤下一分,每日一服。血气,当归酒下一分,每日一服。中毒,温酒洗汗袜汁,每日一服,吐泻恶物为度。一切痈疽疮疖虫虺所伤并外贴。

2.《太平惠民和剂局方》云母膏:云母、硝石、麒麟竭、没药、麝香、乳香、黄丹、盐花、蜀椒、白芷、没药、赤芍、肉桂、当归、高良姜、白皮、水银、柏叶、黄芪。上除云母、硝石、麒麟竭、没药、麝香、乳香、黄丹、盐花八味别研外,并锉如豆大,用上件清油,于瓷器中浸所锉药七日,以物封闭后,用文火煎,不住手搅,三上火,三下火。每上,候匝匝沸,乃下火,候沸定再上,如此三次,候白芷、附子之类黄色为度,勿令焦黑,以绵或新布绞去滓,却入铛中,再上火熬。后下黄丹与别研药八味,以柳篦不住手搅,直至膏凝,良久色变,再上熬,仍滴少许水中,凝结不粘手为度。先炙一瓷器,热即倾药在内。

3.《外科理例》云母膏:云母、蜀椒、白芷、没药、赤芍、肉桂、当归、盐花、血竭、菖蒲、黄芪、白及、黄芩、夜合皮、乳香、附子、良姜、茯苓、硝石、甘草、柏叶、桑白皮、槐枝、柳枝、陈皮、清油、黄丹。上除血竭、乳、没、射、黄丹、盐花、硝石七味另研外,余并锉入油浸七日。以柳篦不住手搅,候匝沸乃下火,沸定又上火,如此三次,以药黑色为度。纸滤去渣,再熬,续入丹。将凝再下余味药末。仍不住手搅,又熬,滴水中成珠为度,瓷器收之。候温将水银绢包,以手细弹铺在上,谓之养药。毋用时刮去水银。或服、或贴、随用。其功甚大。主治一切疮疽及肠痈折伤。

神仙太一膏

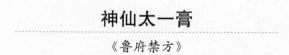

《鲁府禁方》

〖**方剂组成**〗黄柏、防风、玄参、赤芍、白芷、生地、大黄、血竭、当归、肉桂、槐枝、柳枝、桃枝。

〖**作用机制**〗清热解毒。

〖**主治要点**〗① 八发痈疽;② 一切恶疮;③ 软疖;④ 金疮;⑤ 疥癣;⑥ 伤折。

〖思路拓展〗

《太平惠民和剂局方》神仙太乙膏：玄参、白芷、川芎、当归、肉桂、大黄、赤芍、生地。治八发痈疽，一切恶疮软疖，不问年月深远，已成脓未成脓，贴之即效。蛇、虎、蝎、犬、汤火、刀斧所伤，并可内服、外贴。发背，先以温水洗疮，拭干，用帛子摊药贴，仍用水下一粒。血气，木通酒下。赤白带下，当归酒下。咳嗽、喉闭、缠喉风，并绵裹含化。一切风赤眼，贴太阳穴，后用山栀子汤下。打扑伤损，贴药，仍用橘皮汤下。腰膝痛，贴之，盐汤下。唾血，桑白皮汤下。诸漏，先以盐汤洗其诸疮疖，并量大小，以纸摊药贴之，并每服一粒。旋丸樱桃大，以蛤粉为衣，其药可收十年不坏，愈久愈烈，神效不可具述。上锉，用麻油二斤浸，春五日、夏三日、秋七日、冬十日，滤去滓，油熬得所，次下黄丹一斤，以滴油在水中不散为度。

真人活命饮
《仁术便览》

〖方剂组成〗金银花、陈皮、当归、防风、白芷、甘草节、贝母、天花粉、乳香、没药、皂角刺、穿山甲、赤芍。

〖作用机制〗清热解毒。

〖主治要点〗① 痈疽；② 恶疮；③ 发背；④ 发脑；⑤ 疖毒；⑥ 瘰疬。

〖思路拓展〗

1.《仁术便览》：上药用金华酒钟半，煎服，连进二三服。初觉肿毒加大黄、木鳖子，溃后及虚老之人，去大黄、木鳖子，加生黄芪，水煎服。

2.《医方集解》：各一切痈疽肿毒初起未消者，用好酒煎，毒在上饱服，在下饥服，喜饮者多饮酒以行药势，忌酸物铁器。酸性收敛，凡药多忌铁。此足阳明厥阴药也，金银花散热解毒，痈疽圣药，故以为君，花粉清痰降火，白芷除湿祛风，并能排脓消肿，当归和阴而活血，陈皮燥湿而行气，防风泻肺疏肝，贝母利痰散结，甘草化毒和中，故以为臣，乳香调气，托里护心，能使毒气外出，不致内攻。没药散瘀消肿定痛，故以为佐，穿山甲善走能散，皂角刺辛散剽锐，皆厥阴阳明正药，能贯穿经络，直达病所，而溃壅破坚，故以为使，加酒者，欲其通行周身，使无邪不散也。此药当服于未溃之先，未成者散，已成者溃，若已溃后不可服。

3.《删补名医方论》仙方活命饮：治一切疮疡，未成脓者内消，已成脓者即溃，又止痛、消毒之圣药也。罗谦甫曰：此疡门开手攻毒之第一方也。经云营气不从，逆于肉理。故痈疽之发，未有不从营气之郁滞，因而血结痰滞蕴祟热毒为患。治之之法，妙在通经之结，行血之滞，佐之以豁痰理气解毒。是方穿山甲以攻坚，皂刺以达毒所，白芷、防风、陈皮通经理气而疏其滞，乳香定痛和血，没药破血散结，赤芍、归尾以驱血热而行之，以破其结。佐以贝母、金银花、甘草，一以豁痰解郁，一以散毒和血，其为溃坚止痛宜矣。然是方为营卫尚强，中气不亏者设。若脾胃素弱，营卫不调，则有托里消毒散之法，必须斟酌而用。此薛己所论千古不易之治也。因附治疡用方之法于后，使学人服膺云。薛己曰：治疡之法，若肿高焮痛者，先用仙方活命饮解之，后用托里败毒散。漫肿微痛者，用托里散，如不应，加姜、桂。若脓出而反痛，气血虚也，八珍散。不作脓不腐溃，阳气虚也，四君加归、芪、肉桂。不生肌、不收敛，脾气虚也，四君加芍药、木香。恶寒僧寒，阳气虚也，十全大补加姜、桂。晡热内热，阴血虚也，四物加参、芪。欲呕作呕，胃气虚也，六君加炮姜。自汗、盗汗，五脏虚也，六味九料加五味子。食少体倦，脾气虚也，补中益气加茯苓、半夏。喘促咳嗽，脾肺虚也，前汤加麦冬、五味。欲呕少食，脾胃虚也，人参理中汤。腹痛泄泻，脾胃虚寒也，附子理中汤，热渴淋秘，肾虚阴火也，加减八味丸。大凡怯弱之人，不必分其肿溃，惟当先补胃气。盖疮疡之作，缘阴阳亏损，其脓既泄，气血愈虚，岂有不宜补者哉！或疑参、满中，间有用者，又加发散败毒，所补不偿所损。又或以有疾不服补剂，因而致误者多矣。可胜惜哉！

阳和汤
《医方集解》

〖方剂组成〗熟地、肉桂、白芥子、姜炭、生甘草、麻黄、鹿角胶。

〖作用机制〗温阳散结。

〖主治要点〗① 痈疽；② 恶疮；③ 漫肿无头；④ 皮色不变；⑤ 酸痛无热。

〖思路拓展〗

1.《成方便读》：夫痈疽流注之属于阴寒者，人皆知用温散之法，然痰凝血滞之证，若正气充足者，自可运行无阻，所谓邪之所凑，其气必虚，故其所虚之处，即受邪之处。疡因于血分者，仍必从血而求之。故以熟地大补阴血之药为君；恐草木无情，力难充足，又以鹿角胶有形精血之属以赞助之；但既虚且寒，又非平补之性可收速效，再以炮姜之温中散寒，能入血分者，引领熟地、鹿角胶直入其地，以成其功；白芥子能祛皮里膜外之痰，桂枝入营，麻黄达卫，共成解散之勋，以宣熟地、鹿角胶之滞；甘草……协和诸药。

2.《外科症治全生集》：夫色之不明而散漫者，乃气血两虚也；患之不痛而平塌者。毒痰凝结也。治之之法，非麻黄不能开其腠理，非肉桂、炮姜不能解其寒凝，此三味虽酷暑不可缺一也。腠理一开，寒凝一解，气血乃行，毒亦随之消矣。

飞龙夺命丹
《普济方》

〖方剂组成〗朱砂、天南星、半夏、黄丹、血竭、乳香、没药、硼砂、硇砂、信石、麝香、巴豆、斑蝥。

〖作用机制〗温阳散结。

〖主治要点〗① 恶疮；② 疔毒；③ 痈疽；④ 湿毒；⑤ 喉闭；⑥ 腹痛；⑦ 中寒；⑧ 中毒。

〖思路拓展〗

1.《医方集解》：以毒攻毒。治一切疔肿痈疽，恶疮初发，或发而黑陷，毒气内攻者。此十二经通行之药也，毒气内攻，疮疡黑陷，非平剂所能胜。南星、雄黄、黄丹、味辛性燥，能杀毒破痰；巴豆、硇砂，大毒大热，能祛寒化积；斑蝥、蟾酥辛寒至毒，能拔疔肿，下恶物。斑蝥能泻毒从小便出，巴豆能泻毒从大便出。信石燥烈劫痰,麝香香窜通窍,乳香能使毒气外出,不致内攻,引之以酒,使行经络,无毒不泻也,此乃厉剂,所谓药不瞑眩,厥疾不瘳,此类是也。《玉机微义》曰,此方世俗多用之,然香窜燥毒之剂,盖无经不至者,备汗吐下三法,病因食一切禽兽毒发及疮,脉沉细紧数,毒蕴在里,并湿毒,用之神效,若大热大渴,毒气燃发,脉浮洪在表,及膏粱积热之人,不宜轻用,世人多不分此,又有以半夏代雄黄者,殊不知雄黄治诸疮,及百节中大风中恶者之意也。

2.《灵药秘方》飞龙夺命丹:玄精石、白矾、皂矾、火消、硼砂、硇砂、朱砂、雄黄、汞。上为末,入锅炒老黄色取起,加汞二两,朱砂五钱,雄黄五钱,入罐封固,如前火候冷定开取升药。又加生药入罐,打火四炷香,药俱同前,但分量不同,汞、砂、雄、硼、硇分两俱同前,惟玄精石。皂矾一两,白矾一两,消一两五钱,照前炒、研细,入罐封固,火候俱同前,冷取升药。又加消七钱,皂七钱,白矾七钱,明雄一钱,共研,打火同前、取出升药,又照前配,打火三炷香。功能败毒,主治疮疡。

3.《救伤秘旨》飞龙夺命丹:硼砂、地鳖虫、自然铜、血竭、木香、当归、桃仁、蓬术、五加皮、猴骨、玄胡索、三棱、苏木、五灵脂、赤芍、韭子、蒲黄、破故纸、广皮、川贝、枳壳、朱砂、葛根、寄生、肉桂、乌药、羌活、麝香、杜仲、秦艽、前胡、土狗、青皮。主治跌打损伤。

雄黄解毒丸

《幼科发挥》

〖方剂组成〗雄黄、郁金、大黄、巴豆。

〖作用机制〗解毒散结。

〖主治要点〗① 恶疮;② 疔毒;③ 痈疽;④ 疮毒入腹;⑤ 喉闭。

〖思路拓展〗

1.《育婴秘诀》雄黄解毒丸:雄黄、郁金、巴豆、乳香、没药。上药各制为末,醋糊为丸如小豆大,朱砂为衣。每服五至七丸。主治疮痈发搐。小儿胎毒所致疮痈,腹胀便秘,肤无血色,目闭不开而发搐者。疔疮数日,毒气入内。

2.《医方集解》:治缠喉急痹。咽在后主食,喉在前主气,十二经中,唯足太阳主表,别下项,余经皆内循咽喉,尽得以病之,而缠在君相二火,喉主天气,属肺金,变动为燥,燥则涩而闭,咽主地气,属脾土,变动为湿,湿则肿而胀,皆火郁上焦,致痰涎气血结聚于咽喉,肿达于外,麻痒且痛,为缠喉风,肿于两旁为喉痹。此手足少阴少阳药也。吴鹤皋曰:缠喉急痹,缓治则死,雄黄能破结气,郁金能散恶血,巴豆能下稠涎,丹溪生平不用厉剂,此盖不得已而用者乎。单蛾双蛾,木舌子舌,胀缠喉风,走马喉风,病同于火,故不分也,惟缠喉走马,杀人最速,张子和曰,治喉痹用针出血,最为上策,内经,火郁发之,发谓发汗,出血者乃发汗之一端也。

生肌散

《仁术便览》

〖方剂组成〗赤石脂、海螵蛸、龙骨、乳香、没药、血竭、轻粉、朱砂、郁金、黄丹、黄连、白芷。

〖作用机制〗敛肌生肉。

〖主治要点〗① 痈疽;② 恶疮;③ 疮口溃后不敛。

〖思路拓展〗

《医方集解》:敛疮长肉。疮初起者禁之。寒水石、滑石、龙骨、海螵蛸、密陀僧、枯矾、铅粉、干胭脂。共为细末,掺疮口上。此阳明药也。阳明主肌肉,疮口不敛,盖因脓水散溢而溃烂也。石膏亦名寒水石,李时珍曰唐宋诸方寒水石即石膏。滑石解肌热,龙骨、枯矾、善收涩,胭脂活血解毒、螵蛸、陀僧、定粉、收湿燥脓,故能敛疮而生肉也。又方槟榔、枯矾、陀僧、黄丹、血竭、轻粉,亦名生肌散。张子和方:黄连、密陀僧、胭脂、绿豆粉、雄黄、轻粉,亦名生肌散,治同。

蟾蜍膏

《圣济总录》

〖方剂组成〗蟾蜍、硫黄、乳香、木香、桂枝、露蜂房。

〖作用机制〗解毒消肿。

〖主治要点〗① 痈疽;② 疮疡;③ 瘰疬;④ 瘤肿;⑤ 癥瘕;⑥ 积聚。

〖思路拓展〗

1.《圣济总录》:上为末,用清油一两,调药末,入瓷碗盛,于铫子内重汤熬,不住手搅,令成膏。绢上摊贴之,候清水出,更换新药。疮患甚者,厚摊药贴之。主治一切等疾,经月不愈,将作冷瘘。

2.《三因极一病证方论》蟾蜍膏:大虾蟆、乱发、猪脂油。同煎二物略尽,滤去滓,凝如膏。主治附骨疽。久不愈,脓汁败坏,或骨从疮孔出。贴之。凡欲贴疮,须先以桑白皮、乌豆煎汤,淋洗,拭干,以龙骨煅为粉,掺疮四边令易收,然后方用贴药。

耆婆万病丸

《备急千金要方》

〖方剂组成〗牛黄、麝香、犀角、桑白皮、茯苓、干姜、桂心、当归、川芎、芍药、甘遂、黄芩、蜀椒、细辛、桔梗、巴豆、前胡、紫菀、蒲黄、葶苈、防风、人参、朱砂、雄黄、黄连、大戟禹。

〖作用机制〗解毒消肿。

〖主治要点〗① 痞块;② 癫痫;③ 疰忤;④ 飞尸;⑤ 蛊毒;⑥ 黄疸;⑦ 疟疾;⑧ 水肿;⑨ 头风;⑩ 咳

嗽;⑪ 积聚;⑫ 疑难杂症。

〖思路拓展〗

1.《备急千金要方·耆婆万病丸》:治七种痞块,五种癫病。十种疰忤,七种飞尸,十二种蛊毒,五种黄病,十二时疟疾,十种水病,八种大风,十二种羸癖,并风入头眼暗漠漠,及上气咳嗽,喉中如水鸡声,不得眠卧,饮食不作肌肤,五脏滞气,积聚不消,壅闭不通,心腹胀满,及连胸背鼓气坚结流入四肢,或复叉心膈气满时定时发,十年、二十年不瘥。五种下痢疳虫寸白诸虫,上下冷热,久积痰饮,令人多睡,消瘦无力,荫入骨髓便成滞,患身体气肿,饮食呕逆,腰脚酸痛,四肢沉重,行立不能久,妇人因产冷入子脏,脏中不净,或闭塞不通,胞中瘀血,冷滞出流不尽,时时疼痛为患,或因此断产,并小儿赤白下痢,及狐臭、耳聋、鼻塞等病。此药以三丸为一剂,服药不过三剂,万病悉除,说无穷尽,故称万病丸。吐利以后,常须闭口少语,于无风处温床暖室将息。若旅行卒暴,无饮,以小便送之为佳,若一岁以下小儿有疾者,令乳母服两小豆,亦以吐利为度。近病及卒病皆用,多积久病即少服,常取微溏利为度。卒病欲死,服三丸如小豆,取吐利即瘥。卒得中恶噤,服二丸如小豆,暖水一合灌口令下,微利即瘥。诸有痰饮者,服三丸如小豆。五疰鬼刺客忤,服二丸如小豆,不瘥,间日更服三丸。男女邪病,歌哭无时,腹大如妊娠,服二丸如小豆,日三夜一,间食服之。大痢,服一丸如小豆,日三。猫鬼病,服三丸如小豆,未瘥更服。蛊毒吐血,腹痛如刺,服二丸如小豆,不瘥更服。疟病未发前,服一丸如小豆,不瘥,后日更服。冷癖,服三丸如小豆,日三,皆间食服之常令微溏利。宿食不消,服二丸如小豆,取利。癥瘕积聚,服二丸如小豆,即瘥。水病,服三丸如小豆,日三,皆间食服之,以利瘥止。拘急心腹胀满心痛,服二丸如小豆,不瘥更服。上气喘逆,胸满不得卧,服二丸如小豆,不瘥更服。痔湿,以一丸如杏仁大,和酢二合灌下部,亦服二丸如小豆。鼻衄,服二丸如小豆,日三,皆间食服之,瘥止,人弱隔日服。头痛恶寒,服二丸如小豆,日三,覆取汗。伤寒时行,服二丸如小豆,日三,间食服之。小便不通,服二丸如小豆,不瘥,明日更服。大便不通,服二丸如小豆,又纳一丸下部中即通。耳聋聤耳,以绵裹一丸如小枣核大,塞之瘥。痈肿、疔肿、破肿,纳一丸如麻子大,日一敷,其根自出,瘥。凡疔肿血出,以猪脂和敷。有孔,纳孔中,瘥止。胸背腰胁肿,以酢和敷肿上,日一易,又服二丸如小豆。癫疮,先以酢泔洗后,取药和猪脂敷之。疮有孔,以一丸如小豆,纳孔中,兼和猪脂敷之。痔疮,取药涂绵箸上,纳孔中,日别易,瘥止。瘰疬,以酢和敷上瘥。恶刺,以一丸纳疮孔中,即瘥。诸冷疮积年不瘥者,以酢和涂疮上,作饼贴之瘥。疮癣,先以布揩汁出后,取酢和敷上,日别一易,立瘥。蝎螫,以少许敷螫处。蜂螫,以少许敷螫处。蝮蛇螫,取少许纳螫处,若毒入腹,心闷欲绝者,服三丸如小豆。妇人诸疾,胞衣不下,服二丸如小豆,取吐利即出。小儿客忤,服二丸如米粒,和乳汁敷乳头令咽之。小儿惊痫,服二丸如米粒,涂乳头,令咽之随儿大小量与。小儿乳不消,心腹胀满,服二丸如米粒,涂乳头,令咽之,不瘥更服。

2.《太平惠民和剂局方·耆婆万病丸》:芍药、肉桂、川芎、川椒、干姜、防风、茯苓、蒲黄、前胡、大戟、葶苈、麝香、细辛、雄黄、朱砂、蜈蚣、芫青、石蜥蜴。上为细末,入研药匀,炼蜜为丸,如小豆大,若一岁以下小儿有疾者,令乳母服两小豆大,亦以吐利为度。近病及卒病用多服,积久疾病即少服,常服微溏利为度。卒病欲死,服一二丸,取吐利即瘥;卒中恶,口噤,服二丸,浆一合下,利即瘥;五注鬼刺客忤,服二丸。男、女邪病歌哭,腹大如妊身,服二丸,日三、夜一,间食服之。蛊毒吐血,腹痛如刺,服二丸,不瘥,更服。

疟病，未发前服一丸，未瘥，更服。诸有痰饮者，服三丸。冷癖，服三丸，日三服，皆间食，常令微溏利。宿食不消，服二丸，取利。瘕癥积聚，服二丸，日三服。拘急，心腹胀满，心痛，服三丸。上气呕逆，胸满不得卧，服二丸，不瘥，更服。大痢，服二丸，日三服。痔湿，服二丸，以一丸如杏仁大，和醋二合，灌下部中。水病，服三丸，日再服，间食服之，瘥止，人弱，即隔日服。头痛恶寒，服二丸，复取汗。伤寒天行，服二丸，日三服，间食服之。小便不通，服二丸，不瘥，明日再服。大便不通，服三丸，又内一丸下部中即通。耳聋、耳，以绵裹如枣核，塞之。鼻衄，服二丸。痈肿、疔肿、破肿，内一丸如麻子大，日一敷之，根亦自出。犯疔肿血出，以猪脂和涂，有孔，内孔中，瘥。癞疮，以酢泔洗讫，取药和猪脂敷之；漏疮有孔，以一丸内孔中，和猪脂敷上。痔疮，涂绵筋上，内孔中，日别易，瘥止。瘰疬，以酢和涂上，瘥。癣疮，以布揩令汗出，以酢和涂上，日一易，瘥，止。胸、背、腰、胁肿，以醋和敷肿上，日一易，又服二丸。诸冷疮积年不瘥，以酢和，涂之。恶刺，以一丸内疮孔中，即瘥。蝮蛇螫，以少许内螫处，若毒入腹，心烦欲绝者，服三丸。蜂螫，以少许敷之瘥。妇人诸疾，胞衣不下，服二丸。小儿惊痫，服一丸如米许，以涂乳，令嗍之，看儿大小加减。小儿客忤，服一丸如米，和乳涂乳头，令嗍之。以意量之。蝎螫，以少许敷之瘥。小儿乳不消，心腹胀满，服一丸如米许，涂乳头令嗍之，即瘥。

跋

　　1974年甲寅秋月,先师章肖峰公以《本经疏证》《删补名医方论》课徒,余之中国方药医学基础由此奠定。1988年戊辰冬月,余追随姜春华老师、沈自尹老师从事中西汇通医学研究。姜春华老师诲余曰:方药之学本于《神农本草》,子其深究。其间虽几经习读姜老《神农本草经主治释义》,因功力不济,仍然一知半解。2016年丙申冬月,余年六十再读《神农本草经》,始悟本草之要在于药物主治而不在药物功效。有是治而后有是功效,功效据主治而倒推。是故《中国方药医学》悉以药物主治为阐述重点,以药领方,以方证药。纰漏谬误之处在所难免,尚祈贤达不吝教正则幸甚。

　　临方制药颇宜深究。秦汉440年间,仲景本伊芳尹之法,伊芳尹本神农之经。《伤寒论》一百一十三方。散剂七:五苓散、文蛤散、白散、四逆散、半夏散、烧裈散、牡蛎泽泻散;散剂煮汤一:瓜蒂散;丸剂三:乌梅丸、理中丸、麻子仁丸;丸剂煮汤二:抵当丸、大陷胸丸;外用二:蜜煎导方、猪胆汁方。余九十八方皆为汤剂,可见仲景处方汤剂居多。如天下第一方桂枝汤,桂枝三两、芍药三两、炙甘草二两、生姜三两、大枣十二枚。右五味,哎咀。以水七升,微火煮取三升,去滓,适寒温,服一升。服已须臾,啜热稀粥一升余,以助药力,温覆令一时许,遍身微似有汗者益佳,不可令如水流漓,病必不除。若一服汗出病差,停后服,不必尽剂;若不汗,更服,依前法;又不汗,后服小促役其间,半日许,令三服尽;若病重者,一日一夜服,周时观之。服一剂尽,病证犹在者,更作服;若汗不出者,乃服至二三剂。禁生冷、黏滑、肉面、五辛、酒酪、臭恶等物。惜此妙法,至今几近绝迹。两晋至隋唐640年间,临证处方虽仍以汤剂为主,但丸散制剂逐渐增多。《备急千金要方》卷十五热痢方剂有陟厘丸、乌梅丸、松皮散、苦参橘皮丸、三黄白头翁汤、龙骨丸、白头翁汤、茯苓汤、温脾汤、黄连汤、女萎丸、圣汤等十二首,汤剂居半,丸剂次之,散剂仅一。《外台秘要》卷第八痰厥头痛方八首,汤剂五,散剂煮汤一,散剂一,散剂外敷一。两宋320年间一改秦汉遗风。《圣济总录》两万方剂,几近丸散或散剂煮汤。其中极多方名为某某汤,其实仍制散煮汤。所谓"一切为散遂忘汤法"。兹录《圣济总录》卷二十《诸痹门·风湿痹》所例方剂制备以见斑豹。防己汤:上九味粗捣筛,每服五钱匕,水一盏半煎至八分,去滓温服。海桐皮汤:上一十五味锉如麻豆,每服四钱匕,水一盏煎至七分,去滓温服。白花蛇丸:上一十五味为细末,糯米粥和捣三百杵,丸如小豆大,每服十丸。草薢丸:上六味为细末,炼蜜丸如梧桐子大,每服三十丸。防己汤:上五味粗捣筛,每服五钱匕,水一盏半煎至一盏,去滓温服。苍耳饮:上一味为末,每服二钱匕,水一盏煎至七分,去滓温服。大黄丸:上二十六味捣罗为末,炼蜜和丸如梧桐子大,每服五丸。乳香丸:上一十味捣罗为末,酒煮面糊和丸,如梧桐子大,每服十丸至十五丸。楮实丸:上六味捣罗为末,炼蜜和丸如梧桐子大,每服三十丸。菖蒲散:

上四味细锉,以清酒二斗渍一宿曝干,复纳酒中如此,以酒尽为度,曝干,捣罗为散。每空腹暖酒调一钱匕,日二服。芍药饮:上四味粗捣筛,每服五钱匕,水一盏半煎至八分,去滓温服。防己饮:上五味粗捣筛,每服五钱匕,水一盏半煎至八分,去滓温服。芍药饮:上四味锉如麻豆,每服五钱匕,水一盏半煎至八分,去滓温服。侧子浸酒方:上二十味锉如麻豆大,以生绢囊贮,用清酒三斗浸,初服三合。巨胜浸酒方:上三味锉令匀细,生绢囊贮,以酒二斗浸,每服五合。牛膝大豆浸酒:上三味拌匀,同蒸倾出,绢囊贮,以酒三斗浸经宿,每服三合。治一切风脚膝之疾方:上二味蒸令气溜,毡袋盛之,以足踏践袋上,冷则易之。陈元膏方:上一十五味锉切如豆粒,于净器中煎令小沸,浓绵滤去滓,瓷合盛,搅至凝止,每用涂摩病处。涂摩膏方:上二十一味,以酒渍一宿,以慢火从旦煎至晚,其膏成,以药摩之。《苏沈良方·论汤散丸》曰:汤散丸各有所宜。古方用汤最多,用丸散者殊少。煮散古方无用者,惟近世人为之。大体欲达五脏四肢者莫如汤,欲留膈胃中者莫如散,久而后散者莫如丸。又无毒者宜汤,小毒者宜散,大毒者宜用丸。又欲速用汤,稍缓用散,甚缓者用丸,此大概也。近世用汤者全少,应汤者全用煮散。大率汤剂气势完壮,力与丸散倍蓰。煮散,多者一啜,不过三五钱极矣。煮散为汤是两宋临床医学的重要特征。明朝274年间承袭两宋多散少汤特点,洪武政府撰刊《普济方》61 739方可证。清朝276年间政府无大型方书纂刊,《医宗金鉴》有汤有散难分伯仲。《辨证录》汤剂居多,《奇效良方》散剂为主。煮散为汤优点有三:一者节省药材避免浪费;二者药味多药量少适于疑难杂病;三者煎服便利宜于推广。余常令患者将所购方药自行置粉碎机器粉碎,或煮散为汤,或依散酌服,深受称道。噫!朝闻道夕躬行。渔猎千秋吐方药之秘,上池漱润达性命之微,悠然灿然,非夫煮散为汤乎。是为跋。

2019 年己亥夏月蔡定芳跋于上海中医药大学附属曙光医院

附方索引

一　画

二气散 ···················· 209
白牵牛、黑牵牛、大麦面。（《宣明论方》）

二　画

二气丹 ········· 14,51,235,236
消石、硫黄。（《重订严氏济生方》）

二加龙牡汤 ················ 264
龙骨、甘草炙、牡蛎、芍药、大枣、生姜、白薇、附子。（《外台秘要》）

二至丸 ················ 200,201
女贞子、旱莲草。（《医便》）

二陈汤 ········· 111,115,121,151
半夏、陈皮、茯苓、甘草。《太平惠民和剂局方》

二姜丸 ····················· 44
干姜、良姜。（《太平惠民和剂局方》）

十二物寒水石散 ············· 80
寒水石、芒硝、滑石、石膏、赤石脂、青木香、大黄、甘草、黄芩、防风、川芎、麻黄根。（《千金要方》）

十枣汤 ········· 12,194,206,209,212
芫花、大戟、甘遂、大枣。（《伤寒论》）

十神汤 ····················· 58
川芎、炙甘草、麻黄、升麻、葛根、赤芍、白芷、陈皮、紫苏、香附子。（《千金翼方》）

丁香草果散 ················ 119
丁香、草果、麦冬、人参、茯苓、半夏、炙甘草、淡竹叶。（《洪氏集验方》）

七宝美髯丹 ················ 171
赤何首、白何首、赤茯苓、白茯苓、牛膝、当归、枸杞子、菟丝子、补骨脂。（《积善堂经验方》）

七厘散 ···················· 184
乳香、血竭、麝香、冰片、没药、红花、朱砂、儿茶。（《良方集腋》）

八宝丹 ···················· 251
珍珠、冰片、牛黄、象皮、琥珀、龙骨、轻粉、芦甘石。（《疡医大全》）

人参建中汤 ················ 133
炙甘草、桂枝、生姜、大枣、芍药、胶饴、人参。（《景岳全书》）

人参黄芪散 ················ 133
天冬、半夏、知母、桑白皮、赤芍、黄芪、紫菀、甘草、茯苓、柴胡、秦艽、生地、地骨皮、人参、桔梗、鳖甲。（《太平惠民和剂局方》）

人参散 ···················· 133
人参、枳壳、五味子、桂心、柏子仁、熟地、山茱萸、菊花、茯神、枸杞。（《普济方》）

人参紫菀汤 ················ 275
人参、五味子、甘草、桂枝、紫菀、款冬花、杏仁、砂仁、罂粟壳。（《是斋百一选方》）

九味羌活汤 ············ 13,22,33

羌活、防风、细辛、苍术、白芷、川芎、黄芩、生地、甘草。(《此事难知》)

三 画

三才丸 …………………………………… 103
人参、天冬、熟地。(《儒门事亲》)

三仁汤 …………………… 111,114,128,129
生苡仁、白蔻仁、杏仁、滑石、厚朴、半夏、竹叶、通草。(《温病条辨》)

三甲复脉汤 ……………………………… 197
生牡蛎、生鳖甲、生龟甲、炙甘草、地黄、生白芍、麦冬、麻仁、阿胶。(《温病条辨》)

三生饮 …………………………… 12,148,377
南星、木香、川乌、附子。(《太平惠民和剂局方》)

三物小白散 ……………………………… 210
桔梗、巴豆、贝母。(《伤寒论》)

三物备急丸 ……………………………… 210
大黄、干姜、巴豆。(《金匮要略》)

三金汤 …………………………………… 124
金钱草、海金沙、生鸡内金、石韦、瞿麦、冬葵子。(上海中医药大学附属曙光医院)

下瘀血汤 …… 165,169,180,181,186,244
大黄、桃仁、䗪虫。(《金匮要略》)

大七气汤 ………………………………… 182
香附、山奈、桔梗、陈皮、青皮、藿香、蓬术、益智、官桂、甘草、青木香、生姜、大枣。(《仁术便览》)

大已寒丸 ………………………………… 42
荜茇、肉桂、干姜、高良姜。(《太平惠民和剂局方》)

大车鳌散 ………………………………… 207
车鳌、大戟、芫花、漏芦、炙甘草、槟榔、菊花、大黄、腻粉。(《卫济宝书》)

大芦荟丸 ………………………………… 237
芦荟、木香、青皮、胡黄连、黄连、芜荑、雷丸、鹤虱、麝香。(《小儿药证直诀》)

大连翘汤 ………………………………… 65
连翘、瞿麦、荆芥、木通、车前子、赤芍、当归、防风、柴胡、滑石、蝉蜕、甘草、山栀仁、黄芩。(《仁斋直指小儿方论》)

大羌活汤 ………………………………… 22
防风、羌活、独活、防己、黄芩、黄连、苍术、白术、炙甘草、细辛、知母、川芎、地黄。(《此事难知》)

大补阴丸 …………… 12,194,197,204,205
熟地黄、盐知母、盐黄柏、醋龟甲、猪脊髓。(《丹溪心法》)

大青饮 …………………………………… 73
大青、吴蓝、石膏、芍药。(《圣济总录》)

大建中汤 …… 14,47,50,133,134,147,168
饴糖、蜀椒、干姜、人参。(《金匮要略》)

大承气汤 …… 12,27,28,134,175,218,233,
238,239,244
大黄、芒硝、枳实、厚朴。(《伤寒论》)

大䗪虫丸 ………………………………… 187
䗪虫、蛴螬、干地黄、牡丹、干漆、芍药、牛膝、土瓜根、桂心、吴茱萸、桃红、黄芩、杜蒙、茯苓、海藻、水蛭、芒硝、人参、葶苈。(《备急千金要方》)

大秦艽汤 ………………………………… 289
秦艽、甘草、川芎、当归、白芍、细辛、羌活、防风、黄芩、石膏、白芷、白术、生地、熟地、茯苓、独活。(《素问病机气宜保命集》)

大造丸 …………………………………… 220
紫河车、干地黄、熟地、麦冬、天冬、当归、枸杞、五味子、牛膝、杜仲、小茴香、黄柏、白术、陈皮、干姜、侧柏叶。(《医灯续焰》)

大造丸 …………………………………… 220
紫河车、生地、天冬、杜仲、当归、人参、五味子、麦冬、败龟甲、牛膝。(《何氏济生论》)

大造丸 ······································ 220
　　紫河车、败龟甲、黄柏、杜仲、牛膝、生地、天门
　　冬、麦冬、人参。（《扶寿精方》）
大黄汤 ·························· 27,28,53,68,70
　　大黄、黄芩。（《圣济总录》）
大黄牡丹汤 ···················· 75,165,181,233
　　大黄、丹皮、桃仁、冬瓜子、芒硝。（《金匮要略》）
大黄黄柏栀子芒硝汤 ························ 235
　　大黄、黄柏、芒硝、栀子。（《备急千金要方》）
大黄䗪虫丸 ···· 68,146,165,166,180,181,187,
　　　　　　　　　188,193,196,234,244
　　大黄、䗪虫、水蛭、虻虫、蛴螬、干漆、桃仁、苦杏
　　仁、黄芩、地黄、白芍、甘草。（《金匮要略》）
大菟丝子 ···································· 225
　　菟丝子、肉苁蓉、黑附子、五味子、鹿茸、鸡腿胫、
　　桑螵蛸。（《医学入门》）
大戟散 ······································ 207
　　大戟、干姜。（《圣济总录》）
大蓟根散 ···································· 300
　　大蓟。（《圣济总录》）
大蓟散 ······································ 300
　　大蓟根、犀角屑、升麻、桑白皮、杏仁、蒲黄、桔
　　梗、炙甘草。（《重订严氏济生方》）
大蜈蚣散 ···································· 332
　　蜈蚣、鱼鳔、左蟠龙。（《杂病源流犀烛》）
大腹皮散 ···································· 156
　　大腹皮、前胡、木通、赤茯苓、枳壳、桑根白皮、汉
　　防己、羌活、桂心、紫苏茎叶、酸枣仁、郁李仁、赤
　　芍药、大黄、槟榔。（《太平圣惠方》）
大腹皮散 ···································· 156
　　大腹皮、高良姜、芍药、吴茱萸。（《圣济总录》）
大橘皮汤 ···································· 151
　　橘皮、厚朴、猪苓、泽泻、白术、槟榔、赤茯苓、陈
　　皮、半夏、山楂肉、苍术、藿香、茯苓、木香、滑石。

（《证治准绳》）
万灵膏 ······································ 210
　　香油、槐枝、柳枝、桃枝、榴枝、椿枝、杏枝、楮枝、
　　两尖、白芷、赤芍、大黄、人参、黄连、白芍、草乌、
　　桔梗、苦参、川芎、生地、川椒、胎发、穿山甲、熟
　　地、槐子、杏仁、当归、蓖麻、巴豆、黄柏、木鳖、橘
　　皮、生川乌。（《医便》）
小牛角䚡散 ·································· 303
　　牛角䚡、鹿茸、禹余粮、当归、干姜、续断、阿胶、
　　乌贼骨、龙骨、赤小豆。（《备急千金要方》）
小半夏汤 ·························· 18,115,142
　　半夏、生姜。（《金匮要略》）
小青龙汤 ········ 14,16,18,44,91,96,144,208,
　　　　　　　　214,215,244,274,276,284,285,290
　　麻黄、桂枝、芍药、半夏、干姜、细辛、五味子、甘
　　草。（《伤寒论》）
小青龙汤 ········ 14,16,18,44,91,96,144,208,
　　　　　　　　214,215,244,274,276,284,285,290
　　麻黄、桂枝、芍药、细辛、干姜、五味子、炙甘草、
　　半夏。（《伤寒论》）
小建中汤 ············· 14,16,32,49,50,138,147
　　饴糖、桂枝、炙甘草、大枣、芍药。（《金匮要略》）
小柴胡汤 ········ 18,57,68,133－135,144,145,
　　　　　　　　　161,198,236,240,285,298,377
　　柴胡、人参、黄芩、半夏、生姜、红枣、甘草。（《伤
　　寒论》）
小消化水丸 ································ 208
　　芫花、甘遂、大黄、葶苈、巴豆。（《外台秘要》）
小蓟饮子 ························ 298,301,308
　　生地黄、小蓟、滑石、木通、蒲黄、藕节、淡竹叶、
　　当归、山栀子、甘草。（《重订严氏济生方》）
小蓟散 ······································ 301
　　小蓟、百草霜、炒蒲黄、醋香附。（《重订囊秘
　　喉书》）

山栀子汤 ·······················403
　栀子、大黄、黄芩、知母、炙甘草。《圣济总录》

山楂益母草汤 ·················185
　山楂、益母草、当归、川芎、陈皮、香附、干姜。
　《罗氏会约医镜》

川芎石膏散 ·················179
　川芎、石膏、升麻、细辛、草乌、白芷、防风、羌活。
　《古今医统大全》

川芎茶调散 ·················179
　川芎、白芷、羌活、细辛、防风、荆芥、薄荷、甘草。
　《太平惠民和剂局方》

川芎香附汤 ·················153
　川芎、香附、羌活、苍术、细辛、茵陈、菊花、薄荷、
　白芷、荆芥、甘草。《古今医统大全》

川芎散 ·······················179
　川芎、人参、吴茱萸、茯苓、桔梗、当归、厚朴、芍
　药、枳壳、炙甘草。《医学正传》

己椒苈黄丸 ·············47,236
　防己、椒目、葶苈、大黄。《金匮要略》

女贞皮酒 ·····················200
　女贞皮、白酒。《中国医学大辞典》

女贞汤 ·······················200
　女贞子、生地、龟甲、当归、茯苓、石斛、花粉、草
　薢、牛膝，车前子、大淡菜。《医醇剩义》

马前散 ·······················380
　番木鳖、山芝麻、乳香、箬叶、穿山甲。《本草纲
　目拾遗》

四　画

王不留行散 ····68,146,168,244,395,400,401
　王不留行、细叶、桑根白皮、甘草、川椒、黄芩、干
　姜、芍药、厚朴。《金匮要略》

开关散 ·······················251
　香附、川芎、荆芥穗、僵蚕、细辛叶、猪牙皂角。

《幼幼新书》

天门冬丸 ·····················103
　天门冬、牛膝、麦冬、人参、紫菀、黄芪、杏仁、茯
　苓、鳖甲、薯蓣、五味子、石斛、枸杞、熟地、沉香、
　诃黎勒皮、肉苁蓉。《太平圣惠方》

天门冬丸 ·····················103
　天门冬、炙甘草、杏仁、贝母、茯苓。《普济本
　事方》

天台乌药散 ·············132,154
　天台乌药、木香、小茴香、青皮、高良姜、槟榔、川
　楝子、巴豆。《医学发明》

天麻丸 ·······················313
　天麻、独活、附子、麻黄、乌蛇肉、人参、防风、细
　辛、当归、白术、羚羊角、薏苡仁、干蝎、牛膝、川
　芎、茯神、天南星、白僵蚕、牛黄、龙脑、麝香、丹
　砂。《圣济总录》

天麻钩藤饮 ·················312
　天麻、钩藤、石决明、山栀、黄芩、川牛膝、杜仲、
　益母草、桑寄生、夜交藤、朱茯神。《杂病证治
　新义》

天雄散 ·············13,14,42,244
　天雄、五味子、远志、苁蓉、蛇床子、菟丝子。
　《备急千金要方》

天雄散 ·············13,14,42,244
　天雄、白术、桂枝、龙骨。《金匮要略》

天雄散 ·············13,14,42,244
　天雄、防风、川芎、人参、独活、桂心、葛根、莽草、
　白术、远志、薯蓣、茯神、山茱萸。《备急千金
　要方》

天雄散 ·············13,14,42,244
　天雄、麻黄、枳壳、桂心、石龙芮、独活、人参、防
　风、茯神、杜仲、草薢、丹参、羌活、当归、五味子、
　牛膝、细辛。《奇效良方》

无比薯蓣丸 ·················142

山药、肉苁蓉、五味子、菟丝子、杜仲、牛膝、山萸肉、地黄、泽泻、茯神、巴戟、赤石脂。（《备急千金要方》）

云母膏 ·················· 248,317,395,401,402
云母、消石、甘草、槐枝、柏叶、柳枝、桑白皮、陈皮、桔梗、防风、桂心、苍术、菖蒲、黄芩、高良姜、柴胡、厚朴、人参、芍药、胡椒子、龙胆草、白芷、白及、白蔹、黄芪、川芎、茯苓、夜合花、附子、盐花、松脂、当归、木香。（《苏沈良方》）

木防己加茯苓芒硝汤 ··············· 235
木防己、桂枝、人参、茯苓、芒硝。（《医宗金鉴》）

木防己汤 ··················· 16,134,292
木防己、石膏、桂枝、人参。（《金匮要略》）

木香调气散 ······················ 154
木香、白豆蔻、丁香、檀香、藿香、炙甘草、砂仁。（《万病回春》）

五子衍宗丸 ······················ 225
枸杞子、菟丝子、覆盆子、五味子、车前子。（《丹溪心法》）

五仁丸 ··············· 89,91,98,267
杏仁、桃仁、柏子仁、松子仁、郁李仁、陈皮。（《世医得效方》）

五叶芦根汤 ······················ 113
藿香叶、薄荷叶、鲜荷叶、冬瓜子、佩兰叶、枇杷叶、活水芦根。（《湿热病篇》）

五加皮酒 ························ 294
五加皮、当归、牛膝、高粱米酒。（《本草纲目》）

五加皮散 ························ 294
五加皮、防风、白术、附子、萆薢、川芎、桂心、赤芍、枳壳、荆芥、羚羊角屑、丹参、麻黄、羌活、炙甘草。（《太平圣惠方》）

五加皮散 ························ 294
五加皮、杜仲。（《卫生家宝》）

五苓散 ··········· 16,43,49,67,68,115-117,
125,126,141,142,187,194,212-215,244
猪苓、茯苓、白术、泽泻、桂枝。（《伤寒论》）

五味子膏 ························ 143
北五味子。（《医学入门》）

五味细辛汤 ······················ 143
五味子、细辛、干姜、茯苓、甘草。（《鸡峰普济方》）

五淋散 ··················· 70,111,212
当归、赤芍、赤茯苓、甘草、山栀子。（《鸡峰普济方》）

不换金正气散 ····················· 112
厚朴、苍术、陈皮、半夏、藿香叶、炙甘草、草果。（《古今医统大全》）

车前子散 ························ 123
车前子、王不留行、冬葵子、生地、桂心、炙甘草、木通、石韦、滑石。（《太平圣惠方》）

车前子散 ························ 123
茯苓、猪苓、车前子、人参、香薷叶。（《杨氏家藏方》）

止嗽散 ··········· 248,274,276,277,284
百部、桔梗、荆芥、紫菀、白前、甘草、陈皮。（《医学心悟》）

少腹逐瘀汤 ····················· 42,166
茴香、干姜、元胡、没药、当归、川芎、肉桂、赤芍、蒲黄、灵脂。（《医林改错》）

贝母瓜蒌散 ······················ 280
贝母、瓜蒌、花粉、茯苓、橘红、桔梗。（《笔花医镜》）

内消散 ························· 305
银花、知母、贝母、天花粉、白及、半夏、穿山甲、皂角刺、乳香。（《外科正宗》）

水陆二仙丹 ··········· 248,365,368,371
金樱子、芡实末。（《洪氏集验方》）

水浸丹 ························· 210

巴豆、黄丹。(《太平惠民和剂局方》)

牛角鰓散 ·············· 303
牛角鰓、白矾、橡实、木贼、川芎。(《太平圣惠方》)

牛黄上清丸 ·············· 254
牛黄、薄荷、菊花、荆芥、白芷、川芎、栀子、黄连、黄柏、黄芩、大黄、连翘、赤芍、当归、地黄、桔梗、甘草、石膏、冰片。(《中华人民共和国药典》2010 年版第一部)

牛黄夺命散 ·············· 209
白牵牛、黑牵牛、大黄、槟榔。(《保婴集》)

牛黄清心丸 ·············· 249,250,256
白芍、麦冬、黄芩、当归、防风、白术、柴胡、桔梗、川芎、茯苓、杏仁、神曲、蒲黄、人参、羚羊角、麝香、龙脑、肉桂、大豆黄卷、阿胶、白蔹、干姜、牛黄、犀角、雄黄、干山药、甘草、金箔、大枣。(《太平惠民和剂局方》)

牛蒡子丸 ·············· 57
牛蒡子、何首乌、薄荷、雄黄、麝香、牛黄、皂角。(《太平圣惠方》)

牛蒡子汤 ·············· 57
牛蒡子、玄参、升麻、桔梗、犀角、黄芩、木通、甘草。(《仁术便览》)

牛蒡子散 ·············· 56
牛蒡子、豆豉、羌活、生地、黄芪。(《本事方》)

牛膝酒 ·············· 183
牛膝、秦艽、川芎、防风、桂心、独活、丹参、茯苓、杜仲、附子、石斛、干姜、麦冬、地骨皮、五加皮、薏苡仁、大麻子。(《圣济总录》)

升降散 ·············· 53,59,87,88,298
白僵蚕、全蝉蜕、姜黄、大黄。(《伤寒温疫条辨》)

升陷汤 ·············· 132,136
生黄芪、知母、柴胡、桔梗、升麻。(《医学衷中参西录》)

升麻鳖甲汤 ·············· 58,244
升麻、当归、蜀椒、甘草、鳖甲、雄黄。(《金匮要略》)

化血丹 ·············· 299
花蕊石、三七、血余。(《医学衷中参西录》)

化肝煎 ·············· 280
青皮、陈皮、芍药、丹皮、栀子、泽泻、贝母。(《景岳全书》)

化积丸 ·············· 209
黄连、山栀、川芎、三棱、莪术、神曲、桃仁、香附、萝卜子、山楂。(《医级宝鉴》)

化斑汤 ·············· 76
石膏、知母、生甘草、玄参、犀角、白粳米。(《温病条辨》)

化痰丸 ·············· 357
石青、石绿。(《瑞竹堂经验方》)

化癥回生丹 ·············· 250
人参、安南桂、两头尖、麝香、姜黄、公丁香、川椒炭、虻虫、京三棱、蒲黄炭、藏红花、苏木、桃仁、苏子霜、五灵脂、降真香、干漆、当归、没药、白芍、杏仁、香附、吴茱萸、延胡索、水蛭、阿魏、小茴炭、川芎、乳香、良姜、艾炭、益母膏、熟地、鳖甲胶、大黄。(《温病条辨》)

公英汤 ·············· 396
蒲公英、一见喜、黄芩、二宝花、野菊花、车前草、龙胆草。(《中医皮肤病学简编》)

风引汤 ·············· 16,244,283,324,346
紫石英、寒水石、石膏、滑石、白石脂、赤石脂、大黄、干姜、龙骨、桂枝、甘草、牡蛎。(《金匮要略》)

丹参饮 ·············· 12,166,179,191
丹参、檀香、砂仁。(《时方歌括》)

丹参饮子 ·············· 179

丹参、当归、白术、天冬、麦冬、贝母、陈皮、知母、甘草、石菖蒲、黄连、五味子。(《古今医统》)

丹参酒 ·· 179
丹参、前胡、细辛、卷柏、天雄、秦艽、茵芋、干姜、牛膝、芫花、白术、附子、代赭、续断、防风、桔梗、蔺茹、矾石、半夏、白石脂、石南、狼毒、桂心、菟丝子、芍药、龙胆、石韦、恒山、黄连、黄芩、玄参、礜石、远志、紫菀、山茱萸、干地黄、苏、炙甘草、石膏、杏仁、麻黄、大黄、菖蒲、白芷、蜈蚣。(《千金翼方》)

丹参散 ·· 179
丹参。(《妇人良方大全》)

丹砂丸 ································ 14,263
丹砂、粉霜、腻粉、龙脑。(《圣济总录》)

丹砂丸 ································ 14,263
朱砂、天南星、赤箭、附子、防风、牛膝、汉防己、白附子、独活、白僵蚕、麻黄、川芎、桂心、白花蛇肉、枳壳、川乌头、羚羊角屑、全蝎、桑螵蛸、乌犀角屑、雄黄、麝香、牛黄、龙脑。(《太平圣惠方》)

丹砂银箔丸 ···························· 263
丹砂、天南星、雄黄、龙脑、银箔、马牙消。(《圣济总录》)

乌龙膏 ·· 380
木鳖子、草乌、小粉、半夏。(《医宗金鉴·外科心法要诀》)

乌头汤 ·················· 15,40,41,244,289
乌头、细辛、川椒、甘草、秦艽、附子、桂心、芍药、干姜、茯苓、防风、当归、独活、大枣。(《备急千金要方》)

乌头赤石脂丸 ············ 41,46,244,346
乌头、蜀椒、附子、干姜、赤石脂。(《金匮要略》)

乌头煎 ·················· 41,157,168,244
乌头。(《金匮要略》)

乌药汤 ·· 155
乌药、香附、当归、木香、炙甘草。(《济阴纲目》)

乌梅丸 ···················· 16,47,69,70,133,135,244,
248,340,341,348－352
乌梅、细辛、干姜、黄连、当归、附子、蜀椒、桂枝、人参、黄柏。(《伤寒论》)

乌梅丸 ···················· 16,47,69,70,133,135,244,
248,340,341,348－352
乌梅肉、黄连、当归、诃黎勒皮、阿胶、干姜。(《太平圣惠方》)

六一散 ·· 128,130
滑石、甘草。(《时方歌括》)

六味汤 ···················· 56,161,195,319
荆芥、薄荷、僵蚕、桔梗、生粉草、防风。(《喉科指掌》)

六神全蝎丸 ···························· 331
全蝎、白术、半夏、白芍、茯苓、炙甘草。(《洞天奥旨》)

文武膏 ·· 172
桑椹。(《素问病机保命集》)

巴豆丸 ···················· 122,210,211
巴豆、杏仁、牵牛子、葶苈子、大枣。(《外台秘要》)

巴菊枸杞丸 ···························· 196
巴戟、菊花、枸杞、肉苁蓉。(《异授眼科》)

巴戟丸 ···················· 224,365
巴戟、天冬、五味子、肉苁蓉、柏子仁、牛膝、菟丝子、远志、石斛、薯蓣、防风、茯苓、人参、熟地、覆盆子、石龙芮、草薢、五加皮、天雄、续断、石南、杜仲、沉香、蛇床子。(《太平圣惠方》)

巴戟丸 ···················· 224,365
巴戟、良姜、紫金藤、青盐、肉桂、吴茱萸。(《太平惠民和剂局方》)

孔圣枕中丹 ···························· 264
远志、菖蒲、败龟甲、龙骨。(《备急千金要方》)

五 画

玉竹麦门冬汤 ····················· 106
　玉竹、麦冬、沙参、生甘草。（《温病条辨》）

玉灵膏 ······························· 172
　龙眼肉。（《随息居饮食谱》）

玉真散 ······························· 377
　白附子、天南星、天麻、白芷、防风、羌活。（《医宗金鉴》）

玉容散 ······························· 379
　白附子、密陀僧、牡蛎、茯苓、川芎。（《备急千金要方》）

玉液汤 ································· 67
　生山药、生黄芪、知母、生鸡内金、葛根、五味子、天花粉。（《医学衷中参西录》）

玉锁丹 ······························· 366
　芡实肉末、莲花蕊末、龙骨、乌梅肉。（《杨氏家藏方》）

甘麦大枣汤 ········· 12,89,97,145,244
　大枣、甘草、小麦。（《金匮要略》）

甘草附子汤 ········· 16,40,142,169,290
　甘草、附子、白术、桂枝。（《伤寒论》）

甘草粉蜜汤 ·························· 95
　甘草、粉、蜜。（《金匮要略》）

甘菊汤 ································· 55
　菊花、金银花、生甘草。（《揣摩有得集》）

甘菊花散 ······························ 55
　甘菊花、赤箭、酸枣仁、旋覆花、犀角屑、防风、白鲜皮、白芷、细辛、沙参、羌活、甘草。（《太平圣惠方》）

甘遂丸 ································ 206
　甘遂、蒜瓣、黑豆。（《太平圣惠方》）

甘露消毒丹 ···············111,122,130
　茵陈、滑石、黄芩、石菖蒲、贝母、木通、藿香、连翘、白蔻仁、薄荷、射干。（《医效秘传》）

古圣散 ································ 378
　漏芦、地龙。（《圣济总录》）

左经丸 ································· 45
　草乌、木鳖子、白胶香、五灵脂、当归。（《苏沈良方》）

石决明散 ······························ 313
　石决明、井泉石、石膏、黄连、菊花、甘草。（《圣济总录》）

石决明散 ······························ 313
　石决明、防风、人参、茺蔚子、车前子、细辛、知母、茯苓、五味子、玄参、黄芩。（《审视瑶函》）

石钟乳丸 ······························ 281
　石钟乳、菟丝子、五味子、蛇床子、黄芪、续断、萆薢、乌头。（《圣济总录》）

石斛夜光丸 ··························· 105
　石斛、人参、山药、茯苓、甘草、肉苁蓉、枸杞、菟丝子、生地、熟地、五味子、天冬、麦冬、杏仁、防风、川芎、枳壳、黄连、牛膝、菊花、蒺藜、青葙子、决明子、水牛角浓缩粉、羚羊角。（《中华人民共和国药典》）

石榴皮散 ······························ 347
　酸石榴皮、龙骨、诃黎勒。（《太平圣惠方》）

石榴汤 ································· 347
　醋石榴根、芜荑、牵牛子。（《外台秘要》）

石膏汤 ············· 16,31,53,66,91,144,175
　石膏、龙胆、升麻、芍药、贝齿、甘草、鳖甲、黄芩、羚羊角、橘皮、当归。（《备急千金要方》）

右归丸 ···············39,204,218,229
　熟地、附子、肉桂、山药、山茱萸、菟丝子、鹿角胶、枸杞子、当归、杜仲。（《景岳全书》）

龙齿丸 ································ 325
　牛黄、麝香、朱砂、龙骨、羚羊角、羊齿、龙齿、蛇蜕。（《普济方》）

龙齿丸 ·· 325
茯神、远志、人参、龙齿、菖蒲、知母、黄柏。(《杂病源流犀烛》)

龙齿散 ·· 325
龙齿、虎睛、赤茯苓、铁精、人参、大黄、独活、远志、细辛、贯众、鬼箭羽、天雄、露蜂房、桂心、钩藤皮、蚱蝉、衣中白鱼、升麻、石膏。(《太平圣惠方》)

龙齿散 ·· 325
龙齿、蝉蜕、钩藤、羌活、茯苓、人参、天麻、防风、全蝎。(《赤水玄珠》)

龙虎续断丸 ·· 226
地龙、虎前脚骨、续断、草薢、乳香、穿山甲、没药、茴香、狗脊、当归、砂仁、鹿茸、杜仲、青盐、菟丝子。(《惠直堂方》)

龙胆苦参丸 ·· 71
龙胆草、苦参。(《杂病源流犀烛》)

龙胆泻肝汤 ············· 12,53,71,83,131
龙胆草、黄芩、栀子、泽泻、木通、车前子、当归、柴胡、甘草、生地。(《兰室秘藏》)

龙胆草散 ·· 71
龙胆草、菊花、木贼、草决明、炙甘草、香附、川芎。(《冯氏锦囊秘录》)

龙胆草散 ·· 71
龙胆草、菊花、蒺藜、白芷、防风、黄连、蝉蜕、木贼、栀子。(《种痘新书》)

龙脑甘露丸 ·· 81
寒水石、甘草末、天竺黄、龙脑。(《证类本草》)

龙脑青葙丸 ·· 354
龙脑、青葙子、人参、车前子、茯苓、川芎、羌活、细辛、天麻、防风、石决明、黄芪、牛黄、旋覆花、麝香、曾青。(《太平圣惠方》)

龙眼汤 ·· 172
龙眼、丹参、人参、远志、麦冬、茯神、黄芪、甘草、升麻、柴胡。(《杂病源流犀烛》)

平胃散 ······ 12,111,114,118,120,121,170,213
苍术、厚朴、陈皮、甘草。(《太平惠民和剂局方》)

归尾牛膝汤 ·· 183
当归、牛膝、木通、滑石、冬葵子。(《古今医统大全》)

四七汤 ·· 90
半夏、茯苓、紫苏叶、厚朴、生姜、大枣。(《太平惠民和剂局方》)

四生丸 ················· 248,298,304,307
生荷叶、生艾叶、生柏叶、生地黄。(《校注妇人大全良方》)

四物汤 ········· 74,77,165,167,169,173 - 175,
179,185,205,298,307,309
熟地、当归、白芍、川芎。(《太平惠民和剂局方》)

四逆汤 ········· 19,24,27,38 - 40,44,116,
133 - 135,141,148,218,231,244,351
附子、干姜、炙甘草。(《伤寒论》)

四神丸 ················· 43,197,225,340,351,352
肉豆蔻、补骨脂、五味子、吴茱萸。(《内科摘要》)

四神丸 ················· 43,197,225,340,351,352
破故纸、五味子、肉蔻、吴茱萸。(《证治准绳》)

生姜生附汤 ·· 18
生姜、附子。(《三因极一病证方论》)

生姜泻心汤 ········· 18,19,68,116,134,141
生姜、甘草炙、人参、干姜、黄芩、半夏、黄连、大枣。(《伤寒论》)

失笑散 ················· 166,191,303
蒲黄、五灵脂。(《太平惠民和剂局方》)

仙灵脾散 ·· 222
淫羊藿、天雄、石斛、天麻、牛膝、麻黄、川芎、五

加皮、草薢、丹参、桂心、当归、虎胫骨、防风、羌活、槟榔。(《太平圣惠方》)

白及枇杷丸 ······ 305
白及、枇杷叶、藕节。(《证治准绳》)

白术丸 ······ 139
白术、芍药。(《丹溪心法》)

白术丸 ······ 139
白术、陈皮、人参、厚朴、炙甘草。(《圣济总录》)

白术丸 ······ 139
白术、厚朴、人参、白芷、橘皮、防风、吴茱萸、川芎、山药、茯神、桂心、大麦柏、干姜、防葵、炙甘草。(《外台秘要》)

白术丸 ······ 139
白术、厚朴、当归、陈皮、茯苓、熟地。(《圣济总录》)

白术附子汤 ······ 16,139,290
白术、附子、甘草、生姜、大枣。(《金匮要略》)

白石英丸 ······ 283
白石英、磁石、阳起石、苁蓉、菟丝子、干地黄、石斛、白术、五味子、瓜蒌根、巴戟天、桂心、人参、蛇床子、防风。(《备急千金要方》)

白石英汤 ······ 282,283
白石英、人参、藿香叶、白术、川芎、紫石英、甘草、细辛、石斛、菖蒲、续断。(《圣济总录》)

白石英汤 ······ 282,283
白石英、五味子、茯苓、附子、人参、甘草。(《鸡峰普济方》)

白石脂散 ······ 345
白石脂、赤石脂、雄黄、乳香。(《圣济总录》)

白龙丸 ······ 316,345
白石脂、白龙骨。(《是斋百一选方》)

白头翁丸 ······ 341
白头翁、昆布、海藻、通草、玄参、连翘、白蔹。(《圣济总录》)

白头翁汤 ······ 69,70,111,170,340,341,349,351
白头翁、黄柏、黄连、秦皮。(《伤寒论》)

白头翁煎 ······ 341
白头翁、牛膝、附子、桂心、羌活、赤芍、赤茯苓、人参、防风、虎胫骨、丹皮、当归。(《太平圣惠方》)

白芍药汤 ······ 168
白芍、泽泻、白术、桂心、当归、干姜、炙甘草。(《奇效良方》)

白芷细辛吹鼻散 ······ 315
白芷、细辛、石膏、乳香、没药。(《种福堂公选良方》)

白芷散 ······ 315
白芷、草豆蔻、黄芪、吴茱萸、藁本、当归、羌活、熟地黄、升麻、桂枝。(《东垣试效方》)

白豆蔻丸 ······ 114
白豆蔻、草豆蔻、吴茱萸、白术、人参、陈皮、桂心、干姜、炙甘草、神曲。(《太平圣惠方》)

白豆蔻汤 ······ 114
白蔻、藿香、半夏、陈皮、生姜。(《杂病源流犀烛》)

白附子化痰丸 ······ 379
白附子、半夏、天南星、石膏、细辛、茯苓、肉桂、白僵蚕、川芎、白芷、麝香。(《杨氏家藏方》)

白附子散 ······ 379
白附子、大黄、川乌、草乌、羌活、防风、半夏、南星、天麻、白芷、细辛、麻黄、马前子、当归、白芍、川芎、生地、苏木、红花、骨碎补、灵仙、续断、延胡、灵脂、刘寄奴、五倍子、降香、儿茶、黄丹、石膏、松香、乳香、没药、雄黄、轻粉、龙骨、象皮、生龟甲、蝉蜕、蛇蜕、山甲、朱砂、芸香、官桂、发灰、血竭、麝香。(《理瀹骈文》)

白附子散 ······ 379
白附子、麻黄、川乌、南星、全蝎、干姜、朱砂、麝

香。(《普济本事方》)

白英丸 ·················· 77
白英、白蔹、紫草、芒硝、大黄、茵陈、葶苈子、厚朴、生姜、枳壳。(《圣济总录》)

白英散 ·················· 77
白英、胡椒、丁子。(《名家方选》)

白茅根散 ·················· 301
白茅根、百合、陈皮、葛根、人参。(《太平圣惠方》)

白茅根散 ·················· 301
白茅根、赤芍、滑石、木通、黄芩、葵子、车前子、乱发。(《太平圣惠方》)

白茅根散 ·················· 301
伏龙肝、禹余粮、白芍、熟地、地榆、白茅根、龙骨、当归、甘草、麒麟竭。(《鸡峰普济方》)

白虎汤 ·········· 23,35,53,66,82,85,87,115,
129,135,136,165,176,319
石膏、知母、甘草、粳米。(《伤寒论》)

白金散 ·················· 250
白僵蚕、天竺黄、牛黄、麝香、龙脑。(《小儿卫生总微论方》)

白前汤 ·················· 279
干姜、半夏、细辛、紫菀、莞花、吴茱萸、茯苓、甘草、甘遂、防葵、人参、乌头、大黄、杏仁、葶苈、巴豆、厚朴、白薇、远志、菖蒲、五味子、前胡、枳实、蜀椒、皂荚、当归、大戟、桂心。(《备急千金要方》)

白前饮 ·················· 279
白前、桑根白皮、桔梗、茯苓、杏仁、炙甘草。(《圣济总录》)

白粉散 ·················· 369
海螵蛸、白及、轻粉。(《小儿药证直诀》)

白通汤 ·········· 24,38,40,141
葱白、干姜、附子。(《伤寒论》)

白蒺藜散 ·················· 314
地骨皮、白蒺藜、旋覆花、山茵陈、白菊花、鼠黏子、石膏。(《博济方》)

白蔹汤 ·················· 398
漏芦、白蔹、槐白皮、蒺藜子、五加皮、炙甘草。(《圣济总录》)

白蔹散 ·················· 289,398
白蔹、大黄、赤石脂、赤芍、莽草、黄芩、黄连、吴茱萸。(《太平圣惠方》)

白蔹散 ·················· 289,398
白蔹、天雄、商陆、黄芩、干姜、踯躅花。(《太平圣惠方》)

白蔹散 ·················· 289,398
白蔹、乌头、黄芩。(《普济方》)

白蔹散 ·················· 289,398
白蔹、附子。(《备急千金要方》)

白僵蚕散 ·················· 325
白僵蚕、天南星。(《魏氏家藏方》)

白僵蚕散 ·················· 325
白僵蚕、蝉壳、芦荟、蝎尾、白附子、五灵脂、朱砂、雄黄、牛黄、麝香、壁宫子、蟾头。(《太平圣惠方》)

白僵蚕散 ·················· 325
僵蚕、乌蛇肉、天麻、独活、南星、川乌、防风、蝉蜕、白附子、犀角屑、朱砂、桑螵蛸、麝香。(《妇人大全良方》)

白薇丸 ·················· 72
白薇、车前子、泽兰、太一余粮、赤石脂、细辛、人参、桃仁、覆盆子、麦门冬、白芷、紫石英、石膏、藁本、栀子、卷柏、蒲黄、桂心、当归、川芎、蛇床子、干姜、蜀椒、干地黄、茯苓、远志龙骨、橘皮。(《千金翼方》)

白薇汤 ·················· 72
白薇、生地、丹皮、丹参、沙参、芍药、甘草、麦冬、

石斛。(《医级》)

白薇汤 ·· 72

　　白薇、当归、人参、炙甘草。(《普济本事方》)

白薇汤 ·· 72

　　白薇、麦冬、款冬花、桔梗、百部、贝母、生地、甘草。(《辨证录》)

白薇汤 ·· 72

　　白薇、紫苏、当归。(《普济方》)

瓜蒌薤白白酒汤 ·································· 155

　　瓜蒌、薤白、白酒。(《金匮要略》)

瓜蒌薤白半夏汤 ························ 244,281

　　瓜蒌实、薤白、半夏、白酒。(《金匮要略》)

玄参升麻汤 ·· 77

　　玄参、升麻、炙甘草。(《类证活人书》)

兰草汤 ··· 113

　　佩兰。(《黄帝内经·素问》)

半夏白术天麻汤 ············ 115,311,321,322

　　半夏、天麻、茯苓、橘红、白术、甘草。《古今医鉴》

半夏泻心汤 ··············· 68,115,116,233,234

　　半夏、黄连、黄芩、干姜、甘草、大枣、人参。《伤寒论》

宁志膏 ··· 266

　　人参、酸枣仁、辰砂、乳香。(《太平惠民和剂局方》)

加味甘桔汤 ······································· 278

　　桔梗、炙甘草、荆芥、牛蒡子、贝母、薄荷。(《医学心悟》)

加减消毒饮 ·· 66

　　蒲公英、金银花、玄参、赤芍、连翘、穿山甲、皂角刺、前胡、防风、香附、生甘草。(《外科真铨》)

对金饮子 ··· 119

　　草果、苍术、厚朴、陈皮、甘草。(《医学入门》)

六 画

托里透脓散 ······································· 136

　　人参、白术、穿山甲、白芷、升麻、甘草、当归、黄芪、皂角刺、青皮。(《医宗金鉴》)

地龙散 ··· 333

　　地龙、虎睛、人参、金箔、朱砂、雄黄、天竺黄、代赭、铅霜、铁粉。(《太平圣惠方》)

地龙散 ··· 333

　　地龙、穿山甲、朱砂。(《奇效良方》)

地龙散 ··· 333

　　地龙、蜥蜴、川芎、桂心、干姜、苏枋木、木香、蒲黄、赤芍、丹皮、水蛭、桃仁。(《太平圣惠方》)

地仙散 ·· 79

　　地骨皮、防风、炙甘草。(《普济本事方》)

地骨皮饮 ··· 79

　　地骨皮、土瓜根、反萎根、芦根、麦门冬、大枣。(《圣济总录》)

地黄汤 ············ 16,195,196,202,253,298

　　生地、黄芩、当归、柏叶、艾叶。(《圣济总录》)

地黄黄柏秦皮茯苓泽泻汤 ··················· 342

　　地黄、黄柏、秦皮、茯苓、泽泻。(《伤寒杂病论桂林本》)

地榆汤 ··· 302

　　地榆、炙甘草。(《宣明论方》)

地榆汤 ··· 302

　　地榆、厚朴、诃子。(《杨氏家藏方》)

地榆汤 ··· 302

　　地榆根、柏叶、蟹爪、竹茹、漏芦、茯苓、蒲黄、伏龙肝、干姜、芍药、当归、桂心、炙甘草。(《千金翼方》)

地榆散 ··· 302

　　地榆、黄芪、枳壳、槟榔、川芎、黄芩、槐花、赤芍、羌活、白蔹、蜂房、炙甘草。(《仁斋直指》)

耳聋左慈丸 ·················· 263
　磁石、熟地、萸肉、山药、牡丹皮、泽泻、茯苓、石
　菖蒲、五味子。（《重订广温热论》）

芍药甘草汤 ·················· 146
　甘草、芍药。（《伤寒论》）

芍药汤 ·········· 16,39,79,147,168,169
　芍药、当归、黄连、槟榔、木香、甘草、大黄、黄芩、
　官桂。（《素问病机保命集》）

芍药汤 ·········· 16,39,79,147,168,169
　赤芍药、黄柏、地榆。（《圣济总录》）

芍药汤 ·········· 16,39,79,147,168,169
　香附子、肉桂、延胡索、白芍。（《朱氏集验
　医方》）

百合汤 ·················· 105,106
　百合、乌药。（《时方歌括》）

百合固金汤 ·················· 105
　熟地、生地、归身、白芍、甘草、桔梗、玄参、贝母、
　麦冬、百合。（《慎斋遗书》）

百合知母地黄汤 ·················· 105
　百合、知母、地黄。（《金匮要略》）

百花膏 ·················· 95,106
　白蜜。（《普济本事方》）

百部丸 ·················· 276
　百部、天冬、杏仁、黄芪、瓜蒌根。（《太平惠民和
　剂局方》）

百部丸 ·················· 276
　百部根、升麻、桂心、五味子、甘草、干姜、紫菀。
　（《备急千金要方》）

夺命散 ·················· 186
　水蛭、大黄、黑牵牛。（《重订严氏济生方》）

贞元饮 ·················· 166
　熟地黄、炙甘草、当归。（《景岳全书》）

当归丸 ·················· 167
　当归、鳖甲、琥珀、川芎、桃仁、牛膝、水蛭、虎杖、

桂心、大黄、柴胡、虻虫、牡丹皮、麝香。（《圣济
总录》）

当归六黄汤 ·················· 167,268
　当归、黄芩、黄连、黄柏、熟地、生地、黄芪。（《兰
　室秘藏》）

当归四逆汤 ·········· 15,16,39,165
　当归、桂枝、芍药、细辛、通草、炙甘草、大枣。
　（《伤寒论》）

当归红花饮 ·················· 181
　当归、红花、葛根、连翘、牛蒡子、甘草、升麻。
　（《麻科活人书》）

当归芦荟丸 ·················· 237,298
　当归、芦荟、胆草、栀子、黄连、黄柏、黄芩、大黄、
　青黛、木香、麝香。（《刘河间医学六书》）

当归银花汤 ·················· 65
　金银花、当归、生地、生甘草。（《症因脉治》）

当归续断丸 ·················· 226
　当归、川芎、续断、干姜、阿胶、炙甘草、白术、吴
　茱萸、附子、白芷、桂心、白芍、熟地。（《产宝
　诸方》）

当归散 ·········· 68,140,169,175
　当归、黄芩、芍药、川芎、白术。（《金匮要略》）

肉苁蓉丸 ·················· 221
　肉苁蓉、菟丝子、蛇床子、五味子、远志、续断、杜
　仲。（《医心方》）

朱砂安神丸 ·········· 248,262,268
　朱砂、黄连、炙甘草、生地黄、当归。（《内外伤辨
　惑论》）

舌化丹 ·················· 185
　没药、辰砂、血竭、硼砂、乳香、雄黄、蟾酥、轻粉、
　冰片、麝香。（《病医大全》）

竹叶石膏汤 ·········· 35,81,82,102,133,135
　竹叶、石膏、半夏、麦冬、人参、炙甘草、粳米。
　（《伤寒论》）

竹叶汤 ·············· 16,21,29,81,82,133,256,395
竹叶、麦冬、小麦、生地、生姜、石膏、麻黄、甘草。
（《备急千金要方》）

竹叶汤 ·············· 16,21,29,81,82,133,256,395
竹叶、犀角、木通、黄芩、玄参、黄连、车前子、芒
硝、大黄、细辛。（《圣济总录》）

竹叶柳蒡汤 ······················· 56
西河柳、荆芥、蝉蜕、薄荷、甘草、知母、牛蒡子、
葛根、玄参、麦冬、竹叶。（《先醒斋医学广
笔记》）

行军散 ····················· 235,249,259
牛黄、麝香、真珠、梅片、硼砂、雄黄、火消、金箔。
（《随息居重订霍乱论》）

舟车丸 ····················· 207,213,216
黑牵牛、大黄、甘遂、大戟、芫花、青皮、橘皮、木
香。（《丹溪心法》）

全蝎散 ····························· 331
全蝎、僵蚕、南星、生姜、薄荷、防风、天麻、琥珀、
炙甘草、辰砂、川芎、附子。（《诚书》）

全蝎膏 ····························· 331
全蝎、土狗、五倍子、地龙。（《普济方》）

冰片散 ····························· 251
冰片、硼砂、雄黄、黄柏、靛花、炙甘草、鸡内金、
人中白、黄连、元明粉、铜青、蒲黄、牛黄、熊胆、
珍珠、儿茶、麝香。（《医学心悟》）

冰硼散 ····························· 235
冰片、硼砂、朱砂、玄明粉。（《外科正宗》）

决明子散 ··························· 354
石决明、车前子、人参、菊花、槐子、熟地、茺蔚
子、防风。（《太平圣惠方》）

决明散 ····················· 313,353,354
川芎、井泉石、淫羊藿、槐花、川椒、蛤粉、石决
明、防风、荆芥、羌活、苍术、菊花、黄芩、杜蒺藜、
木贼、地骨皮、薄荷、炙甘草。（《御药院方》）

决明散 ····················· 313,353,354
石决明、乳香、龙胆、大黄。（《幼幼新书》）

决明散 ····················· 313,353,354
石决明、草决明、青葙子、蛇蜕、细辛、井泉石、甘
草。（《博济方》）

安宫牛黄丸 ··············· 248,249,254,255
牛黄、郁金、黄连、朱砂、山栀、雄黄、黄芩、犀角、
冰片、麝香、珍珠、金箔衣。（《温病条辨》）

安神定志丸 ······················· 252
远志、石菖蒲、茯神、茯苓、朱砂、龙齿、人参。
（《杂病源流犀烛》）

导赤散 ·························· 53,81
木通、生地黄、生甘草梢、竹叶。（《小儿药证
直诀》）

阳和汤 ····················· 219,395,404
熟地、麻黄、鹿角胶、白芥子、肉桂、生甘草、炮姜
炭。（《外科全生集》）

阳起石丸 ··························· 227
阳起石、鹿茸、韭子、菟丝子、天雄、肉苁蓉、覆盆
子、石斛、桑寄生、沉香、原蚕蛾、五味子。（《重
订严氏济生方》）

阳起石汤 ··························· 227
阳起石、甘草、续断、干姜、人参、桂心、附子、赤
石脂、伏龙肝、生地。（《备急千金要方》）

阳起石圆 ··························· 227
阳起石、吴茱萸、熟地、牛膝、干姜、白术。（《太
平惠民和剂局方》）

防己汤 ····························· 291
防己、茯苓、白术、桂心、生姜、乌头、人参、甘草。
（《备急千金要方》）

防己茯苓汤 ·········· 16,116,138,187,292
防己、黄芪、桂枝、茯苓、甘草。（《金匮要略》）

防己散 ····························· 292
防己、羌活、当归、防风、白芍、川芎、薏仁、甘草、

羚羊角。（《徐灵台医略六书》）

防风一字散 ·· 20

　　川乌、川芎、荆芥、羌活、防风。（《医学入门》）

防风汤 ·· 20,254

　　防风、甘草、当归、赤茯苓、杏仁、官桂、黄芩、秦艽、葛根、麻黄。（《宣明论方》）

防风汤 ·· 20,254

　　防风、荆芥、葛根。（《症因脉治》）

防风雄黄丸 ·· 20

　　防风、雄黄、赤芍、白芷、川乌、麻黄、白蒺藜、白僵蚕、细辛、天麻、川芎、甘草炙、干姜、藿香、甘松。（《杨氏家藏方》）

防葵散 ·· 327

　　防葵、代赭石、人参、铅丹、钩藤、茯神、雷丸、虎骨、远志、桂心、防风、白僵蚕、生猪齿、卷柏、莨菪子、光明砂、升麻、附子、牡丹、龙齿、牛黄、蚱蝉、蛇蜕皮、白马眼睛、白蔹。（《普济方》）

防葵散 ·· 327

　　防葵、郁李仁、桂心、鬼箭羽、桃仁、大黄、当归、吴茱萸、枳实。（《太平圣惠方》）

红花当归散 ·· 181

　　刘寄奴草、当归、牛膝、炙甘草、紫葳、红花、苏木、赤芍、肉桂、白芷。（《太平惠民和剂局方》）

红蓝花酒 ·· 169,181

　　红花、白酒。（《金匮要略》）

七　画

寿胎丸 ·· 225

　　菟丝子、桑寄生、川续断、阿胶。（《医学衷中参西录》）

麦门冬汤 ·· 102,110,115,133

　　生麦门冬、瓜蒌根、茅根、竹茹、小麦、乌梅。（《圣济总录》）

麦门冬汤 ·· 102,110,115,133

　　麦门冬、半夏、人参、甘草、粳米、大枣。（《金匮要略》）

远志汤 ·· 267

　　远志、人参、石菖蒲、羌活、细辛、麻黄、赤芍、白术。（《奇效良方》）

远志散 ·· 267

　　远志、白术、肉桂、人参、鳖甲、天冬、杜仲、川椒、牛膝、茯苓、山药、山茱萸、柏子仁、生地、石斛、黄芪、炙甘草。（《太平圣惠方》）

赤石脂丸 ·· 342,344

　　半夏、赤石脂、蜀椒、干姜、吴茱萸、当归、桂心、丹参、白蔹、防风、藜芦。（《女科指掌》）

赤石脂丸 ·· 342,344

　　赤石脂、白矾、龙骨、杏仁。（《圣济总录》）

赤石脂丸 ·· 342,344

　　赤石脂、当归、白术、黄连、干姜、秦皮、甘草、蜀椒、附子。（《备急千金要方》）

赤石脂禹余粮汤 ·· 342－345,350

　　赤石脂、太乙禹余粮。（《伤寒论》）

赤石脂禹余粮汤 ·· 342－345,350

　　赤石脂、禹余粮。（《伤寒论》）

赤芍药散 ·· 79

　　赤芍药、丹皮、茯苓、白芷、甘草、柴胡。（《博济方》）

赤芍药散 ·· 79

　　赤芍药、柴胡、庵䕡子、土瓜根、牛膝、枳壳、丹皮、桂心、桃仁、大黄、朴硝。（《太平圣惠方》）

芫花煎 ·· 208

　　芫花、干姜、白蜜。（《外台秘要》）

芫荽汤 ·· 26

　　鲜芫荽、鲜胡萝卜、干板栗。（《岭南草药志》）

芫荽酒 ·· 26

　　芫荽四两,好酒二钟。（《冯氏锦囊秘录》）

芫黄散 ·· 388

芜荑、干漆。(《小儿药证直诀》)

花蛇全蝎散 ················· 331
全蝎、细辛、藁本、羌活、川芎、防风、白花蛇。
(《普济方》)

苁蓉大补丸 ················· 221
肉苁蓉、木香、附子、茴香、川椒、泽泻、葫芦巴。
(《太平惠民和剂局方》)

苍术丸 ················· 114
苍术、黄柏、知母、枳实、白术、当归、山药、茯苓、
防风、灵砂、真铅、真汞。(《医便》)

苍耳饮 ················· 25
苍耳三两。(《证类本草》)

苍耳散 ················· 25
辛夷、苍耳子、香白芷、薄荷叶。(《济生方》)

苏合香丸 ················· 249,251,259
苏合香、白术、朱砂、沉香、诃子肉、丁香、木香、
香附、白檀香、乌犀屑、乳香、荜茇、安息香、麝
香、龙脑。(《苏沈良方》)

苏合香丸 ················· 249,251,259
苏合香、冰片、麝香、安息香、木香、香附、檀香、
丁香、沉香、荜茇、乳香、白术、诃子、朱砂、犀角。
(《太平惠民和剂局方》)

杜仲丸 ················· 223
杜仲、防风、附子、石菖蒲、桔梗、秦艽、细辛、厚
朴、桂心、半夏、熟地、沙参、蜀椒、干姜。(《圣济
总录》)

杜仲汤 ················· 223
杜仲、牡蛎、麻黄根、黄芪、白术、肉苁蓉、茯苓、
芍药、炙甘草、人参。(《圣济总录》)

杜仲酒 ················· 223
杜仲、石南、羌活、附子。(《备急千金要方》)

杏仁丸 ················· 90,340
杏仁。(《备急千金要方》)

杏仁汤 ················· 16,90,386

杏仁、黄芩、连翘、滑石、桑叶、茯苓、白蔻皮、梨
皮。(《温病条辨》)

杏苏散 ················· 12,60,89,90,96
苏叶、半夏、茯苓、前胡、桔梗、枳壳、甘草、生姜、
大枣、橘皮、杏仁。(《温病条辨》)

杞菊地黄丸 ················· 196
枸杞子、菊花、熟地、萸肉、丹皮、山药、茯苓、泽
泻。(《医级宝鉴》)

更衣丸 ················· 237
朱砂、芦荟。(《先醒斋医学广笔记》)

豆蔻汤 ················· 119
草豆蔻、丁香、小豆、人参、木香、高良姜、槟榔、
陈皮。(《圣济总录》)

豆蔻汤 ················· 119
草豆蔻肉、生姜、甘草。(《博济方》)

来复汤 ················· 199
萸肉、生龙骨、生牡蛎、生杭芍、野台参、甘草。
(《医学衷中参西录》)

连翘汤 ················· 66,372,395
连翘、玄参、木香、昆布、枳壳、犀角、柴胡、炙甘
草、木通、芍药、黄芩、沉香、当归、升麻。(《圣济
总录》)

连翘散 ················· 65,66,162
连翘、川芎、白芷、黄连、苦参、荆芥、贝母、甘草、
桑白皮、山栀子。(《古今医鉴》)

连翘散坚汤 ················· 66
连翘、柴胡、草龙胆、土瓜根、黄芩、当归、黄芩、
莪术、三棱、芍药、炙甘草、黄连、苍术。(《兰室
秘藏》)

旱莲子汤 ················· 201
旱莲子、芭蕉根。(《圣济总录》)

旱莲膏 ················· 201
旱莲草。(《医灯续焰》)

吴茱萸汤 ·········· 12,14,27,43,51,133-135,

244,311,321,322

吴茱萸、人参、生姜。(《伤寒论》)

吴茱萸汤 ┈┈┈┈ 12,14,27,43,51,133－135,

244,311,321,322

吴茱萸、草豆蔻、炙甘草、干木瓜。(《圣济总录》)

牡丹皮汤 ┈┈┈┈┈┈┈┈┈┈ 75,168,180

牡丹皮、干地黄、斛脉、禹余粮、艾叶、龙骨、柏叶、厚朴、白芷、伏龙肝、青竹茹、川芎、地榆、阿胶、芍药。(《备急千金要方》)

牡蛎丸 ┈┈┈┈┈┈┈┈┈┈┈┈┈ 377

牡蛎、赤石脂。(《圣济总录》)

牡蛎散 ┈┈┈┈┈┈┈┈┈┈┈┈┈ 377

黄芪、麻黄根、牡蛎。(《太平惠民和剂局方》)

利胆排石汤┈┈┈┈┈┈┈┈┈┈┈ 124

制大黄、枳实、虎杖、郁金、金钱草、威灵仙。(《姜春华全集》)

何人饮 ┈┈┈┈┈┈┈┈┈┈┈┈┈ 171

何首乌、当归、人参、陈皮、煨生姜。(《景岳全书》)

何首乌丸 ┈┈┈┈┈┈┈┈┈┈┈┈ 171

何首乌、昆布、雀儿粪、雄黄、麝香、皂荚。(《太平圣惠方》)

皂角苦参丸 ┈┈┈┈┈┈┈┈┈┈┈ 380

苦参、荆芥、白芷、大风子肉、防风、大皂角、川芎、当归、何首乌、大胡麻、枸杞子、牛蒡子、威灵仙、全蝎、白附子、蒺藜、独活、牛膝、草乌、苍术、连翘、天麻、蔓荆子、羌活、青风藤、甘草、杜仲、白花蛇、砂仁、人参。(《医宗金鉴》)

皂荚丸 ┈┈┈┈┈┈┈┈┈┈┈ 380,381

皂荚。(《金匮要略》)

谷精草汤 ┈┈┈┈┈┈┈┈┈┈┈┈ 355

谷精草、白芍、荆芥穗、玄参、牛蒡子、连翘、草决明、菊花、龙胆草、桔梗。(《审视瑶函》)

谷精草散 ┈┈┈┈┈┈┈┈┈┈┈┈ 355

谷精草、马齿苋、甜瓜蔓、升麻、白矾、干漆、皂荚、干虾蟆。(《太平圣惠方》)

谷精草散 ┈┈┈┈┈┈┈┈┈┈┈┈ 355

谷精草、铜绿、消石。(《圣济总录》)

辛夷清肺饮 ┈┈┈┈┈┈┈┈┈┈┈ 24

辛夷、黄芩、山栀、麦冬、百合、石膏、知母、甘草、枇杷叶、升麻。(《外科正宗》)

辛夷散 ┈┈┈┈┈┈┈┈┈┈┈┈┈┈ 24

辛夷仁、细辛、藁本、升麻、川芎、木通、防风、羌活、甘草、白芷。(《济生方》)

羌活补髓丸 ┈┈┈┈┈┈┈┈┈┈ 22,345

羌活、川芎、当归、桂心、人参、枣肉、羊髓、酥、牛髓、大麻仁。(《备急千金要方》)

羌活散 ┈┈┈┈┈┈┈┈┈┈┈ 22,62,63

羌活、大黄、密蒙花、甘草炙、蒺藜、荆芥、木贼、草决明、蝉蜕、菊花、薄荷、黄芩、生地、黄连、当归、竹叶、防风、赤芍。(《明目至宝》)

羌蓝汤 ┈┈┈┈┈┈┈┈┈┈┈┈┈ 74

羌活、板蓝根。(上海人民出版社《方剂学》)

沙参麦冬汤┈┈┈┈┈┈ 12,89,101,108

沙参、玉竹、甘草、桑叶、麦冬、扁豆、花粉。(《温病条辨》)

没药除痛散 ┈┈┈┈┈┈┈┈┈┈┈ 184

没药、莪术、当归、玄胡索、五灵脂、肉桂、良姜、蒲黄、甘草。(《女科百问》)

沉香鹿茸丸 ┈┈┈┈┈┈┈┈┈┈┈ 219

沉香、附子、巴戟、鹿茸。(《太平惠民和剂局方》)

良附丸 ┈┈┈┈┈┈┈┈┈┈┈┈┈┈ 45

高良姜、香附子。(《良方集腋》)

诃子青黛丸 ┈┈┈┈┈┈┈┈┈┈┈ 376

诃子、青黛、杏仁、海粉、香附、瓜蒌仁、半夏。(《杂病源流犀烛》)

补阳还五汤 ·········· 324,333,337
　　地龙、黄芪、当归、赤芍、川芎、红花、桃仁。（《医林改错》）

补阴丹 ··························· 195
　　生地、磁石、鹿茸、石斛、泽泻、官桂、杜仲、山茱萸。（《御药院方》）

补肝薯蓣散 ···················· 142
　　薯蓣、防风、山茱萸、枳壳、菊花、羌活、羚羊角、人参、前胡、熟地、决明子、炙甘草、细辛、川芎、龙脑、麝香。（《太平圣惠方》）

补肾肉苁蓉丸 ················· 221
　　肉苁蓉、磁石、熟地、山茱萸、桂心、附子、薯蓣、牛膝、石南、茯苓、泽泻、黄芪、鹿茸、五味子、石斛、覆盆子、远志、补骨脂、萆薢、巴戟、杜仲、菟丝子、龙骨。（《太平圣惠方》）

补肾桑椹膏 ···················· 172
　　黑桑椹、黑大豆。（《饲鹤亭集方》）

补骨脂丸 ···················· 224,225
　　补骨脂、五味子、石斛、肉苁蓉、茯苓、熟地、人参、杜仲、天雄、菟丝子。（《圣济总录》）

补骨脂丸 ···················· 224,225
　　补骨脂、舶茴香、丁公藤、鹿茸、茯苓、香附。（《普济方》）

补益覆盆子丸 ················· 367
　　覆盆子、菟丝子、龙骨、肉苁蓉、附子、巴戟、人参、蛇床子、熟地、柏子仁、鹿茸。（《太平圣惠方》）

灵仙丸 ··························· 291
　　威灵仙。（《简明医彀》）

阿胶汤 ························ 76,170
　　阿胶、人参、茯苓、玄参、丹参、防风、黄芪、生地、葛根、柴胡、秦艽、黄连、龙胆、枳壳、地骨皮、百合、鳖甲、炙甘草、桔梗、知母、贝母、款冬花、石膏、瓜蒌根、马兜铃、大黄、槟榔。（《圣济总录》）

阿胶饮 ··························· 170
　　阿胶、人参。（《圣济总录》）

驱风散 ························ 55,328
　　铅丹、白矾。（《博济方》）

八　画

青州白丸子 ···················· 377
　　生半夏、生天南星、生白附子、生川乌头。（《阎氏小儿方论》）

青娥丸 ······················ 223,225
　　杜仲、胡桃、破故纸、蒜。（《太平惠民和剂局方》）

青葙丸 ··························· 354
　　青葙子、菟丝子、茺蔚子、生地、防风、五味子、黑参、柴胡、泽泻、细辛、车前子、茯苓。（《医宗金鉴》）

青蒿鳖甲汤 ·················· 73,198
　　青蒿、鳖甲、知母、生地、丹皮。（《温病条辨》）

青黛散 ··························· 376
　　青黛、苦楝根、鹤虱、槟榔。（《太平圣惠方》）

青黛雄黄散 ···················· 376
　　青黛、雄黄。（《三因极一病证方论》）

拔毒散 ··························· 281
　　瓜蒌仁、乳香、没药、穿山甲、当归、木鳖子、甘草炙、忍冬藤、牙皂角、生大黄、熟大黄、连翘、贝母。（《痈疽神秘验方》）

抵圣散 ··························· 389
　　苦楝根白皮、白芜荑荚。（《小儿卫生总微论方》）

抵当汤 ······ 165,169,180,181,186－188,191,378
　　水蛭、虻虫、桃仁、大黄。（《伤寒论》）

抱龙丸 ··························· 265
　　真琥珀、天竺黄、檀香、人参、茯苓、粉草、枳壳、

枳实、朱砂、山药、南星、金箔。(《幼科发挥》)

苦参地黄丸 ················· 124

　　苦参、地黄。(《外科大成》)

苦参汤 ················· 124,125,244

　　苦参。(《金匮要略》)

苦楝根汤 ················· 389

　　苦楝根、黑豆。(《医学入门》)

苦楝根散 ················· 389

　　苦楝根、鹤虱、薏苡根、槟榔、糯米、牵牛子。

(《太平圣惠方》)

苓桂术甘汤 ················· 116,141,244

　　茯苓、桂枝、白术、甘草。(《金匮要略》)

枇杷叶散 ················· 104

　　枇杷叶、人参、茯苓、茅根、半夏。《普济本事方》

板蓝根汤 ················· 74

　　生石膏、蒲公英、龙胆草、黄芩、全瓜蒌、板蓝根、

栀子炭、冬桑叶、地骨皮、知母、薄荷、六神丸。

(《孔伯华医集》)

松仁粥 ················· 95

　　松子仁、粳米。(《本草纲目》)

刺猬皮丸 ················· 347

　　猬皮、槐花、艾叶、枳壳、地榆、白芍、川芎、当归、

白矾、黄芪、贯众、头发、猪蹄甲、皂角。(《医钞

类编》)

刺猬皮散 ················· 347

　　猬皮。(《本草纲目》)

刺猬皮散 ················· 347

　　猬皮。(《医林改错》)

枣参丸 ················· 145

　　大枣、人参。(《醒园录》)

郁李仁汤 ················· 94

　　郁李仁、桑根白皮、赤小豆、陈皮、紫苏、茅根。

(《圣济总录》)

郁李仁饮 ················· 94

郁李仁、朴硝、当归、生地。(《圣济总录》)

矾石白术散 ················· 391

　　矾石、白术、空青、当归、细辛、猥皮、斑蝥、枸杞、

地胆、干乌脑。(《备急千金要方》)

虎潜丸 ················· 197

　　虎胫骨、牛膝、陈皮、熟地、锁阳、龟甲、干姜、当

归、知母、黄柏、白芍。(《丹溪心法》)

肾气丸 ················· 42,126,142,143,166,196,

202,203,244

　　地黄、薯蓣、山茱萸、茯苓、泽泻、丹皮、肉桂、附

子。(《金匮要略》)

昆布丸 ················· 374

　　昆布、海藻、蒺藜子、芜荑仁、槟榔、枳壳、大麻

仁、木香、黄芪、诃黎勒、陈皮、桃仁、菟丝子。

(《圣济总录》)

昆布丸 ················· 374

　　昆布、通草、羊靥、海蛤、马尾海藻。(《外台

秘要》)

昆布散 ················· 374,383

　　昆布、香附、夏枯草、川贝、玄参、牡蛎、半夏、白

芥子、忍冬、甘草。(《顾氏医经读本》)

昆布煎 ················· 374

　　昆布、海藻、芍药、人参、款冬花、白石英、桑白

皮、桂心、柏子仁、茯苓、钟乳粉、紫菀、甘草、吴

茱萸、五味子、细辛、杏仁、生姜、橘皮、紫苏子。

(《鸡峰普济方》)

国老膏 ················· 146

　　甘草。(《冯氏锦囊秘录》)

昌阳泻心汤 ················· 252

　　菖蒲、黄芩、半夏、黄连、苏叶、厚朴、竹茹、枇杷

叶、芦根。(《随息居重订霍乱论》)

易黄汤 ················· 69

　　山药、芡实、黄柏、车前子、白果。(《傅青主

女科》)

固经汤 ···································· 197
　　黄柏、白芍、黄芩、龟甲、樗白皮、香附、阿胶、地
　　榆、黄芪。《嵩崖尊生》

败酱草散 ······························ 397
　　败酱草、生地、当归、川芎、白芍、续断、竹茹。
　　《医略六书》

知母葛根汤 ····························· 67
　　干葛、知母、石膏、羌活、人参、防风、杏仁、川芎、
　　葳蕤、甘草、升麻、南星、木香、麻仁。《伤寒
　　括要》

金不换正气丸 ························· 112
　　苍术、陈皮、藿香、半夏、生甘草、厚朴、生姜、葱
　　白。《奇方类编》

金水六君煎 ···························· 167
　　当归、熟地、陈皮、半夏、茯苓、炙甘草。《景岳
　　全书》

金沸草散 ······························ 158
　　荆芥穗、旋覆花、前胡、半夏、赤芍药、麻黄、甘
　　草。《汤头歌诀》

金钱草汤 ······························ 124
　　金钱草。《百草镜》

金铃子散 ························· 132,157
　　金铃子、玄胡索。《素问病机气宜保命集》

金银花散 ························· 65,403
　　金银花、荆芥、蛇床子、朴硝、甘松、白芷、槟榔。
　　《普济方》

金银解毒汤 ···························· 65
　　黄芩、黄柏、黄连、炒栀子、金银花。《洞天
　　奥旨》

金樱子煎 ······························ 368
　　金樱子。《证类本草》

金樱莲子散 ···························· 368
　　金樱子、莲子、头面、白扁豆、牡荆实、糯米。
　　《古今医统大全》

乳香散 ··························· 184,311
　　乳香、木香、当归、川芎、吴茱萸、桂心、没药、硇
　　砂。《太平圣惠方》

乳香散 ··························· 184,311
　　乳香、绿豆粉。《仙传外科集验方》

肥儿丸 ································· 157
　　川楝子、黄连、肉豆蔻、木香、神曲、麦芽、使君
　　子、槟榔。《医林纂要探源》

鱼腥草注射液 ························· 397
　　鲜鱼腥草。（广东新峰药业有限公司〔国药准字
　　Z51021923〕）。

炙甘草汤 ·········· 16,92－94,102,133,135,
　　　　　　　　　　　　　　　　146,195,196
　　炙甘草、生姜、桂枝、人参、生地黄、阿胶、麦冬、
　　麻仁、大枣。《伤寒论》

饴糖丸 ································· 147
　　饴糖。《圣济总录》

夜明丸 ································· 356
　　夜明砂、木贼、防风、田螺壳、青木香、细辛。
　　《证治准绳》

卷柏丸 ································· 188
　　卷柏、钟乳粉、鹿角胶、紫石英、阳起石、桑螵蛸、
　　熟地、禹余粮、杜仲、川芎、当归、桂心、桑寄生、
　　牛膝、五味子、蛇床仁、牡丹。《太平圣惠方》

卷柏阿胶散 ···························· 188
　　棕皮、卷柏、人参、阿胶、艾叶、子芩、地榆、生地、
　　伏龙肝、柴胡、炙甘草。《传家秘宝》

卷柏散 ································· 188
　　卷柏、枳壳、羌活、五加皮、麻黄、犀角屑、天竺
　　黄、赤箭、藁本、桑耳、防风、川芎、黄芪、乌蛇。
　　《奇效良方》

河车大造丸 ····················· 194,206,220
　　河车、人参、黄芪、白术、当归、枣仁、远志、白芍、
　　山药、茯苓、枸杞子、熟地、鹿角、龟甲。《诸证

辨疑》）

泻白散 ·················· 53,71,79
地骨皮、桑白皮、炙甘草。（《小儿药证直诀》）

泻热栀子散 ························ 70
栀子、赤芍、犀角、赤茯苓、黄芩、射干、大黄。
（《太平圣惠方》）

泽泻汤 ······ 16,116,125,126,141,187,311
泽泻、白术。（《金匮要略》）

泽泻散 ············· 125,209,281,376
泽泻、丹皮、桂心、炙甘草、榆白皮、白术、赤茯
苓、木通。（《太平圣惠方》）

定命夜明沙丸 ···················· 356
夜明沙、青黛、蛇蜕、蝉蜕、麝香、地龙、干虾蟆、
蚱蝉。（《圣济总录》）

定痛没药散 ····················· 184
苍术、桂心、熟地、没药、炙甘草、蒲黄。（《御药
院方》）

空青决明膏 ·················· 357,364
空青、决明子、干姜、玉竹、黄芩、白蜜、细辛、车
前子、黄柏、黄连。（《圣济总录》）

空青商陆散 ·················· 209,357
空青、猬脑、猬肝、川芎、独活、乳妇蓐草、黄芩、
鳖甲、斑蝥、干姜、商陆、地胆、当归、茴香、矾石、
蜀椒。（《备急千金要方》）

空青商陆散 ·················· 209,357
空青、猬脑、猬肝、川芎、独活、乳妇蓐草、黄芩、
鳖甲、斑蝥、干姜、商陆、地胆、当归、茴香、矾石、
蜀椒。（《备急千金要方》）

空青散 ························· 357
空青、麝香、朱砂、雄黄。（《普济方》）

降龙汤 ························· 396
白芷、夏枯草、蒲公英、紫花地丁、生甘草、白矾、
贝母。（《医林纂要》）

参苓白术散 ··················· 116,132
人参、茯苓、白扁豆、白术、甘草、桔梗、莲子、砂
仁、山药、薏苡仁。（《太平惠民和剂局方》）

细辛五味子汤 ···················· 17
细辛、五味子、干姜、茯苓、白术、人参、炙甘草。
（《是斋百一选方》）

细辛散 ················ 17,24,39,311
细辛、甘草、枳实、生姜、瓜蒌实、干地黄、白术、
桂心、茯苓。（《备急千金要方》）

细辛散 ················ 17,24,39,311
细辛、红椒、鹤虱、牙皂、荜茇、缩砂、荆芥。（《太
平惠民和剂局方》）

细辛膏 ··························· 17
细辛、川椒、干姜、川芎、吴茱萸、附子、皂角、桂
心。《三因极一病证方论》

驻景丸 ························· 123
车前子、菟丝子、熟地。（《太平圣惠方》）

贯众散 ························· 390
贯众、黄连。（《圣济总录》）

贯众散 ························· 390
贯众、草薢、白芷。（《普济方》）

贯众散 ························· 390
贯众、鹤虱、狼牙、麝香、芜荑、龙胆。（《太平圣
惠方》）

九 画

荆三棱散 ························ 182
荆三棱、桂心、丁香、益智、木香、大腹皮、前胡、
白术、厚朴、干姜、莪术、郁李仁、青皮、赤茯苓、
大黄。（《普济方》）

荆三棱散 ························ 182
荆三棱、熟地、鳖甲、桂心、当归、桃仁、川芎、丹
皮、刘寄奴、赤芍、大黄、牛膝。（《普济方》）

荆防败毒散 ···················· 19,35
羌活、独活、柴胡、前胡、枳壳、茯苓、荆芥、防风、

桔梗、川芎、甘草。(《摄生众妙方》)

荆芥散 ·················· 19,308

荆芥、雀脑、川芎、当归、人参、桂心、丹皮、羌活、防风、桔梗、大腹子、甘草、蒲黄、茯苓、枳壳、厚朴、半夏、杏仁、款冬花、附子、干地黄、鳖甲、白芍、柴胡、黄芪、干姜、木香、沉香。(《妇人大全良方》)

荆芥散 ·················· 19,308

荆芥穗、天南星、草乌头、石膏。(《太平惠民和剂局方》)

荆芥穗散 ·················· 19

荆芥穗、黄芪、熟地、当归、桑耳、地榆、樗白皮、皂角刺、干姜、槐豆、牛蒡子、甘草。(《普济方》)

茸附汤 ·················· 219

鹿茸、附子(《重订严氏济生方》)

茜草通脉汤 ·················· 305

茜草、丹参、地鳖、王不留行、木瓜、薏仁、青风藤、牛膝、茯苓、黄柏。(《翁恭方》)

茜梅丸 ·················· 305

茜草根、艾叶、乌梅肉。(《普济本事方》)

荜茇丸 ·················· 48

荜茇、木香、桂心、茯苓、槟榔、附子、胡椒、厚朴、当归、干姜、诃黎勒、人参。(《太平圣惠方》)

荜茇丸 ·················· 48

荜茇、胡椒。(《圣济总录》)

草乌散 ·················· 45

川乌、草乌、骨碎补、陈皮、乳香、没药、杉木节。(《跌损妙方》)

草乌散 ·················· 45

猪牙皂角、木鳖子、紫金皮、白芷、半夏、乌药、川芎、当归、川乌、舶上茴香、坐拿草、草乌、木香。(《世医得效方》)

草乌膏 ·················· 45

草乌、甘遂。(《普济方》)

草豆蔻散 ·················· 119

草豆蔻、肉豆蔻、厚朴、炙甘草、生姜。(《鸡峰普济方》)

草还丹 ·················· 199

山茱萸、破故纸、当归、麝香。(《扶寿精方》)

茵陈蒿汤 ·················· 12,71,111,122,129

茵陈、栀子、大黄。(《伤寒论》)

茱萸虻虫汤 ·················· 187

吴茱萸、虻虫、水蛭、蟅虫、牡丹皮、生姜、小麦、半夏、大枣、桃仁、人参、牛膝、桂心、甘草、芍药。(《备急千金要方》)

茯苓饮 ·················· 116

茯苓、人参、白术、枳实、橘皮、生姜。《外台秘要》

茺蔚子丸 ·················· 359

茺蔚子、泽泻、枸杞、石决明、青葙子、枳壳、地黄、细辛、宣莲、麦冬。(《医方类聚》)

茺蔚子散 ·················· 359

茺蔚子、防风、川芎、桔梗、知母、藁本、白芷、人参。(《圣济总录》)

胡麻散 ·················· 93

胡麻、荆芥、苦参、何首乌、炙甘草。(《太平惠民和剂局方》)

胡麻散 ·················· 93

胡麻子、何首乌、蔓荆子、威灵仙、九节菖蒲、苦参、荆芥穗、菊花、沙苑蒺藜、鼠黏子。(《普济本事方》)

胡椒汤 ·················· 48

红豆蔻、肉桂、胡椒、干姜、桔梗、甘草。(《太平惠民和剂局方》)

胡椒汤 ·················· 48

胡椒、绿豆。(《三因极一病证方论》)

胡蜣螂散 ·················· 327

胡蜣螂、赤芍、柴胡、熊胆、鳖甲、大黄、枳壳、赤

茯苓、紫菀、炙甘草、人参、生姜、麝香、蛇黄、牛黄。（《太平圣惠方》）

南星防风散 ·············· 377
南星、当归、天麻、白僵蚕。（《是斋百一选方》）

枳实芍药散 ·············· 152,186
枳实、芍药。（《金匮要略》）

枳实导滞丸 ·············· 152
枳实、大黄、黄连、黄芩、神曲、白术、茯苓、泽泻。（《内外伤辨惑论》卷下）

枳实薤白桂枝汤 ·············· 16,142,152,153
枳实、厚朴、薤白、桂枝、瓜蒌。（《金匮要略》）

柏子仁丸 ·············· 267
柏子仁、麻黄根、半夏、党参、白术、牡蛎、麦麸、五味子、大枣。（《普济本事方》）

柏子养心丸 ·············· 267
柏子仁、枸杞子、麦冬、当归、石菖蒲、茯神、熟地、玄参、甘草。（《体仁汇编》）

柏叶汤 ·············· 169,244,304,305,309
柏叶、干姜、艾叶。（《金匮要略》）

栀子乌梅汤 ·············· 348
栀子、黄芩、炙甘草、柴胡、乌梅肉。（《类证活人书》）

栀子汤 ·············· 70,71,216
栀子、黄芩、柴胡、升麻、龙胆草、大黄、瓜蒌、芒硝。（《外台秘要》）

栀子柏皮汤 ·············· 69,70,129
栀子、甘草、黄柏。（《伤寒论》）

栀子豉汤 ·············· 27,28,134,241,266
栀子、豆豉。（《伤寒论》）

栀子散 ·············· 70,308
栀子、黄芩、龙齿、石膏、钩藤、吴蓝、大黄。（《太平圣惠方》）

枸杞丸 ·············· 196,200
枸杞、肉苁蓉、枣肉、石斛、远志、菟丝子、续断、

熟地、天雄。（《圣济总录》）

枸杞丸 ·············· 196,200
枸杞、黄精。（《普济方》）

枸杞汤 ·············· 196
枸杞枝叶、瓜蒌根、石膏、黄连、甘草。（《备急千金要方》）

厚朴半夏汤 ·············· 118
半夏、厚朴、茯苓、生姜、苏叶。（《金匮要略》）

厚朴豆蔻散 ·············· 118
厚朴、干姜、草果仁、肉豆蔻、良姜、人参、缩砂仁、白术、丁香、藿香叶、木香。（《魏氏家藏方》）

厚朴麻黄汤 ·············· 15,18,91,118,144
厚朴、麻黄、半夏、五味子、细辛、干姜、杏仁、石膏、小麦。（《金匮要略》）

牵正散 ·············· 331,332
白附子、白僵蚕、全蝎。（《杨氏家藏方》）

思仙续断丸 ·············· 226
杜仲、五加皮、防风、薏苡仁、羌活、续断、牛膝、萆薢、生地。（《普济本事方》）

钟乳丸 ·············· 281
钟乳、人参、桂心、干姜、附子、款冬花、细辛、紫菀、杏仁。（《外台秘要》）

钟乳丸 ·············· 281
钟乳粉、巴戟、牛膝、菊花、石斛、续断、防风、枸杞、羌活、桂心、覆盆子、云母粉、熟地、磁石。（《太平圣惠方》）

钩藤饮 ·············· 330
钩藤、陈皮、半夏、麦冬、茯苓、石膏、人参、菊花、防风、甘草。（《嵩崖尊生》）

钩藤饮子 ·············· 313,330
钩藤、蝉蜕、防风、人参、麻黄、僵蚕、天麻、蝎尾、炙甘草、川芎、麝香。（《小儿药证直诀》）

钩藤饮子 ·············· 313,330
钩藤钩、升麻、防风、独活、天麻、天竺黄、羌活、

川芎、甘草炙、龙胆草、麻黄、蝉蜕。(《灵验良方汇编》)

钩藤散 ······················· 330
钩藤、人参、黄芩、蚱蝉、犀角屑、甘草炙、升麻、石膏、大黄。(《太平圣惠方》)

钩藤散 ······················· 330
钩藤、陈皮、半夏、麦冬、茯苓、茯神、人参、菊花、防风、炙甘草、石膏。(《普济本事方》)

香连丸 ····················· 69,154
木香、诃子肉、黄连、龙骨。(《儒门事亲》)

香连丸 ····················· 69,154
黄连、木香。(《政和本草》)

香附归芍汤 ····················· 153
香附、橘红、甘草、白芍、青蒿、杜仲、麦冬。(《沈氏尊生书》)

香砂六君子汤 ················· 117,132
砂仁、木香、人参、白术、茯苓、甘草、陈皮、半夏。《太平惠民和剂局方》

香薷散 ············· 13,23,35,36,119
香薷、白扁豆、厚朴。(《太平惠民和剂局方》)

秋石四精丸 ····················· 366
秋石、芡实、莲肉、茯苓。(《万氏家抄方》)

复方鱼腥草片 ····················· 397
鱼腥草、黄芩、板蓝根、连翘、金银花。(《中华人民共和国药典》2010 版第一部)

禹余粮丸 ············· 248,298,340,342-344
禹余粮、龙骨、紫石英、人参、桂心、川乌头、泽泻、桑寄生、川椒、石斛、当归、杜仲、肉苁蓉、远志、五味子、牡蛎、炙甘草。(《太平圣惠方》)

禹余粮丸 ············· 248,298,340,342-344
桑寄生、柏叶、当归、厚朴、干姜、白术、鳖甲、附子、禹余粮、白石脂、狗脊、白芍、吴茱萸。(《太平惠民和剂局方》)

禹余粮丸 ············· 248,298,340,342-344

蛇黄、禹余粮、针沙、羌活、木香、茯苓、川芎、牛膝、白豆蔻、土茴香、蓬术、桂心、干姜、青皮、三棱、白蒺藜、附子、当归。(《三因极一病证方》)

胜金散 ····················· 400
王不留行、酸浆草、茺蔚子、白蒺藜、五灵脂、白花刘寄奴。(《普济方》)

独圣散 ············· 54,166,193,213,298
桑叶。(《圣济总录》)

独参汤 ············· 11,133,148,298
人参。(《十药神书》)

独活汤 ············· 22,254,311
独活、羌活、防风、人参、白薇、当归、川芎、茯神、远志、细辛、桂心、菖蒲、半夏、炙甘草。(《兰室秘藏》)

独活寄生汤 ············· 22,248,289,290,295
独活、桑寄生、杜仲、牛膝、细辛、秦艽、茯苓、桂心、防风、川芎、人参、甘草、当归、芍药、干地黄。(《备急千金要方》)

送胞汤 ····················· 185
当归、川芎、益母草、乳香、没药、芥穗、麝香。(《傅青主女科》)

前胡饮 ····················· 277
前胡、贝母、白前、麦冬、枳壳、芍药、麻黄、大黄。(《圣济总录》)

前胡散 ····················· 277,278
前胡、半夏、枳壳、赤芍、黄芩、麦冬。(《太平圣惠方》)

前胡散 ····················· 277,278
前胡、旋覆花、防风、炙甘草、飞廉、黄芩、杜若、防己、赤茯苓、石膏、川芎。(《太平圣惠方》)

活络效灵丹 ····················· 184
当归、丹参、乳香、没药。(《医学衷中参西录》)

宣毒发表汤 ····················· 19,58
升麻、葛根、前胡、桔梗、枳壳、荆芥、防风、薄荷、

甘草、木通、连翘、牛蒡子、杏仁、竹叶。(《痘疹仁端录》)

扁鹊曾青丸 ·················· 358,383

　　曾青、寒水石、朴硝、茯苓、大黄、附子、巴豆。(《外台秘要》)

神术散 ·················· 114,323

　　苍术、藁本、白芷、细辛、羌活、川芎、炙甘草。(《太平惠民和剂局方》)

神效千捶膏 ·················· 380

　　松香、木鳖子、杏仁、蓖麻子、大枫子、铜绿、蛇床子、穿山甲、樟脑、胆南星、白芷、面粉、半夏、川乌、甘草节、草乌、五倍子、闹羊花、红芽大戟、金线、重楼、乳香、没药、孩儿茶、血竭、轻粉、雄黄、龙骨、青竹蛇、山慈菇、甘遂、白花蛇、僵蚕、麝香、蜈蚣、癞虾蟆、全蝎、阿魏、莪术、三棱。(《医宗金鉴》)

神效方 ·················· 301

　　水银、甘草、黄柏、黄连、松脂、腻粉、土蜂窠。(《普济方》)

神犀丹 ·················· 253

　　乌犀角尖、石菖蒲、黄芩、生地、银花、金汁、连翘、板蓝根、玄参、豆豉、花粉、紫草。(《温热经纬》)

络石汤 ·················· 292

　　络石藤。(《普济方》)

络石散 ·················· 292

　　络石、玄参、升麻、射干、黄芩、木通、甘草。(《太平圣惠方》)

十　画

泰山磐石散 ·················· 117

　　砂仁、人参、黄芪、当归、续断、黄芩、川芎、白芍、熟地、白术、炙甘草、糯米。(《古今医统大全》)

秦艽防风汤 ·················· 290

秦艽、防风、当归、白术、炙甘草、泽泻、黄柏、大黄、橘皮、柴胡、升麻、桃仁、红花。(《兰室秘藏》)

秦艽酒 ·················· 289

　　秦艽、天冬、五加皮、牛膝、附子、桂心、巴戟肉、杜仲、石南、细辛。(《备急千金要方》)

秦艽鳖甲散 ·················· 199,289

　　秦艽、鳖甲、柴胡、地骨皮、当归、知母。(《卫生宝鉴》)

秦皮散 ·················· 342

　　秦皮、滑石、黄连。(《太平惠民和剂局方》)

都梁丸 ·················· 311,315,319,320

　　白芷。(《是斋百一选方》)

换金丹 ·················· 211

　　续随子、广木香、青皮、芦荟、肉豆蔻、麦芽、神曲、山楂肉、白术、黄连、槟榔、沉香。(《丹台玉案》)

莨菪子丸 ·················· 330

　　莨菪子、石灰、附子、干姜、陈皮、桂心、厚朴。(《圣济总录》)

莨菪子散 ·················· 330

　　莨菪子、牛黄、猪卵、鲤鱼胆、桂心。(《外台秘要》)

莨菪散 ·················· 330

　　莨菪子、鳖头、铁精。(《圣济总录》)

莨菪膏 ·················· 330

　　莨菪、白蔹末、川芎末、丁香末、乳香末、木香末、鸡舌香末、黄丹、麻油。(《太平圣惠方》)

真人活命饮 ·················· 395,403

　　白芷、贝母、防风、赤芍药、当归尾、甘草节、皂角刺、穿山甲、天花粉、乳香、没药、金银花、陈皮。(《仁术便览》)

桂枝汤 ·················· 10,12,13,15,16,28－33,41,61,68,133,135,138,142,145－147,

169,196,215,231,244,336,351

桂枝、川芎、独活、牛膝、山药、甘草、附子、防风、茯苓、天雄、茵芋、杜仲、白术、蒴藋根、干姜、大枣、踯躅、猪椒叶、根皮。(《备急千金要方》)

桂枝汤⋯⋯⋯ 10,12,13,15,16,28 - 33,41,
61,68,133,135,138,142,145 - 147,
169,196,215,231,244,336,351

桂枝、芍药、甘草、生姜、大枣。(《伤寒论》)

桂枝汤⋯⋯⋯ 10,12,13,15,16,28 - 33,41,
61,68,133,135,138,142,145 - 147,
169,196,215,231,244,336,351

桂枝、防风、羌活、茯苓、陈皮、苏叶、甘草、生姜。(《活人方》)

桂枝汤⋯⋯⋯ 10,12,13,15,16,28 - 33,41,
61,68,133,135,138,142,145 - 147,
169,196,215,231,244,336,351

桂枝、枳壳、陈皮、红花、香附、生地、归尾、延胡索、防风、赤芍、独活。(《伤科补要》)

桔梗汤⋯⋯⋯⋯⋯⋯⋯⋯ 115,168,278

桔梗、大黄、麻黄、枳壳、大腹皮、柴胡、杏仁、羌活、木香。(《圣济总录》)

桔梗汤⋯⋯⋯⋯⋯⋯⋯⋯ 115,168,278

桔梗、甘草。(《金匮要略》)

桃仁汤⋯⋯⋯⋯⋯⋯⋯⋯⋯⋯ 186

桃仁、水蛭、虻虫、朴硝、丹皮、射干、土瓜根、黄芩、芍药、大黄、柴胡、牛膝、桂心。(《备急千金要方》)

桃红四物汤⋯⋯⋯⋯⋯⋯⋯⋯ 180

当归、熟地、白芍、川芎、桃仁、红花。(《玉机微义》)

桃花汤 ⋯⋯⋯⋯⋯⋯⋯⋯ 38,344,345

赤石脂、干姜、粳米。(《伤寒论》)

桃核承气汤 ⋯⋯⋯ 12,16,165,166,181,186,
187,189,233

桃仁、大黄、桂枝、芒硝、炙甘草。(《伤寒论》)

夏枯草汤⋯⋯⋯⋯⋯⋯⋯⋯⋯⋯ 373

夏枯草、金银花、柴胡、贝母、土茯苓、鼠黏子、鳖虱、胡麻仁、酸枣仁、瓜蒌仁、陈皮、皂角子、白芍、当归、甘草、荆芥、连翘、何首乌、漏芦。(《先醒斋医学广笔记》)

夏枯草散⋯⋯⋯⋯⋯⋯⋯⋯⋯⋯ 373

夏枯草、大香附、木贼、蚕蜕纸、细辛、连翘、川芎、当归须、赤芍药、蝉蜕、炙甘草、脑荷。(《仁斋直指方》)

破故纸散⋯⋯⋯⋯⋯⋯⋯⋯⋯⋯ 225

破故纸。(《补要袖珍小儿方论》)

破结散⋯⋯⋯⋯⋯⋯⋯⋯⋯⋯⋯ 375

海藻、龙胆、海蛤、通草、昆布、礜石、松萝、麦曲、半夏。(《三因极一病证方论》)

柴胡加桂枝龙骨牡蛎汤⋯⋯⋯⋯⋯⋯ 264

柴胡、龙骨、黄芩、生姜、铅丹、人参、桂枝、茯苓、生半夏、大黄、牡蛎、大枣。(《伤寒论》)

柴胡散⋯⋯⋯⋯⋯⋯⋯⋯ 34,57,62,63

柴胡、鳖甲、甘草、知母、秦艽。(《博济方》)

柴胡疏肝散⋯⋯⋯⋯ 12,57,132,153,159

陈皮、柴胡、川芎、香附、枳壳、芍药、甘草。(《景岳全书》)

逍遥散 ⋯⋯ 56,71,132,159 - 161,168,298,319

柴胡、当归、茯苓、白芍、白术、生姜、薄荷、炙甘草。(《太平惠民和剂局方》)

铅丹散⋯⋯⋯⋯⋯⋯⋯⋯⋯⋯⋯ 328

铅丹、瓜蒌、茯苓、炙甘草、麦冬。(《千金翼方》)

射干丸⋯⋯⋯⋯⋯⋯⋯⋯⋯⋯⋯ 82

射干、炙甘草、杏仁、木鳖子、升麻、大黄。(《奇效良方》)

射干麻黄汤 ⋯⋯ 15,19,82,115,144,244,276

射干、麻黄、生姜、细辛、紫菀、款冬花、五味子、大枣、半夏。(《金匮要略》)

胶艾汤 ·················· 170,173,175,196
　　阿胶、川芎、甘草、艾叶、当归、芍药、干地黄。
　　（《金匮要略》）

鸱头丸 ······················· 324,327
　　鸱头、蜣螂、桂心、芍药、蚱蝉、茯苓、蛇蜕、露蜂
　　房、甘草、黄芩、川芎、当归、丹参、麝香、牛黄、莨
　　菪子、大黄。（《圣济总录》）

狸骨知母散 ······················· 67
　　狸骨、鲮鲤甲、知母、山龟壳、甘草、桂心、雄黄、
　　干姜。（《普济方》）

高良姜丸 ························· 45
　　高良姜、肉桂、人参、白术、甘草、丁香、荜澄茄、
　　肉豆蔻、缩砂仁。（《杨氏家藏方》）

高良姜汤 ························· 45
　　高良姜、当归、桂心、厚朴。（《圣济总录》）

益母胜金丹 ······················ 185
　　益母草、熟地、当归、白芍、川芎、丹参、茺蔚子、
　　香附、白术。（《医学心悟》）

益胃汤 ····················· 101,132,242
　　沙参、麦冬、冰糖、细生地、玉竹。（《温病条辨》）

益脾饼 ·························· 145
　　红枣、鸡内金、生白术、干姜。（《医学衷中参
　　西录》）

消水圣愈汤 ················· 14,194,217
　　天雄、牡桂、细辛、麻黄、炙甘草、生姜、大枣、知
　　母。（《时方妙用》）

消风散 ····················· 20,87,124
　　当归、生地、防风、蝉蜕、知母、苦参、胡麻、荆芥、
　　牛蒡子、苍术、石膏。（《奇方类编》）

消风散 ····················· 20,87,124
　　当归、生地、防风、蝉蜕、知母、苦参、胡麻、荆芥、
　　苍术、牛蒡子、石膏、甘草、木通。（《外科正宗》）

消石矾石散 ······················ 235
　　消石、矾石。（《金匮要略》）

消乳汤 ·························· 179
　　丹参、知母、连翘、金银花、穿山甲、瓜蒌、乳香、
　　没药。（《医学衷中参西录》）

消乳岩丸 ························ 396
　　夏枯草、蒲公英、金银花、漏芦、山慈菇、雄鼠粪、
　　川贝母、连翘、金橘叶、白芷、菊花、没药、瓜蒌
　　仁、乳香、茜草根、甘草、广陈皮、紫花地丁。
　　（《疡医大全》）

消瘤二反膏 ······················ 207
　　大戟、芫花、甘遂、甘草。（《外科大成》）

消瘰丸 ····················· 77,280,377
　　玄参、牡蛎、贝母。（《医学心悟》）

消瘰丸 ····················· 77,280,377
　　牡蛎、生黄芪、三棱、莪术、血竭、乳香、没药、龙
　　胆草、玄参、浙贝母。（《医学衷中参西录》）

海螵蛸散 ························ 369
　　海螵蛸、牡蛎、马兜铃、木香、牵牛子。（《幼幼
　　新书》）

海藻散 ·························· 375
　　海藻、海蛤、昆布、半夏、细辛、土瓜根、松萝、木
　　通、白蔹、龙胆草。（《圣济总录》）

浮萍石膏汤 ······················· 59
　　浮萍、石膏、杏仁、炙甘草、生姜、大枣。（《四圣
　　悬枢》）

浮萍散 ·························· 59
　　浮萍、防风、黄芪、羌活、当归、葛根、麻黄、甘草。
　　（《杂病源流犀烛》）

浮萍散 ·························· 59
　　浮萍、荆芥、川芎、甘草、麻黄。（《儒门事亲》）

浮萍散 ·························· 59
　　浮萍草。（《小儿卫生总微论》）

涤痰汤 ·························· 252
　　茯苓、人参、甘草、陈皮、胆星、半夏、竹茹、枳实、
　　菖蒲。（《奇效良方》）

润肠丸 ·················· 89,101,180,221
　　肉苁蓉、沉香。（《济生方》）

润肠丸 ·················· 89,101,180,221
　　桃仁、当归、羌活、麻子仁、大黄。（《脾胃论》）

涌泉散·························· 400
　　瞿麦穗、麦冬、王不留行、龙骨、穿山甲。（《卫生宝鉴》）

难产夺命丹·························· 250
　　鱼鳔、麝香。（《医林绳墨大全》）

桑杏汤 ·················· 54,89,96,108
　　桑枝、杏仁、沙参、象贝、香豉、栀皮、梨皮。（《温病条辨》）

桑菊饮 ·················· 12,53,54,60,96
　　杏仁、连翘、薄荷、桑叶、菊花、苦梗、甘草、苇根。（《温病条辨》）

桑麻丸 ·························· 54
　　桑叶、黑胡麻子、白蜜。（《医级宝鉴》）

桑寄生散·························· 291
　　寄生、当归、川芎、续断、阿胶、香附、茯神、白术、人参、炙甘草。（《证治准绳》）

桑螵蛸丸·························· 366
　　附子、五味子、龙骨、桑螵蛸。（《杨氏家藏方》）

桑螵蛸散·················· 248,365,366,369
　　桑螵蛸、远志、菖蒲、龙骨、人参、茯神、当归、龟甲。（《本草衍义》）

十一画

理中丸 ······· 16,44,49,133,135,140,141,241
　　人参、炙甘草、白术、干姜。（《伤寒论》）

接骨火龙丹·························· 186
　　降真香、苏木、自然铜、没药、乳香、川乌、草乌、龙骨、虎骨、全蝎、血竭、骨碎补、水蛭、地龙。（《普济方》）

接骨紫金丹·························· 188

　　䗪虫、硼砂、乳香、没药、血竭、大黄、归尾、骨碎补、自然铜。（《杂病源流犀烛》）

黄丹膏 ·························· 328
　　黄丹、麻油、猪脂、松脂、紫花、当归、防风、黄芩、莨菪子、棘针、青绯帛、人粪灰、青柏叶、蜥蜴、乱发、蜡、葱。（《太平圣惠方》）

黄芩散 ·························· 68
　　黄芩、麻黄、大黄、葛根、桂心、赤芍、炙甘草、朴消、石膏。（《太平圣惠方》）

黄芪建中汤················· 16,32,136,138
　　黄芪、桂枝、白芍、生姜、甘草、大枣、饴糖。《金匮要略》

黄连汤 ·················· 16,69,133,135,175
　　黄连、炙甘草、干姜、桂枝、人参、半夏、大枣。（《伤寒论》）

黄连汤 ·················· 16,69,133,135,175
　　黄连、黄芩、升麻、炙甘草、朴硝。（《圣济总录》）

黄连阿胶汤············· 68,69,134,170,262,272
　　黄连、阿胶、黄芩、芍药、鸡子黄。（《伤寒论》）

黄连解毒汤 ·············· 12,53,69,84,87
　　黄连、黄芩、黄柏、栀子。（《外台秘要》）

黄矾丸·························· 391
　　黄矾、乌蛇、黄芪、枳壳、骆驼胸前毛。（《太平圣惠方》）

黄矾散·························· 391
　　黄矾、生地、胡桐泪、升麻、干虾蟆头。（《圣济总录》）

黄矾散·························· 391
　　黄矾、白矾、青矾、白狗粪灰、莽草、雄黄、石胆、莨菪子、地龙、人粪灰、麝香。（《太平圣惠方》）

黄柏散 ·························· 69
　　黄柏、铅丹、黄连、腻粉、白矾。（《圣济总录》）

黄柏散 ·························· 69
　　黄柏根皮、黄连、黄芩、升麻、大青、干虾蟆。

（《圣济总录》）

黄精煎 ················· 200
黄精、白蜜、生地。（《圣济总录》）

菟丝子丸 ················· 225
菟丝子、桂心、鹿茸、附子、泽泻、石龙芮、苁蓉、杜仲、茯苓、熟地、巴戟、山茱萸、荜澄茄、沉香、茴香、补骨脂、石斛、牛膝、续断、川芎、五味子、覆盆子、桑螵蛸。（《三因极一病证方论》）

菊花散 ················· 55
甘菊花、牛蒡子、防风、白蒺藜、甘草。（《普济本事方》）

菊花散 ················· 55
菊花、石膏、防风、旋覆花、枳壳、蔓荆子、炙甘草、羌活。（《重订严氏济生方》）

菊花散 ················· 55
菊花、防风、前胡、细辛、桂心、炙甘草。（《幼幼新书》）

菊花散 ················· 55
菊花、细辛、附子、桂心、干姜、巴戟、人参、石南、天雄、茯苓、秦艽、防己、防风、山茱萸、白术、薯蓣、蜀椒。（《备急千金要方》）

蚱蝉汤 ················· 329
蚱蝉、钩藤、龙齿、蛇蜕、石膏、柴胡、黄芩、升麻、知母、栀子、麻黄、甘草炙、生葛、大黄。（《幼幼新书》）

蚱蝉散 ················· 329
蚱蝉、茯神、龙齿、麦冬、人参、钩藤、牛黄、蛇蜕皮、杏仁。（《太平圣惠方》）

蛇床子汤 ················· 328
蛇床子、威灵仙、当归、缩砂壳、土大黄、苦参、老葱头。（《医宗金鉴》）

蛇床子散 ················· 328
蛇床子、大风子肉、松香、枯矾、黄丹、大黄、轻粉。（《外科正宗》）

蛇床子散 ················· 328
蛇床子。（《金匮要略》）

蛇蜕汤 ················· 326
蛇蜕、细辛、钩藤、黄芪、甘草炙、大黄、蚱蝉。（《圣济总录》）

蛇蜕散 ················· 326
蛇皮、露蜂房、乱发。（《圣济总录》）

蛇蜕散 ················· 326
蛇蜕、枯矾、黄丹、萹蓄、藁本、硫黄、荆芥、蛇床子。（《古今医统大全》）

蛇蜕膏 ················· 326
蜜蜂、蛇蜕、蜈蚣。（《医宗金鉴》）

银翘散 ················· 12,53,56,60
银花、连翘、桔梗、薄荷、竹叶、甘草、荆芥、牛蒡子、淡豆豉、芦根。（《温病条辨》）

麻子仁丸 ················· 92,244
麻子仁、芍药、枳实、大黄、厚朴、杏仁。（《伤寒论》）

麻子苏子粥 ················· 92
大麻仁、紫苏子。（《普济本事方》）

麻杏石甘汤 ················· 61,66
麻黄、杏仁、石膏、甘草。（《伤寒论》）

麻黄汤 ········· 10,12－16,30－33,61,62,
91,146,336
麻黄、大枣、茯苓、杏仁、防风、白术、当归、升麻、川芎、芍药、黄芩、桂心、麦冬、甘草。（《备急千金要方》）

麻黄汤 ········· 10,12－16,30－33,61,62,
91,146,336
麻黄、独活、射干、甘草、桂心、青木香、石膏、黄芩。（《备急千金要方》）

麻黄汤 ········· 10,12－16,30－33,61,62,
91,146,336
麻黄、桂枝、杏仁、甘草。（《伤寒论》）

麻黄附子细辛汤·············· 15,17,38,39,322
　麻黄、细辛、附子。(《金匮要略》)

鹿角芜荑丸·························· 388
　鹿角屑、芜荑仁、附子、赤石脂、黄连、地榆。
　(《普济方》)

鹿茸丸·························· 219,231
　鹿茸、覆盆子、菟丝子、巴戟、山药、肉苁蓉、附
　子、磁石、防风、五味子、菖蒲。(《医方类聚》)

鹿茸酒·························· 219
　鹿茸、山药。(《普济方》)

鹿茸散·························· 219,365
　鹿茸、当归、干地黄、冬葵子、蒲黄。(《外台
　秘要》)

商陆散·························· 209
　生商陆根、白敛、天雄、黄芩、干姜、附子、踯躅
　花。(《外台秘要》)

旋覆代赭汤·························· 158
　旋覆花、半夏、甘草、人参、代赭石、生姜、大枣。
　(《伤寒论》)

羚羊角汤·························· 298,312
　羚羊角、茯神、防风、羌活、川芎、地骨皮、菊花、
　甘草、麦门冬、枳壳、犀角。(《圣济总录》)

羚羊角散·················· 312,353,362,363
　羚羊角、石斛、川芎、知母、山茱萸、薏苡仁、白
　芷、曲棘针、甘草炙、芍药、紫菀、天雄、防风、牛
　膝、枳壳、蔓荆实、石南叶、杏仁、麻黄、龙骨、黄
　芩、防己、白术、草薢、干蔓菁花、赤茯苓、葛根、
　羌活、苍耳心、车前子、桑白皮、菊花、酸枣仁、当
　归、藁本、秦艽、细辛、丹参、乌蛇、陈皮。(《圣济
　总录》)

羚羊角散·················· 312,353,362,363
　羚羊角、独活、当归、川芎、茯神、羌活、薏苡仁、
　防风、炙甘草、东洋参、钩藤、桑寄生。(《医方
　简义》)

羚角钩藤汤·················· 248,311,312,319
　羚角片、钩藤、桑叶、菊花、鲜生地、生白芍、川贝
　母、淡竹茹、茯神木、生甘草。(《通俗伤寒论》)

清气化痰丸·························· 280
　酒黄芩、瓜蒌仁霜、半夏、胆南星、陈皮、苦杏仁、
　枳实、茯苓。(《医方考》)

清金丸·························· 68
　黄芩。(《丹溪心法》)

清胃散·························· 66
　石膏、白芷、归身、黄连、生地、丹皮、升麻。(《仁
　术便览》)

清骨散·························· 73,198
　青蒿、银柴胡、胡黄连、秦艽、鳖甲、地骨皮、知
　母、甘草。(《证治准绳》)

清宫汤·························· 253
　犀角尖、玄参心、莲子心、竹叶卷心、连翘心、连
　心麦冬。(《温病条辨》)

清凉涤暑汤·························· 73
　滑石、甘草、青蒿、扁豆、连翘、茯苓、通草、西瓜
　翠衣。(《时病论》)

清斑青黛饮·························· 376
　青黛、黄连、犀角、石膏、知母、玄参、生地、栀子、
　人参、柴胡、甘草。(《汤头歌诀》)

清暑益气汤············ 23,53,84,100,105,133
　西洋参、石斛、麦冬、黄连、竹叶、荷梗、知母、甘
　草、粳米、西瓜翠衣。(《温热经纬》)

清脾汤·························· 119
　青皮、厚朴、白术、草果仁、柴胡、茯苓、半夏、黄
　芩、炙甘草。(《济生方》)

清震汤·························· 58,114
　升麻、苍术、荷叶。(《卫生宝鉴》)

清震汤·························· 58,114
　升麻、苍术、荷叶。(《素问病机气宜保命集》)

清燥救肺汤············ 12,89,97,102,107,108

桑叶、石膏、甘草、人参、胡麻仁、阿胶、麦冬、杏仁、枇杷叶。(《医门法律》)

淡豉散 ························· 27
淡豆豉、绛矾、腻粉。(《卫生总微》)

深师蓠术丸 ··············· 23,119
香薷、白术。(《外台秘要》)

寄生养荣汤 ··················· 291
桑寄生、钩藤、丹皮、当归、川芎、生地、续断、人参、茯苓、生甘草、白芍。(《陈素庵妇科补解》)

密蒙花散 ············· 353,355,362
密蒙花、木贼、羌活、菊花、白蒺藜、石决明。(《扁鹊心书》)

密蒙花散 ············· 353,355,362
密蒙花、石决明、木贼、杜蒺藜、羌活、菊花。(《和剂局方》)

密蒙花散 ············· 353,355,362
密蒙花、羌活、菊花、蔓荆子、青葙子、木贼、蒺藜、石决明、枸杞。(《银海精微》)

续随子丸 ··················· 211
续随子、腻粉、青黛。(《圣济总录》)

十二画

枇杷清肺饮 ··················· 104
枇杷叶、桑白皮、黄连、黄柏、人参、甘草。(《医宗金鉴》)

琥珀丸 ··················· 215,265
琥珀、乳香、没药、辰砂、麝香。(《郑氏家传女科万金方》)

琥珀多寐丸 ··················· 265
琥珀、羚羊角、人参、茯神、远志、甘草。(《景岳全书》)

琥珀散 ··················· 265
琥珀、海金砂、没药、蒲黄。(《御药院方》)

款冬花汤 ··················· 276
款冬花、麻黄、五味子、半夏、紫菀、细辛、射干。(《圣济总录》)

款冬花散 ··················· 276
款冬花、知母、桑叶、半夏、炙甘草、麻黄、阿胶、杏仁、贝母。(《太平惠民和剂局方》)

葳蕤汤 ··················· 106
葳蕤、白薇、麻黄、独活、杏仁、川芎、甘草、青木香、石膏。(《备急千金要方》)

葛根汤 ········· 15,16,28,29,53,62,91,136,
169,208,244
葛根、麻黄、羌活、炙甘草、枳壳、杏仁、升麻、黄芩、大黄、柴胡、芍药、钩藤、蛇蜕、蚱蝉、石膏。(《圣济总录》)

葛根汤 ········· 15,16,28,29,53,62,91,136,
169,208,244
葛根、麻黄、桂枝、生姜、炙甘草、芍药、大枣。(《伤寒论》)

葛根黄芩黄连汤 ··············· 28,68,69
葛根、黄芩、黄连。(《伤寒论》)

葱豉汤 ··················· 24,27
豆豉、葱白、麻黄、生姜。(《太平圣惠方》)

葱豉汤 ··················· 24,27
葱白、豆豉。(《肘后备急方》)

椒目散 ··················· 47
川椒目。(《赤水玄珠》)

紫石英丸 ··················· 283
紫石英、天冬、五味子、乌头、卷柏、乌贼鱼骨、云母、禹余粮、当归、川椒、桑寄生、石楠叶、泽泻、杜仲、远志、苁蓉、桂心、甘草、石斛、人参、辛夷、柏子仁。(《妇人大全良方》)

紫石英丸 ··················· 283
紫石英、朱砂、柏子仁、龙骨、人参、桑螵蛸、麝香、肉苁蓉。(《太平圣惠方》)

紫花地丁散 ··················· 396

紫花地丁、当归、赤芍药、大黄、黄芪、金银花、甘草。(《普济方》)

紫苏饮 ·················· 90
紫苏、大腹皮、人参、川芎、陈皮、白芍、当归、炙甘草。(《普济本事方》)

紫金锭 ·················· 249,260,379
山慈菇、文蛤、麝香、红芽大戟、千金子。(《外科精要》)

紫草汤 ·················· 78
紫草、吴蓝、木香、黄连。(《圣济总录》)

紫草散 ·················· 78,331
钩藤钩子、紫草茸。(《小儿药证直诀》)

紫草膏 ·················· 78
紫草、当归、防风、地黄、白芷、乳香、没药。(《中国药典》)

紫草膏 ·················· 78
僵蚕、全蝎、麻黄、白附子、紫草、穿山甲、蝉蜕、蟾酥。(《冯氏锦囊秘录》)

紫菀散 ·················· 275
紫菀、贝母、款冬花。(《太平圣惠方》)

紫霞膏 ·················· 358
明净松香、铜绿。(《外科正宗》)

紫癜汤 ·················· 299
生地、白茅根、丹皮、白芍、仙鹤草、黑山栀、小蓟、藕节、金银花、荷叶、龟甲、三七粉。(《临证医案医方》)

遂心丹 ·················· 206
甘遂。(《济生方》)

曾青丹 ·················· 358
曾青、黄丹、白锡。(《太平圣惠方》)

曾青散 ·················· 358,364,372,383
曾青、白姜、防风、蔓荆子。(《太平惠民和剂局方》)

曾青散 ·················· 358,364,372,383

曾青、茬子、矾石、附子、瓜蒌根、露蜂房、当归、防风、川芎、黄芪、黄芩、狸骨、甘草、细辛、干姜、斑蝥。(《备急千金要方》)

曾青散 ·················· 358,364,372,383
曾青、雄黄、黄芩。(《卫生宝鉴》)

滑石汤 ·················· 111,112,128
滑石、黄芩、冬葵子、车前草。(《外台秘要》)

滋生清阳汤 ·················· 263
磁石、生地、白芍、丹皮、麦冬、石斛、天麻、菊花、石决明、柴胡、桑叶、薄荷。(《医醇剩义》)

犀角大青汤 ·················· 74
犀角屑、大青、玄参、甘草、升麻、黄连、黄芩、黄柏、黑山栀。《医学心悟》

犀角地黄汤 ·················· 87,234,241,253,298,307
犀角、生地、芍药、丹皮。(《备急千金要方》)

犀角散 ·················· 253
犀角、人参、茯神、龙齿、麦冬、黄芩、炙甘草。(《太平圣惠方》)

犀角散 ·················· 253
犀角、茵陈、黄芩、栀子、升麻、芒硝。(《太平圣惠方》)

犀黄丸 ·················· 254
牛黄、乳香、没药、麝香、黄米饭。(《外科全生集》)

疏凿饮子 ·················· 209,215
商陆、泽泻、赤小豆、羌活、大腹皮、椒目、木通、秦艽、槟榔、苓皮。(《济生方》)

十三画

鹊石散 ·················· 80
寒水石、黄连。(《普济本事方》)

蓝青丸 ·················· 376,387
蓝青汁、川连、黄柏、乌梅肉、蓝实、决明子、青葙子、枳壳、黄连、地肤子、大黄、菊花、甘草炙、芜

蔚子、车前子、蕤仁、羚羊角屑、防风、生地、细辛、赤茯苓、兔肝、鲤鱼胆。(《备急千金要方》)

蓝青散 ·············· 387
蓝青、寒水石、石膏、犀角屑、柴胡、知母、杏仁、黄芩、栀子、炙甘草、赤芍、羚羊角屑。(《太平圣惠方》)

蓬莪术散 ·············· 182
莪术、桃仁、大黄、当归、桂心、川芎、木香、丹皮、延胡索、赤芍。(《妇人大全良方》)

蒺藜丸 ·············· 314
白蒺藜、海藻、泽泻、茴香、桂心、木通、牛膝、五味子、木香、槟榔、茯神、人参、远志、川楝子、桃仁、赤芍、续断、山茱萸、苁蓉、青皮。(《三因极一病证方论》)

蒺藜丸 ·············· 314
蒺藜子、败酱、薏苡仁、桂心、人参、附子、黄芪、黄连、鸡骨、当归、芍药、枳实、通草。(《备急千金要方》)

蒺藜子丸 ·············· 314
蒺藜子、黄芪、独活、白芷、防风、山药、枳实、人参、黄连、玉竹、地骨皮。(《圣济总录》)

蒺藜子散 ·············· 314
蒺藜子、枳壳、荆芥、羌活、防风、苍术。(《卫生总微》)

蒲公英汤 ·············· 396
蒲公英。(《医学衷中参西录》)

蒲黄丸 ·············· 137,303
蒲黄、龙骨、艾叶。(《圣济总录》)

蒲黄散 ·············· 303
蒲黄、当归、桂心、延胡索、川芎、赤芍、庵䕡子、没药、附子、栗子、大黄、芸苔子。(《太平圣惠方》)

槐术散 ·············· 316
白术、槐角米。(《幼科金针》)

槐花丹 ·············· 304
粉霜、归尾、血竭、朱砂、槐花、沉香、丁香、乳香、没药、血余、牙皂、大黄、白芷、陈棕灰、牛黄、冰片、麝香、木香、儿茶。(《医林绳墨大全》)

槐花散 ·············· 298,304,308,309
槐花、柏叶、荆芥穗、枳壳。(《普济本事方》)

槐芩散 ·············· 316
槐米、黄芩。(《女科切要》)

槐实散 ·············· 316
槐实、荆芥穗、炙甘草、防风。(《圣济总录》)

槐实膏 ·············· 316
槐实、马牙消、生地、酥。(《圣济总录》)

感应丸 ·············· 111,122
肉豆蔻、木香、丁香、乾姜、百草霜、杏仁、巴豆、荜澄茄、三棱。(《三因极一病证方论》)

雷丸散 ·············· 389
水银、硫黄、雄黄、雷丸、阿魏、贯众、麝香。(《仁斋直指方》)

雷丸散 ·············· 389
雷丸、川芎。(《圣济总录》)

雷丸散 ·············· 389
槟榔、雷丸、雄黄、黄丹、韶粉。(《杨氏家藏方》)

雷丸膏 ·············· 389
用雷丸祛风镇痫治疗小儿风痫证。(《普济方》)

蜈蚣汤 ·············· 332
蜈蚣、牛黄、丹砂、人参、大黄、鬼臼、细辛、当归、桂心、干姜、黄芩、麝香、附子。(《备急千金要方》)

蜈蚣散 ·············· 332
蜈蚣、雄黄、白芷、僵蚕、元寸、甘草。(《集成良方方剂》)

蜀椒丸 ·············· 46
蜀椒、乌头、杏仁、石菖蒲、矾石、皂荚、款冬花、细辛、紫菀、干姜、麻黄、吴茱萸。(《备急千金

要方》)

蜀椒汤 ·································· 46
　蜀椒、芍药、半夏、当归、桂心、人参、甘草、姜汁、
　蜂蜜、茯苓。(《外台秘要》)

蜀椒散 ··························· 46,287
　蜀椒、吴茱萸、桂心、桔梗、乌头、淡豆豉。(《备
　急千金要方》)

解毒化斑汤 ························ 75
　牡丹皮、生地、木通、归尾、远志、犀角、紫草茸、
　知母、牛蒡子、茜根、甘草、穿山甲。(《寿世
　保元》)

十四画

碧琳丹 ····························· 358
　生铜绿、硇砂、麝香。(《证类本草》)

榻痒汤 ····························· 124
　苦参、威灵仙、蛇床子、当归、狼毒、鹤虱草。
　(《外科正宗》)

酸石榴汤 ··························· 347
　酸石榴、酸枣、麦冬、覆盆子、葛根、乌梅、炙甘
　草、瓜蒌根。(《圣济总录》)

酸枣仁汤 ···················· 262,266,271
　酸枣仁、甘草、知母、茯苓、川芎。(《金匮要略》)

酸枣仁散 ··························· 266
　酸枣仁、牛膝、当归、羌活、川芎、桂心、防风、木
　香、海桐皮、杜仲、附子、萆薢、续断、粉草。(《妇
　人大全良方》)

磁石丸 ····························· 263
　磁石、朱砂、补骨脂、肉苁蓉、神曲、远志、木香、
　覆盆子、五味子、熟地、巴戟、桂心、牛膝、石斛、
　薯蓣、炙甘草、车前子。(《太平圣惠方》)

磁朱丸 ···················· 248,262,263,269
　神曲、磁石、朱砂。(《千金要方》)

蝉菊散 ····························· 59

蝉蜕、菊花。(《小儿痘疹方论》)

蝉蜕散 ····························· 59
　蝉蜕、荆芥、炙甘草、大黄、黄芩、蝎梢。(《世医
　得效方》)

漏芦汤 ························ 372,378,384
　黄芪、连翘、大黄、漏芦、甘草、沉香。(《集验背
　疽方》)

漏芦散 ····························· 378
　漏芦、瓜蒌、蛇蜕。(《太平惠民和剂局方》)

漏芦膏 ····························· 378
　漏芦、白马矢屑、白牛矢屑、白羊矢屑、白猪矢
　屑、白鸡矢屑、藁本。(《太平圣惠方》)

缩砂饮 ····························· 117
　缩砂仁、沉香、乌药、香附、炙甘草。(《活幼
　心书》)

缩泉丸 ·························· 154,365
　山药、益智仁、乌药。(《校注妇人大全良方》)

十五画

增液汤 ·························· 195,242
　玄参、麦冬、细生地。(《温病条辨》)

镇肝熄风汤 ·············· 248,264,311,318
　怀牛膝、生赭石、生龙骨、生牡蛎、生龟甲、生杭
　芍、玄参、天冬、川楝子、生麦芽、茵陈、甘草。
　(《医学衷中参西录》)

熟干地黄散 ························ 166
　熟干地黄、伏龙肝、黄芪、赤石脂、阿胶、甘草、白
　术、艾叶、川芎、人参、当归。(《妇人大全良方》)

熟干地黄散 ························ 166
　熟干地黄、鸡内金、黄芪、茯苓、牡蛎、人参、牛
　膝、麦冬、桑螵蛸、枸杞、龙骨。(《太平圣惠方》)

十六画

薤白汤 ····························· 155

豆豉、薤白、栀子。(《类证活人书》)

薯蓣纳气汤 ················· 142
生山药、大熟地、萸肉、柿霜饼、生杭芍、牛蒡子、苏子、炙甘草、生龙骨。(《医学衷中参西录》)

薏苡仁丸 ················· 126
薏苡仁、干姜、吴茱萸、附子、大黄、芍药、黄芩、生地、当归、桂心、白术、蜀椒、人参、石韦、桃仁。(《圣济总录》)

薏苡仁散 ················· 126
薏苡仁、当归、川芎、干姜、炙甘草、官桂、川乌、防风、茵芋、人参、羌活、白术、麻黄、独活。(《普济本事方》)

薏苡附子败酱散 ······· 126,168,244,397
薏苡仁、附子、败酱草。(《金匮要略》)

颠倒木金散 ················· 154
木香、郁金。(《医宗金鉴》)

橘姜饮 ················· 17
陈皮、生姜。(《普济本事方》)

赞育丸 ················· 224
熟地、白术、当归、枸杞、杜仲、仙茅、巴戟肉、山茱萸、淫羊藿、肉苁蓉、韭子、蛇床子、附子、肉桂。(《景岳全书》)

凝雪汤 ················· 208
芫花。(《备急千金要方》)

十七画

藁本汤 ················· 316
藁本、川芎、防风、蔓荆实、细辛、羌活、升麻、木通、杨白皮、露蜂房、狼牙草、莽草、盐、大豆。(《圣济总录》)

藁本散 ················· 316
藁本、细辛、秦艽、羌活、桂心、山茱萸、天雄、山药、蔓荆子。(《太平圣惠方》)

藁本散 ················· 316

藁本、蛇床子、黄柏、硫黄、白矾、轻粉。(《医方类聚》)

螵蛸散 ················· 365,366
海螵蛸、人中白。(《外科传薪集》)

䗪虫散 ················· 188
䗪虫、虻虫、水蛭、桂心、桃仁、大黄。(《太平圣惠方》)

十八画

藜芦散 ················· 346
藜芦、巴豆、乱发、干姜、蜀椒、盐豉。(《幼幼新书》)

藜芦散 ················· 346
藜芦、白矾、猪牙皂角、雄黄、粉草、北薄荷。(《朱氏集验方》)

藜芦散 ················· 346
藜芦、附子、麝香。(《圣济总录》)

藜芦散 ················· 346
藜芦、真珠、硫黄、马齿矾、雄黄、麝香、茴茹。(《太平圣惠方》)

藜芦散 ················· 346
藜芦。(《肘后方》)

覆盆子丸 ················· 367
覆盆子、菟丝子、苁蓉、鹿茸、巴戟、白龙骨、茯苓、天雄、白石英、五味子、续断、山药、地黄、远志、干姜、蛇床子。(《备急千金要方》)

十九画

藿香正气散 ········· 12,111,112,120
藿香、紫苏、白术、白芷、茯苓、大腹皮、厚朴、半夏、陈皮、桔梗、甘草。《太平惠民和剂局方》

鳖甲丸 ················· 198,199
鳖甲、土瓜根、三棱、牡丹皮、牛膝、大黄、诃黎勒皮、琥珀、桃仁。(《太平圣惠方》)

鳖甲煎丸·············· 16，68，83，133，165，166，171，
　　　　　　　180，181，188，192，198，199，244，377
鳖甲胶、阿胶、蜂房、鼠妇虫、土鳖虫、蜣螂、硝
石、柴胡、黄芩、半夏、党参、干姜、厚朴、桂枝、白
芍、射干、桃仁、丹皮、大黄、凌霄花、葶苈子、石
韦、瞿麦。（《金匮要略》）

廿一画

麝香汤·································· 250
麝香、木香、桃仁、吴茱萸、槟榔。（《圣济总录》）
麝香膏···························· 250，395

麝香、蕳茹、雄黄、矾石。（《备急千金要方》）

廿二画

蘼芜丸······························ 386，387，391
蘼芜、贯众、雷丸、山茱萸、天冬、狼牙、藋芦、菊
花。（《备急千金要方》）

廿三画

蠲痹汤································· 22
羌活、独活、肉桂、秦艽、海风藤、桑枝、当归、川
芎、乳香、木香、甘草。（《医学心悟》）